外科常见病诊疗与手术技巧

WAIKE CHANGJIANBING ZHENLIAO YU SHOUSHU JIQIAO

主编 张泽巍 孙明岳 李宗枝 宁耀辉 吕建平 张广伟 王 健

黑龙江科学技术出版社

图书在版编目(CIP)数据

外科常见病诊疗与手术技巧 / 张泽巍等主编. -- 哈尔滨：黑龙江科学技术出版社，2023.2

ISBN 978-7-5719-1783-8

Ⅰ. ①外… Ⅱ. ①张… Ⅲ. ①外科－疾病－诊疗②外科手术 Ⅳ. ①R6

中国国家版本馆CIP数据核字（2023）第029022号

外科常见病诊疗与手术技巧

WAIKE CHANGJIANBING ZHENLIAO YU SHOUSHU JIQIAO

主　　编　张泽巍　孙明岳　李宗枝　宁耀辉　吕建平　张广伟　王　健

责任编辑　陈兆红

封面设计　宗　宁

出　　版　黑龙江科学技术出版社

地址：哈尔滨市南岗区公安街[illegible]号　邮编：150007

电话：（0451）53642106　传真：（0451）53642143

网址：www.lkcbs.cn

发　　行　全国新华书店

印　　刷　黑龙江龙江传媒有限责任公司

开　　本　787 mm×1092 mm　1/16

印　　张　29.75

字　　数　752千字

版　　次　2023年2月第1版

印　　次　2023年2月第1次印刷

书　　号　ISBN 978-7-5719-1783-8

定　　价　198.00元

编委会

主　编

张泽巍　孙明岳　李宗枝　宁耀辉

吕建平　张广伟　王　健

副主编

郭德宝　腾振岩　樊跃伟　张文强

魏利娜　韩建丽　张宗虎

编　委（按姓氏笔画排序）

王　健（德州市第二人民医院）

宁耀辉（诸城龙城中医医院）

吕建平（潍坊市人民医院）

孙明岳（枣庄市立医院）

李宗枝（日照市皮肤病防治所）

吴谋彬（贵州医科大学第二附属医院）

张广伟（山东省昌乐齐城中医院）

张文强（河北省邯郸市曲周县医院）

张泽巍（高青县人民医院）

张宗虎（滕州市财贸医院）

郭德宝（济宁市第三人民医院）

韩建丽（大理白族自治州中医医院）

腾振岩（德州联合医院）

樊跃伟（河北省眼科医院）

魏利娜（河北省眼科医院）

前言 foreword

外科学是学术气氛十分活跃的临床学科之一，越来越多的新技术、新设备应用到本专业领域，使之发生了巨大的变化。例如，光学显微镜、纤维内窥镜和放射影像等技术的不断突破，改变了许多传统的诊疗观念，一次又一次完善了临床疾病的诊疗体系。同时，基础医学研究与临床实践紧密联系、共同发展，大大地提升了临床诊断与治疗的水平，尤其是许多手术技术得到了极大的改进。

众所周知，手术的完成情况是决定外科疾病治疗效果的重要因素之一，这就要求每一位外科医师能够熟练应用各种手术技巧，并且对手术操作做到精益求精。但是，临床外科疾病不仅限于手术治疗，手术治疗的成败与术前准确的诊断、手术时机的选择、正确合理的术前准备和术后处理及合理应用药物等措施，都有着极为密切的关系。所以，医师们在诊断与治疗外科常见疾病时切忌有片面观点，要形成清晰、完整的诊疗思维。由此，我们特邀请一批临床外科专家编写了这本《外科常见病诊疗与手术技巧》。

本书旨在对外科常见疾病的热点问题进行分析，并提出相应的解决方案。内容上，首先简要介绍了外科学基础知识，包括外科手术基础、外科手术的麻醉及外科患者的营养支持等；然后，从疾病的病因、临床表现和辅助检查等方面入手，有理有据地讲述了多个外科科室常见疾病的诊断与治疗，且对疾病手术治疗的操作技巧进行了重点讲解。本书内容丰富、语言流畅，适合各级医疗机构的外科医师参考阅读。

鉴于编者们水平有限，书中难免存在不足之处，敬请广大读者提出宝贵意见，以便再版时进一步修订。

《外科常见病诊疗与手术技巧》编委会

2022 年 9 月

目录 contents

第一章

外科手术基础

第一节　外科手术基本技术

一、手术基本原则

手术是外科治疗的主要方式，它在去除病灶的同时不可避免地带来局部和全身的伤害，外科手术应遵循损害控制的基本法则。从手术操作层面应遵循以下基本原则。

(1)选择能充分显露手术野的最小切口和最短路径。

(2)使用精良器械和轻柔手法，按照解剖层次精细分离。

(3)有效及时止血，保持清晰无血的手术野，减少出血量。

(4)在根除病变的前提下尽可能保护周围健康组织，减少体内异物存留。

(5)采取合适的缝合材料和缝合方法，促进组织愈合，遗留最少的瘢痕。

(6)以简约规范的手术流程和娴熟快捷的操作技法，缩短手术时间，手术处理到位。

二、常用手术器械及用法

(一)手术刀

常规手术刀由刀片和刀柄两部分组成。刀片有圆、尖、弯等形状，并分为不同型号，大刀片适于大幅度切开，小刀片适于精细切割，尖刃刀片用于皮肤戳孔和细小管道的切开。刀片的安放应使用持针器。手术刀主要用于切割组织，刀柄可用于组织的钝性分离。

根据手术需要采用不同的执刀法。

1.执笔式

执刀方法如同握笔写字，主要靠手指的动作完成切割，动作轻巧精细，适用于精细及小的切口，如解剖血管、神经等。这是最常用的一种执刀方式。

2.执弓式

执刀方法如同拉琴弓，主要靠腕部用力，力量及动作幅度均较大，适用于较大切口的皮肤切开。

3.反挑式

执刀方法同执笔式，只是刀刃朝上，从下向上切割，可避免损伤深部组织，用于管道器官或脓肿的切开等。

4.抓持式

全手握持刀柄，主要靠肩关节活动，控刀比较稳定，用于切割范围大、坚厚组织的切开，如截肢等手术（图 1-1）。

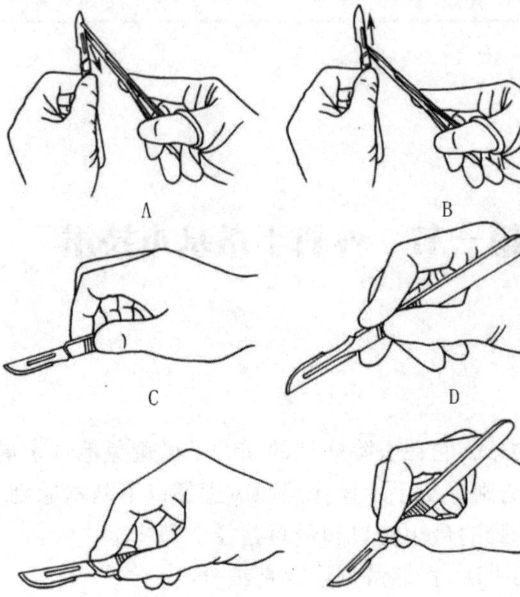

图 1-1　手术刀片的安装及执刀法

[illegible]

部位，且保持负极板干燥；④电凝器的功率不应超过 250 W，不能用电凝功能进行一般组织切割，不能在积血中进行电凝；⑤切割或电凝时电刀不应接触止血点以外的组织，尽量减少组织烧伤；⑥随时清除电刀上的焦痂，使之有良好的导电性；⑦重要组织或器官附近慎用或禁用电刀。

超声刀对组织的热损伤小，广泛用于肝切除手术。激光刀能量密度高、方向性强，用于皮肤、血管的手术。

其他手术刀还有骨刀、截肢刀、取皮刀等。

(二)手术剪

手术剪种类繁多，大致分为组织剪和线剪两大类。组织剪尖端薄而钝，剪锋锐利，有弯直之分，用于剪开及分离组织。线剪尖端圆钝、刃厚而直，用于剪断缝线、剪开敷料及引流物等（图 1-2）。

手术剪的执剪方式是将拇指和环指分别扣入剪刀柄的两环内，中指放在环指的剪刀柄的前方，示指压在轴节处起稳定和导向作用。剪割组织时一般用正剪法，为了增加稳定性还可用扶剪法（图 1-3）。使用时剪刀不能张开过大。

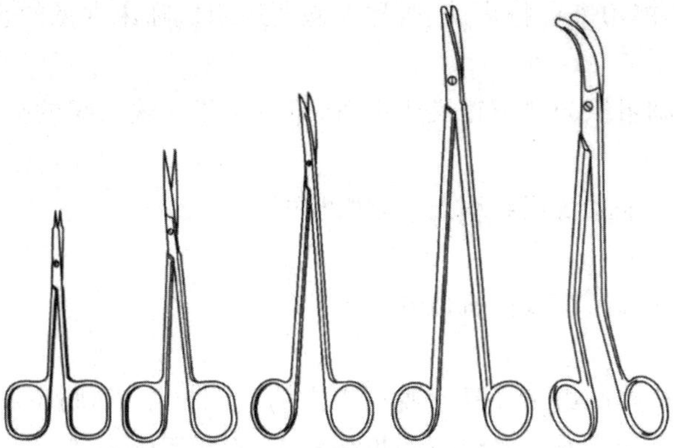

图 1-2　常用的手术剪

A.血管剪；B.外科剪；C.精细解剖剪；D.解剖剪；E.深部解剖剪

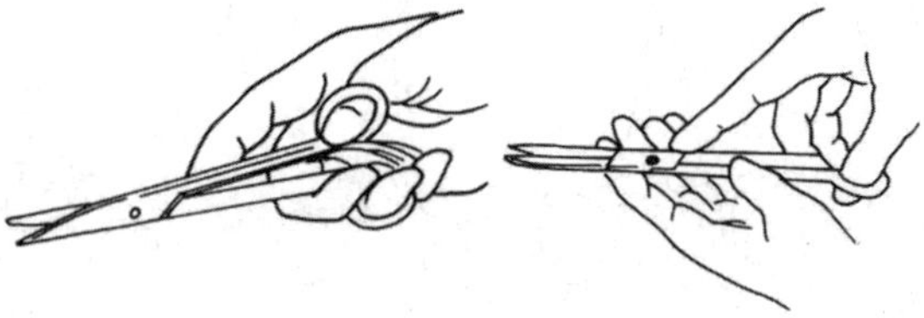

图 1-3　手术剪的把持法

A.正剪法；B.扶剪法

（三）手术镊

手术镊用于夹持和提起组织，协助另一器械的操作，如分离、剪开、缝合等。手术镊分为有齿、无齿两类，有齿镊用于夹持较坚韧的组织，对组织有一定的损伤作用。无齿镊用于夹持较脆弱的组织，对组织损伤较轻。正确的持镊方法是用拇指对示指、中指，拿住镊子中部（图 1-4）。在分离及缝合皮肤时最好不用镊子直接夹持皮肤，用镊子的推挡作用有助于顺利缝合（图 1-5）。

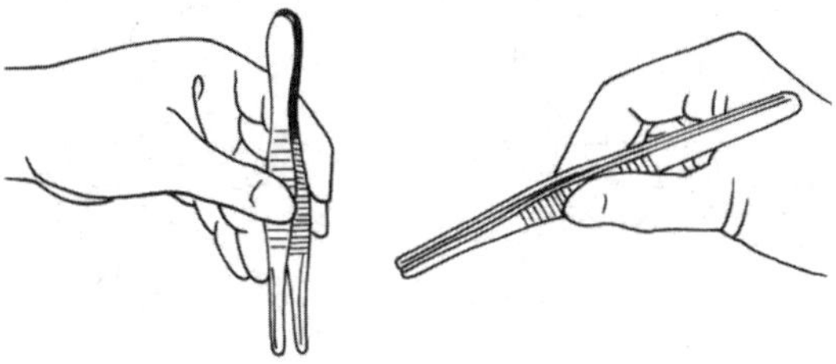

图 1-4　持镊法

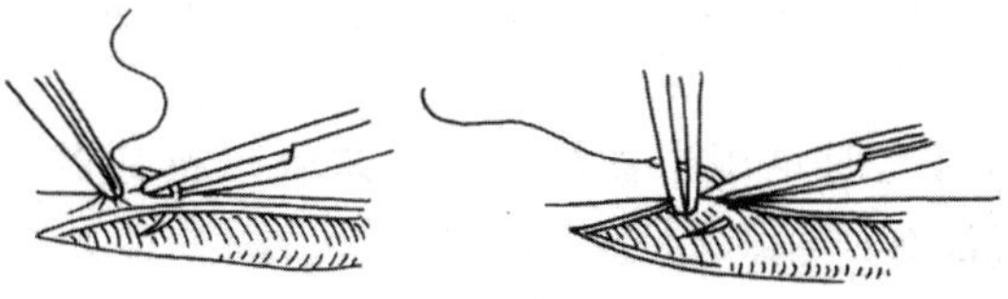

图 1-5　手术镊的使用方法

(四)血管钳

血管钳又称止血钳，是术中用于止血和分离的主要器械，也可用于牵引缝线、拔出缝针或代镊使用，但普通血管钳不能用来夹持皮肤、脏器及脆弱组织。临床常见的止血钳有以下几种。

1.蚊式止血钳

蚊式止血钳可做微细组织分离或钳夹小血管，不宜用于大块组织的夹持。

2.直止血钳

直止血钳用以夹持皮下及浅层组织出血，协助拔针等。

3.弯止血钳

弯止血钳用以夹持深部组织或内脏血管出血。

4.有齿止血钳

有齿止血钳用以夹持较厚组织及易滑脱组织内的血管出血，如肠系膜、大网膜等，也可用于切除组织的夹持牵引。有齿止血钳对组织的损伤较大，不能用于一般的止血夹持(图 1-6)。

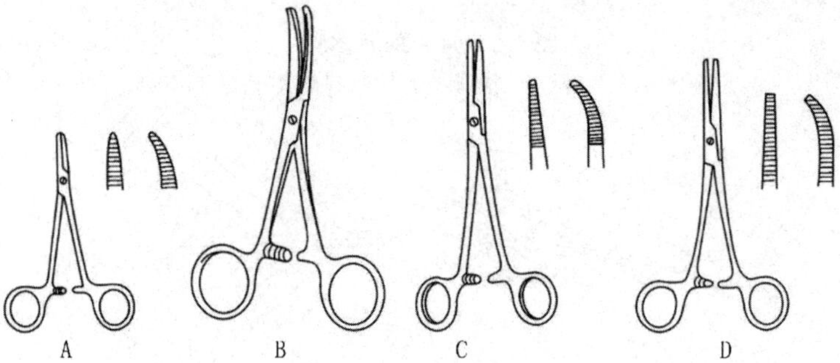

图 1-6　各种止血钳

A.弯止血钳；B.直止血钳；C.有齿止血钳；D.蚊氏止血钳

正确的执钳方法同手术剪，也可用掌握法。右手松钳时拇指与环指相对捏紧挤压即可松开，

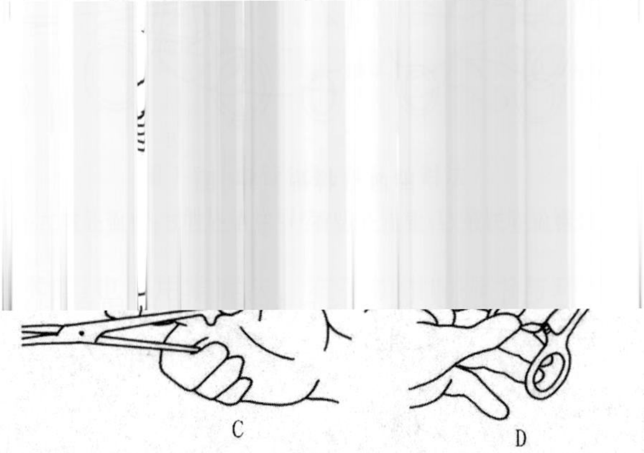

图 1-7　血管钳执钳及松钳法

A.一般执法；B.一般执法松钳法；C.掌握法；D.掌握法松钳法

(五)持针器

持针器用于夹持缝合针，有时也用于器械打结。缝合时持针器应夹持缝合针的中后 1/3(图 1-8)。持针器的握持方法有 3 种。

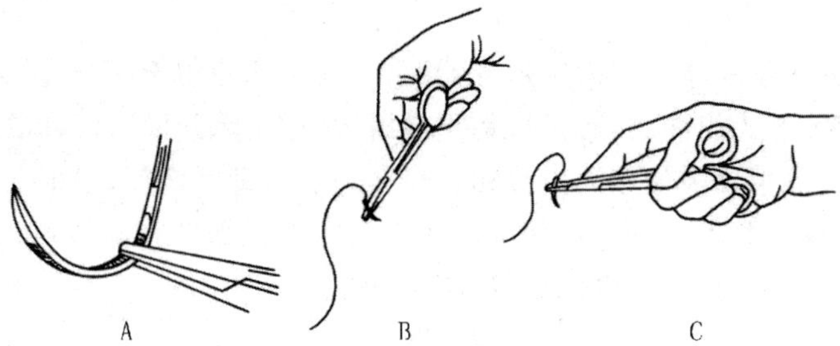

图 1-8 持针器使用法

A.夹持缝合针;B.掌指法缝合;C.掌握法缝合

1.掌握法

各指均不在环柄中,满手握住持针器灵活方便,缝合时快速有力,便于皮肤、筋膜、肌肉的缝合。

2.指套法

与止血钳握持方法一样,这种方法运针稳健准确,对缝合组织的牵扯小,用于较精细的缝合,是最常用方法。

3.掌指法

拇指套入钳环内,示指压在钳的前半部做支撑,其余三指握钳环,靠拇指上下活动开闭持针器(图 1-9)。

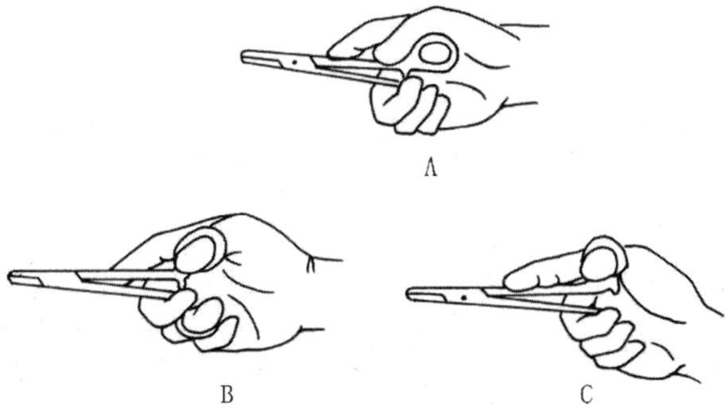

图 1-9 持针器的握持方法

A.掌握法;B.指套法;C.掌指法

(六)缝合针及缝线

缝合针的针尖形状分为圆针和三角针,圆针对组织损伤小,可用于软组织、血管、神经、内脏的各种缝合。三角针针尖侧锋锐利,容易穿透组织,对组织的损伤大,用于缝合皮肤及坚韧的瘢痕等。直针适用于宽敞或浅部操作时的缝合,如皮肤或胃肠道的缝合,但目前已较少使用。目前临床上几乎所有的组织或器官均使用弯针进行缝合。针线一体的无损伤缝合针,其针线粗细相同,连为一体,对组织造成的损伤小,缝合时不必担心针线脱落,可节省手术时间。

缝线应基本具备:抗张强度大,柔韧性强,打结牢靠。平滑穿越组织,对组织损伤小。组织反应轻微,或组织愈合后能被吸收。目前缝线大致分为两类。①非吸收线:由蚕丝编织而成的丝线,以及人工合成的聚丙烯线、尼龙线、聚酯线;②可吸收线:天然肠线及人工合成的聚糖乳酸线、聚糖乙内酰酯线等。选择缝线最重要的是遵循促进伤口愈合的原则。

（七）拉钩

拉钩又称牵开器，有手动拉钩和固定牵开器两种，在手术中用于牵开组织，显露术野，便于手术操作。拉钩分为有齿和无齿两类，有齿拉钩不易滑脱，适于牵开紧密坚韧的组织。无齿拉钩对组织损伤小，术中大多数情况下使用无齿拉钩。拉钩一般由助手把握，根据手术需要随时调整方向、深浅和力量，需要助手和术者的协调配合。在不太需要频繁变换显露状况的情况下，使用相应的固定牵开器，省时省力，保持显露的稳定（图 1-10）。

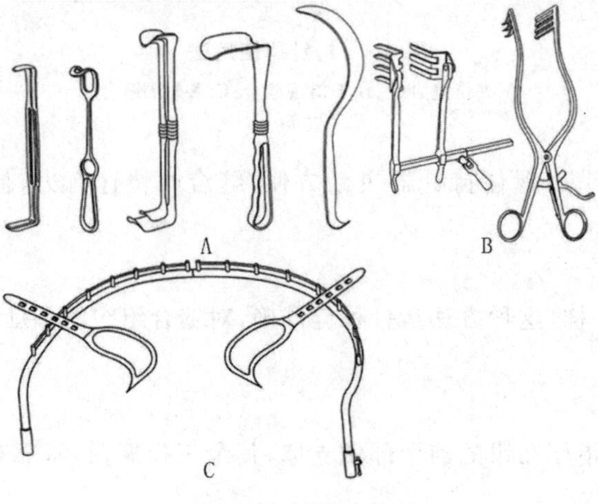

图 1-10　常见拉钩

A.各种手动拉钩；B.自动拉钩；C.框架拉钩

（八）巾钳

巾钳主要用于固定覆盖皮肤的敷布，也可用于牵引及临时固定组织。巾钳的握持方法同止血钳（图 1-11）。

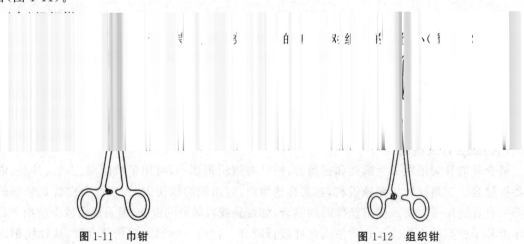

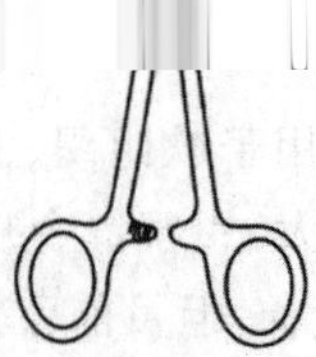

图 1-11　巾钳

图 1-12　组织钳

（十）卵圆钳

卵圆钳用于夹持纱布球进行皮肤消毒或提拉肠管等。

三、外科手术基本操作

外科手术从操作本身来说，都必须用刀、剪、钳、镊、针、线等必不可少的基本器械，来进行切开、止血、结扎、分离、暴露、缝合等基本操作，这些是外科医师必须掌握的基本技术。外科手术操作是技巧性很高的技术。良好的外科医师应具有鹰眼、狮心和女性的手。

（一）切口

理想的手术切口最基本的要求：接近病变部位、显露充分、便于操作、根据术中需要延长及扩大切口；不损伤重要的解剖结构，术后对功能恢复有利；兼顾美观的要求；切口选择应根据病情需要决定，切口过大则组织损伤大，切口过小则可能影响显露。

（二）切开

切开是手术的第一步，根据手术的部位选择适当的手术刀及执刀方法。切开时最好是一刀完成，切口平齐，深浅合适，避免拉锯式。在手术操作过程中根据需要灵活应用手术刀的各个部分，刀刃是最锋利最主要的部分，用于切开切断时。刀尖在挑刀、刺穿和锐性剥离时用，刀柄用作钝性剥离。

皮肤切开时应将皮肤绷紧，有单手法、双手指压法、双手掌压法（图 1-13），这样使皮肤切开容易，有利于控制切口的平直，控制切口的长度和深度，也便于止血。切开时刀片与皮肤垂直不偏斜，先垂直下刀，然后刀柄与皮肤呈 45°走行，再垂直出刀（图 1-14）。尽可能将皮肤和皮下组织在同一深度全层切开，使切缘整齐。皮肤切口的大小应以方便手术操作为原则。

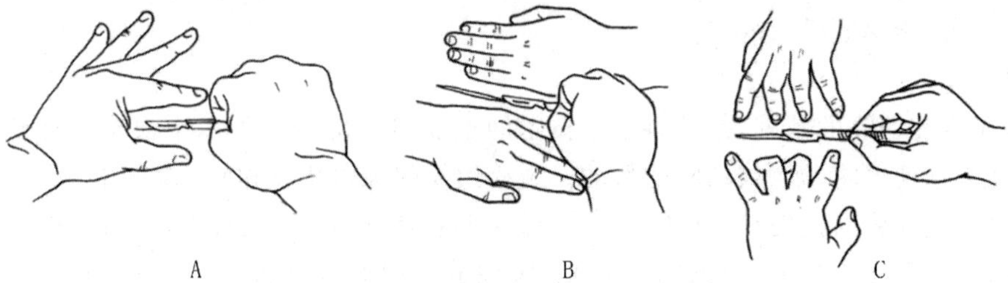

图 1-13　皮肤切开时绷紧皮肤的方法

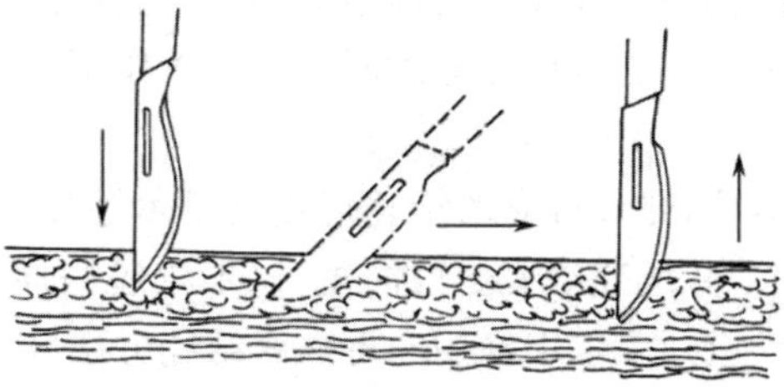

图 1-14　皮肤切开时的运刀

筋膜和腱膜组织可直接用刀切开，也可先用刀切一个小口，然后用组织剪深入筋膜下进行分离后剪开，切开操作时应防止损伤深部组织器官（图 1-15）。作胃、肠、胆管和输尿管等空腔切开时，需用纱布保护准备切开脏器或组织的四周，在拟作切口的两侧各缝一牵引线并保持张力，逐层切开。

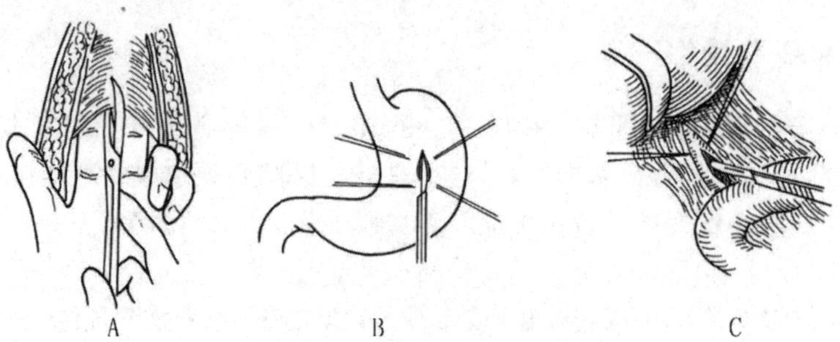

图 1-15　腹膜及管腔的切开

A.腹膜的切开；B.胃的切开；C.胆管的切开

高频电刀具有良好的止血功能，可用于皮肤、神经、胆管等以外组织的切割和游离。要先用手术刀切开皮肤，擦去血液后用电刀切割，较大的小血管可先在预定要切割的两边组织电凝后再切断。

(三)显露

良好的显露是手术质量的前提，涉及患者体位、麻醉效果、照明、牵开器及手术切口的选择。合适的体位有助于深部手术野的良好显露，根据手术路径、病变部位、手术的性质选择合适体位。麻醉要求镇痛完善和良好的肌松。手术野的照明有利于显露，空间狭小的手术应选用头灯或冷光源照明。拉钩和自动牵开器要有效显露术野，拉钩的动作要轻柔，手心向上把持拉钩，根据手术进展及时调整位置。将附近组织或脏器牵开时，拉钩下方应垫湿盐水纱布。充分的显露使手术在直视下进行，能保证手术的安全。

(四)分离

分离是显露和切除的基础，是外科手术技术的重要组成部分。手术中根据病灶及解剖特点选择分离方法，达到显露、游离、切除的目的。疏松组织间隙可用止血钳、纱布球、剥离器、手指等进行钝性分离，钝性分离损伤较大(图 1-16)。致密坚韧组织使用刀、剪进行锐性分离，锐性分离 [illegible]

直视下进行，保证结扎的可靠。剪线残端要尽可能短，以不松脱为原则。皮下组织尽量少结扎，或钳夹后不结扎以减少异物反应。手术中常用和可靠的结扎方法有 3 种：方结、外科结、三重结。①方结：由两个相反方向的单结重叠而成，方结结扎可靠，是最常用的一种结扎方法，适用于较少的组织、较小的血管及各种缝合的结扎；②外科结：在做第一个结时结扎线绕两次以增加线间的摩擦力，再做第二个结时不易松脱，适用于结扎较大血管或有张力的缝合；③三重结：在方结的基础上再重复第一个单结，使结扣更加牢固，三重结用于较大血管结扎或尼龙线等易松脱线的结扎；④滑结：类似方结，但在打结时拉线用力不均，一紧一松，此结操作快，但易松脱(图 1-18)。

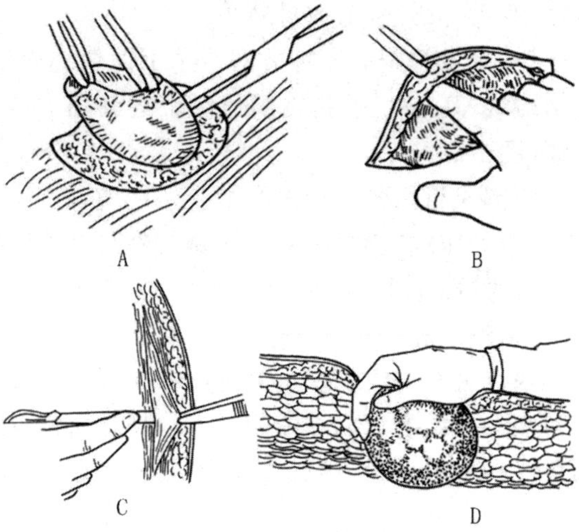

图 1-16　**钝性分离**

A.止血钳分离;B.手指分离;C.刀柄分离;D.手指钝性分离

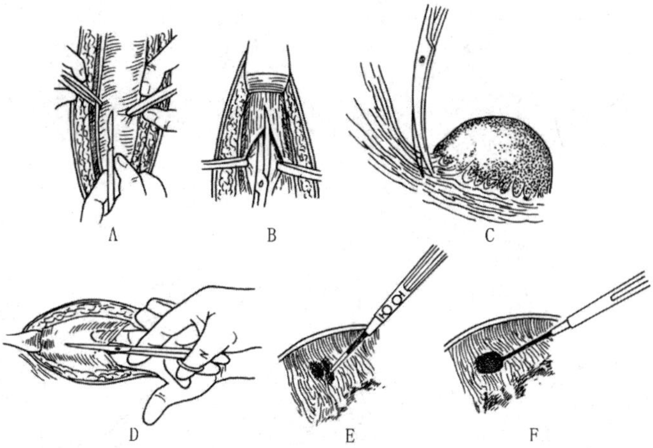

图 1-17　**锐性分离**

A.手术刀分离;B.剪刀分离;C.辨认解剖结构;D.分离时保护组织结构;E.F.使用电刀分离

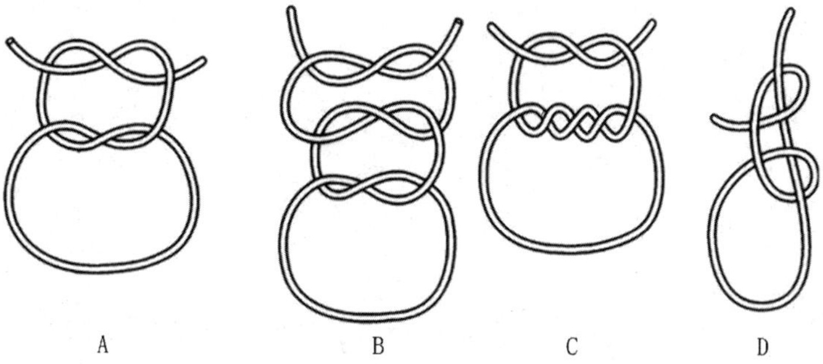

图 1-18　**常见的几种结**

A.方结;B.三重结;C.外科结;D.滑结

打结法有 3 种:单手打结法、双手打结法、器械打结法。

单手打结法操作简便,速度快,是最常用的一种方法。左手捏住缝合线的一端,右手捏住另一端,双手配合打结。打结时两端线呈 180°,手指在靠线结较近处用力拉紧,使结扎紧而牢固,不容易把组织撕脱,也不易断线(图 1-19)。

双手打结法牢靠,主要用于深部或组织张力较大的结扎(图 1-20)。

深部打结时的关键在右手示指的压线,要将线的一头缠绕在环指上,以中指固定,这样使夹线牢固,当示指向下压线时不易滑脱(图 1-21)。

器械打结法用于浅部组织或精细结扎。用持针器或止血钳打结主要优点是节省线,节省护士递线操作,可以省人省时间。缺点是缝合组织张力大时不易扎紧(图 1-22)。

无论用何种方法打结,相邻两个单结的方向不能相同,否则成假结而松脱。打结时两手用力点和结扎点应成一条直线,如果三点形成夹角,则用力拉紧时易断线。打结时两手用力要均匀,否则易形成滑结。

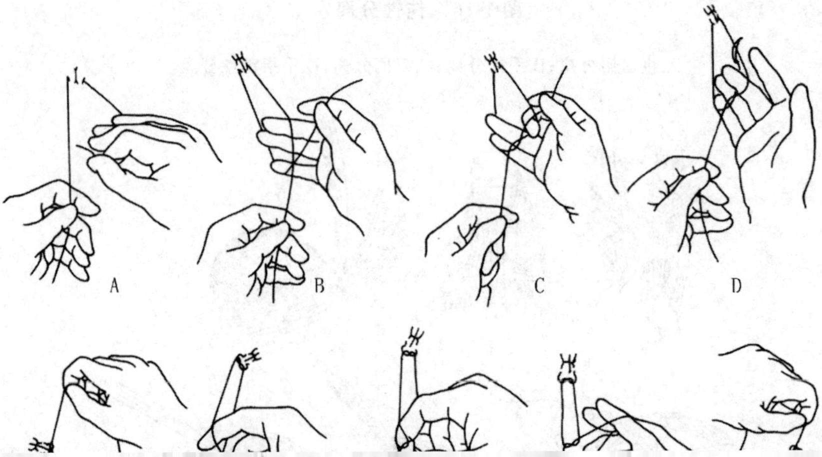

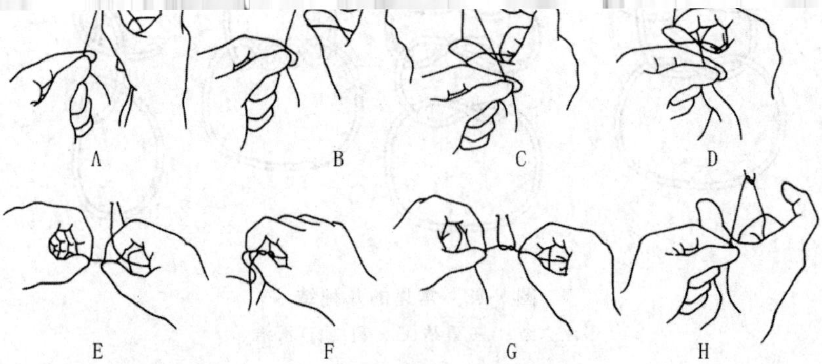

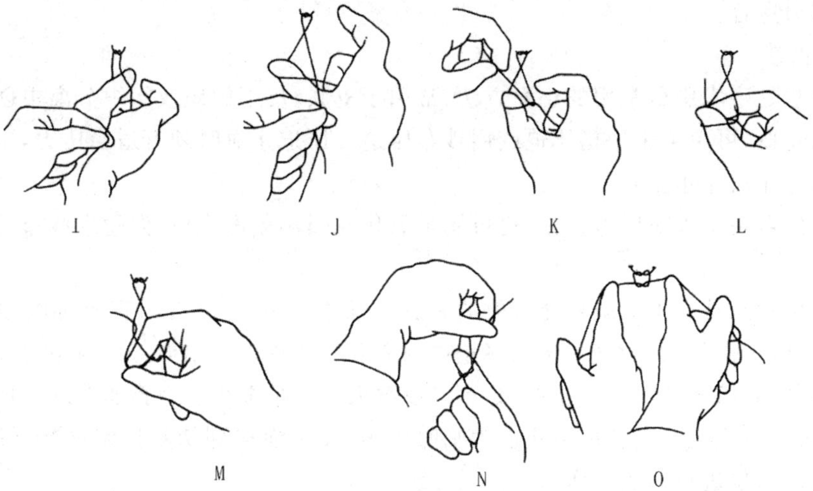

图 1-20　双手打结法

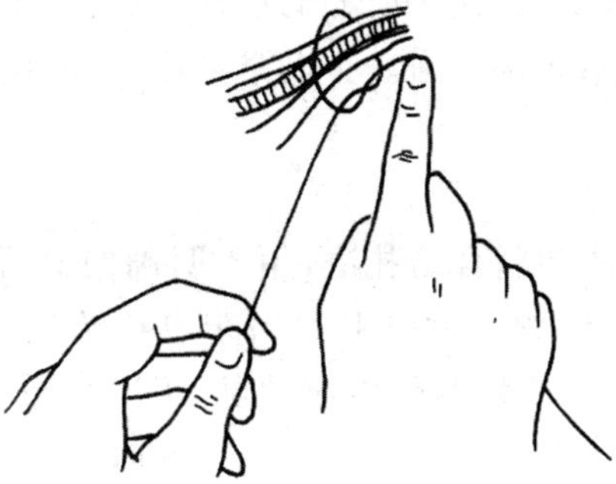

图 1-21　深部打结法

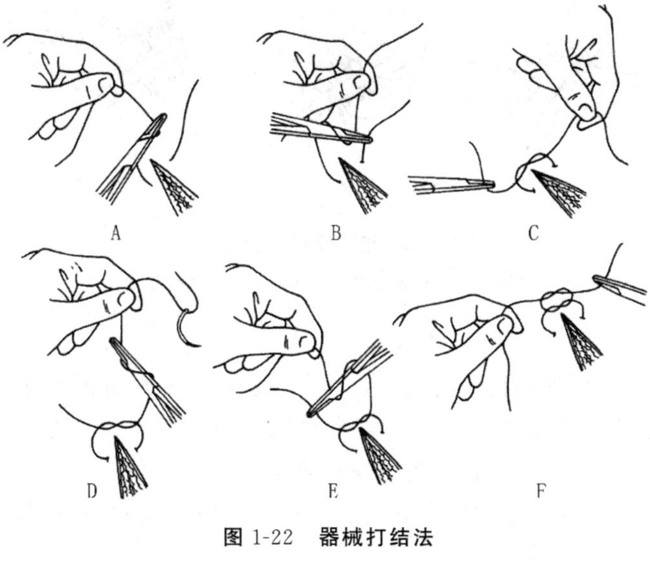

图 1-22　器械打结法

(六)止血

在外科手术中止血是重要的基本操作,完善的止血可防止血液丢失,使术野清晰,保证手术安全及有利切口愈合。

1.压迫止血法

压迫止血法是手术中最常用的止血方法，常用于皮肤、皮下组织及组织分离中创面的小血管出血或渗血的止血，可单纯用手指压迫或用纱布压迫。压迫止血时须有适当压力，压力不足则纱布形成引流不起止血作用。

创面渗血的可用干纱布压迫止血，也可用过氧化氢喷洒创面止血，温盐水纱布可较快控制创面渗血。

手术中发生的意外大出血最快捷有效的方法是紧急压迫止血，在可视范围内用手指捏住出血部位，起到临时止血作用，为进一步彻底止血创造有利条件。在出血部位看不清又无法手捏止血的情况下，可临时填塞纱布压迫止血，数小时或数天后酌情取出。在指压及纱布压迫无效的情况下，可用拳头压迫止血。紧急压迫止血为临时措施，在出血得到初步控制情况下制定方案，充分显露寻找出血部位进行彻底止血。

2.钳夹止血法

钳夹止血法是最主要的止血方法，用于明显的小血管出血，止血准确、可靠。一般钳夹数分钟后可奏效，若无效可加做结扎或电凝止血。止血钳要看清、夹准，钳夹组织不宜过多，钳夹位置方便打结。

3.结扎止血法

结扎止血法包括单纯结扎法和缝合结扎法，用于明确的血管出血止血。结扎时用止血钳夹住出血点，将血管及周围少许组织一并结扎。对于单纯结扎有困难或粗大血管还应同时或单独进行缝合结扎。结扎重要手术脏器的供应动脉，可有效减少手术出血量，便于手术操作(图 1-23)。

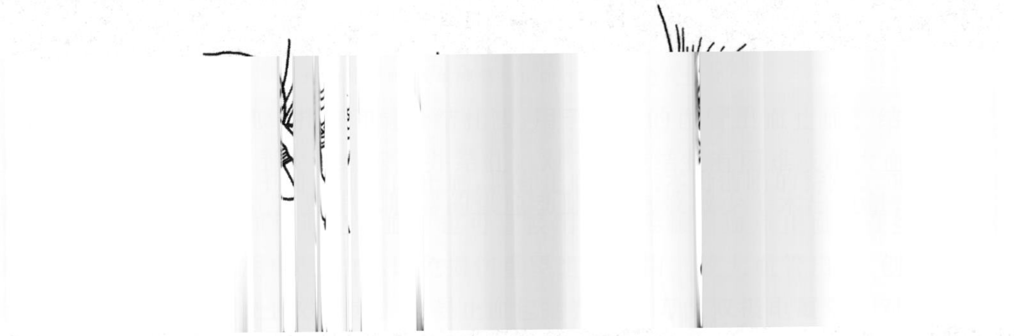

A.结扎止血；B.单纯缝扎止血；C."8"字缝扎止血

4.电凝止血法

用于切开及游离过程中细小血管的止血，具有止血可靠、术野清晰的特点。可先用止血钳将出血点夹住，电刀通过止血钳通电止血。也可直接用电刀接触出血点止血。在空腔脏器、大血管、神经和皮肤附近应慎用电凝止血，以免损伤重要组织结构。较大血管出血、创面深部的出血及凝血功能障碍者，电凝止血效果差。电凝止血包括普通电刀及双极电凝器。对于较大范围的创面渗血可使用氩气刀止血(图 1-24)。

5.药物止血法

药物止血法主要用于广泛渗血的创面，有生物蛋白胶、明胶海绵等。

6.止血带止血法

用于四肢的手术，止血范围大，包括整个术野处于无血状态。无血术野无疑使手术更方便，但术野内组织处于缺血状态也带来风险，止血时间应严格掌握。首次止血时间不应超过90分钟，若手术需要继续，则需松开止血带5～10分钟使组织供血，然后再重新上止血带，但再次止血不应超过60分钟。使用充气式止血带时，先驱血后充气，但肢体感染、肿瘤等不驱血。根据肢体粗细选择合适压力。使用橡皮止血带时，应注意压力适中。

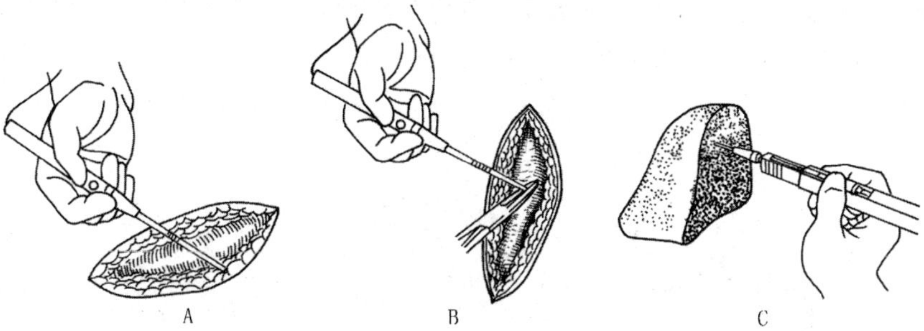

图1-24　电凝止血法

A.直接电凝止血；B.间接电凝止血；C.氩气喷凝止血

7.其他止血法

银夹止血法用于脑组织止血，骨蜡压迫止血法用于骨创面出血。

（七）缝合

缝合是促进组织修复的主要方法，缝合的根本目的是良好的愈合与吻合。缝合时既要保证组织足够的拉力，又要减少异物反应，故应该尽量少缝、少用粗线、少用连续缝合。缝合过紧将影响血运。良好的缝合应达到：①使组织对合，并保持足够的张力强度；②组织能顺利修复直至愈合；③缝合处愈合后不影响功能。

缝合的基本方法有间断缝合与连续缝合两类，每类又有单纯缝合、外翻缝合、内翻缝合3种。

1.间断缝合法

利用多根缝线闭合切口，每根缝线分别结扎。此种缝合牢固可靠，即使有的缝线断裂，其他缝线仍能维持组织的对合。单纯间断缝合法最常用，可用于各种组织的缝合，皮肤、皮下组织、筋膜、肌肉等一般用单纯缝合法。间断内翻缝合法常用于胃肠道的吻合。间断外翻缝合法常用于血管吻合、松弛皮肤的缝合、腹壁的减张缝合（图1-25）。

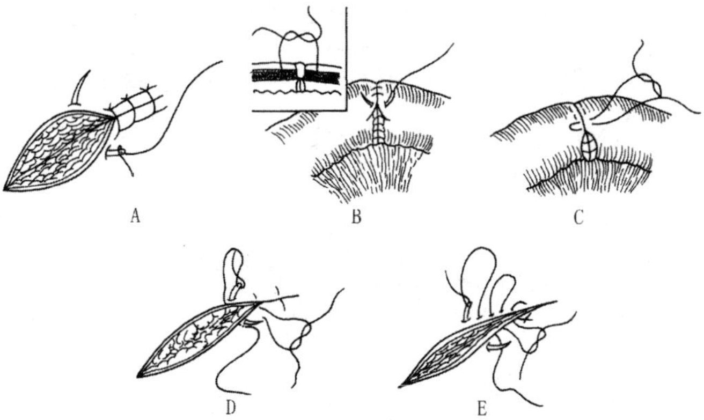

图1-25　间断缝合法

2.连续缝合法

连续缝合法是用一根线做同一层次的全部缝合，缝线在其两端打结。连续缝合法具有组织对合严密、止血好、缝合快的特点，常用于腹膜、筋膜的关闭及消化道、血管的吻合及闭合。单纯连续缝合法用于血管、胃肠、胆管的吻合及闭合以及筋膜的缝合。褥式缝合法适用于皮下组织少的松弛皮肤及腹膜的缝合。“8”形缝合法常用于止血、关闭腹膜及某些组织容易撕开的缝合。减张缝合法用于张力较大的组织缝合。荷包缝合法是围绕管腔所作缝合，主要用于包埋阑尾残端、固定消化道或膀胱的造瘘管。皮内缝合法从切口的一端进针，然后交替地经过两侧切口边缘的皮内穿过，一直缝到切口的另一端穿出，然后抽紧，皮肤则能对合，此方法主要优点是切口瘢痕小(图 1-26)。

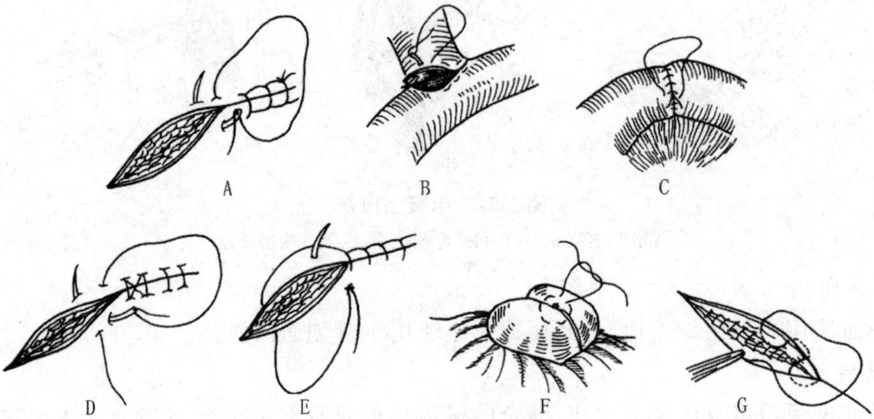

图 1-26　连续缝合法

一般伤口缝合的层次是深筋膜、肌膜、腱膜、皮下组织和皮肤。缝合进针时应注意针体前部与组织垂直，靠腕部及前臂旋转力量进针，旋力是进针的技巧。出针时可用手术镊夹针的前部外[illegible]

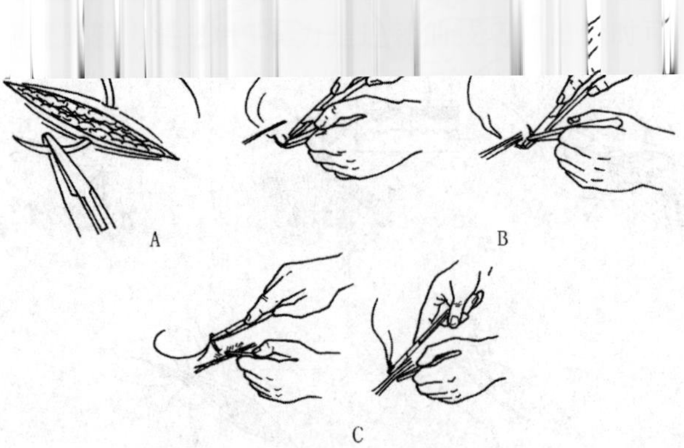

图 1-27　缝合时的进针与出针

目前有各种类型的皮肤和内部组织缝合器用于外科缝合，其所用缝合材料主要是钛合金。缝合器具有组织对合整齐、组织反应轻微、节省手术时间等特点，用于消化管、皮肤及其他组织器官的缝合。

皮肤黏合剂使用最广泛的是纤维蛋白黏合剂，主要用于强化消化道吻合口，预防吻合口漏。用于封闭组织创面，控制创面渗血渗液，促进伤口愈合。氰基丙烯酸聚合物具有较好的强度，用于低张力创缘可替代缝线。使用黏合剂时伤口必须彻底清创和止血，创缘及附近皮肤必须干燥。

（八）剪线及拆线

手术中剪线必须在直视下进行，剪刀开口不要太大，剪刀钝头在下，以免损伤周围组织。线头长度应适当，剪线时将剪刀沿缝线下滑至线结，再侧翻转 15°～30°剪断，线头长度随翻转角度而异，皮下结扎止血应尽量剪短，以不剪断线结为度（图 1-28）。血管结扎要留 0.2～0.3 cm，皮肤缝线应以 0.5 cm 为宜。

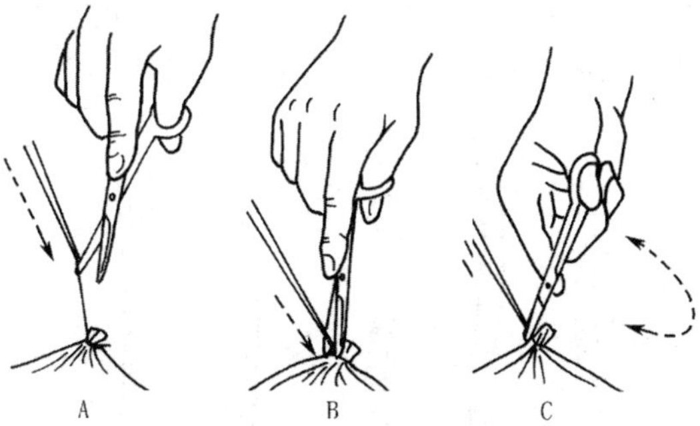

图 1-28　剪线法

皮肤切口拆线时间根据切口位置、切口性质、组织愈合情况等决定，一般头颈部术后 4～5 天拆线，躯干部 7 天左右拆线，四肢 10～14 天拆线。年老体弱者可适当延长拆线时间，切口感染时应随时拆除缝线。拆线时应遵守无菌原则，不能将暴露在皮外的线段拉进皮内。拆线时用镊子提起线结，使埋入皮内的线段部分露出，用剪刀贴皮肤将露出的皮下线段剪断，然后向切口中线方向抽出（图 1-29）。

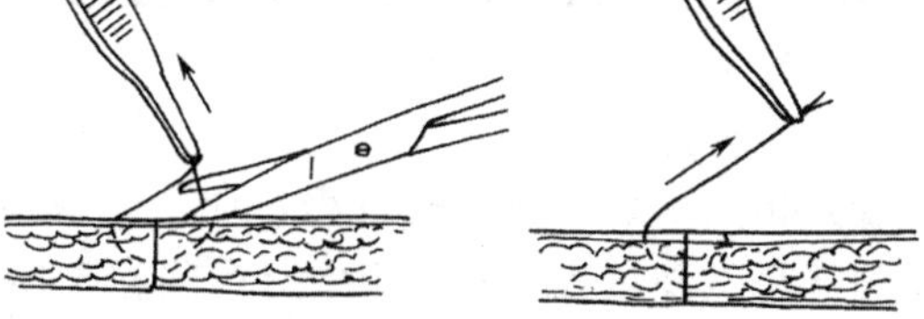

图 1-29　拆线法

（九）引流

外科引流是指将组织间或体腔内积聚的液体引流至体外的方法，引流的目的是有效地排除积聚物。因此，引流的基本原则是通畅、彻底、损伤小。影响通畅的因素包括引流切口的大小、引流口的位置、体位等，在做引流时必须考虑。较大或较深在的病灶有时存在分隔，使引流不彻底，引流时需注意切开分隔，并采用对口引流、多管引流、负压引流等方法，对不断出现的继发性坏死灶可多次引流。切开引流口时要避免损伤重要血管、神经、关节腔及脏器。应该认识到并不是所有手术都需要引流，引流可以预防感染，引流也可引起继发感染。

流气体则应放在高位。引流管不经过手术切口而另戳口引出，以保切口一期愈合。引流管应用丝线固定在皮肤上以防脱落。引流孔径应与引流管径粗细相当，防止漏液或引流管受压变形。引流管应剪侧孔以利引流。引流物不应直接放在吻合口或修补缝合处，以防使缝合或吻合处破裂。较硬的管状引流物不可放在大血管、神经或肠管旁，以防损伤组织。

引流物放置的时间应视引流的特征、引流液性质和量、有无异物存留和患者的全身情况而定。对于治疗性引流，当出血停止、感染控制、漏口愈合、积液清除即应拔除。对于预防性引流，术后出血或渗漏的主要危险已经解除后即应拔除引流物。若引流量很少或已无引流液，引流管可在放置后24～48小时拔出。若仍有一定的引流量根据需要可放置更长时间。引流管放置时间越长，引流口越不易愈合。

常用的引流材料有纱布引流条、橡胶引流条、卷烟式引流条、橡胶引流管及特制引流管等，用于不同需要的引流病灶。引流期间要注意观察引流液体的性质及数量，判断引流效果及出现的问题并及时处理。要防止引流瓶或引流袋内的液体倒流入切口内。引流管内口的侧孔应置于创腔内而非引流管行经的正常组织内(图1-30)。

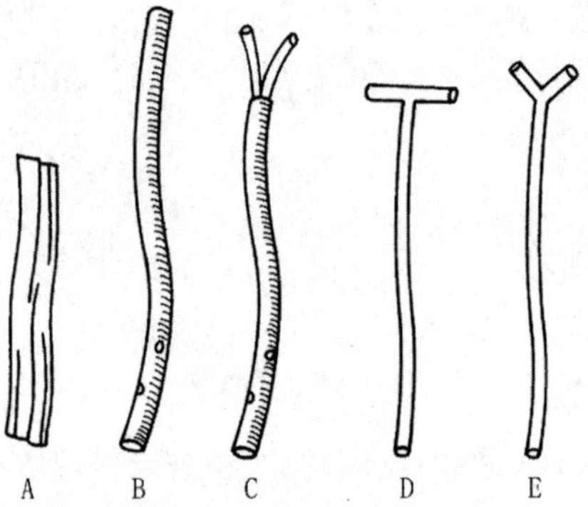

图1-30　常见的引流物

[illegible]

[illegible]

外科手术切口或创伤愈合是指手术切口或外伤过程造成组织缺损后，局部组织通过增生或再生方式来进行修补的一系列病理生理过程。本质上它是生物在长期进化过程中所获得的一种保护与更新方式的具体表现。从内容上来讲，愈合强调组织修复(愈合)发生时自身的病理生理过程，而修复的含义则更广些，还包括许多在处理创面过程中的人工技巧等，如对缺损创面采用手术方式修补的方式方法等。尽管不同组织接受手术或遭受分作后都有各自的修复特征与规律，但皮肤组织切开或创伤后的修复过程与规律则最具代表性，是目前人们研究最多的一类组织修复形式。

一、对切口创伤修复现代认识

手术切口或创伤后组织修复过程从凝血开始，由许多细胞相互协作共同参与完成。最初，血小板、中性粒细胞和巨噬细胞大量进入切口和创伤区，以清除受损组织和污染的微生物，其中血小板和巨噬细胞还分泌一些与成纤维细胞和内皮细胞有关的生长因子，接着成纤维细胞和内皮细胞逐渐取代受损基质。同时，上皮细胞也从创缘向内生长，直至覆着伤口。因此，切口和创伤修复的快慢取决于上述细胞进入伤口并在此增生的速度，而细胞的进入和增生又依赖于趋化因子和生长因子的参与。

趋化因子通常是肽类、蛋白质和蛋白质片段。它可引起细胞向一定方向移动，如从低浓度向高浓度方向移动。细胞对趋化因子的反应取决于其拥有的相应生长因子的受体数目。不同细胞对不同的趋化因子有不同的反应。

生长因子也是蛋白质和肽类，它们单独或几种生长因子协同作用，诱导细胞 DNA 的合成和分裂。目前已有许多生长因子被人们所认识，如血小板源性生长因子(PDGF)、酸性或碱性成纤维细胞生长因子(FGFs)、表皮细胞生长因子、转化生长因子、TGF-α、TGF-β、胰岛素样生长因子等。在低尝试条件下，细胞对生长因子的反应也取决于细胞上是否存在相应受体，如 PDGF 只对成纤维细胞起作用，而 FGFs 对成纤维细胞和内皮细胞均有作用。需要指出的是，某些生长因子也有趋化作用，这种双重作用对创伤愈合具有特别的意义。因此，有时也将它们称为分裂趋化因子。在切口和愈合早期的细胞间作用就需要这种双重作用的因子，而在后期，如 DNA 合成时，就不再需要趋化作用的存在了。

趋化因子产生于凝血过程，聚集的血小板是其主要来源。因此，有些能减少循环血小板数量的细胞毒性药物，同时也会影响到切口和创伤愈合，如抗巨噬细胞抗体。另外，巨噬细胞、成纤维细胞和内皮细胞本身也会产生一些趋化因子和分裂因子。

在手术切口或创伤部位加入某些组织内提取的物质来促进其愈合已有相当长的历史。特别是近几年来，随着人们对生长因子研究的深入，已有许多利用生长因子促进创面愈合的报道。由于局部加入生长因子后其有效浓度难以维持，往往需要给予大剂量的生长因子。为了解决这一难题，目前可以采用转基因方法。至今未见大剂量应用生长因子后产生全身毒副反应和某些局部不良反应的报道。虽然生长因子水平的升高是增生性瘢痕形成的原因之一，但未见有注射了生长因子后形成增生性瘢痕的报告。

手术切口或创伤后，瘢痕张力大小取决于胶原的合成和沉积。而后者与成纤维细胞数量有关，还与切口氧张力、维生素水平和营养状况有关。而生长因子通过增强细胞分裂来促进胶原的合成。大多数生长因子同时还促进胶原酶的产生，从而使胶原降解加强。相反，TGF-β 虽然也促进胶原合成，但它同时又抵制胶原降解。因此，人们认为 TGF-β 虽然也促进胶原合成，但它同时又抑制胶原降解。因此，人们认为 TGF-β 可能与某些纤维化疾病的发生有关。

二、切口或创伤愈合病理生理过程

现代高新生物技术的发展已从细胞、分子甚至基因水平揭示了创伤修复的许多奥秘，但传统上人们在描述组织修复的病理生理过程时仍局限在病理学领域。尽管在切口和创面愈合的分期上不同学者有不同的区分方法，但一般来讲比较公认的分期法仍习惯将切口和创伤愈合的基本病理生理过程大致分成创伤后早期炎症反应、肉芽组织增生和瘢痕形成 3 个阶段，当然它们之间并无截然的分界线，既相互联系，又各具特征。

(一)炎症反应期

手术切口或创伤后的炎症反应期从时间上来讲主要发生于伤后即刻至 48 小时。在此期间，组织变化的特征是炎症反应，受创组织出现水肿、变性、坏死、溶解以及清除等。最新的研究表明，炎症反应期的本质与核心是生长因子的调控及其结果。组织受伤后，出血与凝血等过程可释放出包括 PDGF、FGF 以及 TGF 等在内的多种生长因子，这些生长因子在炎症反应期可以发挥如下作用：①聚集的白细胞能吞噬和清除异物与细胞碎片；②局部渗出物能稀释存在于局部的毒素与刺激物；③血浆中的抗体能特异性中和毒素；④渗出的纤维蛋白凝固后形成局部屏障；⑤激活的巨噬细胞等不仅释放多种生长因子，能进一步调控炎症反应，同时也影响后期肉芽组织中胶原的形成。这一阶段的变化是为后期的修复打下基础。

(二)肉芽组织增生期

肉芽组织增生期约在手术切开或伤后第 3 天，随着炎症反应的消退和组织修复细胞的逐渐增生，创面出现以肉芽组织增生和表皮细胞增生移行为主的病理生理过程。此时组织形态学的特征为毛细血管胚芽形成和成纤维细胞增生，并产生大量的细胞外基质。通常，增生的成纤维细胞可以来自受创部位，即“就地”增生，也可以通过炎症反应的趋化，来自创面邻近组织。而新生的毛细血管则主要以“发芽”方式形成。首先，多种生长因子作用于创面底部或邻近处于“休眠”状态的血管内皮细胞(特别是静脉的血管内皮细胞)，使其“活化”并生成毛细血管胚芽，在形成毛细血管胚芽后呈襻状长入创区，最后相互连接形成毛细血管网。细胞外基质主要由透明质酸、硫酸软骨素、胶原以及酸性黏多糖等组成，其主要成分来自成纤维细胞。肉芽组织形成的意义在于填充切口创面缺损，保护创面防止细菌感染，减少出血，机化血块坏死组织和其他异物，为新生上皮提供养料，为再上皮化创造进一步的条件。

(三)瘢痕形成期

切口和瘢痕的形成是软组织创伤修复的最终结局之一。对创面缺损少、对合整齐、无感染的创面(清洁的手术切口)，伤后 2～3 周即可完成修复(愈合)，此时的瘢痕如画线样，不明显，对功能无影响。而对缺损大、对合不整齐或伴有感染的创面，常需要 4～5 周时间才能形成瘢痕，且瘢痕形成较广，有碍观瞻，甚至对功能产生影响。瘢痕的形态学特征为大量的成纤维细胞与胶原纤[illegible]痕会逐渐变软、缩小，其时间视瘢痕的大小而异，通常需数月之久。

三、切口和创伤愈合基本类型

切口和创伤愈合的基本类型取决于创伤本身以及治疗方法等多种因素。主要将其分成一期愈合与二期愈合两类。但现代医学的发展，又出现了一些更细的分类法。以皮肤切开和创伤愈合为例，其修复的基本类型有一期愈合、二期愈合以及痂下愈合 3 类。

(一)一期愈合

一期愈合是最简单的伤口愈合类型，也是组织的直接结合所致。这类愈合主要发生于组织缺损少、创缘整齐、无感染，经过缝合或黏合的手术切口。其基本过程是，在组织损伤后，血液在创面形成血凝块，使断端两侧连接，并有保护创面作用。伤后早期(24 小时以内)，创面的变化主要是炎症反应，渗出以及血凝块的溶解等。之后，创面浸润的巨噬细胞能清除创面残留的纤维蛋白、红细胞和细胞碎片。从伤后第 3 天开始，可见毛细血管以 2 mm/d 的速度从伤口边缘和底部长入，形成新的血液循环。同时，邻近的成纤维细胞增生并移行进入伤口，产生基质和胶原。伤后 1 周，胶原纤维可跨过伤口，将伤口连接。之后伤口内的胶原继续增加并进行改造，使伤口张力增加。过去曾长期认为此类愈合是两侧新生的表皮细胞、毛细血管内皮细胞和结缔组织在短时间内越过（长过）伤口所致，无肉芽组织形成。近来的研究表明，这一过程同样也有肉芽组织参与，其过程与其他软组织损伤修复类似，只是由于创缘损伤轻，炎症反应弱，所产生的肉芽组织量少，在修复后仅留一条线状瘢痕而已。

（二）二期愈合

二期愈合又称间接愈合，它指切口边缘分离、创面未能严密对合的开放性伤口所经历的愈合过程。人们一般认为，由于创面缺损较大，且常伴有感染，因而愈合过程通常先由肉芽组织填充创面，继而再由新生的表皮将创面覆盖，从而完成修复过程。这种理论把创面肉芽填充与再上皮化过程看成是同步进行的。但也有学者的观点认为此类创面的修复首先为表皮细胞的再生，继之再刺激肉芽组织的形成，最终使创面得以修复，这种理论即所谓的“两步”法。尽管目前人们对二期愈合中创面再上皮化与肉芽组织生成的先后顺序存在争议，但对肉芽组织中新生血管的形成却有相对一致的看法。这一过程首先来自多种生长因子（TGF\FGF）刺激创面底部或创缘“休眠”的血管内皮细胞，使之激活，再通过“发芽”方式产生的新毛细血管胚芽，经相互沟通而形成新生肉芽组织中的毛细血管网。与一期愈合相比，二期愈合的特点是：由于创面缺损较大，且坏死组织较多，通常伴有感染，因而上皮开始再生的时间推迟；由于创面大，肉芽组织多，因而形成的瘢痕较大，常给外观带来一定影响；由于伤口大、感染等因素的影响，常导致愈合时间较长，通常需要 4～5 周。

（三）痂下愈合

痂下愈合是一种在特殊条件下的伤口修复愈合方式。主要指伤口表面由渗出液、血液及坏死脱落的物质干燥后形成一层黑褐色硬痂下所进行的二期愈合方式。如小面积深二度烧伤创面的愈合过程便属此类。其愈合过程首先也是创缘的表皮基底细胞增生，在痂下生长的同时向创面中心移行，同时创面肉芽组织也发生增生。痂下愈合的速度较无痂皮创面愈合慢，时间长。硬痂的形成一方面有保护创面的作用，同时也阻碍创面渗出液的流出，易诱发感染，延迟愈合。因而临床上常需采用“切痂”或“削痂”手术，以暴露创面，利于修复。

四、影响切口或创伤愈合因素

影响切口或创伤愈合的因素众多，主要有全身与局部因素两方面。

（一）全身因素

患者营养缺乏，严重贫血，年老或患有全身性疾病，如糖尿病、动脉粥样硬化等，不仅延缓愈合过程，而且某些疾病还会成为局部慢性难愈合创面形成的真正谢罪，如糖尿病诱发的溃疡。过去有关药物对修复抑制效应的研究以类固醇类为主，这类药物主要通过抑制炎症反应和促进蛋白质分解来抑制修复过程。近来，随肿瘤治疗的进展，高剂量射线照射和一些抗肿瘤药物如阿霉素类应用后对修复的影响也已引起人们高度的重视。据研究，阿霉素类药物抑制修复是通过影响组织修复细胞周期来实现的。从预防角度来讲，人们推荐以手术后 2 周放射治疗（以下简称放疗）为佳。而对于由放疗或化学治疗（以下简称化疗）造成的溃疡，有报告外源性应用生长因子类制剂有很好的促修复作用。此外，创伤后神经内分泌失调和免疫功能紊乱对修复的不利影响也是人们关注的重点。

1.年龄因素

衰老是影响创伤愈合的主要全身因素。老年人由于各种组织细胞本身的再生能力减弱，加之血管老化导致血供减少，因而创伤后修复显著延迟。儿童和青年人代谢旺盛，组织再生力强，伤口愈合上皮再生时间均比老年人短。

2.低血容量休克或严重贫血

严重创伤后低血容量休克或容量复苏不完全的伤员，为保证心脑等生命器官功能，机体首先代偿性减少皮肤和软组织的血液供应。严重贫血的伤员，氧供不能满足组织代谢旺盛的要求，这些因素都影响创伤愈合。容量复苏充分与否，可通过皮温、皮肤颜色、血压、脉率和尿量加以判定。贫血患者可以补充新鲜血液和吸氧。低血容量和贫血患者全身抵抗力较低，术后易于发生局部或全身感染，应予警惕。水、钠补充要适量，过量则容易造成血液稀释，影响创伤愈合。

3.全身疾病

糖尿病：糖尿病患者易发生创伤感染。当血糖＞200 mg/dL 时，白细胞吞噬细菌的功能受到抑制，在创伤愈合过程中必须控制糖尿病患者的血糖水平。

动脉粥样硬化：动脉粥样硬化影响创面的供血不全和对局部感染的抵抗能力。

细胞毒性药物和放疗：多数细胞毒性药物能抑制纤维母细胞生长、分化和胶原合成，从理论上讲有延迟伤口愈合的作用，但在临床实践上未能得到充分证实。放疗亦干扰成纤维细胞的生长和分化。任何种类的照射(包括 γ 射线、X 线、α 及 β 线、电子束等)一方面能直接造成难愈合的皮肤溃疡，另一方面也能妨碍其他原因引起创面的愈合过程。其机制在于射线损伤小血管，抑制成纤维细胞增生和胶原蛋白的合成与分泌等。由于高剂量照射能显著延迟愈合伤口抗张力强度的增加，因此人们推荐以术后 2 周放疗比较安全。

非甾体抗炎药物：炎症是创伤愈合的先导，没有炎症就不会有纤维组织增生和血管生成。抗[illegible]

[illegible]身非特异性反应，产生一系列神经内分泌和免疫功能的改变，如糖皮质激素的增加，导致那些依赖胰岛素的组织(骨骼肌)糖利用障碍，蛋白质分解增强；交感神经兴奋能明显抑制全身免疫反应。非致伤因子如社会因素，职业的不稳定和精神情绪焦虑，通过对神经内分泌免疫功能的影响而间接影响正常的创伤愈合过程。

(二)局部因素

1.切口内异物

在影响创伤愈合的局部因素中，首当其冲的是切口创面或伤道内异物存留对修复的影响。通常较大的异物肉眼可以看见或通过 X 线透视可以发现，但毫米级以下的异物刚肉眼很难发现。异物对创面愈合的影响主要来自以下方面：①异物本身带有大量细菌，容易引起局部创面感染；②有些异物，如火药微粒、磷粒、铅粒等，本身具有一定的组织毒性，可对周围组织造成直接损伤;③异物刺激周围组织,加重急性炎症期的反应过程。因此,对外伤造成的创面,清创时应将异物尽量摘除。深部组织内的异物,如果不影响生理功能,也不必勉强摘取,以免造成较大的组织损伤。紧邻神经、血管外侧的锐性异物一般均应及时摘除。游离的较大骨碎片亦应摘除。手术时,结扎线和缝合线也都是异物,保留得越短、越少则越好,以减轻局部炎症反应。

2.切口内坏死、失活组织和凝血块

高速投射物伤或大面积组织挫伤的切口内都积存有大量凝血块、坏死组织碎片,切口周围也有较大范围的组织挫伤区。特别在高速投射物致伤时,大量能量传递给组织,故伤道周围的组织在反复脉动和震荡后更易造成小血管堵塞,微循环障碍。在人体的防御功能达不到的地方,坏死组织也无法被清除掉。外科处理时可通过组织的颜色、紧张度、收缩性和毛细血管出血来判定是否为失活组织,凡是失活组织在清创时均应尽可能切除。同时,清除切口内的失活组织、凝血块也是预防伤口感染等的必要措施。

3.局部感染

对切口修复过程不会产生重大的影响。当切口发生感染时,切口内微生物在生命活动过程中和在破坏时分泌出来的外毒素,如金黄色葡萄球菌 α 毒素不仅引起红细胞及血小板的破坏,而且还促使小血管平滑肌收缩、痉挛,导致毛细血管血汉阻滞和局部组织缺血坏死。葡萄球菌的杀白细胞素通过作用于靶细胞膜上的溶细胞效应,使之溶解死亡并丧失吞噬细菌的能力。同时巨噬细胞破坏后,处理抗原及传递抗原信息的能力受到极大限制,故在葡萄球菌感染中,常不能建立有效的特异性免疫。同时能产生杀白细胞素的菌株具有抗吞噬能力,并在吞噬细胞中增殖,以致造成易感部位的反复感染。

近年来发现从人体内分离出来的大肠埃希菌的部分纯化制品,能溶解红细胞,导致细胞内铁离子的释放。铁离子一方面能助长大肠埃希菌的生长而加重感染程度,另一方面在体外对人类白细胞及成纤维细胞也具有细胞毒作用,进一步使组织修复延缓。

绿脓杆菌对组织修复的影响与菌体外分泌的代谢产物有关。绿脓杆菌外毒素 A 不仅对巨噬细胞吞噬功能有明显的抑制作用(细胞毒作用),也使易感细胞蛋白质合成受阻。绿脓杆菌分泌的溶解弹性蛋白层发生溶解而导致坏死性血管炎。临床分离的菌株,约 85%出现弹性蛋白酶和蛋白酶阳性,动物肌内注射后可引起皮肤溶解和出血性坏死,滴入角膜可引起角膜溃疡和穿孔。

切口感染后大量细菌外毒素、内毒素和蛋白水解酶的综合作用,并通过它们的细胞毒作用引起细胞因子的生物学效应及自由基损伤,造成组织消肿、出血、脓性分泌物数量增多,蛋白质由创面大量丧失和电解质急剧增加,化脓性伤口的肉芽组织中蛋白质大量水解,细菌大量侵入周围组织,使肉芽组织生长缓慢或因肉芽的过度增生严重影响上皮形成,影响了切口修复的速度。

4.血肿和无效腔

血肿和无效腔都有增加感染的趋势,将直接或间接影响切伤愈合。无污染的手术切口,在关闭切口时应彻底止血,分层缝合不留无效腔。对有污染的伤口,清创时应尽可能少用结扎的方法止血,电灼或压迫止血应列为首选。关闭切口时应放置引流条,视情况在伤后 48～72 小时取出。

5.局部血液供应障碍

切口周围局部缺血既有全身性原因也有局部因素。局部因素中既有血管本身因素的影响,也有血管外组织出血消肿压迫血管壁造成的缺血。在致伤因子作用上,局部出现不同程度的细胞和组织损伤,启动了炎症过程,微动脉出现一过性的挛缩,时间数秒至数分钟不等,紧接着出现血流动力学和流变学改变的3个时相:高流动相→低流动相→血流淤滞相。如果损伤因子过于强烈或持久,则低流动相延长,血浆外渗增多,血液黏度增加,血流淤滞。另外,白细胞自血管游出,在损伤区大量聚集,吞噬坏死组织和异物,氧耗量显著增加,代谢活动增强,这样,在损伤区可导致血液供应的相对不足。切口周围组织内出血、水肿、张力增加,压迫血管,也是伤口周围组织缺血的另一主要原因。创伤修复必须要有充分的血流,一方面是向创伤区提供充足的氧和必要的营养物质,另一方面要将局部产生的毒性产物、代谢废物、细菌和异物运出损伤区。

另外,切口缝合(特别是连续缝合)时张力要适度,缝合时张力过大,加之术后切口出血、水肿势必压迫血管,造成供血不全,影响切口愈合。

6.局部固定不良

邻近关节的切口,伤后早期应该制动。过早活动容易加重炎症过程中的渗出反应,加重局部肿胀,影响供血。新生的肉芽组织非常脆弱,牵扯易于损伤出血,影响成纤维细胞的分化和瘢痕组织的形成。骨折部分过早活动也容易出现骨不连接和假关节形成。

7.局部用药

在清创过程中,有些医师为了减少创面出血,在局麻药中加进了缩血管类药物和肾上腺素,这一举措的弊端在于加重了局部组织缺血和继发性伤口内出血。

8.创面局部外环境

相对于保持创面干燥而言,采用保温敷料使局部创面保持潮湿将有利于形成一个局部低氧环境,从而刺激成纤维细胞生长与毛细血管胚芽形成。在这种潮湿、低氧与微酸环境中,坏死组织的溶解增强,与组织修复密切相关的多种生长因子释放增多,且不增加感染率并能明显减轻创面疼痛。大量临床研究表明,采用保湿敷料对许多慢性难愈合的切口创面,如糖尿病溃疡、下肢动静脉疾病所致溃疡以及褥疮等已取得明显效果。

(孙明岳)

目前,手术患者获得性感染率为2%～3%,其中择期手术患者1.09%发展为术后脓毒症,0.52%出现严重脓毒症,而非择期手术患者分别为4.24%和2.28%。院内发生的外科感染最常见的是外科切口部位感染(SSI),以及发生在外科患者中的导管相关血循感染(CRBSI),肺炎和泌尿道感染。这也反映了近年来外科感染中,院内感染已多于社区感染,内源性感染已超出外源性感染。

一、外科感染发病机制

(一)引起外科感染的危险因素

造成外科感染的高危因素中,不合理使用抗生素是重要原因,滥用抗生素使许多病原菌对抗生素的耐药性增加,耐药菌株感染日益增多。免疫抑制剂的使用,也增加患者对细菌的易感性。

麻醉药物会作用于患者机体的免疫系统，影响围术期的免疫机制。手术操作所致的应激反应能增加外科感染的危险。此外手术室和病房的环境、空气污染情况；创口有无血肿、异物、无效腔和坏死无生机组织；患者原有疾病和营养免疫状态；手术的时间等，也都是重要的危险因素。

(二)全身炎症反应综合征(SIRS)

在宿主抗感染防御机制方面，手术创伤引起的炎症反应，宿主免疫防御会进一步放大天然和获得性免疫系统的作用，产生炎症反应。而这种炎症刺激造成的“第二次打击”是重要的机体损伤模式，它所致的全身炎症反应综合征(SIRS)，可造成机体免疫监控丧失，引起免疫应答障碍，使炎症加剧，细菌更易入侵致外科感染。从临床角度看，当以下各指标有两项时即为 SIRS：①体温＞38 ℃或＜36 ℃；②白细胞计数＞12 000/nm^3；或＜4 000/nm^3，杆状核＞10％；③脉搏＞90/m；④呼吸增快＞20/m，或 $PaCO_2$＜4.3 kPa(32 mmHg)。如 SIRS 合并致病细菌入侵，即发展为脓毒症，加剧者进一步发展为严重脓毒症、脓毒性休克甚至 MODS，约有 26％的 SIRS 发展为脓毒症，7％死亡。

(三)脓毒症

外科手术后由于细菌感染、出血、输血或麻醉可使机体产生全身性炎症反应，发生严重免疫抑制，促进脓毒症的发生与发展。外科脓毒症占所有脓毒症近 30％。脓毒症会伴有显著的天然和获得性免疫功能紊乱，脓毒症所致的死亡常发生在长期的免疫抑制状态，而不是在亢进的炎症反应阶段。在脓毒症后期，宿主的免疫功能严重受抑，手术表现为 T 细胞的无反应性和进行性免疫细胞的丢失。创伤或烧伤患者血中 T 细胞数量下降，而存活的 T 细胞也呈现无反应状态，即在特异性抗原刺激下，不能有效增殖或分泌细胞因子。同时，T 细胞和 B 细胞数量由于凋亡而明显减少，单核细胞和滤泡样树突状细胞(DC)功能发生免疫麻痹，淋巴细胞和 DC 的减少对免疫抑制尤为重要，因为这两种细胞的减少常发生在机体遭受致命性感染时。DC 是体内抗原提呈能力最强的免疫调节细胞，在介导宿主对微生物的天然和获得性免疫反应中起重要作用。脓毒症早期血中 DC 减少，脾脏 DC 凋亡增加，并与疾病的严重程度和死亡率升高有关；此外，血中 DC 和单核细胞(MDSC)出现持续性、功能性障碍，也造成脓毒症时宿主防御能力的降低。此外，小鼠髓系抑制细胞作为髓样前体细胞的代表，可被内源性或外源性因子激活，导致免疫反应的抑制。MDSC 在脓毒症中的作用逐渐引起关注。脓毒症能引起骨髓、脾脏和淋巴结中 MDSC 大量扩增，表达 IL-10、TNF-α 和其他细胞因子。在这种情况下 MDSC 通过对 IFN-γ 的抑制作用，使 CD8、T 细胞耐受，诱发脓毒症逐渐加重。

(四)宿主抗感染防御机制

1.神经内分泌应激反应

外科手术能激活机体神经内分泌应激反应，涉及下丘脑-垂体-肾上腺皮质(HPA)轴和交感神经系统。大手术是激活 HPA 轴，促进皮质醇分泌的最强的诱发因素之一，手术开始后几分钟血浆皮质醇水平即显著升高。皮质醇具有显著的抗炎作用，能抑制巨噬细胞和中性粒细胞聚集到炎症部位，干扰炎性介质的合成。而交感神经系统的激活，还能促进肾上腺髓质和突触前神经末梢分泌去甲肾上腺素，从而产生促炎效应。

2.细胞介导免疫反应

免疫防御在宿主抗感染中发挥重要作用。组织损伤能引起天然的和获得性免疫反应，天然免疫系统产生最初的免疫应答，涉及巨噬细胞、自然杀伤细胞和中性粒细胞；而获得性免疫系统可由于外源性抗原提呈给 $CD4^+$ T 和 $CD8^+$ T 细胞而被激活。激活的 $CD4^+$ T 细胞能分泌两种截然不同的、相互拮抗的细胞因子,一类为促炎细胞因子,包括肿瘤坏死因子和白介素;另一类是抗炎性细胞因子,如 IL-4 和 IL-10。激活的 $CD4^+$ T 细胞可产生大量细胞因子,进一步放大天然和获得性免疫反应,产生炎症反应。免疫系统对任何损伤,包括手术创伤,都能迅速产生促炎细胞因子和其他炎性介质。在最初的炎症反应之后,接着发生代偿性的抗炎反应,这些抗炎细胞因子也具有强烈的免疫抑制作用。因此,外科感染会出现不同程度的细胞免疫反应下调,引起术后感染并发症。

(五)外科手术感染的炎症和免疫病理机制

1.二次打击学说

炎症刺激的"二次打击学说"是目前普遍接受的应激损伤模式。原发性损伤,如疼痛、外科手术、组织损伤或病原菌侵入,能使宿主免疫系统致敏,继而对随后即使相对较轻的打击也能产生非常强烈的宿主炎症及免疫反应,进一步发展为多器官衰竭甚至死亡。

对第一次打击的反应:SIRS 是应激引起的全身炎症反应,是外科大手术感染患者共同的临床表现。如果持续时间过长,会出现促炎症反应状态,包括凝血系统和补体级联反应的激活,以及中性粒细胞和内皮细胞的激活。

对第二次打击的反应:长期应激和感染的共同作用,会导致患者出现各种不同的临床表型和转归。持续性促炎反应表现为凝血系统的广泛激活,以及天然和获得性免疫防御能力的改变。SIRS 能引起获得性免疫监控的丧失,从而提高机体对病原微生物感染的敏感性;而继发性感染可能激发免疫细胞特征性基因表达,从而引起宿主的免疫应答发生障碍。

2.免疫平衡失调

外科感染后机体获得性免疫反应发生改变,主要影响 T 辅助细胞。Ⅰ型 T 辅助细胞(Th1)型细胞因子介导的通路暂时受抑,而 Th2 型细胞因子反应不受影响,导致外科大手术后 Th1/Th2比值失衡。不同的病情可造成不同的 T 细胞反应,从而影响手术后感染的发病率。如肿瘤患者在手术前免疫系统即已受损,如食管癌患者 Th2 产生 IL-4 减少。此外,长期饮酒患者,

[illegible]

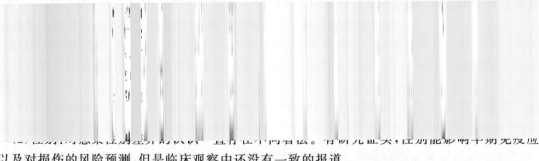

(2)性别:对感染性别差异的认识一直存在不同看法。有研究证实,性别能影响早期免疫应答以及对损伤的风险预测,但是临床观察中还没有一致的报道。

(3)所患疾病和治疗措施:如近期手术、抗生素治疗、既往是否有心源性休克或复苏等。全身炎症反应状态可能使机体对感染的敏感性增强,是大手术患者术后感染并发症风险增加的主要原因。

(4)遗传因素:人类因感染性疾病死亡存在明显的遗传倾向,在单卵双胞胎,细胞因子的产生和遗传因素有着密切的关系。通过基因操纵使动物免疫反应过程中的主要基因发生缺失,则能够显著影响全身免疫反应。

二、外科切口部位感染

外科切口部位感染(SSI)是最常见的一种外科手术感染,是近年美国疾病控制中心(CDC)提出和发展的一种概念,它包括了任何一种发生在手术部位的感染。主要分为3类:①浅表SSI,发生在切口皮肤和皮下组织,最常见,占47%;②深层SSI,感染扩展到肌肉和筋膜,占23%;③器官和/或间隙SSI,如腹腔脓肿、脓胸、关节间隙感染,占32%。对SSI的诊断并非易事,仅有46%的在住院期诊断出;16%在出院时诊出;还有38%在再入院或随诊时做出诊断。SSI的发生与外科切口种类密切相关,按照手术过程中创口可能被致病细菌污染的机会和情况,手术切口可分为Ⅰ(清洁)、Ⅱ(清洁-污染)、Ⅲ(污染)和Ⅳ(污秽)4类,这种分类可粗略估计出不同切口发生感染危险性的概率,4类切口的感染率分别约为2.1%、3.3%、6.4%和7.1%(表1-1)。

表1-1　外科切口的种类

分类	定义
清洁	一个未感染的手术创口,它没有炎症记录,呼吸系统、消化系统、生殖系统和感染的泌尿系统均未记录。此外,清洁创口是原发闭合的,如需要也是闭式引流的
清洁-污染	一个手术创口,它的呼吸、消化、生殖或泌尿道是在控制的情况下
污染	开放的、新鲜的、偶发的创口 手术时有较大的破损,在无菌技术下的大的胃肠道裂开,切口是急性、非化脓性炎症
污秽	陈旧的创伤创口,有失去生机的组织,已有临床感染或脏器穿孔

不同种类的外科切口有着不同的感染危险指数,如表1-2所示。

对于SSI的预防可从3方面着手,一是患者本身,在术前将宿主的抵抗力提高到最佳境地;二是手术操作要轻柔细致,减少操作,降低病原菌入侵机会;三是加强围术期处理,包括预防性抗生素、防止异物和无生机组织残留、缩短手术时间、减少输血、合理准备消毒切口、术中维持患者巨噬细胞的功能,禁烟以及做好手术室环境管理等。

表1-2　切口分类与NNIS系统对SSIN危险估计比较

创口分类	NNIS危险指数				
	0	1	2	3	全部
清洁	1.0	2.3	5.4	—	2.1
清洁-污染	2.1	4.0	9.5	—	3.3
污染	—	3.4	6.8	13.2	6.4
污秽	—	3.1	8.1	12.8	7.1
全部	1.5	2.9	6.8	13.0	2.8
最大比值	2.1	1.7	1.8	1.0	

注:NNIS(National Nosocomial Infection Surveillance System)。

三、导管相关血循感染

在围术期,中心静脉(CVC)导管的功用十分重要,它可进行血流动力学监测、补液、输注药物、输血、给予肠外营养(TPN)等,这些都是周围静脉导管不能替代的。但CVC也会带来15%

的各种并发症，包括置入和取出时的机械性损害（穿破动静脉、血肿、血胸、气胸等）、栓塞、感染等。其中最常见的感染并发症是导管相关血流感染（CRBSI），这种院内感染与外科切口感染、肺炎及泌尿道感染一并成为外科危重患者的 4 种最常见感染。在过去的 20 年中，CRBSI 的发生率增加 3～5 倍，死亡率也高达 10%左右，且延长患者住院和 ICU 停留时间，增加医疗开支，是一个值得重视的临床问题。

（一）定义

发生 CRBSI 前，先有导管的菌株定植，其定义是导管的尖端、皮下段或中间段内，产生了多于 15 个菌落形成单位；而 CRBSI 的定义是指在 48 小时内，同时发生了导管菌株定植和至少1 次的周围静脉血内同一菌株培养阳性。CDC 对 CRBSI 定义，除菌株培养阳性外，还包括临床特点，如发热、畏寒和/或低血压，但无其他原因的菌血症；而对凝固酶阳性金黄色葡萄球菌的培养需2 次阳性。更为严格的定义是美国传染病协会（IDSA）所制定的，认为有以下几种情况的一项者即为 CRBSI：①导管半定量或定量培养导管菌落阳性；②从中心静脉和周围静脉按 5 ∶ 1 比例取血样半定量培养菌株阳性或培养菌株计数呈大幅度增加；③在不同时间内中心静脉和周围静脉血样两者同时培养均阳性。

（二）流行病学

许多类型的导管装置均可导致菌株定植和 CRBSI，其中周围血管导管感染率为 0.5/1 000 导管日，动脉导管为 1.7/1 000 导管日，周围血管透析导管为 2.4/1 000 导管日，长期外科插入血管装置为（0.1～1.6）/1 000导管日，但其中以 CVC 最为常见，占到全部 CRBSI 的 90%以上。据统计，美国各医院的 ICU 中，每年有 1 500 人行 CVC 插管，其中有 25 万人发生 CRBSI。一般在 CVC 插管患者中有 25%会发生菌株定植，平均在 8 天后会发生 CRBSI；ICU 的外科危重患者几乎有一半都行 CVC 插管，所以发生 CRBSI 的概率达 2.9%～12.8%。最近的研究还显示，CRBSI 的死亡率增加了 3 倍以上；Maki 等对一组在 ICU 停留 14 天的患者的观察结果显示，行 CVC 插管 121 例，发生 CRBSI 的比率为 6/1 000 导管日，而周围静脉插管为 2.2/1 000 导管日，[illegible]

病房常见的 CRBSI 危险因素包括：插管数量多，超过 3 个；插管时间过长等。Johns Hopkins 大学外科的一组临床试验研究结果显示，若组织专业团组执行严格的导管插管规则，使用单一通道和仔细护理，结果比一般输液和输注药物的插管导管发生 CRBSI 的概率减少 5 倍。最近还发现，若患者导管留置时间超过 14 天，发生 CRBSI 的概率会增加 5 倍。此外，肥胖也是一项危险因素，最近一组 2 037 例 ICU 患者的研究，在 1 538 例次发生 CRBSI 的分析中，发现肥胖也是一项独立危险因素。

（四）防范措施

近年许多学者致力于探讨各种防范 CRBSI 的策略和措施，其中 CDC 发表的 CRBSI 预防指南比较详尽地阐述了预防 CRBSI 的具体措施，其主要内容包括一般干预和 CVC 插管维护两个主要方面。一般干预包括加强医护人员培训、学习指南、ICU 加强专护力量、严格把握 CVC 插管指征等;在 CVC 插管维护中有严格遵守肥皂和酒精洗手的规定,在插管时保持无菌操作原则,选好穿刺部位(最好是锁骨下静脉),操作时戴无菌手套,用双氯苯双胍乙烷(氯己定)液处理患者皮肤,一般不使用全身预防性和局部用抗生素,培训精通专业团组,及时取除不需要的导管,插管时间最好勿超过 72 小时,尽量不使用导丝等。现将最为重要的几项措施分别叙述如下。

(1)手的卫生:保持医护人员手部清洁是非常重要的预防措施。最近的研究指出,保持洗手和手部卫生,与降低 CRBSI 的危险直接相关。除继续教育外,应严格执行操作前洗手的常规。

(2)插管时保持完整的无菌屏障:执行无菌插管操作十分重要,如操作前戴帽子、口罩、手术衣等。研究显示,使用完整无菌屏障可使肺动脉导管插管感染率下降 2 倍以上;如果严格执行完整的无菌屏障,可使每 270 例次插管患者中减少 7 例 CRBSI 发生和 1 例死亡。

(3)使用氯己定:插管部位的皮肤消毒可有效避免菌株定植和 CRBSI 的发生。全球各地最常使用的消毒剂是聚维酮碘,但更多的研究显示 2%的氯己定消毒皮肤会更好些。一组荟萃分析显示,相比于碘,使用氯己定消毒皮肤可降低 50%的 CRBSI 发生率。

(4)使用抗感染封闭导管:使用抗感染封闭导管抗感染封闭导管是一种预防 CRBSI 的有效措施,抗感染导管用氯己定醋酸盐与磺胺嘧啶进行导管涂层,并采用肝素+头孢唑啉(或其他抗生素)联合封闭导管,这样可有效预防 G^+ 细菌所致的 CRBSI。

(5)导管的插管部位 CRBSI 发生的危险因素还包括插管部位处皮肤的菌落数量。研究发现,颈内静脉和股静脉插管的 DRBSI 发生率要比锁骨下静脉插管高 2～3 倍;特别更易于发生在 ICU 内行呼吸机换气的患者中。

四、腹腔内感染

腹腔感染是常见、多发的疾病和手术并发症,临床上尽快地明确诊断和采取有效的治疗措施是外科医师必须重视的问题。

(一)分类

腹腔感染包括原发性腹腔感染和继发性腹腔感染。原发性腹腔感染系指腹腔内无原发病灶,病原体来自腹腔以外的部位,通过血行播散、腹腔外脏器和组织感染的直接扩散或透壁性扩散等引起的腹腔感染。继发性腹腔感染是指感染的病原菌来自腹腔内,多为急性腹腔内脏器的坏死、破裂、穿孔或炎性病变的直接扩散而引起腹膜腔和邻近脏器的感染。腹腔感染还可分为外科性和内科性腹腔感染。

(二)特点

外科性腹腔感染主要有以下特点:①大部分感染是由几种细菌的混合感染;②大多有明显的局部症状和体征;③常引起化脓、坏死等器质性病变,致使组织结构破坏;④常需手术引流或穿刺引流等治疗。

复杂性腹腔感染包括:①弥漫性或局限性化脓性腹膜炎;②急性胰腺炎伴坏死感染;③阑尾穿孔或阑尾周围脓肿;④胃十二指肠穿孔;⑤外伤性和非外伤性小肠结肠穿孔;⑥腹腔脓肿;⑦腹部手术后腹腔内感染等。

(三)发病机制

腹腔感染的致病菌种均为人体肠道的正常菌种。致病菌可以是外源性的,也可以是内源性的。腹腔感染常常是需氧菌和厌氧菌的混合感染。需氧菌从所处的环境中摄取了氧,为厌氧菌的生长繁殖创造了缺氧环境;而厌氧菌释放出一些酶、生长因子、宿主反应抑制因子等,则有利于需氧菌的繁殖。所以两者具有协同作用，增强了其毒力和致病性。病原菌中前 5 位分别为大肠埃希菌、肺炎克雷伯菌、铜绿假单胞菌、屎肠球菌和金黄色葡萄球菌。

真菌感染也是当前常见腹腔感染之一，其中念珠菌属感染是所有真菌感染的首位病原菌。深部真菌感染的诊断及治疗问题日益严峻。

（四）诊断

症状明显及全身性中毒症状的腹腔感染一般不难诊断，某些部位深在的局限性感染，则诊断有时较为困难。因此，临床上早期诊断、正确定位对预后至关重要。临床上腹部症状持续者应警惕腹腔感染的可能。诊断的要点：①结合手术情况，如有腹膜炎者及术中肠管间有脓苔粘连或有炎性大网膜存在者，则术后残余感染机会较多；②需排除切口部位感染；③注意腹部有无固定压痛部位或包块，盆腔脓肿时肛门指检常会提示腹膜炎；④膈下脓肿病例的 X 线检查常会提示胸膜炎性改变；⑤超声检查对腹腔脓肿诊断和定位灵敏度较高，是一种较好的诊断手段。对可疑的感染还可在超声或 CT 指引下进行诊断性穿刺。穿刺如抽得脓液不仅可明确诊断，还可进行细菌培养，有助于明确病原菌的种类和选择合适的抗菌药物。用评分方法评估腹腔感染的严重程度，不仅有助于准确、客观地判断病情和预测预后，还有助于治疗方式的选择和不同单位的资料交流和对比。腹腔感染的评分系统和分级系统多种多样，临床上应用最多的是 APACHEⅡ评分。APACHE 评分不仅能较为准确地预测腹腔感染患者的术后死亡率，还可指导腹腔感染的手术治疗。APACHEⅢ评分在预测死亡率的精确性方面优于 APACHEⅡ评分，对创伤患者的预测价值优于 APACHEⅡ评分。另外，还有 Goris 评分、腹膜炎严重度评分、腹部再手术预测指数、简化的腹膜炎评分等，各有其优缺点。

（五）治疗

1.抗生素治疗

抗生素治疗是治疗外科性腹腔感染不可缺少的重要措施。复杂性腹腔感染时，选择恰当的抗菌药物作起始治疗具有重要意义。一项针对继发性腹腔感染患者的回顾性队列研究显示，不[illegible]进行抗生素针对性治疗时，决不能简单地按照细菌培养和药物敏感性报告结果对号入座，而要根据病情和患者的特点，对照实验室报告，进行综合分析，抓住重点，选定用药方案。

2.手术治疗

外科处理腹腔感染的常用方法是剖腹手术。剖腹手术治疗腹腔感染的目的是控制感染源、清创与充分引流。在清创时，希望清除所有坏死组织。但外科处理腹腔感染往往会导致腹腔污染的面积进一步扩大，腹腔受细菌毒素污染的时间更长。这将引起细菌与毒素大量入血，损害呼吸与循环系统，严重者可致脓毒症和脓毒症休克。故临床清创时，要密切监测全身生命体征，适当而止。在治疗严重腹腔感染的过程中，一条珍贵的经验教训是：不能满足于一个感染源的发现，还应积极防止与处理残余感染的发生。对于常规外科处理不能控制的腹腔感染，腹腔开放是治疗腹腔感染的杀手锏，多能最终控制住腹腔与全身的感染症状。

外科处理急性腹膜炎多于术中用大量生理盐水冲洗腹腔，而对于腹腔感染较重、全身情况差的患者，满意地去除感染源，清理腹腔内的污染物并非易事。故开腹探查手术时应放置腹腔灌洗管，术后不断行腹腔灌洗。

3.微创治疗

腹腔镜治疗：常见的腹腔感染大多数通过临床常规手段可以得到正确诊断和及时治疗，但仍有部分病例因多种因素而未能确立诊断。当患者的症状、体征及辅助检查不能提供有价值的诊断依据时，腹腔镜技术则可解决这一难题。对于术前无法明确诊断的病例，直接进行腹腔镜检查，一方面可以达到诊断病因的目的，同时进行有效的治疗；另一方面，还可以避免一些可能造成过度治疗的开腹探查。目前，腹腔镜技术已取代了过去的常规开腹，如消化性溃疡穿孔、急性胆囊炎、急性阑尾炎、肠憩室炎、肠坏死、妇科急腹症等，都已经可以采用腹腔镜方式治疗。另外，当发生感染性积液或脓肿时，也可通过腹腔镜进行脓肿引流或坏死组织清创术，腹腔镜技术在腹部外伤和腹腔感染治疗中已广泛应用。

穿刺置管引流：随着医学的发展，外科感染引流的概念在不断地发生改变。传统的观点是“哪里有脓液，就应该引流哪里”，现在认为对腹腔感染需常规引流的概念须加以改变。穿刺引流是微创和能达到良好引流效果的治疗手段，腹腔穿刺引流的理论依据为外科引流将被感染的腹水放出，可以减少对腹膜的炎性刺激和毒素吸收。但实践证明，全腹膜炎甚或是局限性腹膜炎常规引流是无效，甚至是有害的。

为达充分引流目的，外科感染的引流应遵循以下原则：①建立有效的引流通道，引流管的放置应尽可能顺应解剖生理的要求，引流距离要短而直接，避免引流管扭曲、受压；②避免引流管周围组织的损伤，引流管勿直接压迫肠管等；③尽可能避免逆行性感染，多选用封闭式引流；④与腹腔隔绝又有便捷入路的脓肿或感染性积液，尽量选择腹膜外径路。

4.血液净化治疗

持续血液净化逐渐用于治疗严重腹腔感染，可有助于控制感染。血液净化治疗可调节感染所致的免疫功能失常，在清除部分炎性因子的同时还能改善单核细胞和内皮细胞的功能，有助于重建机体的免疫内稳定状态。每天血液透析能显著降低腹腔感染患者的死亡率。

五、外科感染抗生素防治

使用各种抗生素防治外科感染是一种重要手段，对它的评价可从临床介绍青霉素应用的效果加以认识，那就是抗生素防治是降低外科感染最有希望的措施之一。但对它的使用经历了一个逐渐加深认识的过程，早在 20 世纪 60 年代，多在手术后才开始使用抗生素，显然是无效的；接着，又将一些抗生素用于有特殊感染危险概率的患者，结果发生感染的机会反而增多；后来通过大量动物试验和患者试验发现只有在创口发生污染前（手术切口前）给予抗生素才会降低外科感染，特别是 SSI；进一步深入发现预防性抗生素的理想给药时间是手术开始前不久，这样才会使手术时血内和组织内抗生素浓度达到最高值，起到预防性作用。所以目前推荐的给药时间是手术开始前半小时内，至完成手术后 24 小时停药。给药的办法是一次静脉滴入。如手术时间过长、患者体重超重还要重复给药。

预防抗生素的适应证为Ⅱ、Ⅲ类切口，对于Ⅰ类切口的使用仍有争议。有人认为清洁创口使用抗生素也可能降低感染率，但这类患者的感染率底线也是低的，再加上经济上的负担和出现耐药菌株及药物不良反应，相比之下并不合算。但也有一些Ⅰ类手术如发生感染后果严重，如心脏开放手术、关节置换、血管置换和开颅手术等，宜应用预防性抗生素。对于Ⅱ类手术可考虑使用，Ⅲ类切口则必须使用。

所选择的抗生素必须对熟知的病源菌有作用，如下消化道手术就需要对抗 G^- 和厌氧细菌的抗生素。此外，应注意预防性抗生素与第一线治疗性抗生素有所不同，如亚胺培南对 G^- 和厌氧菌有治疗效用，但不能推荐作为预防用药。一般来看，选择一代头孢菌素用于非厌氧菌污染手术的预防，而二代头孢菌素用于可能被厌氧菌污染的手术。

如何正确把握围术期抗生素的合理应用也是一重要问题，必须从学术和管理两个方面认真把握好抗生素的合理应用，加强围术期抗生素应用的管理，及时纠正其中存在的问题。对于病例的选择：围术期抗生素的使用需要考虑很多的因素，依据患者的疾病是感染性、非感染性或者存在潜在感染的危险，可分为治疗性与预防性；依据疾病与手术的种类，例如胆道结石比单纯的肝胆肿瘤更有感染的危险，肠道手术比胆道手术更容易发生感染；患者的机体状况、手术的大小、创伤的严重程度和手术的时机（急诊、择期）都是围术期抗生素使用必须考虑的因素。但是精细的手术操作、严格的无菌观念常常可以降低感染的危险，从而减少抗生素的应用。

围术期抗生素的选择还受到多方面的影响，不同地区、医院、科室和主管医师都有其用药习惯。对于治疗感染性疾病的抗生素应用，更要关注抗生素的有效性，在选用国产与进口抗生素时，重要的是质量把关。在未获得病原菌检验依据前，不得不靠医师的以往经验进行选择。抗生素的使用时间，在严格把握基本原则的前提下，还必须注意个体差异。同时应注意患者术后的综合处理。

重视外科病灶的妥善处理，外科引流是外科感染的最佳治疗方式，有效的外科引流比单独使用抗生素疗效更好；术后发热的处理并不应立即使用抗生素，及时的换药可发现有无切口感染，必要的腹部超声等影像学检查可了解有无和积液或感染病灶，有效的感染切口引流和处理残余病灶是正确的术后处理方式。成功的外科手术不能忽略围术期的相关处理，合理的抗生素应用预防感染对手术起到了保驾护航作用，术前、术中和术后的使用必须严格掌握指征。

第二章

外科手术的麻醉

第一节 概　　述

一、麻醉学科和麻醉专业组织的成立

从 1842 年乙醚麻醉出现到现在，特别是在近半个多世纪，是近代麻醉学飞跃发展的时期，不仅麻醉学技术和理论得到空前进步和日趋完善，而且涌现出大批优秀的麻醉专业人才，集医疗、科研和教学于一身，进行了大量的开拓性工作，麻醉学发展日新月异。麻醉学作为临床医学的一个组成部分，已日益显示出其独特的学科特点和在医疗救治工作中的重要作用，20 世纪中叶麻醉学逐渐从外科学中分化独立出来。随着医学科学的发展，建立起一支专科性更强的麻醉专业化队伍，既是临床医学发展的客观需求，也是临床医学发展的必然趋势。

1848 年，一位 15 岁的女孩死于氯仿麻醉，这是麻醉导致的第一例死亡报道，随后，麻醉药物并发症及麻醉相关病死率逐步得到广泛关注，并推动了由专业人员来实施麻醉管理的共识。1893 年《英国医学杂志》提出，麻醉应该由专业人员来做。1927 年，美国第一个麻醉医师培训基地建立。随后，麻醉医师的需求越来越多。与此同时，麻醉护士还继续为患者提供麻醉服务，但是已经从外科医师指导下转换成在麻醉医师的指导下进行。最终，形成了麻醉护士和麻醉医师组成的麻醉团队。1927 年，Waters 在 Wisconsin 大学建立了美国第一个麻醉住院医师培训基地，开始了麻醉医师的正规培养。世界上第一个麻醉科在纽约大学医学院设立，自此，麻醉学科终于正式从外科学中独立出来。随后世界各国诸多医院，以教学医院为主，也先后设立了麻醉科。

麻醉专业组织最早出现于 19 世纪末和 20 世纪初。1893 年在英国出现了伦敦麻醉医学会。1905 年在美国成立了第一个麻醉医师协会“长岛麻醉医师协会”，1911 年更名为纽约州麻醉医师协会，1936 年，再次改名为美国麻醉医师学会，即 ASA 成立。1941 年，美国医学专业委员会正式承认麻醉为一个新的医学专业，自此麻醉学作为一个医学专业被美国医学会认可。之后在世界各国相继成立了麻醉专门学会。1955 年，成立了世界麻醉医师联盟（WFSA），至今已有107 个国家麻醉学分会参与，1956 年开始，每4 年举办一次世界麻醉学会。1962 年，亚澳麻醉理事会（AARS）成立，并每隔 4 年召开一次亚澳麻醉学会（AACA）。其他麻醉相关的专业组织包括世

界疼痛学会联合会（WFPS）、世界危重病医学会联盟（WFSICCM）等也定期召开学术会议。

麻醉专业的系统论著和杂志创立开始于20世纪。1941年，Gwathmey出版了第一部比较全面介绍麻醉的专著《麻醉》。关于麻醉专业杂志，最早于1922年美国麻醉学会主编出版了《麻醉与镇痛杂志》，1923年出版了《英国麻醉学杂志》，1940年《麻醉学杂志》出版，以后陆续在世界各国发行了英、德、法、日、中等语种的麻醉、复苏、重症监测治疗等杂志约50种。这些麻醉专业组织的成立，以及麻醉专著和杂志的创立对于交流学术、发展麻醉学都起了积极的推动作用。这些发展也标明麻醉学作为一门新学科和医学专业已被普遍承认和接受，麻醉学专业已趋于成熟及处于良性的发展阶段。

二、麻醉理论范畴和工作范围的不断扩大

进入20世纪50年代，在临床麻醉学发展的基础上，麻醉的工作范围与领域进一步扩展，麻醉操作技术不断改进完善，麻醉学科和专业进一步发展壮大，迈进了现代麻醉学的发展阶段。伴随着麻醉理论和麻醉学科的范畴不断地更新，麻醉学又分支出若干亚学科，伴随新理论、新知识、新技术的运用，进一步丰富了现代麻醉学的内涵。

传统的麻醉工作仅仅局限于简单给予某些麻醉药，现在，麻醉不只是单纯解决手术止痛，工作范围也不单局限在手术室，麻醉临床工作者的足迹已涉及整个医院。1942年，创建了世界上第一个麻醉后恢复室，这是加强监护病房的早期雏形，也是麻醉专业的最早分化。现今，麻醉学有了进一步的分化和综合，不仅分出了心血管、儿科、妇产科、神经外科等专科麻醉，而且工作范围已经扩大到手术室以外的心肺脑复苏、重症加强监护病房和急救医学。此外，麻醉医师还常规地承担起临床上诊断性和治疗性神经阻滞，以及输液、输血和氧疗等工作。近年来，疼痛门诊和呼吸功能不全的康复治疗门诊也开始在世界各地建立起来。现代麻醉还拥有许多新型的技术手段，例如，低温体外循环技术，多功能多用途麻醉机和呼吸机的应用，电子技术和微电脑监测仪器及质谱仪等先进设备的配置等，使麻醉工作迈入了现代化的发展阶段。

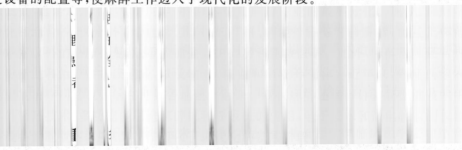

麻醉学在临床医学中发挥着重要作用，为外科、妇产科、耳鼻喉科、眼科、口腔科等手术患者提供无痛、安全、肌松、无术中知晓、无不良反应和良好的手术条件以完成手术治疗。同时通过其掌握的复苏急救知识和技术，对各临床科室患者，特别是危重症患者发生的循环、呼吸、肝肾等功能衰竭进行处理，并在加强治疗病房、疼痛诊疗门诊，以及其他有关治疗诊断场合等方面，也都发挥着重要作用。

麻醉学科与其他学科的关系也日益紧密起来。麻醉学是一门基础医学与临床医学密切结合的学科。在基础医学方面以药理、生理、生化、病理生理学为基础。近年来，麻醉学又与生物物理、分子生物、免疫、遗传、生物医学工程学密切联系，进一步探讨和阐明疼痛与麻醉对机体的影响和机制。在复苏和危重症医学方面研究机体死亡与复活的规律。反过来通过临床实践，验证

和丰富诸如疼痛学说、麻醉药作用机制、麻醉对遗传的影响等。随着整个医学科学和麻醉学的发展，麻醉学与其他学科的关系将更加密切，相互促进，共同提高。

在科技高速发展、麻醉安全性和可控性不断提高的今天，麻醉医师仅仅关注手术期间麻醉实施的传统工作已经无法适应新时代的需求了。麻醉医师必须思考如何发挥自身优势来改善患者的远期预后，这不仅是社会广大群众对麻醉医师提出的更高要求，也是麻醉学发展的大好契机。如何保障围术期安全、减少麻醉对手术患者造成的长期影响，并积极参与到促进患者术后恢复的临床实践中，将成为麻醉管理质量优劣的新标准。为此，2016 年的中华医学会麻醉学分会在年会中特别设立年会主题“从麻醉学到围术期医学”，就是为了引导麻醉学科更好地适应围术期医学发展的要求。因此，以患者为中心，通过实施精准麻醉、加强培训和学习、开展科学研究并在临床推广，使麻醉科成为医院临床安全的关键学科、舒适医疗的主导学科、未来医院的支柱学科、科研创新的重点学科、社会熟知的品牌学科，定然会为患者预后的改善带来最大的益处。

四、我国麻醉学科

新时代背景下，麻醉学科应抓住机遇，直面挑战，从而促进学科发展。

（一）机遇与挑战

1.社会发展、医学发展及医疗体制改革带来的学科建设的机遇

随着社会的发展、医疗模式的改变，医疗体制改革、竞争机制的引入和卫生改革工作的不断深入，人们对健康的需求不断增长，给围术期手术麻醉安全性、医疗服务效率及社会的经济支付能力带来了巨大挑战。过去的医疗改革，主要是靠“以药养医”的政策来维持，随着社会发展及医疗体制改革，医药的批零差价将逐步取消，今后医院的效益必须来自手术、检查及介入等一系列的医疗活动，从医务人员的劳动价值来体现。而所有这一切，都离不开麻醉学科的工作。麻醉学科会逐步成为提高医院工作效率的枢纽学科。下一轮的医院竞争，前提是效益的竞争。所以，今后医疗的发展趋势必然会推动麻醉学科成为医院提高工作效率的枢纽学科，同时也是为医院赢得社会和经济效益的主要科室，将是医改未来发展的支柱学科。

其次，先进的仪器、设备及许多新药、新技术在围术期的使用，既提高了麻醉安全，又要求麻醉医师必须具备丰富广博的专业知识，且应熟练地掌握现代化仪器的使用。这些都对麻醉安全、服务模式、服务质量提出更高的要求。如何从麻醉学科发展的角度，通过调整专业定位、规范医疗行为、加强患者安全管理建设，来构建起围术期手术麻醉的安全体系，是当下时代背景下的重大课题。

2.麻醉质量管理与控制带来的学科发展的机遇

随着外科领域的纵深发展，外科专科化趋势明显快于麻醉学科的发展进程，许多外科手术已经打破人体禁区或非生理状况，加上手术数量和复杂程度与日俱增、人口结构愈趋老龄化，必然带来重大手术和危重患者逐渐增多的局面，给麻醉医师带来新的挑战。结合我国目前医疗改革现状，加强医疗质量、促进患者安全变得更为重要和紧迫。近年来，围绕麻醉质量管理与控制做出了一系列举措和革新，包括专注技术革新以解决客观问题、专注管理革新以解决主观问题，以及重视社会、媒体、舆论等外部环境问题。

其中，“建立系统化临床路径，消除个人因素导致的错误”是近几年在管理策略方面的重要更新。临床医疗是临床特色学科的重中之重，是学科存在的前提。特色的麻醉学科来源于特色的临床麻醉病例的有效收集和利用。应改变多年来应付临床任务而缺乏临床病例的有效记录与利

用的现状。建立麻醉临床路径，即针对某一疾病建立一套标准化麻醉方案与治疗程序，以循证医学证据和指南为指导来促进麻醉管理的规范化，最终起到规范医疗行为的目的，从而进一步建立信息化麻醉病例数据库。麻醉临床路径应区别于常规的临床路径，在ICD码对应的各种疾病或某种手术名称规范的基础上，强调麻醉前、麻醉中、麻醉后的围术期医学概念，手术、麻醉、护理、检验、心理等学科结合起来，保证治疗项目精细化、标准化、程序化，形成单一病例的标准化与同类病例的规范化。因此，完善临床路径，尽量细化麻醉各项程序，以规范化操作防范麻醉意外是保障临床麻醉安全的重要举措。

3.快通道麻醉、围术期医学、加速康复医学等带来新的学科发展机遇

加速康复外科最早是2001年提出的，其核心思想是指在术前、术中及术后应用各种已证实有效的方法来减少手术应激及并发症，加速患者术后的康复。其运作涉及外科医师、麻醉医师、康复治疗师、护士，也包括患者及家属的积极参与，是一个多学科协作的过程。其中快通道麻醉和充分完善的术后止痛这两个环节是重要的组成部分，以尽量减少围术期的各种应激反应。除此之外，近年来广受青睐的日间手术的麻醉，最早源自欧美发达国家，其实也属于快通道麻醉的工作范围之一。快速康复外科和日间手术都对快通道麻醉技术的实施和推广提出了更高的要求，核心要素在于需要建立一整套科学高效的管理体系和一系列严谨细致的安全保障措施。

进入21世纪以来，麻醉医师主导了患者合并疾病的围术期评估与处理工作，对手术患者的围术期安全承担的责任也与日俱增。现在一些欧美国家的麻醉科和我国西京医院等已经更名为“围术期医学科”，麻醉学已经进入“围术期医学”时代。

现代外科的理念也进行了更新。1997年，丹麦哥本哈根大学Henrik Kelhet教授提出加速康复外科的概念，其本人被誉为“加速康复外科”之父。ERAS指采用一系列有循证医学证据的围术期处理措施，以减少手术患者的生理及心理的创伤应激，达到快速康复，其核心理念是减少创伤和应激。促进术后康复的麻醉管理是ERAS的重要组成部分。ERAS要求采用遵循循证[illegible]意度。

显然，快通道麻醉技术、围术期医学和ERAS的迅速发展和应用，将使麻醉学科面临许多新问题的考量。学科必须顺应医学发展趋势，适应临床诊疗的发展需求，对新问题深入思考和研究，探索出行之有效和安全可靠的新技术与服务项目，以期在围术期医学领域及临床医疗实践中发挥自己应有的、独到的作用。

(二)应对挑战

当前，麻醉学科正面临跨世纪学科发展的挑战，科技是这场挑战的核心。如何在原有的学科建设的基础上将麻醉学科推向新的台阶？疼痛诊疗和重症医学这些亚学科的独立发展和迅速剥离，麻醉学科如何应对？生命科学的高度繁荣带来的新技术的更新甚至颠覆性的改变，是否会边缘化麻醉学科？随着神经科学的迅猛发展，麻醉学科会不会掉队？摆在面前的是机遇，更是

挑战。

1.麻醉亚学科的独立发展，是否会从麻醉科剥离

麻醉亚学科的兴起和发展丰富了麻醉学内容，将麻醉技术更多地应用于为人类造福，其中疼痛诊疗和重症医学已经成为麻醉学比较成熟的亚学科，而正在兴起的毒瘾医学(主要代表技术为全麻下快速脱毒)也可能成为下一个麻醉学亚学科。然而，近年来疼痛和重症医学已逐渐脱离麻醉学科。

麻醉亚学科的独立发展不应脱离麻醉的整个学科体系。从历史沿袭而言，疼痛诊疗和重症医学都是麻醉科医师首创，都是麻醉学的重要组成部分之一。即使到今天，欧洲国家仍然是麻醉科在管理 ICU。从麻醉前门诊、手术室临床麻醉、手术后恢复室及 ICU，全部由麻醉科管理，这仍是目前整个国际麻醉界最通行的组织模式，因为这一模式符合医疗流程的自然规律，符合患者的最大利益，也为医院带来最大的效益。在心内科、呼吸内科等都有自己专科 ICU 的现实情况下，医院综合 ICU 或外科 ICU 的收治对象，主要是围术期间的危重患者。由麻醉科管理 ICU，就可以将手术前对患者病情和机体生理功能的评估和准备、手术中患者生命体征的综合管理、手术后早期的病情判断和及时处理，以及术后疼痛与术后并发症的处置连为一体，真正做到高效、安全的医疗服务。

其次，从规范化培训和人才培养的角度而言，没有麻醉科的工作基础，缺乏神经阻滞技术、危重患者急救和复苏技术，缺乏麻醉药、肌肉松弛药及麻醉性镇痛药的授权和使用经验，如何能开展亚专科的临床工作？因此，亚专科医师的麻醉科工作基础是非常必要的。应当是从经过麻醉学科基础训练 1～2 年后的住院医师中选拔，再经相关亚专科的专业培训后，才可以胜任他们的本职工作。

总之，伴随科学技术的高速发展，必然出现学科越来越多，分工越来越细，研究越来越深入的局面，但从更广阔的范围来看，学科间的联系越来越密切，相互渗透的程度越来越深，科学研究朝着综合性方向发展。未来，各个学科之间的交叉碰撞、知识和资源的整合重组将成为学科发展的总的趋势，在这样的时代背景下，结合历史沿袭、组织管理及人才培养几方面的客观现实，这些本来隶属于麻醉学科的亚专科，其未来发展不能脱离麻醉学科建设的这个大体系。

2.新技术带来的精准医学，是否会使麻醉科边缘化

随着计算机能力和人工智能的迅猛发展，自动化浪潮已经波及医学领域。以 Nacrotrend 为代表的麻醉深度监测，以靶控输注静脉麻醉、闭环反馈吸入麻醉及强生 Sedasys 麻醉机器人等为代表的计算机辅助麻醉，在提高麻醉精准度的同时，也在挑战麻醉学科的未来发展。

建立在电脑分析基础上的麻醉深度监测，具有安全、无痛、数字化麻醉管理的优势，在指导麻醉药物选用、反映意识状态、麻醉镇静深度等方面具有明显的优势，对提高麻醉安全性和促进术后恢复、减少住院费用等方面具有良好的临床价值。近年来，强生公司子公司 Ethicon Endo-Surgery 开发了麻醉机器人Sedasys，以静脉注射的方式将处方药注入血液，通过检测与镇静相关的体征信号，可以自动调整或停止输液。尽管美国食品药品监督管理局于 2013 年批准了这一疗法，但目前该技术仅被允许在常规的结肠镜检测手术中使用。

如果麻醉自动化得以推广，将在医学界引发一场自动化改革浪潮。但以目前的技术水平来看，“靶控”并不是“全自动”，麻醉机器人也不是“全能”，即使使用闭环靶控系统或麻醉机器人，仍需要麻醉医师严密观察患者生命体征和把控系统的运行情况。机器能极大辅助人类医疗行为，但尚未达到完全取代人的程度。麻醉医师仍然承担着患者围术期生命体征监测和管理的全部工

作，是手术安全的关键所在。麻醉医师应发挥围术期管理的特长，让机器听命于人而非被其替代。

3.脑科学的快速发展，是否会让麻醉科掉队

全身麻醉离不开对人脑的研究。随着各种测量大脑活动与行为的新技术新手段的出现，脑科学研究得到了快速发展，脑科学正广泛渗透影响着自然科学各个领域，尤其是极大促进了医学、心理学、思维认知科学的发展。目前看来，神经元标记和大范围神经网络中神经环路示踪和结构功能成像技术，大范围神经网络活动的同步检测、分析和操控技术，具有高时间、空间分辨力的新型成像技术，以及电子探针、纳米技术等，都将令研究者们探索大范围的神经元集群功能状态及动态变化成为可能，由此积累的大量数据或许可以帮助人类在探索大脑的路上跨越沟壑、走得更远。

在脑科学的研究过程中，麻醉学科有着悠久的历史，多年来曾围绕全麻机制、防范术中知晓和术后认知功能障碍等展开过一系列脑功能相关的临床诊疗和研究工作。除了前述的多种监测麻醉深度的新理论和新技术之外，得益于脑科学定量多导脑电图监控脑电活动以防范神经系统的损伤，影像学方法(如功能磁共振成像、经颅多普勒等)测定脑血流灌注，通过测定颈静脉球血氧饱和度间接测定脑血氧或直接脑组织氧测定整体脑氧合状态提供信息等领域，都可能是今后麻醉学科获得突破或得以推广的脑科学相关工作。

伴随着全球脑科学研究的浪潮，麻醉学科必须迎头赶上，不能掉队。今后，围术期脑功能保护意识的提高，围术期脑功能监测进入快速发展阶段，从对麻醉深度的监测发展至直接对脑组织氧供需平衡的监测，从有创监测发展至微创监测甚或无创监测，提供的信息更加细致多样。麻醉学科应自始至终在这一领域扎根，发出自己的声音。

(三)促进发展

跨学科时代，麻醉学科如何将围术期管理与国家政策、基础建设、领导方式和医院文化相结合，对接高品质围术期管理学术发展前沿，引领高品质围术期管理跨学科合作的创新发展？

[illegible]

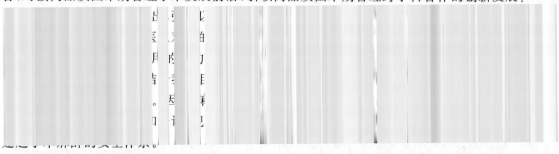

随着医学技术、社会经济的发展和对疾病、疼痛的深入认识和研究，舒适医疗应运而生。舒适医疗的核心是无痛医疗。无痛治疗正是由麻醉学科开创的，是麻醉学的重要组成部分之一，是麻醉医师最擅长的技术。在这种新的医疗服务模式下，麻醉学科表现出无可比拟的学科优势，在保证医疗安全的前提下，已经广泛开展了以围术期镇痛和无痛诊疗为核心的医疗服务，在一定范围内真正实现了舒适医疗。舒适医疗服务既是患者的一种诉求，也是临床医师立足以人为本，实现以患者为中心的诊疗思想的一种具体体现，同时又是促进临床医学多学科协作发展的必要条件。麻醉学科的自身特点决定了其在舒适医疗服务中的核心地位，麻醉学科未来发展方向也必然是由安全、无痛转向舒适医疗。

为此，除继续关注镇静镇痛和快速麻醉技术革新之外，还需开放视野，主动提升理念，主动占

据高位，从人员编制、设备配置、医学人文、科室管理、运作流程等全方位、多层次适应临床医学对麻醉学科的发展需求。麻醉学科的主动参与和应对，必将在有利于推动医院相关学科发展的同时，进一步优化与整合自身资源，学科建设将更大更强。

（腾振岩）

第二节　我国麻醉学科的发展

一、我国麻醉学科近百年发展史

（一）新中国成立前

我国麻醉学起步较晚。19 世纪西方医学开始传入我国。麻醉药物方面的发展包括1847 年，乙醚传入中国，Parker 首次在中国使用乙醚全身麻醉。次年，氯仿传入国内。1931－1945 年的 14 年抗战期间，麻醉仍以乙醚、氯仿为主，间或使用氯化乙烷，至抗战末期美国大量援助以硫喷妥钠，静脉全麻得以大量使用。

19 世纪末和 20 世纪初，外国教会在全国各地开办医院，进而招收学徒，创办医学校。最早有上海仁济医院（1844 年）、广州博济医学堂（1866 年）、上海同仁医院（1879 年）、天津医学馆（1881 年）、北京协和医学校（1903 年）、济南齐鲁医学校（1904 年）等。辛亥革命后陆续在北京、浙江、奉天等地建立了公立或私立医学专门学校，大部分均附设有医院，但这些医院创设之初都没有麻醉科，而从事麻醉专业的人员也是凤毛麟角。

新中国成立之前，国内的外科手术刚刚兴起，也只有少数几个大城市的大医院才能实施较大的手术，如胃大部切除术，胆囊切除术等。尽管大部分手术的麻醉均由麻醉医师或护士负责，但整体方法简单，设备简陋，技术水平不高，更缺乏创造性的成就。当时国内出版社的麻醉专著也非常少，有 1931 年亨利、孟合理摘译的《局部麻醉法入门》，1942 年陶马利著的《全身麻醉》等。我国麻醉学科在新中国成立之后，才得到迅速发展，出现了根本的变化并取得较大的成就。

（二）新中国成立初期

尽管我国的麻醉学起步较晚，麻醉科于新中国成立后才得以设立，但在老一辈麻醉学家辛勤耕耘及引领下，全国麻醉科的建设发展很快，至 20 世纪 60 年代初，临床麻醉已能紧跟世界水平并有自己的创新，如针刺麻醉、中药麻醉，以及从中草药中提制催醒药、肌松药和降压药等，曾引起各国同道们的关注和兴趣。20 世纪70 年代，麻醉学科建设全面中断。直至 20 世纪80 年代初，我国麻醉科成为外科学的分支学科，是三级学科，归属医技科室。

在此期间，我国麻醉学科发展历程中具有历史性的重要事件和里程碑包括：1964 年在南京召开麻醉学术会议（以后定为全国第一次麻醉学术会议）；1979 年在哈尔滨召开第二次全国麻醉学术会议，会上成立了中华医学会麻醉学分会；1981 年，《中华麻醉学杂志》创刊；1982 年，《国外医学・麻醉与复苏分册》创刊；1986 年，徐州医学院试办麻醉学专业（本科）；1987 年，国家教委将麻醉学列入专业目录等。

过去的半个世纪以来，我国麻醉学科的发展是巨大的，凝聚了几代人的艰辛与心血。20 世纪 40 年代末至 50 年代初，我国现代麻醉学的开拓者吴珏、尚德延、谢荣在美国中西部的几所医科大学学习麻醉的专业知识，前后回国在上海、兰州、北京等地教学医院建立了麻醉科，充实了麻醉设备，培养专业人才，逐步创建麻醉专业，构架起与美国相似的麻醉学临床与教学框架。这一期间还有李杏芳（上海）、谭蕙英（北京）、王源昶（天津）等也在创建麻醉科室、开展临床麻醉的工作中发挥了奠基作用。在这些先辈的努力下，培养了大批麻醉骨干力量，之后这批人员遍及全国各省市，进一步建立麻醉科室。迄今，在我国县级以上医院，大部分建立了科室组织，配备了麻醉学教研室和麻醉研究室。与此同时，还创办了麻醉专业杂志和各级麻醉学会，2006 年，被世界麻醉医师联合会（WFSA）接纳为正式成员，使中国麻醉学科得以跻身世界麻醉学科之列。总之，这些麻醉学科先辈们通过麻醉医疗、教学和科研活动，为新中国麻醉学科的建设、麻醉专业的创立、人才的培养发挥了重大作用，对中国现代麻醉学的发展作出了不可磨灭的贡献。

在临床麻醉工作发展的同时，从 20 世纪 50 年代开始，我国麻醉工作者开始参与手术、急诊室及临床各科室心搏呼吸骤停患者的复苏急救工作，率先实施胸外心脏按压和头部降温等心、肺、脑复苏等措施，积累了丰富的经验，成功地抢救了许多心搏骤停脑缺氧超过临界时限的病例。20 世纪 50 年代末国内有的医院建立麻醉恢复室，20 世纪 80 年代重症监测治疗病室在国内大医院普遍开展，集中训练有素的专业医护人员，采用先进的监测仪器和技术，对重大手术及危重患者的救治充分发挥了作用。20 世纪70 年代我国疼痛治疗工作有了新进展，在临床以神经阻滞为主，许多医院开设了疼痛诊疗门诊和病室，对某些疼痛的机制开展研究。麻醉科室的创建和健全，不断应用新的麻醉药物和方法，逐步扩大工作范围，使我国麻醉学科得到快速的发展。

（三）确立一级临床科室地位

1989 年 5 月，国家卫健委在通知中明确指出："近年来，我国医院临床麻醉学科有了较大的发展，其工作性质、职责范围已超出了原'麻醉'词义的范畴，为进一步推动麻醉学科的发展并借鉴其国内外发展经验，同意医院麻醉科由原来的医技科室改为一级临床科室。"通知具体指出了我国麻醉学科发展的主要表现有以下三点：①麻醉科工作领域由原来的手术室逐步扩大到了门诊与病房。②业务范围由临床麻醉逐步扩大到急救、心肺脑复苏、疼痛的研究与治疗。③临床麻[illegible]需要。这就要求麻醉科室从住院医师的培养抓起，规范培训，不断改进方法，为将来进一步培养高层次麻醉人才打下坚实的基础。

在学科建设的对外交流和国际协作方面，中华医学会麻醉学分会加入世界麻醉医师联盟曾是几代麻醉学人的夙愿。创立于 1955 年的世界麻醉医师联盟是全球公认的国际性学术组织，当时中国的麻醉学会还不是国际麻醉协会、亚太麻醉协会的成员，这在一定程度上影响了我国麻醉学科与国际麻醉学科的交流与协作。1981 年，谢荣教授赴德国参加第七届世界麻醉学会议以后，我国麻醉界与世界各国同行的往来逐渐密切，积极开展国际和海外麻醉学协会之间的学术交流，进行多场海外专题报告活动，同时邀请多名海外知名专家来华讲学或举办国际专题会议等。经过几代人多方积极的努力，中华医学会麻醉学分会已于 2004 年底正式加入了WFSA，迄今已有数千人先后成为美国麻醉协会（ASA）、世界疼痛医师学会中国分会（CCWSPC）、国际麻醉研究协会(IARS)等的会员或负责人,在世界平台上展示中国麻醉事业的蓬勃发展,让世界了解中国,亦为世界麻醉学的发展贡献一份力量。

二、我国麻醉学科的现状与差距

(一)我国麻醉学科的现状

20 世纪 40 年代至 50 年代初期,我国只能施行简单的乙醚开放滴入法、气管内插管吸入麻醉及单次普鲁卡因蛛网膜下腔阻滞等几种麻醉方法。之后,随着我国医药卫生和工业的发展,麻醉条件逐步有了改善,从国产的吸入麻醉机施行循环密闭式吸入麻醉到轻便空气麻醉机,从单次硬膜外阻滞到应用导管法连续硬膜外阻滞麻醉。20 世纪 70 年代后期,随着改革开放,我国引进了许多国外新的麻醉药物,如恩氟烷、异氟烷、七氟烷、泮库溴铵、阿曲库铵、维库溴铵等麻醉药与辅助药,以及先进的麻醉设备,包括配备精密流量计和挥发器及监测报警装置的现代麻醉机和呼吸机,具有多方面监测功能的呼吸、循环、体温、肌松等生理监测仪等,进一步提高了中国麻醉水平,促进了我国麻醉学科的现代化发展。

经过中国麻醉工作者几代人不懈的努力,麻醉学科有了很大的发展。麻醉学专业在临床麻醉和基础研究方面都取得了巨大的进步,麻醉学科的整体水平得到全面提高,主要表现在下列几个方面。

(1)麻醉学基础研究十分活跃,从细胞水平、基因水平等多层面研究了吸入麻醉药、静脉麻醉药和麻醉性镇痛药及局麻药的作用机制。随着国家对麻醉科研的投入力度越来越大,在国际研究的热门领域,几乎都有中国麻醉学者涉足,麻醉学科已开始迈步走向世界麻醉学领域的研究前沿。另一方面,基础研究带动的新药物、新技术的不断投入和推广使临床麻醉更加方便、快捷、舒适。

(2)建立了现代化麻醉手术系统,麻醉学临床研究也取得了显著进展,包括微创外科的麻醉处理、"快通道"麻醉方案的实施、器官移植等特殊手术的麻醉。特别是进入 21 世纪以来,随着循证医学的快速发展,临床麻醉取得了长足的进步,麻醉学科的整体水平得到全面提高,与国际上发达国家的麻醉学发展水平之间的差距越来越小。

(3)围术期监测、治疗和重要器官功能保护等在理论研究和临床实施方面开展了大量的工作,如麻醉深度监测、体温监测、血液稀释与血液保护等。监测技术和麻醉设备的更新换代使得中国麻醉学科的装备,尤其是在大城市和沿海地区迅速与国际接轨,增加了临床麻醉的可控性,大大提高了麻醉管理质量和麻醉安全性。

(4)亚专科不断发展,疼痛、重症监测治疗已成为麻醉学科的重要组成部分。疼痛机制得以深入研究,疼痛治疗正在广泛开展,规范化疼痛处理逐步推广应用。我国目前已有 80%以上的二级甲等医院麻醉科开展了急慢性疼痛的治疗,较为普遍地建立了疼痛治疗门诊或病房,诊治领域包括术后镇痛、无痛人工流产、有创检查的镇静镇痛、慢性疼痛治疗、癌性疼痛治疗等。规范化疼痛处理是近年倡导的镇痛治疗新观念,已先后制定众多有关临床疼痛的诊疗指南和技术操作规范。

(5)学科人才梯队建设有了长足的发展。大量本科生、研究生进入学科梯队,使麻醉学科的人才结构逐步趋于合理,梯队层次逐年提高。与此同时,原在麻醉队伍中的护士逐步过渡到麻醉的各种辅助工作岗位。伴随着《医师法》的颁布和执业医师制度的执行,麻醉学科已正式进入由医师执业的临床学科行列。近年来,广泛实施的住院医师规范化培训工作,也为今后学科水平的进一步提升打下了基础。

(二)我国麻醉学科的差距

1989 年国家卫健委 12 号文件确定麻醉科为一级临床科室、二级临床学科,但总体而言,我国麻醉学科至今仍是一个发展中的学科,学科发展很不平衡,目前存在的问题包括几方面:组织与管理方面、人力方面、设备方面,以及安全隐患问题。

1.外部环境和组织与管理方面的差距

在新一轮医药卫生体制改革的大背景下,我国医院麻醉学科的内外环境都发生了较大的变化,但目前我国大多数医院对麻醉学科的功能和作用尚缺乏准确的定位。由于种种原因,多数医院尤其是基层医疗机构的麻醉学科尚未受到应有的重视,综合性医院麻醉学科的地位并没有得到相应的提高,医院麻醉科的发展相对滞后,其舒适化医疗、保障医疗安全等作用未能得到充分发挥。

而这种对麻醉学科的轻视首先就体现在麻醉科与手术室的混合建制上。麻醉科是医院重要的临床科室,县级以上综合性医院都应成立麻醉科。所谓的麻醉手术科和手术麻醉科都是不符合麻醉发展要求的,这不仅阻碍了麻醉科的发展,也不利于手术室作为一个科室的建设。同时,麻醉科同样有繁杂、技术要求高的任务,因此配备护士编制以配合麻醉医师的工作非常必要,但很多医院麻醉科没有护士编制,或由护士从事麻醉医师工作,这都很不规范。

2.人力方面存在的差距

主要表现在以下几个方面。

(1)人员数量配备不足。麻醉科人力资源数量不足是目前二三级医院存在的普遍现象,也是麻醉安全的重大隐患。

(2)人员结构差异明显。表现在公私有别,即公立的医疗机构中,不论是医院,还是基层卫生机构,麻醉医师均以中青年人员为主,而民营医院的麻醉医师以 45 岁以上中老年为主,人员老化情况较为严重;城乡有别,即城市三级医院、二级医院和社区卫生服务中心的麻醉医师年龄梯队

[illegible]

超过了工作极限,处于疲劳麻醉的边缘。

(5)麻醉医师的职业倦怠不容忽视。调查结果显示,麻醉医师整体情绪衰竭和情感疏离情况属于较轻水平或正常,与相关科室医师水平相当;但是在个人成就感方面处于中度水平,明显低于相关科室。其中,三级医院麻醉医师情绪衰竭情况最为严重,处于高度情绪衰竭和高度情感疏离水平的麻醉医师比例最高,三级医院麻醉医师工作量较大,面对的患者病情较其他二级医院和基层医疗机构的患者复杂,相对处于工作压力和竞争力都较大的环境中,容易产生身心疲惫感。

(6)收入情况不够乐观。在三级医院中,麻醉医师的奖金收入水平在院内处于中上等水平,在二级医院和基层医疗机构中,麻醉医师的奖金收入处于中等水平。

(7)基层医疗机构仍存在资质不够的问题。调查显示,部分麻醉医师的最后学历专业并非麻

醉专业或外科专业，而是由其他专业转到麻醉专业，经过一定培训转岗从事麻醉工作。《执业医师法》实施时，其中的“护转医”人员有一部分也取得了执业医师资格。随着执业医师的严格准入，这种情况目前已经不多见。

3.设备方面存在的差距

数据显示，90%以上的医疗机构麻醉设备配备数量都达到了国家的要求，无论是公立医疗机构还是民营医疗机构，无论是城市医疗机构还是农村医疗机构，麻醉设备配备的数量已不是麻醉科存在的主要问题。

目前存在的问题主要在于麻醉设备的检修维护、设备使用和设备质量等几方面。资料显示，90%以上三级医院的麻醉科未配备专门的设备维护工程师，所有的麻醉设备都是发生故障后才找厂家来修，而厂家维修的速度有快有慢，在一定程度上影响手术麻醉的正常开展。同时，90%以上的三级医院缺乏规范的设备定期检修制度，所有设备缺乏必要的检修和维护，在未出现故障之前几乎365 天不停歇地运转，一旦麻醉机等关键设备在术中麻醉时出现故障，就会导致重大的安全事故，因此，麻醉设备的检修和维护是麻醉安全中的重要隐患。部分医疗机构虽然在麻醉设备的配备数量上达到了要求，但在麻醉设备的配备质量上还存在一定问题，尤其是民营医疗机构和基层医疗机构，问题更为严重。出于成本考虑，民营医疗机构和基层医疗机构购置的多为功能较为单一的麻醉设备，甚至部分医疗机构为了应付上级的检查，购置一些废置或即将淘汰的麻醉设备以充数量，但实际上这些麻醉设备并不能正常运转，有些麻醉机只剩下给氧用途，真正要抢救患者时就会存在问题。

4.麻醉安全有待提高

麻醉安全一直是中外麻醉学关注和讨论的焦点，美国的麻醉病死率为1/50 万～1/20 万。但我国缺乏麻醉相关病死率的数据。麻醉事故的降低，既反映出麻醉医师的良好素质和训练，也和药物及仪器设备的改进和发展分不开，更是学科建设绕不开的核心问题。在现阶段及现有的医疗环境中，麻醉学科作为高风险临床科室，因为上述组织管理、人力及物力等多方面原因，存在一些重大安全隐患，需要特别关注及亟待相应措施加以防范。要在这一复杂的医疗过程中实现有效的质量控制，需要积极争取和利用各方面支持和资源，增加设备投入并注重人才培养，既要利用现代化的管理理念，又要结合自身特点，从多角度全方位保障麻醉科医疗质量管理，推进麻醉学科的不断发展。

总之，麻醉学科涉及多学科合作与共建，既是推动“舒适化医疗”的主导学科，又是保障医疗安全的关键学科，既是提高医院工作效率的枢纽学科，也是未来医院的支柱学科和科研创新的重点学科。通过不断努力，还要使之成为社会所熟知和认可的重要学科。麻醉学科的发展应顺应和适应医学各学科的需要，健全学科的合理结构，提升医疗技术水平，凝聚和形成优秀人才群体，进而促进医院建设与发展。麻醉学科发展的最核心要素是人才。科研学术水平的提高、技术的创新离不开人才，先进仪器设备的操作和诊治同样离不开人才，合理的人才梯队更是学科持续发展的动力。麻醉学科发展离不开人才培养、财力支持、物资设备，其中人才培养是关键，领军人物对顶层设计和学科管理的把控是重中之重。

（樊跃伟）

第三节　麻醉监测技术

一、麻醉监测技术

(一)麻醉深度的临床判断

1.外科刺激的反应

在无麻醉的情况下，机体表现为体动、皱眉、痛苦面容、肌紧张、过度通气、屏气、血压升高、心率增快、出汗、流泪和瞳孔散大。如意识存在反应加重，如意识抑制反应可部分减弱。

2.麻醉的效应

机体对单纯麻醉的反应包括入眠、随意动作停止、肌肉松弛、通气不足、血压降低、心律不齐、出汗抑制、泪液抑制和瞳孔缩小。

3.麻醉深度不足

(1)对切皮等伤害性刺激产生体动反应。

(2)自主神经反应，如血压升高、心率增快、出汗等。

(3)术中知晓。

(二)双频谱脑电图

脑电双频谱指数(BIS)的数值范围为 0～100，数值越大越清醒。一般认为，65～85 为镇静范围，40～65 为全麻范围。BIS 监测对术中知晓的预防作用尚有待进一步证明。

(三)Narcotrend

Narcotrend 麻醉/脑电意识深度监测系统是由德国 Hannover 医科大学研发的新型脑电意[illegible]

最适麻醉深度为 D_2～E_1 阶段，数值为 46～20。

二、神经肌肉兴奋传递功能监测技术

(一)神经肌肉兴奋传递功能监测方法

直接测定肌力，如抬头、握手、睁眼、伸舌；间接测定呼吸运动，如潮气量、肺活量、分钟通气量和吸气产生最大负压；神经刺激器。

(二)常用神经刺激的种类

1.4 个成串刺激(TOF)

(1)由 4 个频率为 2 Hz、波宽为 0.2 毫秒的矩形波组成的成串刺激，4 个成串刺激引起 4 个肌颤搐，分别为 T_1、T_2、T_3 和 T_4。

(2)用 TOF 刺激可观察肌颤搐的收缩强度，各次肌颤搐之间是否依次出现衰减，观察衰减可以确定肌松药阻滞特性及评定肌松作用。

(3)神经肌肉兴奋传递功能正常时，4 个肌颤搐的幅度应相等。

(4)去极化阻滞不引起衰减，$T_4/T_1=1$。但在持续或大剂量应用去极化肌松药时，其阻滞性质可演变成Ⅱ相阻滞，T_4/T_1 逐渐变小。

(5)当不完全的非去极化阻滞时，肌颤搐出现衰减，$T_4/T_1<1$。随非去极化肌松药的阻滞程度增强，T_4/T_1 比值逐渐变小，直至 T_4 消失，比值变为零，接着 T_3、T_2 和 T_1 随阻滞程度增加而依次消失。T_4 消失时相当于神经肌肉阻滞约 75%，T_3、T_2 消失，分别相当于神经肌肉阻滞 80%、90%。手术一般要求 75%～95%的神经肌肉阻滞。

(6)非去极化肌松药作用消退时，肌颤搐 T_1 到 T_4 先后顺序恢复，当 4 个肌颤搐均出现时，约相当于神经肌肉阻滞的 25%恢复。

2.强直刺激(TS)

(1)持续刺激的频率增高到 50～100 Hz 时，肌颤搐会融合成为强直收缩。

(2)部分非去极化阻滞时，强直收缩的肌力不能维持，出现衰减。而强直刺激后短时间内给予单刺激，肌颤搐增强出现易化。

(3)强直刺激引起的衰减与其后的易化可用于鉴别肌松药阻滞性质和判断阻滞程度。持续强直收缩 5 秒钟表明充分的(未必是完全的)肌松恢复。

(4)去极化阻滞不出现衰减，但在持续或大剂量应用去极化肌松药时，其阻滞性质可演变成Ⅱ相阻滞，强直刺激可引起衰减。

3.双短强直刺激(DBS)

(1)由两串间距 750 毫秒的 50 Hz 刺激组成，每串强直刺激只有 3 或 2 个波宽为 0.2 毫秒的矩形波。

(2)在神经肌肉兴奋传递正常时，DBS 引起的两个肌收缩反应相同，而在部分非去极化阻滞时，第2 个肌收缩反应较第 1 个弱。

(3)DBS 对临床评估衰减较 TOF 更敏感。

(三)不同性质阻滞的特点

1.非去极化阻滞

(1)在阻滞起效前没有肌纤维成束收缩。

(2)对强直刺激肌张力不能维持，出现衰减。

(3)强直衰减后出现易化。

(4)TOF 出现衰减。

(5)为抗胆碱酯酶药所拮抗和逆转。

2.去极化阻滞

(1)在阻滞起效前有肌纤维成束收缩。

(2)对强直刺激和 TOF 的肌张力无衰减。

(3)无强直衰减后的易化。

(4)不能为抗胆碱酯酶药逆转，相反此类药可增强其阻滞。

3.Ⅱ相阻滞

持续或大剂量反复使用去极化肌松药时，其阻滞性质可能演变为Ⅱ相阻滞。

(1)强直刺激和 TOF 均出现衰减。

(2)强直衰减后出现易化。

(3)对抗胆碱酯酶药的拮抗作用反应不一。

(四)注意事项

1.负极位置

神经刺激时，须把负极放在所需刺激神经上面或邻近神经处。最常用的刺激部位是在前臂近腕部刺激尺神经观察拇内收反应，以及面神经刺激观察眼轮匝肌反应。

2.敏感性

不同肌群对神经肌肉阻滞药物的敏感性不同。膈肌、腹直肌、喉收肌、眼轮匝肌的恢复比拇收肌快。因此判断肌力恢复应结合临床指标，包括持续抬头能维持 5 秒钟，握手有力，可产生至少－2.5 kPa 的吸气负压等。

3.肌力恢复能力

应用拮抗药逆转肌松药作用时，其肌力恢复能力取决于用拮抗药前神经肌肉兴奋传递功能的自然恢复程度。在 TOF 刺激无反应时，不要使用拮抗药，此时拮抗不仅难以成功，相反可能延长恢复时间。

三、神经系统监测技术

(一)脑血流量

1.脑灌注压(CPP)

脑灌注压(CPP)＝平均动脉压(MAP)－颅内压(ICP)或中心静脉压(CVP)。通常为 10.7～13.3 kPa(80～100 mmHg)。显著增加 ICP 会降低 CPP 从而降低脑血流(CBF)。由于脑的自主调节能力，正常人 MAP 在 8.0～21.3 kPa(60～160 mmHg)时 CBF 可保持稳定，超过此范围后血流依赖于血压，血压过大可导致脑出血或水肿。对于慢性高血压的患者其自主调节范围产生

[illegible]

脑电图(EEG)检查用于监测麻醉深度，颈内动脉内膜切除术及控制性降压等的 CBF，对防止脑缺血及维持合理脑灌注压等都有指导意义。EEG 低频高幅一般表示深麻醉或 CBF 减少，反之高频低幅一般表示麻醉过浅或手术刺激。

2.诱发电位(EP)

(1)EP 的分类：EP 是中枢神经系统产生的生物电活动，分为躯体感觉诱发电位(用于脊柱或主动脉手术等，监测脊髓背索及感觉皮质功能)、运动诱发电位(用于主动脉手术等，监测脊髓运动前索及运动皮质功能)、脑干听觉诱发电位(用于颅后窝手术，特别是脑桥小脑角及脑干部位手术的监测)、视觉诱发电位(可用于视神经及上部脑干附近的手术如垂体手术的监测)。可受许多因素影响，如麻醉药、温度、血压、低氧、贫血以及已存在的神经损伤等。

(2)多种麻醉药对 EP 都有影响：①在麻醉药中，挥发性吸入麻醉药对 EP 影响最大，可导致

剂量依赖性的潜伏期增加，波幅降低。监测 EP 时应限制 MAC≤0.5。氧化亚氮降低波幅，对潜伏期无显著影响。②静脉麻醉药中，巴比妥类药对 EP 影响小，依托咪酯增加躯体感觉诱发电位潜伏期并增加波幅，氯胺酮可增加波幅，大多数阿片药剂量依赖性增加躯体感觉诱发电位潜伏期。

四、呼吸系统监测技术

(一)麻醉和手术对肺功能的影响

高位硬膜外麻醉或腰麻可抑制辅助呼吸肌，降低通气量。全脊麻可出现呼吸停止。平卧位降低功能残气量，全身麻醉进一步降低 15%～20%的功能残气量，且正压通气使 V/Q 不匹配。全身麻醉也会减弱患者对高 CO_2 和低氧的通气反应，高浓度吸入性麻醉药还会抑制低氧肺血管收缩。

(二)麻醉期间维持通气的管理

1.辅助呼吸

保留自主呼吸，在吸气时顺势正压辅助呼吸。

2.控制呼吸

(1)消除患者自主呼吸，常使用肌松药。

(2)通常采用间歇正压通气(IPPV)，常用的有压力控制呼吸和容量控制呼吸。

(3)如长时间进行控制呼吸，每隔一段时间给 1 次较大通气量，相当于清醒状态正常平静呼吸时的叹气动作，有助于防止部分肺不张。

(4)呼吸末正压(PEEP)，使呼气末气道保持正压，从而减少肺不张，增加功能残气量，减少肺内分流，减轻肺水肿。过度的 PEEP 也可过分扩张肺泡，增加无效腔通气，降低肺顺应性，产生肺压力性创伤，增加中心静脉压力，减少静脉回流，减少心排血量。通常调整 PEEP 每次增加 0.3～0.5 kPa，期望值为吸入氧浓度≤50%时，保持动脉血氧饱和度>88%；一般也可以根据混合静脉血氧饱和度调整，使混合静脉血氧饱和度>50%。

(5)气道压不宜超过 3.0 kPa，否则应查找气道梗阻的原因，是支气管痉挛还是机械梗阻，应及时解除。

(三)常用呼吸监测

1.呼吸功能的临床观察

(1)呼吸运动的观察：胸廓随呼吸而起伏运动。

(2)听诊呼吸音：诱导及气管插管后听呼吸音确认插管位置是否恰当，有哮鸣音提示气道痉挛，有痰鸣音提示分泌物过多，粉红色泡沫痰提示有心力衰竭肺水肿。

(3)口唇、指甲颜色变化：无贫血的患者出现发绀提示有缺氧。

2.呼吸功能的监测

(1)一般呼吸功能测定

麻醉机的呼吸功能测定装置可监测潮气量、气道压、呼吸频率、吸呼比等。

(2)脉搏氧饱和度(SpO_2)测定：①当血氧饱和度很低时，脉搏氧饱和度读数不准确。其他导致脉搏氧饱和度读数误差的因素包括环境光过亮，低垂肢体的静脉搏动，心排血量低下，严重贫血，低体温，外周血管阻力增加等。②当血液中的还原血红蛋白超过 5 g 时，临床上可以观察到发绀，通常对应于血氧饱和度<80%。③因为碳氧血红蛋白和氧化血红蛋白在 660 nm 的吸收

光谱一致,一般采用的仅比较两种波长吸收的脉搏氧饱和度监测不能区别碳氧血红蛋白和氧化血红蛋白。④高铁血红蛋白的脉搏氧饱和度测定为 85%,因此高铁血红蛋白血症的患者,其脉搏氧饱和度读数结果接近 85%。⑤不同于脉搏氧饱和度测定,无创性脑氧饱和度的测定是测量动静脉血及毛细血管血氧饱和度,其读数代表测量局部所有微血管血红蛋白的氧饱和度,其正常值大约为 70%。

(3)呼气末 CO_2分压($ETCO_2$)监测:①反映 CO_2产量和通气量是否充分及发现病理状态(如恶性高热、肺栓塞)。气管插管如误入食管,$EtCO_2$迅速降至 0,所以是鉴别误入食管最确切的方法。②$EtCO_2$常比动脉血 CO_2分压低 0.3~0.7 kPa(2~5 mmHg),此差别反映了肺泡无效腔通气。肺灌注的显著降低,如肺栓塞、心排血量下降、血压下降等,均可增加肺泡无效腔通气,减少 $EtCO_2$。

(4)麻醉气体分析监测:连续测定 O_2、CO_2浓度及吸入麻醉药气体浓度,便于调控麻醉深度及通气管理。

(5)血气分析:动脉血行血气分析可测定血氧和 CO_2分压、血氧饱和度、酸碱代谢变化、离子及乳酸量等,有助于呼吸及循环调控。常用于复杂或危重患者的手术。

(四)常见问题及处理

1.舌后坠

(1)应立即托起下颌解除梗阻。

(2)深麻醉下也可置入口咽通气管或喉罩解除梗阻。

(3)浅麻醉下置入通气管需谨慎,以免诱发严重喉痉挛。相比较口咽通气管,一般患者能更好地耐受鼻咽通气管,但是放置鼻咽通气管容易引起鼻出血,特别是对于有凝血功能障碍、血小板低下、使用抗凝药等的患者,应慎用。

2.误吸和窒息

(1)择期患者术前常规禁食。

[illegible]

(6)误吸高危因素的患者可采用快速顺序诱导,即诱导前面罩给氧 3~5 分钟充分去氮后,压迫环状软骨,诱导后不行正压通气,直接快速气管插管,并充气套囊,待确认插管位置后才可松开环状软骨;或可选择清醒插管。

(7)拔管前应吸引胃管,尽量排空胃内容物。

3.喉痉挛

(1)喉痉挛是功能性上气道梗阻。在麻醉过浅、咽喉部应激性增高状态下,直接刺激咽喉或间接刺激远隔部位可引起。

(2)轻度喉痉挛时加压面罩供氧多能解除;中重度喉痉挛如果用面罩加压供氧不能缓解,应立即静脉注射小剂量丙泊酚及加压给氧。

4.支气管痉挛

(1)核查气管插管位置,勿触及隆突,排除支气管插管。

(2)通常加深吸入麻醉药如异氟烷等能减轻痉挛。

(3)可静脉注入氯胺酮,通过内源性儿茶酚胺释放扩张支气管。

(4)拟交感药物是最有效和最常用的,通过 β_2 受体激动产生支气管扩张,如沙丁胺醇吸入剂。

(5)抗胆碱能药物也可使支气管扩张,其吸入剂无显著的系统性抗胆碱能效应,如异丙托溴铵。

(6)静脉输入氢化可的松 1.5~2.0 mg/kg 可用于急性严重哮喘,但通常需要数小时起效。

(7)对严重难治性支气管痉挛应考虑静脉注入小剂量肾上腺素。

(8)避免使用可引起组胺释放的药物,如阿曲库铵、吗啡、哌替啶等。

(9)如无禁忌证,手术结束后在气道反射恢复前深拔管可减少支气管痉挛,或静脉给予利多卡因也可有效减少气道高反应。

5.急性呼吸窘迫综合征(ARDS)

(1)症状:ARDS 为严重低氧血症,动脉氧分压/吸入氧分数≤26.7 kPa(200 mmHg),双肺有弥漫性肺间质实变及非心源性肺水肿的 X 线表现,肺顺应性降低。

(2)处理:①呼气末正压通气。②潮气量 4~8 mL/kg。③设定压力控制≤0.3 kPa④调控呼吸频率使动脉二氧化碳分压($PaCO_2$)和 pH 接近正常或轻度呼吸性酸中毒。⑤通过增加 PEEP 等措施尽量使 FiO_2≤0.5。⑥积极治疗原发疾病。

6.通气不足

(1)局部麻醉、区域阻滞和椎管内麻醉如并用镇静药或麻醉性镇痛药可影响通气量;颈部区域阻滞可阻滞膈神经 $C_{3\sim5}$;高位椎管内麻醉可使大部分肋间神经甚至膈神经受阻滞,导致呼吸肌麻痹。必要时需用面罩行辅助呼吸甚至插管通气。严重呼吸功能障碍的患者,选用颈部区域阻滞或高位硬膜外麻醉常不如气管内插管全麻容易维持呼吸功能。

(2)手术体位对通气量的影响不容忽视。如俯卧位胸腹受压,头低位胸腔受压,腹腔镜手术腹内压增加等均可显著增加气道压,降低通气量。应适当调整固定位置,如俯卧位利用支架使胸腹架空,控制腹腔镜腹内充气压力等,尽量减少胸腹扩张活动的限制,同时适当减少潮气量,增加通气频率。

7.急性肺水肿

(1)病因:①病因包括毛细血管静水压增加,如血流动力学剧烈改变或心源性肺水肿,肺泡毛细血管膜的通透性增加,复张性肺水肿,淋巴管堵塞,神经源性肺水肿等。②二尖瓣狭窄患者术前精神过度紧张,心动过速,易诱发血流动力型或心源性肺水肿。心内手术纠正畸形后不能适应,可能出现心源性肺水肿,如严重肺动脉瓣狭窄切开后,肺血流突然增加,诱发肺水肿。③全身炎性反应(SIRS)可引起肺泡毛细血管膜的通透性增加,导致急性肺水肿。④重症嗜铬细胞瘤患者切除肿瘤前,常因麻醉或手术剥离肿瘤,使大量儿茶酚胺释放入血,收缩周围血管,大量血液移入肺血管导致肺动脉高压诱发肺水肿。⑤慢性气胸患者排气或慢性胸腔积液患者放胸腔积液过急,萎陷肺迅速复张,出现复张性肺水肿。⑥肺切除术、食管癌切除术广泛清除淋巴结及小儿手术对输液较为敏感,过量可出现肺水肿。⑦严重颅脑创伤患者可导致神经源性肺水肿。

(2)诊断:①清醒患者常先有呼吸困难,呼吸增快,潮气量减少,发绀及听诊有喘鸣或小水泡音。②机械通气时可有气道压增加，呼吸道吸引有粉红色泡沫痰。③自主呼吸者初期低氧低 CO_2，后期严重低氧及 CO_2 潴留。

(3)处理：①针对病因治疗。②正压通气，纠正低氧血症，并可降低静脉血回流，使左室前负荷下降。③利尿。④降低前后负荷，如静脉滴注硝酸甘油、吗啡等。⑤静脉滴注正性肌力药如多巴酚丁胺。

(五)特殊患者的呼吸特点及管理

1.小儿麻醉的呼吸特点及管理

(1)婴幼儿头大、舌体肥大、咽喉狭窄、声门裂高(C_4 水平，成人 C_6 水平)。

(2)会厌长呈 V 形，气管插管时用弯喉镜暴露声门可能会有困难，可采用直喉镜挑起会厌。

(3)小于 5 岁的婴幼儿气管最狭窄部在声门下环状软骨水平，所以小儿气管插管时，如导管通过声门后遇有阻力，即应更换小一号导管。

(4)婴幼儿气管相对狭窄，气管插管后易造成水肿，导致拔管后气道梗阻。

(5)婴幼儿肺顺应性低，呼吸做功较大，呼吸肌易疲劳。

(6)小儿功能残气量小，氧耗量较高，故对缺氧的耐力极差，但吸入麻醉时诱导及苏醒均较快。

(7)由于易产生呼吸暂停，早产儿择期门诊手术应延至孕周数>50 周，否则应在术后留院过夜以监测呼吸。

2.肥胖患者麻醉的呼吸特点及管理

(1)慎用麻醉前镇静、镇痛药，避免抑制通气。

(2)气管插管的困难率高，应充分准备困难气道用具。

(3)诱导期误吸率高，可于术前给予 H_2 受体阻滞剂及甲氧氯普胺。

(4)氧耗量高，功能残气量(FRC)低，停止呼吸后 SpO_2 下降快，应尽快插入气管导管。

(5)阻塞性睡眠呼吸暂停发生率高，可在诱导及恢复期造成气道梗阻。

[illegible]

(4)麻醉用药应避免选用升高颅内压者。静脉麻醉药除氯胺酮外均能降低颅内压；氧化亚氮可增加颅内压；其他吸入麻醉药可增加脑血流量，但如合并适量过度通气，并不显著增加颅内压。

(5)肢体瘫痪患者要避免用琥珀胆碱，以免发生血钾升高心搏骤停意外。

(6)为了降低颅内压，麻醉中多采用适量过度通气，降低 $PaCO_2$，使 $ETCO_2$ 保持在 3.3～4.0 kPa(25～30 mmHg)，可以缩脑血管，降低颅内压，但是不应该大幅降低 $ETCO_2$，以避免减少脑灌注。

(7)坐位手术可能发生气栓意外。术前放置中心静脉导管用于必要时抽吸空气。心前区可放置多普勒用于术中监测气栓，最敏感的监测是经胸超声心动图检测(TEE)。术中避免使用 N_2O。如怀疑气栓，用生理盐水覆盖创面，压迫颈静脉，加快静脉输液，中心静脉导管抽吸空气，如果可能，置患者于头低左侧卧位。

4.胸外科麻醉的呼吸特点及管理

(1)单肺通气的呼吸管理：①由于右上肺叶开口离隆突 1.0～2.5 cm，而左肺上叶开口离隆突约5 cm，因此置入左侧双腔导管更易于正确放置导管及单肺通气。②单肺通气改变 V/Q，导致低氧血症。应停用 N_2O，增加 FiO_2。③低氧肺血管收缩(HPV)有助于改善 V/Q。抑制 HPV 的因素包括：非常高或非常低的肺动脉压，低 $PaCO_2$，高或者非常低的混合静脉 PO_2，血管扩张剂包括硝酸甘油、硝普钠，β受体激动剂，钙通道阻滞剂，肺感染，吸入性麻醉药。④减少通气侧肺血流也可导致低氧血症，其因素包括：通气侧肺气道压高，通气侧 FiO_2 低，内源性 PEEP。⑤不应过度通气，采用低潮气量增加呼吸频率。气道压过高时应检查导管位置或是否分泌物过多，并及时清除分泌物。⑥处理低氧血症可提高 FiO_2 或加用 PEEP，必要时对非通气侧肺施行持续气道正压通气(CPAP)。如持续低氧血症上述处理无效时，应通知术者，将术侧肺充氧，暂时恢复双侧通气，必要时请术者压迫或尽快夹闭术侧肺动脉(肺切除术时)以改善 V/Q。⑦当单肺通气回复到双肺通气时，手法通气使萎陷肺泡重新复张。

(2)气管重建的呼吸管理：①如果气道受压有塌陷可能，应吸入诱导或清醒插管，勿用肌松药，保持自主通气，直至导管通过狭窄受压处。②如果气管导管不能通过狭窄处，可考虑用喷射通气维持通气。③中断气管后在远端放置灭菌的气管导管进行控制呼吸，待切除气管狭窄处或肿瘤后与近端气管缝合，同时拔出远端气管导管，再将原近端气管导管延伸插入远端气管，套囊充气后恢复通气。④术终应使颈屈曲，头部垫高，减轻气管缝合线张力。搬运、苏醒及拔管过程均要保持前屈位。

5.喉、气道肿瘤激光手术的呼吸特点及管理

(1)尽量应用全静脉麻醉。

(2)气管插管选用细导管。应用特制导管防止激光燃烧穿孔。

(3)FiO_2尽量降低，勿用 N_2O。

(4)套囊充气时应用注射用水。

(5)呼吸道导管燃烧时应断开呼吸机，取出气管导管，面罩辅助呼吸，然后重新插管。

(魏利娜)

第四节　眼部手术的麻醉

一、麻醉特点

(一)概述

1.眼部解剖

眼球近似于球形，直径约 24 mm，位于锥形骨性眼眶内。眼球壁分为巩膜、葡萄膜和视网膜3层。巩膜层是最外层的坚韧纤维组织，葡萄膜包括虹膜、睫状体和脉络膜3部分。虹膜肌纤维控制瞳孔的大小，调节进入眼内的光线。交感神经兴奋时，瞳孔开大肌收缩，瞳孔扩大；与之相反副交感神经兴奋时，瞳孔括约肌收缩，瞳孔缩小。最内层是视网膜层。视网膜的光感受器接受光刺激，产生神经冲动，经视神经传递入脑产生视觉。视网膜不含毛细血管，氧供是由脉络膜提供。

视网膜与脉络膜分离，会损害视网膜的血供，是失明的一个主要原因。

眼外肌是决定眼球运动的肌肉，起自眶尖部的纤维环(总腱环)，止于巩膜。6条眼外肌包括4条直肌，2条斜肌，围绕视神经、眼动静脉和睫状神经节形成肌锥。眼动脉是颈内动脉的分支，紧邻Willis环，给大多数眶内结构提供血供。上、下眼静脉直接汇入海绵窦。

眼部的神经分布较丰富，涉及第Ⅱ至第Ⅵ对脑神经和自主神经系统。其中眶内睫状神经节传递角膜、巩膜和睫状体的感觉。动眼神经发出副交感神经纤维，经睫状神经节支配瞳孔括约肌和睫状肌。颈动脉神经丛发出交感神经纤维，经睫状神经节支配瞳孔开大肌。因此局部麻醉药物可以通过阻滞睫状神经节，维持瞳孔中度扩大并固定。

2.眼内压

眼球内容物、房水作用于眼球内壁的压力称为眼内压(intraocular pressure，IOP)。维持稳定较高的眼内压对于眼球折射面的完整性很重要。房水和脉络膜血容量是形成IOP的两大主要因素。房水总量为250 μL，大部分的房水通过主动分泌以2.5 μL/min的速率产生。房水经后房，越过瞳孔、晶状体进入前房，营养角膜内皮。房水经前房和虹膜角间隙内的小梁网进入Schlemm管，汇入巩膜外静脉系统[正常压力为1.1～1.5 kPa(8～11 mmHg)]。因此，从眼到右心的任何部位引流管道堵塞或静脉回流出现问题都可能升高眼内压。正常IOP是1.5～2.8 kPa(11～21 mmHg)，平均为2.1 kPa(16 mmHg)。高于3.3 kPa(25 mmHg)则认为是不正常的。平均动脉压与IOP的差值为眼灌注压，决定视网膜和视神经的血液供应。IOP过高或过低都可以导致严重后果。IOP过高引起视网膜血供减少，导致视神经功能受损。

影响眼内压的主要因素：①来自眼轮匝肌的收缩和眼外肌张力施加在眼球的外在压力；②随着年龄的增加巩膜硬度的增加；③半固体状眼内容物(晶状体和玻璃体)变硬。外在压力可通过眼眶静脉充血升高眼内压，特别是紧闭口鼻用力呼气和咳嗽、呕吐时会加剧。麻醉过程中的体位和胸内压也可通过影响静脉压力而影响IOP。头部升高15°可以显著降低IOP。每个心动周期眼内压有0.1～0.3 kPa(1～2 mmHg)的波动，每天有0.3～0.7 kPa(2～5 mmHg)的波动。外伤[illegible]

[illegible]房水产生减少；③引流增加。吸入麻醉和硫喷妥钠麻醉可以引起剂量相关性IOP降低，降低幅度可达30%～40%。阿片类药物对IOP影响较小。常规剂量的阿托品，即使在开角型青光眼患者，目前也没有证据证明会增高IOP。氯胺酮可以引起中度的IOP增高。

琥珀酰胆碱会引起IOP一过性地增高0.8～1.6 kPa(6～12 mmHg)，持续5～10分钟。其机制可能与其增加眼外肌肉张力和扩张眼内血管有关。即使使用非去极化肌肉松弛药物进行预处理，也不一定能抑制琥珀酰胆碱的增加IOP作用。乙酰唑胺及普萘洛尔可以降低琥珀酰胆碱引起的眼内压升高。虽然目前尚无使用琥珀酰胆碱发生玻璃体脱出的报道，但在开放性眼球损伤患者伴饱胃时，能否使用琥珀酰胆碱进行麻醉诱导仍存在争议。

3.眼心反射

眼心反射(OCR)是三叉-迷走神经反射，传入神经是三叉神经(分布在眼内容物上的神经末梢产生神经冲动，经睫状神经节，传入三叉神经眼支，再到达近第四脑室三叉神经感觉核），传出神经是迷走神经。压迫、刺激眼球或眼眶、牵拉眼外肌等操作都可诱发，表现为心动过缓，房室传导阻滞，室性二联律，多源性室性期前收缩，心室自主节律甚至心搏骤停，可伴有低血压。眼心反射最常发生于眼肌手术，小儿多见，特别是儿童的斜视手术。在视网膜脱离修复术和眼球摘除术中也时有发生。全麻不能抑制眼心反射，但眼心反射容易耐受，反复刺激后可减弱眼心反射，动脉低氧血症和高二氧化碳会加重眼心反射。

发生眼心反射应立即停止手术刺激，同时保证足够的通气、氧合和麻醉深度。通常停止手术刺激后可终止眼心反射的临床表现。若手术刺激消除后相应的临床表现仍然存在，则应给予10～20 μg/kg 阿托品。对于儿童、有传导阻滞、血管迷走性反射病史，或曾使用β受体阻滞剂的患者，应考虑在相应的手术刺激前预防性使用抗胆碱能药物（阿托品或格隆溴铵）。

4.眼科用药

眼科的滴眼药虽为局部用药，但吸收后可产生全身反应。一些眼科用药如乙酰胆碱、抗胆碱能药、可卡因、环戊通、肾上腺素、去氧肾上腺素以及噻吗洛尔等可以明显影响眼内压，并对麻醉过程中使用的一些药物产生不良反应。另外一些眼科的全身用药如甘油、甘露醇、乙酰唑胺也会产生不良副作用而影响麻醉管理。

（二）眼科手术麻醉

眼科手术大体可以分为眼外手术和眼内手术。由于眼科手术患者的配合是必需的，因此，手术方式、患者的基础情况以及对手术的配合程度是选择麻醉方式的重要因素。婴幼儿应使用全身麻醉。成人大部分的手术可以在局麻（如球后和球周阻滞）监护下完成。但无论选用何种麻醉方式，都需要达到以下的麻醉管理目标：①控制眼内压；②充分镇痛；③眼球静止；④避免眼心反射；⑤警惕可能的药物交叉反应；⑥苏醒期无呛咳、恶心、呕吐。

1.麻醉前准备

大多数眼科手术患者对手术和麻醉感到焦虑，他们在关心手术效果的同时，担心手术过程中无意的眼球活动可能造成的后果以及围术期的疼痛，因此，术前麻醉医师和患者之间的交流非常关键。尽管眼科手术本身相对安全，但多数眼科手术患者的年龄偏大并有并发症，因此无论是表面麻醉、局麻监护还是全身麻醉，系统的麻醉前访视是必需的。

绝大多数的术前处理原则都适用于眼科患者，但有几点需要注意：

糖尿病是眼科患者的常见伴随疾病。糖尿病和外科手术是相互影响的。此类患者的手术应尽量安排在上午进行以免干扰患者的日常治疗和饮食常规。术前应检测患者空腹血糖值，避免严重高血糖或低血糖。年龄＞65 岁、糖尿病病程超过 5 年、空腹血糖＞13.9 mmol/L、合并心脑血管疾病或糖尿病肾病、手术时间＞90 分钟及全身麻醉等均是增加手术风险的危险因素。对于接受眼科手术的患者，血糖的要求严格，应控制在 5.8～6.7 mmol/L。如空腹血糖＞10 μmmol/L、随机血糖＞13.9 mmol/L 或糖化血红蛋白（HbA1c）水平＞9％，应推迟非急诊手术。另外需要注意的是此类患者可能存在潜在的自主神经病变，当患者从卧位变坐位或直立位时需特别小心直立性的低血压。

（1）收缩压大于 24.0 kPa（180 mmHg）和/或舒张压大于 14.7 pKa（110 mmHg 的）高血压患者，建议延迟择期手术。

（2）口服抗血小板或抗凝药物，如阿司匹林、华法林等的患者，目前还没有循证医学的证据表明应该停药或者无需停药。除了要考虑围术期出血的风险，还要考虑到停药可能导致的栓塞风险，特别是重要器官的栓塞风险。因此应该根据患者的具体情况来决定是否停药。目前认为服用华法林治疗的患者行白内障手术是安全的。在中危手术，如青光眼手术，需要术前停用华法林治疗 4 天。对于出血或血栓形成高危的患者，需要将华法林改为肝素治疗。同时此类患者应以全身麻醉为主。如果选择局部麻醉，应考虑筋膜下阻滞或球周阻滞。

至于术前用药，虽然常规剂量的阿托品并不会增加青光眼患者的 IOP，但由于目前常规使用的吸入或静脉麻醉药并不影响上呼吸道腺体的分泌，因此不建议术前常规使用抑制唾液腺分泌的药物，避免由于口干而导致的患者焦虑。如果患者术前特别紧张，可以考虑使用苯二氮䓬类药物。

在局麻或表面麻醉下实施手术的患者，术前需要进行眼球活动的训练以便术中更好地配合。

2.局部麻醉

局部麻醉适用于多数眼科手术，相对于全身麻醉而言，局部麻醉的优点在于：可以提供完善的术后镇痛；术后意识障碍、恶心呕吐的发生率低；患者可迅速下床活动，多数患者术后当天就可以出院。局麻应在完善的监测（动脉血压、心电图、脉搏氧饱和度和/或呼吸末二氧化碳）下进行，同时局麻前所有患者必须建立静脉通道，以便抢救局麻药中毒以及术中给予辅助药物。大部分的眼科局麻是由手术医师完成，但麻醉医师需要了解相关技术及并发症并准备相应的全麻插管用品。常用的局麻技术如下。

球后或球周阻滞，适用于不超过 2 小时的角膜、前房或晶状体手术，需要患者的配合。

（1）球后阻滞：球后神经阻滞可以提供充分的眼部麻醉与制动作用。操作时，眼球直视前方，保持中间凝视位，用细针经外下象限沿眶下缘刺入，穿过下眼睑或结膜，沿眼球壁缓慢进针约 1.5 cm。当深度超过眼球赤道后，针尖转向内上方，朝眶尖再进针 3.5 cm，当针尖进入肌锥时，有落空感。回抽无血后将局部麻醉药物（常用 2%利多卡因和 0.75%丁哌卡因等容量混合液，含透明质酸酶和肾上腺素 1∶200 000～1∶400 000）4～6 mL 注入。注射后压迫眼眶数分钟，5～7 分钟后检查麻醉效果。约有 5%的患者需要再次注射。

[illegible]

局部麻醉药物多由 2%利多卡因和 0.75%丁哌卡因混合组成。添加透明质酸酶（5 U/mL）可以帮助药液更快扩散入肌锥内。添加肾上腺素（终浓度 1∶400 000）可以减少出血，促进血管收缩，延长眼球制动作用。

球周阻滞可以达到有效的镇痛及眼球固定的目的。与球后阻滞相比，球周阻滞不易损伤眼外肌及视神经等附近组织，较少发生脑干麻醉、球后出血、视神经萎缩以及麻醉药物扩散至对侧眼等并发症。球周阻滞的缺点：注射剂量相对较大（6～8 mL），可能引起 IOP 增高；起效较缓慢（5～10 分钟）；有潜在眼球穿孔的可能以及局部麻醉药物对下直肌毒性作用导致垂直性复视。选择使用钝性小针头可以最大程度减少出血和眼球穿孔的危险。

（3）面神经阻滞：需要眼睑完全制动时，可加用面神经阻滞，方法如下。①改良的 Van Lint 阻滞：距眶缘外侧 1 cm，分别向眶下缘和眶上缘进针至骨膜，注入 2～4 mL 局麻药物。缺点：不适感，与眼部接近，术后常见瘀斑。②O'Brien 阻滞：在患者张口、闭口动作时，在耳郭的前方，颧弓的后下方触及下颌骨髁突，针尖垂直皮肤进针至骨膜，回抽无血后注入麻醉药物 3 mL。③Nadbath-Rehman 阻滞：乳突和下颌后缘间垂直于皮肤进针约 12 mm，回抽无血后注入 3 mL 麻醉药物。由于该方法阻滞面神经主干，应告知患者术后数小时内可能存在面瘫。其他的主要缺点：邻近重要结构，如舌咽神经等。

(4)眼筋膜下阻滞：眼筋膜下阻滞技术，避免了锐性针头穿刺导致的并发症。并可以达到充分镇痛的效果。在局麻镇静下，使用开睑器分开眼睑。在内下或外下象限角巩膜缘外 5 mm 使用电刀钝性分离出长约 2 mm 眼筋膜。于眼筋膜下向后置入钝性导管(泪腺套管)，深度不超过眼球赤道，注入局麻药物 1～3 mL。其缺点是可能出现结膜水肿。

(5)眼球表面麻醉：表面麻醉时患者的选择是关键。通常患者需耐受开睑器和手术显微镜灯光的刺激，并在术中配合医师的指令。高度紧张、敏感的患者应考虑其他的麻醉方法。实施表面麻醉时要将麻醉药物滴在上、下结膜穹隆部。麻醉药可以选择 0.5%丁卡因或 4%利多卡因。表面麻醉只能够麻醉结膜、角膜和前部巩膜，而不能麻醉眼睑、后部巩膜、眼内组织和眼外肌。因此要尽量避免对眼球、虹膜和晶状体的过度操作，缝线以及电刀的使用。随着小切口和超声乳化技术的开展，白内障手术可以只在表面麻醉下进行。

表面麻醉避免了球后和球周麻醉的潜在并发症。手术后不需要放置辅料进行遮盖，避免了术眼在术后的暂时性视力丧失，患者能最快地感受到视力的恢复。缺点：术中患者可能有眼球转动，且患者能感受到开睑器和手术显微镜灯光的刺激，眼内操作和眼压的波动也容易引起患者的不适或疼痛。

3.全身麻醉

相对于局麻，全身麻醉在眼科手术并不常见，但对于婴幼儿、不能合作的成人以及某些类型的手术，全身麻醉是必需的。适应证如下。

(1)婴幼儿。

(2)患者自身要求。目的在于避免手术过程中的眼球活动造成的眼外伤。所以麻醉应有足够的深度，避免术中躁动。

(3)患有慢性阻塞性肺部疾病，不能平卧的患者。

(4)由于智力、听力、语言等各方面障碍，无法与医护人员合作的成人，如帕金森病、阿尔茨海默病、幽闭恐惧症等。

(5)长时间的手术(超过 3～4 小时)，或体位要求特殊估计在局部麻醉下患者难以支持的手术。

(6)手术部位不能被区域、局部和表面麻醉所完全麻醉的患者。

(7)区域阻滞麻醉操作困难或有禁忌(如近视患者的长眼轴，凝血功能异常的患者)。

(8)局部麻醉药物意外注入鞘内或血管内，或局部麻醉药过敏者。

与局部麻醉相比，实施全身麻醉特别需要注意：①避免麻醉诱导和苏醒期间的躁动、咳嗽以及血流动力学剧烈波动导致的眼内压的变化；②维持足够的麻醉深度，保证患者充分的镇静、镇痛，避免手术操作过程中出现咳嗽或眼球活动；③术后恶心呕吐可导致眼内压的剧增而影响手术的成功率，同时也会延缓患者术后的恢复，防治措施可参考相关的指南。全麻的维持多选择机械通气而不是患者自主呼吸，以便术中调整动脉二氧化碳分压，维持稳定的 IOP。然而对于老年以及脑血管病变的患者，二氧化碳分压的调整应权衡维持脑灌注和维持 IOP 之间的利弊。

眼科手术时麻醉医师远离气道，因此脉搏氧饱和度和呼气末二氧化碳监测十分重要。注意可能出现的气管导管打折，呼吸环路断开，气管导管意外脱出等情况。为避免气管导管打折或阻塞，可使用经口异型管或加强型气管导管。

喉罩替代气管插管在眼科手术中使用，在维持有效气道通畅的同时具有刺激小、患者耐受性好的优点，诱导和苏醒期平顺，咳嗽发生率低。但需要注意以下几点：①严格筛选患者，避免反流误吸的风险；②术中密切注意患者气道压的变化，及早发现可能的喉罩移位；③诱导和苏醒期，注意防范喉痉挛的发生，特别是在婴幼儿。

二、常见眼部手术的麻醉

(一)开放性眼外伤

眼外伤是眼科急症。开放性眼外伤的患者多伴有饱胃，因此反流误吸的风险增加。诱导前给予 H_2受体拮抗药西咪替丁或甲氧氯普胺可以分别降低胃液的酸性和量。虽然清醒插管的风险最小，但通常不可行。球后阻滞可能使内容物更加膨出，也不建议实施。对大部分眼或眼球外伤的患者，建议使用快速顺序诱导或改良的快速顺序诱导来实施麻醉诱导。但要注意喉镜和插管时的心血管抑制和眼心反射。用非去极化药物预处理后给琥珀酰胆碱可以减轻眼内压的变化，便于快速顺序诱导的实施。此外，应用大剂量非去极化肌松药(改良快速顺序诱导)可以降低眼内压便于插管。拔管时宜保持患者侧卧位，尽量清醒拔管，但围术期应避免眼内压突然升高，以免眼内容物膨出造成失明。

(二)斜视手术

通常斜视手术必须在4月龄前完成以保证立体视觉的正常发育。年长儿童实行该手术主要是从美观上考虑。但特别注意这类患者发生恶性高热的风险以及术后恶心呕吐的发生率增加，术中容易发生眼心反射。多数斜视患者会合并其他先天性疾病，21-三体综合征、脑瘫、脑积水的患儿中斜视发生率较高。

[illegible]者是一种[illegible]的[illegible]病[illegible]家认为[illegible]使用琥珀[illegible]，[illegible]痉挛的发[illegible]是[illegible]热的药[illegible]可以降[illegible]如对大[illegible]肌松药[illegible]作用时[illegible]，[illegible]发恶性高热[illegible]张力的[illegible]。

2.恶心、呕吐

斜视手术的儿童术后恶心呕吐的发生率为48%～85%。如此高发生率可能与眼外肌操作或疼痛引起的眼心反射，迷走反应增高有关。减少阿片类药物的使用，丙泊酚代替吸入麻醉药，使用选择性5-HT_3受体拮抗剂可以有效减少斜视手术引起的恶心呕吐。

(三)青光眼

小梁网硬化，引起慢性IOP增高，即开角型青光眼。周边虹膜肿胀、前移，前房角关闭导致房水回流受阻，眼压增高即闭角型青光眼。闭角型青光眼具有房角狭窄的特点。闭角型青光眼的眼压急剧增高是眼科的急症之一，表现为眼部的剧烈疼痛。

小梁切除术是最常见的治疗方法，可以缓解青光眼患者的眼内压升高。如该手术失败则需要植入青光眼房水引流装置(Molteno 阀门)。小梁切除术在局麻监护下(MAC麻醉)即可完成，但植入术则需全麻。对儿童和婴儿青光眼可以通过房角切开术缓解眼高压，该操作也要在全麻下完成。

青光眼手术患者麻醉的处理要点：围术期持续缩瞳，避免静脉充血，警惕抗青光眼的药物和麻醉药物之间的相互作用。与斜视手术一样需要避免咳嗽，恶心呕吐。

(四)白内障摘除术

晶状体混浊后即产生白内障，常见于老年人。这类患者常合并心血管疾病、糖尿病以及肺部疾病等其他疾病。白内障摘除术可在MAC麻醉下完成。由于此类患者多合并有高血压等基础疾病，术中可能发生眼心反射，应注意监测血压、心率，并酌情给予相应处理。对于先天性白内障的小儿或不能合作的患者，可以选择全身麻醉。

(五)视网膜脱离手术

视网膜脱离可通过巩膜扣带术、玻璃体切除术、充气性视网膜固定术进行修补。后者向玻璃体内注入六氟化硫和八氟化碳等惰性气体，用于支撑和治疗简单的视网膜脱落。视网膜手术通常时间较长，可以在局麻或全麻下完成。大部分情况局麻即可。局部麻醉也不能排除眼心反射，因此应注意术中对眼外肌的牵拉以及眼球刺激可能诱发的眼心反射。一旦发生，应立即停止手术刺激直到患者心率恢复正常。可以使用阿托品或格隆溴铵抑制迷走反射。

由于氧化亚氮的弥散性是六氟化硫的117倍，如全麻过程中使用了氧化亚氮，应在眼球注气前15～20分钟，停止吸入氧化亚氮。如果没有及时停用，氧化亚氮可快速进入六氟化硫气泡，眼球内气体小泡会迅速膨胀，增加IOP；同样停用后，氧化亚氮又快速地弥散出六氟化硫气泡，导致气体小泡快速缩小而失去支撑视网膜的作用。一般气泡在眼内存留时间为10～28天不等，这段时间内如要进行全麻仍要避免使用氧化亚氮。

三、眼部手术的并发症

(一)眼科手术常见并发症

1.出血

出血是眼科麻醉的一个严重并发症，多发生于既往有血管疾病的患者。眼科出血分为动脉性和静脉性两种。静脉性出血常表现为出血性球结膜水肿，伴IOP增高。动脉性出血则是非常严重的并发症，需紧急止血和降IOP，避免视网膜的血供受阻。内眦切开术，经静脉乙酰唑胺、甘露醇注射，或前房穿刺放液都可以降低IOP。手指持续压迫眼球有利于止血。

预防出血的措施包括：高血压患者术前应经过内科的正规治疗并将血压控制在理想状态；需行局部神经阻滞的患者，应尽量选择球周神经阻滞；对需行球后神经阻滞的患者，应在穿刺后手指压迫眼球一段时间；术中避免患者及眼球的活动。

2.眼球穿孔

眼内手术和眼外手术都可能出现眼球穿孔。多见于高度近视、既往有视网膜粘连或眼眶狭窄凹陷的患者。正常眼球的前后径平均为24 cm。高度近视患者的眼球的前后径可达25～33 cm，从而增加了眼球穿孔的可能。通常眼球穿孔在术中可被发现并给予处理。

3.视神经损伤

视神经损伤的并发症很少见，多是由于视网膜中央动脉阻塞引起，IOP升高压迫视网膜，是造成视网膜中央动脉阻塞的常见原因。眼内静脉压增高导致灌注压降低，以及视神经鞘内动脉出血也可导致视神经损伤。早期发现和及时治疗是关键，包括静脉给予乙酰唑胺、呋塞米、甘露醇、激素类，或经视神经外科减压等。

(二)麻醉过程中的眼损伤

麻醉过程中的眼损伤主要表现为术后眼痛，通常有以下几种原因。

1.角膜磨损

角膜磨损主要是由于麻醉中闭眼反射减少，基础及反射性眼泪生成减少。暴露在外的角膜特别容易磨损。主要的临床表现为眼的异物感、流泪、结膜炎、畏光。眨眼时疼痛加重。可采用涂抹眼膏，麻醉中用胶带闭合眼睑，麻醉苏醒期不让患者揉眼等措施以减少角膜磨损。

荧光染色可诊断角膜磨损，治疗措施包括使用抗生素软膏并用眼罩遮住眼睛至少 48 小时。

2.急性青光眼

急性青光眼可能由于散瞳药物的使用造成，表现为术后眼周钝痛。甘露醇和乙酰唑胺可以迅速缓解急性眼内压升高和相关疼痛。

3.缺血性眼损伤

当患者俯卧，又未被及时发现，外在压力作用于眼球时易引起缺血性眼损伤。若加在眼球上的外来压力超过静脉压，则静脉闭锁，动脉血继续流入易引起动脉出血。若外来压力超过动脉压，则造成视网膜缺血。因此，手术及麻醉过程中使用合适的头圈以避免外来压力对眼球的压迫，同时手术过程中要经常检查患者眼睛以确定头在头圈上的位置没有改变。建议将此观察记录在麻醉单上。

4.患者意外活动

眼科手术过程中患者意外的活动多由于咳嗽或对气管导管的反应所引起，易造成眼的损伤。因此，眼科手术过程中用外周神经刺激器监测肌松药的作用，便于将肌松维持在需要的水平。

总之，随着显微外科手术的普及和发展，眼科手术越发表现出其精细准确的特点。多数眼科手术可以在神经阻滞和局部麻醉下完成，但需要患者的良好配合。对于不能合作的患者或小儿，

[illegible]意麻醉的平稳和[illegible]的稳定，减少[illegible]苏醒躁动[illegible]

第五节 耳鼻喉手术的麻醉

耳鼻喉手术可因患者呼吸道解剖异常、气道内手术操作以及麻醉医师远离患者头部等因素而增加呼吸道管理的难度，因此，呼吸道管理技术在耳鼻喉手术麻醉中极其重要，建立和维持通畅的呼吸道是确保耳鼻喉手术麻醉安全的最重要措施。

耳鼻喉手术麻醉还需熟练掌握控制性降压技术，以保证某些耳鼻喉手术的顺利进行。气道激光手术有其特殊性，麻醉医师应了解医用激光的基础知识，以确保气道激光手术的麻醉安全。

一、麻醉特点

(一)耳鼻喉手术的麻醉特点

1.建立和维持通畅的呼吸道

这是保证耳鼻喉科手术麻醉安全的关键所在。但是,对于耳鼻喉科手术,下列因素容易造成呼吸道管理困难:①感染、肿瘤、手术或放疗后形成的瘢痕、创伤或先天性畸形均可引起气道解剖异常,部分患者如急性会厌炎、小儿扁桃体显著肿大、咽部肿瘤或脓肿、晚期喉癌等术前可能存在不同程度的呼吸困难,这些因素均可造成麻醉后呼吸道严重梗阻和气管插管困难。②鼻、咽、喉、气管或支气管手术操作位于气道内,即麻醉与手术共用同一气道,妨碍患者通气;手术操作刺激气道可引起咳嗽、喉痉挛和支气管痉挛等反应,使手术不能顺利进行,同时也影响患者的正常通气,此类患者呼吸管理难度大。③气道手术时术野的血液、组织碎片或呼吸道分泌物容易进入气管或支气管,引起窒息或肺不张。④麻醉者远离患者头部,加之手术中无菌巾覆盖头部,不利于观察和处理呼吸道的异常情况。

针对上述因素,应采取如下措施建立和维持通畅的呼吸道。

(1)对于气道解剖异常的患者,全身麻醉诱导可能引起或加重呼吸道梗阻,导致严重缺氧。因此,麻醉前必须了解患者有无呼吸困难,结合体格检查、实验室检查和影像学检查,明确患者气道阻塞的部位、性质、严重程度以及对全身的影响。术前与手术医师讨论病情、手术步骤、确保气道通畅的措施以及其他麻醉问题,制订周密的麻醉方案,选择合适的通气方式。术前预计气管插管困难或已有严重呼吸道梗阻的患者,为了避免全身麻醉药物或肌肉松弛剂加重呼吸道梗阻,应在清醒表面麻醉下行气管插管,或在纤维支气管镜引导下行气管内插管,必要时在局麻下行气管造口术。合并高血压、冠心病等心血管疾病的患者选用清醒插管时,须采取措施防止剧烈的插管反应,如在气管插管前静脉注射利多卡因(1.0～1.5 mg/kg),根据病情适当使用血管舒张剂和/或β受体阻滞剂。

(2)口咽部手术如扁桃体切除术,术中放置开口器或手术操作时可能引起气管导管移位、脱出或扭曲,气管导管套囊充气不足或破损时,口咽部分泌物和血液可流至气管内引起呼吸道阻塞。因此,对于气管插管的患者,气管导管固定必须牢固,术中密切观察导管有无移位、脱出或曲折。婴幼儿不带气管套囊的气管插管,应在后咽部放入带线的小纱布块,防止口咽部分泌物和血液流入气管。注意监听两肺呼吸音,及时清除气道内的分泌物和血液。对于在气道内操作的手术如支气管镜检查,因不能行气管内插管,呼吸管理较为困难。此类患者可通过与支气管镜侧孔与麻醉机或高频喷射呼吸机相连接作辅助呼吸或高频通气。

(3)咽、喉、气管和支气管手术术后可发生呼吸道梗阻,应注意防范。手术结束前应仔细检查咽部,取出所有填塞纱布。拔除气管导管前,彻底吸除口咽部及气管内的分泌物或血液。待患者咳嗽、吞咽反射恢复正常,意识清醒,肌力及呼吸功能恢复正常后方可拔除气管导管。咽喉部手术患者拔除气管导管后,可因手术部位渗血或组织水肿而发生呼吸道梗阻,拔管后必须严密监护,并备好紧急通气用的器械及抢救药品。

(4)完善呼吸系统监测,有助于及时发现呼吸系统的意外和并发症。胸前常规放置听诊器监听呼吸音,气道压力、呼气末二氧化碳以及脉搏氧饱和度(SpO_2)有助于及早发现呼吸道梗阻、呼吸回路管道脱落以及通气不足等异常情况。

2.出血与控制性降压

头面及颈部血运丰富，因此，耳鼻喉科有些手术如鼻咽部纤维血管瘤和上颌骨摘除术出失血多而急，此类手术必须建立能满足大量快速输血输液需要的静脉通路。控制性降压有助减少手术出血。此外，耳鼻喉科某些精细手术如耳科手术也需要控制性降压，减少术野出血，便于手术操作。

3.某些手术麻醉有其特殊要求

随着耳鼻喉科手术种类的不断增多，有些手术如激光手术对麻醉的要求有其特殊性。

(二)麻醉前准备及麻醉前用药

耳鼻喉科手术患者麻醉前访视与麻醉前准备除按常规进行外，还应重点了解如下病情并做好相关的准备工作。

(1)患者有无呼吸道畸形及呼吸道梗阻症状及体征，如存在呼吸道梗阻，应进一步明确梗阻的原因、部位、程度以及加重或缓解的因素。对于有呼吸道畸形或呼吸道梗阻的患者，麻醉前必须制订严密的麻醉方案，做好麻醉器械及技术上的准备。对于呼吸道严重梗阻或预计气管插管困难的患者，除准备常规器械外，尚需准备一些特殊的器械、设备和通气技术，如喉罩、联合气管导管、光导纤维支气管镜、气管喷射通气、紧急气管切开术。

(2)注意有无引起气道反应活跃的因素存在，如吸烟、支气管哮喘及过敏史，具有这些情况的患者，气道一旦受刺激容易引起剧烈的支气管痉挛，处理不当可引起严重缺气。有吸烟史的患者术前2～4周应戒烟，有支气管哮喘史患者术前应适当使用支气管扩张剂治疗。

(3)老年患者常并存呼吸、循环及内分泌系统病变，如慢性阻塞性肺部疾病、高血压、冠心病和糖尿病等，应详细了解这些疾病的进展情况及治疗经过，尽量改善全身情况。

(4)询问患者有无出血倾向的个人史或家族史，通过病史和实验室检查明确患者有无凝血功能障碍。

一般情况良好，无呼吸道梗阻或困难气道的患者，麻醉前用药可给予镇静剂(或抗焦虑药)和

[illegible]

其缺点是患者时常活动；对于气道内手术，局麻不能完全阻断各种气道反射，患者难以配合；小儿和精神紧张的患者，局麻手术的效果也难以保证。常用的局麻为表面麻醉、局部浸润麻醉和神经阻滞。局部麻醉力求阻滞完善，消除患者疼痛等不适。应熟悉各种局部麻醉药的药理作用，严格控制局麻药剂量，防止局麻药逾量中毒。注意观察麻醉早期局麻药中毒症状，做好急救准备。

局部麻醉难以顺利完成的手术(如手术范围大、时间长或创伤较大的手术)，在呼吸道内操作的手术，有误吸危险需要隔离呼吸道的手术，要求术野保持静止不动的手术以及不合作的小儿等，应选用全身麻醉。有些手术如鼻窦手术、乳突根治术、鼓室成形术等，可根据手术和麻醉医师的经验以及患者的要求，选用局部麻醉或全身麻醉。

选用全身麻醉时，麻醉前必须预测有无困难气道及困难的程度，并做好设备与技术上的准备，确保建立和维持通畅的呼吸道。选用合适的设备与技术辅助或控制呼吸。如喷射通气适用

于气道内手术,对保证患者充分供氧具有重要意义。

(四)喷射通气在气道内手术中的应用

由于常规气管插管妨碍了气道内手术术野的暴露,影响手术操作,因此,除一些手术如声带息肉摘除术可插入较小气管导管外,其他气道手术一般不插入气管导管。喷射通气则是保证此类手术患者通气的常用方法。1967 年,Sanders 首先介绍了喷射通气应用于喉手术,自此以后,人们对这一通气技术进行了许多改良并取得良好的效果。目前喷射通气已广泛用于喉、气管、支气管手术。喷射通气的优点是既可为手术提供良好的术野,又能维持充分供氧。但是,不恰当的喷射通气也可引起气压伤的危险,造成皮下气肿、纵隔气肿或气胸等并发症。因此,麻醉医师应熟练掌握喷射通气技术。现将喷射通气技术简要介绍如下。

1.喷射通气方法

(1)喷射通气途径:根据手术情况可选择如下 3 种途径。①将喷射针插入气管镜或支气管镜的侧孔,此法适合于喉镜或支气管镜检查术;②将喷射长针或内径为 2～3 mm(小儿 1.5 mm)的塑料管或硅胶管经声门插入气管内;③经环甲膜穿刺插入塑料导管或插入 14 G 的静脉套管针。

(2)喷射通气参数的设定:高频喷射通气频率通常为 60～150 次/分,常频喷射通气为 18～22 次/分,吸呼比为 1∶2。最初驱动压成人不宜超过 138 kPa(1.4 kg/cm^2),儿童不宜超过 69.0 kPa(0.7 kg/cm^2),然后缓慢上调驱动压以达到合适的胸廓运动。

2.喷射通气注意事项

(1)为了避免气压伤的发生,喷射针头尽可能不放置在或不靠近呼吸道黏膜,尽量以最小的驱动压达到良好的通气效果。有气管壁损伤时应慎用高频通气。

(2)声门上喷射通气可引起胃膨胀,尤其是当喷射针头对不准声门,而是对着食管时更易发生。声门上喷射通气还可能将组织碎片吹入未受保护的气道,应引起注意。

(3)对于肥胖患者或肺顺应性差的患者,喷射通气难以进行或起不到良好的通气效果。

(4)在气道狭窄部位以下喷射通气,如驱动压过大,容易引起气道压过高,如条件许可应监测气道压力。

(5)喷射通气应常规监测脉搏血氧饱和度,如条件许可应作经皮血气监测或动脉血血气分析,根据血气分析结果调整喷射通气参数。

二、常见手术的麻醉

(一)扁桃体切除术的麻醉

扁桃体切除术是常见的耳鼻喉科手术,多见于儿童。儿童扁桃体手术应选用全身麻醉,成人扁桃体切除术可选用局部麻醉。

1.术前估计

仔细询问有无出血倾向的个人史和家族史。有时候通过询问病史可发现一些不常见的疾病,如 VonWillebrand 病。术前实验室检查应包括凝血酶原时间、部分促凝血酶原时间、血小板计数和出血时间。检查口咽部,了解扁桃体的肿大程度,估计是否影响面罩通气及气管插管。若双侧扁桃体增大至几乎相连接,麻醉诱导后可能发生严重的呼吸道梗阻,而且经口气管插管难度极大。对于儿童还应检查有无松动的牙齿,避免手术放置张口器引起牙齿脱落。

2.麻醉管理要点

全身麻醉患者应行气管内插管,而且气管导管必须带完好的套囊,以防止血液流入气管。

对于有气道阻塞的患者，麻醉前避免使用镇静剂、麻醉性镇痛剂或安定类药物，仅给予阿托品即可。合并阻塞性睡眠呼吸暂停综合征的患者，若术前在睡眠时发生严重的呼吸道梗阻，全身麻醉诱导可引起类似睡眠状态的咽部肌肉松弛，导致面罩通气困难，过多的咽部组织也使喉镜难以暴露声门。唐氏综合征患者有巨大舌和不稳定的寰枕关节。对于此类患者麻醉诱导应保留自主呼吸或在清醒表面麻醉下进行气管内插管。对于不合作的儿童，可选用吸入麻醉诱导。无气道梗阻的患者可选用静脉麻醉诱导。气管插管前在声门和声门上部使用2%的利多卡因进行表面麻醉可降低术后喘息和喉痉挛的发生。麻醉维持可选用吸入麻醉、静脉麻醉或静吸复合麻醉，使用肌肉松弛剂以防止患者术中挣扎、咳嗽或用力。麻醉深度要达到松弛下颌肌肉和咽部肌肉，并能抑制喉反射。

开口器放置不当或手术操作可引起气管导管受压、扭曲、移位或脱出，因此在整个手术过程中必须严密监测呼吸音和气道压力，以了解气道是否通畅。

扁桃体切除术的患者手术结束后在麻醉恢复期间应保持“扁桃体体位”（侧卧头略低位），以便于血液和分泌物排出口腔。待患者完全清醒，肌力及气道反射完全恢复，并彻底吸除咽部残余血液和分泌物后方可拔除气管导管。拔除气管导管后，继续保持患者的侧卧头低位，以防血液或分泌物流入声门引起喉痉挛，吸入100%氧气，并观察呼吸是否通畅。在麻醉后监护室，患者经面罩吸入湿化的氧气。转出麻醉后监护室之前应检查患者口咽部是否干净。

3.扁桃体术后出血的麻醉处理

小儿扁桃体切除术后出血多发生在术后6小时内，通常是慢性渗血，这是扁桃体切除术后最常见的并发症。在出血未被发现之前，患者一般可吞入大量的血液。此时患者可出现呕血、心动过速、频繁吞咽、皮肤苍白和呼吸道梗阻。由于患者将血液吞至胃内，因此，往往低估了出血量。

对于低血容量的患儿，麻醉诱导可引起低血压甚至心搏骤停。避免应用术前药，术前备足血液成分，并且开放足够大的静脉通路以保证复苏的需要。对于出血和低血容量的患儿，麻醉诱导可导致严重低血压，甚至心搏骤停，所以麻醉药用量宜减少。麻醉诱导前备好两台吸引器和一根[illegible]导[illegible]管[illegible]的[illegible]管[illegible]麻[illegible]诱导时助手应吸尽口[illegible]部[illegible]血液，[illegible]患者置[illegible]压[illegible]以[illegible]上[illegible]液和胃液被误吸至气[illegible]，诱[illegible]时手[illegible]医师也[illegible]管[illegible]后[illegible]患者完全清醒状态下[illegible]管是[illegible]安全[illegible]。

[illegible]检查的[illegible]

[illegible]全[illegible]止[illegible]体动，减轻喉和气[illegible]反射[illegible]松弛[illegible]肌，便于[illegible]迅[illegible]反[illegible]维持足够的通气和[illegible]合，[illegible]心[illegible]管反应。对于[illegible]患者，尤其是合并高血压、冠心病者，行喉镜、支气管镜检查时，由于器械严重刺激气道，可引起高血压、心动过速、心肌缺血，甚至心肌梗死。此外，在浅麻醉下，刺激喉部可引起心动过缓和心律失常。

采用多种麻醉技术和麻醉药物可以达到上述目的。为了获得良好的手术环境，可静脉使用肌肉松弛剂，可选用顺式阿曲库铵、罗库溴铵、维库溴铵或琥珀胆碱。持续静脉注射琥珀胆碱的优点是可使患者术后迅速恢复气道反射。如果怀疑气道存在通气困难，必须在清醒下对患者做直接喉镜检查，以评估插管困难程度。全麻醉时加用喉头、气管内表面麻醉，可减少全身麻醉药的用量，并易于维持麻醉的平稳。术中可因器械刺激气道出现高血压、心动过速和心律不齐，经加深麻醉仍无改善时，静脉注射或局部使用利多卡因，并静脉注射小剂量芬太尼（1～2 μg/kg）或瑞芬太尼可缓解上述交感反应，必要时还可使用β受体阻滞剂。

喉镜、支气管镜检查麻醉管理的关键在于通气模式的选择。对于喉镜检查术，呼吸道管理的常用方法之一是插入大套囊小管径的气管导管，如于成人可插入内径为 5.0～6.0 mm 的气管导管。气管插管的优点是易于控制呼吸，便于监测呼气末 CO_2，并可预防组织碎片进入下呼吸道。气管插管的缺点是在激光手术期间可导致气道烧伤或干扰术野。对于多数喉镜检查术来说，气管插管通气安全可靠。喉镜检查通气方式还可选用喷射通气。喷射气体可经声门下或声门上途径进入肺内。声门下喷射通气时，可将喷射针或柔软的管子插至声门下方。这种通气方式的缺点是当较大的气道异物位于喷射气体的上方时，可发生球形活瓣现象，即在吸气时气体可进入气管内，呼气时气体呼出受阻，气道压力增加，可引起皮下气肿或气胸。声门上喷射通气的方法是将 14 G 的钝针插入直喉镜的侧孔进行喷射通气。由于喷射通气不能监测呼吸气体，因此，主要通过观察胸廓运动以判断通气是否足够。脉搏血氧饱和度监测对氧合功能的判断很有帮助。利用血气分析也有助于估计喉镜检查时喷射通气状况。

支气管镜检查术与喉镜检查术的麻醉有许多相同之处。在全身麻醉诱导后可用 4%利多卡因喷布喉头、气管及支气管，充分显效后即可置入支气管镜。支气管镜通过声门后，将喷射通气装置或 Jackson-Rees T 管装置与支气管镜侧孔相连接，作喷射通气或辅助呼吸。在支气管镜检查术中，保留自主呼吸较为安全。但在喷射通气或以其他方式控制呼吸有效的前提下，也可使用短效肌肉松弛剂，以获得良好的手术环境，并可减少全麻药的用量。术后注意监护，警惕显微喉镜术后心肌梗死或缺血的发生。

(三)气道异物取出术的麻醉

气道异物以 1～3 岁小儿多见，异物多为花生米和瓜子。多发生在右侧支气管，较大异物嵌在气管或两侧支气管均有异物时可造成严重的呼吸道梗阻。气道异物取出术的麻醉要求是有效地抑制气管、支气管反射，防止患者剧烈咳嗽和支气管痉挛，同时又要保证患者足够的通气，防止术中严重缺氧。

1.全身麻醉药物的选择

(1)氯胺酮复合羟丁酸钠：这两种药物复合使用的优点是对气管、支气管反射抑制作用肯定，缺点是气道分泌物增多，苏醒延迟，故这两种药已很少用于此类手术的麻醉。

(2)丙泊酚复合芬太尼或瑞芬太尼：其优点是起效快、作用时间短、苏醒迅速。缺点为对呼吸、循环仍有一定的抑制作用，应加强呼吸循环系统的管理。

(3)吸入麻醉药：如氟烷、七氟烷，其优点是起效快，对呼吸抑制轻，苏醒迅速。麻醉方法通常为经面罩通气吸入麻醉药，麻醉达到一定深度后置入支气管镜。缺点为术中吸入麻醉药难以通过支气管镜吸入而加深麻醉。

2.麻醉管理要点

(1)饱胃小儿注意预防误吸。麻醉诱导时轻压环状软骨，插入气管导管后放置粗胃管，充分抽空胃内容物。之后，将气管导管拔出，插入硬支气管镜进行手术。手术医师必须做好紧急气管切开术或环甲膜切开的准备，以防部分气道阻塞突然转变成完全阻塞。

(2)为减少全身麻醉用药，更有效地抑制气道反射，在置入支气管镜前，应用 2%～4%利多卡因(最大量 4 mg/kg)充分表面麻醉口咽、喉、气管及支气管。

(3)术中通气模式多采用保留自主呼吸并辅以高频喷射通气。但应该注意，经支气管镜通气时，由于支气管镜管腔狭窄，不能进行有效的气体交换，加之支气管镜周围大量漏气，可引起通气不足，导致缺氧和高碳酸血症。上述情况一旦出现，应立即将支气管镜退至气管进行有效的通气。

(4)在检查气道过程中一旦发生支气管痉挛,应加深麻醉,雾化吸入沙丁胺醇(舒喘灵)或静脉注射支气管扩张药。若术中病情突然恶化,严重缺氧,应怀疑并发气胸。

(5)取出异物后检查所有气管支气管树,以明确有无其他异物或碎片。为了预防术后肺不张,需要反复刺激和吸引梗阻部位的分泌物。术后应给予类固醇激素(地塞米松 0.1 mg/kg)和抗生素,并吸入湿化的氧气。术后严密观察病情,及时处理呼吸抑制和喉头水肿等并发症。

(四)气道激光手术的麻醉

激光是受激辐射产生的一束波长相同、光子相同、同一方向运动的单色光。激光产生的能量可被生物组织吸收并转变为热能。由某种激光媒质产生的特定波长的激光对组织产生不同的作用。波长越长,组织对激光能量的吸收就越多;相反,短波长的光束容易发生散射。例如,在电磁光谱的红外部分中,CO_2激光波长相对较长。CO_2激光束几乎被组织表面全部吸收,并通过气化细胞水分而破坏组织,因而适用于喉及声带病变的表浅手术。钕-钇-铝-石榴红激光其波长仅为CO_2激光波长的 1/10,其能量可被深处的含有色素的组织所吸收,故适用于深部肿瘤的热切除。此外,钕-钇-铝-石榴红激光可在柔软的纤维光学仪器中传播,而CO_2激光则必须直接瞄准目标。气道激光手术麻醉的关键是如何防止激光引起的气道燃烧及其对正常组织的损伤。

1.激光的危险

激光手术确实为手术医师提供了许多方便,如手术切除精确,术野无器械妨碍,并可减轻组织水肿和出血。然而,使用激光也有一定的缺点和危险。激光可损害其他组织,如眼睛。使用激光有增加手术室火灾的危险,燃烧时可产生有害的烟雾。因此,气道激光手术的麻醉关键是如何处理激光所造成的意外事故。

(1)眼睛损伤:CO_2激光最初被角膜的含水组织吸收,而钕-钇-铝-石榴红激光则可达含有色素的视网膜,从而引起眼睛损伤。除此之外,激光可灼伤皮肤,因此,所有毗邻术野的皮肤应使用湿纱布或毛巾加以保护。

(2)燃烧:气道内燃烧是激光手术威胁患者生命安全的并发症。国外已有大量的气道燃烧的病例报道,气道燃烧的最大危险是点燃气管导管,所有非金属的气管导管均有被激光点燃的可能。采用非插管技术如喷射通气或间歇呼吸暂停可以预防气管导管的燃烧。喷射通气去除了激光通道中的可燃物质,但同时也增加了将烟雾和碎片吹入气管和下呼吸道的危险,激光束仍可击穿气管和支气管。金属导管可免除燃烧的危险,但金属导管也有一些缺点,如没有套囊,导管笨重、柔软性差,还可能损伤声带。此外,激光束可被金属导管反射出管外,引起导管毗邻气道组织的损伤。

防止非金属导管燃烧的方法是在导管外包裹箔片,可防止激光击穿和点燃导管。使用箔片保护导管时应注意:①如包裹太紧时可使柔软的导管扭结;②粗糙的箔片边缘可损伤黏膜表面,箔片可能碎裂并被吸入呼吸道。

气管导管的套囊极薄,易被激光击穿,可用盐水浸湿的纱布包裹套囊或将套囊充以盐水以保护套囊。套囊中的液体可吸收热量。套囊一旦被击穿,流出的液体将有助于熄灭火焰。在套囊中加入亚甲蓝,有助于及时发现激光击穿套囊。使用专门用于CO_2激光手术的特殊气管导管,可有效地预防气道燃烧。

除此之外,还应采取如下措施预防气道燃烧:①尽可能使用最低的吸入氧浓度(FIO_2);②使用水溶性软膏;③纸制品应远离术野;④使用最低有效的能量设置;⑤尽量避免持续使用激光;

⑥手术野应保持潮湿。

一旦发生气道燃烧事故，应采取如下措施处理：①立即终止通气，阻止火焰向气管支气管树蔓延；②钳夹气管导管，断开与呼吸回路的连接，关闭氧源；③拔除气管导管；④如果在气道内的气管导管仍有残余燃烧，立即用盐水或水熄灭；⑤面罩通气；⑥重新插入气管导管或直型支气管镜；⑦用支气管镜检查气道并清除碎片；⑧用湿化氧气通气；⑨送 ICU 密切观察。

(3)有毒烟雾：激光引起组织燃烧产生的烟雾主要由炭化的细胞碎片、水蒸气和碳氢化合物组成。

2.钕-钇-铝-石榴红激光手术

钕-钇-铝-石榴红激光手术主要用于姑息性切除可引起气道梗阻、塌陷和感染的支气管肿瘤。此类手术除了可引燃气道外，还可引起气管、支气管穿孔和支气管痉挛。气道穿孔可导致大血管穿孔，招致难以控制的致命性出血。

(五)阻塞性睡眠呼吸暂停综合征手术的麻醉

阻塞性睡眠呼吸暂停综合征(obstructive sleep apnea syndrome，OSAS)是指睡眠时因上呼吸道塌陷或阻塞而引发阵发性呼吸暂停或低通气，并由此引起血氧饱和度下降和频繁觉醒，从而导致日间的不适症状。OSAS 患者睡眠时上气道狭窄、软组织松弛、舌根松弛后坠，吸气时在胸腔负压的作用下，软腭、舌根坠入咽腔紧贴咽后壁，造成上呼吸道阻塞，这是引起阻塞性睡眠呼吸暂停的主要原因。OSAS 可见于多种疾病，如肥胖、鼻部疾病、扁桃体肥大、肢端肥大症、甲状腺功能减退症等。

1.OSAS 主要病理生理及并发症

OSAS 患者睡眠时反复的呼吸暂停及低通气，导致低氧血症和高碳酸血症，严重者可导致神经调节功能失衡，儿茶酚胺、肾素-血管紧张素、内皮素分泌增加，内分泌功能紊乱及血流动力学改变等，造成组织器官缺血、缺氧，多系统多器官功能障碍。由于个体差异，器官功能损害的临床表现及严重程度也有很大的不同。心、肺、脑血管严重损害可导致肺动脉高压、高血压、夜间心律失常、心肌缺血或心绞痛、心力衰竭和记忆力衰退。

2.OSAS 手术的麻醉管理

OSAS 患者内科治疗效果不佳时需行手术治疗。手术疗法目前多采用悬雍垂腭咽成形术(uvulopala topharyngoplasty，UPPP)。此法经口摘除扁桃体，切除部分扁桃体的前后弓、包括悬雍垂在内的部分软腭后缘，增大口咽和鼻咽入口直径，减少腭咽括约肌的容积，以防止睡眠时的上气道阻塞。成人 UPPP 麻醉方式可选用局部麻醉或全身麻醉。但肥胖的 OSAS 患者因舌肥厚、悬雍垂粗大以及软腭宽松，采用局部麻醉效果较差，患者痛苦难以配合手术。全身麻醉则克服了局部麻醉的缺点。但是，不管是采用局部麻醉还是全身麻醉，UPPP 术并非绝对安全。部分 OSAS 患者可因镇静镇痛药、肌肉松弛剂的使用而致上呼吸道塌陷，或因术中、术后局部水肿，分泌物潴留等因素而导致呼吸道严重梗阻，甚至因严重缺氧而死亡。因此，OSAS 患者麻醉时必须注意以下几个方面。

(1)麻醉前访视与评估：对 OSAS 患者的病情进行全面评估，详细了解上呼吸道阻塞的严重程度，明确其全身状况和重要器官功能损害的程度，并充分做好处理困难气道的准备。一般情况下，OSAS 患者麻醉前不宜使用镇静镇痛类药物，以免引起严重呼吸道梗阻。若需要使用时，也应在严密监测下谨慎使用。为减少麻醉诱导后发生反流误吸，肥胖患者麻醉前还可服用 H_2 受体阻滞剂(如雷尼替丁)和甲氧氯普胺。

(2)麻醉诱导：由于麻醉诱导后可能出现呼吸道阻塞、通气功能下降和插管时间延长，OSAS患者在插管过程中更易发生低氧血症，对已伴有低氧血症和并发肺疾病的患者更为危险。因此，术前估计有严重困难气道的患者，宜采用清醒气管内插管。已有心肺功能损害的患者，清醒插管前须谨慎给予镇静镇痛药物，插管前应充分表面麻醉咽喉及气管黏膜以减轻插管反应。为了预防术中或术后早期发生急性呼吸道梗阻，国内有学者建议有下列情况的重症 OSAS 患者，手术麻醉前应在局麻下行预防性气管造口术：①患者睡眠期最低 SaO_2 低于 50%；②每小时呼吸暂停和低通气次数大于每小时 50 次；③合并较严重的心、肺和脑并发症；④有严重的缺氧表现；⑤体胖、颈粗短、舌根肥厚后坠者。

(3)术中麻醉管理：为了保证足够的通气，避免发生低氧血症和二氧化碳潴留，术中应控制呼吸。术中口内操作可引起导管扭曲、折叠、滑脱等异常情况，因此，必须严密监测呼吸音、SpO_2，有条件者还应监测呼气末二氧化碳，间断性进行血气分析。对于术前合并高血压、心肌缺血、心力衰竭或心律失常的患者，充分做好循环功能的监测，术中应尽力维持血流动力学的稳定。持续监测心电图有助于及早发现和治疗心律失常及心肌缺血、梗死等并发症。病情严重者或极度肥胖患者袖带测压难以进行时，应考虑持续监测动脉压。

(4)麻醉后处理：OSAS 患者术后必须严格掌握拔管指征。待患者完全清醒、气道反射和肌力恢复正常、呼吸功能恢复良好后方可拔管。部分患者拔管后可因麻醉药或肌松药的残余作用、伤口局部出血或水肿而造成急性呼吸道梗阻，甚至窒息死亡。因此，拔管前必须做好紧急通气的准备。拔管后严密观察呼吸是否通畅、氧合是否良好、创面有无出血以及循环功能是否稳定。患者返回病房后仍需严密监测呼吸和循环情况，常规给氧，及时清除口腔内分泌物或血液。如果条件许可，病情严重者术后当晚应在麻醉监护室度过。

UPPP 术后咽喉部疼痛剧烈，在严密监护下可使用 PCA。但 PCA 可引起或加重呼吸道梗阻，应高度警惕。上述情况一旦出现应立即停用 PCA。对于伴有神经系统疾病、低氧血症、心肺功能不全或仍有严重气道阻塞症状的 OSAS 患者，不宜使用 PCA。

(六)耳部手术

耳部手术因麻醉者远离患者头部，呼吸管理仍然是麻醉的重点。由于耳部手术的特殊性，因此，耳部手术麻醉也有其特点。耳部手术多数可在局麻下完成。估计手术超过 2 小时，操作较困难，尤其显微外科手术，则需在全麻下进行，常气管内麻醉

对于耳部手术麻醉，麻醉医师首先要考虑的问题包括氧化亚氮对中耳的影响、面神经的保护以及控制出血。

耳部手术术中常需要辨认面神经，并加以保护。手术医师术中需要分离出面神经并通过监测脑干听觉诱发电位和耳蜗电图来确认其功能。如果选用阿片类药物复合肌肉松弛剂，将掩盖30%的肌肉反应，但也有证据显示，在使用肌松剂完全消除鱼际肌电刺激反应时，此时电刺激面神经，仍可产生明显的肌肉收缩反应。因此，对于需要监测面神经功能的手术，肌松剂并非绝对不能使用。

精细的中耳手术应尽可能减少术野出血。减少出血的有效方法是维持相对低血压(平均动脉压比基础值低 25%)。鼓室管内注射 1∶1 000 的肾上腺素可收缩血管，但必须严格抑制肾上腺素的用量，防止肾上腺素用量过多引起的心律失常和血压的剧烈波动。

中耳和耳窦是充满空气的不可扩张的腔隙，腔内气体一旦增多将引起腔内压力升高。氧化亚氮可顺着浓度梯度扩散到充满空气的中耳，其进入中耳的速度比氮气从中耳逸出的速度快。

当中耳内部压力达到 20～30 cmH_2O 时，咽鼓管被动打开。使用氧化亚氮 5 分钟，即可使中耳压力升高，而且超过咽鼓管自动减压的能力，从而导致中耳压力急剧上升。在鼓膜置换或鼓膜穿孔修补的手术过程中，应停用氧化亚氮。若不能停用氧化亚氮者，在植入鼓膜移植片之前，应限制氧化亚氮的浓度在 50%以下，以防中耳压力过高引起移植片的移位。停用氧化亚氮之后，中耳内的氧化亚氮迅速减少，并形成近似真空状态而产生负压。中耳负压可导致严重的中耳炎、中耳小骨尤其是镫骨脱落和听力损害，这些并发症可持续 6 周以上。氧化亚氮可增加术后恶心呕吐的发生率，这是由中耳负压所引起的。小于 8 岁的患儿术后呕吐更为常见，术后应使用抗吐剂。

（樊跃伟）

第六节 口腔颌面部手术的麻醉

一、口腔颌面部手术患者的特点

(一)患者的年龄跨度大

口腔颌面部疾病可发生于任何年龄，患者的年龄跨度大，从出生一周的新生儿到一百多岁的超高龄老年人都有。

1.小儿

总体上说，在口腔颌面外科中，小儿多因先天性颅颌面畸形而实施手术。许多先天性口腔颌面畸形如唇裂、颅狭症等都主张在 1～2 岁以内实施早期手术，除了改善外形和功能以外，还能获得术后较佳的发育条件。小儿颞下颌关节强直可导致张口困难甚至完全不能张口影响进食，仅能通过磨牙后间隙处塞入小块的软固体食物或吸入流质、半流质食物以维持生存。长此以往将严重影响其生长发育并造成营养不良，往往需要早期手术治疗。小儿各时期的解剖生理特点随年龄增长而不断变化，年龄愈小，与成年人之间差别愈大。必须注意采用合适的方法和监测手段以尽可能减小手术麻醉的不利影响，维持其生理内环境的稳态。

2.青壮年

青壮年患者以颌面部外伤、炎症治疗以及正颌整复手术居多，气道问题比较突出。近年来，青壮年人群中因阻塞性睡眠呼吸暂停综合征而接受手术治疗的患者也日益增多。这类患者多由于长期间断的低氧及高碳酸血症可引起体循环、肺循环高压，进而引起心脏损害、动脉硬化及血液黏滞度增高。

3.老年

老年患者则以各种肿瘤性疾病为主。因年龄增长，老年人全身各器官的生理功能发生退行性变化甚至出现病理性改变，常伴有高血压、缺血性心脏病、慢性阻塞性肺疾病、水电解质酸碱平衡失调以及体内药物生物转化和排泄能力下降，对手术和麻醉的耐受力显著降低。老年恶性肿瘤患者全身状况很差，加上摄食障碍，常出现消瘦，并伴有贫血、营养不良和低蛋白血症，术前也应尽可能予以改善和纠正。

(二)困难气道十分常见

口腔颌面外科患者中，困难气道十分常见且程度严重。易发生气道困难的常见疾病有先天性口腔颌面畸形、口腔颌面肿瘤、颞下颌关节强直、阻塞性睡眠呼吸暂停综合征、外伤、感染、肿瘤造成口腔颌面畸形或缺损、手术或放疗引起气道附近解剖结构改变、颌颈部肿瘤压迫致气管移位等。其他的如肥胖颈短、颈椎病变、小下颌、门齿前突或松动、高喉头、巨舌等也会给气管插管带来困难，术前应准确预测并选择好合适的诱导方法和插管技术。

(三)口腔颌面畸形与综合征

对于那些同时出现全身各部位多处畸形的，临床上通常采用“综合征”来命名。许多先天性畸形均可有口腔颌面部的表现。其中最常见的是 Pierre Robin 综合征和 Treacher Collin 综合征，患者表现为小颌、舌后坠等畸形，患儿出生后即表现出明显的气道问题。Goldenhar 综合征的患者表现为一侧面部发育不良、下颌骨发育不良和颈部脊髓畸形。Klippel Feil 综合征则表现为外耳和眼部畸形包括脊柱融合、颈胸椎侧凸和高腭弓等畸形特征。脊柱融合往往造成颈部后仰严重受限。Apert 综合征除有突眼、眶距增宽、腭裂外，还伴有脑积水、心血管畸形、多囊肾等。由于先天性多发畸形继发的各种病理生理改变将使其病情变得更为复杂。麻醉医师应充分认识到其不仅存在口腔颌面部畸形，而且可能伴有其他重要脏器的畸形以及这些缺陷所引起的严重生理功能紊乱。多方面病因的影响无疑会使麻醉处理的难度大大增加，麻醉医师应针对各类患者不同的解剖、生理、病理特点作综合考虑。

(四)心理问题突出

口腔颌面外科疾病与心理问题密切相关。一方面精神和内分泌因素可诱发口腔颌面肿瘤；另一方面，对于已患肿瘤的患者，在实施肿瘤手术前，也常会因大面积组织切除后可能造成的头面部外观畸形和诸如咀嚼、吞咽、语言、呼吸等生理功能改变，而存在明显的心理障碍。先天性口腔颌面畸形的患者往往因颜面丑陋或生理功能障碍而产生各种心理的异常变化。对已接受了多次手术治疗的患者而言，手术麻醉的痛苦体验与不良回忆则会使其在再次手术前存在极度恐惧甚至拒绝心理。老年患者可因对病情发展和健康状况的过分关注而引起其焦虑、抑郁等情绪改变。因此，对于可能出现的诸多心理问题，麻醉医师应予以高度重视，术前应做好耐心细致的解释工作，与患者及家属建立起良好的医患关系，尽可能地取得他们的合作。不良心理活动的抑制与阻断，无疑对减少麻醉用药量、维持生理状态稳定和减少术后并发症都有着重要意义。

二、口腔颌面部手术的特点

(一)根治性外科与功能性外科

手术仍是口腔颌面部肿瘤的主要有效治疗手段。根治手术和整复手术相辅相成而存在，只有在完全根治肿瘤后才有必要实施整复手术。总之，应以肿瘤根治手术为主，与整复手术相结合，即使肿瘤得到根治，又能在功能和外形上获得一定程度的恢复。如今，头颈肿瘤外科、整复外科和显微技术的飞速发展，使肿瘤根治术后大面积缺损和功能障碍的修复成为可能，从而可为术后患者生存率和生存质量的同时提高提供前提保障。

对晚期恶性肿瘤、复发癌瘤和多原发癌瘤也应持积极态度，能一次切除者应给予一次切除，不能一次切除者应予以分次切除。另外，对恶性肿瘤的颈淋巴结处理，不应待临床上已查明有癌瘤转移时才进行颈淋巴清扫术以避免降低手术治疗效果。根据不同情况可采用选择性颈淋巴清扫术或治疗性颈清扫术、功能性颈淋巴清扫术或根治性颈清扫术。

(二)综合与序列治疗

目前趋向于在口腔颌面部的肿瘤患者中应用放疗、化疗等其他方法与外科手术合并进行综合治疗，以取得较好的疗效。放疗和化疗可在术前或术后使用。口腔颌面外科中，序列治疗概念的提出是由唇腭裂治疗开始的。无论序列也好，综合也好，都是多学科的排列有序的治疗。它应依托于多学科之间的密切协作，由一个以口腔颌面外科医师为主的协作组来完成，其他有关的还包括麻醉科、耳鼻喉科、放射科等医师。

(三)牙颌面畸形与正颌外科

对牙颌面畸形患者的治疗，可通过正颌外科手术矫正其牙颌面畸形，实现重建正常牙颌面三维空间关系和恢复其牙颌正常功能，使其达到和谐、相对满意的容貌。由于正颌手术多经口内途径施行，在狭窄而有较深的部位进行操作、止血困难，软组织切口和骨切开线均要求十分准确，以免损坏众多的重要解剖结构。由于骨切开的创伤部位难以按常规止血，手术后可能会有渗血出现。术后张口困难和口内渗血可使患者在麻醉恢复期内发生上呼吸道梗阻的风险大大增加。对这类患者，麻醉恢复期和术后早期均须加强监测，谨防意外发生。

(四)显微外科技术的广泛应用

显微外科技术已广泛应用于口腔颌面外科的手术中，尤其是小血管吻合游离组织瓣移植手术的成功，使口腔颌面部大面积缺损后施行立即修复成为可能。

显微外科手术具有一定的特殊性，其技术条件要求高、操作精细复杂、手术时间长，手术操作和围术期管理过程中的各环节都会直接影响到手术最终的成败。手术过程中必须使患者保持合适体位并严格制动以利长时间手术的实施。还应保持充足的循环血容量并根据情况给予扩血管和抗凝处理。术后应尽可能使颈部制动，防止血管受压形成血栓、压迫静脉导致回流受阻等。此外，维持正常的体温，对预防吻合小血管痉挛、提高游离组织的成活率也十分重要。在小血管吻合重建血液循环游离组织移植手术后，不仅要进行全身循环、呼吸等重要系统的监测，而且应加强对局部移植组织的严密观察和护理。

三、麻醉处理原则

口腔颌面外科手术对麻醉的要求包括安全有效地控制气道、麻醉诱导和维持阶段力求平稳、维持适当的肌肉松弛、苏醒迅速、保证术中及术后镇痛完全。

四、麻醉选择与常用麻醉方法

(一)麻醉选择

口腔颌面外科手术的常用麻醉方法包括局部区域神经阻滞和全身麻醉。选择麻醉时应以患者能接受，手术无痛、安全，术后恢复迅速为原则，根据患者的年龄、体质、精神状况，手术的部位、范围、时间长短等综合考虑而定。

(二)常用麻醉方法

1.局部麻醉

一般由手术者自行操作。局部麻醉对生理干扰小、易于管理、恢复快，多用于第三磨牙拔除或短小手术。也可以在全身麻醉时复合应用，以减少术中的全身麻醉药用量，缩短麻醉恢复时间。它的缺点在于手术区疼痛感受器的阻滞不易完善。对于精神紧张、焦虑者，可在局部麻醉的基础上，经静脉辅助应用镇静、镇痛药物以完善麻醉效果。

2.全身麻醉

由于口腔颌面部手术的解剖部位特殊，多数手术时间较长且操作精细，而手术区域又毗邻呼吸道甚至颅底、眼眶、颈部重要的神经血管，术野周围血流丰富，渗血较多。有些复杂的手术还涉及重要组织和器官。因此，气管内插管全身麻醉应是最为理想的麻醉选择。全身麻醉优点在于能完全消除手术的疼痛与不适，解除患者的焦虑感，较好地控制机体反应，并适合于术中使用低温、控制性降压和机械通气等技术，为外科手术提供最理想的手术条件。常用的全身麻醉包括以下几种。

（1）氯胺酮基础麻醉：氯胺酮基础麻醉实施相对简单，对药物输注设备要求不高。氯胺酮麻醉对骨骼肌张力的影响小，上呼吸道反射也可维持，术中基本能保持自主呼吸，不产生明显的呼吸功能抑制，不影响对二氧化碳的反应性。给药 2～3 分钟后可引起呼吸频率减慢，当快速大剂量给药或与阿片类药合用时才产生明显的呼吸抑制。以往被广泛用于小儿麻醉，尤其是短小手术。但氯胺酮可引起呼吸道分泌物增加，还有兴奋心血管中枢的作用，造成血压和心率同时上升。由于缺乏呼吸道保护和有效呼吸支持，这种方法已逐渐淘汰。

（2）全凭静脉麻醉：多种静脉麻醉药、麻醉性镇痛药复合非去极化肌松药是比较理想的全凭静脉麻醉药组合。全凭静脉麻醉不刺激呼吸道，无手术时污染和燃烧爆炸的危险，起效快、麻醉效果确切。气管内插管有助于维持气道通畅，便于清理气道，实施人工通气。静脉麻醉药首选丙泊酚，起效迅速可控性好。麻醉性镇痛药常选芬太尼、舒芬太尼和瑞芬太尼，镇痛作用强大。肌松药首选中、短效非去极化类，如维库溴铵、罗库溴铵和阿曲库铵等，不仅可有助于呼吸管理，而且能松弛口咽部肌肉以利于手术操作。

（3）静吸复合全身麻醉：方法多样，如静脉麻醉诱导，吸入麻醉维持；或吸入麻醉诱导，静脉麻醉维持；抑或静吸复合麻醉诱导，静吸复合麻醉维持等。由于静脉麻醉起效快，患者易于接受，而吸入麻醉便于管理，麻醉深度易于控制，故临床普遍采用静脉麻醉诱导，而吸入或静吸复合维持麻醉。常用的吸入麻醉药包括挥发性麻醉药恩氟烷、异氟烷和七氟烷以及非挥发性吸入麻醉药氧化亚氮。

3.全身麻醉复合外周神经组滞

口[illegible]面[illegible]外周神经阻滞[illegible]前[illegible]的镇[illegible]。一[illegible]在[illegible]醉诱导后、[illegible]术[illegible]始前是实[illegible]神[illegible]滞[illegible]最佳时机。全[illegible]后[illegible]行[illegible]下神[illegible]阻滞[illegible]神经阻滞起效，[illegible]减少全身[illegible]醉[illegible]的[illegible]量。眶下神经[illegible]的[illegible]，支配上唇、下眼[illegible]两者之间直至鼻旁的皮肤[illegible]黏[illegible]感[illegible]。它从眶下孔[illegible]，[illegible]颌骨[illegible]出部位（鼻外侧[illegible]起）的内侧，所以很容易被[illegible]带。[illegible]滞[illegible]功可麻醉上唇[illegible]翼[illegible]隔、[illegible]眼[illegible]和面[illegible]的中部。

三、[illegible]醉[illegible]间患者的管理

1.病[illegible]和体格检查

麻醉医师在术前必须进行全面的病史采集和体格检查。常规的术前实验室检查包括：血常规、尿常规、血生化、肝肾功能、胸片和心电图等。麻醉前访视时，应仔细复习病史资料，了解患者是否合并其他的先天性畸形，评估有无气道困难存在、有无呼吸和循环代偿功能减退、有无营养不良和发育不全，是否存在呼吸道感染和严重贫血等。

2.气道评估

了解有无喉鸣、打鼾、鼻出血史；有无气道附近手术外伤史；有无头颈部放射治疗史；有无麻醉后发生气道困难史等。检查有无肥胖、鼻腔堵塞、鼻中隔偏曲、门齿前突或松动、颞下颌关节强直、小下颌、颈短粗，检查有无口腔、颌面及颈部病变，气管是否移位等。特殊检查包括张口度、甲颏间距、颈部活动度、Mallampati 试验。Mallampati 试验和 Cormack-Lehane 分级密切相关。

有些综合征伴有颌骨畸形则会明显影响气道的显露，例如 Pierre Robin 综合征和 Treacher Collin 综合征，由于患者下颌骨过小，呈小颌畸形，正常情况下行气管插管时暴露气道十分困难，因而对该类患者的麻醉需要做好充分的困难气管插管的思想准备和器械准备，要避免因准备不充分而导致的急症气道出现。

3.术前准备

(1)小儿患者：年龄越小，手术麻醉风险也越大，婴儿施行选择性手术的安全年龄被定为出生前孕龄＋出生后年龄大于 44 周。伴急性上呼吸道感染和严重贫血的患儿，应暂缓手术。检查先天性颌面畸形患儿有无并存的重要脏器畸形及其功能改变。检查先天性唇腭裂患儿有无喂养困难造成营养不良、发育迟缓。

(2)中老年患者：对原已有内科并发症的患者，需着重了解其脏器功能损害的严重程度，与内科医师共同制订术前治疗方案，包括控制高血压，改善呼吸功能，治疗心律失常，安置临时起搏器，纠正水、电解质以及酸碱平衡紊乱和营养不良等，以提高患者的手术麻醉耐受力。恶性肿瘤患者全身状况差，加上摄食障碍，常出现消瘦，并伴有贫血、营养不良和低蛋白血症，术前也应尽可能予以改善和纠正。

(3)阻塞性睡眠呼吸暂停综合征患者：应注意从病史、症状、体征上给予判断，明确引起上呼吸道阻塞的病因，评估其上呼吸道阻塞程度和肺通气功能状况，检查有无低氧血症和高碳酸血症以及心肺并发症等。遇肥胖患者，麻醉前还应了解其肥胖的严重程度以及在心血管、呼吸和代谢等方面可能出现的异常变化，以能采取合理的麻醉处理手段。

4.麻醉前用药

主要包括镇静药和抗胆碱药，一般于麻醉前 30 分钟到 1 小时给予。抗胆碱药对于清醒插管尤为重要，干燥的气道能显著提高局麻药的效果。

麻醉前用药应尽力做到个体化，需结合患者的年龄、身体状况、焦虑程度、药物反应及手术麻醉史等作综合考虑。1 岁以内的婴儿在麻醉前无需使用镇静药物，1 岁以上的小儿可视具体情况在麻醉前给予镇静药物。高龄、有严重肺病、气道受损、休克或颅内压增高的患者，可不使用麻醉前用药。对于困难气道患者术前镇静药宜小心、谨慎。

5.插管路径和气管导管

插管路径常根据手术需要而定，如无特殊禁忌原则上应避免妨碍手术操作。颅底、眼眶、鼻部、上颌骨、上颌窦手术宜采用经口插管，口腔内、腮腺区、下颌骨、颈部手术宜采用经鼻插管。相对而言，经鼻插管在口腔颌面外科麻醉中更为普遍，但有鼻出血、鼻甲切割伤、鼻骨骨折以及鼻翼缺血坏死等并发症的报道。

根据不同手术的需要选择合适的气管导管：RAE(Ring AdairElwyn)导管常被用于口腔颌面及颈部手术中，口插管外露的近端向下弯曲，鼻插管外露的近端向上弯曲，能最大限度地暴露手术野；钢丝螺纹加强型导管弯曲后不变形，用于头位常需变动的手术中，可避免导管发生折叠和阻塞。激光手术导管在制作中添加箔、不锈钢、铝等金属材料，使导管能耐受激光，避免在喉、气管激光手术中发生导管熔化、断裂；喉切除术导管直接经气管造瘘口插入气管，外露的近端向下弯曲，在喉切除手术操作过程中，可将导管近端置于手术野外；气管切开术导管长度较短，直接经气管切口处插入气管，其远端开口呈圆形，可减少气管黏膜的损伤。

6.插管方式

一般来说，非手术方式插管具有操作简便、成功率高、风险性小、并发症少的优点，常被作为建立气道管理的首选方法。

在口腔颌面外科患者中困难气道的比例高，程度严重，情况复杂。对于严重的困难气道患者往往考虑采用清醒插管，较安全。清醒插管法具有以下优点：①保留自主呼吸，维持肺部有效的气体交换；②气道反射不被抑制，降低了误吸引起窒息的危险；③保持肌肉的紧张性，使气道解剖结构维持在原来位置上，更有利于气管插管操作；④不需要使用吸入麻醉剂和肌松药，在某些高危患者中可避免这些药物引起的不良反应。清醒插管没有绝对的禁忌证，除非患者不能合作（如儿童、精神迟缓、醉酒及好斗的患者），或者患者对所有局部麻醉药有过敏史。对于不合作或同时患有颅内高压、冠心病、哮喘的患者，则应权衡插管困难与清醒插管的风险，给予全面考虑。

但在某些情况下需施行气管切开术后麻醉，具体如下：①口、鼻、咽部有活动性出血；②会厌及声门部炎症、软组织肿胀或异物阻挡而妨碍显露声门；③出现上呼吸道梗阻无法维持通气；④全面部骨折（上、下颌骨和鼻骨复合骨折）者在手术复位过程中需多次改变气管导管径路。

7.气管导管固定

在口腔颌面手术中，口内的操作或搬动头部均会引起导管移位，小的移动增加导管和气管黏膜之间的摩擦，增加喉水肿的危险性；大的移位有可能造成手术中导管滑出，或进入一侧支气管内。另一方面由于气管导管经过手术区域，所以常被手术巾所覆盖，则导管的移位、折叠不易被发现，所以导管固定非常重要。在进行口腔颌面外科手术时意外拔管是手术的真正危险。麻醉医师应充分认识到这种可能性，并保持与外科医师的不断沟通，共同避免意外拔管的发生。

一般经鼻插管比经口插管易于固定。RAE 导管和异型导管的特殊弧度能限制气管导管的移动，有利于术中气道管理。为了使导管固定更安全还可用缝线固定导管于鼻翼、口角或门齿上，或使用手术贴膜固定导管于皮肤。

8.术中监测

麻醉医师必须在使用各种仪器前进行检查。麻醉机功能监测应包括吸入氧浓度、气道压力、呼出气量和呼出气麻醉药物浓度的监测。应持续监测心率、无创动脉压、脉搏氧饱和度、呼气末二氧化碳分压。在某些[illegible]下，麻醉[illegible]根据需要增加[illegible]的[illegible]测[illegible]目如[illegible]定中心静[illegible]压、[illegible]创动脉压、颅内压、肺动[illegible]、[illegible]排血[illegible]温及其他指标，[illegible]波[illegible]及数[illegible]显示，尤其要注[illegible]动态变化过程及时处理。[illegible]用[illegible]监测神经肌肉[illegible]。

9.远距离麻醉管理

由于手术医师占据了患者的[illegible]而麻醉[illegible]离[illegible]部。[illegible]中[illegible]严密观察有无气[illegible]管导[illegible]或静脉输液管的扭曲、折叠、脱出以[illegible]呼吸回路的脱落等异[illegible]情[illegible]

10.长时间手术时的躯体保护

对于长时间手术要注意躯体的保护。

(1)眼睛的保护：颌面外科手术中，手术牵拉、消毒药水等易导致眼睛损伤。术前涂抹抗生素眼膏并用无菌胶带粘贴上下眼睑，手术操作时提醒医师避免压迫眼球或牵拉眼内容物，可减少眼的损伤、失明的危险。

(2)鼻翼的保护：导管过分向上牵拉或衔接管过重，均会压迫鼻翼，长时间压迫，鼻翼缺血，会导致局部皮肤坏死，瘢痕形成。

(3)外周神经的保护：患者身体过长，手术时双脚腾空于手术床外，易造成腓神经损伤；由于手术床过窄而导致术中上肢下垂或受压，易造成尺神经损伤，尤多见于肥胖患者中；放置体位时上肢过于外展，或俯卧位时垫衬安放不到位，可造成臂丛神经损伤。

11.控制性降压

施行控制性降压有利于减少组织的渗血并提供一个干燥的手术野，使组织解剖易于辨认，也适合某些精细操作如血管吻合术的要求，故目前在口腔颌面手术中控制性降压技术的运用非常普遍。由于整个手术时间相对较长，故只需在截骨、肿瘤切除等出血多的步骤时，实行严格的控制性降压，而在血管吻合等显微操作时，可控制血压略低于基础，待血管吻合结束后要立即复压，一方面有助于移植物的血液供应，另一方面也有助于外科医师判断和止血。

降压的前提是血容量充足，这样才不会损害组织器官，通常的做法是在诱导后即利用血浆代用品如羟乙基淀粉、明胶等进行扩容，保证循环血量充足的同时还起到血液稀释的作用。

降压的实施：①可以通过吸入麻醉剂加深麻醉而达到降压的目的；②应用降压药物，常用的如扩血管药(硝普钠、硝酸甘油等)、钙通道阻滞剂(佩尔地平等)、肾上腺受体阻滞剂(艾司洛尔、拉贝洛尔等)。在控制降压时，可尽量使手术部位高于身体其他部位，这样可使手术野的血压降得最低而不影响其他部位灌注。降压的过程中必须进行有创动脉监护。

(四)麻醉后患者的处理

1.拔管术

拔管术在大多数情况下是顺利的，但在有些特殊患者甚至比插管的困难更大。由于术后组织的水肿、颜面部结构的改变以及术后的包扎使得面罩通气变得困难甚至无法通气。并且由于担心会破坏修补后口咽和鼻咽的解剖，通气道或喉罩可能也无法使用。为了确保拔管安全，麻醉医师应首先考虑两个问题。第一，套囊放气后导管周围是否漏气；第二，如果患者在拔管过程中出现气道梗阻，紧急通气包括外科建立气道是否可行。如果以上答案是肯定的则可尝试拔管。

拔管前应准备好困难气道急救车。充分供氧并吸尽患者气道分泌物和胃内容物。拔管前可静脉注射地塞米松并将患者头稍抬高，有可能缓解气道水肿。可以应用少量气管扩张剂和短效β_1受体阻滞剂如艾司洛尔，有助于改善患者呼吸和循环情况。确认患者已完全清醒并且没有残留肌松作用，潮气量和每分通气量基本正常，SpO_2维持95%以上。

只要没有外科特殊禁忌，拔管时可让患者半卧，以增加功能残气量和减少气道梗阻。如果拔管后有舌后坠的可能应先将舌牵出并用缝线固定。拔管前将气管引导管或其他类似导管如高频喷射通气管、气道交换导管或纤维支气管镜等留置于气管导管中。这样，拔管后保留的气管因导管还可引导再次插管。用鼻胃管或光索等作为引导管也可起到相应效果。拔管动作要轻柔，先试将气管导管退至声门上，观察有无气管狭窄或塌陷，然后再将气管导管缓慢拔除。少数患者可能出现短暂的喉水肿或喉痉挛，通过加压供氧，肾上腺素雾化吸入等处理，症状一般都能缓解。如症状持续加重甚至出现呼吸困难应考虑再次插管或气管切开。

2.急性喉痉挛的处理

喉痉挛为拔管后严重的气道并发症，多见于小儿，处理必须争分夺秒，稍有贻误即可危及患者的生命。应立即吸除声门和会厌附近的分泌物，然后可进行如下处理：①用100%氧进行持续气道正压，同时应注意将下颌托起，以除外机械性梗阻因素，直至喉痉挛消失；②小剂量的丙泊酚(20～50 mg)加深麻醉，直至喉痉挛消失；③如果上述处理无效，可应用短效肌肉松弛药来改善氧合或协助进行气管插管。

3.术后恶心呕吐

很多因素均会造成术后恶心呕吐(PONV)，如术前过度的焦虑，麻醉药物的影响、缺氧、低血压，以及术中大量的血液、分泌物刺激咽部或吞入胃内。由于呕吐物可能污染包扎敷料和创面从而增加感染机会。对术后吞咽功能不全的患者，也增加了误吸的机会。因此，控制 PONV 对口腔颌面部手术显得尤其重要。

对于 PONV 的高危患者，可采取一些预防措施：①术后清除咽部的分泌物和血液，术后常规胃肠减压；②避免术后低氧和低血压；③预防和治疗可给予三联抗呕吐药，如昂丹司琼、氟哌利多和地塞米松。

4.术后镇静和镇痛

术后镇静、镇痛可减少患者的躁动，减少头部的移动，避免血管蒂扭曲，游离皮瓣坏死。术后镇静、镇痛还有助于患者对留置气管导管或气管切开的耐受。用于术后镇静和镇痛的药物如下。

(1)咪达唑仑：由于此药有多种给药途径，且起效快，对循环和呼吸无特别抑制，所以在临床上用的比较多，单次静脉给药 1～2 mg，但反复给药时，需注意其蓄积作用。

(2)丙泊酚：它的最大优点是停药后恢复快而且质量高，易于调控，能起到很好的镇静效果。

(3)芬太尼：很常用的阿片类镇痛药，一般选择患者自控静脉镇痛的方式给药，既可有效镇痛又可避免用药过量。目前认为 4 岁以上的小儿，只要有人监护，即可给予自控镇痛。

(4)非甾体镇痛药：对口腔颌面外科患者可提供有效的镇痛，并有抗炎作用，可经 PCIA 给药，但在有亚临床肾损害，出凝血时间延长，使用环孢素、甲氨蝶呤等抗肿瘤药治疗的患者中需慎重。

（樊跃伟）

第七节　胆道手术的麻醉

胆道疾病以胆石症、胆道肿瘤、先天性胆道疾病等常见。此类患者除合并有肝功能损害以外，常伴有梗阻性黄疸及重要脏器功能改变，手术麻醉风险较大。因此，熟悉黄疸所引起的病理生理学改变及各种胆道疾病的特点，慎重选择麻醉方法及用药，积极预防可能出现的术后并发症，对于保证该类患者安全、平稳度过围术期至关重要。

一、黄疸的病理生理学改变

(一)黄疸对循环系统的影响

人们很早就注意到阻塞性黄疸患者手术后经常容易伴发低血压和肾衰竭，随着对这一现象相关基础和临床研究的深入，肝脏与肾脏之间的关系也有了更进一步的认识。

1.对血管反应性的影响

在体和离体的动物实验均表明，无论是否伴随肝脏疾病，黄疸都有血管扩张的作用。研究发现，使梗阻性黄疸组犬平均动脉压降低至 8.8 kPa(66 mmHg)所需要的出血量是假手术组出血量的一半，出血导致梗阻性黄疸犬的死亡率高达 44%，而假手术组犬的死亡率则为零。需要指出的是，并不是所有的梗阻性黄疸的动物模型都表现为低血压，黄疸大鼠只是在胆管结扎后 1～2 天表现为低血压，而一周以后血压则恢复正常，梗阻性黄疸狒狒也没有表现出低血压。但是尽管基础血压正常，各种实验证明循环系统仍受到损害，梗阻性黄疸大鼠出血 10%就会发生不可逆的低血压，而正常大鼠则能很好地耐受。这可能与血液淤积在内脏血管，不能够增加有效循环血量有关。

研究表明，高胆汁血症可降低血压和外周血管阻力，这与血管对血管活性物质的反应性下降有关。离体实验中，胆汁酸可降低各种血管的反应性，如门静脉、输精管静脉和后肢静脉等；动脉的反应性也下降。另外，阻塞性黄疸所导致的肝实质性损害也可影响血流动力学，慢性肝病患者常表现为难治性的外周血管对血管活性药物的低反应性，而且这是在该类患者血浆内和尿内的去甲肾上腺素浓度升高的情况下发生的，因此更能证明血管壁的低反应性。这种血流动力学的不稳定性被认为是体内大量的动静脉短路造成的，而一些血管舒张物质等的积聚也是其中一个原因，但目前尚无直接证据表明是其中哪种物质参与了肝脏疾病低血压的发生。近来有研究表明，NO 可能也参与了肝硬化患者的外周血管阻力的降低。

血管反应性下降的细胞机制究竟是什么呢？有研究发现，与假手术组大鼠相比，梗阻性黄疸 3 天大鼠对升压刺激（如去甲肾上腺素、电刺激和 α_1 肾上腺素能受体激动剂）的反应性下降。同样，在离体实验中，从梗阻性黄疸大鼠体内分离出的大动脉对 α_1 受体激动剂的反应性也下降，但是对 α_2 受体激动剂的反应性则未见异常，因此，推测 α_1 受体信号转导通路的异常是血管反应性下降的一个原因，主要的影响因素可能是胆汁酸和内毒素，但究竟是受体本身功能的改变还是受体后信号转导的异常（如磷酸化水平改变）尚不明确。也有学者发现，肠系膜血管床 α_2 受体的敏感性降低。近年来，许多研究证实，阻塞性黄疸可导致体内内源性阿片肽和 NO 合成增多，由于 NO 是一种重要的扩血管物质和神经递质，而阿片肽也在外周和中枢对心血管系统起着重要的调节作用。有学者通过对胆管结扎犬的肾动脉和肠系膜动脉研究发现，动脉对去甲肾上腺素、5-羟色胺收缩作用的反应性显著减弱，对乙酰胆碱的舒张作用的反应性增强，在去除血管内皮后，这种异常反应则消失，提示血管内皮的改变是血管反应性异常的主要原因。对肠系膜动脉的研究也认为血管平滑肌的功能是正常的，血管内皮的缺陷是主要原因，并且阿片受体拮抗剂和 NO 合成酶抑制剂可逆转血管功能的异常，提示血管反应性的异常可能与阻塞性黄疸所导致的内源性阿片肽和 NO 产生过多有关。

2.对心功能的影响

在体研究阻塞性黄疸对左心室功能影响与离体研究的结果不尽相同，这可能与使用的实验动物种类不同、心功能的测定方法不同以及难以区别黄疸本身还是肝损害对心功能的作用有关。

有学者比较了基础状态下和 β 受体激动剂作用下梗阻性黄疸犬的离体心肌收缩性，发现最大收缩张力变化速率、最大舒张张力变化速率、收缩持续时间均显著降低，但是心功能的损害只表现在对 β 受体激动剂的反应性上，而对强心苷或者对刺激的变化率是正常的。但也有学者研究发现梗阻性黄疸 3 天的大鼠心脏的基础收缩指数下降，而对异丙肾上腺素和多巴酚丁胺的反应性未受影响。通过放射配体结合实验研究发现，梗阻性黄疸大鼠心肌细胞膜上的 β 肾上腺素能受体的数目和亲和力都未发生改变。这两个研究结果的差异可能与梗阻性黄疸的持续时间不同有关。尽管急性梗阻性黄疸动物模型表现为高胆汁血症和急性肝脏损害，但是慢性动物模型更近似于肝硬化和门静脉高压。因此，短时间的梗阻性黄疸可能还不足以使心脏 β 受体的表达下降。为了单独研究高胆汁血症本身对心脏功能的影响，排除肝实质损害对心脏功能的影响，Green 等采用了鹅去氧胆酸（CDCA）模型，通过测定左心室的收缩间隔时间，发现 CDCA 犬左心室射出前期时间（代表心室压力上升的时间）要长于正常犬，而射出期时间（体现每搏输出量）则缩短，最大收缩张力变化率也降低，而且从 CDCA 犬上取下的心室肌和从胆总管结扎犬 CBDL 犬上取下的心室肌比较，都表现为对异丙肾上腺素的收缩反应性下降。

在临床研究方面，Lumlertqul 等通过比较黄疸患者心脏和正常人心脏对多巴酚丁胺的反应性后发现，黄疸患者的左室射血分数明显低于正常人，提示黄疸使心脏对正性肌力药物的反应性下降。Padillo 等研究发现左心室做功与血浆总胆红素水平呈显著的负性相关关系，而进行胆汁内引流后，阻塞性黄疸患者的心排血量、心指数、每搏输出量以及左心室做功均显著改善，并且引流前后心房利尿肽的变化与心排血量变化之间存在负性相关关系。由于血浆中利尿肽含量的升高是反映左心功能受损的特异性指标，故提示阻塞性黄疸患者的心肌的确受到损害，并且黄疸越深，心肌受损越严重。

许多在体和离体的研究表明，胆汁酸对心脏有负性变时和变力作用，并且有剂量依赖性。Joubert 将胆汁酸作用于分离的大鼠动脉，发现胆汁酸可剂量依赖性的抑制动脉收缩次数，并可拮抗异丙肾上腺素的作用。Bogin 和 Enriquez 等学者也证实了胆盐对心脏的负性变时作用。也有研究认为，胆汁是通过刺激迷走神经而产生负性变时作用的，这种作用可以被阿托品拮抗。除了负性变时作用，胆汁对大鼠的乳头肌以及心室肌还有负性肌力作用，这种作用与抑制钙离子内流，缩短动作电位的持续时间有关。

近年来，NO 和内源性阿片肽在阻塞性黄疸对心脏的负性变时和变力作用越来越受关注。有研究显示，在体情况下，BDL 大鼠的心率显著低于正常大鼠，而离体情况下，BDL 大鼠心房的自发心率与对照组无差异，但对肾上腺素正性变时作用的反应性显著下降，若每天给予阿片受体拮抗剂、一氧化氮合成酶抑制剂或者 L-精氨酸处理后，不但在体时可纠正这种心动过缓，离体时也可改善心房对肾上腺素正性变时作用的反应性；而心室乳头肌的基础收缩性以及对 α 和 β 肾上腺素能受体激动剂的反应性也得到部分或完全改善。另外，由于 L-精氨酸可改善肝脏的损害，因此，肝功能的损害可能也是心动过缓的原因之一。

3.对血容量的影响

Martinez 等应用同位素稀释技术测定了胆管结扎后兔体内的总液体量、细胞外液体量以及血浆容量，发现与假手术组相比，结扎后 6 天总液体量下降 15%，细胞外液体量下降 24%，结扎[illegible]

[illegible]也显著下降，同时还发现心房利尿肽显著升高，由于利尿肽在中枢有抑制动物饮水的功能，因此，利尿肽的升高可能是摄入减少的重要原因。

(2)利尿肽和脑利尿肽分泌增加。心房利尿肽和脑利尿肽都具有强大的利钠和利尿作用，并且在中枢内具有抑制动物饮水的功能。Valverde 和 Gallardo 分别在阻塞性黄疸动物和人体上发现，血浆中利尿肽含量显著升高；Padillo 等发现利尿肽和脑利尿肽均显著升高。近年来，有研究显示血浆内的利尿肽和脑利尿肽是诊断无症状左心室功能损害的特异性标志物，因此，阻塞性黄疸引起的心功能损害可能是利尿肽和脑利尿肽升高的主要原因。

(3)胆盐的利尿和促尿钠排泄作用。Topuzlu 等发现给犬静脉内注射胆盐可降低近曲小管钠的吸收，还有实验显示肾内注射胆汁酸可增加钠、钾的分泌和尿的流量，梗阻性黄疸大鼠也有类似现象。临床上观察到的现象似乎也支持胆盐有促尿钠排泄的作用，严重梗阻性黄疸患者的尿钠排泄显著增多，而且在限制钠摄入的情况下仍表现为尿钠排泄增多。

鉴于阻塞性黄疸可导致有效循环血量下降，学者们开始试图通过术前的液体治疗以提高循环系统的代偿能力，提高肾脏灌注，改善肾功能。Williams 等发现术前输血可降低围术期的死亡率；Dawson 通过动物和临床研究认为，甘露醇作为一种渗透性利尿剂，可产生容量扩张、利尿和促尿钠排泄，维持肾脏血流在低灌注水平，防止内皮细胞的肿胀和肾小管的阻塞。但是甘露醇是否对梗阻性黄疸的肾功能损害具有保护作用仍存在争议，Wahbah 等通过随机对照研究发现，预先给予甘露醇、呋塞米或者血管活性药物多巴胺并不能够保护肾功能，而围术期维持足够的血容量是保护肾功能的关键。Parks 等通过前瞻性研究发现，术前若给予充足的液体补充，并控制电解质的平衡可以改善阻塞性黄疸术后肾衰竭的发生率，而与是否应用小剂量的多巴胺无关。但也有临床研究认为，术前给予液体补充血容量，虽然可以改善细胞外液体容量，但不能够改善肾功能。因此，围术期阻塞性黄疸患者的液体治疗方案还有待于进一步研究，但有一点可以肯定，即严密监控围术期的血容量，保持水、电解质的平衡对于保护肾功能至关重要。

4.对自主神经平衡性的影响

为了确定黄疸对自主神经平衡性的影响，俞卫锋等选取了 24 名胆道或其周围肿瘤引起的阻塞性黄疸患者，ASA Ⅰ～Ⅱ级，另外选取 20 名年龄、体重以及性别构成相似的非黄疸患者（慢性胆囊炎或肝血管瘤），ASA Ⅰ～Ⅱ级，作为正常对照组。在其手术开始前，采用改良后的 Oxford 药理学方法测定两组患者的动脉压力反射敏感性（BRS），并通过多元线性相关分析确定可能与吸入全麻药敏感性改变密切相关的肝功能指标，如血浆总胆红素、胆汁酸、清蛋白和丙氨酸转移酶等。为了进一步明确阻塞性黄疸对 BRS 的影响及其影响机制，建立了阻塞性黄疸的 SD 大鼠模型（BDL），对清醒阻塞性黄疸大鼠和假手术组大鼠（SHAM）的 BRS 功能和心率变异性（HRV）进行比较。在明确了阻塞性黄疸对动脉压力感受反射敏感性影响的基础上，继续对其敏感性变化的可能机制进行了初步研究：①观察急性高胆汁血症对正常大鼠 BRS 的影响，确定胆汁是否直接影响 BRS；②急性静脉注射非选择性的阿片受体阻断剂纳洛酮和不能透过血-脑屏障的阿片受体阻断剂甲基碘化纳洛酮，观察注射前后，两种阻断剂对 BDL 和 SHAM 组大鼠 BRS 和 HRV 的影响；③从胆管结扎开始，即每天皮下注射纳洛酮和甲基碘化纳洛酮，7 天观察 BDL 和 SHAM 组大鼠 BRS 和 HRV，并取血测定肝功能，取肝脏做病理切片；④通过免疫组化测定动脉压力感受反射中枢内孤束核（NTS）和延髓头端腹外侧部（RVLM）含有神经型一氧化氮合酶（nNOS）神经元的数目，比较 BDL 组与 SHAM 组间的差异，并观察侧脑室内给予 NO 供体硝普钠对 BRS 的影响。结果显示，阻塞性黄疸患者的动脉压力感受反射敏感性显著降低，包括交感压力反射功能和迷走反射功能，这一临床现象在 SD 大鼠的阻塞性黄疸模型上得到了进一步证实，并且 BDL 大鼠的自主神经系统功能也显著下降，交感与迷走的平衡失调。相关机制的研究发现，胆汁本身对 BRS 和 HRV 无明显影响，而阻塞性黄疸所导致的肝功能损害、自主神经系统功能失调、内源性阿片肽增加以及动脉压力感受反射中枢 NTS 和 RVLM 含有神经源型 nNOS 神经元数目减少可能与动脉压力感受反射功能的下降有关。另外，丙泊酚对阻塞性黄疸患者血流动力学的抑制作用增强，可能与其交感反射功能下降有关。

（二）黄疸对麻醉药敏感性的影响

近来有研究表明，疲劳、抑郁症和瘙痒等胆汁淤积患者常见并发症的产生与患者脑内部分中枢神经递质传导的改变密切相关。而目前对于吸入麻醉药作用机制的研究显示，吸入麻醉药主要是通过干扰中枢神经系统内突触前神经递质的合成、释放和重摄取，或影响突触后膜上离子通道或膜受体的正常功能，从而改变了正常的神经冲动传导，并产生全身麻醉作用。因此，胆汁淤积患者脑内中枢神经递质的改变很可能会影响患者对吸入麻醉药的敏感性。这一假设分别在俞卫锋等对胆道或其周围肿瘤引起的阻塞性黄疸患者的临床研究以及在阻塞性黄疸的 SD 大鼠模型的研究中得到证实。这些研究的主要研究结果如下。

1.临床研究

与非阻塞性黄疸患者的地氟烷 MAC-awake（2.17%±0.25%）相比，阻塞性黄疸患者的 MAC-awake（1.78%±0.19%）显著降低（$P<0.001$），并且阻塞性黄疸患者的 MAC-awake 与血浆总胆红素呈显著性负相关，而与胆汁酸、清蛋白和丙氨酸转移酶无关，即患者血浆胆红素含量越高，MAC-awake 越低。这些结果表明阻塞性黄疸患者对吸入性麻醉药的全麻敏感性升高。

2.动物实验研究

与假手术组大鼠相比，各组黄疸大鼠的地氟烷 MACRR 都显著降低（$P<0.05$），并且多元线性回归分析显示黄疸大鼠的 MACRR、MAC 与血浆总胆红素呈负相关，而与血浆清蛋白呈正相关。

3.分子机制研究

（1）与对照组（假手术组）大鼠相比，阻塞性黄疸大鼠大脑皮层内谷氨酸和甘氨酸的含量显著下降（$P<0.05$），而天门冬氨酸、γ--氨基丁酸和谷氨酰胺的含量无明显差异。

（2）阻塞性黄疸大鼠皮层上 NMDA 受体的最大结合容量显著升高（$P<0.05$），亲和力无明显变化。

（3）阻塞性黄疸大鼠皮层 NMDA 受体亚基 NR1、NR2A 和 NR2B 的表达量显著升高（$P<0.05$），而各亚基的磷酸化水平无明显改变。综上所述，阻塞性黄疸可提高机体对吸入麻醉药的敏感性，增强药物的麻醉效能。

[illegible]

状可在数小时后自行缓解。若嵌顿不解除则胆囊增大、积液，合并感染时可发展为急性化脓性胆囊炎或胆囊坏疽。肝外胆管结石多数为原发性胆总管结石，典型临床表现是反复发作的腹痛、寒战高热和黄疸，称为夏柯三联征。间歇性黄疸是肝外胆管结石的特点，如果梗阻性黄疸长期未得到解决，将会导致严重的肝功能损害。肝内胆管结石的症状依结石部位不同而有很大差别。位于周围肝胆管的小结石平时可无症状，若结石位于Ⅰ、Ⅱ级肝胆管或整个肝内胆管，则患者会有肝区胀痛。胆石症可根据典型病史、临床表现、体检和影像学检查确诊。胆石症的治疗方法很多，但以外科手术治疗为主。

胆道肿瘤包括胆囊和胆管的肿瘤，良性肿瘤不常见，多为腺瘤和息肉。常见的恶性肿瘤有胆囊癌、胆管癌和壶腹癌等，其中胆囊癌可占胆道恶性肿瘤的 1/2 左右。胆道恶性肿瘤的治疗原则是早期诊断，及早行根治性切除。手术方式和切除范围依肿瘤部位和癌症分期不同而有很大区别。

(一)麻醉前准备

(1)重点检查心、肺、肝、肾功能。对合并的高血压、冠心病、糖尿病、肺部感染、肝功能损害等进行全面的内科治疗。

(2)胆石症和胆道肿瘤患者经常伴有胆道梗阻及肝功能损害,梗阻性黄疸可以导致胆盐、胆固醇代谢异常,维生素 K 吸收障碍,使出、凝血发生异常,凝血酶原时间延长。术前应补充维生素 K,纠正凝血功能。由于梗阻性黄疸患者迷走神经张力增高,麻醉和手术过程中容易出现心律失常和低血压,麻醉前应酌情给予阿托品。

(3)胆石症合并感染时可发展为急性化脓性胆囊炎、胆管炎,甚至可导致感染中毒性休克、败血症等。合并感染的患者应做好充分的术前准备,包括行急诊手术的患者,在积极抗感染治疗的同时应尽量纠正休克状态。

(4)如果术前存在水、电解质、酸碱平衡紊乱应予以纠正;一些胆道肿瘤患者营养状况可能较差,术前应该适当改善营养状态。

(5)术前用药:阿托品可使胆囊、胆总管括约肌松弛,可作为麻醉前用药。吗啡、芬太尼等阿片类药物可引起胆总管括约肌和十二指肠乳头部痉挛,使胆道内压上升达 2.9 kPa(300 mmH_2O)或更高,且不能被阿托品解除,故患有胆石症和胆道阻塞的患者麻醉前应禁用。肝功能损害严重的患者术前用药需谨慎,此类患者镇静药和阿片受体激动药作用可能增强,有可能引起或加重肝性脑病。胆石症患者中肥胖体型者逐年增多,对这类患者不主张术前应用镇静药和阿片受体激动药,除非在有监测和医护人员看护情况下酌情使用;病理性肥胖患者易发生胃液反流,手术日晨应给予 H_2受体阻滞剂,提高胃液 pH。

(二)麻醉方法和麻醉药物的选择

胆石症和胆道肿瘤手术的麻醉方法、麻醉药种类的选择应结合手术方式、患者术前一般情况、肝功能损害程度及凝血功能等多种因素综合考虑。一般来说可采用全身麻醉、连续硬膜外麻醉或全身麻醉复合硬膜外麻醉。以往国内大多数医院行胆道手术都是以硬膜外阻滞为主,可经 $T_{8\sim9}$ 或 $T_{9\sim10}$ 间隙穿刺,向头侧置管,阻滞平面控制在 $T_{4\sim12}$。但是由于胆石症和胆道肿瘤患者可能有阻塞性黄疸,致使迷走神经张力增加,发生心动过缓;如果硬膜外阻滞平面过高,有可能阻滞心交感神经,使心动过缓更加明显,加之胆囊、胆道部位迷走神经分布密集,且有膈神经分支参与,术中在游离胆囊床、胆囊颈和探查胆总管时,可发生胆-心反射和迷走-迷走反射。患者不仅会出现牵拉痛,而且可引起反射性冠状动脉痉挛,心肌缺血导致心律失常,血压下降,甚至心搏骤停。为防止上述情况发生可以采取一些预防措施,如局部神经封闭,静脉应用哌替啶及阿托品或依诺伐等药物,但应考虑到阿片类药物可引起胆总管括约肌和十二指肠乳头部痉挛的问题。

近十年来,由于上述原因和腹腔镜下胆囊切除手术的开展,全身麻醉或全身麻醉复合硬膜外麻醉越来越多地应用于胆道手术。如果患者一般状况良好,不是病态肥胖者,未合并肝功能损害或阻塞性黄疸时,麻醉方法和麻醉药物的选择无特殊禁忌。如果患者合并阻塞性黄疸或伴有肝功能损害时,应认真选择麻醉用药,原则上禁用对肝功能有损害的药物。全麻药物中吸入麻醉药对肝血流和肝功能的影响大于静脉麻醉药,吸入麻醉药对肝血流和肝功能的影响不仅与麻醉药本身的特性有关,还与肝功能障碍的严重程度、年龄、手术应激及腹腔内手术操作等多种因素有关。大量动物实验和临床观察表明,七氟烷、地氟烷和异氟烷较氟烷和恩氟烷能更好地保护肝血流和肝功能,可用于肝功能损害患者的麻醉。现有的资料提示临床常用的静脉麻醉药,如丙泊酚、氯胺酮、依托咪酯和硫喷妥钠等对肝血流的影响很小,对术后肝功能没有明显影响,但是在肝功能损害严重的患者应注意反复多次给药和持续输注时药物作用时间延长,镇静强度增加。肝功能障碍患者阿片受体激动药的镇静和呼吸抑制作用增强,作用持续时间延长,需谨慎应用。瑞芬太尼的酯键易被血和组织中的非特异性酯酶水解,导致代谢迅速,恢复与剂量和输注时间无关,肝功能障碍不影响瑞芬太尼的清除率。神经肌肉阻滞药可选用不依赖肝脏消除的阿曲库铵和顺式阿曲库铵。

(三)术中麻醉管理要点

(1)常规监测心电图、无创血压、脉搏氧饱和度、呼气末二氧化碳、体温和尿量,有条件的情况下可监测麻醉深度。

(2)胆石症患者属于肥胖体型者,应按照肥胖患者来实施麻醉诱导和麻醉管理。如果患者一般情况差或合并感染,尤其是发展至感染中毒性休克和败血症时,应进行有创动脉血压和中心静脉压监测。麻醉诱导应选择对血流动力学影响小的药物,并遵循小量分次给药的原则,避免血压骤降。术中如果血压过低,应合理应用血管活性药物,尽量维持血压在正常范围,以保证心、脑、肾等重要脏器的灌注。

(3)胆石症和胆道肿瘤患者伴有肝功能损害和梗阻性黄疸时,可以导致胆盐、胆固醇代谢异常,维生素 K 吸收障碍,影响凝血功能;胆道手术可促使纤维蛋白溶酶活性增强,纤维蛋白溶解而发生异常出血;麻醉和手术中因凝血因子合成障碍,毛细血管脆性增加,也促使术中渗血增多,因此术中应密切观察出凝血变化,遇有异常渗血,应及时检查纤维蛋白原、血小板,并给予抗纤溶药物或纤维蛋白原处理。

(4)胆结石和胆道肿瘤造成主要胆管阻塞而使结合胆红素分泌障碍,引起阻塞性黄疸的患者围术期发病率和病死率较高,且术后易伴发急性肾衰竭。术后急性肾衰竭的发生率为 8%～10%,与高胆红素的程度有直接关系,病死率可高达 70%～80%。术中应注意肾脏保护,严密监测尿量,更可靠的方法是采用中心静脉导管或肺动脉导管或经食道超声心动图监测有效血容量 [illegible]

迷走反射的发生。术中必须严密监测心率、心电图和血压,如果出现 ST-T 改变、心律失常和血压下降应立即提醒术者停止手术,并静脉注射阿托品,必要时加注麻黄素,纠正反射引起的心率减低和血压下降。

(6)肥胖患者在麻醉期间应严密监测,要特别注意加强气道管理,此类患者一旦出现呼吸和心血管系统的紧急情况,处理起来极其困难,因此任何潜在的危险都必须尽早发现并及时解决。

(7)一般情况下,胆道手术出血量不会太多,但是体液丧失比较显著,所以术中应注意补充容量。

(8)腹腔镜胆囊切除术时应该保持足够的肌松程度,由于腹腔镜手术时视野有限或内镜的放大作用而难以正确估计出血量,加之气腹和体位的原因,应该加强血流动力学和呼气末二氧化碳的监测。

(四)麻醉后注意事项

(1)术后应密切监测脉搏氧饱和度、心电图、血压、脉搏、尿量,持续鼻管吸氧,直至病情稳定。

(2)危重患者和感染中毒性休克未脱离危险期者,麻醉后应送术后恢复室或重症监护室进行严密监护治疗,直至脱离危险期。

(3)对老年人、肥胖患者及并存呼吸系统疾病者,术后应持续低流量吸氧,严密监测血氧保护度,防止低氧血症和肺部并发症的发生。

(4)术后应适当给予镇痛药物,合并肝功能障碍患者应该尽量避免使用对肝脏有损害的药物。硬膜外镇痛是比较理想的方法,镇痛效果确切,并可促进肠道排气,但有凝血功能异常的患者禁用。病理性肥胖患者术后镇痛尽量选用非阿片类镇痛药,如果选用阿片类镇痛药应使用最低有效剂量。

三、先天性胆道畸形的手术麻醉

先天性胆道畸形包括胆道数目和形态的异常,最常见的畸形为先天性胆道闭锁和先天性胆管囊状扩张症。

(一)常见的先天性胆道畸形

1.先天性胆道闭锁

先天性胆道闭锁是胆道先天性发育障碍所致的胆道梗阻,是新生儿期严重梗阻性黄疸的常见原因。病变可累及肝内或肝外的部分胆管,也可累及整个胆道,其中以肝外胆道闭锁最为常见。病因尚未明确,目前有 2 种学说:胚胎先天性发育畸形学说和病毒感染学说。临床常根据胆管闭锁的病变范围不同将其分为 3 型,即肝内型、肝外型和混合型,其中肝外型大多可经手术治疗。临床表现如下:①黄疸,进行性梗阻性黄疸是本病的突出表现;②营养及发育不良;③肝脾进行性肿大,晚期表现为胆汁性肝硬化,门静脉高压,皮肤、黏膜出血倾向,重度营养不良,肝性脑病等,如不治疗可在 1 岁内死亡。本病可根据临床表现、实验室检查和影像学检查得以确诊,本病一经确诊应及早行手术治疗,手术宜在出生后 6～8 周进行,以免发生不可逆性肝损伤。

2.先天性胆管囊状扩张症

先天性胆管囊状扩张症以往称为先天性胆总管囊肿,可发生在肝内、外胆管的任何部分。本病好发于亚洲地区,女性多见。病因尚未明了,可能与以下因素有关:①先天性因素,主要有 3 种学说,即胆管上皮异常增殖学说、胰胆管异常合流学说和神经发育异常学说;②后天性因素;③先天性因素合并后天性因素。根据胆管扩张的部位、形态和范围,先天性胆管囊状扩张症分为 5 种类型:Ⅰ型为胆总管囊状扩张;Ⅱ型为胆总管憩室样扩张;Ⅲ型为胆总管末端囊肿;Ⅳ型为肝内外胆管扩张;Ⅴ型为肝内胆管单发或多发性囊性扩张,又称卡罗利病。临床症状多出现在 3 岁左右,典型的临床表现为腹痛、腹部包块和黄疸三联征,但多数患儿就诊时只有其中一个或两个症状,症状多呈间歇性发作。合并感染时症状加重,晚期可出现胆汁性肝硬化和门静脉高压。为避免反复发作胆管炎导致肝硬化,癌变或囊肿破裂引起的胆汁性腹膜炎等严重并发症,本病一经确诊应尽早行手术治疗。

(二)手术麻醉

1.病情评估

先天性胆道畸形患者的全身状况通常很差,经常并存营养和发育不良、肝功能损害、出血倾向,有的患者可能合并严重胆管感染、重症黄疸、囊肿破裂引发胆汁性腹膜炎、甚至感染中毒性休克。术前应尽量改善一般状况，重点是改善营养状态和肝功能，控制感染，纠正出血倾向等。

2.术前准备

(1)禁食：患者多数是婴幼儿，与成人相比其代谢率高、体表面积与体重之比较大，更容易脱水，所以可以遵循改良的禁食指南，即小于 6 个月的婴幼儿可在麻醉诱导前 4 小时内禁食奶类和固体类食物，麻醉诱导前 2 小时可饮用不限种类的清液，但临床上更倾向于 6～8 小时不食用奶类和固体类食物，诱导前 4 小时内不饮用清液的原则。

(2)术前用药：小于 6 个月的婴幼儿一般不需要术前用药，较大患儿可根据病情、麻醉诱导方法、患儿和家长的心理状况等来决定是否给予术前药，但合并肝功能损害和严重感染者需谨慎应用术前药。给药途径包括口服、肌内注射或经直肠内灌注等。常用药物有咪达唑仑、地西泮、阿托品、氯胺酮等，可以单独应用，也可联合用药。

3.麻醉方法

由于先天性胆道畸形患者常合并重症黄疸、感染、肝功能障碍并有出血倾向，而且患者多是婴幼儿，所以气管内插管全身麻醉是最常用的麻醉方法。麻醉诱导方法的选择取决于患者的病情、患儿的紧张程度、配合程度、交流能力以及是否饱胃等诸多因素，方法包括面罩吸入诱导、肌内注射诱导、直肠麻醉诱导和静脉诱导等。

4.麻醉药物的选择

麻醉药物选择没有特殊禁忌，但应注意以下问题：①先天性胆道畸形患儿常合并肝功能损害，应认真选择麻醉用药，原则上禁用对肝功能有损害的药物；②行先天性胆道畸形手术的患儿年龄往往较小，相当一部分患儿是不足 2 月的小婴儿，肾功能和肝脏代谢功能尚不成熟，要特别注意避免药物过量引起心肌抑制等危险和因血浆药物浓度过高而导致的药物毒性；③婴幼儿对阿片类药物非常敏感，容易引起呼吸抑制；④小儿呼吸频率快，心脏指数高，大部分心排血量分布至血管丰富的器官，加上吸入麻醉药血气分配系数随年龄而有改变，故小儿对吸入麻醉药的吸收快，麻醉诱导迅速，但同时也易过量。

[illegible]

[illegible]相[illegible]一部分[illegible]者[illegible]婴[illegible]和[illegible]率、心电[illegible]图、[illegible]搏[illegible]氧[illegible]饱和度、[illegible]温[illegible]呼[illegible]本[illegible]热量，[illegible]之[illegible]温[illegible]和[illegible]液制品[illegible]应[illegible]温后输入，防止术中发生低体温，但同时也应避免麻醉期间体温过高。呼气末二氧化碳可监测术中有无通气不足或通气过度，反映肺血流情况，及时发现恶性高热，并对危及生命的情况如气管导管误入食管、气管导管脱出或堵塞、呼吸环路管道脱落等提供早期报警，避免严重并发症的发生。如果患者有严重并发症或手术时间较长、出血较多时应放置中心静脉导管、进行有创动脉血压监测和血气分析，并对存在的水、电解质、酸碱失衡情况做出正确分析和及时处理。

6.麻醉管理要点

(1)静脉补液：先天性胆道畸形患者多是婴幼儿，静脉补液应考虑到其代谢率高及体表面积与体重之比较大的生理特点。术中静脉补液应包括：①术前禁食、禁饮所致的液体丢失量；②正常生理需要量；③麻醉和手术所致的液体丢失量。小儿手术麻醉期间损失的是细胞外液，故手术中应输平衡液补充血容量，减少术中及术后发生低血压，减少输血量，维持满意的肾灌注，增加尿量，预防术后肾功能不全。小儿术中是否需输注葡萄糖液至今仍然有争议。有些学者认为手术麻醉的应激反应可使血糖增高，故主张术中不输葡萄糖液而输平衡液。也有学者认为小儿术前禁食有发生低血糖可能，虽然低血糖的发生率并不高，但如仅输平衡液，不能纠正术前偏低的血糖水平及可能产生的脂肪消耗和酮症酸中毒，而输注葡萄糖液可提供热量并预防代谢性酸中毒，主张输注平衡液同时输注葡萄糖液。小儿输液安全界限较小，很易引起输液过量或输液不足，二者均可引起严重后果，术中应严密观察动、静脉压及尿量，随时调整输液量。

(2)先天性胆道畸形患者常合并梗阻性黄疸，伴有自主神经功能紊乱，胆红素、胆酸均为兴奋迷走神经物质，加之胆囊、胆道部位迷走神经分布密集，且有膈神经分支参与，手术过程中容易发生胆-心反射和迷走-迷走反射，引起反射性冠状动脉痉挛，心肌缺血导致心律失常，血压下降，甚至心搏骤停。应提醒术者术中做胆囊颈部及三角区神经阻滞，阻滞迷走神经的反射弧以减少胆-心反射和迷走-迷走反射的发生。术中必须严密监测心率、心电图和血压，如果出现 ST-T 改变、心律失常和血压下降应立即提醒术者停止手术，并静脉注射阿托品，必要时加注麻黄素，纠正反射引起的心率减低和血压下降。

(3)先天性胆道畸形患者常伴有肝功能损害和梗阻性黄疸，导致胆盐、胆固醇代谢异常，维生素 K 吸收障碍，影响凝血功能；胆道手术可促使纤维蛋白溶酶活性增强，纤维蛋白溶解而发生异常出血；麻醉和手术中因凝血因子合成障碍，毛细血管脆性增加，也促使术中渗血增多，因此术中应密切观察出凝血变化，遇有异常渗血，应及时检查纤维蛋白原、血小板，并给予抗纤溶药物或纤维蛋白原。先天性胆道畸形患者多是婴幼儿，对出血的耐受力差，术中应密切关注出血量，并应该在麻醉前估计血容量，按体重计算。新生儿血容量为 85 mL/kg，小儿为 70 mL/kg。手术失血＜10%血容量可不输血而仅输平衡液；失血＞14%血容量应输红细胞混悬液，同时补充平衡液；失血 10%～14%血容量应根据患儿情况决定是否输注血液制品。

7.术后管理和术后镇痛

(1)术后继续密切监测脉搏氧饱和度、血压、脉搏、体温、尿量等，直至病情稳定。

(2)由于先天性胆道畸形患者多是婴幼儿，要特别强调呼吸道管理。苏醒期由于全麻药物、麻醉性镇痛药和神经肌肉阻滞药的残余作用，可引起呼吸抑制，导致通气不足，并有上气道梗阻和误吸的风险，应严密监测，防止呼吸系统并发症的发生。

(3)适当补充血容量和电解质，维持循环稳定。

(4)先天性胆道畸形手术创伤较大，应重视术后镇痛问题。如果术前放置了硬膜外导管，术后可用硬膜外阻滞镇痛，药物可选择局麻药加阿片类药物；持续静脉输注和患者自控镇痛应该是更常用的方法，多选用阿片类药物，如果疼痛程度较轻，也可选用非甾体抗炎药。在进行术后镇痛期间应严密监测脉搏氧饱和度，防止药物过量或持续输注造成药物蓄积而引起呼吸抑制。

四、术后常见并发症的防治

胆道手术常见的麻醉并发症包括呼吸系统并发症、循环系统并发症、神经系统并发症、寒战、恶心、呕吐、肾衰竭、术后疼痛等。

(一)呼吸系统并发症

胆道疾病患者中肥胖患者和婴幼儿占相当比例，增加了术后呼吸系统并发症的发生概率，常见的并发症如下。

1.低氧血症

由于手术和麻醉的影响，手术后患者常存在不同程度的低氧血症，造成低氧血症的原因如下：①麻醉药物和肌松药的残余作用，抑制了缺氧和高二氧化碳的呼吸驱动，减少功能余气量，削弱了缺氧性肺血管收缩反射；②术后肺不张；③肺水肿；④误吸酸性胃内容物；⑤气胸；⑥各种原因引起的通气不足；⑦肺栓塞。低氧血症的诊断主要通过脉搏氧饱和度及血气分析。临床表现主要有呼吸困难、发绀、意识障碍、躁动、迟钝、心动过速、高血压和心律失常。

2.通气不足

麻醉药物残余作用等，抑制了缺氧和高二氧化碳的呼吸驱动以及肺和呼吸肌功能障碍，是导致通气不足的主要原因。肺和呼吸肌功能障碍的原因包括术前合并的呼吸系统疾病、肌松药的残余作用、镇痛不足、支气管痉挛、气胸等。

3.上呼吸道梗阻

(1)常见原因：①全麻药物和肌松药残余作用所致的咽部阻塞；②喉痉挛；③气道水肿；④声带麻痹。

(2)预防和处理措施：①严密监测脉搏氧饱和度，对于所有全身麻醉下行胆道手术的患者，尤其是肥胖患者和婴幼儿患者，术后都应该给予面罩或鼻导管吸氧。②将患者头部后仰同时抬下颌，调整体位，确保呼吸道通畅，必要时放置鼻咽或口咽通气道。③由麻醉性镇痛药物或肌松药的残余作用所致者，可以谨慎应用拮抗剂进行拮抗。④其他处理措施包括，充分湿化吸入的气体、咳嗽、深呼吸和体位引流改善肺不张；胸腔插管引流解决气胸问题；限制液体入量、应用利尿剂、血管扩张剂治疗肺水肿等。⑤对于严重呼吸衰竭者需要行气管内插管，进行机械通气。

(二)循环系统并发症

循环系统并发症与呼吸系统并发症不同，麻醉因素仅起到很小作用，而与患者本身和手术关系更为密切。

1.低血压

[illegible]

措施包括补充血容量(静脉输注全血或成分血、晶体液或胶体液)提高心室前负荷、适当应用加强心肌收缩力的药物等，重度感染患者有时在补充血容量并应用强心药物后，仍存在高心排血量、低血管阻力性低血压，应该给予α-肾上腺素受体激动剂，如去甲肾上腺素或去氧肾上腺素。

2.高血压

高血压常发生在术前合并高血压病的患者，尤其是术前停用抗高血压药物者更易发生，其他常见原因有疼痛、尿潴留、液体过荷、高碳酸血症以及围术期应用血管收缩药物等。

预防和处理措施如下：①围术期严密监测血压；②术前控制高血压，并将抗高血压药物持续应用到手术当天，但应注意有的抗高血压药物可能会造成麻醉诱导及术中发生严重低血压，例如血管紧张素转换酶抑制剂，手术当天应该停用；③加强围术期的液体管理，既要充分补充血容量，又要避免发生容量过荷；④合理选择镇痛方法和镇痛药物；⑤围术期加强呼吸管理，避免出现低氧血症和/或高碳酸血症；⑥应用抗高血压药物，常用药物包括β受体阻滞剂、钙通道阻滞剂、硝酸甘油等。

3.心律失常

常见原因包括水、电解质紊乱（特别是低血钾），酸碱平衡失调，低氧血症和/或高碳酸血症以及术前合并心脏病等。最常见的心律失常是窦性心动过速、窦性心动过缓、室性早搏、室性心动过速和室上性心动过速等。胆道疾病的患者由于经常合并梗阻性黄疸和水电解质紊乱，增加了围术期心律失常的发生率。

防治措施如下：完善术前准备，纠正术前存在的水、电解质紊乱和酸碱平衡失调；围术期加强呼吸管理，避免出现低氧血症和/或高碳酸血症，尤其是婴幼儿患者；严格围术期的液体管理，特别需要注意的是术前合并心脏病的患者和婴幼儿患者，避免出现血容量不足和容量过荷；合理应用抗心律失常药物。

（三）神经系统并发症

常见的神经系统并发症有意识恢复延迟、嗜睡、定向障碍和躁动等。与术后神经系统并发症相关的常见因素包括：①患者自身因素（年龄、术前是否合并脑功能障碍、教育程度等）。②药物因素，术前长时间应用精神治疗药物、镇静剂和乙醇等；术前用药，主要是东莨菪碱；术中麻醉药和肌松药的残余作用等。③不良刺激，如疼痛，尿潴留，留置的导尿管、胃管和气管内导管等刺激、不适体位等。④术中持续低血压或低氧血症。⑤代谢功能紊乱，严重低血糖或高血糖、严重水、电解质紊乱等。⑥其他原因，包括体温过低、脑血管意外、各种原因所致脑水肿、肾上腺皮质功能不全以及肝昏迷等。

预防和处理措施如下：①完善术前准备，纠正术前存在的糖代谢紊乱，水、电解质紊乱和酸碱失衡，术前合并肝功能损害的应该尽量改善肝功能；②加强围术期的监测和管理，合理应用术前药和麻醉药；③对于出现神经系统并发症的患者应该加强护理，积极寻找病因并做相应处理，改善低氧血症和高碳酸血症，适当应用麻醉性镇痛药和肌松药的拮抗剂、补充糖皮质激素，必要时请相关科室处理专科问题等。

（四）寒战

麻醉后寒战的发生机制不清，可能与下列因素有关：①外界温度降低；②男性；③术前未用抗胆碱药、镇静剂、镇痛药物等；④手术时间长；⑤术中大量输液、输血；⑥应用挥发性麻醉药；⑦术中保留自主呼吸者。

防治措施如下：①围术期进行体温监测，尤其是行先天性胆道畸形手术的婴幼儿患者；②注意保暖，避免输注温度过低的液体和血液及血液制品；③吸氧，防止出现低氧血症；④静脉注射哌替啶、芬太尼或曲马朵等。

（五）恶心呕吐

胆道疾病患者中，肥胖患者和婴幼儿占相当比例，加之腹腔内手术操作对胃肠道和胆道的刺激、腹腔镜胆囊切除术时二氧化碳气腹等因素增加了术后恶心呕吐的发生率。

防治措施如下：①适当禁食；②麻醉诱导面罩加压给氧时采用正确手法、给氧压力不宜过大，尽量避免气体进入胃内使胃过度膨胀；③低氧血症和低血压可引起恶心呕吐，围术期加强呼吸循环的监测和管理，维持呼吸循环稳定；④麻醉恢复期出现呕吐时应该立即采取头低位，并将头偏向一侧，使声门高于食管入口，且呕吐物易于从口角流出；⑤应用止吐药物，常用的有抗5-羟色胺药、抗组胺药、抗胆碱药等。

(六)术后疼痛

胆道手术属于上腹部手术,术后疼痛程度较重,应该重视术后镇痛问题。麻醉医师可根据手术方式、麻醉方式和患者的具体情况选择不同的镇痛方法和镇痛药物。需要注意的问题如下:①合并肝功能损害的患者应避免使用对肝脏有损害的药物;②胆石症患者中,肥胖患者较多,对于病理性肥胖患者术后镇痛尽量选用非阿片类镇痛药,如果选用阿片类镇痛药应该使用最低有效剂量,并加强脉搏氧饱和度监测;③先天性胆道畸形的婴幼儿患者使用阿片类镇痛药时应加强脉搏氧饱和度监测,避免发生呼吸抑制。

(七)肾衰竭

术前合并梗阻性黄疸的患者围术期发病率和病死率较高,且术后易伴发急性肾衰竭。术后急性肾衰竭的发生率为8%～10%,与高胆红素的程度有直接关系,病死率可高达70%～80%。术中应注意肾脏保护,避免使用损害的药物,严密监测尿量,更可靠的方法是采用中心静脉导管或肺动脉导管或经食道超声心动图监测有效血容量和心脏功能,通过增加心排血量来维持肾脏灌注。

(腾振岩)

第八节 胰腺手术的麻醉

一、胰腺病理生理特点

(一)胰腺的解剖与功能

胰腺是人体内最大的腺体,具有外分泌和内分泌两种功能。位于上腹部和左季肋部腹膜后[illegible]由神经节后的肾上腺素能的神经、神经节前和节后的胆碱能的神经纤维和与其相关的神经节结构即神经元及其感觉神经纤维(传入端)组成。肾上腺素能的神经按通常的形式分布,神经节后的神经纤维(主要源于腹腔及肠系膜神经节)与动脉血供一起进入腺体。这些分泌去甲肾上腺素的纤维主要支配胰腺血管,部分分布至胰岛。胰腺内的胆碱能神经纤维分布也有其特点,具有节前和节后的神经纤维,分泌乙酰胆碱的节后的神经纤维同时支配外分泌和内分泌细胞。肾上腺素能和胆碱能神经纤维都未见有特殊的神经末梢,只能假设它们在末梢或神经走形的沿途释放神经介质。胰腺内还有类似颈动脉窦的感受器。当胰腺内血压降低时,能反射性地通过交感神经引起血管收缩和心跳加快。在胰腺中也有肽能纤维,包含血管活性肠肽、胆囊收缩素、胃泌素类肽、P物质、内脑磷脂等物质,它们的来源和功能尚待确认。此外,胰腺内还有传导痛觉的纤维,从胰头传入的冲动多引起中上腹部疼痛,而从胰尾传入的冲动则多引起左上腹疼痛。又由于胰腺位于腹膜后，炎症或肿瘤可向后侵及躯体神经而引起严重的背痛。

胰腺外分泌由腺泡和导管细胞每天分泌 700～1 500 mL 胰液，其主要成分是碳酸氢盐和多种消化酶。内分泌由 A、B、D、D_1、A_1 等细胞分别产生胰高血糖素、胰岛素、生长抑素、舒血管肠肽及胃泌素等。

(二)常见的胰腺疾病及病理生理改变

1.急性胰腺炎

急性胰腺炎分急性水肿型和出血坏死型 2 种。其病因如下：①梗阻因素，以胆总管下段结石最为多见；②酒精中毒；③饮食因素；④外伤与手术；⑤血管因素；⑥感染；⑦内分泌和代谢因素；⑧神经因素；⑨药物；⑩其他，如免疫反应、遗传性、特发性等。在正常情况下，奥迪括约肌关闭后，胰管和十二指肠之间为正压力梯度，防止十二指肠内含有已被激活的各种胰酶、胆汁酸、溶血卵磷脂、细菌等反流至胰管。许多炎症细胞参与急性胰腺炎的发生、发展，前炎症细胞因子和趋化因子对局部组织和远处脏器的损伤起着重要的作用。在致病因素作用下，胰管内压增加，分泌增多，胰小管及胰腺腺泡破裂。胰液与胰腺实质和周围组织接触，胰蛋白酶原被激活为胰蛋白酶，使胰腺水肿、出血、坏死。在其自身被激活后，可激活一系列胰酶，如弹力蛋白酶、磷脂酶 A、糜蛋白酶、酯酶、胰舒血管素、释放胰肽，使毛细血管扩张，细胞膜通透性增加，影响有效循环血量产生休克。急性重症胰腺炎早期容易并发多脏器功能衰竭，以急性肺损伤为最常见和最严重，是致死的主要原因。其发病机制复杂，中性粒细胞激活、胰酶、氧化损伤、内皮素及炎症介质、P 物质等因素参与其发病。

2.慢性胰腺炎

慢性胰腺炎是由多种原因所致的胰腺弥漫性或局限性炎症。由于炎症持续不断地发展，导致腺体发生了一系列复杂、不可逆的损害，并在临床上表现出进行性的内、外分泌功能减退及多种临床症状。病因有酒精性、特发性、胆石性等。国内的慢性胰腺炎以胆石性最为常见，另外，急性胰腺炎引起的继发性胰腺结构破坏亦可导致慢性胰腺炎。常见的症状有腹痛、发热、黄疸、恶心、呕吐、消瘦、腹泻、腹部肿块等。

3.胰腺内分泌肿瘤

胰腺内分泌肿瘤是一种很少见的疾病，由于胰岛细胞的种类不同而分为不同类型的肿瘤。可分为功能性胰岛细胞瘤与无功能性胰岛细胞瘤，已知的内分泌肿瘤有胰岛素瘤、胃泌素瘤、血管活性肠肽瘤、胰高血糖素瘤、无功能胰岛细胞瘤等。每种细胞均可产生特殊的肿瘤。由于胰岛细胞来自胚胎期的胚层神经外皮，能吸收胺的前体和去羟基化，称 APUD 细胞。起源于 APUD 细胞的肿瘤称 APUD 肿瘤。由于其类型不同而分泌各种不同种类的激素，从而引起各种不同而颇具特色的临床症状。

4.胰腺癌

胰腺癌发病率占全身癌肿的 1%～4%，胰头癌发病率占胰腺癌的 70%，我国近年的发病率有上升趋势，其病因不清，临床上表现为上腹胀痛或绞痛、食欲缺乏、恶心呕吐等消化道症状。癌肿可引起胆管堵塞，86%患者可出现黄疸，是胰头癌重要体征，同时还可有体重减轻、乏力、发热、胆囊及肝脏肿大等，进展期或晚期癌常有胰腺后方胰外神经丛的神经浸润，引起顽固的腰背痛。

(三)胰腺外科疾病对全身的共同影响

胰腺外科疾病对全身的共同影响主要包括以下几方面：①黄疸和凝血机能障碍；②进行性全身消耗，重度营养不良及其有关改变；③胰内分泌改变，尤其是血糖的改变，可出现高血糖或低血糖。

1.黄疸

黄疸是一个突出的表现，为无痛性、进行性加重的阻塞性黄疸。病变引起胆胰管梗阻，使胰外分泌液不能进入十二指肠，影响食物的消化吸收，以及脂溶性维生素的吸收，尤其可引起维生素 K 和与它有关的凝血酶原，凝血因子Ⅶ、Ⅸ、Ⅹ的缺乏。长期胆管梗阻造成肝功能的损害或胆汁性肝硬化，手术中易致广泛性出血。这就对手术前的准备提出了更高的要求，并预示着手术和术后可能有较多的困难和危险。减黄手术应在考虑之列。

急性肾功能不全是长期严重阻塞性黄疸患者的又一重要问题。黄疸增加了肾脏对低血压，缺氧的敏感性，加上胆栓在肾实质的存在及其产生的损害，更增加了肾功能不全的危险性。这类患者由于营养不良、消耗、慢性失盐失水，有效血容量不足，对手术中失血，失水更为敏感。这不仅应引起手术中的注意，而且手术前的补充与纠正也十分重要。保护肾脏，观察尿量，准确评估是十分重要的。

2.营养不良

反映机体代谢活动的匮乏与低下，低蛋白、慢性贫血是重要方面。主要是由于持续性疼痛，精神及精力的消耗，摄入量不足，消化吸收障碍，慢性失血等，造成长时间的负氮平衡，从而耐力、抵抗力、免疫力下降，易发生术后并发症如感染、伤口愈合不良、应激反应减弱等。而且，以上因素易引起血管床收缩、内生水增加，而血容量及电解质减少、低钠、低钾、间质水肿等一些病理状态。

3.内分泌改变

胰腺肿瘤或慢性胰腺炎患者常有胰实质损害，而存在胰腺内、外分泌功能改变，高血糖和糖尿病常见，增加了麻醉和手术过程及术后的危险性。应在术前常规检查并给予有效合理的处理。

二、术前评估

[illegible]

醉方法都可影响患者生理状态的稳定。麻醉和手术的安危或风险程度，除与疾病的严重程度、手术的创伤大小、手术时间长短、失血多少等因素有关外，在很大程度上主要取决于术前准备是否充分、麻醉方面的考虑和处理是否适合患者的病理生理状况。术前应根据患者病史、体格检查和化验结果，对患者的病情和体格情况进行准确的评估。根据具体病情特点制订合适的麻醉方案。

胰腺疾病常伴有营养不良、糖尿病、低血糖、营养吸收障碍、酮症酸中毒、梗阻性黄疸等伴随症状。胰腺外科手术是普通外科领域中较为复杂、难度较大的手术，手术时间长、切除范围广、消化道重建措施复杂等。手术对患者正常的生理状态影响较大，手术后并发症较多且往往是致命性的，如腹腔内或全身性严重感染、腹腔内出血、应激性溃疡、胰瘘、胆瘘、消化道瘘等，因此，为确保胰腺疾病外科手术的成功和达到预期的治疗目的，必须做好术前访视，对病情做出准确的评估和正确的处理。

(二)全身情况和各器官系统的评估

1.全身情况

应了解患者的发育、营养、体重等各个方面情况。肥胖对生理有明显的影响,麻醉后易并发肺部感染和肺不张等,还可加重心脏负担,需认真对待。营养不良者对麻醉手术的耐受力低。贫血、脱水者等术前均应适当纠正,维持血细胞比容在30%～35%。

2.呼吸系统功能

肺功能的评估是一项重要的内容,特别是在患者原有呼吸系统疾病时,这种评估显得更为重要。对患者肺功能的评估可为术前准备及术中、术后的呼吸管理提供可靠的依据。一些简易的方法如屏气试验、吹气试验、吹火柴试验、观察患者呼吸困难程度等可用于床旁测试肺功能。急性呼吸系统感染患者应延迟择期手术,急症手术应加强抗感染措施,同时避免吸入麻醉。急性胰腺炎患者可伴有胸腔积液、肺不张和急性呼吸窘迫综合征,可进一步导致呼吸功能衰竭。这些患者术后可能需要机械通气支持呼吸功能。静态肺功能检查主要是通过肺量仪及血气检查来测定患者的通气及换气功能。国内多采用最大通气量占预计值的百分比、残总比和第一秒时间肺活量这三个指标对呼吸功能进行分级评估。新的观点认为,以上检查仅考虑到肺的通气及换气功能对氧供的影响而忽略了心脏在氧供中的作用。为了能客观、准确评估患者的心肺功能,从而提出了心肺联合运动试验简称运动试验。其参照指标重点在于峰值耗氧量、最大氧耗量以及无氧阀的判定上,运动方式以登车为主,无氧阀对心肺功能的评估价值已得到公认,无氧阀的无创测定方法备受关注,通气无氧阀的测定已广泛应用于临床,新近发展起来的还有近红外线技术为无创测定无氧阀又提供了一条新的途径。术前酌情行胸部X线检查,动脉血气分析,静态肺功能检查,心肺联合运动试验等。

3.循环系统功能

测定心功能的方法很多,有根据心脏对运动量的耐受程度而进行的心功能分级,也有根据心指数、左室射血分数、左室舒张末期压等客观指标进行的心功能分级,纽约心脏学会(NYHA)心功能分级是被认同的决定大手术预后的独立因素,NYHA3、4级患者的术后并发症发生率显著高于NYHA1、2级患者,它可作为术前筛查评估。术前需行心电图,电解质检查,心功能测定,以及病史和体格检查所提示的其他检查。

4.消化系统功能

胰腺癌患者常伴有梗阻性黄疸,高胆红素血症可以导致凝血障碍、肝肾衰竭以及免疫功能损害,对这种患者进行手术治疗,其手术死亡率及并发症的发生率均较高。由于梗阻性黄疸在病理生理方面的特殊性及其对原发疾病临床过程的特殊影响,胰腺疾病伴发梗阻性黄疸的围术期处理既有与其他腹部手术相同的方面,也有其特殊性,应当引起重视。早期研究显示重度黄疸患者采用手术治疗的死亡率可高达15%～25%,并发症发生率为40%～60%。另外一些研究表明,胆红素水平超过342 μmol/L(20 mg/dL)的患者进行胰十二指肠切除术,手术死亡率是胆红素水平低于342 μmol/L患者的一倍。造成这种情况的原因很多,但梗阻性黄疸时的高胆红素血症以及其常伴有的内毒素血症是主要的高危因素。胰腺疾病患者电解质紊乱很常见,可有继发性代谢性酸中毒(高钾,继发急性胰腺炎)或碱中毒和肠性失液(低钾和低镁,继发于腹泻和负压吸引),急性胰腺炎时通常钙水平下降(网膜脂肪皂化)和钠上升(脱水)。胃泌素瘤通常有腹泻、严重的消化器官溃疡和胃食管反流。有些胰腺内分泌肿瘤可引起严重的水样泻(达到20 L/d),术前要积极纠正电解质紊乱。术前应行电解质,血糖,肝功能等检查,以及由病史和体格检查所提示的其他检查。

5.肾功能

由于继发性脱水，要事先评估患者肾功能，同时相应地调整麻醉方案。一般来说，椎管内麻醉对肾功能的影响较全麻的小。术前应检查肾功能，肾脏B超，尿常规等。

6.内分泌系统功能

由于缺少胰岛细胞，许多急性胰腺炎患者罹患糖尿病，所以应了解患者所用控制血糖的药物和剂量，麻醉前应使血糖控制在稍高于正常水平，以免麻醉时出现低血糖。如患者使用口服降糖药治疗，在术前宜改用胰岛素。同时注意有无严重的并发症如酮症酸中毒、严重的感染等。胰腺内分泌肿瘤通常表现出多样的Ⅰ型内分泌综合征，具有垂体、甲状腺和/或胰腺腺瘤的特征。内分泌肿瘤能分泌甲状旁腺素、生长激素和促肾上腺皮质激素，可引起 Ca^{2+} 水平上升、肢端肥大症和库欣综合征。胰岛素瘤是最常见的胰腺内分泌肿瘤，可引起严重低血糖，应了解低血糖的发作和控制情况，外科治疗胰岛素瘤也可导致胰岛素的大量释放，建议每10～15分钟监测血糖1次。这类患者多肥胖，应对其心血管功能和肺功能进行评估。术前应进行电解质、血糖以及内分泌功能等方面的检查。

7.血液系统功能

血细胞比容可假性增高或降低，多继发于血液浓缩或出血。可能出现凝血性疾病、弥散性血管内凝血。术前应检查全血细胞计数、血小板、凝血酶原时间、部分凝血激酶时间、纤维蛋白原等。

(三)急性胰腺炎严重程度和预后的评价

急性胰腺炎病情变化快，严重的患者预后不良，但凭临床经验有时很难对病情的严重程度做出正确估计，因此，必须有一个全面的病情评估方法对胰腺炎的严重程度做出及时、准确的评价，用以选择治疗方法和判断患者预后。

1.全身评分系统

[illegible]

不良。

(3)另外还有Glascow评分标准和Bank分级标准。

2.局部评分系统

(1)Mc Mahon于1980年提出根据腹水的量和颜色评价急性胰腺炎的严重度。

(2)Beger于1985年采用称重手术坏死组织的方法估计胰腺坏死的程度。

(3)Balthazar和Ranson CT分级系统：本分级系统由胰腺的CT表现和CT中胰腺坏死范围大小两部分组成。①胰腺的CT表现：正常，为A级，计0分；局灶或弥漫性胰腺肿大，为B级，计1分；胰腺异常并有胰周轻度炎性改变，为C级，计2分；单一部位的液体积聚(常为肾前间隙)，为D级，计3分；胰周液体积聚及胰周炎性病灶内积气≥2处，为E级，计4分。②炎性坏死范围计分：坏死范围无，计0分；坏死范围＜33%，计2分；坏死范围＞33%，＜50%，计4分；坏死范围>50%，计 6 分。③总分=CT 表现(0～4 分)+坏死范围计分(0～6 分)，分值越高，预后越差。

3.其他评分方案

如根据急性期反应蛋白或白介素-6、肿瘤坏死因子、白介素-1 或多形核粒细胞弹力蛋白酶等指标来进行评分。

三、麻醉方法

胰腺手术的麻醉也像其他手术的麻醉一样，要求保证患者安全，舒适，且能满足腹内操作要求，如肌肉松弛，无痛及消除内脏牵拉的神经反射。由于胰腺本身具有外分泌及内分泌功能，胰腺疾病及手术可影响内环境平衡，造成血糖，电解质及血流动力学改变，而胰腺手术又可能涉及胃肠及胆管系统，操作复杂，有的病情险恶，术后又易并发严重呼吸系统并发症，应激性溃疡出血及感染等，因而胰腺手术麻醉的术中处理相当重要。

(一)麻醉前准备

胰腺具有外分泌和内分泌两种功能，胰腺发生病变必定导致相应的生理功能改变及内环境紊乱。因此，需要接受良好的麻醉前准备，尽可能使并存的病理生理变化得到纠正后再行麻醉和手术，以增加安全性。胰腺疾病的病因及病理生理较为复杂，术前必须明确诊断并拟定麻醉方案。如慢性胰腺炎患者由于胰腺功能低下，近 40%的患者出现糖尿病，又因外分泌功能不全，机体缺乏必需的胰酶而导致严重的营养不良，术前均需给予营养支持及控制血糖。胰头癌及壶腹癌压迫胆管可出现黄疸，迷走张力增高导致心动过缓并增强内脏牵拉反射，必要时可先行经皮、经肝胆道置管引流，这不仅有助于诊断，而且胆道引流有利于感染控制及减轻黄疸，改善肝功能。

急性出血性胰腺炎往往起病急、病情危重，术前常来不及进行全面检查和充分的术前准备，因而麻醉的危险性大，麻醉并发症发生率高。由于患者多伴有低血容量休克，常丧失有效血容量 30%～40%，休克指数大于 1，所以应根据中心静脉压和心功能情况，积极进行输液、扩容治疗，改善微循环，纠正酸中毒、电解质紊乱包括低钙血症。待休克好转后尽快实施麻醉和手术，必要时应用正性变力药如多巴胺等。为了抑制胰腺分泌，降低胰酶对胰腺的自溶作用，应禁食并留置胃肠减压管，同时应用 H_2受体阻滞剂，抑制胰蛋白酶等。争取及早手术，彻底清除坏死的胰腺组织。

胰腺的内分泌疾病也可外科治疗，最常见的为胰岛素瘤。要了解低血糖发生的频率及程度，是否得到有效控制。手术当天应静脉注射 50%葡萄糖 25 mL 以防止低血糖发作，极少数患者还可能并发其他内分泌肿瘤，如甲状旁腺瘤、肾上腺皮质腺瘤、垂体瘤等，称多发性内分泌肿瘤 1 型，出现高血钙性利尿等症状，也应在术前加以控制。

麻醉前给药：镇静药常用地西泮 0.2～0.4 mg/kg 口服或肌内注射，咪达唑仑 0.1～0.15 mg/kg，休克患者禁用。对黄疸患者及疑奥迪括约肌痉挛者，可使用大剂量抗胆碱药，如阿托品 0.6～0.8 mg或东莨菪碱 0.4～0.5 mg 肌内注射，有助于解痉及抑制自主神经反射。如患者有腹痛时，还应肌内注射哌替啶 1～1.5 mg/kg。小肠梗阻患者要按饱胃处理，雷尼替丁 50 mg 静脉推注和 0.3 M枸橼酸钠30 mL 术前 10 分钟口服。

(二)麻醉方法的选择

连续硬膜外麻醉、气管内吸入麻醉或静脉复合麻醉常用于胰腺疾病的各种手术。所有麻醉方式均要求提供良好的腹肌松弛，腹肌松弛不好，不仅腹内手术操作困难，容易误伤临近组织器官,而且也使手术时间延长,术后并发症增多。

1.局部麻醉

曾顾虑危重患者不能耐受全身麻醉而选用局部浸润麻醉及肋间神经阻滞,当然局麻本身对心、肺、脑几乎无抑制,但不能维持良好的通气和供氧。不确切的麻醉效果常难以忍受开腹探查及长时间复杂的手术操作,导致过度的应激反应,更加重病情的恶化。另外,肋间神经阻滞也可发生气胸意外,大量局麻药的应用也可能发生局麻药中毒。局部麻醉下手术也使血糖升高。

2.连续硬膜外麻醉

连续硬膜外麻醉的效应远较局部浸润麻醉为佳,可以达到无痛及肌肉松弛,满足开腹手术的要求。由于上腹部胰腺手术需要高平面阻滞,使呼吸肌运动减弱,影响通气功能。同时阻滞 $T_3 \sim T_{10}$ 交感神经扩张内脏血管,容易引起血压下降,麻醉中常需应用麻黄碱及面罩给氧。对休克或呼吸功能不全的患者应禁用。由于硬膜外麻醉对内脏牵拉痛及自主神经反射常不能消除,需辅用适量镇静、镇痛药。

3.气管内插管全身麻醉

气管内插管全身麻醉适用于各种手术,尤其是手术困难以及老年、体弱、体格肥胖、病情危重或有硬膜外阻滞禁忌证患者的最佳选择。全麻的优点是麻醉可控性强,供氧充分,便于对机体生理功能调控。全身麻醉的实施方法,可根据手术需要和患者具体情况选用。临床常用的有吸入麻醉、全凭静脉麻醉和静吸复合麻醉。所以复杂的胰腺手术及危重患者,应选择气管插管全身麻醉,这对抢救危重患者更为有利。必要时术后还可继续应用机械通气维持通气功能。糖尿病患者应用卤类吸入麻醉药或静脉麻醉药本身对血糖几乎无影响,但仍不能阻滞手术应激引起的血糖升高。

4.靶控输注

麻醉的发展日新月异,微型计算机的发展促进了技术迅速应用于临床。它是指在输注静脉麻醉药时应用药代动力学和药效动力学原理,通过调节目标或靶位(血浆或效应部位)的药物浓[illegible]

丙泊酚靶控输注时,患者入睡时平均效应室浓度显示为 2.0～2.5 μg/kg,当呼唤患者睁眼时,平均效应室的浓度显示为 1.0～1.5 μg/kg,常选用血浆靶浓度 3～6 ng/mL 诱导和维持,根据手术刺激强度以及患者个体差异进行靶控浓度的调整。瑞芬太尼是哌啶衍生物,对 μ 阿片受体有强亲和力,而对 σ 和 κ 受体的亲和力较低。药代动力学属三室模型,它起效快,血浆和效应室平衡半衰期为 1.3 分钟,当瑞芬太尼血浆浓度达到 5～8 μg/L 时,作用达到顶峰。消除切皮反应的 ED_{50} 为 0.03 μg/(kg・min),消除各种反应的 ED_{50} 为 0.52 μg/(kg・min)。作用时间短,时效半衰期与用药总量和输入时间无关。消除半衰期为 3～10 分钟,清除率约为 41.2 mL/(kg・min),主要经血液和组织中非特异性酯酶水解代谢。代谢物经肾排泄,清除率不受性别、体重或年龄的影响,也不依赖于肝肾功能。由于其独特的药动学特点,使其近年来被广泛应用。然而,因其半衰期短,停药后血药浓度快速下降,镇痛作用的持续时间短暂,易导致术后早期疼痛。此外,瑞芬太尼可通过NMDA受体的激活产生痛觉敏化作用，因此常有苏醒期躁动发生。舒芬太尼是目前镇痛作用最强的静脉阿片类药物，作用持续时间长，消除半衰期约为2.5小时。有学者认为，术毕前30分钟使用舒芬太尼能预防瑞芬太尼使用后苏醒期躁动的发生，这可能是由于舒芬太尼的作用时间长，不但发挥了过渡期的替代治疗作用，而且阻断了瑞芬太尼的痛觉敏化作用。近年来大量的临床研究表明，舒芬太尼靶控输注系统亦可安全、有效地用于全麻手术，舒芬太尼0.4～0.8 ng/mL靶控输注可保证充分的镇痛和足够的麻醉深度，能有效抑制拔管期应激反应，具有血流动力学稳定、麻醉恢复平稳等特点。在非短小手术，只要合理掌握舒芬太尼的用量和停药时间，不会导致苏醒延迟，因此也可应用于胰腺手术的麻醉。

(三)麻醉实施

1.全身麻醉

胰腺手术应用全身麻醉多采用静吸复合全麻，要求患者麻醉诱导平稳，镇痛确切，辅用肌松药及气管内机械通气，确保腹肌松弛、气道通畅、充分供氧及避免CO_2蓄积，降低术后呼吸系统并发症。应选用对心血管系统和肝肾功能无损害的麻醉药物。

(1)麻醉诱导：静脉快速诱导仍是全身麻醉中最常用的诱导方法，常用咪达唑仑或地西泮、丙泊酚及琥珀胆碱静脉注入便于气管插管。同时注入芬太尼(3～5 μg/kg)可减轻插管引起的心血管反应，遇有低血容量或休克危重患者可用依托咪酯、羟丁酸钠或氯胺酮，对血压影响较小。估计病情危重，手术复杂，时间冗长，也可用大剂量芬太尼和泮库溴铵静脉诱导插管，很少抑制心肌功能。如患者伴有严重腹膜炎时应避免用琥珀胆碱，可用维库溴铵或阿曲库铵等非去极化肌松药代替。遇到急诊饱胃、弥漫型腹膜炎等患者术前必须插入胃管进行有效的胃肠减压，此时宜选用快速诱导气管插管，应用起效快的肌松药，如琥珀胆碱或罗库溴铵。诱导期指压环状软骨的方法亦有阻止胃内容物反流的作用，可适当采用。保持气道通畅，勿将大量气体压入胃内。也可在表面麻醉下先行清醒气管插管，再做诱导。如果患者血容量不足导致休克，在诱导之前应尽快补充血容量以纠正休克。

(2)麻醉维持：麻醉诱导后可继续用上述静脉麻醉药间断或持续静脉给药，维持意识消失及镇痛。但近年来更多的应用强效吸入麻醉药维持麻醉，容易控制麻醉深度。诱导、苏醒迅速，又能抑制内脏牵拉反射。常用安氟烷、异氟烷、七氟烷或地氟烷1～1.3 MAC吸入维持麻醉。可考虑不用N_2O，以减少肠胀气。由于腹部手术需要良好的肌肉松弛，术中应辅用非去极化肌松药，每次按1/2诱导剂量追加，肝、肾功能不全患者，剂量应减少，或改用阿曲库铵。麻醉中辅用机械通气或手法控制通气可保证患者良好通气及供氧。一般潮气量应在8～10 mL/kg，呼吸频率8～12次/分，术毕必须等呼吸功能恢复正常才能拔管。

2.连续硬膜外麻醉

连续硬膜外麻醉可以达到无痛及肌肉松弛，满足开腹手术的要求，又可用于术后镇痛，已普遍用于腹部手术。呼吸循环功能稳定者，可选用硬膜外麻醉。为了使腹肌松弛，剂量不宜太少，平面不宜过低。胰腺手术的平面应在$T_{2\sim4}$至$T_{10\sim12}$范围，常在$T_{8\sim9}$或$T_{9\sim10}$间隙穿刺，向头侧置管3 cm，分次注入1.6%利多卡因15～20 mL或并用丁卡因配成0.25%一起注入。由于高平面阻滞，肋间肌运动受限，咳嗽反射消失，对呼吸功能不全患者可出现缺氧及CO_2蓄积，需用面罩给氧及辅助呼吸。由于胸交感神经广泛阻滞，使血管扩张，常在给药后20～30分钟出现血压下降及恶心。应准备麻黄碱5～10 mg静脉注入。黄疸患者迷走神经兴奋，可出现心动过缓，应静脉注入阿托品0.5～1.0 mg。低血容量或休克患者应禁用硬膜外麻醉。腹内高位探查时可以产生牵拉痛，因为迷走神经不能被阻滞所致。长时间复杂手术如 Roux-en-Y 手术等患者常难以忍受不适，过多地应用镇静药和麻醉性镇痛药可导致呼吸抑制及术后严重宿醉现象，所以近年来常用连续硬膜外麻醉复合气管内插管全身麻醉，既能维持呼吸功能正常，又可最大程度减少全身麻醉药的用量，但需注意循环功能的调控。

3.局部浸润麻醉及肋间神经阻滞

局部浸润麻醉不能松弛腹肌，使腹内操作难以进行。肋间神经阻滞可使腹肌有所松弛，但不能消除内脏牵拉反射痛，而且由于局麻药作用时间有限，而过度用药又可能出现局麻药中毒危险，所以麻醉效应常难以满足手术要求。

（四）麻醉监测

胰腺手术是腹部外科中较为复杂的手术，由于手术时间长，失液失血多，有大量液体置换和丢失，易导致低体温，还可能出现血糖的剧烈变化。为了保证患者的安全及手术的顺利进行，麻醉中监测显得十分重要。除常规监测外，常需有创监测，如动脉置管、CVP 或 PA 导管等以指导输液。糖尿病患者多并存冠状动脉粥样硬化，应行心电图监测。间歇性血糖监测对胰腺手术尤为重要，胰腺功能不全引发的高血糖及胰岛素瘤导致的低血糖，均需根据血糖监测有效地控制血糖在 3.9～5.6 mmol/L(70～100 mg/dL)。同时还应注意监测体温。

（五）术中处理

1.输血和输液

胰腺的血液循环丰富以及止血困难术中易大量渗血导致严重低血压，需要开放可靠而通畅的输液通路，及时补充液体，维持循环功能。同时手术操作复杂、创伤大，手术时间冗长，可有大量体液丢失或创伤组织水肿而成为“隔离体液”，不能行使正常细胞外液功能，必须相应补充。在患者入室后即应补充禁食以后丢失的不显性失水量及胃肠减压液量和尿量，可输入低盐或 5% 葡萄糖液。

2.胰岛素的应用

[illegible]

（六）各种胰腺手术的处理要点

1.急性胰腺炎手术

急性胰腺炎患者术前可丢失 30%～40% 有效血容量，常出现低血容量性休克，则需输注晶体液和胶体液，如羟基淀粉、琥珀明胶或尿联明胶以恢复有效循环容量。如果效果欠佳还需应用正性肌力药。选用应对呼吸、心血管和肝肾功能影响小的全麻药；加强呼吸功能的监测，积极防治间质性肺水肿；注意肾功能的保护；纠正水、电解质和酸碱平衡紊乱。

2.胰头癌手术

胰头癌的手术范围广，包括切除胰头、胃幽门前部、十二指肠的全部、胆总管的下段和附近的淋巴结，再将胆总管、胰管和胃分别和空肠吻合。这是腹部外科最大的手术之一，手术时间长，手术刺激大，麻醉前应做好充分准备，如加强支持治疗，纠正水、电解质和酸碱平衡紊乱，进行维生

素 K_1 治疗，使凝血酶原时间接近正常等。黄疸患者迷走神经兴奋，可出现心动过缓，应注意预防。麻醉中应注意肝功能的保护。根据血糖水平，应补充胰岛素、氯化钾等，防治高血糖。

3.胰岛素瘤手术

胰岛素瘤术中常需依据肿瘤切除前后血糖水平的改变作为手术效果的判断指标之一，要求避免盲目输入含糖溶液。但胰岛细胞瘤患者由于释放胰岛素过多，可能出现意识消失、躁动不安甚至抽搐等低血糖休克征象，所以必须准备 50%葡萄糖 40～100 mL 以备低血糖时静脉注射，以免影响中枢神经系统功能。患者入室后应立即测血糖，切瘤前每 15 分钟测试一次，使血糖维持在2.8～3.9 mmol/L(50～70 mg/dL)为宜。通常手术中输晶体液即可维持，如输葡萄糖液常使血糖过高，影响手术效果的判定。切瘤后每 10 分钟监测血糖一次，一般可升高 2 倍。由于钙剂可使胰岛素量增高，血糖下降，所以切瘤前不宜应用钙剂。术中常要求静脉滴注亚甲蓝 2.5 mg/kg，以帮助肿瘤定位。但静脉滴注多量亚甲蓝可使黏膜色泽变蓝，易于与缺氧性发绀混淆，应注意鉴别。

四、并发症防治

胰腺手术的并发症较多，且往往是致命性的。文献报道其并发症发生率可达 30%～60%。原因是术前局部与全身改变重而且涉及的问题多，局部结构特殊，手术复杂，术后全身影响广。有胰瘘、胆瘘、低钙血症、腹腔内或全身性严重感染、腹腔内出血、应激性溃疡等，此外，胰腺手术还会带来消化功能以及胰腺内分泌功能的改变。近年来，随着基础研究的深入、新药的开发和应用以及外科手术技巧的不断提高，胰腺手术死亡率和并发症发生率逐渐降低，但这些问题仍是阻碍胰腺外科发展的重要问题，因此，预防胰腺手术并发症的发生显得尤为重要。

(一)常见的并发症及处理

术后并发症常是手术失败、患者死亡的主要原因，它除了手术人员的技术能力与经验以外，往往是患者术前全身情况未得到满意纠正的一种结果。而手术并发症的发生，加重了原有的损害，使手术重建得不到所期待的结局。

1.胰瘘

胰瘘是胰腺手术后最常见的死亡原因，胰腺手术尤其是胰十二指肠切除术后都有发生胰漏的可能。胰液漏入腹腔后，腐蚀周围的组织和脏器，可引起难以控制的腹腔感染，如胰液腐蚀腹腔内大血管，则可引起失血性休克，其病死率可高达 50%。为预防胰腺手术后胰漏的发生，首先要熟练掌握胰腺的局部解剖关系，手术操作要层次准确、轻柔细致。腹腔引流管是观察腹腔内情况变化的窗口，是诊断吻合口漏和腹腔感染的重要手段。因此，放置适当的腹腔引流管至关重要，并随时注意观察引流液的量和性质，保持腹腔引流管引流通畅以防堵塞。如胰肠吻合口附近的引流量较大，色泽浅淡，无黏性，且淀粉酶含量超过 1 000 U/mL 即可确诊为胰瘘。一旦发生胰漏，即应充分引流，积极治疗。对引流不畅者，应及时调整引流管的部位。必要时行再次手术引流。在引流的同时还要注意患者的营养摄入。可先通过中心静脉导管进行胃肠外营养支持。成人每天所需热量为 124～145 kJ/kg，氮为 0.2～0.3 g/kg；热能与氮的比例一般以(413～620)kJ∶1 g为宜。氨基酸、葡萄糖、脂肪乳剂、维生素、微量元素和电解质混合后使溶液渗透压适宜。生长抑素能减少胰液分泌，每天 0.1～0.3 g，使用 2～3 周即可使瘘口自愈率从 27.3%上升至 50%，病死率则降至 22%。生长激素有改善蛋白合成和促进组织愈合的作用，与生长抑素和胃肠外营养合用有助于胰瘘的愈合。病情稳定且引流液减少后可改用肠饲。胰腺手术后，加强肠内和肠外营养支持，使用抑酸药物、生长抑制素等以抑制胰腺的外分泌功能，有助于减少胰瘘的发生。近年来，由于手术技巧的不断提高和加强围术期处理，术后发生胰瘘的病例已并不多见。

2.胆瘘

胰十二指肠切除术后胆瘘的发生率较胰瘘低，充分的术前准备有助于降低胆瘘的发生。预防措施包括：①仔细手术操作，应使胆肠吻合口处于无张力状态和保持良好的血供；②胆肠吻合口内支撑管的合理放置也有助于预防胆瘘的发生。胆瘘的发生率现已有所降低，处理也较容易，只要保持通畅的外引流，自愈的机会很大。

3.腹腔感染

胰腺手术后腹腔引流管引流不畅可导致腹腔内感染的发生，甚至形成腹腔脓肿。其主要表现为发热、腹胀和白细胞计数增高等，如未能及时发现和处理，胰液可腐蚀腹腔内血管而引起大出血和脓毒症，常常导致患者死亡。老龄或合并有其他基础疾病的患者，在治疗其合并症的过程中，大量使用激素或其他免疫抑制剂等药物，会增加腹腔内感染的发生。另外，大剂量广谱抗菌药物的不合理使用，增加了二重感染的机会，也可使腹腔感染的发生率增加。因此，术后腹腔引流管的引流通畅和合理使用抗菌药物是预防腹腔感染的有效措施。胰腺癌高龄患者较多，一般情况往往较差，围术期的处理则显得非常重要，行根治性手术的适应证选择要恰当。胰腺手术后要加强术后观察，及早发现问题及时处理，对减少并发症的发生和降低死亡率至关重要。

4.血容量不足

血容量不足是胰腺手术过程中出血量大及过多的第三间隙液丢失所致。应注意加强生命体征的监测，有条件者可行中心静脉压、肺动脉压、肺动脉楔压的监测以指导输液，适量补充胶体液。

5.低钙血症

脂肪酶的释放可导致网膜的脂肪皂化。应注意监测血钙，并及时补充。

[illegible]

易出血和胰肠吻合口出血。主要来自三个吻合口和胃黏膜，其表现为呕血和黑便。近年来，胰腺术后常规抗酸药物和生长抑素的应用使应激性溃疡出血的发生率明显降低。对多数患者有力的非手术治疗常可以奏效。如果出血量大，必须果断地及时手术。胰肠吻合口出血多为胰腺断面的渗血，是否由于被激活的胰酶作用于创面的结果，尚无定论。如果保守无效，应手术探查。胰瘘发生后通畅的腹腔引流和冲洗可降低胰液腐蚀周围大血管而引起的继发性出血，后者多在术后 2～4 周时发生。术后早期发生的失血性休克常与手术有密切的关系，库存血中凝血因子多已破坏，术中大量输入易造成凝血机制的紊乱，达不到止血目的。因此，最好输注新鲜血或成分输血。

7.应激性溃疡

应激性溃疡常称为急性胃黏膜损害。其原因是胃酸、胃蛋白酶对胃壁的损害和胃黏膜屏障功能的破坏，可能与后者的关系更大。临床表现多为上消化道出血，量大时多发生呕血和大量便血。一旦发生出血，通常为持续性。应积极加以预防，可以使用一些抑制胃酸的药物。

（二）术后对机体的影响

1.消化功能的影响

胰切除术后消化功能的恢复是一个较缓慢的适应过程，主要由于两个方面：一方面是由于胃十二指肠及胰切除术后造成的消化道关系的改变和它们的生理功能的丧失，另一方面是胰腺外分泌功能不足，影响脂肪及蛋白质的吸收。大量的脂肪和蛋白质随粪便排出，形成脂肪泻及肉质泻，粪便量多超过正常的2倍，色浅，发亮含有泡沫，有恶臭，在水中漂浮于水面。食入的脂肪有50%～60%以及蛋白质的20%～40%不经吸收而排出。由于大量氨基酸和胆盐的丢失，有可能引起肝的脂肪性变。除脂肪泻和肉质泻外，患者常有食欲减退和体重减轻等症状。

2.胰内分泌改变

胰切除术后还可引起糖尿病，尽管全部胰岛已被切除，但胰岛素的需要量并不很大，一般每天25～40 U，比严重的糖尿病患者的需要量为低。在原有糖尿病的患者，当全胰切除术后，胰岛素的需要量也并未增加，甚至还有减少的可能。通常认为，在全胰切除术后不仅消除了胰岛素的产生，同时也不再产生胰岛素的拮抗物胰高血糖素，因此胰岛素的要求不是很大。全胰切除术后的患者由于失去了胰高血糖素的拮抗作用，对胰岛素比较敏感，有时给少量的胰岛素就有可能引起低血糖，在治疗时应加以注意。所需的胰岛素量主要是为了防止酮中毒，而不一定将血糖完全控制在正常水平。全胰切除术所涉及的问题很多，其核心是对手术适应证的掌握和手术中的合理抉择，有选择地保留部分胰腺或部分胰组织的移植，可能有助这些情况的改善。

（腾振岩）

第三章

外科患者的体液代谢和酸碱平衡失调

第一节　体液代谢失调

体液平衡失调可有三种表现:容量失调、浓度失调和成分失调。容量失调是指等渗性体液的减少或增加,只引起细胞外液量的变化,而细胞内液容量无明显改变。等渗性缺水就是典型的容量失调。浓度失调是指细胞外液中的水分有增加或减少,以致渗透微粒的浓度发生改变,也即是渗透压发生改变。由于钠离子构成细胞外液渗透微粒的90%,此时发生的浓度失调就表现为低钠血症或高钠血症。虽然细胞外液中其他离子的浓度改变也能产生各自的病理生理影响,但因渗透微粒的数量小,不会造成对细胞外液渗透压的明显影响,仅造成成分失调,如低钾血症或高钾血症,低钙血症或高钙血症。广义而言,酸中毒或碱中毒也属于成分失调。

一、水和钠的代谢紊乱

[illegible]例地丧失,因此,血清钠仍在正常范围,细胞外液的渗透压也可保持正常。但等渗性缺水可造成细胞外液量(包括循环血量)的迅速减少。由于丧失的液体为等渗,细胞外液的渗透压基本不变,细胞内液并不会代偿性向细胞外间隙转移。因此,细胞内液的量一般不发生变化。但是,如果这种体液丧失持续时间较久,细胞内液也将逐渐外移,随同细胞外液一起丧失,以致引起细胞缺水。机体对等渗性缺水的代偿机制是肾入球小动脉壁的压力感受器受到管内压力下降的刺激,以及肾小球滤过率下降所致的远曲小管液内 Na^+ 的减少。这些可引起肾素-醛固酮系统的兴奋,醛固酮的分泌增加。醛固酮促进远曲小管对钠的再吸收,随钠一同被再吸收的水量也有增加,从而代偿性地使细胞外液量回升。

1.病因

常见的病因:①消化液的急性丧失,如肠外瘘、大量呕吐等;②体液丧失在感染区或软组织内,如腹腔内或腹膜后感染、肠梗阻、烧伤等。其丧失的体液的成分与细胞外液基本相同。

2.临床表现

临床症状有恶心、厌食、乏力、少尿等,但不口渴。体征包括:舌干燥,眼窝凹陷,皮肤干燥、松弛等。若在短期内体液丧失量达到体重的5%,即丧失25%细胞外液,患者则会出现脉搏细速、肢端湿冷、血压不稳定或下降等血容量不足之症状。当体液继续丧失达体重的6%～7%时(相当于丧失细胞外液的30%～35%),则有更严重的休克表现。休克的微循环障碍必然导致酸性代谢产物的大量产生和积聚,因此常伴发代谢性酸中毒。如果患者丧失的体液主要为胃液,因有H^+的大量丧失,则可伴发代谢性碱中毒。

3.诊断

大多有消化液或其他体液的大量丧失的病史,每天的失液量越大,失液持续时间越长,症状就越明显。因此,依据病史和临床表现常可确定诊断。实验室检查可发现有血液浓缩现象,包括红细胞计数、血红蛋白量和血细胞比容均明显增高。血清Na^+、Cl^-等一般无明显降低,尿比重增高,动脉血血气分析可判别是否有酸(碱)中毒存在。

4.治疗

原发病的治疗十分重要,若能消除病因,则缺水将很容易纠正。对等渗性缺水的治疗,是针对性地纠正其细胞外液的减少。可静脉滴注平衡盐溶液或等渗盐水,使血容量得到尽快补充。对已有脉搏细速和血压下降等症状者,表示细胞外液的丧失量已达体重的5%,需从静脉快速滴注上述溶液约3 000 mL(按体重60 kg计算),以恢复其血容量。注意所输注的液体应该是含钠的等渗液,如果输注不含钠的葡萄糖溶液则会导致低钠血症。另外,静脉快速输注上述液体时必须监测心脏功能,包括心率、中心静脉压或肺动脉楔压等。对血容量不足表现不明显者,可给患者上述用量的1/2～2/3,即1 500～2 000 mL,以补充缺水、缺钠量。此外,还应补给日需要水量2 000 mL和氯化钠4.5 g。

平衡盐溶液的电解质含量和血浆内含量相仿,用来治疗等渗性缺水比较理想。目前常用的平衡盐溶液有乳酸钠与复方氯化钠(1.86%乳酸钠溶液和复方氯化钠溶液之比为1∶2)的混合液,以及碳酸氢钠与等渗盐水(1.25%碳酸氢钠溶液和等渗盐水之比为1∶2)的混合液两种。如果单用等渗盐水,因溶液中的Cl^-含量比血清Cl^-含量高50 mmol/L(Cl^-含量分别为154 mmol/L及103 mmol/L),大量输入后有导致血Cl^-过高,引起高氯性酸中毒的危险。

在纠正缺水后,排钾量会有所增加,血清K^+浓度也因细胞外液量的增加而被稀释降低,故应注意预防低钾血症的发生。一般在血容量补充使尿量达40 mL/h后,补钾即应开始。

(二)低渗性缺水

低渗性缺水又称慢性缺水或继发性缺水。此时水和钠同时缺失,但失钠多于失水,故血清钠低于正常范围,细胞外液呈低渗状态。机体的代偿机制表现为抗利尿激素的分泌减少,使水在肾小管内的再吸收减少,尿量排出增多,从而提高细胞外液的渗透压。但这样会使细胞外液总量更为减少,于是细胞间液进入血液循环,以部分地补偿血容量。为避免循环血量的再减少,机体将不再顾及渗透压的维持。肾素-醛固酮系统发生兴奋,使肾减少排钠,增加Cl^-和水的再吸收。血容量下降又会刺激神经垂体,使抗利尿激素分泌增多,水再吸收增加,出现少尿。如血容量继续减少,上述代偿功能无法维持血容量时,将出现休克。

1.病因

主要病因：①胃肠道消化液持续性丢失，例如反复呕吐、长期胃肠减压引流或慢性肠梗阻，以致大量钠随消化液而排出；②大创面的慢性渗液；③应用排钠利尿剂如氯噻酮、依他尼酸（利尿酸）等时，未注意补给适量的钠盐，以致体内缺钠程度多于缺水；④等渗性缺水治疗时补充水分过多。

2.临床表现

低渗性缺水的临床表现随缺钠程度而不同。一般均无口渴感，常见症状有恶心、呕吐、头晕、视觉模糊、软弱无力、起立时容易晕倒等。当循环血量明显下降时，肾的滤过量相应减少，以致体内代谢产物潴留，可出现神志淡漠、肌痉挛性疼痛、腱反射减弱和昏迷等。

根据缺钠程度，低渗性缺水可分为三度：轻度缺钠者血钠浓度在 135 mmol/L 以下，患者感觉疲乏、头晕、手足麻木。尿中 Na^+ 减少。中度缺钠者血钠浓度在 130 mmol/L 以下，患者除有上述症状外，尚有恶心、呕吐、脉搏细速，血压不稳定或下降，脉压变小，浅静脉萎陷，视力模糊，站立性晕倒。尿量少，尿中几乎不含钠和氯。重度缺钠者血钠浓度在 120 mmol/L 以下，患者神志不清，肌痉挛性抽痛，腱反射减弱或消失；出现木僵，甚至昏迷。常发生休克。

3.诊断

如患者有上述特点的体液丢失病史和临床表现，可初步诊断为低渗性缺水。进一步的检查包括：①尿液检查，尿比重常在 1.010 以下，尿 Na^+ 和 Cl^- 常明显减少；②血钠测定，血钠浓度低于 135 mmol/L，表明有低钠血症，血钠浓度越低，病情越重；③红细胞计数、血红蛋白量、血细胞比容及血尿素氮值均有增高。

4.治疗

应积极处理致病原因。针对低渗性缺水时细胞外液缺钠多于缺水的血容量不足的情况，应静脉输注含盐溶液或高渗盐水，以纠正细胞外液的低渗状态和补充血容量。静脉输液原则是：输注速度应先快后慢，总输入量应分次完成。每 8～12 小时根据临床表现及检测资料，包括血 [illegible]

以 17 mmol Na^+ 相当于 1 g 钠盐计算，补氯化钠量约为 21 g。当天先补 1/2 量，即 10.5 g，加每天正常需要量 4.5 g，共计 15 g。以输注 5%葡萄糖盐水 1 500 mL 即可基本完成。此外，还应补给日需液体量 2 000 mL。其余的一半钠，可在第二天补给。

必须强调，临床上完全依靠任何公式决定补钠量是不可取的，公式仅作为补钠安全剂量的估计。一般总是先补充缺钠量的一部分，以解除急性症状，使血容量有所纠正。肾功能亦有望得到改善，为进一步地纠正创造条件。如果将计算的补钠总量全部快速输入，可能造成血容量过高，对心功能不全者将非常危险。所以，应采取分次纠正并监测临床表现及血钠浓度的方法。

重度缺钠出现休克者，应先补足血容量，以改善微循环和组织器官的灌注。晶体液（复方乳酸氯化钠溶液、等渗盐水）和胶体溶液（羟乙基淀粉、右旋糖酐和血浆）都可应用。但晶体液的用量一般要比胶体液用量大 2～3 倍。然后可静脉滴注高渗盐水（一般为 5%氯化钠溶液）200～

300 mL，尽快纠正血钠过低，以进一步恢复细胞外液量和渗透压，使水从水肿的细胞中外移。但输注高渗盐水时应严格控制滴速，每小时一般控制在 100～150 mL，以后根据病情及血钠浓度再调整治疗方案。

在补充血容量和钠盐后，由于机体的代偿调节功能，合并存在的酸中毒常可同时得到纠正，所以不需要在一开始就用碱性药物治疗。若经动脉血血气分析测定，酸中毒仍未完全纠正，则可静脉滴注 5%碳酸氢钠溶液 100～200 mL。以后视病情纠正程度再决定治疗方案。在尿量达到 40 mL/h后，同样要注意钾盐的补充。

(三)高渗性缺水

高渗性缺水又称原发性缺水。虽有水和钠的同时丢失，但因缺水更多，故血清钠高于正常范围，细胞外液的渗透压升高。严重的缺水可使细胞内液移向细胞外间隙，结果导致细胞内、外液量都有减少。最后，由于脑细胞缺水而导致脑功能障碍之严重后果。机体对高渗性缺水的代偿机制是：高渗状态刺激位于视丘下部的口渴中枢，患者感到口渴而饮水，使体内水分增加，以降低细胞外液渗透压。另外，细胞外液的高渗状态可引起抗利尿激素分泌增多，使肾小管对水的再吸收增加，尿量减少，也可使细胞外液的渗透压降低和恢复其容量。如缺水加重致循环血量显著减少，又会引起醛固酮分泌增加，加强对钠和水的再吸收，以维持血容量。

1.病因

主要病因为：①摄入水分不够，如食管癌致吞咽困难，重危患者的给水不足，经鼻胃管或空肠造瘘管给予高浓度肠内营养溶液等；②水分丧失过多，如高热大量出汗(汗中含氯化钠 0.25%)、大面积烧伤暴露疗法、糖尿病未控制致大量尿液排出等。

2.临床表现

缺水程度不同，症状亦不同。可将高渗性缺水分为三度：轻度缺水者除口渴外，无其他症状，缺水量为体重的 2%～4%；中度缺水者有极度口渴，有乏力、尿少和尿比重增高，唇舌干燥，皮肤失去弹性，眼窝下陷，常有烦躁不安，缺水量为体重的 4%～6%；重度缺水者除上述症状外，出现躁狂、幻觉、谵妄，甚至昏迷，缺水量超过体重的 6%。

3.诊断

病史和临床表现有助于高渗性缺水的诊断。实验室检查的异常包括：①尿比重高；②红细胞计数、血红蛋白量、血细胞比容轻度升高；③血钠浓度升高至 150 mmol/L 以上。

4.治疗

解除病因同样具有治疗的重要性。无法口服的患者，可静脉滴注 5%葡萄糖溶液或低渗的 0.45%氯化钠溶液，补充已丧失的液体。所需补充液体量可先根据临床表现，估计丧失水量占体重的百分比。然后按每丧失体重的 1%补液 400～500 mL 计算。为避免输入过量而致血容量的过分扩张及水中毒，计算所得的补水量一般可分在两天内补给。治疗 1 天后应监测全身情况及血钠浓度，酌情调整次日的补给量。此外，补液量中还应包括每天正常需要量 2 000 mL。

应该注意，高渗性缺水者实际上也有缺钠，只是因为缺水更多，才使血钠浓度升高。如果在纠正时只补给水分，可能后来又会出现低钠血症。如需纠正同时存在的缺钾，可在尿量超过 40 mL/h后补钾。经上述补液治疗后若仍存在酸中毒，可酌情补给碳酸氢钠溶液。

(四)水中毒

水中毒又称稀释性低钠血症。临床上较少发生，系指机体的摄入水总量超过了排出水量，以致水分在体内潴留，引起血浆渗透压下降和循环血量增多。病因有：①各种原因所致的抗利尿激素分泌过多;②肾功能不全,排尿能力下降;③机体摄入水分过多或接受过多的静脉输液。此时,细胞外液量明显增加,血清钠浓度降低,渗透压亦下降。

1.临床表现

急性水中毒的发病急骤。水过多所致的脑细胞肿胀可造成颅内压增高,引起一系列神经、精神症状,如头痛、嗜睡、躁动、精神紊乱、定向能力失常、谵妄,甚至昏迷。若发生脑疝则出现相应的神经定位体征。慢性水中毒的症状往往被原发病的症状所掩盖。可有软弱无力、恶心、呕吐、嗜睡等。体重明显增加,皮肤苍白而湿润。

实验室检查可发现:红细胞计数、血红蛋白量、血细胞比容和血浆蛋白量均降低;血浆渗透压降低,以及红细胞平均容积增加和红细胞平均血红蛋白浓度降低。提示细胞内、外液量均增加。

2.治疗

水中毒一经诊断,应立即停止水分摄入。程度较轻者,在机体排出多余的水分后,水中毒即可解除。程度严重者,除禁水外还需用利尿剂以促进水分的排出。一般可用渗透性利尿剂,如20%甘露醇或25%山梨醇200 mL静脉内快速滴注(20分钟内滴完),可减轻脑细胞水肿和增加水分排出。也可静脉注射襻利尿剂,如呋塞米(速尿)和依他尼酸。

对于水中毒,预防更重要。有许多因素容易引起抗利尿激素分泌过多,如疼痛、失血、休克、创伤及大手术等。对于这类患者的输液治疗,应注意避免过量。急性肾功能不全和慢性心功能不全者,更应严格限制入水量。

二、体内钾的异常

钾是机体重要的矿物质之一,体内钾总含量的98%存在于细胞内,是细胞内最主要的电解质。细胞外液中的钾含量仅是总量的2%,但却十分重要。正常血钾浓度为3.5~5.5 mmol/L。钾有许多重要的生理功能:参与、维持细胞的正常代谢,维持细胞内液的渗透压和酸碱平衡,维持神经肌肉组织的兴奋性,以及维持心肌正常功能等。钾的代谢异常有低钾血症和高钾血症,以前 [illegible]

1.临床表现

最早的临床表现是肌无力,先是四肢软弱无力,以后可延及躯干和呼吸肌,一旦呼吸肌受累,可致呼吸困难或窒息。还可有弛缓性瘫痪(软瘫)、腱反射减退或消失。患者有厌食、恶心、呕吐和腹胀、肠蠕动消失等肠麻痹表现。心脏受累主要表现为传导阻滞和节律异常。典型的心电图改变为早期出现T波降低、变平或倒置,随后出现ST段降低、Q-T间期延长和U波。但并非每个患者都有心电图改变,故不应单凭心电图异常来诊断低钾血症。应该注意,低钾血症的临床表现有时可以很不明显,特别是当患者伴有严重的细胞外液减少时。这时的临床表现主要是缺水、缺钠所致的症状。但当缺水被纠正之后,由于钾浓度被进一步稀释,此时即会出现低钾血症之症状。此外,低钾血症可致代谢性碱中毒,这是由于一方面K^+由细胞内移出,与Na^+、H^+的交换增加(每移出 3 个 K^+，即有 2 个 Na^+ 和 1 个 H^+ 移入细胞内)，使细胞外液的 H^+ 浓度降低；另一方面，远曲肾小管 Na^+、K^+ 交换减少，Na^+、H^+ 交换增加，使排 H^+ 增多，这两方面的作用即可使患者发生低钾性碱中毒。此时，尿却呈酸性，即反常性酸性尿。

2.诊断

根据病史和临床表现即可做低钾血症的诊断。血钾浓度低于 3.5 mmol/L 有诊断意义。心电图检查可作为辅助性诊断手段。

3.治疗

通过积极处理造成低钾血症的病因，较易纠正低钾血症。临床上判断缺钾的程度很难。虽有根据血清钾测定结果来计算补钾量的方法，但其实用价值很小。通常是采取分次补钾，边治疗边观察的方法。外科的低钾血症者常无法口服钾剂，都需经静脉补给。补钾量可参考血钾浓度降低程度，每天补钾 40～80 mmol。以每克氯化钾相等于 13.4 mmol 钾计算，每天补氯化钾 3～6 g。少数低钾血症患者，上述补钾量往往无法纠正低钾血症，需要增加补充的钾量，每天可能高达 100～200 mmol。静脉补充钾有浓度及速度的限制，每升输液中含钾量不宜超过40 mmol(相当于氯化钾 3 g)，溶液应缓慢滴注，输入钾量应控制在 20 mmol/h 以下。因为细胞外液的钾总量仅 60 mmol，如果含钾溶液输入过快，血清钾浓度可能短期内增高许多，将有致命的危险。如果患者伴有休克，应先输给晶体液及胶体液，尽快恢复其血容量。待尿量超过40 mL/h后，再静脉补充钾。临床上常用的钾制剂是 10%氯化钾，这种制剂除能补钾外，还有其他作用。如上所述，低钾血症常伴有细胞外液的碱中毒，在补氯化钾后，一起输入的 Cl^- 则有助于减轻碱中毒。此外，氯缺乏还会影响肾的保钾能力，所以输注氯化钾，不仅补充了 K^+，还可增强肾的保钾作用，有利于低钾血症的治疗。由于补钾量是分次给予，因此要完成纠正体内的缺钾，常需连续3～5 天的治疗。

(二)高钾血症

血钾浓度超过 5.5 mmol/L 即为高钾血症。常见的原因为：①进入体内(或血液内)的钾量太多，如口服或静脉输入氯化钾，使用含钾药物，以及大量输入保存期较久的库血等。②肾排钾功能减退，如急性及慢性肾衰竭；应用保钾利尿剂如螺内酯(安体舒通)、氨苯蝶啶等；以及盐皮质激素不足等。③细胞内钾的移出，如溶血、组织损伤(如挤压综合征)，以及酸中毒等。

1.临床表现

高钾血症的临床表现无特异性。可有神志模糊、感觉异常和肢体软弱无力等。严重高钾血症者有微循环障碍之临床表现，如皮肤苍白、发冷、青紫、低血压等。常有心动过缓或心律不齐。最危险的是高钾血症可致心搏骤停。高钾血症，特别是血钾浓度超过 7 mmol/L，都会有心电图的异常变化，早期改变为T 波高而尖，P 波波幅下降，随后出现 QRS 增宽。

2.诊断

有引起高钾血症原因的患者，当出现无法用原发病解释的临床表现时，应考虑到有高钾血症之可能。应立即做血钾浓度测定，血钾超过 5.5 mmol/L 即可确诊。心电图有辅助诊断价值。

3.治疗

高钾血症有导致患者心搏突然停止的危险，因此一经诊断，应予积极治疗。首先应立即停用一切含钾的药物或溶液。为降低血钾浓度，可采取下列几项措施。

(1)促使 K^+ 转入细胞内。①输注碳酸氢钠溶液。先静脉注射 5%碳酸氢钠溶液 60～100 mL，再继续静脉滴注 100～200 mL。这种高渗性碱性溶液输入后可使血容量增加，不仅可

使血清 K^+ 得到稀释,降低血钾浓度,又能使 K^+ 移入细胞内或由尿排出。同时,还有助于酸中毒的治疗。注入的 Na^+ 可使肾远曲小管的 Na^+、K^+ 交换增加,使 K^+ 从尿中排出。②输注葡萄糖溶液及胰岛素:用25%葡萄糖溶液 100～200 mL,每 5 g 糖加入胰岛素 1 U,静脉滴注。可使 K^+ 转入细胞内,从而暂时降低血钾浓度。必要时,可以每 3～4 小时重复用药。③对于肾功能不全,不能输液过多者,可用 10%葡萄糖酸钙 100 mL＋11.2%乳酸钠溶液 50 mL＋25%葡萄糖溶液 400 mL,加入胰岛素 20 U,24 小时内缓慢静脉滴入。

(2)阳离子交换树脂的应用:可口服,每次 15 g,每天 4 次。可从消化道将钾离子排出。为防止便秘、粪块堵塞,可同时口服山梨醇或甘露醇以导泻。

(3)透析疗法:有腹膜透析和血液透析两种,用于上述治疗仍无法降低血钾浓度或者严重高钾血症患者。

钙与钾有对抗作用,静脉注射 10%葡萄糖酸钙溶液 20 mL 能缓解 K^+ 对心肌的毒性作用,以对抗心律失常。此法可重复使用。

三、体内钙、镁及磷的异常

(一)体内钙的异常

机体内钙的绝大部分(99%)贮存于骨骼中,细胞外液钙仅是总钙量的 0.1%。血钙浓度为 2.25～2.75 mmol/L,相当恒定。其中的 45%为离子化钙,它有维持神经肌肉稳定性的作用。不少外科患者可发生不同程度的钙代谢紊乱,特别是发生低钙血症。

1.低钙血症

可发生在急性重症胰腺炎、坏死性筋膜炎、肾衰竭、消化道瘘和甲状旁腺功能受损的患者。后者是指由于甲状腺切除手术影响了甲状旁腺的血供或甲状旁腺被一并切除,或是颈部放射治疗使甲状旁腺受累。

临床表现与血清钙浓度降低后神经肌肉兴奋性增强有关,有口周和指(趾)尖麻木及针刺感[illegible]期症状无特异性,血钙浓度进一步增高时可出现严重头痛、背和四肢疼痛等。在甲状旁腺功能亢进症的病程后期,可致全身性骨质脱钙,发生多发性病理性骨折。

甲状旁腺功能亢进者应接受手术治疗,切除腺瘤或增生的腺组织之后,可彻底治愈。对骨转移性癌患者,可给予低钙饮食,补充水分以利于钙的排泄。静脉注射硫酸钠可能使钙经尿排出增加,但其作用不显著。

(二)体内镁的异常

机体约半数的镁存在于骨骼内,其余几乎都在细胞内,细胞外液中仅有 1%。镁对神经活动的控制、神经肌肉兴奋性的传递、肌肉收缩及心脏激动性等方面均具有重要作用。正常血镁浓度为 0.70～1.10 mmol/L。

1.镁缺乏

饥饿、吸收障碍综合征、长期的胃肠道消化液丧失(如肠瘘),以及长期静脉输液中不含镁等是导致镁缺乏的主要原因。

临床表现与钙缺乏很相似,有肌震颤、手足搐搦及 Chvostek 征阳性等。血清镁浓度与机体镁缺乏不一定相平行,即镁缺乏时血清镁浓度不一定降低,因此,凡有诱因且有症状者,就应疑有镁缺乏。镁负荷试验具有诊断价值。正常人在静脉输注氯化镁或硫酸镁 0.25 mmol/kg 后,注入量的 90%很快从尿中排出。而镁缺乏者则不同,注入量的 40%～80%被保留在体内,尿镁很少。

治疗上,可按 0.25 mmol/(kg・d)的剂量静脉补充镁盐(氯化镁或硫酸镁),60 kg 者可补 25%硫酸镁 15 mL。重症者可按 1 mmol/(kg・d)补充镁盐。完全纠正镁缺乏需较长时间,因此,在解除症状后仍应每天补 25%硫酸镁 5～10 mL,持续 1～3 周。

2.镁过多

体内镁过多主要发生在肾功能不全时,偶可见于应用硫酸镁治疗子痫的过程中。烧伤早期、广泛性外伤或外科应激反应、严重细胞外液量不足和严重酸中毒等也可引起血清镁增高。

临床表现有乏力、疲倦、腱反射消失和血压下降等。血镁浓度明显增高时可发生心脏传导障碍,心电图改变与高钾血症相似,可显示 PR 间期延长,QRS 波增宽和 T 波增高。晚期可出现呼吸抑制、嗜睡和昏迷,甚至心搏骤停。

治疗上应经静脉缓慢输注 10%葡萄糖酸钙(或氯化钙)溶液 10～20 mL 以对抗镁对心脏和肌肉的抑制。同时积极纠正酸中毒和缺水。若疗效不佳,可能需用透析治疗。

(三)体内磷的异常

机体约 85%的磷存在于骨骼中,细胞外液中含磷仅 2 g。正常血清无机磷浓度为 0.96～1.62 mmol/L。磷是核酸及磷脂的基本成分、高能磷酸键的成分之一,磷还参与蛋白质的磷酸化、参与细胞膜的组成,以及参与酸碱平衡等。

1.低磷血症

其病因有:甲状旁腺功能亢进症、严重烧伤或感染;大量葡萄糖及胰岛素输入使磷进入细胞内;以及长期肠外营养未补充磷制剂者。此时血清无机磷浓度<0.96 mmol/L。低磷血症的发生率并不低,往往因无特异性的临床表现而常被忽略。低磷血症可有神经肌肉症状,如头晕、厌食、肌无力等。重症者可有抽搐、精神错乱、昏迷,甚至可因呼吸肌无力而危及生命。

采取预防措施很重要。长期静脉输液者应在溶液中常规添加磷 10 mmol/d,可补充 10%甘油磷酸钠 10 mL。对甲状旁腺功能亢进者,针对病因的手术治疗可使低磷血症得到纠正。

2.高磷血症

临床上很少见。可发生在急性肾衰竭、甲状旁腺功能低下等。此时血清无机磷浓度>1.62 mmol/L。

由于高磷血症常继发性低钙血症,患者出现的是低钙的一系列临床表现。还可因异位钙化而出现肾功能受损表现。

治疗方面,除对原发病作防治外,可针对低钙血症进行治疗。急性肾衰竭伴明显高磷血症者,必要时可做透析治疗。

(张广伟)

第二节　酸碱平衡失调

临床上，许多外科疾病状态下机体会出现酸碱平衡失调。原发性的酸碱平衡失调可分为代谢性酸中毒、代谢性碱中毒、呼吸性酸中毒和呼吸性碱中毒四种。有时可同时存在两种以上的原发性酸碱失调，此即为混合型酸碱平衡失调。当任何一种酸碱失调发生之后，机体都会通过代偿机制以减轻酸碱紊乱，尽量使体液的 pH 恢复至正常范围。机体的这种代偿，可根据其纠正程度分为部分代偿、代偿及过度代偿。实际上，机体很难做到完全的代偿。

根据酸碱平衡公式（HandersonHasselbach 方程式），正常动脉血的 pH 为：$pH=6.1+\log HCO_3^-/(0.03\times PaCO_2)=6.1+\log 24/(0.03\times 40)=6.1+\log 20/1=7.40$

从上述公式可见，pH、HCO_3^- 及 $PaCO_2$ 是反映机体酸碱平衡的三大基本要素。其中，HCO_3^- 反映代谢性因素，HCO_3^- 的原发性减少或增加，可引起代谢性酸中毒或代谢性碱中毒。$PaCO_2$ 反映呼吸性因素，$PaCO_2$ 的原发性增加或减少，则引起呼吸性酸中毒或呼吸性碱中毒。

一、代谢性酸中毒

代谢性酸中毒是临床上最常见类型的酸碱平衡失调。由于酸性物质的积聚或产生过多，或 HCO_3^- 丢失过多，即可引起代谢性酸中毒。

（一）病因

1.碱性物质丢失过多

多见于腹泻、肠瘘、胆瘘和胰瘘等。经粪便、消化液丢失的 HCO_3^- 超过血浆中的含量。应用碳酸酐酶抑制剂（如乙酰唑胺），可使肾小管排 H^+ 及重吸收 HCO_3^- 减少，导致酸中毒。

[illegible]

由于肾小管功能障碍时，内生性 H^+ 不能排出体外，或 HCO_3^- 吸收减少，均可致酸中毒。其中，远曲小管性酸中毒系泌 H^+ 功能障碍所致，而近曲小管性酸中毒则是 HCO_3^- 再吸收功能障碍所致。

上述任何原因所致的酸中毒均直接或间接地使 HCO_3^- 减少，血浆中 H_2CO_3 相对过多，机体则很快会出现代偿反应。H^+ 浓度的增高刺激呼吸中枢，使呼吸加深加快，加速 CO_2 的呼出，使 $PaCO_2$ 降低，HCO_3^-/H_2CO_3 的比值重新接近 20∶1 而保持血 pH 在正常范围，此即为代偿性代谢性酸中毒。与此同时，肾小管上皮细胞中的碳酸酐酶和谷氨酰酶活性开始增高，增加 H^+ 和 NH_3 的生成。H^+ 与 NH_3 形成 NH_4^+ 后排出，使 H^+ 的排出增加。另外，$NaHCO_3$ 的再吸收亦增加。但是，机体的这些代偿机制作用有限，如果病因持续存在，超过了机体的代偿能力，则会产生失代偿性代谢性酸中毒。

(二)临床表现

轻度代谢性酸中毒可无明显症状。重症患者可有疲乏、眩晕、嗜睡，可有感觉迟钝或烦躁。最明显的表现是呼吸变得又深又快，呼吸肌收缩明显。呼吸频率有时可高达每分钟 40～50 次。呼出气带有酮味。患者面颊潮红，心率加快，血压常偏低。可出现腱反射减弱或消失、神志不清或昏迷。患者常可伴有缺水的症状。代谢性酸中毒可降低心肌收缩力和周围血管对儿茶酚胺的敏感性，患者容易发生心律不齐、急性肾功能不全和休克，一旦产生则很难纠治。

(三)诊断

根据患者有严重腹泻、肠瘘或休克等的病史，又有深而快的呼吸，即应怀疑有代谢性酸中毒。作血气分析可以明确诊断，并可了解代偿情况和酸中毒的严重程度。此时血液 pH 和 HCO_3^- 明显下降。代偿期的血 pH 可在正常范围，但 HCO_3^- 、BE(碱剩余)和 $PaCO_2$ 均有一定程度的降低。如无条件进行此项测定，可做二氧化碳结合力测定(正常值为 25 mmol/L)。在除外呼吸因素之后，二氧化碳结合力的下降也可确定酸中毒之诊断和大致判定酸中毒的程度。

(四)治疗

病因治疗应放在代谢性酸中毒治疗的首位。由于机体可加快肺部通气以排出更多 CO_2，又能通过肾排出 H^+ 、保留 Na^+ 及 HCO_3^- ，即具有一定的调节酸碱平衡的能力。因此只要能消除病因，再辅以补充液体、纠正缺水，则较轻的代谢性酸中毒(血浆 HCO_3^- 浓度为 16～18 mmol/L)常可自行纠正，不必应用碱性药物。低血容量性休克可伴有代谢性酸中毒，经补液、输血以纠正休克之后，轻度的代谢性酸中毒也随之可被纠正。对这类患者不宜过早使用碱剂，否则反而可能造成代谢性碱中毒。

对血浆 HCO_3^- 低于 10 mmol/L 的重症酸中毒患者，应立即输液和用碱剂进行治疗。常用的碱性药物是碳酸氢钠溶液。该溶液进入体液后即离解为 Na^+ 和 HCO_3^- 。HCO_3^- 与体液中的 H^+ 化合成 H_2CO_3，再离解为 H_2O 及 CO_2，CO_2 则自肺部排出，从而减少体内 H^+，使酸中毒得以改善。Na^+ 留于体内则可提高细胞外液渗透压和增加血容量。5%碳酸氢钠每 100 mL 含有 Na^+ 和 HCO_3^- 各 60 mmol。临床上是根据酸中毒严重程度，补给 5% $NaHCO_3$ 溶液的首次剂量为 100～250 mL。在用后 2～4 小时复查动脉血血气分析及血浆电解质浓度，根据测定结果再决定是否需继续输给及输给用量。边治疗边观察，逐步纠正酸中毒，是治疗的原则。5% $NaHCO_3$ 溶液为高渗性，过快输入可致高钠血症，使血渗透压升高，应注意避免。在酸中毒时，离子化的 Ca^{2+} 增多，故即使患者有低钙血症，也可以不出现手足抽搐。但在酸中毒被纠正之后，离子化的 Ca^{2+} 减少，便会发生手足抽搐。应及时静脉注射葡萄糖酸钙以控制症状。过快地纠正酸中毒还能引起大量 K^+ 转移至细胞内，引起低钾血症，也要注意防治。

二、代谢性碱中毒

体内 H^+ 丢失或 HCO_3^- 增多可引起代谢性碱中毒。

(一)病因

1.胃液丧失过多

这是外科患者发生代谢性碱中毒的最常见的原因。酸性胃液大量丢失，如严重呕吐、长期胃肠减压等，可丧失大量的 H^+ 及 Cl^- 。肠液中的 HCO_3^- 未能被胃液的 H^+ 所中和，HCO_3^- 被重吸收入血，使血浆 HCO_3^- 增高。另外，胃液中 Cl^- 的丢失使肾近曲小管的 Cl^- 减少，为维持离子平衡，代偿性地重吸收 HCO_3^- 增加，导致碱中毒。大量胃液的丧失也丢失了 Na^+，在代偿过程中，

K^+ 和 Na^+ 的交换、H^+ 和 Na^+ 的交换增加，即保留了 Na^+，但排出了 K^+ 及 H^+，造成低钾血症和碱中毒。

2.碱性物质摄入过多

长期服用碱性药物，可中和胃内的盐酸，使肠液中的 HCO_3^- 没有足够的 H^+ 来中和，以致 HCO_3^- 被重吸收入血。以往常用碳酸氢钠治疗溃疡病，可致碱中毒，目前此法已基本不用。大量输注库存血，抗凝剂入血后可转化成 HCO_3^-，致碱中毒。

3.缺钾

由于长期摄入不足或消化液大量丢失，可致低钾血症。此时 K^+ 从细胞内移至细胞外，每3个K^+ 从细胞内释出，就有2个 Na^+ 和1个 H^+ 进入细胞内，引起细胞内的酸中毒和细胞外的碱中毒。同时，在血容量不足的情况下，机体为了保存 Na^+，经远曲小管排出的 H^+ 及 K^+ 则增加，HCO_3^- 的回吸收也增加，更加重了细胞外液的碱中毒及低钾血症，此时可出现反常性的酸性尿。

4.利尿剂的作用

呋塞米、依他尼酸等能抑制近曲小管对 Na^+ 和 Cl^- 的再吸收，而并不影响远曲小管内 Na^+ 与 H^+ 的交换。因此，随尿排出的 Cl^- 比 Na^+ 多，回入血液的 Na^+ 和 HCO_3^- 增多，发生低氯性碱中毒。

机体对代谢性碱中毒的代偿过程表现为：受血浆 H^+ 浓度下降的影响，呼吸中枢抑制，呼吸变浅变慢，CO_2 排出减少，使 $PaCO_2$ 升高，HCO_3^-/H_2CO_3 的比值可望接近 20∶1 而保持 pH 在正常范围内。肾的代偿是肾小管上皮细胞中的碳酸酐酶和谷氨酰酶活性降低，使 H^+ 排泌和 NH_3 生成减少。HCO_3^- 的再吸收减少，经尿排出增多，从而使血 HCO_3^- 减少。代谢性碱中毒时，氧合血红蛋白解离曲线左移，使氧不易从氧合血红蛋白中释出。此时尽管患者的血氧含量和氧饱和度均正常，但组织仍然存在缺氧。因此，应该认识到积极纠治碱中毒的重要性。

(二)临床表现

代谢性碱中毒一般无明显症状，有时可有呼吸变浅变慢，或精神神经方面的异常，如嗜睡、精 [illegible]

(四)治疗

首先应积极治疗原发疾病。对丧失胃液所致的代谢性碱中毒，可输注等渗盐水或葡萄糖盐水，既恢复了细胞外液量，又补充 Cl^-，经过这种治疗即可将轻症低氯性碱中毒纠正。必要时可补充盐酸精氨酸，既可补充 Cl^-，又可中和过多的 HCO_3^-。另外，碱中毒时几乎都同时存在低钾血症，故须同时补给氯化钾。补 K^+ 之后可纠正细胞内、外离子的异常交换，终止从尿中继续排 H^+，将利于加速碱中毒的纠正。但应在患者尿量超过 40 mL/h 才可开始补 K^+。

治疗严重碱中毒时(血浆 HCO_3^- 45～50 mmol/L，pH＞7.65)，为迅速中和细胞外液中过多的 HCO_3^-，可应用稀释的盐酸溶液。0.1 mol/L 或 0.2 mol/L 的盐酸用于治疗重症、顽固性代谢性碱中毒是很有效的，也很安全。具体方法是：将 1 mol/L 盐酸 150 mL 溶入生理盐水 1 000 mL 或 5%葡萄糖溶液 1 000 mL 中(盐酸浓度成为 0.15 mol/L)，经中心静脉导管缓慢滴入(25～

50 mL/h)。切忌将该溶液经周围静脉输入,因一旦溶液渗漏会发生软组织坏死的严重后果。每4～6小时监测血气分析及血电解质,必要时第2天可重复治疗。纠正碱中毒不宜过于迅速,一般也不要求完全纠正。关键是解除病因(如完全性幽门梗阻),碱中毒就很容易彻底治愈。

三、呼吸性酸中毒

呼吸性酸中毒系指肺泡通气及换气功能减弱,不能充分排出体内生成的 CO_2,以致血液 $PaCO_2$ 增高,引起高碳酸血症。

(一)病因

常见原因有全身麻醉过深、镇静剂过量、中枢神经系统损伤、气胸、急性肺水肿和呼吸机使用不当等。上述原因均可明显影响呼吸,通气不足,引起急性高碳酸血症。另外,肺组织广泛纤维化、重度肺气肿等慢性阻塞性肺部疾病,有换气功能障碍或肺泡通气-灌流比例失调,都可引起 CO_2 在体内潴留,导致高碳酸血症。外科患者如果合并存在这些肺部慢性疾病,在手术后更容易产生呼吸性酸中毒。术后由于痰液引流不畅、肺不张,或有胸腔积液、肺炎,加上切口疼痛、腹胀等因素,均可使换气量减少。

机体对呼吸性酸中毒的代偿可通过血液的缓冲系统,血液中的 H_2CO_3 与 Na_2HPO_4 结合,形成 $NaHCO_3$ 和 NaH_2PO_4,后者从尿中排出,使 H_2CO_3 减少,HCO_3^- 增多。但这种代偿性作用较弱。还可以通过肾代偿,肾小管上皮细胞中的碳酸酐酶和谷氨酰酶活性增高,使 H^+ 和 NH_3 的生成增加。H^+ 与 Na^+ 交换,H^+ 与 NH_3 形成 NH_4^+,H^+ 排出增加,$NaHCO_3$ 的再吸收增加。但这种代偿过程很慢。总之,机体对呼吸性酸中毒的代偿能力有限。

(二)临床表现

患者可有胸闷、呼吸困难、躁动不安等,因换气不足致缺氧,可有头痛、发绀。随酸中毒加重,可有血压下降、谵妄、昏迷等。脑缺氧可致脑水肿、脑疝,甚至呼吸骤停。

(三)诊断

患者有呼吸功能受影响的病史,又出现上述症状,即应怀疑有呼吸性酸中毒。动脉血血气分析显示 pH 明显下降,$PaCO_2$ 增高,血浆 HCO_3^- 可正常。慢性呼吸性酸中毒时,血 pH 下降不明显,$PaCO_2$ 增高,血 HCO_3^- 亦有增高。

(四)治疗

机体对呼吸性酸中毒的代偿能力较差,而且常合并存在缺氧,对机体的危害性极大,因此除需尽快治疗原发病因之外,还须采取积极措施改善患者的通气功能。做气管插管或气管切开术并使用呼吸机,能有效地改善机体的通气及换气功能。应注意调整呼吸机的潮气量及呼吸频率,保证足够的有效通气量。既可将潴留体内的 CO_2 迅速排出,又可纠正缺氧状态。一般将吸入气氧浓度调节为0.6～0.7,可供给足够 O_2,且较长时间吸入也不会发生氧中毒。

引起慢性呼吸性酸中毒的疾病大多很难治愈。针对性地采取控制感染、扩张小支气管、促进排痰等措施,可改善换气功能和减轻酸中毒程度。患者耐受手术的能力很差,手术后很容易发生呼吸衰竭,此时所引发的呼吸性酸中毒很难治疗。

四、呼吸性碱中毒

呼吸性碱中毒是由于肺泡通气过度,体内生成的 CO_2 排出过多,以致血 $PaCO_2$ 降低,最终引起低碳酸血症,血 pH 上升。

(一)病因

引起通气过度的原因很多,例如癔症、忧虑、疼痛、发热、创伤、中枢神经系统疾病、低氧血症、肝功能衰竭,以及呼吸机辅助通气过度等。

$PaCO_2$的降低,机体的代偿起初虽可抑制呼吸中枢,使呼吸变浅变慢,CO_2排出减少,血中H_2CO_3代偿性增高。但这种代偿很难维持下去,因这样可导致机体缺氧。肾的代偿作用表现为肾小管上皮细胞分泌 H^+ 减少,以及 HCO_3^- 的再吸收减少,排出增多,使血中 HCO_3^- 降低,HCO_3^-/H_2CO_3比值接近于正常,尽量维持 pH 在正常范围之内。

(二)临床表现

多数患者有呼吸急促的表现。引起呼吸性碱中毒之后,患者可有眩晕,手、足和口周麻木和针刺感,肌震颤及手足搐搦。患者常有心率加快。危重患者发生急性呼吸性碱中毒常提示预后不良,或将发生急性呼吸窘迫综合征。

(三)诊断

结合病史和临床表现,可做出诊断。此时血 pH 增高,$PaCO_2$和 HCO_3^- 下降。

(四)治疗

治疗上同样应首先积极治疗原发疾病。用纸袋罩住口鼻,增加呼吸道无效腔,可减少 CO_2的呼出,以提高血 $PaCO_2$。虽采用吸入含 5%CO_2的氧气有治疗作用,但这种气源不容易获得,实用价值小。如系呼吸机使用不当所造成的通气过度,应调整呼吸频率及潮气量。危重患者或中枢神经系统病变所致的呼吸急促,可用药物阻断其自主呼吸,由呼吸机进行适当的辅助呼吸。

(王　健)

第四章

外科患者的营养支持

第一节　营养物质及其代谢

外科营养的发展对外科危重患者的抢救、重大手术的开展和某些疾病的治疗带来了革命性改变。合理的营养支持能有效地提高患者对手术的耐受力，降低手术风险和并发症。这点对腹部外科尤其重要。

一、营养物质

人体的营养物质有氧、水、蛋白质、脂肪、糖、电解质、维生素、微量元素等。

(一)能量

人体每时每刻都在消耗能量，这些能量是由食物中产生热量的营养物质提供的。能量来自三大营养物质：脂肪＝37.67 kJ/g(9.00 kcal/g)；糖类＝14.23 kJ/g(3.40 kcal/g)；蛋白质＝16.74 kJ/g(4.00 kcal/g)，1.0 g 氮＝6.25 g 蛋白质，16.0 g 氮＝100 g 蛋白质。

(二)器官特异性或组织特异性营养因子

(1)谷氨酰胺：谷氨酰胺是肠黏膜细胞、淋巴细胞、巨噬细胞等快速生长分化细胞的主要能源，还为这些细胞的增殖提供核酸合成的前体，并为蛋白质和多种生物大分子的合成提供氮源。即使在静息状态下，淋巴细胞和巨噬细胞对谷氨酰胺的利用率也等于或大于对葡萄糖的利用率。谷氨酰胺可用于维持肠道结构和功能，促进全身和肠道免疫功能。谷氨酰胺是一种非必需氨基酸，在应激状态下是一种必需氨基酸，又称为条件必需氨基酸。

(2)精氨酸、核苷酸及 ω-3 族多聚不饱和脂肪酸：三者都是非特异性免疫调节剂。精氨酸可刺激胰岛素和生长激素分泌，促进蛋白质合成；还是淋巴细胞、巨噬细胞及参与伤口愈合细胞的能源。

(3)支链氨基酸：支链氨基酸包括亮氨酸、异亮氨酸和缬氨酸。支链氨基酸可以与芳香族氨基酸竞争通过血脑屏障，在肝性脑病时有利于脑内氨基酸失衡的纠正。在应激状态下，支链氨基酸成为肌肉的能源物质，最容易被骨骼肌氧化。

(4)必需脂肪酸：必需脂肪酸包括 ω-3 族和 ω-6 族多聚不饱和脂肪酸。

(5)膳食纤维：膳食纤维是一类来源于植物细胞壁的糖类的总称，它包括可溶性纤维(如果胶和树胶）、不溶性纤维（如纤维素）、混合性纤维（如麸皮）。其特点是不能被消化酶消化，只能被肠道细菌发酵水解。某些纤维性食物在肠内细菌的作用下可分解成丁酸盐、丙酸盐、乙酸盐，从而刺激肠黏膜生长，增加肠黏膜血流。

（6）核苷酸和各种生长因子。

二、主要营养物的代谢

（一）碳水化合物

碳水化合物为人体主要的能量来源。糖类以单糖形式从小肠吸收，其中一半以上是葡萄糖，其余是果糖和乳糖。葡萄糖通过 Embden-Meyerhof 途径氧化成丙酮酸或乳酸，丙酮酸或乳酸再经三羧酸循环变成 CO_2 和水，同时释出能量；葡萄糖过多时也可转化为脂肪酸。三羧酸循环是三大营养物质共同的最后代谢途径。胰岛素能使糖原分解停止，合成增加，刺激机体利用葡萄糖，并使部分葡萄糖转化成脂肪。体内储存有：肝糖原约 100 g，能转化成葡萄糖被身体利用；肌糖原约 200 g，不能直接转化成葡萄糖被身体利用。

（二）脂肪

脂肪是人体能量的主要储存形式。脂肪在小肠内受胆汁及脂肪酶的作用被水解成甘油和脂肪酸，长链脂肪酸被乳化成乳糜，经淋巴系统吸收；短链脂肪酸以非酯化形式直接吸收，经门静脉入肝。酮体生成和糖异生作用均在肝脏内完成。某些不饱和脂肪酸体内不能合成，称必需脂肪酸。三种必需脂肪酸是亚油酸、亚麻酸和花生四烯酸。

（三）蛋白质

蛋白质是构成生物体的重要成分，是生命的存在方式。它由氨基酸合成。在人体分解代谢占优势时，能量摄入不足，肌肉蛋白质分解成氨基酸，再经糖异生转化为葡萄糖或生成酮体。影响蛋白质合成的因素有氨基酸的摄入，胰岛素、生长素的水平；影响其分解的因素有高血糖素、皮质激素、肾上腺素及许多细胞因子。

机体能量储备包括糖原、蛋白质、脂肪。瘦体质量（lean body mass，LBM）又称“去脂体质量”。按照人体组织成分，体质量可分为两部分：脂肪成分和非脂肪成分。瘦体质量主要由肌肉、皮肤、骨骼等重量构成，是非脂肪成分的总和。

一、脂肪

脂肪一般占体质量 25%。

（1）70 kg 男性约有脂肪 17.5 kg，全部氧化可供能 669 760 kJ（160 000 kcal）。

（2）禁食状态下，储存的脂肪降解成游离脂肪酸、酮体和甘油，前两种物质可被体内大多数组织所利用并供能，甘油是一种糖异生原料，为神经细胞和血细胞提供葡萄糖。

（3）饥饿时，储存的脂肪可持续供能 40 天。

二、碳水化合物

碳水化合物在体内有多种形式存在。

(1)循环中的葡萄糖可供能 334.88 kJ(80 kcal)。

(2)肝糖原是糖类的储存形式，分解成葡萄糖入血液循环，可供能 1 255.8 kJ(300 kcal)。

(3)肌糖原在肌肉收缩时消耗，可供能 2 511.6 kJ(600 kcal)。

(4)体内共有糖类约 290 g，在 24 小时内即被耗竭。

三、蛋白质

70 kg 男性约有蛋白质 12 kg，可供能 200 928 kJ(48 000 kcal)。一般情况下，多数蛋白质不能作为能源，除非是长期分解代谢或饥饿状态。体内无储备蛋白质，体内的蛋白质均是各器官、组织的组成成分，如作为能源而消耗，势必影响器官功能。体内蛋白质以下列形式存在。

(1)肌肉(骨骼肌、平滑肌和心肌)。

(2)其他细胞内分子，如酶、受体和激素。

(3)循环蛋白，如清蛋白和抗体。

(4)结构蛋白，如胶原和弹性蛋白。

(宁耀辉)

第三节　机体营养需求

正常人在饥饿状态下的营养物质需求量即为生理需要量，但对具有不同代谢特点的患者，仍按生理需要量给予营养物质，很可能造成营养不良。判断患者营养物质的需要量有以下两种方法：能量消耗的测定和氮平衡的测定。

一、能量需求

(一)基础能耗

基础能耗指人体清醒又极安静状态下，不受肌肉活动、环境温度、食物及精神紧张等因素影响时的能耗，通常在清晨未进食前测定。非应激状态的卧床成人为 83.72～104.65 kJ/(kg·d)[20～25 kcal/(kg·d)]。Harris-Benedict 公式如下：

男：基础能耗(kcal/d)＝66.5＋13.7×体质量(kg)＋5.0×身高(cm)－6.8×年龄(周岁)

女：基础能耗(kcal/d)＝65.1＋9.56×体质量(kg)＋1.85×身高(cm)－4.68×年龄(周岁)

换算公式：1 kcal＝4.186 kJ。

(二)静息能耗

静息能耗指人体在餐后 2 小时、适合温度下、安静平卧时所测得的能耗，一般比基础能耗高 10%。与基础能耗相比，静息能耗多了食物动力和完全清醒状态的能量代谢。静息能耗＝基础能耗＋食物特殊动力效应＝基础能耗×活动因子×损伤因子。大多数住院患者需要非蛋白质热量为 104.65～146.51 kJ(25～35 kcal)/(kg·d)，蛋白质 1.0～1.5 g/(kg·d)。计算公式如下：

男：静息能耗(kcal/d)＝10×体质量(kg)＋6.25×身高(cm)－5×年龄(周岁)＋5

女：静息能耗(kcal/d)＝10×体质量(kg)＋6.25×身高(cm)－5×年龄(周岁)－161

非蛋白质热量为1.75～2倍静息能耗时，机体对营养底物的氧化率偏向于利用糖，这是多食糖易发胖的原因所在。

用Harris-Benedict方程乘上纠正因子来估测能量需求很方便，但对重症患者来说所算得的热量往往过高。现在还不清楚，到底应该根据静息能耗来补能量还是根据实测值补能量。但在应激状态早期一般不主张用足量营养。

(三)饥饿时能耗

短期禁食(1～3天)，血胰岛素水平降低，在糖原耗尽后，机体主要靠分解骨骼肌(主要是谷氨酰胺和丙氨酸)来提供能量。若每天能给予100 g葡萄糖，可使蛋白质的糖异生明显减少。长期饥饿(＞7天)，脂肪的糖异生渐增加，蛋白质的糖异生渐减少至55 g/d，中枢神经系统开始利用酮获取能量，由于T_4向T_3的转化减少，机体的能量需求可降至62.79 kJ/(kg·d)[15 kcal/(kg·d)]。最终由于蛋白质消耗出现营养不良，表现为心搏无力、肝脏蛋白质合成能力下降、呼吸功能障碍及肾小球滤过功能改变。LBM丢失＞40％(完全绝食70天)即告死亡。

(四)创伤和脓毒症患者的能耗

创伤和脓毒症患者的能耗特点如下。

(1)胰岛素抵抗：患者呈现“创伤性糖尿病或脓毒性糖尿病”，以保证足够的糖被专一需糖组织(免疫系统和创口愈合)利用。

(2)脂肪作为能源增多。

(3)促炎因子使得蛋白质分解，加速急性时相蛋白合成，静脉输入葡萄糖不能防止蛋白质分解。体内蛋白质丢失20％即可使机体功能发生明显损害，体重下降15％约等于体内蛋白质丢失20％。

(五)氮平衡

[illegible]

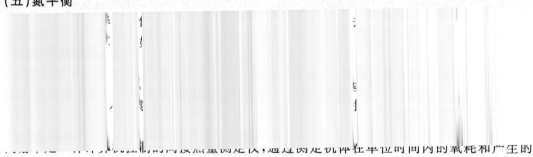

[illegible]计算机控制的间接热量测定仪，通过测定机体在单位时间内的氧耗和产生的二氧化碳算出呼吸商和能耗。间接测热法是计算静息能耗最准确的方法，但工作量繁杂。

(七)允许性低摄入

目前的研究认为，择期手术患者不存在能量代谢显著增高，脓毒症患者的能量代谢仅轻度增加，只有严重创伤或重度脓毒症患者的能量消耗在一段时间会增加20％～40％。成人即使是肠瘘、烧伤等患者，每天能量摄入量通常不超过8 372 kJ(2 000 kcal)。对于接受营养支持的患者来说，补充能量的目的是维持机体器官和组织结构功能，供应量过高可能因喂养过度增加脏器负荷。因此，出现了允许性低摄入概念：在创伤和感染的早期维持非蛋白质热量62.79～83.72 kJ/(kg·d)[15～20 kcal/(kg·d)]有利于减少感染并发症和费用支出，缩短住院时间。但这种允许性低摄入只能短期使用(10天以内)，不适合需要长期营养支持的患者，之后需要增加至 104.65 kJ/(kg·d)[25 kcal/(kg·d)]。

二、蛋白质需求

(1)70 kg 成人每天约需蛋白质 70 g,才能维持蛋白质平衡(氮平衡)。

(2)成年外科患者的理想蛋白质需要量是 1.5 g/(kg·d),至少应为 1.0 g/(kg·d);或氮摄入量0.25 g/(kg·d),同时用代谢调控(激素、抗细胞因子、食物尤其重要)。

(3)在肾衰竭和肝硬化等氮排泄或代谢有障碍的患者,应限制蛋白质摄入量,输入支链氨基酸。

(4)脓毒症、多发性骨折或烧伤等分解代谢亢进的患者,蛋白质入量应增加至 2.0～2.5 g/(kg·d)(瘦体重)。人们希望能达到 2～4 g/(kg·d)的正氮平衡,但是,处于应激状态的患者很难达到这一目标,强制输入会导致多种并发症。

(5)单纯饥饿患者每天输入葡萄糖 100 g 可使体内蛋白质消耗明显减少,但体内仍然有蛋白质分解。在没有高代谢的状况下,为取得氮平衡,至少应输入复方结晶氨基酸 0.5 g/(kg·d)。

三、热氮比

对外科患者来说,热氮比一般应维持在 627.9 kJ(150 kcal)∶1 g N。营养支持应尽早进行,既能维持正氮平衡,又不用过量的能量。一般按104.65 kJ/(kg·d)[25 kcal/(kg·d)]。

四、其他需求

电解质需求:Na^+ 0.7～1.0 mol/(kg·d),K^+ 1.5～2.0 mol/(kg·d)。

人体对维生素与微量元素需求虽不多,但十分重要。

(宁耀辉)

第四节　营养评价的指标

营养评价中最重要的是了解脂肪和肌肉的消耗情况、患者的体型、有无水肿等。但至今还没有一种最为精确的营养评价指标。

一、病史和体格检查

这是估计营养不良的最佳方法。重症患者的体重变化只能反映体液平衡情况,不能用作营养评价。三头肌皮褶厚度也同样存在这种情况。

(1)近期体重下降史、食欲改变或胃肠道症状等(表 4-1)。

表 4-1　全面临床营养评定法的指标及评定标准

	A 级	B 级	C 级
近期(2 周)体重改变	无/升高	减轻<5%	减轻>5%
饮食改变	无	减少	不进食/低热量流质

续表

	A级	B级	C级
胃肠道症状(2周)	无/食欲缺乏	轻微恶心呕吐	严重恶心呕吐
活动能力改变	无/减退	能下床活动	卧床
应激反应	无/低度	中度	高度
肌肉消耗	无	轻度	重度
三头肌皮褶厚度	正常	轻度减少	重度减少
踝部水肿	无	轻度	重度

(2)体检发现肌肉萎缩、水肿以及骨外突部位表面正常的皮肤轮廓消失均提示营养不良。此外,还可用人体测量法,如测三头肌皮褶厚度估计脂肪量,测上臂中部周径可估计骨骼肌量,但不精确。

(3)间接测热法(代谢车):用于测定急性病患者的热量需要,从测得的氧耗及 CO_2 产生量可计算出热量的消耗。

二、实验室检查

实验室检查有助于估计营养状态(表4-2)。清蛋白是很重要的营养指标,并且是预测指标,其影响因素有分解代谢、肾丢失、体液复苏稀释等。

表4-2 蛋白型营养不良的严重程度分类

	营养不良(中度)	营养不良(重度)
清蛋白(g/L)	20~30	<20
血清运铁蛋白(g/L)	1.0~1.5	<1.0
血淋巴细胞总数(1×10^9/L)	0.8~1.5	<0.8

(4)肌酐身高指数与肌酐体质量系数(CI)计算公式如下:

$$肌酐身高指数=实测24小时尿肌酐值/标准身高尿肌酐值\times100\%$$

$$肌酐体质量系数=实测24小时尿肌酐值/理想体质量尿肌酐值\times100\%$$

(5)预后营养指数:用来预期手术后并发症的发生率和死亡率的高低,>60%为高危险;<30%为低危险;二者之间为中等危险。计算公式如下:

$$预后营养指数=158-16.6(ALB)-0.78(TSF)-0.2(TFN)-5.8(DCH)$$

ALB:清蛋白(g/100 mL);TSF:三头肌皮褶厚度(mm);TFN:运铁蛋白(g/100 mL);DCH:迟发型皮肤超敏反应(无反应为0;硬结<5 mm为1;≥5 mm为2)。

(宁耀辉)

第五章

两腺外科

第一节　甲状腺功能亢进症

甲状腺功能亢进症（简称甲亢）指多种疾病导致甲状腺合成和分泌甲状腺激素过多，致血液循环中甲状腺激素水平升高，临床常表现为怕热多汗，多食易饥而体重下降，大便次数增多，心悸乏力等。甲状腺毒症指血液循环中甲状腺激素水平升高出现甲亢类似的症状，但除甲亢外，尚包括其他原因导致的血液循环中甲状腺激素水平升高，如外源性甲状腺激素摄入不当、各种甲状腺炎破坏使甲状腺滤泡中激素释放入血过多而甲状腺本身合成激素减少等。

其中 Graves 病又称弥漫性甲状腺肿伴甲亢，约占甲亢的 85%，本节予以重点讨论。另简单阐述毒性结节性甲状腺肿和甲状腺高功能腺瘤。

一、弥漫性甲状腺肿伴甲亢

弥漫性甲状腺肿伴甲亢又称 Graves 病（GD）。1835 年 Robert Graves 首先描述了该综合征，包括高代谢、弥漫性甲状腺肿、突眼和皮肤局部的黏液性水肿等。

（一）病因及发病机制

该病的确切病因尚不全清楚，目前认为在一定的遗传易感性基础上，环境因素如感染、应激、性别、性腺激素、妊娠、药物和辐射等诱发人体免疫功能异常，使抑制性 T 细胞功能降低和辅助性 T 细胞不适当增敏，使 B 细胞产生针对自身甲状腺成分的抗体，主要为 TSH 受体抗体（TRAb），故疾病本质为甲状腺器官特异性自身免疫性疾病。TRAb 为多克隆抗体，与甲状腺滤泡上皮细胞膜上的 TSH 受体结合后，激活信号复合体，发挥不同作用。根据结合方式和作用的不同，抗体可进一步分类。

（1）甲状腺刺激性抗体（TSAb）：刺激甲状腺组织增生、合成和释放甲状腺激素过多，而血液循环升高的甲状腺激素反馈抑制垂体分泌 TSH，表现为血清 TSH 水平显著降低。

（2）甲状腺阻断型或拮抗型抗体（TBAb），阻断 TSH 的作用。

（3）中性抗体，生物活性呈中性，既不刺激受体，也不阻断 TSH 作用。不同患者或同一患者在不同时期占主导地位的抗体亚型可发生变化，从而导致甲状腺功能的变化。

多数 GD 患者 TSAb 占主导地位，故表现为甲状腺肿大伴功能亢进。小部分患者表现为甲状腺功能正常甚至甲状腺功能减退。目前认为甲状腺本身通过腺体内浸润的β细胞成为甲状腺自身抗体合成的场所。

Graves 病患者发生突眼和常见于胫前的黏液性水肿与眶后、胫前局部皮肤的成纤维细胞和脂肪细胞高表达 TSH 受体有关。局部高表达 TSH 受体在高浓度血清 TRAb 情况下，发生免疫应答，导致局部细胞因子释放、淋巴细胞浸润和成纤维细胞释放葡糖胺聚糖增加和积聚，进一步导致水肿和细胞功能损伤。

(二)病理解剖与病理生理

GD 患者的甲状腺呈弥漫性肿大，血管丰富、扩张。滤泡上皮细胞增生呈柱状，有弥漫性淋巴细胞浸润。浸润性突眼患者其球后结缔组织增加、眼外肌增粗水肿，含有较多黏多糖、透明质酸沉积和淋巴细胞及浆细胞浸润。骨骼肌和心肌也有类似表现。垂体无明显改变。少数患者下肢有胫前对称性黏液性水肿。

甲状腺激素有促进产热作用，并与儿茶酚胺有相互作用，从而引起基础代谢率升高和营养物质、肌肉组织的过度消耗，加强对神经、心血管和胃肠道的兴奋。

(三)临床表现

GD 在女性更为多见，患者男女之比为 1：(7～10)；高发年龄为 21～50 岁。该病起病缓慢，典型者高代谢综合征、眼征和甲状腺肿大表现明显。

1.甲状腺毒症的临床表现

各种病因所致的甲状腺毒症的症状和体征相似，可累及全身各个系统(表 5-1)。临床表现与患者年龄、甲状腺毒症的严重性、持续时间、个体对过多甲状腺激素的易感性等相关。老年患者的症状可较隐匿，仅表现为乏力、体重下降，称淡漠型甲状腺功能亢进症。亚洲男性可表现为发作性低钾麻痹。其中 GD 甲亢患者往往缓慢隐匿起病，逐步加重，病程常长于 3 个月。而其他原因所致一过性甲状腺毒症患者如亚急性甲状腺炎等往往病情先重后轻，且病程较短。

表 5-1　甲状腺毒症的症状与体征(按发生率从高到低排序)

[illegible]	[illegible]
大便次数增多	眼睑挛缩
多尿	男性乳房发育
月经稀少、性欲低下	

2.甲状腺肿大

甲状腺肿大为 GD 的主要临床表现或就诊时的主诉。双侧对称性甲状腺呈弥漫肿大，质软，无明显结节感。少数(约 10%)肿大不明显或不对称。在甲状腺上下特别是上部可扪及血管震颤并闻及血管杂音。

3.眼征

眼睑挛缩、眼裂增大、眼球内聚不佳、下视时上眼睑不随眼球下降、上视时前额皮肤不能皱起等症状可见于所有甲状腺毒症患者，主要机制是高甲状腺激素水平时交感神经兴奋使眼外肌和上睑肌张力增高。

GD 相关眼症为浸润性突眼，为 GD 所特有，又称 Graves 眼病，独立于甲状腺毒症，可与甲亢同时出现，也可早于或晚于甲亢发生；可以是单侧也可以是双侧眼病。临床表现轻者为异物感、易流泪；眶周、眼睑、结膜等水肿、结膜充血、眼球突出、复试、眼球运动障碍；严重者眼睑不能闭合致角膜暴露继发溃疡、视力下降、视野缺损等。

4.黏液性水肿

黏液性水肿为 GD 特有的病变，见于不到 5%的 GD 患者，常合并浸润性突眼。表现局灶性的皮肤隆起，呈橘皮样或结节样非凹陷性硬肿，初期为粉红色或紫色，后期为色素沉着，呈褐色。与周围皮肤有一定的边界。常见于胫前，但也可见于其他任何部位。

5.其他

GD 患者长期甲状腺毒症未得到控制时可表现出杵状指。

(四)诊断与鉴别诊断

对于有上述临床症状与体征者应作进一步甲状腺相关检查。诊断步骤分为：明确是否存在甲状腺毒症；明确是否为甲亢；明确甲亢病因为 Graves 病。对表现为典型浸润性突眼和/或局部皮肤黏液性水肿的甲亢患者基本上可确诊为 GD。

1.检测血清甲状腺激素水平

有任何临床疑似甲状腺毒症症状的患者或甲状腺肿大等患者应进行包括 TT_3、TT_4、FT_3 和 FT_4 在内的血清甲状腺激素水平检测。如果血清 TT_3、TT_4、FT_3 和 FT_4 升高，即可确认为甲状腺毒症。

2.吸碘率测定

甲亢患者表现为甲状腺功能活跃，除碘甲亢外，吸碘率升高。但并非所有的甲状腺毒症患者均需进行该测试。建议在病程短于 3 个月、病情较轻或伴有其他发热、甲状腺痛等患者进行。GD 患者吸碘率升高。

3.TSH 测定

GD 甲亢患者 TSH 明显降低，为最敏感的指标，其变化早于甲状腺激素水平的升高。通过 TSH 测定可鉴别 TSH 瘤、中枢性甲状腺激素抵抗综合征所致甲亢，后两者 TSH 正常或升高。

4.甲状腺自身抗体的检测

甲状腺自身抗体的检测包括 TRAb、甲状腺过氧化物酶抗体和甲状腺球蛋白抗体，阳性者提示甲状腺自身免疫性疾病，有助于诊断 GD，特别是 TRAb。而高功能腺瘤、结节性甲状腺肿伴甲亢患者常为阴性。

5.其他

碘甲亢患者，通过确认碘摄入病史即可鉴别。甲状腺超声可帮助判断甲状腺的结构和功能，显示甲状腺大小、是否存在结节，上动脉流速的测定可部分反映甲状腺的功能状况。GD 甲亢患者往往为弥漫性肿大伴上动脉流速增加，部分患者可合并结节；高功能腺瘤可见单一性结节；结节性甲状腺肿伴甲亢患者则甲状腺明显肿大伴多发结节。甲状腺核素显像也可有效判断甲状腺的摄碘或摄锝功能，GD 患者表现为弥漫性摄取功能亢进，而高功能腺瘤表现为孤立性热结节，结节性甲状腺肿伴甲亢患者可为多发热结节。而其他一过性甲状腺毒血症患者显示摄碘或锝功能低下。

(五)治疗

GD甲亢的治疗包括一般治疗和针对甲状腺激素过多合成的治疗。一般治疗包括注意休息,适当营养,β受体阻滞剂减慢心率改善心悸症状等。针对甲状腺素过多合成和分泌的治疗方法包括抗甲状腺药物、^{131}I核素治疗和手术治疗。每种治疗方法不同,各有利弊(表5-2),临床上适合不同的患者。

表5-2 不同GD甲亢治疗方法的利和弊

治疗方法	利	弊
ATDs	非甲状腺破坏性治疗,疗效确切;药物性甲减可逆;避免手术风险和辐射暴露	治疗时间长,治疗期间需密切监测调整剂量;可能因药物不良反应而停药;停药后复发率高
^{131}I	确切控制甲亢;时间较短;避免手术风险;避免ATDs可能的不良反应	甲状腺破坏性治疗,不可逆性甲减风险;可能加重GD眼病
手术	迅速确切控制甲状腺毒症;避免辐射暴露;避免ATDs可能的不良反应	手术准备工作复杂;手术并发症如喉返神经损伤、甲状旁腺功能减退等;甲亢不缓解或甲减可能;甲状腺危象风险

GD甲亢特殊情况如甲状腺危象、合并妊娠等特殊情况、浸润性突眼和黏液性水肿的治疗不包括在本节内。

1.抗甲状腺药物治疗(ATDs)

国内可选药物包括甲巯咪唑和丙硫氧嘧啶。两者作用机制基本相同,通过抑制甲状腺内过氧化物酶的作用而使碘离子转化为活性碘受抑,从而妨碍甲状腺激素的合成,但无法抑制已合成激素的释放。ATDs治疗可用于所有没有禁忌证的GD甲亢患者。

2.^{131}I治疗

[illegible]

禁忌证包括妊娠、哺乳;GD患者确诊或临床怀疑甲状腺癌(此时首选手术治疗);不能遵循放射性治疗安全指导;在未来6个月内计划妊娠的女性也不适用。育龄期女性在^{131}I治疗前应注意排除妊娠。甲亢伴中度、重度活动性Graves眼病或威胁视力的活动性Graves眼病患者,建议选用ATDs或手术治疗。

3.手术治疗

甲亢手术治疗的病死率<0.1%,并发症低,复发率约3%,可迅速和持久达到甲状腺功能正常,并有避免放射性碘及抗甲状腺药物带来的长期并发症和获得病理组织学证据等独特优点,手术能快速有效地控制并治愈甲亢;但仍有一定的复发率和并发症,所以应掌握其适应证和禁忌证。

(1)手术适应证:甲状腺肿大明显或伴有压迫症状者;中至重度以上甲亢(有甲状腺危象者可

考虑紧急手术)；抗甲状腺药物无效、停药后复发、有不良反应而不能耐受或不能坚持长期服药者；胸骨后甲状腺肿伴甲亢；中期妊娠又不适合用抗甲状腺药物者。若甲状腺巨大、伴有结节的甲亢妊娠妇女(或近期有妊娠计划)常需大剂量抗甲状腺药物才有作用，所以宁可采用手术，但妊娠早期和后期尽量避免，而选择在妊娠中期。超声提示有恶性占位者。

(2)手术禁忌证：青少年(<20 岁)，轻度肿大，症状不明显者；严重突眼者手术后突眼可能加重，手术应不予以考虑；年老体弱有严重心、肝和肾等并发症不能耐受手术者；术后复发因粘连而使再次手术并发症增加、切除腺体体积难以估计而不作首选。但对药物无效又不愿意接受放射治疗者有再次手术的报道，术前用超声检查了解两侧腺体残留的大小，此次手术腺叶各留 2 g 左右。

(3)手术方法：切除甲状腺的范围即保留多少甲状腺体积尚无一致的看法。若行次全切除即每侧保留 6～8 g 甲状腺组织，术后复发率为 23.8%；而扩大切除即保留约 4 g 的复发率为 9.4%；近全切除即保留<2 g 者的复发率为 0。各组之间复发时间无差异。但切除范围越大发生甲状腺功能减退即术后需长期服用甲状腺片替代的概率越大。如甲状腺共保留 7.3 g 或若双侧甲状腺下动脉均结扎者保留 9.8 g 者可不需长期替代。考虑到甲状腺手术不仅可以迅速控制其功能，还能使自身抗体水平下降，而且甲减的治疗远比甲亢复发容易处理，所以建议切除范围适当扩大即次全切除还不够，每侧应保留 5 g 以下。当然也应考虑甲亢的严重程度、甲状腺的体积和患者的年龄。巨大而严重的甲亢切除比例应该大一些，年轻患者考虑适当多保留甲状腺组织以适应发育期的需要。对极少数或个别 Graves 病突眼显著者，选用甲状腺全切除术，其好处是可降低 TSH 受体自身抗体和其他甲状腺抗体，减轻眶后脂肪结缔组织浸润，防止眼病加剧以致牵拉视神经而导致萎缩，引起失明、重度突眼以及角膜长期显露而受损导致的失明。当然也防止了甲亢复发，但需终身服用甲状腺素片。毕竟个别患者选用本手术，要详细向患者和家属说明，取得同意。术前检查血清抗甲状腺微粒体抗体，阳性者术后发生甲减的病例增多。因此，此类患者术中应适当多保留甲状腺组织。

(4)甲状腺危象防治：甲状腺危象指甲亢的病理生理发生了致命性加重，大量甲状腺素进入血液循环，增强了儿茶酚胺的作用，而机体却对这种变化缺乏适应能力。近年来由于强调充分做好手术前的准备工作，术后发生的甲状腺危象已大为减少。手术引起的甲状腺危象大多发生于术后 12～48 小时，典型的临床症状为 39 ℃以上的高热，心率快达 160 次/分，脉搏弱，大汗，躁动不安、谵妄以至昏迷，常伴有呕吐、水泻症状。如不积极治疗，患者往往迅速死亡。死亡原因多为高热虚脱、心力衰竭、肺水肿和水、电解质紊乱。还有少数患者主要表现为神志淡漠、嗜睡、无力、体温低、心率慢，最后昏迷死亡，称为淡漠型甲状腺危象。此种严重并发症的发病机制迄今仍不很明确，但与术前准备不足，甲亢未能很好控制密切相关。

治疗包括两个方面：①降低循环中的甲状腺素水平，但现已经很少主张使用；②降低外周组织对儿茶酚胺的反应性。

二、毒性结节性甲状腺肿

本病又称 Plummer 病，在多年非毒性结节性甲状腺肿的基础上，隐匿缓慢出现功能亢进。该病特点：随时间演变的结构和功能的异质性、功能的自主性。具体发病机制不详。碘摄入增加是可能诱因之一。

(一)临床表现

该病多见于中老年人,女性多见;有多年结节性甲状腺肿的病史;甲状腺毒症症状较轻或不明显,老年患者心血管表现可较为突出,包括房颤、心力衰竭等。本病不伴浸润性突眼和黏液性水肿。触诊甲状腺多数肿大,伴结节感;部分患者肿大不明显,但可触及结节。血清甲状腺激素水平检测可见 TSH 水平降低,T_4 水平正常或略微升高,T_3 的升高幅度通常超过 T_4。超声可见甲状腺肿大伴多发结节。甲状腺核素显像显示甲状腺肿伴多区域的摄取值不等(升高及降低),24 小时吸碘率不一定升高。

(二)治疗

毒性结节性甲状腺肿可选择手术治疗。手术治疗前须用 ATDs 将甲状腺激素水平控制基本正常。

三、毒性甲状腺腺瘤

毒性甲状腺腺瘤亦称高功能腺瘤,指甲状腺体内有单个(少见多发)的不受脑垂体控制的自主性高功能腺瘤,而其周围甲状腺组织则因 TSH 受反馈抑制呈相对萎缩状态。

(一)发病机制

主要与 TSH 受体基因发生体细胞突变相关。发病年龄多为中年以后,甲亢症状一般较轻,某些仅有心动过速、消瘦、乏力和腹泻。不伴浸润性突眼。

(二)辅助检查

实验室检查显示 TSH 降低伴或不伴 T_3、T_4、FT_3 和 FT_4 升高;TRAb、TSAb 多为阴性;甲状腺超声多显示单结节;核素扫描可见热结节,周围组织仅部分显示或不显示。

(三)治疗

可选择^{131}I 治疗或手术治疗。手术治疗前须用 ATDs 将甲状腺激素水平控制基本正常,前[illegible]

甲状旁腺功能亢进症(以下简称甲旁亢)可分为原发性、继发性和三发性 3 种。原发性甲旁亢是由于甲状旁腺本身病变引起的甲状旁腺激素(PTH)合成、分泌过多。继发性甲旁亢是由于各种原因所致的低钙血症,刺激甲状旁腺增生肥大,分泌过多的 PTH。三发性甲旁亢是在继发性甲旁亢的基础上,由于腺体受到持久和强烈的刺激,部分增生组织转变为功能自主的增生或腺瘤,自主分泌过多的 PTH 所致。原发性甲旁亢在欧美国家多见,是一种仅次于糖尿病和甲状腺功能亢进症的常见的内分泌疾病,自 20 世纪 70 年代以来,随着血钙水平筛查的普及,约 80%的患者被检出时无症状。本病在我国少见,被诊断时大多有明显的症状。随着血清钙检测和甲状腺超声检查等普查工作的逐步开展,无意中发现血清钙升高和超声检出甲状旁腺病灶而无临床症状的甲旁亢病例也逐渐增多。

一、解剖和生理

甲状旁腺位于甲状腺左右两叶的背面，一般为上下两对 4 枚。少数人只有 3 枚，或可多于 4 枚甲状旁腺。上位甲状旁腺的位置比较恒定，多数位于甲状腺侧叶后缘上、中 1/3 交界处，相当于环状软骨下缘水平；下位甲状旁腺的位置变异较大，半数以上位于甲状腺侧叶后缘中、下 1/3 交界处以下至下极的后方。上位甲状旁腺与甲状腺共同起源于第 4 对咽囊，而下位甲状旁腺与胸腺共同起源于第 3 对咽囊，在下降过程中，下位甲状旁腺胚原基可中途停止或随胸腺胚原基继续下降至纵隔。即使发生位置变异，上位甲状旁腺总是位于甲状腺的邻近，下位甲状旁腺可位于甲状腺内、胸腺内、纵隔内或甲状腺下极下方的疏松组织内。正常的甲状旁腺可呈卵圆、盘状、叶片或球形，约 0.5 cm×0.3 cm×0.3 cm(0.2 cm×0.2 cm×0.1 cm～1.2 cm×0.3 cm×0.3 cm)，单枚重 30～50 mg，呈棕黄色或棕红色，质地柔软。

绝大多数甲状旁腺血供来自甲状腺下动脉，仅少数上位甲状旁腺的血供来自甲状腺上动脉后支或甲状腺上、下动脉的吻合支，但下降至纵隔的下位甲状旁腺可由胸廓内动脉或主动脉分支供血。

甲状旁腺分泌 PTH，其主要功能是调节人体钙的代谢和维持体内钙、磷的平衡：①促进近侧肾小管对钙的重吸收，减少尿钙而增加血钙；抑制近侧肾小管对磷的吸收，增加尿磷而减少血磷，使之钙、磷体内平衡。②促进破骨细胞的脱钙作用，使磷酸钙从骨质中脱出，提高血钙。③通过维生素 D 的羟化作用生成 1,25-二羟 D_3 而促进肠道对钙的吸收。PTH 与血钙之间呈负反馈关系，即血钙过低可刺激 PTH 的合成和释放，使血钙上升；血钙过高则抑制 PTH 的合成和释放，使血钙下降。

二、病因

分原发性、继发性和三发性甲旁亢，以原发性最多见。

(一)原发性甲旁亢

原发性甲旁亢主要由甲状旁腺腺瘤(80%～90%)和增生(10%～15%)引起，0.5%～5%可由甲状旁腺癌引起。可自主性分泌过多的 PTH，后者不受血钙的反馈作用而致血钙持续升高。部分甲状旁腺腺瘤和腺癌是由于甲状旁腺细胞中的原癌基因和/或抑癌基因发生改变所致。

原发性甲旁亢中，有少部分是多发性内分泌肿瘤(MEN)所致，属家族性常染色体显性遗传疾病，多为单基因病变，由抑癌基因失活或原癌基因激活引起，其中 MEN-Ⅰ型主要累及甲状旁腺、腺垂体和胰腺内分泌系统，MEN-Ⅱ型累及甲状腺 C 细胞、肾上腺嗜铬细胞和甲状旁腺。约 90%MEN-Ⅰ型病例有甲旁亢症状，且常是首发表现，患者多属 20～40 岁，其表现与散发的原发性甲旁亢相似。MEN-Ⅱ型中甲旁亢的发病率较低，占 20%～30%，症状也轻，发病年龄较 MEN-Ⅰ型为晚。常累及多个甲状旁腺，其病理多为甲状旁腺增生，少数为腺瘤。

(二)继发性甲旁亢

继发性甲旁亢多由于体内存在刺激甲状旁腺的因素，特别是血钙、血镁过低和血磷过高，腺体受刺激后不断增生和肥大，由此分泌过多的 PTH。本症多见于慢性肾病、维生素 D 缺乏(包括胃肠、肝胆胰系统疾病的维生素吸收不良)、骨软化症、长期低磷血症等。慢性肾衰竭是继发性甲旁亢的主要原因，尿毒症患者肾脏排泌磷障碍导致的高磷血症，合成障碍引起的 1,25-二羟 D_3 减少和低钙血症是引起肾性继发性甲旁亢发病的 3 个主要因素。目前我国慢性肾衰竭患者只有极少数人能接受肾移植手术，绝大多数患者只能依赖透析进行肾替代治疗。随着血液透析技术的不断发展及其广泛应用，这些患者的生存期明显延长，继发性甲旁亢的发病率也随之升高。

(三)三发性甲旁亢

三发性甲旁亢是在继发性甲旁亢的基础上发展起来的，甲状旁腺对各种刺激因素反应过度或受到持续刺激而不断增生肥大，其中一、二个腺体可转变为功能自主的增生或腺瘤，出现自主性分泌，当刺激因素消除后，甲旁亢现象仍存在。主要见于慢性肾衰竭和肾脏移植后。

三、病理

正常的甲状旁腺组织含有主细胞、嗜酸性细胞和透明细胞。主细胞呈圆形或多边形，直径6～8 μm，细胞质多含有脂肪，正常时仅20%处于活动状态。PTH由主细胞合成分泌。嗜酸性细胞存在于主细胞之间，胞体较大，细胞质中含有大量的嗜酸性颗粒，嗜酸性细胞从青春期前后开始逐渐增加。透明细胞的细胞质多，不着色，由于含过量的糖原，正常时数量少，增生时增多。在主细胞发生代谢改变时出现形态变异，主细胞的细胞质内充满嗜酸颗粒时便成为嗜酸性细胞，含过量糖原时即成为透明细胞。

(一)甲状旁腺腺瘤

一般为单个，仅10%为多个，多位于下位甲状旁腺。Hodback分析896例甲状旁腺腺瘤，平均重1.30 g(0.075～18.3 g)，腺瘤的重量与患者的病死率呈正相关($P<0.001$)。腺瘤有完整包膜，包膜外一圈有正常的甲状旁腺组织，这是与增生的主要区别。肿瘤较大时，可见出血、囊性变、坏死、纤维化或钙化；肿瘤较小时，周围绕有一层棕黄色的正常组织，此时需与增生仔细鉴别。镜下分成主细胞型、透明细胞型和嗜酸性细胞型，后者少见，多属无功能性腺瘤。Rasbach将肿瘤直径<6 mm的定为微小腺瘤，细胞活跃，一旦漏诊，是顽固性高钙血症的原因。由于胚胎发育异常，腺瘤偶可见于纵隔、甲状腺内或食管后的异位甲状旁腺，约占全部病例的4%。

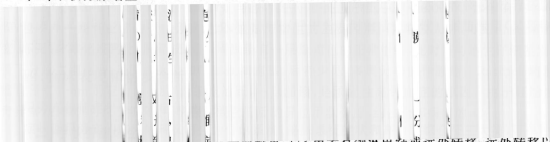

(二)甲状旁腺增生

[illegible]状旁腺癌的症状一般较重，1/3患者有颈淋巴结或远处转移，远处转移以肺部最为常见，其次为肝脏和骨骼。甲状旁腺囊肿(伴甲旁亢时囊液呈血性)、脂肪腺瘤(又名错构瘤)更为少见。

四、临床表现和初步诊断

甲旁亢包括症状型及无症状型两类。

症状型甲旁亢的临床表现又可分为骨骼系统、泌尿系统症状和高血钙综合征三大类，可单独出现或合并存在。按症状可将甲旁亢分为3型：Ⅰ型以骨病为主，Ⅱ型以肾结石为主，Ⅲ型为两者兼有。

骨骼系统主要表现为骨关节的疼痛，伴明显压痛。起初为腰腿痛，逐渐发展为全身骨及关节难以忍受的疼痛，严重时活动受限，不能触碰。易发生病理性骨折和骨畸形。患者可有身高变矮，可表现为纤维囊性骨炎、囊肿形成，囊样改变的骨骼常呈局限性膨隆并有压痛，好发于颌骨、肋骨、锁骨外 1/3 端及长骨。

泌尿系统主要表现为烦渴、多饮、多尿，可反复发生尿路结石，表现为肾绞痛、尿路感染、血尿乃至肾衰竭。

高血钙综合征由血钙增高引起，可影响多个系统。常见的症状有淡漠、烦躁、消沉、疲劳、衰弱、无力、抑郁、反应迟钝、记忆丧失、性格改变，食欲丧失、腹胀、恶心、呕吐、便秘、腹痛和瘙痒，胃十二指肠溃疡、胰腺炎，心悸、心律失常、心力衰竭和高血压等。

甲旁亢临床表现呈多样性，早期常被误诊而延误治疗。对凡有高钙血症伴肾绞痛、骨痛、关节痛或溃疡病等胃肠道症状者，要考虑甲旁亢的可能，对慢性肾功能不全患者尤要注意。应作血清钙、无机磷和 PTH 测定。

血清钙正常值为 2.20～2.58 mmol/L，重复 3 次均高于 2.60 mmol/L 方有诊断价值。PTH 只影响游离钙，临床测定值还包括清蛋白结合钙部分，应同时测定血清蛋白，只有后者在正常的情况下，血清钙水平升高才有诊断意义。血清蛋白浓度低于 40 g/L(4 g/dL)时，会引起血钙水平降低，判断血钙水平时应使用清蛋白水平校正。计算公式：校正血钙(mg/dL)＝实测血钙(mg/dL)＋0.8×[4－实测血清蛋白(g/dL)]。血清游离钙的测定不受清蛋白水平的影响，较血清总钙测定更可靠，但因设备尚不普及，不作为常规检查项目。

血清无机磷正常值为 0.80～1.60 mmol/L，原发性甲旁亢时血清无机磷降低，在持续低于 0.80 mmol/L时才有诊断意义，当然还可看血钙水平。血清无机磷浓度还受血糖的影响，故应同时测定血糖。慢性肾病继发甲旁亢时血清无机磷值升高或在正常范围。

血清全段甲状旁腺激素(iPTH)正常参考范围为 12～65 pg/mL。甲旁亢时高于正常值。

上述测定符合甲旁亢可能时再做进一步定位检查。

五、定位诊断

术前均需作定位诊断，其方法包括超声检查、核素扫描、CT 和 MR 检查等。

(一)超声检查

超声检查是甲旁亢术前定位诊断的有效手段。定位诊断的正确性、特异性和敏感性均在 90%以上，但是还有一定的阴性率和误诊率。超声检查能检出大多数直径在 1 cm 以上的甲状旁腺病变，而经验丰富的超声医师则能检出更小的病灶。甲状旁腺有异位于甲状腺实质内的可能，另外甲状腺癌发病率有上升的趋势，术前应重视甲状腺癌的筛查，应常规行甲状腺超声检查。

超声引导细针穿刺抽吸液 PTH 测定及细针穿刺细胞学检查有助于确定病灶是否来源于甲状旁腺，可用于术前影像学定位不清及甲旁亢复发需再次明确手术病灶者的术前定位诊断。

(二)放射性核素检查

放射性核素甲状旁腺显像定位诊断的阳性率和敏感性均较高，^{99}mTc-MIBI 检查可发现最小为 80 mg 的腺瘤，对原发性甲旁亢的定位诊断准确率可达 90%以上，尤其对异位甲状旁腺病变有良好的定位诊断价值。

超声检查和核素扫描联合应用，是甲旁亢定位诊断常规的检查方法，可提高定位诊断准确率。

(三)CT 和 MRI 检查

目前 CT 和 MR 检查并不作为甲旁亢首选的影像学检查方法。主要用于判断甲状旁腺病变的具体位置，尤其是用于显示纵隔等处异位甲状旁腺病变的形态特征以及病变与周围结构之间的关系。当怀疑甲状旁腺癌或合并甲状腺癌时，也应行增强 CT 检查，它对原发灶及颈部淋巴结有无转移的诊断有很好的参考价值。

(四)术中 PTH 监测

可作为甲状旁腺切除术的辅助检查，快速的 PTH 测定方法，使整个测定时间缩短为 15 分钟，更适于术中应用，对于原发性甲旁亢，如切除了病灶，术后 10 分钟时 PTH 可下降 50%以上。

六、治疗

(一)原发性甲旁亢

手术是首选的治疗方法，我国 2014 年的。原发性甲状旁腺功能亢进症诊疗指南。推荐，原发性甲旁亢的手术指征为如下。

(1)有症状的原发性甲旁亢患者。

(2)无症状的原发性甲旁亢患者合并以下任一情况：①高钙血症，血钙高于正常上限 0.25 mmol/L(1 mg/dL)；②肾脏损害，肌酐清除率低于 60 mL/min；③任何部位骨密度值低于峰值骨量 2.5 个标准差(T＜－2.5)，和/或出现脆性骨折；④年龄＜50 岁；⑤患者不能接受常规随访。

(3)无手术禁忌证，病变定位明确者。

不论是肿瘤或增生引起的原发性甲旁亢均以手术切除为主。甲状旁腺腺瘤切除后效果良好。原发性甲旁亢中单发腺瘤约占 90%，且术前 B 超检查、核素扫描定位诊断准确率高，目前多数主张采用单侧探查术，由于少数腺瘤可以是多发的，仍有主张以双侧探查为宜，以免遗漏病变，但过多的盲目探查，可能造成甲状旁腺血供受损，加重术后甲状旁腺功能不足造成的低钙血症

[illegible]

等小切口甲状旁腺切除术和内镜下微创甲状旁腺切除术两类。现主要适用于术前有 B 超、核素扫描准确定位的单个甲状旁腺腺瘤。手术成功率接近常规开放性手术，疗效满意。放射性引导小切口甲状旁腺切除术就是在将开始手术时静脉内注射放射性核素，术中利用一个核素探测器定位病变腺体，直接在病变所在部位做一小切口，就能切除腺瘤。有条件单位可同时应用术中快速 PTH 测定，若下降 50%以上，可进一步保证肿瘤切除的彻底性。手术可在局麻下进行，创伤小，并发症少。随着内镜技术逐渐成熟，在不少国家内镜下微创甲状旁腺切除术占甲状旁腺单发腺瘤手术的比例在逐渐增加。甲状旁腺微创手术将逐渐成为治疗甲状旁腺单发腺瘤的主要手术方式。

甲状旁腺癌早期应做根治性切除术。切除范围应包括患侧甲状旁腺及癌肿切除、患侧甲状腺腺叶及峡部切除以及患侧中央组淋巴结清扫。对于首次手术仅单纯切除病变的甲状旁腺，而

后石蜡确诊为甲状旁腺癌的患者，应尽快二次补充行根治性切除术，以降低复发率。

对于一般情况不好而无法进行手术或不接受手术者，可试用内科药物治疗以暂时缓解症状，应鼓励患者多饮水，以利于钙排出体外，避免高钙饮食，尽量避免使用锂剂和噻嗪类利尿剂。治疗药物包括双膦酸盐、雌激素和拟钙剂等。双膦酸盐为抑制骨吸收药物，可以降低血钙。雌激素可以拮抗 PTH 介导的骨吸收，尤对绝经后妇女患者更为理想。拟钙剂西那卡塞能激活甲状旁腺上的钙敏感受体，抑制 PTH 分泌，降低血钙。

（二）继发性甲旁亢

继发性甲旁亢早期以内科治疗为主，若患者能及时去除血钙、血镁过低和血磷过高等原发因素后，病情多可控制。慢性肾衰竭引起磷排泄减少，导致高磷血症和血钙浓度下降，虽经口服磷结合剂、补充活性维生素 D 及其类似物等治疗措施，仍有 5%～10%患者的甲旁亢症状持续存在，内科治疗无效，发展为难治性继发性甲旁亢，需外科手术治疗。

2013 年我国。慢性肾脏病矿物质和骨异常诊治指导。推荐，肾性继发性甲旁亢手术指征如下。

(1)慢性肾脏病(CKD)3～5D 期(CKD5D 是指 CKD5 期接受透析治疗的患者)合并药物治疗无效的严重甲状旁腺功能亢进，建议行甲状旁腺切除术。

(2)当出现下列情况，建议择期行甲状旁腺切除术：①血 iPTH 持续＞800 pg/mL(正常值 16～62 pg/mL)；②药物治疗无效的持续性高钙和/或高磷血症；③具有至少一枚甲状旁腺增大的影像学证据，如高频彩色超声显示甲状旁腺增大，直径＞1 cm，并且有丰富的血流；④以往对活性维生素 D 及其类似物治疗抵抗。

国外近几年随着拟钙剂西那卡塞的应用，手术比例有所下降，但甲状旁腺切除术与药物治疗相比具有更经济、更快速起效的优势，对具有手术指征的患者，仍应积极采取手术治疗。我国开展此类手术的单位不多，接受手术的患者病情都已很严重。

手术方式有 3 种：①甲状旁腺次全切除术，此方法较早被采用，但保留多少甲状旁腺组织的量合适，较难掌握，术后复发率较高，且复发后在颈部再次手术难度较大；②甲状旁腺全切除术，此方法复发率低，但术后会发生顽固性低钙血症。近来有研究发现，在甲状旁腺全切除术后的部分患者血中还能检测到微量的 PTH，而且术后需进行常规血透，通过透析液的调整，术后低钙血症可以纠正，也无代谢性骨病等严重并发症发生，故现也有学者主张选用此术式；③甲状旁腺全切除＋自体移植术，此手术方法安全、有效，复发率低，若复发后在前臂作二次手术切除，手术也较简便。

任何一种甲状旁腺切除术的手术方式都可以有效的治疗难治性继发性甲旁亢，术后短期内骨痛、肌无力、瘙痒等临床症状，PTH、血钙、血磷等实验室指标及患者的生活质量都得到迅速的改善。经验丰富的外科医师手术总体成功率可达 97%。

目前没有针对 3 种手术方式的前瞻性随机对照研究，尚没有足够的证据显示哪一种方式更好。甲状旁腺全切除＋自体移植术较为合理，是目前手术治疗难治性继发性甲旁亢常见的推荐术式。笔者单位也选择了该术式作为治疗肾性继发性甲旁亢的主要方法。手术相关的要点有：①无论采用何种术式，在第一次手术中要找到所有甲状旁腺腺体是保证手术成功的关键。超声检查和核素扫描联合应用，可提高定位诊断准确率。笔者单位的病例资料显示超声检查有较高的检出率，可达 96.2%，手术医师术前参与超声检查定位，能使术中寻找病灶更为简便、准确。核素扫描对发现异位甲状旁腺病灶有帮助。术中仔细探查也非常重要，能检出定位诊断遗漏的病灶。有条件单位可同时应用术中快速 PTH 测定，可进一步保证做到甲状旁腺全切除；②术中找到的甲状旁腺数目小于 4 枚者，切除后不需自体移植；③应选取弥漫性增生的甲状旁腺组织作为移植物，结节状增生的组织更易致功能亢进。移植物的量可选取 10～30 枚约 1 mm×1 mm×1 mm大小的甲状旁腺组织。移植部位选择在前臂肌肉内，术后一旦复发，再次手术较简便；④甲状腺占位性病变，应同时切除，术中冷冻病理检查，既能发现甲状腺内甲状旁腺病灶，又能检出可能存在的甲状腺癌，同时做相应的手术；⑤甲状旁腺全切除术后可发生“骨饥饿”综合征，表现为严重的低钙血症和抽搐，术后要严密监测血钙并及时补钙，以避免该综合征的发生。术后应常规静脉补钙，术后每天的补钙量根据切除的甲状旁腺组织的总重量推算，每 1 g 甲状旁腺组织约补 1 g 元素钙，1 g 元素钙相当于补葡萄糖酸钙 11 g。术后每 4 小时监测一次血钙，根据血钙水平，调整补钙用量。血钙水平稳定可延长监测间隔，并可逐渐过渡到口服补钙。

对药物治疗失败，又不能耐受甲状旁腺切除手术者，可采用超声引导下甲状旁腺内乙醇或 1，25-二羟 D_3 溶液注射治疗，也能取得一定的疗效。

(三)三发性甲旁亢

三发性甲旁亢患者，在肾功能恢复或肾移植后甲状旁腺增生或腺瘤样增生的腺体基本上不可能恢复，甲旁亢依然存在，治疗应以手术为主。可考虑行甲状旁腺次全切除术或甲状旁腺全切除＋自体移植术。

(宁耀辉)

第三节　单纯性甲状腺肿

单纯性甲状腺肿患者指以缺碘为主的代偿性甲状腺呈弥漫性或结节性肿大但不伴有功能异[illegible]

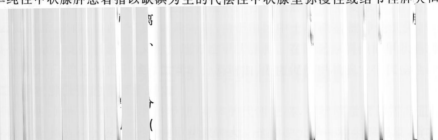

甲状腺激素合成原料(碘)的缺乏是引起单纯性甲状腺肿的主要原因，在我国离海较远的山区，如云贵高原、陕西、山西、宁夏、新疆等地，由于山区中土壤碘盐被冲洗流失，导致食物及饮水中含碘不足，故患此病者较多，又称为地方性甲状腺肿。在缺乏原料碘而甲状腺功能仍需维持正常需要的情况下，腺垂体促甲状腺激素的分泌增加，因而促使甲状腺发生代偿性肿大。

(二)甲状腺激素的需要量增加

在青春期、妊娠期、哺乳期和绝经期，身体的代谢旺盛，甲状腺激素的需要量增加，引起长期的促甲状腺激素过多分泌，亦能促使甲状腺肿大。这种肿大是一种生理现象，常在成人或妊娠哺乳期后自行缩小。

(三)甲状腺激素生物合成和分泌的障碍

部分单纯性甲状腺肿的发生是由于甲状腺激素生物合成和分泌过程中某一环节的障碍，如致甲状腺肿物质中的过氯酸盐、硫氰酸盐、硝酸盐等可妨碍甲状腺摄取无机碘化物，如磺胺类药物、硫脲类药物以及含有硫脲类的蔬菜（萝卜、白菜）能阻止甲状腺激素的合成，由此而引起血中甲状腺激素的减少。因此，也就增强了腺垂体促甲状腺激素的分泌，促使甲状腺肿大。同样，隐性遗传的先天缺陷如过氧化酶或蛋白水解酶等的缺乏，也能造成甲状腺激素生物合成或分泌障碍，引起甲状腺肿。

二、病理

单纯性甲状腺肿最显著的病理改变是滤泡的高度扩张，充满大量胶体，而滤泡壁细胞变扁平，这是甲状腺功能不足的现象。虽然镜下可看到局部的增生，表现为由柱状细胞所组成的、突入滤泡腔的乳头状体，但此种增生状态仅为代偿性增生。

在形态方面，单纯性甲状腺肿可分为弥漫性和结节性甲状腺肿两种。弥散性甲状腺肿多见于青春期，扩张的滤泡平均地散在于腺体的各部。而结节性甲状腺肿多见于流行区，扩张的滤泡集成一个或数个大小不等的结节，结节周围被有不完整的纤维包膜。

结节性甲状腺肿经一段时期后，由于血液循环不良，在结节内常发生退行性变，引起囊肿形成（往往并发囊内出血）和局部的纤维化和钙化等。巨大结节长期压迫结节间组织，可使有功能的组织萎缩退化，临床上表现为甲状腺功能低下。结节发展的另一结果是发生某种程度的自主性，即甲状腺结节分泌甲状腺激素的功能不再依赖于促甲状腺激素，也不再受服用甲状腺激素的抑制，此时，如用大剂量碘剂治疗，很容易发生继发性甲亢。另外，结节性甲状腺肿还有发生恶变的可能。

三、临床表现

（一）单纯性甲状腺肿

单纯性甲状腺肿一般不呈功能上的改变，故一般无全身症状，基础代谢率正常。早期双侧甲状腺呈弥漫性肿大，质软，表面光滑无结节，可随吞咽动作上下移动，可逐渐在肿大腺体一侧，也可在两侧，扪及多个或单个结节；囊肿样变的结节，可并发囊内出血，结节可在短期内迅速增大。

（二）较大的结节性甲状腺肿

较大的结节性甲状腺肿可以压迫邻近器官而引起各种症状。

1.气管

较大的结节性甲状腺肿压迫气管比较常见。自一侧压迫，气管向对侧移位或变弯曲；自两侧压迫，气管变为扁平。由于气管内腔变窄，呼吸发生困难，尤其胸骨后甲状腺肿更为严重。气管壁长期受压，可以软化，引起窒息。

2.食管

较大的结节性甲状腺肿压迫食管少见，仅胸骨后甲状腺肿可能压迫食管，引起吞咽时不适感，但不会引起梗阻症状。

3.颈深部大静脉

较大的结节性甲状腺肿压迫颈深部大静脉可引起头颈部血液回流障碍，此种情况多见于位于胸廓上口大的甲状腺肿，特别是胸骨后甲状腺肿。临床出现面部青紫、肿胀，颈部和胸前表浅静脉的明显扩张。

4.喉返神经

较大的结节性甲状腺肿压迫喉返神经可引起声带麻痹，发生声音嘶哑，压迫颈部交感神经节链可引起霍纳（Horner）综合征。

四、诊断

（1）本病多见于地方性甲状腺肿流行区，病程长，可数年或数十年。

（2）开始有双侧甲状腺弥漫性肿大，而后在甲状腺内（一侧或两侧）出现单个或多个大小不等的结节。

（3）结节质韧或较软，光滑，随吞咽动作上下移动。生长缓慢，一般很少发生压迫症状。胸骨后甲状腺肿可有头颈部静脉回流障碍症状。结节发生囊性变，短期内迅速增大，出现疼痛。

（4）甲状腺功能一般正常。

（5）部分患者合并甲状腺功能亢进症，少数可发生癌变，表现为近期肿块迅速增长，并出现恶性变体征。

五、治疗

结节性甲状腺肿可继发甲状腺功能亢进，也可发生恶变。因此，应积极进行治疗。

（一）保守治疗

（1）青春发育期或妊娠期的生理性甲状腺肿，可以不给药物治疗，应多食含碘丰富的海带、紫菜等。

（2）20 岁以下的弥漫性单纯性甲状腺肿者，可给以少量甲状腺素，以抑制腺垂体促甲状腺激素的分泌。常用剂量为 15～30 mg，每天 2 次，口服，3～6 个月为 1 个疗程。

（二）手术治疗

对于有以下情况者，应及时行手术治疗，施行甲状腺大部切除术。

（宁耀辉）

第四节　甲状腺炎

甲状腺炎在临床上并不是单一的疾病，而是由多种病因引起的甲状腺炎症性疾病的统称，临床上并不少见。通常把甲状腺炎分为三大类，即急性甲状腺炎、亚急性甲状腺炎和慢性甲状腺炎。它们的病因各异，并具有不同的临床特征和病理变化，应充分认识各自的特点，以防误诊、误治的发生。把甲状腺炎当作肿瘤而行不必要的甲状腺切除手术是临床上常犯的错误。

一、急性化脓性甲状腺炎

由于甲状腺血流丰富，且自身含碘量丰富，因此具有很强的抵御感染的能力，临床上急性化脓性甲状腺炎相当罕见。然而一旦发生，往往病程非常凶险，甚至危及生命。此病儿童多于成人，感染源多数是由颈部的其他感染病灶直接扩展而来，如持续存在的下咽部梨状窝瘘可使儿童甲状腺对感染的易感性增加；少数可能是细菌经由血行途径进入甲状腺而形成脓肿。致病菌一般为金黄色葡萄球菌、溶血性链球菌或肺炎球菌。感染可发生在正常甲状腺，呈现出弥漫性的特征；也可发生在甲状腺原有结节内，形成局限性炎症。炎症如未能控制而继续发展，可使组织坏死并形成脓肿。脓肿可穿破到周围组织中，一旦向后方破入纵隔或气管，可导致死亡。

本病起病急骤，全身表现为高热、寒战，局部可出现颈前区皮肤红肿、皮温升高等炎症表现，并出现颈部疼痛，头部转动或后仰时疼痛加重。如脓肿较大，可使气管受压，患者出现气急、吸气性呼吸困难。体检可扪及甲状腺肿大，触痛明显。实验室检查常见血白细胞和中性粒细胞比例升高。脓肿形成后，超声检查可显示甲状腺增大、腺内可见蜂窝状强回声区和无回声区相混合的肿块，肿块内透声差。可见弱回声点漂浮，亦可见甲状腺内无回声区，内有絮状、点状回声，边界不清，甲状腺周围可见边界不清的低密度带。CT 检查可显示甲状腺肿大，其内有单发或者多发液性暗区，甲状腺外侧有广泛的低密度影。如病灶较大，可使气管明显偏向健侧。核素扫描甲状腺区可出现放射性分布稀疏的图像或“冷结节”。甲状腺功能多数正常，感染严重者降低。

因该病罕见，临床上对其认识不足，故时有误诊。做出正确诊断的关键在于提高对本病的认识。本病需与颈部其他炎症性病变鉴别，如急性咽喉炎、化脓性扁桃体炎、急性腮腺炎、颈椎前间隙脓肿等，还需与亚急性甲状腺炎作鉴别。超声引导下对甲状腺内的液性病灶进行穿刺，抽出脓液则可明确诊断。

对本病的治疗原则：一是早期、足量应用抗生素，有可能使炎症消退；二是如有脓肿形成，应及时引流。引流首选介入超声穿刺引流，有时可多点穿刺。如穿刺引流效果不佳，应及时手术切开引流。手术应在全麻下进行，多采取常规甲状腺手术切口，显露甲状腺后先穿刺抽脓，确定脓肿的位置后可用电刀切开表面的甲状腺组织，将脓液吸出。妥善止血后，置 T 管或乳胶管引流。如果脓肿已经穿破到周围组织中，应将组织间隙的脓液清洗干净，伤口开放引流，待感染完全控制后行Ⅱ期伤口缝合。由梨状窝瘘引起的感染应在感染控制 3 个月后再次手术，切除瘘管，否则感染易复发。

二、亚急性甲状腺炎

与急性化脓性甲状腺炎不同，亚急性甲状腺炎是一种非化脓性甲状腺炎性疾病，又称肉芽肿性、巨细胞性甲状腺炎。该症 1904 年首先由 De Quervain 描述，故又称为 De Quervain 病。多见于 20～50 岁女性，女性发病是男性的 4 倍以上。

（一）病因

本病的发病原因至今尚未完全确定，因常继发于流行性感冒、扁桃体炎和病毒性腮腺炎，故一般认为其病因可能与病毒感染或变态反应有关。患者血中可检出病毒抗体，最常见的是柯萨奇病毒抗体，其次是腺病毒、流感病毒及腮腺炎病毒抗体。一些合并流行性腮腺炎的亚急性甲状腺炎患者的甲状腺组织内可以培养出流行性腮腺炎病毒，说明某些亚急性甲状腺炎是由流行性腮腺炎病毒感染所致。另外，有报道认为亚急性甲状腺炎与人白细胞抗原 HLA-Bw35 有关，提示对病毒的易感染性具有遗传因素。

(二)病理

巨检标本可见甲状腺明显肿大,组织充血和水肿、质地较实。双叶可不对称,常以一叶肿大为主,但以后往往会累及另一侧腺叶,故本病又称为“匍行性”甲状腺炎。感染使甲状腺滤泡破坏,释放出的胶体可引起甲状腺组织内的异物样反应。切面上可见透明的胶质,其中有散在的灰色病灶。显微镜下见甲状腺实质组织退化和纤维组织增生,有大量慢性炎症细胞、组织细胞和吞有胶性颗粒的巨细胞,在退化的甲状腺滤泡周围见有肉芽组织形成。这种病变与结核结节相似,故本病又称为巨细胞性、肉芽肿性或假结核性甲状腺炎。

(三)临床表现

亚急性甲状腺炎按其自然病程可分为四期,即急性期(甲亢期)、缓解早期(甲状腺功能正常期)、缓解期(甲状腺功能减退期)、恢复期(甲状腺体功能正常期)。病程一般持续2～3个月。由于患者就诊时处于疾病的不同时期,临床表现可有很大不同,有些患者可有典型症状,而有些病例症状不明显,易被误诊。常见的临床表现包括下列几方面。

1.上呼吸道感染或流感症状

如咽痛、发热、肌肉酸痛等。

2.甲亢症状

可出现烦躁不安、心悸、多汗、怕热等症状。是由于甲状腺滤泡破坏,甲状腺激素释放入血而致。

3.甲状腺病变的局部表现

表现为颈前区肿痛,疼痛向颌下、耳后放射,咀嚼和吞咽时疼痛加剧。体检可发现甲状腺一侧叶或双侧叶肿大,质坚韧、压痛明显、表面高低不平,与周围组织无粘连,甲状腺可随吞咽而上下活动。周围淋巴结不肿大。

4.眼征

[illegible]

检查结果显示甲状腺体积增大,呈低回声改变,可无明显结节样回声,甲状腺边界模糊。血流信号可无改变;CT与MRI可发现甲状腺肿大,增强后组织呈不均匀改变。

7.甲状腺核素影像特征

甲状腺核素影像特征为甲状腺不显影或轻度显影,影像有时会模糊不清、形态失常、放射性分布稀疏不均匀等,也可表现为“冷结节”,这是由于局灶放射性核素不吸收所致。有研究发现,核素扫描时唾液腺部位的放射性分布相对增强,唾液腺/甲状腺吸收率比值明显增高,该比值可作为一项有用的指标,对诊断有一定的意义。

当患者出现诸如上呼吸道感染和甲亢高代谢症状,甲状腺部位疼痛并向周围放射,触有结节、血清蛋白结合碘值升高而^{131}I摄取率明显下降等典型症状和体征时,应考虑此病。少数病例临床表现不典型,可以仅表现为甲状腺肿大或结节形成,或仅有轻度甲亢症状,甲状腺不肿大或轻度肿大，也无疼痛。但如果血清蛋白结合碘值升高，^{131}I摄取率降低，T_3、T_4值升高，TSH降低，也可诊断为此病。该病早期应与咽喉炎、扁桃体炎、上呼吸道感染、急性化脓性甲状腺炎鉴别；病程中期需与慢性淋巴细胞性甲状腺炎鉴别，后者一般没有发热，血清甲状腺过氧化物酶（TPO）、抗甲状腺球蛋白抗体（TGA）升高，细针穿刺可见大量淋巴细胞；病程后期应与甲状腺癌相鉴别，后者无甲亢表现，细针穿刺可见到恶性肿瘤细胞。

（四）治疗

本病有自限性，可自发地缓解消失，但多数仍需药物治疗，临床多采用类固醇药物和甲状腺制剂治疗。

1.常用的类固醇药物为泼尼松

每天20～40 mg，分次口服，持续2～4周，症状缓解后减量维持1～2个月。亦可先用氢化可的松，每天100～200 mg，静脉滴注，1～2天后改用口服泼尼松，2周后逐渐减少药量，维持用药1～2个月。

2.甲状腺片

每天40～120 mg，或甲状腺素片每天50～100 μg，症状缓解后减量，维持1～2个月。

3.本病多不需要手术治疗

对伴有甲状腺肿瘤者，需切除病变的甲状腺。

4.本病本身并不需要抗生素治疗

但如果合并其他细菌性感染者，可根据情况选用敏感抗生素。

三、慢性甲状腺炎

慢性甲状腺炎主要分两种，一是慢性淋巴细胞性甲状腺炎，二是硬化性甲状腺炎，予以分别叙述。

（一）慢性淋巴细胞性甲状腺炎

慢性淋巴细胞性甲状腺炎由日本人桥本（1912）根据组织学特征首先报道，故又称为桥本甲状腺炎。

1.病因

慢性淋巴细胞性甲状腺炎是一种自身免疫性疾病，发病机制可能为机体的免疫耐受遭受破坏，从而产生了针对自体甲状腺的免疫应答反应。在多数患者的血清和甲状腺组织内含有针对甲状腺抗原的抗体，如抗甲状腺球蛋白抗体（anti-TGAb）、抗甲状腺微粒体抗体（TMA-Ab）和抗甲状腺过氧化物酶抗体（TPO-Ab）等。遗传因素在本病的发病过程中也可能存在一定的作用，因为同一家族中发病的情况很多见。研究发现其遗传因子为人类白细胞抗原HLA基因复合体，位于第6号染色体短臂，编码产物为HLAⅠ类分子和HLAⅡ类分子，两者可刺激T细胞产生细胞毒作用和产生各种细胞因子。此外，该病可能与环境因素有一些关系，比如过量摄入碘可使自身免疫性甲状腺炎恶化；流行病学发现，高碘地区的居民血清中抗甲状腺球蛋白抗体的浓度较高。由于本病以女性多见，有人认为可能与雌激素也有关系。

2.病理

巨检标本可见甲状腺多呈弥漫性肿大，表面光滑或呈细结节状。质地坚韧，包膜完整，无粘连。切面上呈灰白或灰黄色，无光泽。

镜下病变主要表现为3方面：①滤泡破坏、萎缩，滤泡腔内胶质含量减少，滤泡上皮细胞胞浆呈明显的嗜酸染色反应，称为 Hurthle 嗜酸性细胞；②细胞间质内淋巴细胞和浆细胞浸润，进而在甲状腺内形成具有生发中心的淋巴滤泡；③间质内有纤维组织增生，并形成间隔。

根据病变中淋巴细胞浸润和纤维组织增生比例的不同，可分为 3 种病理类型。①淋巴样型：以淋巴细胞浸润为主，纤维组织增生不明显；②纤维型：以纤维结缔组织增生为主，淋巴细胞浸润不十分明显；③纤维-淋巴样型：淋巴组织和纤维结缔组织均有增生。

3.临床表现

本病主要见于 40 岁左右的中年妇女，男性少见，男女之比约为 1∶20。本病病变演变缓慢，起病后少数患者可无任何症状。多数患者往往有下列表现。

(1)颈部非特异症状：可有颈前区不适，局部有疼痛和压痛，严重者可有压迫症状，出现呼吸或吞咽困难。多系肿大的甲状腺压迫气管或食管所致。极少压迫喉返神经，故无声音嘶哑。

(2)大多数患者有甲状腺肿大，多呈弥漫性，但也有表现为结节样不对称性。病变常累及双侧腺体，但部分患者为单侧肿大，可能为发病的早期。甲状腺质较硬，如橡皮样，表面一般是平坦的，但也可呈结节样改变。与周围组织无粘连，可随吞咽上下移动。

(3)多数患者有甲状腺功能方面的变化，在病程早期可有轻度甲亢表现，而到病程后期则出现甲状腺功能减退的表现。约 60%的患者以甲状腺功能减低为首发症状。

4.辅助检查

(1)血清抗甲状腺球蛋白抗体(TG-Ab)的测定：是诊断的主要手段，其阳性率可达 60%左右。而抗甲状腺过氧化物酶抗体(TPO-Ab)的阳性率更高。两者之一升高即可基本诊断。

(2)甲状腺功能检查：在疾病的不同阶段，检查的结果可有不同，早期 T_3、T_4 值升高，TSH 值降低，而后期则可能相反。部分患者可伴血沉增快、抗核抗体滴度增高。

(3)影像学检查：超声多显示甲状腺弥漫性病变。CT、MRI 检查无特征性表现，无助于本病的诊断，仅可作为病变范围及疗效的评估。

(4)核素扫描：甲状腺放射性分布往往不均匀，有片状稀疏区。

[illegible]

[illegible] Ab 及 TPO-Ab。多数认为后两者，甚至只要 TPO-Ab 的滴度增高便有诊断意义。进一步行细针穿刺细胞学检查，若间质内见到多量淋巴细胞和浆细胞浸润则可确定诊断。细针穿刺细胞学检查是诊断慢性甲状腺炎简便、有效的方法。但必须满足以下 3 个条件：①标本量足够；②由经验丰富的细胞学专家读片；③穿刺到所指定的病变部位，否则常可误诊或漏诊。该病应与甲状腺癌进行鉴别。慢性淋巴细胞性甲状腺炎与甲状腺癌可以同时存在，两者之间的关系尚不明确。但在两者的病灶内发现 PI3K/Akt 高表达，提示慢性淋巴细胞性甲状腺炎与分化型甲状腺癌的发生存在某些相似的分子机制。临床上常发现，因甲状腺癌而切除的甲状腺标本癌旁组织呈慢性淋巴细胞性甲状腺炎改变。而慢性淋巴细胞性甲状腺炎患者在随访过程中有部分可以出现甲状腺癌，其发生概率是正常人的 3 倍。慢性淋巴细胞性甲状腺炎的甲状腺多呈双侧弥漫性增大，质地韧而不坚。而甲状腺癌的病灶多呈孤立性，质地坚硬。穿刺细胞学检查可资鉴

别。如在慢性淋巴细胞性甲状腺炎的基础上出现单发结节或出现细小钙化,应警惕发生甲状腺癌的可能。

慢性淋巴细胞性甲状腺炎常常合并存在其他自身免疫性疾病,如重症肌无力、原发性胆管硬化、红斑狼疮等,在诊断时应当引起注意,以免漏诊。

6.治疗

本病发展缓慢,可以维持多年不变,少数病例自行缓解,多数患者最终将发展成甲状腺功能减退。如无临床症状,无甲减,TSH(或 S-TSH)也不增高可不治疗,定期随访即可。如已有甲减或 TSH 增高,提示存在亚临床型甲减,应给予治疗。原则是长期的甲状腺激素替代疗法。目前常用的口服药物有两类,一是甲状腺干燥制剂,系牛和猪的甲状腺提取物,各种制剂中甲状腺激素含量可能不同。二是合成的 T_4 制剂,即左甲状腺素片,剂量恒定,半衰期长。应用时先从小剂量开始,甲状腺干燥制剂每天 20 mg,左甲状腺素片 25 μg,以后逐渐加量,使 TSH 值维持在正常水平的低限,使 T_3 和 T_4 值维持在正常范围。确定维持量后,一般每 3～6 个月复查甲状腺功能,并根据甲状腺功能情况调整药物剂量。一般不建议应用类固醇药物,当单独应用甲状腺制剂后甲状腺缩小不明显,疼痛和压迫症状未改善时可考虑合并使用。类固醇激素可使甲状腺缩小,硬度减轻,甲状腺抗体效价下降,一般用量为泼尼松 30～40 mg/d,1 个月后减量到 5～10 mg/d,病情稳定后即可停用。

单纯性慢性淋巴细胞性甲状腺炎不采用手术治疗,因手术切除甲状腺可使原有的甲状腺功能减退进一步加重。但有下列情况可考虑手术治疗:①口服甲状腺制剂后甲状腺不缩小,仍有压迫症状;②有可疑结节、癌变或伴随其他肿瘤;③肿块过大、影响生活和外观;④肿块短期内增大明显。术前了解有无甲减,然后决定处理方案。仅有压迫症状,以解除压迫为目的,仅需作峡部切除或部分腺叶切除。疑有甲状腺癌或其他恶性肿瘤时,应做术中活检,一旦证实为癌时,按甲状腺癌选择术式。如不能排除恶性肿瘤或肿块过大时,也可考虑做腺叶切除或腺叶大部切除术。

已有桥本甲状腺炎的基础上,肿块突然增大,此时很可能已转化为恶性淋巴瘤,建议毫不犹豫手术;理论上细针或粗针穿刺可能获得诊断,但如果因此延误,肿块发展很快会短期内致气管压迫、呼吸困难。笔者碰到 2 例患者,由于医师认识不足,仅 1 月余患者已经丧失气管切开的机会,短期内死亡。此种患者手术难度极大,建议行单侧腺叶＋峡部切除,既可获得诊断、又可解除气管的压迫。

因诊断为其他甲状腺结节而手术时,如果从大体病理上怀疑为慢性淋巴细胞性甲状腺炎时,应切取峡部做冷冻切片,并详细探查双侧甲状腺有无其他病变及可疑结节,一旦确诊为无伴随病的慢性淋巴细胞性甲状腺炎时,只作峡部切除,以免术后甲减。

(二)硬化性甲状腺炎

本病极为罕见,是以甲状腺实质组织的萎缩和广泛纤维化以及常累及邻近组织为特征的疾病。首先由 Riedel 描述,所以又称为 Riedel 甲状腺炎,还有其他的一些名称,如纤维性甲状腺炎、慢性木样甲状腺炎和侵袭性甲状腺炎等。本病原因不明确,有人提出是其他甲状腺炎的终末表现;也有人认为本病属原发性,可能是一组被称为炎性纤维性硬化疾病的一种表现形式。常合并存在其他纤维性硬化疾病,如纵隔和腹膜纤维化、硬化性胆管炎等。病变常累及甲状腺的两叶,滤泡和上皮细胞明显萎缩;滤泡结构大量破坏、被广泛玻璃样变性的纤维组织替代;在大量增生的纤维组织中仅见若干分散的、小的萎缩滤泡;血管周围有淋巴细胞和浆细胞浸润,常出现纤维组织包裹的静脉管壁炎。病变常累及周围的筋膜、肌肉、脂肪和神经组织。本病多见于中、老年女性。起病缓慢,无特殊症状。主要表现为甲状腺肿块,质地坚硬,边界不清,甲状腺因与周围组织有致密粘连而固定,局部很少有明显的疼痛或压痛。常出现压迫症状,引起吞咽困难、声音嘶哑和呼吸困难,严重时可以出现重度通气障碍。甲状腺肿大的程度和压迫症状的程度常不对称,腺体肿大不明显而其压迫症状较为突出的特点有助于诊断。附近淋巴结不肿大。甲状腺功能一般正常,严重者可有甲状腺功能减退。抗甲状腺抗体效价多数在正常范围,少数病例可出现一过性滴度升高。碘摄取率降低,核素扫描病变区可出现"冷"结节。本病应与甲状腺癌和慢性淋巴细胞性甲状腺炎相鉴别。慢性淋巴细胞性甲状腺炎虽累及整个甲状腺,但不侵犯周围组织,且甲状腺破坏程度轻,甲状腺内有多量淋巴细胞浸润和淋巴滤泡形成。根据这些特点可资鉴别。

本病治疗应给予口服甲状腺制剂。尚可考虑应用类固醇药物,有助于减轻压迫症状。有人推荐使用他莫昔芬,40 mg/d,分两次口服,1～2 周后可望甲状腺变软,压迫症状随之减轻。3 个月内甲状腺缩小,1 年后虽被压迫的喉返神经麻痹不能恢复,发声却可改善。如药物不良反应明显,可减量维持使用。如气管压迫症状明显,可切除或切开甲状腺峡部以缓解症状。不能排除甲状腺癌时,应做活检。

(宁耀辉)

第五节 甲状腺癌

甲状腺恶性肿瘤是最常见的内分泌恶性肿瘤。按照组织学特征,起源于甲状腺滤泡细胞可以分为分化型甲状腺癌和未分化甲状腺癌,占所有甲状腺癌的 95%以上。分化型甲状腺癌包括乳头状甲状腺癌和滤泡型甲状腺癌,这类甲状腺癌通常是可治愈的。相反,未分化甲状腺癌来势凶猛,预后很差。近年来,甲状腺癌发病率逐年上升。年龄是一个影响甲状腺癌的重要因素,

[illegible]

([illegible])甲状腺癌分期

2010 年甲状腺癌 UICC 分期如下。

1.TNM 分期

(1)T 分期。

T_x:无法对原发肿瘤做出估计。

T_0:未发现原发肿瘤。

T_1:原发肿瘤≤2 cm,局限于甲状腺内。

T_2:2 cm<原发肿瘤≤4 cm,局限于甲状腺内。

T_3:肿瘤>4 cm,肿瘤局限在甲状腺内或有少量延伸到甲状腺外。

T_{4a}:肿瘤蔓延至甲状腺包膜以外,并侵犯皮下软组织、喉、气管、食管或喉返神经。

T_{4b}：肿瘤侵犯椎前筋膜或包绕颈动脉或纵隔血管。

未分化癌均为 T_4。

T_{4a}：未分化癌，肿瘤限于甲状腺内，尚可外科切除。

T_{4b}：未分化癌，肿瘤已侵出包膜，外科难以切除。

(2)N 分期。

N_0：无淋巴结转移。

N_{1a}：肿瘤转移至Ⅵ区(气管前、气管旁和喉前淋巴结)。

N_{1b}：肿瘤转移至单侧、双侧、对侧颈部或上纵隔淋巴结。

(3)M 分期。

M_0：无远处转移。

M_1：远处有转移。

2.甲状腺乳头状腺癌或滤泡状腺癌分期(45 岁以下)

Ⅰ期：任何 T，任何 NM_0。

Ⅱ期：任何 T，任何 NM_1。

3.甲状腺乳头状腺癌或滤泡状腺癌(45 岁以上)

髓样癌(任何年龄)。

Ⅰ期：$T_1N_0M_0$。

Ⅱ期：$T_2N_0M_0$。

Ⅲ期：$T_3N_0M_0$，$T_{1\sim3}N_{1a}M_0$。

ⅣA 期：$T_{1\sim3}N_{1b}M_0$，$T_{4a}N_{0\sim1}M_0$。

ⅣB 期：T_{4b}任何 NM_0。

ⅣC 期：任何 T 任何 NM_1。

4.未分化癌(全部归Ⅳ期)

ⅣA 期：T_{4a}任何 NM_0。

ⅣB 期：T_{4b}任何 NM_0。

ⅣC 期：任何 T 任何 NM_1。

(二)甲状腺癌危险因素

放射接触史、碘的不适当摄入、淋巴性甲状腺炎、激素原因和家族史都是可能引起甲状腺癌的危险因素。

1.放射接触史

放射接触史能够增加甲状腺乳头状癌的发生。这一现象，在广岛和长崎的原子弹爆炸，马绍尔群岛和内华达的核试验失误以及切尔诺贝利核泄漏后被观察及证实。尤其在切尔诺贝利核泄漏后，受到核辐射的儿童发生了更多的乳头状甲状腺癌，这可能与儿童甲状腺更易受放射线影响，或者儿童食用了更多受核污染的牛奶有关。儿童时期因头颈部肿瘤接受过放射治疗，也会导致乳头状甲状腺癌发生风险的增加。

2.缺碘

碘是合成甲状腺激素的必需原料。缺碘引起甲状腺滤泡细胞代偿性增生，导致甲状腺肿。在缺碘地区，甲状腺滤泡性肿瘤发病率升高；而在碘摄入过多的地区，乳头状甲状腺癌则更易发生。在动物实验中，碘的过量摄入，能导致甲状腺癌由滤泡型向乳头状表型转换。但是碘的不适量摄入如何导致甲状腺癌发生依旧不明。

3.免疫因素

乳头状甲状腺癌中通常可见淋巴细胞浸润,这一现象可能提示免疫因子可能参与恶性肿瘤的发生发展。分子生物学分析提示淋巴细胞甲状腺炎可能是甲状腺恶性肿瘤的早期表现。但其确切机制依旧不明。

4.年龄因素

大多数分化型甲状腺癌发生于 20～50 岁患者,女性患者为男性患者的 2～4 倍。这一现象可能提示女性激素可能参与甲状腺癌的发生。并且,雌激素受体在甲状腺滤泡细胞膜上表达,雌激素可导致滤泡细胞的增殖。同样并没有明确的动物模型能够复制,甲状腺癌与妊娠或外源性雌激素使用的关系。

5.遗传因素

遗传性因素对于甲状腺癌的发生也是同样重要的。若父母患有甲状腺癌,则患肿瘤风险增加 3.2 倍;若同胞兄妹患有甲状腺癌,则患肿瘤风险增加 6.2 倍。非家族性髓样癌发生率为 3.5％～6.2％。

二、乳头状甲状腺癌

乳头状甲状腺癌(PTC)是最常见的甲状腺癌,占所有甲状腺癌的 70％～90％。乳头状癌有着其特征的组织学表现:“砂粒体”和“营养不良性钙化”。甲状腺乳头状癌以淋巴结转移为主,常以颈部肿大淋巴结为首发症状。

(一)临床表现

患者以女性为多,男与女之比为 1∶2.7,年龄 6～72 岁,20 岁以后明显增多,31～40 岁组患病最多,占 30％,50 岁以后明显减少。乳头状癌淋巴结转移机会多,临床触不到淋巴结的患者,经选择性颈清扫术后,病理检查结果有 46％～72％的病例有淋巴结转移。有些患者以颈部淋巴 [illegible]

1.原发病变的诊断

无淋巴结转移的情况下,对甲状腺肿物的性质难以判断,在治疗前应进行如下的检查以明确病变的范围、与周围器官的关系、甲状腺功能的损伤程度、TSH 的分泌状况等。

(1)甲状腺核素扫描:大多数滤泡型腺癌和乳头状腺癌有吸碘功能,以往为术前主要手段,目前随着其他临床检查的发展已少用。

(2)B 超检查:可发现甲状腺内肿物是多发或单发、有否囊性变、颈部有否淋巴结转移、颈部血管受侵情况等。

(3)CT 检查:显示甲状腺内肿瘤的位置、内部结构情况、钙化情况,无包膜恶性可能性大。虽不能做出定性诊断但对医师手术操作很有帮助,CT 检查能显示肿物距大血管的远近,距喉返神经、甲状旁腺、颈段食管的远近,肿瘤是否侵犯气管壁及侵入气管内、向胸骨后及上纵隔延伸情况，纵隔内淋巴转移情况。使外科医师术前心中有数，减少盲目性。

(4)磁共振成像(MRI)检查：在无碘过敏患者中，不推荐使用。

(5)PET/CT 检查：可判断肿瘤代谢情况，主要判断远处转移情况。

(6)针吸细胞学检查：近年来由于针吸细胞学诊断的进步，广泛应用于临床，但应用于甲状腺肿物的诊断有一定限度。

2.颈淋巴结转移的诊断

(1)临床触不到淋巴结而甲状腺内肿物高度怀疑癌，此为 N_0 病例，这类患者不一定没有淋巴结转移，应做 B 超或 CT 检查以发现手摸不到的肿大淋巴结。因有些患者脂肪厚，肌肉发达，淋巴结虽已很大且呈串也不易触及，如 B 超及 CT 检查怀疑转移，且甲状腺内肿物证实为癌应按联合根治术准备。

(2)甲状腺肿物合并颈淋巴结肿大时，淋巴结位于中、下颈深较多，位于胸锁乳突肌前缘或被覆盖，活动或固定，大致可判断为甲状腺癌颈转移，以乳头状癌为多见。如针吸细胞学阳性则可确诊。

(三)治疗

1.放射治疗

分化型甲状腺癌对放射治疗敏感性差，以手术治疗为主要手段，单纯体外放射治疗对甲状腺癌的治疗并无好处。^{131}I 治疗用于手术不能切除的分化型甲状腺癌或远处转移的甲状腺癌。

2.手术治疗

(1)原发癌的处理：①一侧腺叶切除加峡部切除加Ⅵ区淋巴结清扫为单侧甲状腺癌治疗的最小手术方式。②全甲状腺切除当病变涉及两侧腺叶时行全甲状腺切除术。考虑到甲状腺多灶性癌的存在，应注意同侧腺叶多灶肿瘤，易出现对侧甲状腺内微小病灶的发生。③高分化侵袭性甲状腺癌，应积极地予以手术治疗，治疗越早，预后越好。④微小癌的治疗，目前甲状腺乳头状微小癌的治疗方式尚不统一。

(2)淋巴结转移癌的处理：不论是传统式的颈清扫术还是保留功能的改良根治术都应将各区淋巴结不论大小彻底切除。

三、甲状腺滤泡型腺癌

滤泡型癌较乳头状癌发病率低，占甲状腺癌的 10%～15%，较乳头状癌发病年龄大，常见于中年人，平均年龄 45～50 岁，男女之比为 1∶3。其恶性程度介于乳头状癌和未分化癌之间，易出现血行转移，如肺、骨、肝、脑等处。很少出现淋巴结转移。转移的组织，很像正常甲状腺，因此有人称为“异位甲状腺”。

临床表现大多数是单发的，少数也可是多发的。容易误诊为甲状腺腺瘤。预后较乳头状癌差。影响预后的决定因素是远处转移，不是甲状腺包膜的侵犯。

四、甲状腺未分化癌

甲状腺未分化癌(ATC)在甲状腺癌中比例较少，占 3%～8%。

(一)临床表现

本病发病年龄较高，男性发病较高。病情发展较快，出现颈部肿物后增长迅速，1～2 周内肿物固定，声音嘶哑，呼吸困难。有 1/3 患者颈部肿物多年，近几个月来迅速增大，因此有学者认为此部分病例是在原有分化型甲状腺癌或良性肿物基础上的恶变。

(二)辅助检查

CT 及颈部 X 线片常见气管受压,或前后径变窄或左右径变窄,或气管受压移位,偏于一侧,椎前软组织增厚,表明肿瘤从食管后椎前包绕了气管、食管。常有颈淋巴结转移,有时颈部转移淋巴结和甲状腺的原发灶融合在一起。根据肿物形态及硬度常可确诊。

(三)治疗

大多数患者来诊较晚,失去根治性治疗机会。有时手术目的是为了解决呼吸道梗阻,仅做气管切开。对少部分原发肿瘤较小的病例,尽量给予切除,然后行气管切开或气管造瘘,术后给予放疗及化疗,有的患者有一定疗效,有 40%的患者可获完全缓解。

五、甲状腺髓样癌

甲状腺髓样癌(MTC)起源于甲状腺滤泡旁细胞或称 C 细胞。癌细胞可分泌多种胺类和多肽类激素,降钙素等,此外还有 5-羟色胺、组胺、前列腺素及 ACTH 样物质,导致部分患者出现顽固性腹泻,多为水样泄,但肠吸收障碍不严重,常伴有面部潮红。当肿瘤切除后腹泻即可消失,癌复发或转移时腹泻又可出现。

甲状腺髓样癌可分为散发性及家族性两种,前者约占 80%,不伴有其他内分泌腺部位的肿瘤,没有特殊的临床表现,后者占 20%,有明显家族史,分为两种类型:一类叫多发内分泌肿瘤ⅡA 型,此型包括甲状腺髓样癌、嗜铬细胞瘤和甲状旁腺功能亢进,因是 30 年前 Sipple 首先描述,被称为 Sipple 综合征;另一类叫多发内分泌肿瘤ⅡB 型,此型包括甲状腺髓样癌、嗜铬细胞瘤及伴有多发性黏膜神经瘤,并有特征性的面部表现(嘴唇肥厚、宽鼻梁、睑外翻等)。

(一)临床表现

甲状腺髓样癌占甲状腺恶性肿瘤的 6%~8%。除少数合并内分泌综合征外,大多数与其他类型的甲状腺癌相似,主要是甲状腺区肿块,有时有淋巴结肿大,可出现双侧颈转移,多数生长缓慢,病程长达 10~20 年,大多数 1 年左右。

六、甲状腺其他恶性肿瘤

甲状腺还有其他恶性肿瘤,如血管肉瘤、纤维肉瘤、癌肉瘤、骨肉瘤、恶性纤维组织细胞瘤等,均少见。其中值得注意的是恶性淋巴瘤,近年来文献报道有增多趋势。

恶性淋巴瘤少见,占所有甲状腺恶性肿瘤的 0.6%~5.0%,占所有淋巴瘤的 2.2%~2.5%。文献报道甲状腺恶性淋巴瘤合并慢性淋巴细胞性甲状腺炎高达 95%~100%。所以细针穿刺应多方、多点穿刺。可疑者应做诊断性探查手术,术中制冷冻切片检查,确诊后根据情况行峡部切除或一叶切除,以免将来病变进一步发展压迫气管造成呼吸困难。

甲状腺恶性淋巴瘤是以放疗为主的综合治疗,配合以化疗。有低度恶性及高度恶性两种。其治疗效果优于甲状腺未分癌。

(吴谋彬)

第六节　乳　头　炎

乳头由致密结缔组织构成，被复层鳞状上皮覆盖。乳头的表面皮肤对雌激素非常敏感，当雌激素缺乏时，乳头皮肤就会萎缩变薄，分娩后体内雌激素水平骤然下降，乳头皮肤也因而变薄，容易受损，哺乳时会产生一种灼痛感，因此乳头炎多见于哺乳期妇女。

一、病因

(1)抵抗力低下的产妇，生产时体力消耗较大，因产后哺乳、照顾婴儿，休息较差，身体不易很快恢复，抗病力较低。另外，糖尿病患者身体免疫功能低下，也是容易患病的内因。

(2)乳头破损和婴儿吸吮的机械性刺激、咬伤或局部病变引起乳头皲裂。

(3)细菌侵入并藏于乳房皮肤表面，当乳头损伤或皲裂后，便可从乳头破损处乘虚而入，引起感染。

二、临床表现

乳头炎可为单侧，亦可为双侧，主要表现为乳头红、肿及皲裂，多为放射状小裂口，裂口可深可浅，深时可出血。裂口的干性分泌物可结成黄色痂皮，并发生干燥性疼痛，往往影响哺乳。婴儿吸吮时，剧痛难忍。患者多无发热、寒战等全身中毒症状，但极易发展为急性乳腺炎而使病情加重。

三、诊断

(1)哺乳期妇女，有婴儿咬伤史。

(2)局部症状：乳房红、肿、热、痛，严重者可见乳头皲裂，患侧腋窝淋巴结可有肿大。

(3)全身症状：寒战、高热、烦躁、乏力等。

(4)化验检查：白细胞计数升高，特别是中性粒细胞数明显增加。

四、治疗

治疗方案主要为局部治疗，重者可口服抗生素，停止直接向小儿授乳，用吸奶器将乳汁吸出喂养婴儿，也可将玻璃罩橡皮乳头放在乳头周围皮肤上哺乳。对于炎症轻者，可在哺乳后局部敷药，哺乳前将药擦去。乳头皲裂处可用温盐水清洗，然后涂以抗生素软膏或食用油使皲裂处软化，使疼痛减轻，易于治愈，同时应避免进食刺激性食物。

五、预防与护理

(1)孕期要经常用温水清洗乳头，以增强皮肤的韧性。

(2)哺乳时，应将全部乳头塞入小儿口中，以免咬破乳头，不要让小儿含着乳头睡觉。

(3)授乳后应用清水洗净乳头，并用细软布衬于乳头前的乳罩内，以免擦破乳头。

（宁耀辉）

第七节　急性乳腺炎

急性乳腺炎俗称乳痈，多由金黄色葡萄球菌感染所引起，是乳腺的急性化脓性感染，几乎所有患者均是产后哺乳的产妇，初产妇尤为多见，发病多在产后3～4周。

其发病原因除产后全身免疫功能下降外，乳汁淤积和细菌入侵是两个重要因素。乳汁淤积有利于入侵细菌的生长繁殖。导致乳汁淤积的原因如下：①乳头发育不良(过小或内陷)，妨碍哺乳；②乳汁过多或婴儿吸乳少，以致乳汁排空不畅；③乳管阻塞，影响排乳。

乳头破损，致使细菌沿淋巴管入侵是感染的主要途径。婴儿口含乳头而睡或婴儿患有口腔炎而吸乳，也有利于细菌直接侵入乳管。

一、临床表现

初期患者主要感觉乳房肿胀疼痛；患处出现有压痛的硬块，表面皮肤红热；同时可伴有全身性症状，如畏寒、发热、乏力等。病变如果继续发展，则上述症状加重，疼痛可呈搏动性，并出现寒战，高热，脉搏加快。患侧腋窝淋巴结常肿大，并有压痛。白细胞计数明显增高。

乳腺急性炎症肿块常在数天内局限软化而形成脓肿。脓肿可位于浅表容易发现处，也可位于深部，需穿刺明确诊断。脓肿可为单房或多房；同一乳腺也可以同时有几个炎症病灶而先后形成几个脓肿。脓肿进一步发展，可向外溃破，或穿破乳管而自乳头流出脓液。向深部侵犯者则可穿至乳房与胸肌间的疏松组织中，形成乳房后脓肿。感染如得不到及时处理，严重时可并发败血症。

二、诊断要点

[illegible]

(一)脓肿形成前的治疗

1.停止哺乳

用吸乳器吸出乳汁，保证乳汁通畅排出。

2.局部理疗

局部热敷，每次30分钟，每天3次。亦可用红外线、超短波等治疗。水肿明显者可用25%硫酸镁湿热敷，也可用金黄散、犁头草、蒲公英或金银花等鲜中草药捣烂外敷。

3.青霉素局部注射

皮试阴性后，将20 mL含有100×10^4 U青霉素的等渗盐水注射在炎性肿块四周，促使早期炎症消散，必要时每4～6小时可重复注射1次。

4.抗菌药物

根据病情不同给予红霉素、螺旋霉素口服或青霉素、头孢类抗生素肌内注射或静脉滴注。

(二)脓肿形成后的治疗

急性乳腺炎形成脓肿后应及时切开引流。脓肿切开应注意以下问题。

1.正确选择切口

为避免乳管损伤形成乳瘘,浅脓肿切口应按轮辐状方向切开;深部脓肿或乳房后间隙脓肿应取乳房下缘弧形切口,经乳房后间隙引流。乳晕下脓肿应做乳晕边缘的弧形切口。

2.及早发现深部脓肿

如果炎症明显而无波动感,应考虑深部脓肿的可能,及时进行穿刺,明确诊断。

3.正确处理多房脓肿

术中应仔细探查脓腔,分离隔膜。

4.引流通畅

引流位置要位于脓腔最低点。脓肿巨大时行对口引流。

四、注意事项

(1)避免乳汁淤积,防止乳头损伤并保持其清洁是预防急性乳腺炎的关键。①妊娠期应经常用温水,肥皂水清洗双侧乳头,保持清洁;②乳头内陷者,一般可经常挤捏、提拉矫正;③要养成定时哺乳习惯,不让婴儿含乳头而睡,每次哺乳应将乳汁吸空,如有淤积可用吸乳器或按摩将其排出,乳头如有破损,应及时治疗。

(2)急性乳腺炎后,应停止哺乳,但不一定要终止乳汁分泌,否则影响婴儿喂养,要根据炎症发展情况而定。如感染严重或脓肿引流后并发乳瘘,须终止乳汁分泌。

(3)终止乳汁分泌,可口服已烯雌酚 1～2 mg,每天 3 次,2～3 天;或肌内注射苯甲雌二醇,每次2 mg,每天 1 次,至收乳为止。也可用炒麦芽 120 g 煎服,连服 3 天。

(宁耀辉)

第八节 乳 腺 癌

乳腺癌是女性常见的恶性肿瘤之一,发病率位居女性恶性肿瘤的首位。发病原因不明,雌激素为主的内分泌激素与乳腺癌的发病密切相关。目前,通过采用综合治疗手段,乳腺癌已成为疗效最佳的实体肿瘤之一。

一、病因

乳腺癌的病因尚不清楚。乳腺是多种内分泌激素的靶器官,如雌激素、孕激素及催乳素等,其中雌酮及雌二醇对乳腺癌的发病有直接关系。20 岁前本病少见,20 岁以后发病率迅速上升,45～50 岁较高,绝经后发病率继续上升,可能与年老者雌酮含量提高相关。月经初潮年龄早、绝经年龄晚、不孕及初次足月产的年龄与乳腺癌发病均有关。一级亲属中有乳腺癌病史者,发病危险性是普通人群的 2～3 倍。乳腺良性疾病与乳腺癌的关系尚有争论,多数认为乳腺小叶有上皮高度增生或不典型增生者可能与乳腺癌发病有关。另外，营养过剩、肥胖、脂肪饮食，可加强或延长雌激素对乳腺上皮细胞的刺激，从而增加发病机会。北美、北欧地区乳腺癌发病率约为亚、非、拉美地区的 4 倍，而低发地区居民移居至高发地区后，第二、三代移民的乳腺癌发病率逐渐升高，提示环境因素及生活方式与乳腺癌的发病有一定关系。

二、病理类型

乳腺癌有多种分型方法，目前国内多采用以下病理分型。

(1)非浸润性癌包括导管内癌(癌细胞未突破导管壁基底膜)、小叶原位癌(癌细胞未突破末梢乳管或腺泡基底膜)及乳头湿疹样乳腺癌。此型属早期，预后较好。

(2)早期浸润性癌是指癌的浸润成分＜10％。包括早期浸润性导管癌(癌细胞突破管壁基底膜开始向间质浸润)、早期浸润性小叶癌(癌细胞突破末梢乳管或腺泡基底膜开始向间质浸润，但仍局限于小叶内)。此型仍属早期，预后较好。

(3)浸润性特殊癌包括乳头状癌、髓样癌(伴大量淋巴细胞浸润)、小管癌(高分化腺癌)、腺样囊性癌、黏液腺癌、大汗腺样癌、鳞状细胞癌等。此型分化一般较高，预后尚好。

(4)浸润性非特殊癌包括浸润性小叶癌、浸润性导管癌、硬癌、髓样癌(无大量淋巴细胞浸润)、单纯癌、腺癌等。此型一般分化低，预后较上述类型差，且是乳腺癌中最常见的类型，占 80％，但判断预后尚需结合疾病分期等因素。

(5)其他罕见癌。

三、转移途径

(一)局部扩展

癌细胞沿导管或筋膜间隙蔓延，继而侵及 Cooper 韧带和皮肤。

(二)淋巴转移

[illegible]

(三)血运转移

以往认为血运转移多发生在晚期，而这一概念已被否定，因为现在一致认为乳腺癌是一个全身性疾病。研究发现有些早期乳腺癌已有血运转移。癌细胞可经淋巴途径进入静脉，也可直接侵入血液循环而致远处转移。最常见的远处转移依次为肺、骨、肝。

四、临床表现

早期乳腺癌不具备典型症状和体征，不易引起患者重视，常通过体检或乳腺癌筛查发现。

(一)临床症状、体征

1.乳腺肿块

80％的乳腺癌患者以乳腺肿块首诊。患者常无意中发现肿块，多为单发，质硬，边缘不规则，表面欠光滑。大多数乳腺癌为无痛性肿块，仅少数伴有不同程度的隐痛或刺痛。

2.乳头溢液

非妊娠期从乳头流出血液、浆液、乳汁、脓液，或停止哺乳半年以上仍有乳汁流出者，称为乳头溢液。引起乳头溢液的原因很多，常见的疾病有导管内乳头状瘤、乳腺增生、乳腺导管扩张症和乳腺癌。单侧单孔的血性溢液应进一步检查，若伴有乳腺肿块更应重视。

3.皮肤改变

乳腺癌引起皮肤改变可出现多种体征，最常见的是肿瘤侵犯 Cooper 韧带后与皮肤粘连，出现“酒窝征”。若癌细胞阻塞了淋巴管，则会出现“橘皮样改变”。乳腺癌晚期，癌细胞沿淋巴管、腺管或纤维组织浸润到皮内并生长，形成“皮肤卫星结节”。

4.乳头、乳晕异常

肿瘤位于或接近乳头深部，可引起乳头回缩。肿瘤距乳头较远，乳腺内的大导管受到侵犯而短缩时，也可引起乳头回缩或抬高。乳头湿疹样癌，即乳头 Paget 病，表现为乳头皮肤瘙痒、糜烂、破溃、结痂、脱屑，伴灼痛，至乳头回缩。

5.腋窝淋巴结肿大

隐匿性乳腺癌乳腺体检摸不到肿块，常以腋窝淋巴结肿大为首发症状。医院收治的乳腺癌患者 1/3 以上有腋窝淋巴结转移。初期可出现同侧腋窝淋巴结肿大，肿大的淋巴结质硬、散在、可推动。随着病情发展，淋巴结逐渐融合，并与皮肤和周围组织粘连、固定。晚期可在锁骨上和对侧腋窝摸到转移的淋巴结。

（二）乳腺触诊

（1）方法：遵循先视诊后触诊，先健侧后患侧的原则。触诊时应采用手指指腹侧，按一定顺序，不遗漏乳头、乳晕区及腋窝部位，可双手结合。

（2）大多数乳腺癌触诊时可以触到肿块，查体时应重视乳腺局部腺体增厚变硬、乳头糜烂、乳头溢液，以及乳头轻度回缩、乳房皮肤轻度凹陷等，必要时可活检行细胞学诊断。

五、诊断

详细询问病史及临床检查后，大多数乳房肿块可得出诊断。但乳腺组织在不同年龄及月经周期中可出现多种变化，因而应注意查体方法及检查时距月经期的时间。乳腺有明确的肿块时诊断一般不困难，但不能忽视一些早期乳腺癌的体征，如局部乳腺腺体增厚、乳头溢液、乳头糜烂、局部皮肤内陷等，以及对有高危因素的妇女，可应用一些辅助检查。诊断时应与下列疾病鉴别。

（一）纤维腺瘤

常见于青年妇女，肿瘤大多为圆形或椭圆形，边界清楚，活动度大，发展缓慢，一般易于诊断。但 40 岁以后的妇女不要轻易诊断为纤维腺瘤，必须排除恶性肿瘤的可能。

（二）乳腺囊性增生病

多见于中年妇女，特点是乳房胀痛、肿块可呈周期性，与月经周期有关。肿块或局部乳腺增厚与周围乳腺组织分界不明显。可观察一至数个月经周期，若月经来潮后肿块缩小、变软，则可继续观察，如无明显消退，可考虑作手术切除及活检。

（三）浆细胞性乳腺炎

浆细胞性乳腺炎是乳腺组织的无菌性炎症，炎性细胞中以浆细胞为主。临床上 60%呈急性炎症表现，肿块大时皮肤可呈“橘皮样改变”。40%的患者开始即为慢性炎症，表现为乳晕旁肿块，边界不清，可有皮肤粘连和乳头凹陷。急性期应予抗感染治疗，炎症消退后若肿块仍存在，则需手术切除，作包括周围部分正常乳腺组织的肿块切除术。

(四)乳腺结核

乳腺结核是由结核分枝杆菌引起的乳腺组织慢性炎症。好发于中、青年女性。病程较长，发展较缓慢。局部表现为乳房内肿块，肿块质硬偏韧，部分区域可有囊性感。肿块境界有时不清楚，活动度可受限，可有疼痛，但无周期性。治疗包括全身治疗及局部治疗，可做包括周围正常乳腺组织在内的乳腺区段切除。

六、临床分期

由于分期是依据疾病的严重程度，所以肿瘤的分期是最重要的预后指标之一。美国癌症委员会和国际抗癌联盟已制订了一个统一的乳癌分类系统：TNM 分期系统。在一个原位及浸润混合性病灶，肿瘤的大小取决于浸润成分的大小。微浸润乳腺癌指的是浸润成分<2 mm。小浸润乳癌通常指<1 cm 的病灶($T_{1a,b}$)，而早期乳腺癌指的是Ⅰ和Ⅱ期的病灶。生存率与分期呈负相关：Ⅰ期乳腺癌 5 年生存率大约为 90%，而Ⅳ期患者诊断后很少能活过 5 年。

TNM 分期系统如下。

(一)原发灶(T)

T_X：原发灶无法评价。

T_0：无原发灶。

T_{is}：原位癌：导管内癌，小叶原位癌，或未发现肿块的 Paget's 病[①]。

T_1：肿瘤最大径≤2 cm。

$T_{1\,mic}$：最大径≤0.1 cm 的微浸润。

T[illegible]：肿瘤最大径>0.1 cm，但≤0.5 cm[illegible]

[illegible]

T_{4b}：水肿(包括“橘皮样改变”)或乳腺皮肤溃疡或限于同侧乳腺的卫星结节。

T_{4c}：两者都有(T_{4a}和 T_{4b})。

T_{4d}：炎性乳癌。

(二)区域淋巴结(N)

N_X：区域淋巴结无法评价(如已切除)。

N_0：无区域淋巴结转移。

N_1：同侧腋窝淋巴结转移但可推动。

N_2：同侧腋窝淋巴结转移，彼此或与其他结构固定。

N_3：对侧乳腺淋巴结转移。

(三)远处转移(M)

M_X:远处转移无法评价。

M_0:无远处转移。

M_1:有远处转移(包括同侧锁骨上淋巴结转移)。

(四)临床分期

0期:$T_{is}N_0M_0$。

Ⅰ期:$T_1N_0M_0$。

ⅡA期:T_0N1_{M0},$T_1$②N_1M_0,$T_2N_0M_0$。

ⅡB期:$T_2N_1M_0$,$T_3N_0M_0$。

ⅢA期:$T_0N_2M_0$,$T_1$②N_2M_0,$T_2N_2M_0$,$T_3N_1M_0$,$T_3N_2M_0$。

ⅢB期:T_4任何NM_0,任何TN_3M_0。

Ⅳ期:任何T任何NM_1。

注:①有肿块的Paget's病分类根据肿瘤大小。②包括$T_{1\ mic}$。

以上分期以临床检查为依据,实际上并不精确,还应结合术后病理检查结果进行校正。

七、预防

乳腺癌病因尚不清楚,目前难以提出确切的病因学预防(一级预防)。但重视乳腺癌的早期发现(二级预防),经普查检出病例,将提高乳腺癌的生存率。不过乳腺癌普查是一项复杂的工作,要有周密的设计、实施计划及随访,才能收到效果。目前一般认为乳房钼靶摄片是最有效的检出方法。

八、治疗

乳腺癌是一种全身性疾病,其治疗原则是采取以手术为主的局部治疗和全身治疗相结合的综合治疗,局部治疗包括手术和放射等治疗,全身治疗主要是化疗、内分泌治疗和生物治疗。

(一)手术治疗

外科手术是乳腺癌的主要治疗手段。1894年Halsted建立了经典乳腺癌根治术(称为Halsted或Halsted-Meyer乳腺癌根治性),给乳腺癌和其他肿瘤的治疗带来了一场革命。但随着对乳腺癌认识的深入及早期诊断和辅助治疗技术的提高,该术式现已少用。乳腺癌根治切除的手术方式较多,对不能根治的晚期乳腺癌也可行姑息性手术,以改善患者的生活质量。

1.保留乳房手术

即对病灶较小的乳腺癌行局部扩大切除,保留大部分乳房,是否行腋窝清扫视腋窝转移情况而定。该术式已成为西方发达国家的主要手术方式,国内应用也越来越多。主要适应证为单个肿瘤、最大径≤3 cm、腋窝淋巴结转移少或无转移且残留乳房无其他病变。如肿瘤距乳晕边缘距离≥2 cm,可保留乳头乳晕;位于乳头乳晕区的乳腺癌,如病灶小,也可行中央区局部扩大切除,保留剩余乳房。对肿瘤直径>3 cm者,经术前化疗缩小后也可考虑保留乳房。循证医学证明,如手术指征选择恰当,切缘距肿瘤边缘1 cm以上,保留乳房手术能获得与改良根治术相同的疗效,但术中必须对所有切缘进行病检以保证无癌残留,且术后需行全乳放疗。

2.单纯乳房切除术

该手术又名全乳切除术,即只切除整个乳房而不行腋窝清扫。适用于前哨淋巴结活检

(SNB)无转移者、年老体弱不能耐受根治手术者及晚期乳腺癌姑息性切除。

前哨淋巴结(SLN/SN)是指最先接受原发肿瘤的淋巴引流并最早发生癌转移的特定区域淋巴结。前哨淋巴结无转移时,其所在的区域淋巴结一般无转移。因此,通过行腋窝前哨淋巴结活检可以判断腋窝淋巴结有无转移,进而确定腋窝清扫是否必要。如前哨淋巴结阴性,通常不必清扫腋窝,反之应行腋窝清扫。临床上,一般采用染料法和核素示踪法结合显示前哨淋巴结,其准确性在95%以上,假阴性率低于5%。

3.乳腺癌改良根治术

该手术亦称简化根治术,是指在全乳切除的同时行腋窝清扫,其与乳腺癌根治术的不同之处在于保留胸大小肌。又分两种术式:一种是胸大、小肌均保留,另一种是保留胸大肌,切除胸小肌。适用于胸大肌无侵犯的乳腺癌。随着保留乳房手术的兴起,该术式逐渐减少。

4.Halsted乳腺癌根治术

手术切除整个乳房,胸大、小肌,腋窝和锁骨下淋巴结。切除范围上至锁骨下,下到肋缘,外至背阔肌前缘,内达胸骨旁。根据病变的部位可选择纵或横梭形切口。该手术适用于肿瘤较大、已侵犯胸大肌或腋窝、锁骨下淋巴结转移较多的乳腺癌患者。

5.乳腺癌扩大根治术

在乳腺癌根治术的同时切除2、3、4肋软骨,清扫内乳淋巴结即为扩大根治术。适用于有内乳淋巴结转移的乳腺癌患者。根据是否切除局部胸膜又分为胸膜外扩大根治术,前者不切胸膜,不进胸腔,创伤相对要小,故应用多于后者。

乳腺癌的手术方式还有保留胸大小肌同时清扫内乳淋巴结的改良扩大根治术、皮下乳腺切除及腔镜乳腺癌手术等。手术完毕应找出切除的全部淋巴结,按部位分别送病检,以便确定淋巴结转移状况和分期,合理制订治疗计划。

(二)化学治疗

乳腺癌是对化疗敏感的肿瘤之一,因此,化疗是乳腺癌的重要治疗手段。一般认为,除原位[illegible]

者也可采用剂量或强度密度化疗,通常连用6个周期。化疗期间应经常检查肝功能和白细胞计数。如白细胞计数低于正常,可注射粒细胞刺激因子,白细胞计数严重减少时应停药。

对局部晚期乳腺癌及具备其他保留乳房的条件但肿瘤偏大的患者,可采用新辅助化疗,即在术前先予化疗数个周期,待肿瘤缩小和分期下降后进行手术,术后再行化疗。新辅助化疗可增加保留乳房的概率、变不可手术为可手术,或使难切除的肿瘤变得容易切除,并可减少术后复发。

(三)放射治疗

主要用于手术后辅助治疗及晚期患者的转移灶放疗。术后辅助放疗一般在全部化疗结束后进行,其指征有:原发病变≥5 cm;有局部皮肤或深部肌肉浸润;手术证实腋窝淋巴结转移≥4个或超过切除淋巴结数的一半;锁骨下或内乳淋巴结转移;保留乳房手术后等。对早期乳癌确无淋巴转移的患者,不必常规进行放射治疗,以免对人体造成损害。

（四）内分泌治疗

内分泌治疗又称激素治疗，50%～70%的乳腺癌属激素依赖性肿瘤，雌激素可刺激其生长和增殖。内分泌治疗的机制在于减少雌激素的来源、阻断雌激素受体，对抗雌激素对乳腺癌的促生长作用，其特点是不良反应较轻，疗效较持久，但起效慢。内分泌治疗适用于雌激素受体（ER）或孕激素受体（PR）阳性的乳腺癌患者，术后内分泌治疗一般在全部放、化疗结束后开始，常规使用5年，如出现复发等耐药现象，应及时换药。在绝经前，女性体内的雌激素主要来自卵巢的分泌，绝经后，卵巢功能消退，雌激素主要来源于肾上腺皮质分泌的雄激素转化而来，在转化过程中需要芳香酶的参与。据此，内分泌治疗可采用不同的方法。卵巢去势适用于绝经前ER阳性的乳腺癌，对骨、肺转移效果较好，对肝、脑转移效果差，现已少用。也可用深部X线照射毁坏卵巢，达到去势的效果，但起效慢，6～8周后才见效果。促黄体生成激素释放激素（LHRH）类似物（如诺雷德）能抑制垂体前叶促性腺激素的分泌，从而达到卵巢抑制的效果，称为药物性去势，适用于绝经前ER阳性或PR阳性的患者。抗雌激素治疗是利用选择性雌激素受体调节剂（SERM）或拮抗剂竞争性结合雌激素受体，从而阻断雌激素与受体结合发挥作用，适用于绝经前或绝经后ER阳性或PR阳性者，最常用的药物是他莫昔芬（三苯氧胺），一般10～20 mg，2次/天。芳香酶（环氧化酶）抑制剂（AI）如莱曲唑和阿那曲唑能抑制芳香酶活性，从而阻断雄激素转化为雌激素，减少雌激素的来源，适用于绝经后ER阳性或PR阳性者；芳香酶抑制剂也可同LHRH类似物联合用于绝经前ER阳性或PR阳性者。孕激素和雄激素用于晚期乳腺癌的治疗，可以改善患者的骨转移性疼痛和恶病质，对ER阳性者更有效。

（五）生物治疗

HER-2是表皮生长因子家族的成员，有近40%的乳腺癌呈HER-2强阳性，HER-2强阳性提示预后较差。赫赛汀是抗HER-2的人源化单克隆抗体，与HER-2结合后可抑制乳腺癌的增殖。

（六）核素治疗

核素治疗用于晚期乳腺癌骨转移，能抑制肿瘤生长，缓解疼痛，可与双磷酸盐结合使用。

九、预后

乳腺癌的预后与患者年龄、肿瘤大小、淋巴结转移情况、组织学类型、病理分级和ER、PR状况有关，ER、PR阳性对内分泌治疗有效，预后相对较好。其他可能有意义的预后指标包括HER-2、p53、肿瘤血管侵犯和血管生成等。早期乳腺癌手术后5年生存率可达90%以上，因此，早期发现对乳腺癌的预后有重要意义。

（宁耀辉）

第六章

胸 外 科

第一节　气管、支气管异物

气管、支气管异物是一种常见的危急重症，多发生于小儿。当呼吸道吸入异物后，可以并发急性喉炎、哮喘、肺炎、肺脓肿、支气管扩张症、肺气肿、自发性气胸甚至脓胸。体积较大的异物，突然阻塞声门、气管或主支气管会引起呼吸困难，严重者会引起窒息死亡。本病一旦发生，多数病例需在支气管镜下将异物取出。对于一些异物形状特殊者，表面光滑、异物嵌入支气管腔内过深者，经气管镜难以取出，往往需要施行剖胸手术，切开支气管摘除异物，如阻塞远端肺组织已感染实质病变，需行肺叶或全肺切除术。

一、病因

[illegible]

[illegible]的金属性异物吸入支气管腔内，仅产生轻微的黏膜反应，不会引起呼吸道的阻塞，随着时间的推移，金属会氧化生锈，有时还会穿透支气管壁进入肺实质。但动、植物类异物可产生支气管部分性或完全性梗阻，并引起异物周围严重的局限性炎症。大的异物可以早期引起完全性的气管、支气管阻塞，产生呼吸困难、急性肺不张、纵隔移位，进一步发展为阻塞性肺炎、支气管扩张症及肺脓肿。值得注意的是，小儿气管、支气管异物绝大多数为食物壳仁或塑料玻璃类玩具，因此，小儿应避免玩这类物品，以免发生意外。

(2)异物存留的部位，可能在喉部、气管隆嵴处，但以进入左、右主支气管及其远端多见。右侧支气管异物的发生率较左侧高，这是由于右侧主支气管比左侧粗、短、直，偏斜度较小，而左侧主支气管较细、长、斜，加之隆突位于中线偏左，因此，异物容易落入右侧。异物停留的部位，多在主支气管和下叶支气管，落入上叶及中叶的机会极少。

(3)异物落入支气管,可以产生部分性或完全性阻塞,两者均可导致不同程度肺通气功能减退。部分性阻塞时,异物的阻塞或刺激产生的局部炎症反应肿胀导致形成活瓣机制,空气可以吸入气道远端,但无法呼出,引起阻塞性肺气肿,受累的肺组织过度膨胀,产生纵隔移位、呼吸困难,肺内压力增高甚至可以产生自发性气胸。完全性阻塞时,由于异物的嵌入,加之黏膜肿胀、炎症、腔内分泌物潴留,最终使支气管腔完全阻塞,导致阻塞性肺炎、肺不张、支气管扩张症及肺脓肿。

三、诊断

由于吸入异物种类、大小、形状不同,症状也不同,从无任何呼吸困难症状到严重缺氧、窒息而致死亡均有。本病发生可有明确的吸入异物病史,并出现相关临床症状,表现为呛咳、咳嗽、咳痰、呼吸困难、咯血、发热,严重者可很短时间内窒息死亡。有学者曾遇一例 6 岁患儿,因口含黄瓜蒂玩耍造成误吸死亡的病例。但无明确病史的患儿甚至成年患者也不少见。

(一)临床分期

根据异物停留时间的长短,临床上分为 3 期。

1.急性期(24 小时)

有黏膜刺激症状和呼吸困难,并伴有胸痛,少数患者出现发绀及发音困难。

2.亚急性期(2～4 周)

由于异物产生呼吸道局部炎症反应,伴随有支气管黏膜刺激症状,出现黏膜溃疡、软骨坏死及蜂窝组织炎等。

3.慢性期(1 个月以上)

此时异物反应轻的患者可无症状,如出现较大支气管的完全性或不完全性阻塞,则可出现与局限性肺气肿、肺不张或肺化脓症及脓胸相应的症状。

(二)临床症状

在临床工作中如果发现小儿在进食或口含物品玩耍时发生呛咳、哮喘甚至呼吸困难、发绀等,要考虑有吸入性异物的可能。对于儿童不明原因的肺炎、肺不张等与常见肺炎临床症状不符时应考虑支气管异物的可能性。

(三)放射诊断

气管、支气管异物最基本的检查方法是胸部正侧位平片,对于金属和不透 X 线的异物可以确定异物位置,对 X 线不能显示者可以发现异物堵塞区肺炎、肺不张等间接征象。对高度怀疑的患者应行纤维支气管镜检查以明确诊断并能给予及时治疗,少数病例尚需支气管造影、断层扫描、CT 检查等,均可显示支气管管腔充盈缺损。

四、治疗

(一)误吸异物家庭自救的方法

(1)立即以示指或拇指突然按压颈段(环状软骨以下至胸骨切迹处)气管,刺激患者咳嗽反射,将异物咳出。

(2)可立即抓住婴幼儿双踝部使倒立位,并行原地转圈,迅速加快,由于离心力作用即可使异物排出。

(二)经支气管镜检查和异物摘除

气管、支气管异物能自动咳出的占 1%～2%,因此应积极治疗,以免延误病情,发生并发症。

气管、支气管吸入异物后，多数均可通过镜检顺利取出，但也有少数病例取出困难，或者出现窒息等并发症。特殊类型气管异物由于形状特殊、体积较大，一般应选择全身麻醉。全身麻醉可使患儿减少躁动、气管内平滑肌松弛，利于异物的取出。但全身麻醉应达到一定的深度，既保留患儿的自主呼吸，又尽量在置入气管镜和异物出声门时达到肌肉松弛、分泌物少和止痛的要求。

(三)剖胸手术适应证

剖胸手术仅适用于下列情况：①经支气管镜摘除困难或估计摘除过程中有很大危险。②异物已引起肺部明显化脓性感染。

(四)手术

应注意做好术前准备，确定异物形态、性质及停留部位，手术当天应复查胸片，以防止异物移位。对于球形、光滑的支气管异物，为预防由于体位变动或操作时异物滑入对侧支气管，可采用双腔管或单侧支气管插管。

手术方式有以下两种。

(1)行支气管膜部切开术时，切开胸膜，显露支气管膜部，在该处扪及异物，纵向切开膜部，取出异物，然后间断缝合膜部切口，并以胸膜覆盖。

(2)肺叶或全肺切除术适用于由于异物停留时间长，已引起严重的肺部不可逆感染或化脓，患部肺功能难以恢复者。

(张泽巍)

第二节 支气管扩张

[illegible]

支气管扩张通常被定义为含有软骨的支气管分支结构的不可逆的永久性扩张，病变可以是局限或是广泛的。近年来，临床表现常为持续的咳嗽，每天大量排痰，反复肺内及胸腔内感染，症状长期存在，迁延不愈。感染反复发作，每天均有气道分泌物排出，气流的梗阻使呼吸做功增加，呼吸不畅，从而降低了生活质量。另一显著临床表现为不同程度的咯血，严重者可危及生命。病变可在任何年龄发生，年轻的患者存在支气管扩张，可能会合并先天性的疾病或免疫缺陷，在成人，相当多的患者具有支气管扩张的病理改变，但无自主症状。有症状的支气管扩张如果不进行处理的话，可引起持续性的气道损害，肺功能的不断丧失。对于支气管扩张的处理均以针对病因，减轻症状，延缓病变进展为目的，外科治疗以消除引起症状的不可逆支气管扩张病变为主。

二、流行病学

支气管扩张总的发病率较难统计，多数数据来自各级医疗中心、保健中心或保险公司。许多患者CT 显示有支气管扩张，但无明显自觉症状，多数的统计结果未包括这部分人群的数据。在一项 HRCT 用于人口普查并作为诊断证据的研究当中，支气管扩张而无症状的患者占支气管扩张患者总数的比例可高达 46%。估计实际的发病率要高于从医疗保健机构得到的统计数字。疾病疫苗对于呼吸道疾病防治具有较大作用。随着疾病疫苗的不断开发，越来越多的呼吸道疾病可以得到及早预防，百日咳等对于呼吸道产生破坏的疾病发病率逐渐降低，这一点尤其对于儿童有显著帮助，根据统计，儿童的支气管扩张在逐年下降。在发达国家，支气管扩张的发病率及患病率是比较低的。在新西兰，发病率达到 3.7 人每 10 万人/年。在美国，在成人当中，发病者可达 10 000 人/年。在 18～34 岁的年龄段，发病率为 4.2 人每 10 万人/年，在 75 岁或以上的人群中，可达 272 人每 10 万人/年。

三、病因与发病机制

除少部分发病早的患者是先天性或遗传缺陷导致，绝大部分支气管扩张为获得性病变。无论自身机体有何种易患因素，大多数支气管扩张的形成都需经历肺部感染的阶段。这一点亦为文献上论及最多的病因，即大多数支气管扩张的形成是微生物与机体互相作用的结果。Angrill 等研究证实 60%～80%的稳定期患者气道内有潜在致病微生物定植，其中最常见的是流感嗜血杆菌、铜绿假单胞菌。有文献报道称一个急性的感染期即可使肺内支气管结构受到严重破坏，从而产生支气管扩张。目前多数学者认为，支气管扩张为多个因素互相作用的结果。支气管扩张存在的遗传性易感因素包括：先天性的纤毛运动障碍使气道清除能力下降；缺少 IgG、IgM、IgA 使支气管管腔内杀菌能力降低；α_1 抗胰蛋白酶缺乏、营养不良等。有学者总结支气管扩张病变形成的直接原因主要由于 3 个因素的互相影响，即支气管壁的损伤、支气管管腔的阻塞、周围的纤维瘢痕形成的牵拉作用。另有假说综合了遗传因素与环境因素的影响，提出由于基因易感性，引起宿主的纤毛运动障碍，支气管清除分泌物及脓液的功能减弱，残存的细菌及坏死物无法被清除，细菌更易定植在管壁上，气道炎症反应加重，形成支气管壁的薄弱，由于慢性炎症的迁延不愈，管腔反复被阻塞，形成恶性循环。阻塞的管腔远端分泌物潴留，管壁即存在一定的张力，如遇到薄弱的支气管壁，即可形成扩张。儿童时期正在发育过程当中的支气管壁更易受到破坏，支气管扩张发病早，肺支气管破坏可能越严重。在感染的慢性期，纤维瘢痕的收缩在支气管扩张的发生中占有重要的作用。随着症状的发展，慢性咳嗽使支气管内气体压力增加，亦可占一定因素。

患者具有某些基础疾病时，支气管扩张是基础疾病发展过程中肺部病变的一个表现。在这种情况下，更要注意潜在疾病的处理。这类疾病包括免疫缺陷、肺囊性纤维化、真菌病、结核、淋巴结肿大、异物、肿瘤、肺棘球蚴病等。其致病机制多与支气管部分阻塞相关。但单纯支气管阻塞不会引起支气管扩张，如伴发感染，引流不畅，则为形成支气管扩张制造条件。右肺中叶支气管有其独特的解剖学特点，管径较小，相对走行较长、分叉晚，与中间段支气管及下叶支气管夹角相对较垂直，周边环绕淋巴结，而较易管腔阻塞，引流不畅。当中叶感染，支气管周淋巴结肿大，支气管腔狭窄时，易形成远端的支气管扩张。右肺中叶支气管扩张可为“中叶综合征”的一种表现。上肺叶的支气管扩张通常继发于结核。结核愈合过程中纤维瘢痕收缩，可牵拉已破坏的支气管壁。支气管扩张与以前是否患过肺结核病显著相关，在结核病流行的泰国，结核病是支气管扩张发病最重要的因素。

四、病理及病理生理

支气管扩张病变主要位于中等大小的支气管。病变支气管腔内常无纤毛及柱状上皮等细胞特征，可有鳞状上皮化生，正在受侵及的支气管壁可见溃疡形成，管腔扩大，管腔可充满黏液或脓液，管壁增厚，纤维组织增生，仅残留少量平滑肌及软骨组织，从而失去弹性，远端细小支气管可见堵塞或消失。中性粒细胞等炎症细胞侵犯支气管壁是支气管扩张较为常见的一种表现。病变区域可见炎症反应表现，支气管管腔内中性粒细胞聚集及肺组织内中性粒细胞、单核细胞、$CD4^{+}$ T淋巴细胞浸润。支气管扩张部位病肺常有肺感染、肺不张及支气管周纤维化，可见病肺实变、萎缩，部分出血的支气管扩张患者肺部可散有出血斑。在反复感染时期，肺泡毛细血管受破坏，动脉壁增厚，支气管动脉扩张。支气管动脉直径>2 mm即可被认为异常，支气管动脉增粗、迂曲扩张，支气管动脉瘤样扩张，或动脉瘤形成，或支气管动脉与肺动脉形成吻合血管网，动脉内血流丰富，一旦支气管动脉壁受感染侵蚀，易出现呼吸道出血。局限性的痰中带血主要来源于气管黏膜供血小血管的损伤，而大咯血主要来源于较大血管分支的侵蚀。随着病变进展，支气管动脉及肺动脉间的吻合支增多，形成广泛的侧支循环，体-肺分流严重，肺动脉阻力增加，从而加重心脏负担，导致右心衰竭及左心衰竭。

从解剖学角度来看，左主支气管较长，与气管角度较大，排痰相对困难，特别是左肺下叶基底段易存在引流不畅，左肺上叶舌段与下叶开口相距较近，易受感染。右肺下叶基底段支气管病变亦较多。但双下叶背段病变常较少，可能与体位相关，患者站立时即有助于引流双下叶背段支气管。结核性病变常发生于上叶，故结核相关支气管扩张常在上叶。

有三种不同的支气管扩张形态，即柱状、曲张状、囊状。柱状的支气管扩张标志为单独扩大的气道，囊状的支气管扩张为持续扩大的气道形成像串珠样的结构，曲张状支气管扩张为扩大的气道当中存在缩窄的结构。柱状病变重要位于肺段、肺亚段及其分支，囊状病变多侵犯小支气[illegible]的肺组织无呼吸功能和气体交换功能，并由于肺体循环旁路，有可能引起肺源性心脏病。支气管动脉充盈扩张，压力增高时，变薄的支气管血管可发生破裂，患者出现咯血症状。灌注型肺为柱状支气管扩张，仍有呼吸功能和气体交换功能。肺动脉造影时，病肺的肺动脉可见有充足的血流灌注。此型相对病情较轻，多见肺部感染症状。此种分型对支气管扩张病变的供血特点进行了阐述，有助于病情的评估及手术方式的决定。

五、临床表现

支气管扩张患者男性比例高，各年龄段均有发病病例。病程常较长，可迁延数年或数十年。患者可存在幼年呼吸道疾病史，或反复肺部感染病史。症状根据病情轻重，肺部感染加重及减轻，支气管管腔分泌物的多少，有无治疗而不同。呼吸系统的所有症状都可作为支气管扩张的临床表现，而部分患者可仅仅存在影像学表现而无症状。

慢性咳嗽、咳痰为一常见的症状。患者可有刺激性咳嗽，为长期慢性炎症刺激的后果，亦与气道的高反应性有关。仅咳嗽而无痰，称为“干性支气管扩张”。咳痰在晨起时最多，为夜间呼吸道潴留痰液。其次以晚间较多。痰量多者每天可达400 mL。如痰液较多，咳痰无力，排痰困难，阻塞小支气管，则感胸闷气急。典型患者多为黄绿色脓样痰，如痰液有臭味则考虑存在厌氧菌感染。集大量痰液于玻璃瓶中，数小时后可分为3层：上层为泡沫，中层为黄绿色黏液，下层为脓块状物。咳痰的多少与感染程度、范围、机体抵抗力、病变支气管是否通畅、药物治疗是否有效等有密切关系。目前由于各类高效抗生素的普遍应用，大量脓痰的情况相对少见，但耐药病菌的存在相对增加。支气管扩张患者如抗生素有效，痰液引流通畅，症状可得到缓解，仅存在咳嗽或存在少量痰液，但因支气管结构发生改变，容易反复感染，症状可重复出现。

咯血为另一常见的症状，可从痰中带血至短时间内咯血数百毫升，程度不等，症状可反复发生。咯血量与病情轻重及病变范围不一定相关。有些患者的首发症状可能仅为咯血。对咯血程度的判定目前尚不统一。一般认为，24小时内咯血量在200 mL以下者为少量咯血，200～600 mL称为中量咯血，超过600 mL则称为大咯血。也有人认为大咯血是指一次咯血300～500 mL，大咯血常常来势凶猛，病死率极高，可达60%～80%，故常引起医务人员的重视。de Gregorio等提供的一组在医院微创中心进行的统计，以咯血为主要症状的患者中，患支气管扩张的人数占首位，可以从侧面反映在发达国家的疾病现状。影响大咯血患者病死率的最主要因素为出血阻塞气管及支气管，影响正常肺组织的通气而导致窒息，部分患者可见血氧饱和度进行性下降，常低于90%，病情急重。结核性支气管扩张病变逐渐发展可发生咯血，病变多在上叶支气管。

因病肺组织长期慢性感染，常出现全身毒血症状，患者可有发热、乏力、食欲缺乏、消瘦、贫血等。症状重，病程长的患者常有营养不良，儿童患支气管扩张可影响生长发育。Kartagener综合征患者可具有支气管扩张的症状，同时具有内脏逆位及鼻窦炎。如感染侵及胸膜腔，患者常常发生胸痛、胸闷等胸膜炎、脓胸的表现。当出现代偿性或阻塞性肺气肿时，患者可有呼吸困难、发绀，活动耐力下降等表现。随病情进展，可出现肺源性心脏病的症状。

支气管扩张体征无特征性。早期支气管扩张患者仅有影像学改变，并无阳性体征。一般患者可发现肺部任何部位的持续性湿啰音，局部痰液排出后湿啰音可发生变化。湿啰音的范围随病变范围而不同。也可发现管状呼吸音或哮鸣音部分患者可有杵状指(趾)，但目前，支气管扩张患者具有杵状指(趾)的比例明显变低。并发肺气肿、肺源性心脏病、全身营养不良时，可具有相应的体征。

六、支气管扩张的诊断

(一)症状及体征

如果患者具有下列症状，可怀疑其有支气管扩张。

(1)反复肺部感染，迁延不愈，发作次数频繁，存在少量或大量脓痰，痰液可分层，病程可持续数年；可具有胸痛或呼吸困难。

(2)非老年患者，反复咯血病史，可伴有或无支气管反复感染，有时咯血量偏大。

(3)结核病史产生较大量的咯血。

(4)局限的肺湿啰音，可有缓解期及持久存在，可伴管状呼吸音或哮鸣音。

支气管扩张的症状及体征相对具有非特异性，仅为临床进一步诊疗参考依据。怀疑具有支气管扩张的患者可进一步行其他检查。

(二)胸部影像学检查

胸部 X 线片为肺部疾病初步筛选的影像学方法，但对于支气管扩张诊断价值有限。X 线片表现不典型，大部分见到的是肺纹理增多、紊乱，不能确定病变的程度和范围，病变轻微则表现无特殊。在过去，支气管造影是确诊支气管扩张较好的方法，但其为一创伤性的检查，操作复杂，有一定的并发症发生率，目前已基本被大部分医疗单位淘汰。普通螺旋 CT 对于支气管扩张的诊断具有一定作用，但敏感性仍不高。在普通螺旋 CT 扫描检查中，可表现为局部支气管血管束增粗、肺纹理紊乱、条索状影和局限性肺气肿等，经 HRCT 证实这些部位的异常影像为支气管扩张的不同表现。因支气管扩张的患者往往在急性期出现肺内炎症、咯血引起肺泡内积血等，螺旋 CT 仅表现为肺组织急性渗出性病变，容易掩盖支气管扩张形态学影像表现而不能确诊，HRCT(高分辨 CT)具有准确、便捷、无创的特点，逐渐成为支气管扩张诊断的金标准。一般认为，HRCT 诊断支气管扩张的假阳性及假阴性为 2%及 1%。主要的诊断依据包括支气管的内径比相邻的动脉粗，支气管的走行没有逐渐变细，在肺外侧带靠近胸膜的 1～2 cm 内，可见到支气管。在几项研究当中，HRCT 上肺及支气管的形态学改变与肺功能的变化及肺动脉收缩压的改变是相近的。有条件的单位可做 CT 三维重建，从不同的角度证实支气管扩张，更具有形象性。

柱状扩张的支气管如平行于扫描方向，可显示支气管壁及管腔含气影，呈分支状“轨道征”；在横断面 CT 扫描上，扩张的支气管壁即支气管内气体。与伴行的肺动脉的横断面组合形似印戒，称为“印戒征”；扩张的支气管走行和扫描平面垂直或斜行时则呈壁较厚的圆形或卵圆形透亮影。囊状扩张表现为大小不等的囊状，多聚集成簇，囊内可见气液平面。混合型扩张兼有柱状扩张和囊状扩张的部分特点，形态蜿蜒多变，可呈静脉曲张样改变。

随着 CT 的广泛应用，医师可以随访支气管扩张的不可逆现象。Eastham 等人提出了一种新的支气管扩张的分级方式，共分三个级别。①支气管扩张前期：由于长期反复感染，HRCT 可以显示出非特异性的支气管管壁增厚的表现，但无管腔扩张。②HRCT 支气管扩张期：HRCT [illegible]

[illegible]

纤维支气管镜为比较重要的一项检查，在支气管管腔阻塞的成因及病变定位方面具有较大的作用。具体包括下面几点。

(1)支气管镜可了解支气管管壁的损害程度，为手术方案提供参考依据。如支气管管壁明显受累，溃疡，瘢痕形成，则应选择较为正常的支气管作为手术切除及缝合的部位。

(2)如患者咳痰较多，引流欠佳，支气管镜可了解具体咳痰部位，确定合适的引流部位，并吸除痰液或痰痂，使肺通气好转。同时可留取痰液及分泌物标本，由于从深处采集样本，避免了口腔菌群污染，得到的细菌培养结果更加准确。

(3)可明确支气管阻塞原因。支气管镜可明确支气管内有无肿瘤、息肉、异物、肉芽肿形成、外压性狭窄。部分异物在 CT 上难以显影，通过支气管镜可直接发现。CT 显示部分支气管狭窄改变,应进一步进行纤维支气管镜检查。

(4)部分支气管腔内病变可通过支气管镜治疗。肉芽肿形成可通过支气管镜烧灼使管腔通畅,异物可通过支气管镜取出。可通过支气管镜注入药物,使药物在局部发挥更大作用。

(5)部分咯血的患者可明确出血部位,为支气管动脉栓塞术或肺部手术提供依据,便于栓塞出血血管或切除病变肺组织。支气管镜检可见管腔开口血迹,部分可见活动性出血。大咯血的患者可在咯血间歇期进行检查。栓塞术后或手术后行支气管镜可检验治疗的效果。

(四)其他检查

支气管扩张的肺功能通常表现为阻塞性通气功能障碍,并可能有气道高反应性的证据。在术前,行肺功能可了解是否耐受手术,为手术方案提供依据。术后行肺功能可评估治疗的效果。部分咯血患者行肺功能时会使症状加重,不能或不敢尽力听从指令,致使检查不能进行或数据不真实。这部分患者可进一步应用血气分析辅助评估肺功能情况。

在咳痰较多的患者中,痰培养为应用抗生素提供了重要的依据。在脓性的痰中可能难以找到细菌。流感嗜血杆菌及铜绿假单胞菌是最常培养出的细菌。细菌的菌种变化可能与疾病的严重程度相关。在病情轻的患者,痰培养经常无细菌。在病情较重的患者痰液培养出流感嗜血杆菌,在病情最严重者则为铜绿假单胞菌。其他常见的菌属包括肺炎链球菌、金黄色葡萄球菌、副流感嗜血杆菌等。值得注意的是有时会培养出结核菌,非结核属分枝杆菌,以及真菌。针对病原菌应用有效的抗生素显得尤为重要。

肺通气/灌注检查有助于了解病肺血流灌注情况,对手术切除的范围评估有帮助,无血流灌注的病变肺组织切除有助于改善肺功能。

七、治疗

支气管扩张患者病因、症状各不相同,病情有轻有重,病变部位多变,部分患者亦可合并其他疾病。故支气管扩张患者的治疗需因人而异,充分考虑患者个体病情的前提下,制订合理的治疗计划。

(一)一般治疗

支气管扩张的患者因咳嗽咳痰症状较多,可影响饮食及睡眠,通常营养条件较差,积极改善营养可为内科及外科治疗创造自身条件。有吸烟习惯的患者必须戒烟。适量运动,呼吸功能锻炼对于支气管扩张患者延缓肺功能损失也具有一定的作用。居住及工作环境空气清新能够减少呼吸道刺激,可能会减轻症状,避免感染发生或加重。

(二)内科治疗

多数情况下内科治疗为支气管扩张患者首先进行的治疗方式。在支气管扩张的内科治疗中,总的目标是阻断感染-炎症反应的循环,阻止气道的进行性损伤,改善症状,阻止恶化,从而提高生活质量。除此之外,寻求并去除支气管扩张的病因也是非常重要的。部分病因如免疫缺陷、遗传病所致支气管扩张只能够保守治疗。

有效清除气道的分泌物是支气管扩张治疗的关键环节之一,可避免痰液滞留于气道,使黏液栓形成,从而引起细菌定植,反复感染和炎症。多年来发明了许多使分泌物排出的物理疗法,包括体位引流,震荡的正压呼气装置,高频率的胸廓敲击,在一定程度上对于气道分泌物清除有效。呼吸肌的锻炼能够改善患者运动耐量及排痰能力,从而改善生活质量。有研究证明利用生理盐水进行雾化对于稀化痰液、清除气道分泌物是有效的,虽然比较药物来说,作用相对较小。

许多患者具有气道阻塞、气道高反应性，并对支气管扩张剂具有较好的反应，临床上支气管扩张剂如β受体激动药，短时效的抗胆碱药经常用于支气管扩张的处理当中。大部分能够达到预期的效果，进一步需要相应的随机对照的临床试验支持。目前尚没有明确的证据证明应用类固醇激素抗炎对于支气管扩张有显著的疗效。最近的小样本的临床试验证明，在支气管扩张的患者中应用抗胆碱酯酶药，可有效改善咳嗽、脓痰及呼吸急促的症状。

抗生素不仅用于感染加重的时期，而且也用于抗感染后维持的治疗，医师应该了解不同的患者具有不同的细菌定植谱，同一患者在不同时期可感染不同的细菌，有的患者还具有多重感染，故根据情况需要应用不同类型的抗生素。痰培养及细菌药敏试验，对于抗生素的应用具有指导意义。应当指出让患者咳出深部的痰，并且重复培养结果，对于治疗的指导意义更大。在经验性治疗当中，应用针对铜绿假单胞菌、金黄色葡萄球菌、流感嗜血杆菌敏感的药物通常对于患者具有较好的疗效。研究证明 14 天 1 个疗程的静脉抗生素治疗改善了患者的症状，咳痰量，炎性指标，虽然没有改善一秒率及用力肺活量，但对生活质量改善帮助较大。有学者研究了应用雾化吸入抗生素的作用，证明在抗感染方面有一定的疗效，但是支气管痉挛也有一定的发生率。一般情况下，如痰为脓性且较黏稠，可应用针对致病菌的广谱抗生素联合稀释痰液的药物，最少 1～2 周，至痰液性状发生改变。痰呈黄绿色的考虑可能存在铜绿假单胞菌感染，抗生素需选择覆盖假单胞菌的药物。支气管扩张如未去除病变部位为终身疾病，易反复感染，一般主张治疗至痰液转清，症状基本消失，病变稳定即可，不必长期用药。

(三)外科治疗

循证医学方面的研究显示关于支气管扩张的外科治疗尚无随机对照临床研究证据。随着对疾病认识的不断加深及支气管扩张治疗内科的规范化，支气管扩张的内科疗效不断提高。从西方国家的统计数据可看出这种趋势。来自 Ruhrlandklinik 医院的统计，需要手术治疗的支气管扩张占总数的 18.3％，只占支气管扩张的一小部分；在 Mayo Clinic 医院，需手术治疗的比例为 3.9％。但从数十年的外科实践经验来看，手术能够明确消除病变部位，从而改善症状，控制病变[illegible]献统计的手术适应证包括反复而局限的支气管扩张合并呼吸道感染，持续脓痰排出，长期慢性咳嗽，上述症状对于内科保守治疗无效，故通过外科途径消除病变。根据支气管扩张手术的目的分为以下 3 类手术。

(1)为了消除症状进行的手术：支气管扩张常常合并呼吸系统的症状，如长期反复干性咳嗽，反复呼吸道感染，持续脓痰排出，对于内科治疗效果不佳或不愿长期服用药物的患者来说，如病变部位局限，外科手术是一个比较好的选择。手术可切除病变部位，达到根治的目的。

(2)为了处理合并病变进行的手术：如存在明确的由支气管扩张引起的并发症，可判断合并疾病是否能通过手术解决。可见于下列情况：如支气管扩张合并局限性肺脓肿；支气管扩张产生反复肺部感染，可合并有脓胸；长期慢性感染者，肺组织破坏明显，局部存在肺不张、肺纤维化，肺通气减少，肺内分流增加，通气血流比改变，甚至形成毁损肺；支气管异物阻塞及肿瘤阻塞支气管可造成支气管扩张，支气管扩张患者肺内存在结核球、曲霉球。上述情况手术可通过消除病变达到治疗支气管扩张及合并病变的目的。

(3)为了解除生命威胁进行的手术：支气管扩张重要的症状包括咯血。咯血量的多少与影像学或其他症状的病情并不平行。少量咯血后，血块阻塞较大的气道或出血弥散分布于各支气管，严重影响肺换气，有生命危险。一次性咯血量达 1 500～2 000 mL 可发生失血性休克。支气管的咯血常反复发生，常常引起患者的重视。手术可通过切除出血部位，解除生命威胁。有时咯血症状较重，其他治疗无效，需急诊切除病变部位。

手术禁忌证主要包括一般状况差，肺、肝、肾功能不全，合并疾病多，不能耐受手术；病变比较广泛，切除病肺后严重影响呼吸功能；合并肺气肿、严重哮喘、肺源性心脏病者。手术后病变仍有残留，考虑症状缓解不明显者，需慎重考虑是否行手术切除。

2.手术切除部位的设计

支气管扩张的外科治疗目的为尽量切除不可逆的支气管扩张病变，而尽量减少肺功能的损失。术前病变区域可见肺实变、损毁，对肺功能有影响，而健侧肺叶存在代偿作用，故切除病变肺组织，肺功能损失不大，并不影响患者术后日常活动。手术方式比较灵活，可根据病变决定手术部位，尽量切净病变。可按下列情况选择不同手术方式。

(1)有明显症状，肺部反复感染，肺组织不可逆损害，病变局限于一叶可行肺叶切除，局限于肺段者可行肺段切除。

(2)病变若位于一侧多叶或全肺，对侧的肺功能可满足机体需要，病肺呈明显萎缩、纤维化，肺功能丧失者，可做多叶甚至一侧全肺切除术。

(3)双侧病变者，在不损伤基本肺功能的前提下可切除所有或主要病灶。双侧多段病变者，两侧受累总肺容量不超过 50%，余肺无明显病变，一般情况好，考虑能够耐受手术，则可根据心肺功能一期或分期切除。先行病变较重的一侧，待症状缓解及全身情况改善后行二期手术。分期手术者中间间隔时间应不少于半年，为肺组织功能代偿提供时间。一般认为术后 10 个肺段应当被保留。亦有文献报道支气管扩张分期手术后双侧肺仅剩余 8 个肺段也能维持生活。非局限者手术后可能症状缓解不明显，双侧手术指征宜从严掌握。

(4)大咯血患者如咯血部位明确，为挽救生命，即使其他部位仍有病变，可行咯血部位的切除。术前应尽量明确手术的范围。因急诊手术的并发症及病死率较高，有条件尽量在咯血间歇期做手术或止血后行择期手术。

(5)双侧病变广泛，肺功能恶化较快，内科治疗无效，估计存活时间不超过 1～2 年，年龄在 55 岁以下者，可以考虑行双侧肺移植手术。

3.手术时机

因支气管扩张是一种渐进性疾病，只要诊断确立，考虑肺组织病变已不可逆，患者未出现严重症状时即可进行手术，而不要等到出现大咯血、肺部毁损时再进行手术治疗。早期的手术治疗收效明显，并发症也相对较少。近年来对疾病认识加深，针对病原菌的抗生素逐渐增加，痰液引流充分，支气管扩张患者病变进展较慢，症状不重，对日常生活影响小，患者手术需求减少。因此根据患者自身情况，对症状的耐受性，影像学所示病变部位进行评估，确定手术时机。

4.术前准备

(1)术前常规检查包括血常规、生化、凝血功能等，行肺功能检查，血气分析。对于咳痰的支气管扩张患者，行痰培养及药敏试验。有选择性地行支气管镜检查明确病因、病变范围、支气管病变程度。

(2)进行呼吸训练及物理治疗，以增强活动耐力，改善肺功能。根据病变位置进行体位引流，应用物理震荡方法促进痰排出。

(3)营养支持对于促进术后恢复有重要意义。病程长，反复感染或咯血的贫血患者应给予输血及止血治疗。行支持疗法可增强机体对于手术的耐受性，促进术后恢复。

(4)在手术进行之前，应该有充分的内科药物治疗。术前有脓性分泌物者，选用适当抗生素控制感染，尽可能使痰转为稀薄黏液性。雾化吸入支气管扩张药物及口服化痰药物对于痰液排出具有一定效果。指导患者体位引流，使痰量控制在每天 50 mL 之内。考虑有结核存在，术前需规律抗结核治疗。患者病情平稳，可考虑手术。

5.麻醉及手术的注意事项

麻醉时应尽量采用双腔气管插管，以隔离对侧肺组织，使其免受病侧肺脓性分泌物的污染或防止术中病肺出血引起健侧肺支气管堵塞窒息。双腔气管插管也可帮助咯血者定位。有条件者可行术中支气管镜，明确出血部位。部分患者右支气管已变形，如何双腔管插到位是一个考验。对于术中分泌物较多的患者，挤压病肺会在气管中涌出大量脓痰。术中可准备两套吸引器，一套用于手术台上，另一套用于麻醉师随时吸净气道分泌物。麻醉师与手术者配合，必要时停止手术步骤，先清理气道。手术可尽量先暴露钳夹或缝闭支气管，以免血或脓液内灌，然后处理各支血管。病变支气管钳夹后，气管中分泌物及出血大幅度减少，如持续分泌物或血排出，需注意其他部位病变。有时痰液比较黏稠不易吸除，术中气道堵塞，血氧饱和度下降幅度较大，手术风险加大。

由于存在肺部感染，病变常常累及胸膜，粘连紧密，存在体-肺血管交通支，分离粘连后胸壁上可见搏动性小血管出血，应注意止血彻底。术后可能渗血较多，应密切观察引流量。注意肺血管的解剖部位常发生异常，术中支气管动脉周淋巴结钙化，血管及支气管不易暴露。支气管扩张患者的支气管动脉一般都变得粗大甚至发生扭曲，直径可达 5～6 mm，所以应将其分离出来单[illegible]动脉主要起源于右肋间动脉(48.85%)及降主动脉(47.48%)，左支气管动脉主要起源于降主动脉(97.84%)。左右支气管动脉主干起源于降主动脉，以前壁最多(74.03%)。支气管动脉起源亦存在较大变异，异位起源包括锁骨下动脉、膈下动脉、甲状颈干、胸廓内动脉等。其中异常起源的胸廓内动脉，可发出迷走支气管动脉及交通支向支气管供血。异常支气管动脉归纳为：①主干型。支气管动脉主干及分支均扩张增粗，周围分支稀少。可见造影剂注入后呈云雾状外溢，出血量大，支气管壁可附着造影剂而显影。②网状型。支气管动脉主干及分支均扩张增粗，有双支或多支支气管动脉向同一病灶供血，构成血管网，造影剂经不同的血管注入均有外渗现象。③多种动脉交通吻合型。肺外体循环参与病变区供血，并与肺内支气管动脉沟通。多见于病变时间长，胸膜粘连明显者。

支气管动脉来源于体循环，血流压力高，出血后不容易止血。大咯血的准确定位主要依靠术前的 HRCT 及支气管镜，HRCT 可见出血病肺广泛渗出，支气管镜可见出血痕迹，有时可直接看到血液自支气管某分支引出。如患者出血量大，各级支气管可能被血液掩盖，无法判断出血部位，虽在术中可见病肺存在出血斑、病肺淤血等情况，定位仍然欠准确。Baue 等认为：单侧肺支气管扩张病变超过 1 个肺叶时，如术中切除病变明显的 1 个或 2 个肺叶后，开放支气管残端检查该肺余肺支气管仍有出血来源，术前检查及术中探查不能判断出血来源于哪一具体肺叶时，可以做一侧全肺切除以挽救生命。有条件者尝试行术中支气管镜或可找出出血的部位。

大咯血时手术病死率及并发症明显提高，故越来越多的学者达成一致即手术应该在大咯血的间歇期进行，在咯血停止或病情稳定时手术。但若大咯血危及生命时应急诊手术。双腔气管插管能够隔离病变肺，保护正常肺组织，为下一步处理争取时间。但因隔离气囊压力偏低，出血量大时仍可进入对侧支气管，气道分泌物及出血潴留，对侧肺的通气仍受影响。有研究证据表明咯血时行支气管动脉栓塞为有效的治疗方法，施行快，并发症低。但在非活动性出血的时期出血血管被血凝块堵塞，有时造影无法明确具体的出血血管，影响栓塞的成功率。血管内栓塞术术者的操作水平、介入诊疗设备的好坏、栓塞材料的选择、血管栓塞的程度、病变的病理生理特点及栓塞术后的治疗对手术效果均存在不同程度的影响。结合我国国情，有条件且有经验开展支气管动脉栓塞的单位有限，主要集中在大中型城市的三甲医院，介入治疗的经验及水平不等，所以在咯血期间行手术治疗成为可选择的一种方案。

根据经验，当支气管扩张患者出现危及生命的大咯血，非手术治疗手段无法应用或无效时，可考虑急诊手术。行双腔气管插管，轮替行单肺通气，分别经开放侧气道吸除出血，仔细观察，如一侧刚吸净积血后仍然持续有血自气道涌出或可持续吸引出血液，而对侧吸净残血后不再有血吸出，则可确定该侧为出血侧，选择该侧进行开胸手术探查。进入胸腔后分别依次阻断各叶支气管，该侧气道持续吸引，如不再出血，可确定出血来自阻断支气管所在肺叶，由此可控制出血并进行肺叶切除。总之，支气管扩张合并大咯血病情凶猛，需要判断准确，迅速决策，如决定手术，需手术医师及麻醉师密切配合，才能提高抢救的成功率。

7.支气管剔除术治疗支气管扩张

20 世纪 90 年代中期，有学者开始进行支气管剔除术治疗支气管扩张，并取得了良好的效果。有研究表明，组织解剖学上，相邻肺泡隔上有 1～6 个肺泡孔(Cohn 孔)，当年龄增大或支气管阻塞时，肺泡孔数目增多，借此肺泡孔建立旁路通气，此外，细支气管肺泡间 Lambert 通道和细支气管间的侧支通道也参与旁路通气的建立。所以。单纯剔除肺段支气管支而保留所属肺组织，只要有旁路通气来源，就可以部分地保存这部分肺组织的气体交换功能。支气管剔除术有以下优点：切除了病变不可逆的病理支气管，消除了产生症状的根源，保存了病变支气管区域的健康肺组织，通气功能损失少，最大限度地保存了肺功能。肺组织膨胀后基本无残腔，减少术后健肺代偿性肺气肿。术中首要的问题是准确定位病变支气管。首先探查肺表面着色情况，着色差异不明显时应将肺充气膨胀后摆至正常解剖位置，可用手轻触摸，了解支气管走行，在拟定切除的肺段支气管的肺表面沿支气管走行方向切开肺胸膜，然后固定该支气管，钝性分离该支气管表面的肺组织，暴露该支气管。支气管暴露后，应予以探查以进一步证实，如果为柱状扩张，该支气管呈不均匀纤维化，触摸时支气管壁增厚，硬度增加，弹性下降，且不均匀呈节段性；如果为囊性扩张，则可见多个串状分布的支气管囊壁柔软呈葡萄状，囊腔内可见脓痰溢出，囊腔可与肺组织紧密粘连。对于囊性支气管扩张，注意术中吸引，保持术野清晰。可选择从肺段支气管中间部分开始，更利于定位的操作。遇较大的血管和神经跨越支气管时，可在中点处切断肺段支气管，将支气管由血管或神经后方穿出后继续钝性剥离。剥离至远端时，支气管自然离断，断缘不必处理。必要时可嘱麻醉师加压通气，见余肺段膨胀良好，切断病变肺段支气管，残端全层间断缝合。远端肺段支气管管腔内可置入细导尿管接吸引器吸净腔内分泌物，行管腔内消毒，然后用组织钳夹住并提起远侧支气管断端。沿支气管外壁钝性加锐性剥离，将支气管从肺组织内逐步剔除，当剥离到其分支无软骨成分的小支气管处时，钳夹切断小支气管。更远的细小支气管结扎后留于肺组织内。注意剔除支气管时应剥离至近端见正常支气管为止。整个剔除过程中注意保护好肺段肺动脉、肺静脉。手术完成后请麻醉师加压使肺复张，可见已剔除支气管的肺段膨胀。如部分肺段无法膨胀，应寻找原因，必要时进一步处理。最后缝合支气管残端，闭合切开的肺创缘。从理论上考虑，缺少支气管的肺组织仍可能引流不畅，根据实践经验，保留下来的肺组织仍有扩张和回缩的能力，无感染、化脓，具有肺的通气换气不受影响的优点。有学者认为柱状支气管扩张较为适用于支气管剔除术，但这种手术在保证支气管附近的肺组织无病变的情况下，如肺组织纤维增生，损毁明显，不宜行支气管剔除术。

8.胸腔镜支气管扩张的治疗

电视辅助胸腔镜手术应用广泛、进展迅速，已有部分研究证明胸腔镜应用于支气管扩张会带来益处，其创伤小、恢复快、疼痛轻、并发症少及心肺肝肾功能影响小等明显优点得到一致的认可。目前，胸腔镜肺叶/肺段切除作为治疗支气管扩张的方法之一是安全的，由于粘连严重或肺门结构不清，解剖困难，部分患者不得已中转开胸进行手术治疗。如考虑感染不重，胸腔内粘连局限或无肺门淋巴结的粘连钙化，胸腔镜手术可作为一个选择。

如非广泛、致密的粘连，可耐心应用胸腔镜辅助，电凝或超声刀松解胸膜粘连。胸腔镜有放大作用，可以更细致地显示手术部位的解剖细节，通过吸引器的配合，较易发现在松解粘连后的胸壁出血或肺表面持续出血，从而及时处理；另外，胸腔镜的镜头在胸腔内可自由变动角度，视野覆盖全胸膜腔，对于胸膜顶或肋膈角等开胸手术不易分离的粘连松解有较大的帮助。如探查发现胸膜腔广泛粘连，肺与胸壁间血供交通支形成，或肺表面覆有明显的纤维板，各切口之间均无[illegible]管、支气管闭合部位的淋巴结必须去除，否则影响下一步操作，这些淋巴结或由于急性炎症反应，质地脆，易破并导致出血。或由于慢性反应机化，与血管、支气管粘连致密。可在肺根部从近心端游离淋巴结，并将淋巴结推向要切除的病肺。对周围有间隙的淋巴结采用电钩游离。对粘连致密的淋巴结从主操作孔伸入普通剥离剪进行锐性解剖。如遇到腔镜不易解决的困难应及时中转开胸，暴露充分，在直视下处理。

9.肺移植治疗支气管扩张

对于严重的支气管扩张，肺移植是一个可以考虑的选择。这种方法更适合肺囊状纤维化的患者，在非肺囊状纤维化的患者中，相关的研究资料较少。在一个描述性的研究当中，患有肺囊状纤维化及非囊状纤维化的患者的生存率及肺功能是相似的。对于咳痰较少的患者，病变不对称的非囊状纤维化的患者当中，行单肺移植可预期结果较佳。

八、预后

支气管扩张病情波动大，部分患者症状重，围术期的病死率是比较高的。根据大组研究的统计，围术期的病死率波动于1%～9%。在有低氧血症、高碳酸血症、范围较广病变的老年患者当中，对于手术的耐受性较差，病死率也相应增高。

在无抗生素的时代，支气管扩张的自然病死率大于25%。在目前有了较好的抗生素治疗后，支气管扩张的预后有了明显改善。只有小部分患者的病情迅速进展。结核引起的支气管扩张预后稍好，而遗传的囊性纤维化，病死率最高。儿童时期所患支气管扩张，在目前的治疗条件下，能够存活很长时间。手术的效果各家报道不一，在无手术并发症的前提下，大部分患者能够从手术中获益。在一个病例对照研究当中，在随访的间期中，71%的人无症状。术后1年肺功能与术前相比，FVC、FEV_1 无显著差异，尽管切除部分正常肺，因切除部分对肺功能影响很小，术后余肺易代偿，从而保证生活质量。在另一项回顾性的分析中，85.2%的患者接受了病变的完全切除，67%的患者症状完全缓解，25.7%的患者症状有改善。即92.7%的患者从手术中获益。作者得出结论，外科治疗支气管扩张具有较好疗效。

外科治疗对于有选择的患者，通过充分的术前准备，详细地制定手术方案，可得到较好的收益。进一步改善预后需要对发病机制的深入了解，以及早期预防疾病的发生。

（张泽巍）

第三节　食管狭窄

多数食管狭窄的患者为后天获得性，少数为先天性的。食管良性狭窄多是患者误服强酸、强碱造成食管腐蚀性损伤所致瘢痕性狭窄。这类损伤在临床中并不少见，儿童及成人均可发生。在儿童，主要是将家用化学剂误认为是饮料或药品而自服或由他人给予误服。但这种类型所致食管损伤多不甚严重。在成人常因企图自杀而吞服腐蚀剂，因而吞服量较多，治疗也很困难。我国对食管烧伤的发生率尚无精确统计，各地区均有病例报道，城市以吞服碱性腐蚀剂居多，而农村常因吞服酸性农药所致。其他原因有反流性食管炎及食管损伤合并感染。

一、病理生理

一般引起食管烧伤的腐蚀剂分为强酸和强碱两类，酸和碱浓度较高时均可造成食管及胃的严重损伤。强碱可使蛋白溶解、脂肪皂化、水分吸收而致脱水，并在溶解过程中产生大量热量对组织也有损伤。若灼伤面积广而深，容易发生食管壁坏死及穿孔。而酸性腐蚀剂则产生蛋白凝固性坏死，通常较为浅表。较少侵蚀肌层。但酸性腐蚀剂不像碱性腐蚀剂可被胃酸中和，因而可引起胃的严重损伤。腐蚀剂被吞服后可迅速引起食管的变化。引起病变的严重程度与吞入腐蚀剂的剂量、浓度和性质密切相关，固态物质易黏附于黏膜表面，烧伤面积较小，液态物质进入食管，接触面积广，破坏也严重。轻型病例仅是食管黏膜充血、水肿，数天即可消退。较严重的病例，表层组织坏死，形成类似白喉样的假膜，食管黏膜可能发生剥脱及溃疡形成，并有纤维素渗出。如果没有其他因素影响，这类病变可以逐渐愈合，严重食管烧伤则可引起波及食管全层的深部溃疡，甚至引起穿孔，形成纵隔炎，或穿入邻近的大血管引起致命性的大出血，这种深部溃疡愈合后形成的瘢痕，可引起不同程度的食管狭窄。临床上以胸中段瘢痕狭窄为最多见，其次为胸上段和下段。服化学剂量大者，可致全食管瘢痕狭窄甚至累及口咽部。一组 1 682 例食管烧伤后瘢痕狭窄部位的统计中，上段占 36.9%，中段占 45.8%，下段占 15.1%，多发性狭窄为 20%～25%，全食管狭窄占 4%～5%。

二、诊断

根据患者有吞服腐蚀剂病史，口唇、舌、口腔及咽部有灼烧伤，主诉咽部、胸部等疼痛，吞咽痛或吞咽困难，诊断并不困难，但需要对烧灼伤的范围及严重程度进行了解。对吞服腐蚀剂的剂量、浓度、性质（酸或碱）及原因（误服或企图自杀）等的了解对诊断或治疗均有帮助，尤其应注意企图自杀的患者，吞服腐蚀剂的量较多，损伤较为广泛，病情也甚严重。应注意神志、呼吸、血压、脉搏及中毒可能出现的症状及体征，有液气胸及腹部的体征均为食管、胃烧伤最严重的表现。一般情况食管吞钡检查是安全的，检查时可见到黏膜不规整、局部痉挛、充盈缺损或狭窄，如有穿孔则可见钡剂外溢。纤维食管镜检查可以及早提供有价值的资料，同时尚可进行治疗。早期行食管镜检查尚有不同意见，但近来不少人认为，有经验的内镜专家进行这项检查并无多大危险，而且能早期明确损伤的严重程度，对处理作出比较正确的对策，主张 24～28 小时内甚至在 3 小时内就可行纤维食管镜检查。

三、病史

吞服强酸、强碱后，食管黏膜出现广泛充血、水肿，继之脱落坏死，腐蚀严重区域出现溃疡、肉芽组织形成、成纤维细胞沉积。此时患者疼痛甚重，不能进食，时间为 3～4 周。由于食管组织的反复脱落、感染及肉芽组织增生，成纤维细胞变为纤维细胞，食管组织渐被纤维结缔组织所替代，管腔变窄，但患者疼痛减轻，可进流质或半流质饮食。此时为食管灼伤后 5～6 周。随着食管组织 [illegible]

[illegible]此病一旦确诊，就应给予积极的早期处理，因早期处理的好坏可直接影响患者的预后。在食管化学灼伤的早期，首先应确定患者有无酸中毒、脱水、电解质紊乱及休克，是否合并有胃或食管穿孔及纵隔炎。此时应保证正常血容量，维持体内酸碱平衡。如患者无食管及胃穿孔，应行食管灌洗，并吞服与化学剂相反的药液以中和、稀释吞服的腐蚀剂，减少其对组织的损害。服用强酸者，可用肥皂水、氧化镁等弱碱性液体冲洗；服用强碱者，可给予稀醋酸或枸橼酸等弱酸中和。服用的药液不定者，可给予生理盐水冲洗。能吞咽者，可给予蛋白水、色拉油口服，以保护食管及胃黏膜，减轻灼伤程度。同时，静脉除给予胶体及晶体液外，还应给予高效抗生素，以减轻食管黏膜组织的坏死及感染，减轻食管腔瘢痕狭窄程度。能进食者，应口服氢氧化铝凝胶，以保护食管及胃黏膜。同时给予高热量、高蛋白饮食，口服抗生素盐水及 0.5%丁卡因溶液，以减轻食管黏膜的刺激性疼痛。妥善的早期处理可显著减轻食管灼伤后的并发症，如食管胃穿孔、纵隔炎、败血症，

减轻食管腔瘢痕狭窄，使一些患者可避免食管重建术。

五、手术适应证

(1)广泛性食管狭窄，广泛而坚硬的瘢痕狭窄，考虑扩张治疗危险较大而效果不好的。

(2)食管化学灼伤后短而硬的狭窄，经反复扩张治疗效果不佳者。

(3)有的学者认为，食管化学灼伤后 2～4 周即可行手术治疗，因此时患者消耗轻微，食管已开始瘢痕狭窄，是手术的最佳时机。而大多数学者认为，化学灼伤后 2～4 周其瘢痕范围尚未完全确定，瘢痕狭窄程度尚不稳定，术后残余食管有再狭窄的可能，并有术后再狭窄的经验教训，故认为灼伤后 5～6 个月是手术的最佳时机，此时病变已较稳定，便于判定切除和吻合的部位。

六、手术方法

除个别非常短的食管狭窄可采取纵切横缝的食管成形术外，绝大多数的患者需要进行食管重建。胃、结肠、空肠，甚至肌皮瓣均可用于食管重建。常用食管良性狭窄的手术方法有胃代食管术及结肠代食管术，但必须注意，行胃代食管术要求胃基本正常，如胃长度受限，就应行结肠代食管术。

（张泽巍）

第四节　食 管 烧 伤

食管烧伤并不少见，儿童和成人均可发生，主要是吞服腐蚀剂如强酸或强碱引起的食管损伤及炎症，亦称为食管腐蚀伤。在丹麦食管烧伤每年的发生率为 5/10 万，而 5 岁以下的儿童达 10.8%；在美国每年大约 5 000 例 5 岁以下儿童误服清洁剂引起食管烧伤。尽管我国食管烧伤的发生率尚无确切的统计，但全国大多数地均有报道。

一、病因

食管烧伤主要是吞服强碱或强酸引起，以吞服碱性腐蚀剂最多见，是吞服酸性腐蚀剂引起食管烧伤的 11 倍。实验证实 2%的氢氧化钠就可以引起食管的严重损伤，成年人吞服腐蚀剂的原因常是企图自杀，吞服量多，引起食管损伤严重，甚至引起食管广泛坏死及穿孔，导致患者早期死亡，儿童多为误服。欧美国家家用洗涤剂碱性较强，一般家庭放置在餐桌上，虽然 20 世纪 70 年代美国政府立法对家用洗涤剂的浓度及包装进行了严格规定，加强了警示标志，儿童仍然易当作饮料误服，但这种类型所致的食管损伤多不严重。一组 743 例吞服腐蚀剂的儿童中，85%小于 3 岁，仅 20%证实有食管烧伤，仅 5%产生瘢痕狭窄，3%需要食管扩张治疗。我国不少地区家庭备有烧碱，尤其重庆地区人们喜欢吃火锅，不少食物如毛肚、鱿鱼等食前需用碱水浸泡，常用白酒瓶或饮料瓶盛装，儿童易当饮料饮用，成人易当白酒饮用，这种碱液浓度较高，饮入一口即可造成食管严重损伤。近年来，由于电动玩具广泛使用小型高能电池，儿童可将纽扣电池取出放入口中，误咽下的纽扣电池常停滞在食管腔内，破碎后漏出浓度很高的 KOH 或 NaOH 能够在 1 小时内引起食管的严重损伤。

二、发病机制

食管烧伤的病理改变与吞服腐蚀剂的种类、浓度和性状有关。浓度较高的腐蚀剂，无论酸或碱均可引起食管的严重损伤。液体腐蚀剂可引起食管广泛的损害，而固形腐蚀剂常贴附于食管壁，灼伤较局限但损伤严重，甚至波及食管全层。碱性腐蚀剂对食管造成的损害比酸性腐蚀剂更为严重。强碱可使蛋白溶解，脂肪分化，水分吸收而致组织脱水，并于溶解时产生大量热量也可对组织造成损伤，而强酸则产生蛋白凝固造成坏死，通常较为浅表，但不像碱性腐蚀剂可被胃液中和，因而可引起胃的严重损伤。但如吞服强碱量多，也同样可引起胃的严重损伤。

食管烧伤的病理变化与皮肤烧伤非常类似，轻型病例表现为黏膜充血、水肿，数天即可消退，较严重的病例，表层组织坏死，形成类似白喉样的假膜，食管黏膜可发生剥脱及溃疡形成，如果没有其他因素影响，这类患者可以逐渐愈合。严重的食管烧伤可累及食管全层，并形成深度溃疡，甚至引起穿孔，形成纵隔炎及液气胸，或侵及邻近血管引起致命性的大出血。严重食管烧伤愈合后形成的瘢痕，必然引起不同程度的食管狭窄。

有人采用纤维食管镜对食管烧伤患者进行了动态观察，较严重病例完全愈合需要 4 个月左右。

吞服腐蚀剂后，口腔、咽、食管及胃均可引起损伤，特别严重的病例甚至引起十二指肠的损伤。由于吞咽后的反流，可累及声门。受损伤较严重的部位是食管的三个生理狭窄区，特别是食管胃连接部。由于腐蚀剂在幽门窦部停留时间较久；严重损伤后瘢痕愈合常导致幽门梗阻，因而对需要行胃造口饲食的患者，于胃造口时，应注意探查幽门部。

食管烧伤的程度按 Estrera 推荐食管化学性烧伤的临床分级与内镜所见（表 6-1）可以分为 3 度。

表 6-1　食管和胃的腐蚀性烧伤的病理改变及内镜分度

分度	病理改变	内镜所见
[illegible]	[illegible]	[illegible]

Ⅰ度烧伤食管黏膜和黏膜下层充血、水肿和上皮脱落，未累及肌层，一般不造成瘢痕性食管狭窄。Ⅱ度烧伤穿透黏膜下层而深达肌层、黏膜充血、出现水疱、深度溃疡，因此食管失去弹性和蠕动，大多形成食管瘢痕狭窄。Ⅲ度烧伤累及食管全层和周围组织，甚至食管穿孔，引起纵隔炎，可因大出血、败血症、休克而死亡，幸存者可产生重度狭窄。

Andreoni（1997 年）介绍米兰一医院 20 世纪 90 年代内镜分级法，不仅有形态学，还有功能上的观察，如食管蠕动情况和括约肌的张力等，反映了食管壁坏死的深度（表 6-2）。

根据这种分级法，1 级、2 级患者，或介于 2～3 级的患者，可以采取保守治疗方法。3 级、4 级患者应考虑急诊切除坏死食管和胃、颈段食管外置和空腹造瘘。再择期做消化道重建。

表 6-2 米兰 20 世纪 90 年代内镜分级法

分级	损伤程度
0	黏膜正常
1	黏膜充血、水肿
2	黏膜充血、水肿、浅表坏死(黏膜苍白)、腐烂
3	深度坏死、出血、黏膜腐脱、溃疡
4	深度坏死(黏膜变黑)、严重出血、全厚层溃疡(即将穿孔)

蠕动:0=存在,1=消失。贲门:0=正常,1=无张力。

幽门:0=开放,1=痉挛,2=无张力。

三、临床表现

食管烧伤的临床表现与吞服腐蚀剂的浓度、剂量、性状有关。Ⅰ度食管烧伤主要表现为咽部及胸部疼痛,有吞咽痛,进食时尤为明显。大多在数天之后就可恢复经口进食,而Ⅱ度以上者除有明显的胸痛、吞咽痛外,常有吞咽困难,亦可发生呕吐,呕吐物带有血性液体。吞服量多而浓度高的病例,可以出现中毒症状,如昏迷、虚脱等。喉部损伤尚可引起呼吸困难,甚至窒息。因食管穿孔引起纵隔炎,一侧或两侧液气胸而出现相应的症状。穿入气管引起食管气管瘘,穿破主动脉引起大出血,这种大出血常发生在伤后 10 天左右。严重的胃烧伤常可引起胃坏死穿孔,出现腹痛、腹肌紧张、压痛及反跳痛等弥漫性胸膜炎表现。

吞咽困难是食管烧伤整个病程中突出的症状。早期由于烧伤后的炎症、水肿引起,大多数病例经治疗后随着炎症、水肿的逐渐消退,约 1 周以后吞咽困难逐渐好转。若损伤不严重,不形成瘢痕狭窄的病例,逐渐恢复正常饮食,但如食管烧伤严重,3～4 周后因纤维结缔组织增生,瘢痕挛缩而致狭窄,再度出现逐渐加重的吞咽苦难,最后甚至流质饮食亦不能咽下,引起患者消瘦,营养不良。

四、诊断

(一)病史及体查

(1)应向患者或陪同亲友仔细询问吞服腐蚀剂的剂量、浓度、性质(酸或碱)、性状(液体或固体)及原因(误服或企图自杀),这对诊断、损伤的严重程度及治疗均有帮助。

(2)注意神态、血压、脉搏、呼吸的变化及有无全身中毒的症状及体征。

(3)观察口唇、口腔及咽部有无烧伤,但应注意大约 20%的患者没有口腔的烧伤而有食管的损伤,70%有口腔损伤而无食管损伤。

(4)胸部及腹部检查:有明显胸痛及呼吸困难患者,应检查有无气胸或液气胸的征象,腹痛患者检查腹部有无腹膜刺激症状。

(二)影像学检查

1.胸部 X 线检查

可发现有无反流引起的肺部炎症及食管穿孔的表现。

2.食管造影检查

早期食管吞钡检查,可见钡剂通过缓慢,并可见局部痉挛。如疑有食管穿孔,可用碘油或水溶性碘剂造影,如碘剂溢出食管腔外即可明确诊断。

3.胸部 CT 和超声内镜

对食管烧伤的诊断亦有帮助,但临床应用较少。

(三)食管镜检查

对食管烧伤后食管镜检查的时间有争议,认为早期食管壁较脆弱,检查引起的穿孔危险性较大,因而多主张 1 周后进行检查。近年来大多数主张伤后 24～48 小时内施行,认为有经验的内镜专家进行了纤维食管镜检查,引起穿孔的危险性小,对早期明确损伤的严重程度,及时作出比较正确的处理对策很有帮助。

五、治疗

(一)早期处理

吞服腐蚀剂立即来院诊治的患者,应根据吞服腐蚀剂的浓度、剂量及病情严重程度进行处理。吞服量多而病情较严重的患者应禁食,给予静脉输液镇静、止痛,应用广谱抗生素防治感染。有喉部损伤出现呼吸困难者,应立即做气管切开,给患者饮用温开水或牛奶,饮用量不超过 15 mL/kg,量过多可诱发呕吐,加重食管损伤。目前多不主张吞服强碱者饮用弱酸性液体或强酸饮用弱碱性液体进行中和,认为中和可产生气体和热量,加重食管损伤。对是否灌洗亦有不同意见,虽然有人不主张灌洗,但对吞服量多、浓度高及有毒物质(如农药)等仍以灌洗为好,可反复多次洗胃,每次注入量不宜太多,以免胃有烧伤时引起穿孔。对较重的患者应放置胃管,作为饲食维持营养及给予药物,尚可起到支撑,防止食管前、后壁粘连的作用。

(二)急诊手术

对吞服腐蚀剂量多、浓度高的患者,特别是对企图自杀者,可有上消化道的广泛坏死、穿孔、严重出血,及时诊断及时手术治疗可望挽救部分患者的生命。除切除坏死食管或胃外,尚需行颈段食管外置及空肠造口,后期再行食管或胃重建。Vereezkei 等报道 24 例食管烧伤,10 例急诊 [illegible]

[illegible]

类固醇早已用于食管烧伤后瘢痕狭窄的预防,但至目前对其疗效仍有争议,理论上类固醇可抑制炎症反应,减轻食管烧伤后瘢痕狭窄形成。动物实验研究亦证实有明显的效果,但一些临床对比研究中,未见到明显的差异,如一组 246 例经食管镜明确诊断的严重碱性腐蚀伤患者,97 例采用甲泼尼龙治疗,167 例作为对照组,结果发现两组狭窄的发生率无明显的差异($P>0.05$)。Uarnak 等的观察亦得出了类似的结果。但多数人认为早期应用皮质激素,对中等程度的食管腐蚀伤仍有良好效果,不少人仍认为抗生素、皮质激素和食管扩张仍是目前治疗食管烧伤的基本模式之一。

2.食管扩张治疗

食管扩张在预防和减轻食管烧伤后瘢痕狭窄的疗效已得到公认,对瘢痕组织形成早期行食管扩张的效果较好,但严重、多发及广泛狭窄则效果不佳。目前何时开始施行治疗扩张时仍有不同的看法，一些人认为过早施行扩张对有炎症、糜烂的食管创面会加重损伤，因而主张在食管再度上皮化后，开始进行扩张。有人用狗进行试验，长 10 cm 的食管黏膜剥脱后需要 8 周才能再次上皮化。一般情况多在食管烧伤后10 天开始进行扩张，但近一些年来，不少人主张早期扩张，其效果更为显著，甚至有在烧伤后 24～48 小时开始扩张，扩张时应注意。扩张器探查由细而粗逐步扩大。每次扩张更换探子不得超过 3 条，探子应在狭窄部位停留数分钟后再更换下一型号探子，开始扩张间隔时间每周 1 次，逐步延长至每月 1 次，扩张至直径1.5 cm而不再缩小才算成功。一般扩张时间需要半年至 1 年，为增强扩张治疗的效果。有作者于扩张时在病灶内注射皮质激素，经临床病例对比观察，可减少扩张的次数，提高治疗的效果。食管扩张的技术操作并不复杂，但要仔细操作，预防食管穿孔的并发症。食管扩张在欧美国家效果甚佳，大多数患者避免了复杂的重建手术，但国内常受多方面原因影响未能按时扩张，因而扩张治疗的效果并不理想。

除采用扩张器进行食管扩张外，亦可采用循环扩张法，这种方法是先做胃造口及放入牵拉用的丝线，食管扩张可在表面麻醉下进行，扩张时将口端之丝线缚于橄榄形之金属探头或梭形塑料探子，涂上或吞服少许液状石蜡，探头另一端再缚上丝线，将探子从口腔经狭窄区拉入胃内，再由胃内拉出(图 6-1)。扩张后将口端及胃端的丝线妥为固定，以免拖出，待下次扩张时使用。这种方法虽然早已用于临床，但最近国外仍有人采用，认为这种方法较为简单、方便、穿孔危险性较小，效果可靠，特别在我国一些经济不发达地区更为适用。

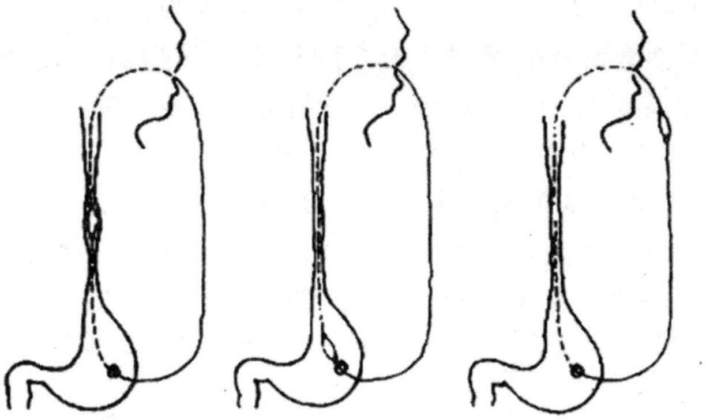

图 6-1　循环扩张法示意图

3.食管腔内置管

Rey 及 Mills 首先报道采用食管腔内置管预防食管烧伤后瘢痕狭窄。方法是在食管腔内置入长约40 cm、内径 0.95 cm 的医用硅胶管，下方有一抗反流活瓣，上端缚一小管，经口置入食管后，从鼻部引出，作为固定导管用。一般置管 3 周后拔出，同时应用抗生素和类固醇治疗，Mils 报道 4 例均获成功，但Bremer治疗 6 例，3 例仍然发生狭窄，失败原因认为是严重食管烧伤深达肌层及置管时间较短有关。最近 Mutaf 报道长时间的食管腔内置管 69 例，68%治愈，而对照用传统的方法，如食管扩张和激素等治疗172 例，治愈率为 33%，两组治疗效果有非常显著的差异。食管腔内置管组失败的原因主要由患者不能耐受长时间的置管和食管瘢痕形成短食管导致胃食管反流所致。

(四)食管瘢痕狭窄的外科治疗

严重食管烧伤瘢痕愈合后必然引起狭窄。狭窄部位可以在咽部、食管各段甚至全食管，以食管下段最为多见，可能与食物通过食管上段较快，下段较慢，接触腐蚀剂时间长，造成食管损伤也较严重有关。吞服酸性腐蚀剂除引起食管灼伤产生狭窄外，尚可引起胃烧灼伤，产生胃挛缩或幽门梗阻。腐蚀剂在幽门窦部停留时间较长，可无胃体的严重损伤而引起幽门梗阻。除酸性腐蚀剂容易引起胃的烧灼伤外，如吞服浓度高、剂量多的碱性腐蚀剂亦可引起胃的烧灼伤。

最近研究表明由于末端食管括约肌受到损伤或食管瘫痪形成造成的短食管而致末端食管功能不全，可以产生胃食管反流，是加重已产生的狭窄或狭窄经扩张后很快复发的原因。因此，对食管烧伤的患者进行食管功能学检查及 24 小时 pH 监测，对末端食管括约肌了解是有意义的。亦有报道伤后 5 天进行食管测压，对损伤严重程度判定亦有帮助。

已形成瘢痕狭窄的病例，除部分可采用扩张治愈外，对扩张或其他方法治疗失败的食管狭窄病例，需要行外科手术治疗以解决患者的经口进食。

1.手术适应证

(1)广泛性食管狭窄：广泛而坚硬的瘢痕狭窄，企图扩张治疗是危险而无效的，常因扩张而导致食管穿孔。

(2)短而硬的狭窄：经扩张治疗效果不佳者。

(3)其他部位的狭窄，如幽门梗阻等。

2.手术方法

除个别非常短的食管狭窄可采取纵切横缝的食管成形术外，绝大多数的患者需要行食管重建。胃、结肠、空肠甚至肌皮瓣均可用于食管重建，但以结肠应用最多。除急性期有食管或胃坏死、穿孔、大出血等需要急诊手术外，已进入慢性狭窄期的病例多主张 6 个月后再行重建手术，此时病变已较稳定，便于判定切除和吻合的部位。食管瘢痕狭窄行食管重建是否切除瘢痕狭窄的食管仍有争议，主张切除者认为旷置的瘢痕食管，其食管癌的发生率比普通人群高 1 000 倍，并认为切除的危险性不如人们想象的大。多数人认为切除瘢痕狭窄甚为困难，出血较多，也容易损伤邻近的脏器，发生癌变的概率并不很高，多在 13～71 年后，而且恶变病例远处转移较少，预后较通常的食管癌好，因而主张旷置狭窄的病变行旁路手术。亦有人对病变波及中上段者行旁路

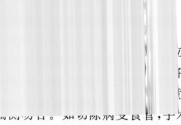

[illegible]

端侧吻合。如切除病变食管，手术方法与食管癌切除的食管胃吻合方法相同。对中上段食管狭窄，如切除瘢痕食管，可经右胸前外侧切口进胸，再经腹将胃游离；将胃经食管床上拉到胸部(或颈部吻合)。虽然用胃重建食管具有操作简便，较安全的优点，但有时胃或幽门均遭受腐蚀损伤，难以用胃重建食管。

(2)倒置胃管或顺行胃管代食管术：切取胃大弯做成长管状代替食管，其优点是胃有丰富的血供，做成的胃管有足够的长度，可以与颈部食管，甚至咽部进行吻合，而且无须恐惧酸性胃液反流。但国内开展这一术式甚少。

(3)结肠代食管术：由于结肠系膜宽长，边缘血管较粗，其血液供应丰富，对酸有一定耐受力，口径与食管相仿，能切取的长度可以满足高位吻合的需要，采用结肠重建能较好地维持正常的胃肠功能。因而在广泛性食管狭窄的病例，只要既往未做过结肠手术，无广泛结肠病变或因炎症或

手术造成腹腔广泛粘连，均可采用结肠重建食管。对计划切除瘢痕食管者，可采用右胸前外侧切口进胸，将整个胸段食管游离后，于膈肌上方 2～3 cm 处切断食管，用丝线贯穿缝合后，并通过颈部切口将其拉出。如不切除病变食管行旷置手术则不开胸，上腹正中切口进入腹腔后，必要时可将剑突切除，检查结肠边缘动脉的分布情况。选定使用的结肠段后，用无创伤血管钳阻断预计切断的血管，并用套有胶皮管的肠钳钳夹预计切断结肠段的两端，观察边缘动脉的搏动及肠管的色泽 15 分钟。如边缘动脉搏动良好，肠管色泽红润，说明血供良好；若无动脉搏动，色泽转为暗紫，说明该段血运不佳，应另选其他肠段或改行其他术式。

若用升结肠和回肠末端移植，则切断结肠右动脉，保留结肠中动脉供血，重建后为顺蠕动。若用横结肠顺蠕动方向移植，则保留结肠左动脉，切断结肠中动脉；若用横结肠逆蠕动方向移植则切断左结肠动脉，以结肠中动脉供血；若用升结肠代食管，则以结肠中动脉供血。上述各段结肠均可用于食管重建，具体应用可结合自己的经验和患者的具体情况，用升结肠和回肠末端重建，为顺蠕动，回盲瓣有一定的抗反流作用，在最近几年报告的文献中采用最多。左半结肠少有血管变异，肠腔口径大，肠壁较厚，容易吻合，在术后早期因逆蠕动部分患者进食可出现少量返吐。

如患者全身情况较差，移植段结肠可不经胸骨后隧道而由前胸皮下提至颈部，分别在颈部切口下缘和腹部切口上缘皮下正中分离，上下贯通，形成宽约 5 cm 的皮下隧道。这种经皮下结肠重建的方法，进食不如胸骨后通畅，而且也不太美观。

结肠代食管术在多个解剖部位施行，创伤较大，并发症较多，除一般常见的并发症外，主要有以下几方面。①颈部吻合口瘘：发生原因多为移植结肠血供不良，吻合技术欠佳，局部感染和吻合有张力等。多发生在术后 4～10 天，主要表现为局部红肿，有硬块压痛，此时需要将缝线拆除数针，分开切口，可有泡沫状分泌物流出，口服亚甲蓝可有蓝色液体流出。只要不是移植肠段大块坏死，预后大都良好，经更换敷料很快治愈。②声带麻痹：患者表现有声嘶，进食发呛，特别在流质食物时更为明显，可嘱患者进食较黏稠食物，经过一段时间，大多能代偿而恢复正常饮食。③颈部吻合口狭窄：多发生在术后数周甚至数月，患者有吞咽困难，甚至反吐，严重病例流质饮食亦难咽下。吞钡造影可明确狭窄的严重程度及长度，治疗可采用食管扩张，对扩张治疗无明显效果的患者应行手术治疗。对较短的吻合口狭窄，可行纵切横缝的成形手术，也可将狭窄切除重新吻合；对较长的吻合口狭窄，虽然可以将狭窄段切除采用游离空肠间置，但需开腹及颈部手术操作及显微外科技术，尚有吻合血管形成栓塞之虞。有学者采用颈阔肌皮瓣修复结肠重建食管后颈部吻合口狭窄，效果甚佳。④结肠代食管空肠代胃术：少数严重病例，除食管瘢痕狭窄，胃亦受到严重烧伤而挛缩。这类病例可按上述方法行结肠代食管，移植结肠下端与距屈氏韧带 10 cm 空肠做端侧吻合，再在吻合口之下方空肠做 5 cm 长之侧侧吻合。这种手术吻合口多，创伤较大，术前应做好肠道准备及营养支持等，严防吻合口瘘的发生。⑤带蒂空肠间置术：空肠受系膜血管弓的影响，有时难以达到足够的长度，而且对胃液反流的耐受较差，因而临床上很少用于食管烧伤后瘢痕狭窄的重建。但对过去曾做过结肠切除手术或结肠本身有较广泛病变的病例，亦可采用空肠代食管术。

（张广伟）

第五节 食管穿孔

食管穿孔常由于器械或异物损伤引起，近年来，随着内镜的广泛使用，其发生率有所上升，如不及时处理，几乎毫无例外地发生急性纵隔炎、食管胸膜瘘，并可能致死。正确的诊断和及时的治疗有赖于对食管穿孔临床特征的认识及正确选择影像学检查，治疗效果与引发因素、损伤部位、污染程度及穿孔至治疗的时间有关。据报道，食管穿孔的死亡率可达20%，穿孔24小时后接受治疗死亡率甚至可高达40%。外科手术治疗较其他治疗方法可减少50%～70%的死亡率。

一、病因及发病机制

食管可以被多种不同的原因引起穿孔。近年来，随着在食管腔内用仪器进行诊断和治疗的病例迅速增加，医源性食管穿孔在这类疾病中占的比例也不断增大，目前已达59%；其次依次是食管内异物(12%)、创伤(9%)、手术损伤(2%)、肿瘤(1%)及其他(2%)。

食管由于没有浆膜层而不同于消化道的其他部位，更易受到损伤。食管的颈段后壁黏膜被覆一层很薄的纤维膜，中段仅被右侧胸膜覆盖，下段被左侧胸膜覆盖，周围没有软组织支持，加上正常胸腔内压力低于大气压，这些是食管易于穿孔的解剖因素。食管腔内检查和治疗引起的食管穿孔多位于食管的3个解剖狭窄段，最常见的部位是环咽肌和咽括约肌连接处颈部食管的Killian's三角，这个三角由咽括约肌和在颈椎5、6水平的环咽肌构成，这一区域的食管后侧没有肌层保护。其他易于发生食管穿孔的部位是食管的远端与胃连接处，还有梗阻病变的近段、食管癌延伸的部位以及进行检查活检或扩张的部位。发生食管穿孔的原因也与患者的体质、年龄以及患者是否合作有关。

[illegible]起食管穿孔。

手术过程中可因直接损伤或在食管周围的操作导致食管穿孔的发生。常见于肺切除术、迷走神经切断术、膈疝修补术、颈椎骨折手术、食管超声及主动脉手术等。

穿透性食管穿孔主要发生在颈部，其发生率和死亡率与合并伤相关。胸部钝性损伤导致的食管穿孔极少见，常见于车祸和Heimlich操作手法。异物和腐蚀性物质的摄入所导致的食管穿孔常发生于咽食管入口、主动脉弓、左主支气管及贲门等解剖狭窄处。白发性食管穿孔常见于剧烈呕吐、咳嗽、举重等原因使食管腔内压力突然升高，常发生于膈上升高左侧壁，呈全层纵行破裂，溢出的液体可进入左侧胸腔或腹膜腔。食管癌及转移性肿瘤、Barrett's溃疡、食管周围感染、免疫缺陷性疾病等均可导致食管穿孔。

食管穿孔后口腔含有的大量细菌随唾液咽下，酸度很强的胃液、胃内容物在胸腔负压的作用下，较易经过穿孔的部位流入纵隔，导致纵隔的感染和消化液的腐蚀，并可穿破纵隔胸膜进入胸腔，引起胸腔内化脓性炎症。重者引起中毒性休克。

二、临床表现

食管穿孔的临床表现与食管穿孔的原因、穿孔部位以及穿孔后到就诊的时间等因素有关。由于食管穿孔的临床表现常与心肌梗死、溃疡穿孔、胰腺炎、主动脉瘤撕裂、自发性气胸、肺炎等胸腹部疾病相混淆，因而临床诊断较困难。常见的临床表现主要有胸痛、呼吸困难、吞咽困难、皮下气肿、上腹部疼痛、发热、心率增快等。

颈部食管穿孔症状较轻，较之胸部和腹部食管穿孔更易于治疗。颈部食管穿孔后污染物经食管后间隙向纵隔的扩散比较慢，而且食管附着的椎前筋膜可以限制污染向侧方扩散。患者诉颈部疼痛、僵直，呕吐带血性的胃内容物和呼吸困难。颈部触诊可发现颈部僵硬和由于皮下气肿产生的捻发音。95%患者有影像学检查阳性。

胸部食管穿孔后污染物迅速污染纵隔，胸膜完整的患者，胃内容物进入纵隔形成纵隔气肿和纵隔炎，迅速发展为坏死性炎症。如胸膜破裂，可同时污染胸膜腔。由于胸膜腔为负压，胃液及胃内容物经破口反流到纵隔和胸膜腔，引起胸膜腔的污染和积液，形成纵隔和胸膜腔化脓性炎症。中上段食管穿孔常穿破右侧胸腔；下段食管穿孔则常穿破入左侧胸腔。食管穿孔后引起的这种炎症过程和体液的大量积蓄在临床上表现为一侧胸腔剧烈疼痛，同时伴有呼吸时加重。在穿孔部位有明确的吞咽困难，低血容量，体温升高，心率增快。全身感染中毒症状、呼吸困难的程度，根据胸腔污染的严重性、液气胸的量以及是否存在有气道压迫而有轻重不同。体格检查可发现患者有不同程度的中毒症状，不敢用力呼吸，肺底可听到啰音，当屏住呼吸时，可听到随着每次心跳发出的纵隔摩擦音或捻发音。颈根部或前胸壁触及皮下气体，当穿孔破入一侧胸腔胸膜腔时，出现不同程度的液气胸的体征。受累侧胸腔上部叩诊鼓音，下部叩诊为浊音，病侧呼吸音消失。少数病例可发展为伴有气管移位、纵隔受压的张力性气胸，纵隔及胸腔的炎症产生对膈肌的刺激可表现为腹痛、上腹部肌紧张、腹部压痛，应注意与急腹症鉴别。

腹腔食管穿孔较少见，胃的液体进入游离腹腔，引起腹腔污染，临床表现为急性腹膜炎的症状和体征，与胃、十二指肠穿孔很相似。有时污染仅局限在后腹膜，使诊断更加困难，由于腹腔段食管与膈肌相邻近，常有上腹部疼痛和胸骨后钝痛并放射到肩部的较典型的特征，患者常诉背部疼痛，不能平卧。和胸腔内穿孔一样，患者早期即可出现心率增快、呼吸困难、发热并迅速出现败血症和休克。

三、诊断

早期迅速诊断可减少食管穿孔死亡率和并发症发生率。50%患者由于症状不典型导致延误诊断和治疗。对所有行食管内器械操作后出现颈部、胸部或腹部疼痛的患者，均应想到发生食管穿孔的可能性。结合有关病史、症状、体征及必要的辅助检查多可作出及时正确诊断。少数病例早期未能及时诊断，直至后期出现脓胸，甚至在胸穿或胸腔引流液中发现食物方作出诊断。

（一）X线检查

颈部穿孔行侧位X线检查可以发现颈椎前筋膜平面含有气体，这一征象早于胸部X线和临床症状。胸部食管穿孔时90%患者胸部正侧位X片发现纵隔影增宽，纵隔内有气体或气液平、胸腔内气液平，但与摄片时间有关，软组织影和纵隔气肿一般于穿孔后1小时左右出现，而胸腔积液和纵隔增宽则需数小时。腹部食管穿孔时可发现隔下游离气体。

(二)食管造影

食管造影仍然是诊断食管穿孔的主要手段。对于怀疑食管穿孔而考虑行食管造影者首选口服泛影葡胺，其阳性率颈部为50%、胸部75%～80%，但一旦吸入肺内，其毒性可引起严重的坏死性肺炎。如泛影葡胺未能发现食管穿孔而临床仍高度怀疑，可使用薄钡进行造影，钡剂造影可显示穿孔瘘口的大小、部位及纵隔的污染程度，阳性率在颈部为60%，胸部达到90%。尽管使用造影剂作为常规诊断手段，但仍有10%的假阴性，因此当造影阴性时也不能完全除外食管穿孔，可在造影后间隔数小时复查或进行CT、纤维食管镜检查。

(三)纤维食管镜检查

纤维食管镜的食管穿孔诊断率可达到100%，尤其对于微小穿孔、黏膜下穿孔的诊断。用纤维食管镜可直接看到食管穿孔的情况，并能提供准确的定位，了解污染的情况。但同时应该注意，当怀疑有微小穿孔时，禁忌通过食管镜注入空气。食管镜的结果也有助于治疗的选择。

(四)CT 检查

当今的胸腹部CT检查已应用得相当普遍。当临床怀疑有食管损伤而X线不能提示确切的诊断依据、食管造影无法进行时，可选择胸部或腹部CT检查。CT影像有以下征象时应考虑食管穿孔的诊断：食管周围的纵隔软组织内有气体；食管壁增厚；充气的食管与一个临近纵隔或纵隔旁充液的腔相通；在纵隔或在胸腔的脓腔紧靠食管；左侧胸腔积液则更进一步提示食管穿孔的可能。经初步治疗患者症状无明显改善的可应用CT定位指导胸腔积液的抽取或胸腔引流的定位。

(五)其他检查

食管穿孔患者由于唾液、胃液和大量消化液进入胸腔，在做诊断性胸腔穿刺时，抽得胸腔液体内含有未消化的食物、pH低于6.0，并且淀粉酶的含量升高，是一项简单而有诊断意义的方法。在怀疑有食管损伤的病例口服小量亚甲蓝后和可见引流物或胸腔穿刺液中有蓝色，同样有[illegible]

建立营养支持通道。因此，清除感染和坏死组织，精确的闭合穿孔，消除食管远端的梗阻，充分引流污染部位是治疗成功的关键。同时，必须应用胃肠外营养、抗生素。

(一)手术治疗

手术治疗包括一期缝合、加固缝合、食管切除、单纯引流、T-管引流食管外置和改道。手术方式及手术径路的选择与以下因素有关：损伤的原因；损伤的部位；是否同时存在其他食管疾病；从穿孔到诊断的时间；食管穿孔后污染的程度；炎症蔓延的情况；是否有邻近脏器损伤；患者年龄及全身情况；医院的医疗条件及医师的技术水平等。较小、污染程度轻的颈部至气管隆嵴的穿孔可经颈部切口行单纯的引流。胸部食管中上段穿孔选择右侧进胸切口，下段则选择左侧胸部进胸切口。上腹部正中切口则是治疗腹段食管穿孔的最好选择。

早期食管穿孔多采用一期缝合手术。术中应进一步切开肌层，充分暴露黏膜层的损伤，彻底清除无活力的组织，在良性病变大多数病例黏膜正常，手术时应将穿孔缘修剪成新鲜创缘，大的穿孔应探查纵隔，仔细找到穿孔的边缘，用2-0的可吸收缝线，也可以用不吸收的细线，间断缝合修补，同时灌注和引流污染区域。分层闭合黏膜和肌层是手术修复成功的关键。没有适当的暴露和严密的缝合是术后发生漏、增加死亡率和延长康复时间的主要原因。如果损伤时间较长，组织产生水肿时，可以仅闭合黏膜层，并同时彻底冲洗和清除污染的组织。用较大口径的闭式引流，7～10天后行食管造影，如没有造影剂外溢，则可恢复经口进食。食管穿孔时间大于24小时或局部污染、炎症反应严重、组织有坏死时，应只做局部引流，不修补穿孔。一期缝合最好是在健康的食管组织，当有远端梗阻时，单纯一期缝合是无效的，必须同时解决梗阻，才能达到成功的修复。

由于一期缝合食管损伤有因组织继续坏死而发生裂开和瘘的可能性，因此有必要采用周围组织移植包垫加固缝合的方法闭合食管穿孔。Grillo等首先报道胸部食管穿孔一期缝合后采用周围较厚、发生炎症反应的胸膜片进行加固。其他可利用的组织还有网膜、膈肌瓣、背阔肌、菱形肌、心包脂肪垫等。对于颈部食管穿孔，可选择胸骨舌骨肌、胸骨甲状肌、胸锁乳突肌等组织材料。膈肌瓣不易坏死，有一定的张力，弹性较好，再生能力强。取全层12 cm长、5～7 cm宽，基底位于食管处，向上翻起，用于食管下段的修复。缺损的膈肌切口可直接缝合。在使用带蒂的肋间肌瓣时，其基底部在内侧、椎旁沟处，并要有足够的长度。不论用哪种组织修复加固，这种组织最好是用在修复的食管壁之中，而不是简单覆盖于修复上。

对部分有严重的食管坏死、食管病理性梗阻的患者可选择食管切除与重建术。除保持胃肠道的完整性外，食管切除术可消除造成污染的食管穿孔，治疗造成食管穿孔的基础食管病变。Orringer等建议使用颈部胃食管吻合，该方法使吻合口远离污染处，即使发生吻合口漏，其治疗较胸腔内吻合更为简单。

因延误诊断造成严重污染和炎症的食管穿孔患者禁忌一期缝合。颈部穿孔可单纯行引流。而胸腹部食管穿孔由于污染物的继续污染使胸腹部感染持续存在，因而不能单纯行引流手术，可行T管引流，控制食管胃内容物继续污染胸腹部。

食管外置或旷置的手术方式有多种报道，其基本方法是关闭穿孔、广泛引流污染组织，同时行颈部食管外置造瘘术或胃造瘘减压术。但该方法近年来已很少使用，仅仅适应于营养状况极度不良的患者及无法用常规手术方法治疗的病例或手术失败的病例。

近年来有报道胸腔镜辅助治疗食管穿孔，疗效有待于进一步观察。

食管有梗阻性病变如食管狭窄、贲门失弛缓症或严重的胃肠道反流等病变的食管穿孔必须在手术治疗食管穿孔的同时加以处理。食管狭窄、贲门失弛缓症可采用食管扩张，Moghissi等报道显示，仅修补穿孔而未同期处理远端梗阻的食管穿孔患者死亡率达100%，而同时处理食管穿孔和梗阻性病变的死亡率为29%。胃肠道反流可采用临床常规应用的抗反流手术。食管穿孔合并食管恶性肿瘤患者必须行食管肿瘤切除术，广泛转移者可行食管内支架放置。

(二)保守治疗

食管穿孔患者行保守治疗必须经过严格的选择。1965年，Mengold等首先报道应用保守治疗成功治愈食管穿孔患者，18例因腔内损伤且24小时内诊断明确的患者经保守治疗仅死亡1例。1975年，Larrieu报道成功治愈自发性食管穿孔。

经过多年临床经验的积累，Altorjay等总结食管穿孔接受保守治疗的指征：①器械引起的颈部食管穿孔；②早期诊断小的局限的穿孔；③食管狭窄行食管扩张或硬化剂治疗食管静脉曲张；

④食管穿孔延误诊断但临床症状轻微；⑤食管穿孔后食管周围有纤维化形成，能限制纵隔的污染；⑥穿孔引起的污染限于纵隔或纵隔与壁层胸膜之间，没有造影剂溢入附近体腔；⑦穿孔的位置不在肿瘤部位、不在腹腔、不在梗阻的近端；⑧症状轻微，无全身感染迹象。

具体方法：①禁食 48～72 小时，如患者临床症状改善，可口服无渣流质。②应用广谱抗生素 7～14 天。③完全胃肠外营养。④经 CT 引导下行穿刺或置管引流纵隔或胸腔积液。⑤食管镜引导下行食管灌洗。⑥应该有选择性地应用胃肠减压，目前有学者认为放入胃肠减压管使食管下段括约肌不能完全关闭，加重胃反流，导致纵隔污染加重。⑦穿过癌症或非癌症部位在食管腔内置管或置入支架。

（张泽巍）

第六节　食管平滑肌瘤

一、流行病学

食管平滑肌瘤是最常见的食管良性肿瘤，占食管良性肿瘤的 60%～80%。上海胸科医院报道的大宗病例统计，食管平滑肌瘤的发病率为 84.3%。本病男性发病多于女性，二者之比约为 2∶1。肿瘤可发生于食管的任何部位，国外报道以食管下段最常见，但国内报道多见于食管中段，下段次之，上段最少见。

二、病因学

食管平滑肌瘤的病因还不清楚，而食管平滑肌瘤病并发 X 染色体连锁的 Alport 综合征的病 [illegible]

或无症状。大多数为单发，少数为多发，也有少数报道病变可呈弥漫性生长，其整个食管壁内充满彼此孤立的肿物。这有别于食管内弥漫且融合生长的平滑肌瘤病，后者少见，是以多个融合的肌瘤样结节为特征的肿瘤样病变。

四、病理学

食管平滑肌瘤 97%为壁内型，1%为腔内型，2%为壁外型。食管平滑肌瘤可分为单发、多发食管平滑肌瘤和食管平滑肌瘤病 3 种，即以单一病灶出现的单发食管平滑肌瘤和以多个病灶出现的多发食管平滑肌瘤。多发食管平滑肌瘤不同于食管平滑肌瘤病，食管平滑肌瘤病是全身性平滑肌瘤病在食管的一种局部表现形式，除食管外其他器官如胃、支气管、尿道等亦有平滑肌瘤的发生。但两者在食管局部的病理行为是一样的。食管平滑肌瘤半数以上发生在下段食管。大约10%的几乎围绕整个食管壁，且导致食管梗阻。

食管平滑肌瘤大体标本多呈圆形、椭圆形、哑铃形或腊肠样。直径在2～5 cm，重量多在1 kg以下，有少数巨大肿瘤的报道。典型的食管平滑肌瘤质地较硬，可呈圆形或椭圆形肿瘤可发生于固有肌层及黏膜肌层，以纵行肌多见，也有的起源于壁内血管肌层及迷走的胚胎组织。食管平滑肌瘤大多表现为食环形肌内偏向一侧的壁内实性肿瘤，突出于食管腔内，也可呈环形生长包绕食管腔造成狭窄。少数情况下，也可见到肿瘤突出于食管外壁向纵隔膨胀生长，需与纵隔肿瘤相鉴别。位于下段尤其是腹段食管者也可见到剑突下或上腹腔的肿块。肿瘤生长缓慢，其大小可多年不变。由于病变位于食管壁内且有黏膜覆盖。故而很少发生出血，短期内生长加快的报道较少，恶性变罕见，虽然也可见到食管平滑肌瘤恶性变的报道，但目前尚不能断定食管平滑肌肉瘤的发生与平滑肌瘤恶变之间有直接必然的关联。切面呈灰白色或带有黄色，一般可有不明显的包膜，表面光滑。瘤细胞呈旋涡状、栅栏状或束状交织，平滑肌束可呈纵横交错排列，其内混有一定量的纤维组织，也可包含有神经节细胞或神经成分，故而有时需要与神经纤维瘤等疾病相鉴别。细胞核的位置为偏心性。平滑肌瘤可以发生囊性变、钙化或玻璃样变。

近年来，随着免疫组织化学和分子生物学方法及电镜在病理诊断学上的广泛应用，胃肠道间质瘤(gastrointestinal stromal tumors，GISTs)的概念逐渐被临床接受。GISTs起源于胃肠道肌壁间质的非上皮性及梭形细胞为主要成分的间叶性组织，多发于胃和小肠，发生在食管、结(直)肠的不到10%。由于食管间质瘤与平滑肌瘤在临床病理学和分子生物学上有许多不同的特点，以往被普通HE染色和光镜诊断为“平滑肌瘤”的肿瘤，现在可以细分为平滑肌瘤、间质瘤、神经纤维瘤、雪旺瘤、自主神经瘤等。目前国际上对GIST有严格的定义，因此在诊断过程中必须采用免疫组化或其他方法才能准确区分食管间质瘤与其他类型的食管肿瘤。食管间质瘤通常有CD117和CD34的表达，而食管平滑肌瘤表达波形蛋白和肌动蛋白。王其彰等对43例普通病理学诊断的食管平滑肌瘤进行免疫组化检测；结果发现其中11例为食管间质瘤，31例平滑肌瘤，1例神经源性肿瘤。

五、临床表现

食管平滑肌瘤可发生于各个年龄段，多见于30～60岁患者，小儿少见。

食管平滑肌瘤的临床表现与肿瘤的大小及部位有关。肿瘤直径<2 cm可无任何自觉症状，肿瘤直径界于2～5 cm者也可无自觉症状，常常由于查体时意外发现。临床症状的产生多与肿瘤阻塞管腔或占位效应造成压迫所引起。多见症状可有进食不畅或吞咽困难。但病史往往较长，病情发展缓慢或间歇发生，食管梗阻症状往往并不严重，可与食管癌相鉴别。也有以胸骨后或上腹部疼痛、胀满为主诉者，此类患者往往病史很长，缓慢进展。其他如反酸、嗳气、食欲缺乏等均为一些非特异性主诉，肿瘤较大或邻近其他器官者也可产生相应压迫症状，如咳嗽、气促等。

六、诊断和鉴别诊断

诊断食管平滑肌瘤最常用的检查方法是食管钡剂X线检查。典型X线征象是在食管造影片上见到充盈缺损，但黏膜保持完整。食管呈现光滑的半月状压迹，轮廓清晰，肿物影与食管壁近端及远端呈现锐角。突入食管腔内的肿瘤表面黏膜皱襞消失，但其对侧的黏膜正常，被称为涂抹征或瀑布征。一定角度下，肿瘤的轮廓因其表面光滑钡剂缺失所完全显现出来，呈环形征。同时钡剂X线检查还可发现一些合并症，如食管憩室或食管裂孔疝等。

内镜下食管平滑肌瘤表现为圆形或椭圆形肿物突向腔内，其表面黏膜完整，有的肿物在黏膜下可活动，但较小的平滑肌瘤也可能被内镜忽略。内镜检查时如怀疑食管平滑肌瘤时应避免行黏膜活检，以免对可能进行的手术摘除造成不利影响。

超声内镜（EUS）对于平滑肌瘤的诊断有鉴别意义，可以探及肿物的位置、形态、密度、质地、内部结构、比邻关系等，从而与恶性肿瘤及其他良性肿瘤相鉴别。食管平滑肌瘤回声影像图：肿瘤呈均质低回声，与正常食管肌层相延续，黏膜及黏膜下层光滑完整，边界清楚，与周围组织无粘连，局部淋巴结无肿大。EUS 即可定位、又能显示病变的范围、形态，特别是能提供肿瘤内部结构和与周邻器官的关系和有无肿大淋巴结等信息。主动脉瘤压迫食管可表现出类似平滑肌瘤的影像，应用 EUS 技术相鉴别。

CT 及 MRI 检查可以帮助肿瘤的定位，尤其对于肿瘤的范围、偏向及走行判断有利，这对于外科手术选择、手术入路及手术术式很有帮助。在复杂病例时行 CT 或 MRI 可以帮助判断肿物的性质及与邻近器官的关系，鉴别良、恶性病变，以指导手术治疗。

与食管平滑肌瘤相鉴别的疾病主要有：食管恶性肿瘤，如食管癌、食管平滑肌肉瘤以及引起食管外压性改变的疾病，如纵隔肿大淋巴结、纵隔肿瘤、主动脉瘤等（表 6-3）。

表 6-3　食管平滑肌瘤的鉴别诊断

	食管平滑肌瘤	食管恶性肿瘤	邻近外压病变
发病年龄	30～60 岁	40～65 岁	各个年龄段
病史	长	较短	不定
主要症状	吞咽困难或胸骨后不适	进行性吞咽困难、消瘦	除吞咽不适外可有原发病症状：发热、胸痛等
钡剂透视	瘤体表面黏膜无破坏，有典型的涂抹征等	黏膜破坏，食管僵硬，梗阻等	似平滑肌瘤的表现
[illegible]	[illegible]	[illegible]	[illegible]

七、治疗

食管平滑肌瘤多采用手术治疗。但手术适应证的选择有所争议。传统观点认为，除直径在 2 cm 以下或身体条件不适宜手术者可以定期观察外，其余均适宜行手术治疗。但鉴于食管平滑肌瘤生长缓慢、发病年龄较食管癌年轻，发生恶性变概率很小，很多患者没有不适主诉，且手术治疗本身所造成的创伤较大，有人提出应慎重选择手术，认为肿瘤直径＜5 cm 且无临床症状的患者可以定期观察，有临床症状出现或肿瘤出现增长加快征象时方考虑手术治疗。而有症状的平滑肌瘤无论大小均适宜手术。

手术前应做好充分的检查以明确病变的准确位置。内镜下确定肿瘤距门齿距离可以帮助初步定位。CT 检查有助于判定肿瘤的比邻关系及具体位置，对于手术入路及手术方式的选择均有帮助。术前置胃管可以帮助术中明确肿瘤与管腔间的关系。位于颈段食管的平滑肌瘤可经颈部切口；位于食管上中段者可选择右胸前切口；而位于食管下段者经左侧开胸较多。总之，手术入路应根据情况选择，以方便操作为原则。

除极少数起源于黏膜肌层、突出于管腔且直径较小（<2 cm）的病变有经内镜切除报道外，食管平滑肌瘤基本都常规采用手术治疗。手术方式的选择可以有平滑肌瘤摘除术、食管部分切除、食管重建术及经胸腔镜平滑肌瘤摘除术。开胸食管平滑肌瘤摘除术是最常被采用的术式。游离出食管后在肿瘤上方切开肌层，钝性分离多可摘除肿瘤。但要注意避免损伤黏膜层。如有损伤应即予以修补。肌层可松松缝合，缺损较大者可以周围组织予以修补。复杂、巨大、与黏膜紧密粘连或环形生长的平滑肌瘤无法行摘除的或黏膜损伤过多无法修补者可行食管部分切除食管重建术。近年经胸腔镜平滑肌瘤摘除屡有报道，该手术对患者损伤小，恢复快，但仅限于一些相对容易处理的病例，尚不能完全替代开胸手术。

（张泽巍）

第七节　食　管　癌

一、流行病学

食管癌是人类常见的恶性肿瘤。全世界每年大约有 20 万人死于食管癌，我国每年死亡达 15 万人，占据世界食管癌死亡人数的绝大部分。食管癌的发病率有明显的地域差异，高发地区食管癌的发病率可高达 150/10 万以上，低发地区则只在 3/10 万左右。国外以中亚一带、非洲、法国北部和中南美为高发。我国以太行山地区、秦岭东部地区、大别山区、四川北部地区、闽南和广东潮汕地区、苏北地区为高发区。近年来采取了一些预防措施，高发区食管癌的发病率有所下降。

二、病因

食管癌的病因尚不完全清楚，但下列因素与食管癌的发病有关。

（一）亚硝胺及真菌

亚硝胺类化合物具有高度致癌性，可使食管上皮发生增生性改变，并逐渐加重，最后发展成为癌。一些真菌能将硝酸盐还原为亚硝酸盐，促进二级胺的形成，使二级胺比发霉前增高 50～100 倍。少数真菌还能合成亚硝胺。

（二）遗传因素和基因

人群的易感性与遗传和环境条件有关。食管癌具有较显著的家族聚集现象，在食管癌高发家族中，染色体数目及结构异常者显著增多。食管癌的发生可能涉及多个癌基因（如 *C-myc*、*EGFr*、*int-2* 等）的激活和抑癌基因（如 *P53*）的失活。

（三）营养不良及微量元素缺乏

在亚洲和非洲食管癌高发区调查发现，大多数居民所进食物缺乏动物蛋白质及维生素 B_1、维生素 B_2、维生素 A 和维生素 C。维生素 A 及维生素 B_2 缺乏与上皮增生有关，维生素 C 可阻断亚硝胺的作用。食物中微量元素，如铜、锰、铁、锌含量较低，亦与食管癌的发生有关。

(四)饮食习惯

食管癌患者与进食粗糙食物，进食过热、过快有关，因这些因素致食管上皮损伤，增加了对致癌物易感性。长期饮酒及吸烟者食管癌的发生率明显高于不饮酒和不吸烟者。

(五)其他因素

食管慢性炎症、黏膜损伤及慢性刺激亦与食管癌发病有关，如食管腐蚀伤、食管慢性炎症、贲门失弛缓症及胃食管长期反流引起的 Barrett 食管(末端食管黏膜柱状细胞化)等均有癌变的危险。

三、病理

食管癌绝大多数为鳞状上皮癌，占 95%以上；腺癌甚为少见，偶可见未分化小细胞癌。食管癌以中胸段最多，其次为下胸段及上胸段。食管癌在发展过程中，其早期及中晚期有不同的大体病理形态。早期可分为隐伏型、糜烂型、斑块型、乳头型或隆起型，这些类型的病变均局限于黏膜表面或黏膜下层。隐伏型为原位癌，侵及上皮全层；糜烂型大多限于黏膜固有层；斑块型则半数以上侵及黏膜肌层及黏膜下层。中晚期食管癌可分为五型。

(一)髓质型

最常见，约占临床病例 60%，肿瘤侵及食管全层，向食管腔内外生长。呈中重度梗阻，食管造影可见充盈缺损及狭窄，可伴有肿瘤的软组织阴影。

(二)蕈伞型

本型占 15%左右，肿瘤向管腔内突出，如蘑菇状，梗阻症状多较轻，食管造影见食管肿块上下缘形成圆形隆起的充盈缺损。

(三)溃疡型

[illegible]

四、扩散及转移

(一)食管壁内扩散

食管黏膜及黏膜下层有丰富的淋巴管相互交通，癌细胞可沿淋巴管向上下扩散。肿瘤的显微扩散范围大于肉眼所见，因此手术应切除足够长度，以免残留癌组织。

(二)直接扩散

肿瘤直接向四周扩散，穿透肌层及外膜，侵及邻近组织和器官。

(三)淋巴转移

淋巴转移是食管癌最主要的转移途径。上段食管癌常转移至锁骨上及颈淋巴结，中下段则多转移至气管旁、贲门及胃左动脉旁淋巴结。但各段均可向上端或下端转移。

(四)血运转移

较少见,主要向肺、肝、肾、肋骨、脊柱等转移。

五、临床表现

早期症状多不明显,偶有吞咽食物哽噎、停滞或异物感,胸骨后闷胀或疼痛。可能是局部病灶刺激食管蠕动异常或痉挛,或局部炎症、糜烂、表浅溃疡等所致,这些症状可反复出现,间歇期可无症状。

中晚期症状主要是进行性吞咽困难,先是进干食困难,继之半流质,最后流质及唾液亦不能咽下,严重时反吐食物。随着肿瘤发展与肿瘤外侵而出现相应的晚期症状。若出现持续而严重的胸背疼痛为肿瘤外侵的表现。肿瘤累及气管、支气管可出现刺激性咳嗽。形成食管气管瘘,或高度梗阻致食物反流入呼吸道,可引起进食呛咳及肺部感染。侵及喉返神经则出现声音嘶哑。穿透大血管可出现致死性大呕血。

六、诊断

对吞咽困难的患者,特别是40岁以上者,除非已证实为良性病变,否则应多次检查和定期复查,以免漏诊及误诊,主要的检查方法有以下几种。

(一)食管吞钡造影

早期食管癌的X线表现为局限性食管黏膜皱襞增粗、中断,小的充盈缺损及浅在龛影。中晚期则为不规则的充盈缺损或龛影,病变段食管僵硬、成角及食管轴移位。肿瘤巨大时,可出现软组织块影。严重狭窄病例,近端食管扩张。

(二)细胞学检查

食管拉网采集细胞检查,常用于本病的普查,对早期诊断有意义,阳性率可达到90%。除可明确诊断外,分段拉网检查尚可定位。

(三)内镜及超声内镜检查

食管纤维内镜检查可直接观察病变形态和病变部位,采取组织行病理检查。早期病变在内镜下肉眼难以区别时,可采用1%～2%甲苯胺蓝或3%～5%Lugol碘液行食管黏膜染色。前者正常组织不染色,瘤组织着蓝色;而后者肿瘤组织不被碘染色而鲜亮,正常食管黏膜则染成黑色或棕绿色,这是上皮细胞糖原与碘的反应,肿瘤细胞内糖原被耗尽之故。超声内镜检查尚可判断肿瘤侵犯深度,食管周围组织及结构有无受累,以及局部淋巴结转移情况。

(四)放射性核素检查

利用某些亲肿瘤的核素,如^{32}磷、^{131}碘、^{67}镓、^{99m}锝等检查,对早期食管癌病变的发现有帮助。

(五)CT检查

能显示食管癌向管腔外扩展的范围及淋巴结转移情况,对判断能否手术切除提供帮助。

七、鉴别诊断

(一)反流性食管炎

有类似早期食管癌的症状,如刺痛及灼痛。X线检查食管黏膜纹正常,必要时应行细胞学及内镜检查。

(二)贲门失弛缓症

本病多见于年轻人，病程较长，症状时轻时重，X 线吞钡见食管末端狭窄呈鸟嘴状，黏膜光滑。食管动力学测定见食管蠕动波振幅低，末端食管括约肌压力正常。

(三)食管静脉曲张

患者有肝硬化、门脉高压的其他体征，X 线吞钡见食管黏膜呈串珠样改变。

(四)食管瘢痕狭窄

患者有吞服腐蚀剂的病史，X 线吞钡为不规则的线状狭窄。

(五)食管良性肿瘤

常见的有食管平滑肌瘤，病史一般较长，X 线检查见食管腔外压迫，黏膜光滑完整。

(六)食管憩室

较大的憩室可有不同程度的吞咽困难及胸痛，X 线检查可明确诊断。

八、治疗

食管癌应强调早期发现、早期诊断及早期治疗，其治疗原则是以手术为主的综合性治疗。

(一)胸腹腔镜联合食管癌根治术

食管癌治疗方法主要以手术为主，近年来，随着胸外科医师手术技巧和麻醉技术的提高，以颈胸腹三切口为主要术式的胸腹腔镜联合食管癌根治术广泛应用于食管癌的治疗中。

胸腹腔镜联合食管癌根治术主要包括 3 个步骤：游离胃、清扫贲门周围及胃左动脉淋巴结，游离食管及清扫纵隔淋巴结，消化道重建。本部分主要论述腹腔镜联合胸腔镜食管癌切除，并进行左颈吻合的术式：胸部采用双孔入路进行食管游离、淋巴结清扫；腹部腹腔镜胃游离完毕，上腹正中剑突下 5 cm 切口体外制作管形胃；管形胃经食管床上提至左颈部，与颈段食管完成吻合。

1.适应证

胸腹腔镜联合食管癌根治术的适应证需结合肿瘤分期、患者全身状况等综合评估，主要考虑 [illegible]

术后易发生呼吸衰竭；②合并严重心脏病，如不稳定型心绞痛，3 个月内有心肌梗死发作史，较严重的心律失常(如频发室性期前收缩)，各种原因引起的心功能不全(3 级以上)；③既往有同侧胸部手术史或胸腔感染史，尤其是曾行胸膜固定术者，胸膜肥厚粘连严重者；④食管癌已明显外侵周围脏器或已发现淋巴结多处转移者；⑤已有肝、肺、骨等远处转移者。

3.术前准备

术前进流质饮食，给予充分的营养支持。术前晚清洁灌肠。术前不留置胃管。

4.麻醉

气管插管全身麻醉。最常使用双腔气管插管，术中进行单肺通气。部分采取单腔气管插管联合封堵器，或单腔气管插管联合右侧人工气胸，单腔插管状态下气管隆嵴和左主支气管更浅，对于显露和清扫左侧喉返神经链淋巴结非常关键。本手术采用单腔气管插管联合封堵器麻醉。

5.体位与套管放置

(1)首先完成胸部食管游离,胸部淋巴结清扫。

(2)胸部手术左侧卧位,前倾 15°,以利于食管床和后纵隔的暴露。腋中线第 8 肋间置入 30° 10 mm 胸腔镜,四孔置入戳卡,以腋前线第 4 肋间为主操作孔,腋前线第 7 肋间为观察孔,腋后线与肩胛下角线之间第 6 肋间为第一副操作孔,第 9 肋间为第二副操作孔。术者立于患者腹侧,助手立于患者背侧,扶镜手立于助手右侧。

(3)完成胸部手术后,患者取平卧位,腹壁共 5 个套管孔,观察套管孔选择脐部或其下方,用于置入腹腔镜。

6.手术步骤

(1)胸腔镜游离胸段食管和淋巴结清扫:腋中线第 8 肋间置入 30° 10 mm 胸腔镜,四孔置入戳卡,以腋前线第 4 肋间为主操作孔,腋前线第 7 肋间为观察孔,腋后线与肩胛下角线之间第 6 肋间为第一副操作孔,第 9 肋间为第二副操作孔。置入胸腔镜探查胸膜有无转移灶,有无术前影像学检查未发现的肿瘤外侵。助手站于患者背后持腹腔镜手术卵圆钳夹持纱块负责宏观暴露,术者左手持吸引器作精细的动态暴露,右手持电钩或超声刀作解剖分离。

上纵隔区域食管游离:首先沿奇静脉上缘,右侧迷走神经主干向上打开纵隔胸膜直至胸顶,腹腔镜手术血管钳钝性分离显露右侧喉返神经,锐性结合钝性分离清扫右侧喉返神经链淋巴结。食管后壁游离待下纵隔食管游离完毕后再进行。

下纵隔区域食管游离:在奇静脉下缘纵隔胸膜作倒 U 形切开直至膈脚,使用食管吊带便于暴露。同步清理隆突下、食管旁淋巴结,断离奇静脉。继续向上游离上纵隔食管后壁,显露并清扫左侧喉返神经链淋巴结。

胸部游离完毕,充分显露气道、左右主支气管、双侧下肺静脉、主动脉弓及降部、肺动脉圆锥、奇静脉及属支、双侧喉返神经、胸导管等胸腔重要结构。经胸腔镜观察口置入胸腔引流管直至胸顶,关胸。

(2)腹腔镜游离胃、制作管形胃:切断胃结肠韧带,游离胃大弯,注意勿损伤胃网膜血管弓。游离胃后壁。切断肝胃韧带进入小网膜囊,注意勿损伤胃右血管。用超声刀离断胃短血管,游离胃底。向右上翻转胃体,暴露胃左动静脉,使用结扎锁处理胃左血管,经胃小弯游离至左右膈肌脚。膈脚处适当断离扩大,便于上提管形胃。

左颈部胸锁乳突肌内缘做 5 cm 切口,在颈动脉鞘内侧面显露颈段食管,在食管近端断离。近断端连续全层缝合作荷包备用。远端双 7 号线缝闭,线尾不剪断,并连接长线留于切口外备管形胃上提用。

上腹正中剑突下作 5 cm 纵向切口,将已游离的胃体连同食管及肿瘤段拉出,制作直径 4 cm 管形胃。使用直线切割闭合器制作管形胃,在靠近胃右动脉胃小弯网膜缘断离,从胃大弯最高点开始切割闭合,直至胃右动脉起始位置。管形胃制作完成后,将食管含肿瘤段与胃小弯一并离体。在管形胃顶端缝置双 7 号线,与从颈部拉下丝线连接,备经食管床上提。钉合线边缘缝合加固包埋。管形胃表面涂抹液状石蜡,置入腹腔,备经食管床上提至颈部。

(3)胃食管左颈部吻合:嘱麻醉师暂停呼吸,上提管形胃至颈部。超声刀切开管形胃顶端,置入 25 mm 圆形吻合器手柄端,经管形胃后壁戳出,连接钉砧头,适当后退至管形胃内,将已与吻合器连接的钉砧头置入近端食管内,荷包线打结固定钉砧中心杆,将吻合器收紧击发,完成管形胃与近端食管吻合。经鼻腔置入胃管和十二指肠营养管,直线切割闭合器关闭管形胃顶端置入吻合器的开口，浆肌层缝合加固。逐层关闭腹部、颈部切口。

7.术中意外情况处理

(1)喉返神经损伤：大量临床研究表明，喉返神经旁淋巴结是胸段食管癌常见转移部位，包括喉返神经旁淋巴结清扫的扩大二野淋巴结清扫术和三野淋巴结清扫有助于降低胸段食管癌术后上纵隔局部复发率，提供更准确的临床分期。但因此造成喉返神经损伤的机会也逐渐提高，其损伤后主要表现为声音嘶哑，不仅影响患者顺利康复，也严重影响患者后期的生活质量。因此，手术中避免喉返神经损伤，对减少手术并发症、提高患者生活质量极为重要，已为多数外科医师所关注。

1)损伤原因：主要包括如下几种。

解剖因素：迷走神经进入胸腔后发出喉返神经，位置变异较多。左喉返神经起始于动脉导管韧带处，从其后方转向上，在气管食管沟内上行至颈部，经过甲状腺左叶后方，在甲状腺下动脉前方，穿过甲状软骨与环甲软骨之间的环甲关节处入喉，其位置较固定。而右喉返神经先上行于气管食管沟内，然后勾绕右锁骨下动脉第一部分的后方向内向上走行，进入气管食管沟内，此处偏离气管食管沟内水平距离 4～10 mm，因此清扫淋巴结时较易损伤右喉返神经。此外，有文献报道左、右喉返神经在气管食管沟内者仅占 37%。喉返神经的分支比较复杂且变异较大，部分喉返神经发出部位较高而不勾绕动脉弓，由颈段迷走神经分出后直接入喉，即非返性喉返神经，常见于右侧。右喉返神经的起始段较左喉返神经偏外侧，且有时经过甲状腺下动脉分支间或有较早分支夹持动脉情况，而左喉返神经位置在颈部较为固定，行于甲状腺下极后方的比较多，因而右喉返神经更易在颈部手术中损伤。左喉返神经在主动脉弓下绕行，多由于局部淋巴结侵犯受损或剥离食管造成神经牵拉损伤。

肿瘤侵犯：由于食管与喉返神经关系密切，再加上淋巴结转移、肿瘤浸润的影响，手术时易损伤喉返神经。且食管癌发生部位越高，喉返神经损伤的可能性越大。尤其当肿瘤巨大、病变长、有外侵，且肿大的淋巴结与喉返神经关系密切或有重度粘连时，肿瘤侵犯牵拉、挤压造成喉返神[illegible]合术及食管拔脱术的患者，损伤发生率明显增高，这是由于食管牵拉、切断神经所致。术中超声刀、电钩的热传导，术后局部血肿压迫、瘢痕牵拉也可引起损伤。由于喉返神经解剖变异甚大，左、右喉返神经走行也不一致，特别是右喉返神经偏离气管食管沟，因此右侧喉返神经较左侧更易损伤。③手术操作不规范，游离食管时不够精细，单纯追求速度，过于急躁，粗暴锐性、钝性分离，盲目牵拉撕伤喉返神经。④过于讲究上纵隔及颈根部淋巴结清扫，强行进行手术，清扫范围扩大化，造成喉返神经的损伤，甚至离断，给患者手术后的恢复带来了极大的困难，甚至危及生命。

2)临床表现：胸部手术均为全麻患者，术中难以通过发音判断喉返神经是否损伤。手术后第1天查房时让患者发“yi”音，以是否出现声音嘶哑来判断喉返神经是否损伤。喉返神经损伤患者，术后肺炎、吻合口瘘及切口感染等并发症较常规手术明显增加。喉返神经损伤导致声带麻痹会不同程度影响声门关闭，使患者不能有效地咳嗽、咳痰，痰多不易咳出，易引起肺部感染；过度的咳嗽，使胸膜腔内压明显升高，经胸、胃传导至吻合口，造成对吻合口过度冲击，导致吻合口瘘发生。喉返神经损伤容易导致切口感染，其原因：①吻合口瘘可进一步导致切口感染；②过度咳嗽致胸膜腔内压增加，可使胸液过多挤压渗入切口，使切口感染机会增加；③喉返神经损伤患者，过度体力消耗及呼吸道感染，致使患者出现低蛋白血症，切口愈合能力降低。

3)防治措施：主要包括如下内容。

熟悉喉返神经的正常解剖，掌握其起始、走行、分布及个体差异特点。针对病变可能导致喉返神经解剖移位情况应有充分的估计。解剖动脉导管、食管上三角、主动脉弓平面及胸廓出口等关键部位要有足够的耐心，做到心中有数，有意识避免伤及喉返神经。在左侧迷走神经分出左喉返神经以下游离食管时，尽可能使用电刀或超声刀将食管及其周围组织整块切除，小出血点给予烧灼止血；在左侧迷走神经分出左喉返神经以上游离食管时，应紧贴食管外膜进行游离，特别到达胸廓入口处改锐性分离为钝性分离，由胸内紧贴食管外膜经胸廓入口向颈部进行游离。根据解剖关系，右喉返神经外上三角区为手术安全部位。此三角区平均 30～40 mm 长，并在扩大时，可将右喉返神经推向气管食管沟内，不会牵拉喉返神经，且喉返神经的分支都向内或前、后方向分出，其向外侧除个别的交感神经交通支外，无更多的分支。所以喉返神经的外侧显然是相对安全部位。因此，对患者行颈部切口时，应经胸锁肌内缘分开舌骨下肌群及筋膜，沿着甲状腺外侧和颈动脉鞘间隙达到安全三角区域；对右喉返神经外上三角区进行扩大操作可将右喉返神经推向气管食管沟内，不会牵拉喉返神经，且喉返神经分支向前、向后分出，其向外侧除个别交感神经交通支外，无更多分支。可减少喉返神经损伤机会。

在术前对食管癌肿瘤的长度、大小、是否有外侵及淋巴结的情况有一个较为准确的判断；术前例行纤维喉镜的检查，有声带活动异常的患者，慎行手术治疗，严格把握手术适应证。对于食管胸上段癌多伴双侧喉返神经链淋巴结转移，术前应行上纵隔增强 CT，了解上纵隔气管食管沟淋巴结情况；暴露双侧喉返神经，清除左右喉返神经链淋巴结。食管癌手术喉返神经损伤患者，手术并发症发生率明显增加，极大地降低了患者的生活质量。因此，医师术前应明确适宜的治疗方案，术中操作精细，以降低喉返神经损伤的发生率。

游离胸段食管时，尤其处理胸廓入口处食管，应紧贴食管，沿食管外膜钝性分离至颈部。游离颈段食管，应尽量贴近食管外膜，避免钝性剥离，解剖时细致、精准，如有出血或见条索样纤维束，切忌盲目用电凝止血，可暂时压迫止血，需仔细辨明是否喉返神经，以免误伤。另外，在解剖颈段食管时还应注意不要将食管游离得过高，一般在环甲关节下方 1 cm 左右即可，当然前提是要将肿瘤彻底切除。因为喉返神经在环甲关节处向内侧穿过环甲膜支配声带；同时喉上神经外支在从甲状腺上极 0.5～1.0 cm 处离开甲状腺上动脉弯向内侧，发出肌支支配环甲肌及咽下缩肌，损伤后也会出现吞咽呛咳，因此若解剖位置过高容易损伤这两支神经，影响患者术后生活质量。

分离主动脉弓周围食管病变或清扫喉返神经旁肿大转移淋巴结时，避免使用电刀烧灼止血，宜压迫止血。对于主动脉弓下淋巴结的清除，应紧贴淋巴结外膜。

术中尽可能避免意外情况发生。随着麻醉、手术技术提高，肿瘤患者手术适应证、根治切除范围在不断扩大。一方面强调彻底切除病变，另一方面也要保护喉返神经。术中仔细操作尽量避免出现如动脉导管破裂、气管膜部损伤、胸主动脉分支及奇静脉破裂出血等被动局面。否则在处理意外情况时易损伤喉返神经。

一旦发生喉返神经损伤,患者在手术清醒后即发生呛咳、误咽,进流食后更为明显。应采取下列处理措施:①术后度过流食关,延长禁食期,给予静脉补液或经鼻十二指肠营养管灌入营养液或高热量、高蛋白、易消化的流质饮食,以保持较长时间的肠道营养供应,期待喉返神经的恢复。这样既经济,又可防止由于长期禁食而引起的肠黏膜萎缩症。特别对于高龄、清扫上纵隔及颈部肿大淋巴结,有可能导致喉返神经损伤者,空肠造瘘尤为适用,既可以有效保证肠内的营养支持,同时也减轻了经鼻腔置管长期带管的不适反应。②延长胃肠减压时间,防止胃内容物反流误吸到气管。术后给患者端坐体位,可减少唾液流入气管,如不能控制则应行气管切开术,气管套管的气囊内注入一定压力,防止误咽而产生吸入性肺炎。③喉返神经损伤引起声门不能有效闭合,术后会导致无效咳痰,能显著增加术后肺部并发症发生率,因此应鼓励患者多拍背、咳痰,对于痰液黏稠不易咳出或无力自行排痰的患者予以雾化祛痰,必要时给予纤维支气管镜吸痰;同时给予广谱抗生素预防肺部感染,必要时做痰液的细菌培养和药敏实验。因此,只要我们掌握手术要领,可以防止或减少喉返神经的损伤。一旦发生应积极处理,以防产生严重的并发症。

总之,要提高预防喉返神经损伤的认识。虽然喉返神经损伤在多数情况下不致患者死亡,但严重影响患者生活质量,在某些情况下,可导致患者死亡。因此食管癌手术一方面要强调彻底性,另一方面要保护喉返神经,避免喉返神经损伤,减少术后并发症。

(2)迷走神经损伤:外科手术治疗是食管癌的首选治疗方法,其中发生率最高的并发症是肺部并发症。近年来,随着胸腹腔镜食管癌的开展,肺部并发症明显降低,但时有发生。许多临床研究表明,迷走神经肺支的损伤是肺部并发症发生的重要原因。食管癌手术时如何防止迷走神经肺支损伤,已引起广泛重视。

1)损伤原因:主要包括如下几种。

解剖因素:迷走神经经颈静脉孔出颅腔,之后下行于颈内、颈总动脉与颈内静脉之间的后方,经胸廓上口入胸腔。在胸部,左、右迷走神经的走行和位置各异。左迷走神经在左颈总动脉与左锁骨下动脉之间下降至主动脉弓的前面,经左肺根的后方,分出数小支分别加入左肺丛。右迷走[illegible]声刀、电钩的热传导易损伤发出肺支之前的迷走神经主干等。④术中清扫隆突下淋巴结时,易损伤发出肺后支之前的迷走神经主干及肺后支。

2)临床表现:术后出现肺渗出性病灶,肺部感染,重者出现呼吸功能不全甚至呼吸衰竭。

3)防治措施:术中在解剖离断奇静脉弓及上纵隔淋巴结清扫时,应尽量避免超声刀、电凝钩的热传导损伤迷走神经主干,因为此区域的迷走神经的损伤对右肺下叶影响极大。在清扫隆突下淋巴结时,宜沿食管表面离断迷走神经食管支,尽量保护迷走神经主干及肺后支。

8.术后处理

术后留置胃管至肛门排气。术后第二天经胃管用微量泵持续泵入胃动力药。若无腹胀等不适可经胃管注入少量肠内营养液,逐渐加量。因胸腹腔镜联合食管癌根治术胸壁创伤小,疼痛轻,对肺功能影响小,肺部并发症较少,胸腔渗液也较少,胸管可较早拔除。术后强调咳嗽

(cough)、饮食(diet)、活动(motion)和按摩(massage)、镇痛(analgesia),简称“CDMA”。主动咳嗽有利于促进肺复张、排痰并排除胸腔积液积气,有助于早期拔除胸管;未排气前即可开始少量进水或肠内营养液,促进肠蠕动、减少肠源性感染的机会;早期主动的床上或床旁活动,全身按摩,有利于预防下肢深静脉血栓和肺心脑等重要器官栓塞;术后应有充分镇痛,以利以上活动进行。

9.并发症及防治

(1)术后早期并发症:①肺部并发症包括肺不张、呼吸衰竭、胸腔引流漏气、肺炎、乳糜胸。一旦确诊乳糜胸,应及时行胸腔闭式引流,排除积液,使肺复张。使用高糖或灭活A型链球菌注入胸腔促进胸腔粘连,禁食、静脉营养,使用生长抑素减少乳糜液生成,以利胸导管损伤处愈合。如经上述处理,严密观察2～3天后,乳糜液流量无减少,应再次开胸进行胸导管缝合结扎。②心脏并发症包括心律失常,心肌梗死。常见的心律失常有房颤合并快速心室率、阵发性室上性心动过速。可能与诸多因素有关,包括剧烈疼痛刺激,失血造成低血容量,缺氧引起呼吸功能不全,术中牵拉心房致心房张力增加,手术时间长、创伤重,交感神经张力增加(术中切断迷走神经)使心肌组织不应期不均一增加,导致紊乱性折返和/或心肌自律性、应激性增加,从而诱发多源性快速房性心动过速或快速房颤。且食管癌患者多为老年患者,心肌纤维化加重、心脏储备功能下降、机体对缺氧的耐受性差,心肌在围术期容易产生一系列病理生理变化。防治措施包括良好的麻醉和镇痛,及时纠正低血容量,充分供氧,手术操作尽量减少对肺组织和心脏的挤压,术后保证止痛效果,及时补充水、电解质,维持内环境平衡,加强对老年患者的治疗与护理,严密观察并及时纠正诱因,合理应用抗心律失常药物。③吻合口漏是食管癌切除术后最严重的并发症。颈部吻合口漏通过开放引流、换药、经口腔冲洗等处理多可愈合。胸内吻合口漏则需根据患者体质情况,吻合口漏发生时间,吻合方式等选择胸腔闭式引流、重新开胸吻合、吻合口漏修补、食管带膜支架置入、食管旷置术等方式处理。同时应给予患者充分的营养支持,保持水、电解质平衡。管形胃闭合处裂开则需要再次手术处理。④颈部切口感染或胸内脓肿、表浅伤口感染。按胸外科常规予引流换药处理。⑤急性肺栓塞是食管癌术后并不少见的并发症,症状轻重不一,临床表现多样化,易漏诊、误诊,死亡率高。早发现、早诊断、早治疗可提高生存率。心电图、胸片有提示意义。直接检查包括肺动脉造影、螺旋CT和MRI,可确诊。一旦确诊应尽快行抗凝、溶栓治疗。声嘶主要与胸段喉返神经周围淋巴结清扫有关,多能代偿。

(2)术后晚期并发症:吻合口狭窄、反流性食管炎、胃排空延迟。吻合口狭窄可通过反复多次球囊扩张治疗,效果良好。胃排空延迟和反流性食管炎主要通过联合胃肠减压、胃动力药物、抑制胃酸药物和调整饮食习惯来改善。

(二)食管癌机器人手术

随着机器人手术系统在临床各科的广泛应用,机器人手术系统亦开始运用于食管癌手术治疗。

1.胸部过程

胸部操作部分,患者麻醉与开放手术相同,予左侧双腔气管导管,常规建立CO_2人工气胸。

(1)体位与切口。体位可有两种选择:①患者90°左侧卧位,机器人置于患者头端,助手位于患者腹侧,洗手护士位于患者背侧。直径10 mm的摄像孔在腋中线第7肋间,两个直径8 mm的孔分别位于腋前线稍前第6肋间和腋后线稍后第6肋间作为机械臂操作孔,腋前线第8肋间作为一助辅助操作孔,主要用于常规腔镜器械辅助操作,如吸引、牵拉暴露等。②患者左侧卧位,

45°侧俯卧，此体位与目前腔镜食管癌手术较常采用的体位相同，优势明确。机器人置于患者的背侧，助手和洗手护士在患者的腹侧，直径 10 mm 的摄像孔在第 6 肋间腋后线后侧，两个直径 8 mm的孔分别在第 4 肋间肩胛骨边缘的前方和第 8 肋间肩胛线的后方。另外，分别在腋后线后方的第 5 和第 7 肋间作两个辅助孔，用于常规腔镜器械辅助操作。

(2)手术操作①切开食管表面纵隔胸膜至奇静脉水平，分离奇静脉。②予腔内切割吻合器或血管夹处理切断。③切开奇静脉上方纵隔胸膜达胸廓入口处，清扫右喉返神经旁及气管旁淋巴结。④分离下段食管，套带牵引。⑤从横膈到胸廓入口游离整个胸段食管及周围淋巴结。⑥最后清扫隆突下淋巴结和左喉返神经链淋巴结等。置入胸腔引流，胸部操作结束，患者改仰卧位。

2.腹部过程

(1)体位与切口：患者取仰卧位，机器人置于患者头侧，一助在患者左侧，洗手护士在患者右侧。直径 10 mm 的摄像孔位于脐上缘，脐两侧稍上方分别置直径 8 mm 的孔作为 1、2 号机械臂操作孔，右腋前线肋缘下戳孔作为 3 号机械臂操作孔，左下腹戳孔作为一助辅助操作孔。

(2)手术操作：①建立人工气腹，超声刀解剖胃大弯侧，切断胃短血管。②切开小网膜，分离胃左血管，根部血管夹处理后切断，切除局部淋巴结，充分游离全胃并打开食管裂孔。③其后管状胃的制作有两种方法：左颈胸锁乳突肌前缘切口，横断食管，直视下将食管及其周围淋巴结拉入至腹腔。在脐上(剑突下)做一小切口，在切口保护下将食管和胃拉出体外，在腹腔外，用直线切割吻合器制作管状胃，回纳腹腔，备拉至左颈。在腔镜监视下，直接用腔内直线切割吻合器制作管状胃，然后将管状胃头端与食管段残胃缝吊两针，备拉至左颈。

3.颈部过程

取左颈胸锁乳突肌前缘切口，吻合器或手工吻合颈部食管与管状胃。机器人食管癌手术也存在优劣性。常规腔镜微创手术尚存在一些局限性，如二维视觉、手眼协调干扰及操作活动自由度下降。达芬奇手术系统正是为克服标准微创手术的缺点而设计的，但是它的缺点也比较明显，最主要的技术缺陷是无触觉反馈，缺乏力反馈，外科医师只能利用视觉线索(如组织的变形和发[illegible]……食管手术病例的手术时间、失血量等临床资料，认为机器人辅助食管手术安全有效，可以替代微创食管手术，但目前优势尚不明显。

微创是未来外科手术的发展趋势，达芬奇机器人技术作为微创技术的较高阶段，体现了对治疗疾病微创化、无创化的不懈追求。当然，目前尚缺乏达芬奇手术系统用于食管癌手术治疗的大样本量、早晚各期均衡分布人群的长期整体存活资料，但是，我们相信，在经验积累的条件下，进一步缩短手术时间、降低肺部和整体并发症发生率等目标值得预期，随着达芬奇手术系统的不断改进，技术、功能的不断提高和完善，手术操作将更臻完美，达芬奇手术系统在食管癌的手术治疗方面将发挥更大的作用。

(三)放射治疗

颈段及上胸段食管癌和不宜手术的中晚期食管癌可行放射治疗。采用体外放射治疗，放射量一般为 60～70 Gy/6～7 周，目前认为，放射剂量达 40 Gy 时，行 X 线食管造影或 CT 检查，如病灶基本消失，继续放射至根治剂量(60～70 Gy)，如病灶残存，可配合伽马刀治疗。

(四)光动力治疗

人体输入光敏剂如血卟啉微生物(HpD)后，其在恶性肿瘤细胞中特意积聚与潴留，经过一段时间后再用特定波长光照使肿瘤细胞内浓聚的光敏剂激发，产生光化反应杀伤肿瘤细胞。此时正常组织中吸收的光敏剂已排出，对光照无光化反应。采用这一技术对食管癌的治疗有一定疗效，但临床应用时间较短，尚有待于进一步观察。

(五)药物治疗

食管癌对化疗药物敏感性差，可与其他方法联合应用，对提高疗效有一定作用。食管癌常用的化疗药物有顺铂(PDD)、博来霉素(bleomycin)、紫杉醇等，化疗期间应定期检查血象，注意药物不良反应。免疫治疗及中药治疗等亦有一定作用。

(六)抗 PD1/PD-L1 治疗

程序性死亡因子-1(PD-1)是一种Ⅰ型跨膜糖蛋白，属于免疫球蛋白超家族成员，其以单体形式存在于细胞表面，通常与配体(PD-L1)结合后，通道下游分子发生磷酸化，转导负性信号，抑制 T 细胞的增殖和细胞因子的产生、诱导 T 细胞凋亡。一些临床前期研究的动物肿瘤模型已经证明肿瘤部位的微环境能够促进肿瘤表达 PD-L1 来诱导 T 淋巴细胞凋亡，而 PD-1/PD-L1 抗体能够通过阻断 PD-1/PD-L1 通路挽救耗竭的 T 细胞，增强抗肿瘤免疫。最近的体内外抗 PD-1 临床试验，如 MDX-1106，在 GBM 动物模型和非 GBM 实体肿瘤中显示出良好的患者耐受性和抗肿瘤活性。

2014 年 ASCO 会议上的一项研究(摘要号 2011)报道了胶质母细胞瘤患者中的 PD1/PD-L1 表达的测定，该研究旨在了解胶质母细胞瘤和 PD1/PD-L1 的表达存在相关性。117 例胶质母细胞瘤患者(平均年龄 60 岁，平均 KPS 90)中取 135 例标本，其中 18 标本为复发胶质瘤手术后切除标本。免疫组织化学方法半定量测定并分析 PD-1、PD-L1、CD3、CD8 表达情况。MGMT 启动子甲基化应用焦磷酸测序法测定。结果发现中等密度的肿瘤浸润淋巴细胞(TILs)100/135(74.1％)例(CD3＋92/135，68.1％；CD8＋64/135，47.4％)。血管周围及肿瘤组织内 TILs 散在发现 PD-1 表达，20/135 例(14.8％)。PD-L1 表达则明显在肿瘤组织中的肿瘤细胞和小胶质细胞/巨噬细胞中，116/135(85.9％)。MGMT 甲基化出现在 37/99 例样本中(37.4％)。PD1 或 PD-L1 表达水平同甲基化状态和 TILs 密度无明显相关($P>0.05$)。较小的年龄($P=0.009$)，高 KPS($P=0.035$)和 MGMT 甲基化($P=0.008$)显示同总体存活率显著正相关，而 PD1($P=0.783$)和PD-L1($P=0.866$)表达同患者存活无显著相关。该研究得到结论：PD-1 或 PD-L1 免疫组化在大多数恶性胶质瘤样本中都检测到。

2014 年 ASCO 年会上报道了一个针对 PD-1 的单克隆抗体治疗复发胶质母细胞瘤的随机、非盲、Ⅱb 期临床研究(摘要号：TPS2101)，该研究旨在评估抗 nivolumab(人源 PD-1 单克隆抗体)单用或同伊匹单抗联用治疗复发胶质母细胞瘤的疗效和安全性。入组标准为 Karnofsky 评分≥70 分，胶质母细胞瘤同步放化疗后第一次复发。排除标准：GBM 复发＞1 次，颅外疾病、自身免疫病，或曾使用 VEGF 抑制剂及其他抗血管治疗。队列 1：nivolumab 3 mg/kg(n＝10，每 2 周1 次×4)，8 周后调整为 nivolumab 1 mg/kg＋伊匹单抗 3 mg/kg(n＝10，每 3 周 1 次×4)，队列 1 将分析 GBM 患者用药的安全性和耐受性。在成功完成队列 1 后，队列 2 将招募 240 例 GBM 患者，1：1：1 随机分为 nivolumab、nivolumab＋伊匹单抗(同队列 1)、贝伐单抗

(10 mg/kg,每 2 周 1 次)等三组。队列 1 的主要目标是评估安全性。队列 2 的主要目标是与贝伐单抗比较的 OS,次要目标是 PFS 和总有效率(ORR)。

(七)抗血管生成药物治疗

1.贝伐珠单抗(安维汀)

贝伐珠单抗是重组人源化的单克隆抗体,与 VEGFR 结合阻断其与 VEGFR-1 和 VEGFR-2 的结合抑制血管生成。对于贝伐珠单抗联合不同化疗方案一线治疗晚期食管胃结合部及胃腺癌的 2 项多中心的随机对照Ⅳ期临床研究(AVAGAST 和 AVATA 研究),均为阴性结果。最终结论可以概括为贝伐珠单抗联合 CF 方案与 CF 化疗方案对比,最为核心的三项指标 ORR、RO 切除率及 OS 均无获益。

2.索拉非尼(多吉美)

索拉非尼是一种口服的小分子多靶点激酶抑制剂,通过抑制 VEGFR-2、PDGFR、RET、FIt3 和 RAF1 抑制肿瘤的增殖及血管的生成,单药索拉非尼是晚期肾细胞癌及肝细胞肝癌的一线治疗药物。在其他消化道肿瘤试验中包括一项单臂、Ⅱ期临床研究观察在化疗耐药后的食管癌疗效及安全性。该研究结果表明:索拉非尼在多线治疗后食管癌中虽然 ORR 仅为 3%,但是疾病控制率高达到 59%,OS 达 9.7 月,同时具有良好的耐受性及安全性。

3.舒尼替尼

舒尼替尼是口服的多靶点酪氨酸激酶抑制剂,抑制 VEGFR1-3、PDGFR、c-Kit、RET 及 FIt3 抑制肿瘤细胞增殖及血管生成。目前被批准用于晚期肾细胞癌及对伊马替尼耐药的胃肠间质瘤的治疗。基础研究证实:舒尼替尼对食管、胃恶性肿瘤细胞有显著的抑制作用。但在进一步的研究中并未有好的效果。使用舒尼替尼联合紫杉醇治疗晚期食管或食管胃结合部癌的试验中,虽然显示有一定的效果,但不良反应高,甚至出现了严重不良反应,因此也未有后续研究。

4.阿帕替尼(艾坦)

阿帕替尼是国产单靶点小分子酪氨酸酶激酶抑制剂,针对 VEGFR-2 靶点,目前已经获得 [illegible]

(八)免疫治疗

目前认为,恶性肿瘤的发生发展与人体的免疫水平有关,有人对食管癌患者进行细胞免疫学监测,发现辅助性 T 淋巴细胞(T_4)明显低于健康人,而抑制性 T 淋巴细胞(T_8)明显高于健康人,具有自然杀伤作用的 NK 细胞也较正常人低。T 淋巴细胞控制和调节机体几乎全部的免疫功能,因此对食管癌手术切除后的患者应首先给予免疫治疗,当免疫水平恢复后再进行化疗,如能根据 T 淋巴细胞测定结果进行不同剂量的化疗则治疗效果会更理想。

(张泽巍)

第八节　自发性气胸

胸膜腔为脏层胸膜与壁层胸膜之间不含空气，且呈现负压的密闭腔隙。当空气进入胸膜腔造成胸腔积气状态称为气胸。气胸可分为自发性气胸、外伤性气胸和医源性气胸。

由诊断或治疗引起的气胸称医源性气胸；由胸壁直接或间接外伤引起的气胸为外伤性气胸；在没有创伤或人为的因素下出现的气胸为自发性气胸。自发性气胸可分为原发性和继发性，前者发生在无基础疾病的健康人，后者发生在有基础疾病的患者，如 COPD、肺结核等。本文讨论自发性气胸。

一、病因与发病机制

原发性气胸多数为脏层胸膜下肺泡先天发育缺陷或炎症瘢痕形成的肺大疱引起肺表面细小气肿疱破裂所致。多见于小于 40 岁的瘦高体型男性、吸烟青壮年。继发性气胸常继发于肺或胸膜疾病基础上，如慢性阻塞性肺疾病、肺结核、肺尘埃沉着症（尘肺）、肺癌、肺脓肿等疾病形成肺大疱或直接损伤胸膜所致。金黄色葡萄球菌、厌氧菌、革兰阴性杆菌等引起的肺化脓性炎症破溃入胸腔，形成脓气胸。

有时胸膜上具有异位的子宫内膜，在月经期可以破裂而发生气胸，称为月经性气胸。航空、潜水作业而无适当防护措施，从高压环境忽然进入低压环境，或正压机械通气加压过高等，均可发生气胸，气压骤变、剧烈咳嗽、喷嚏、屏气或高喊大笑、举手欢呼、抬举重物等用力过度常为气胸的诱因。

二、临床类型

根据胸膜破口的情况及发生气胸后对胸膜腔内压力的影响，将自发性气胸分为以下几种类型。

(一)闭合性(单纯性)气胸

随着呼气时肺回缩及浆液渗出物的作用，脏层胸膜破口自行封闭，不再有空气进入胸膜腔。抽气后胸腔压力下降并不再回升，残余气体可自行吸收，肺逐渐完全复张。

(二)交通性(开放性)气胸

胸膜破口较大或脏、壁胸膜间因粘连而形成牵拉，使破口持续开放，空气在吸气和呼气时自由进出胸膜腔，使患侧胸腔压保持在零上下。此型气胸在呼吸周期中产生纵隔摆动，严重影响呼吸循环生理。

(三)张力性(高压性)气胸

内科急症。胸膜破口形成活瓣，吸气时开放，呼气时破口关闭，使胸腔内气体愈积愈多，形成高压。由于胸腔内高压可使肺明显萎陷、纵隔移位、纵隔气肿、静脉回流受阻等而引起急性心肺衰竭，甚至休克。

上述三种类型气胸在病程中可以相互转变。

三、临床表现

(一)症状

自发性气胸与病情的轻重与气胸发生的缓急、肺萎缩程度、肺部基础病变及有无并发症有关。

1.胸痛

常在持重物、屏气、咳嗽、剧烈运动时发生，呈尖锐、持续性刺痛或刀割样痛，吸气时加剧。

2.呼吸困难

气胸的典型症状，呼吸困难程度与气胸的类型、肺萎陷程度以及气胸发生前基础肺功能有密切关系。如基础肺功能良好，肺萎陷 20%，患者可无明显症状；而张力性气胸或原有阻塞性肺气肿的老年人，即使肺萎陷仅 10%，患者亦有明显的呼吸困难。张力性气胸者，表现出烦躁不安，因呼吸困难被迫坐起，发绀、四肢厥冷、大汗、脉搏细速、心律失常、意识不清等呼吸循环障碍的表现；血气胸患者如失血过多会出现血压下降，甚至休克。出血与发生气胸时脏层胸膜或胸膜粘连中的血管撕裂有关。

3.刺激性干咳

由气体刺激胸膜产生。

(二)体征

呼吸增快、发绀多见于张力性气胸。主要的胸部体征包括气管健侧移位，患侧呼吸运动和语颤减弱、肋间隙饱满、叩诊呈鼓音，左侧气胸可使心脏浊音界消失，右侧气胸时肝浊音界下移，听诊呼吸音明显减弱或消失，有液气胸时可闻胸内振水音。并发纵隔气肿可在左胸骨缘闻及与心跳一致的咔嗒音或高调金属音(Hamman 征)；皮下气肿时有皮下握雪感。

气胸常见的并发症为脓气胸、血气胸、纵隔气肿、皮下气肿及[illegible]

四、[illegible]

[illegible]

显示 PaO_2 降低；$PaCO_2$ 多为正常。呼吸加快可使 $PaCO_2$ 升高或降低。

(三)肺功能检查

急性气胸者肺萎缩＞20%时，肺容量和肺活量减低，出现限制性通气功能障碍。慢性气胸主要表现为肺容量和肺活量减低，肺顺应性下降。

五、诊断

(1)突然发生的胸痛、呼吸困难和刺激性干咳。

(2)有气胸的体征。

(3)X 线检查显示胸腔积气和肺萎陷。

六、治疗

治疗原则在于排除气体、缓解症状、促使肺复张、防止复发。

(一)一般治疗

气胸患者应绝对卧床休息,少讲话,减少肺活动,有利于破裂口愈合和气体吸收;气急、发绀者可吸氧;支气管痉挛者使用支气管扩张剂;剧烈咳嗽且痰量少者可给予可待因糖浆口服。

(二)排气治疗

排气治疗是否抽气及怎样抽气主要取决于气胸的类型和积气的多少。单纯性气胸,少量积气(肺萎陷<20%)可继续观察,不必抽气,一般空气可自行吸收。肺萎陷>20%或症状明显者需进行排气治疗。

1.紧急排气

张力性气胸病情严重可危及生命,必须尽快排气。张力性气胸在没有任何准备的情况下,可用小刀或粗针(以硅胶管与插入胸膜腔的针头连接)刺破胸壁,胸腔内高压气体排出体外,以挽救生命。也可用50 mL或 100 mL 注射器进行抽气。胸腔抽气常用的穿刺部位在患侧锁骨中线外侧第 2 肋间或腋前线第 4~5 肋间。

2.胸腔闭式引流术或连续负压吸引

胸腔闭式引流术适用于经反复抽气疗效不佳的气胸或张力性气胸。肺复张不满意时采用连续负压吸引。

胸腔置管部位一般与穿刺部位相同。置管应维持至肺完全复张、无气体溢出后 24 小时,再夹管 24 小时,若 X 线检查未发现气胸复发方可拔管。

(三)胸膜粘连术

胸膜粘连术适用于反复发作的气胸。将化学粘连剂(如滑石粉、红霉素、四环素粉针剂)、生物刺激剂(如支气管炎菌苗、卡介苗)或 50%葡萄糖液等注入或喷洒在胸膜腔,引起无菌性变态反应性胸膜炎症,局部炎症渗出,使脏层和壁层胸膜增厚、粘连,减少其破裂的可能,从而达到防治气胸的目的。

(四)手术治疗

慢性气胸(病程>3 个月);反复发作的气胸;张力性气胸闭式引流失败者;双侧性气胸,尤其是同时发生者;大量血气胸;胸膜肥厚所致肺膨胀不全者;特殊类型气胸,如月经伴随气胸等;支气管胸膜瘘伴胸膜增厚者,均应考虑手术治疗。

(五)原发病及并发症的处理

治疗原发病及诱因,积极预防或处理继发的细菌感染(如脓气胸);严重血气胸除进行抽气排液和适当输血外,应考虑开胸结扎出血的血管;严重纵隔气肿应做胸骨上窝穿刺或切开排气。

(张广伟)

第九节 胸 部 损 伤

一、胸部损伤概述

胸部的骨性胸廓支撑保护胸内脏器,参与呼吸功能。创伤时骨性胸廓的损伤范围与程度往往表明暴力的大小。钝性暴力作用下,胸骨或肋骨骨折可破坏骨性胸廓的完整性,胸壁挤压或肋骨断端能使胸、腹腔内的脏器发生碰撞、挤压,造成组织广泛挫伤或穿透伤。

正常双侧均衡的胸膜腔负压维持纵隔位置居中。一侧胸腔积气或积液会导致纵隔移位,使健侧肺受压,并影响腔静脉回流。起始于降主动脉的肋间动脉管径较大,走行于背部肋间隙中央,损伤后可发生致命性大出血。

膈肌分隔两个压力不同的体腔,胸腔压力低于腹腔。膈肌破裂时,腹内脏器和腹水会疝入或流入胸腔。

(一)分类

根据损伤暴力性质不同,胸部损伤可分为钝性伤和穿透伤;根据损伤是否造成胸膜腔与外界沟通,可分为开放性胸部损伤和闭合性胸部损伤。

钝性胸部损伤多由减速性、挤压性、撞击性或冲击性暴力所致,损伤机制复杂,多有肋骨或胸骨骨折,常合并其他部位损伤,伤后早期容易误诊或漏诊。

穿透性胸部损伤多由火器或锐器暴力致伤,损伤机制较清楚,损伤[illegible]早期诊断较容易。器官组织裂伤所致的进行性出血[illegible]分穿透性胸部损伤患者需要开胸[illegible]。

[illegible]症[illegible]和体征

[illegible]征主[illegible]有低[illegible]性休克[illegible]呼吸[illegible]、[illegible]和[illegible]血、气胸、[illegible]、[illegible]下[illegible]运动[illegible]。

[illegible]处理

[illegible]紧急[illegible]理包括入[illegible]救处理[illegible]院后的急诊处理两部分。

[illegible]处理

[illegible]括基本生命支持与严重胸部损伤的紧急处理。其原则为维持呼吸通畅、给氧,控制出血、补充血容量。张力性气胸需放置具有单向活瓣作用的胸腔穿刺针或闭式胸腔引流。开放性气胸需迅速包扎和封闭胸部伤口,安置上述穿刺针或引流管。对大面积胸壁软化的连枷胸有呼吸困难者,予以人工辅助呼吸。

2.院内急诊处理

有下列情况时应行急诊开胸探查手术:①胸膜腔内进行性出血。②心脏大血管损伤。③严重肺裂伤或气管、支气管损伤。④食管破裂。⑤胸腹联合伤。⑥胸壁大块缺损。⑦胸内存留较大异物。

急诊室开胸手术:急救的进步使更多具有严重生理紊乱的创伤患者能送达医院急诊室。濒死与重度休克者需要最紧急的手术处理,方能争取挽救生命的时间,因此提出了急诊室开胸手术的概念。

急诊室开胸探查的手术指征：①穿透性胸部损伤重度休克者。②穿透性胸部损伤濒死者，且高度怀疑存在急性心脏压塞。

手术抢救成功的关键是迅速缓解心脏压塞、控制出血、快速补充血容量。

二、肋骨骨折

在胸外伤中，肋骨骨折最为常见，40%～60%胸外伤伴有肋骨骨折。骨折可发生在单根或多根肋骨，同一肋骨又可在一处或多处折断。肋骨骨折通常是由直接暴力引起，多见于第4～9肋骨。第1、2肋骨受到其他骨性结构的保护，只有在受到明显外力时才会骨折，所以，它们常常是更严重损伤的标志。第9～12肋骨骨折可能伴有腹内脏器如肝、脾、肾的损伤。如肋骨断端刺破胸膜、肺及血管可引起相应的病理生理改变，严重者危及生命。该部位的肋骨骨折常可引起并发症及合并症，患者应住院治疗并观察。

（一）病因

1.直接暴力

暴力直接施压于肋骨，使受压处肋骨向内歪曲而骨折。常见于侧胸壁处受到直接外力后而导致受伤处肋骨骨折。也可发生于其他部位。骨折发生于暴力打击处，称为直接暴力骨折。

2.间接暴力

胸部前后受到挤压后，侧胸壁处肋骨向外过度弯曲而折断。骨折发生于暴力作用以外的部位，称为间接暴力骨折。

儿童的肋骨富有弹性，不易骨折；成年人及老年人因肋骨钙质较多，脆性增加，易发生骨折，老年人甚至在咳嗽或喷嚏时也可发生肋骨骨折。当肋骨本身有病理变化，如骨营养不良、原发或继发性肿瘤时，不注意的轻微损伤即可引起肋骨骨折，称为病理性骨折。

（二）病理生理

（1）骨折断端刺破肋间血管可引起血胸；骨折断端向内移位，可刺破胸膜、肺组织引起气胸、血胸、皮下气肿、咯血等。

（2）多根多处肋骨骨折后，局部胸壁因失去肋骨的支撑而软化，出现反常呼吸运动：即吸气时，软化区的胸壁内陷，而不随同其余胸廓向外扩展；呼气时则相反，软化区向外鼓出。这类胸廓又称连枷胸。如果软化区范围大，呼吸时两侧胸腔压力不平衡，可引起纵隔左右扑动，影响气道换气，引起体内缺氧和二氧化碳潴留；并影响静脉血液回流，严重的可发生呼吸和循环衰竭。

（3）近年来对呼吸病理生理学的深入研究，发现在连枷胸患者中有75%伴有肺挫伤，肺挫伤造成了呼吸窘迫和低氧血症，导致了连枷胸的严重后果。

（三）症状和体征

1.症状

肋骨骨折最显著的症状是局部疼痛，深呼吸、咳嗽、喷嚏和转动体位、活动上肢时疼痛加剧。骨折断端刺破肺组织可引起咯血。多根多处肋骨骨折还有突出的呼吸困难和发绀，其主要原因有三方面。

（1）胸部创伤后气管、支气管内分泌物增多，骨折引起的疼痛使患者不敢做深呼吸和咳嗽动作，从而使气道内分泌物或血液不易排除，堵塞呼吸道，影响气体交换，导致机体缺氧。

（2）反常呼吸使咳嗽无力，肺活量和功能残气量减少，肺顺应性和潮气量降低，更加重了呼吸困难及低氧血症。

(3)肺挫伤导致肺间质、肺泡-毛细血管膜及肺泡内出血、水肿，降低氧气的弥散，引起通气和弥散功能降低，出现明显的低氧血症。严重的呼吸困难和低氧血症加之呼吸道感染，则易导致成人型呼吸窘迫综合征。

2.体征

肋骨骨折处有压痛，当用双手挤压前后胸廓时，骨折处有疼痛或疼痛加重(胸廓挤压征阳性)。同时骨折处也可有骨擦感和骨擦音。骨折断端刺破胸膜、肺组织，胸膜腔内空气经胸膜裂口进入胸壁和皮下组织，造成皮下气肿，扪诊时有握雪感或捻发感。若有大量的气胸、血胸，则有相应的体征出现。多根多处肋骨骨折或连枷胸时，可见到胸壁的反常呼吸运动，有时也可见到明显的局部畸形。并发肺部感染或肺不张时，呼吸音减弱或消失。

(四)诊断要点

1.病史

明显的外伤史及受伤经过，有助于明确诊断和判断伤情。若为老年人应详细询问有无咳嗽、喷嚏或胸部剧烈活动等；肋骨原发或转移肿瘤时，胸部较轻微损伤或活动即可引起病理性骨折，患者往往不能说出受伤史。

2.典型的症状与体征

(1)局部疼痛尤其在深呼吸时加重。

(2)局部压痛或触痛，有骨摩擦感。

(3)胸廓挤压征阳性。

(4)胸壁的反常呼吸运动。

3.胸部X线检查

X线检查可以了解肋骨骨折的部位和数目，以及有无血胸、气胸等并发症或胸内其他脏器损伤。明显的骨折在X线胸片上表现为单根或多根骨折线和/或断端错位。典型的肋骨骨折多发生于侧面胸壁，在X线片上看不太清楚，应仔细观看；前胸壁肋软骨骨折在X线片上不能显示；无移位的肋骨骨折特别是肋骨和肋软骨交界处的骨折，在X线片上也常不能见到。胸部钝性伤后X线表现有血胸、气胸或血气胸，提示有肋骨骨折。有受伤史，临床症状及体征明显，而X线检查看不到骨折线，应按肋骨骨折处理。

根据肺挫伤的程度与范围，胸片可表现为间质性改变，肺纹理增多，增粗，迂曲，轮廓模糊，多数伴有斑点状阴影和肺透亮度降低，实质性改变，其中以散在多发点片状浸润灶为多，次为局限性片状，少数则呈弥漫性磨玻璃样改变。前两者分别与小叶性肺炎及段性肺炎相似，后者则为肺胸膜水肿的一种综合表现，两者常同时存在，可出现于一侧肺，也可出现于两肺。

(五)治疗

1.闭合性单处肋骨骨折治疗原则

治疗原则为止痛、胸廓固定、防止并发症。

(1)止痛是关键：在最初48～72小时内疼痛最严重，并可能持续4～6周。肋骨骨折疼痛可导致胸部运动受限，呼吸减弱，不能咳嗽和深呼吸，导致呼吸系统分泌物蓄积和CO_2蓄积，而引起肺不张、肺炎、肺脓肿以及脓胸，同时由于呼吸功能不全，可造成低氧血症；肺功能低下者，这些肺部并发症可危及生命。所以要保证确实有效的止痛效果，以便患者能有效咳嗽和深呼吸，使肺膨胀恢复和维持正常的肺功能。

具体方法有以下几种：①口服镇痛、镇静药物，如吲哚美辛（消炎痛）、布洛芬、布桂嗪（强痛定）、曲马朵、地西泮、可待因、吗啡等，或云南白药、三七片等。②必要时肌内注射喷他佐辛（镇痛新）、布桂嗪、曲马朵、哌替啶等中重度镇痛药物。③也可用普鲁卡因或利多卡因溶液行肋间神经封闭或封闭骨折处。患者仰卧位或侧卧位，或俯卧位，上臂前伸，以使肩胛骨外展，充分暴露封闭部位。封闭针先触到肋骨，然后再将针头下移至肋骨下缘，再进针2～3 mm后注药，避免刺伤肋间神经、血管及肺。封闭部位可选在脊柱旁线、腋中线、腋前线或肋骨旁线等处。紧贴肋骨下缘注射0.5%～1.0%普鲁卡因或1%～2%利多卡因溶液5～10 mL。因肋间神经与其上下肋间神经分支相重叠，故必须同时阻滞上下肋间神经，才能取得良好的止痛效果。注意事项：严格掌握无菌操作技术；仔细检查伤痛处，正确选择封闭点；注药前回抽无气体及血液后再注药。肋间神经封闭操作简单，止痛效果可靠。但必须遵守操作规程。否则，可引起气胸等严重并发症。轻者需胸膜腔穿刺抽气，重者还需闭式引流。初次操作者一定要有上级医师指导，并牢记操作步骤。④对严重病例，硬膜外阻滞止痛效果更优越，可请麻醉师协助完成。

(2)固定胸廓：目的在于限制伤侧胸壁呼吸运动，减少骨折断端活动，达到止痛和避免骨折断端刺破肋间血管、胸膜及肺等出现严重并发症的目的。胸廓固定过松起不到止痛效果，过紧使通气功能降低，容易出现肺部并发症。

固定方法：①胶布固定法。患者取坐位或侧卧位，伤侧胸壁剃毛并擦干净，上肢外展，暴露伤侧胸壁。于患者深呼气末屏气时，将宽7～8 cm的胶布条紧贴胸壁，后端起自健侧脊柱旁，前端越过胸骨。由后向前、由下向上，叠瓦状进行，上下胶布条重叠1/3宽度，固定范围应包括断肋上、下各两条肋骨，胶布固定时间为2～3周。由于胶布固定后局部疼痛、出现张力性水疱等原因，该法已基本摒弃不用。②胸带固定法。患者取坐位或仰卧位，左右侧各站一人，以平卧位为例，两人将胸带平铺于床上，带身及带脚贴床面，包胸布盖在带脚上，患者仰卧床上，医师和助手分别由本侧向对侧，将包胸布紧贴胸壁皮肤包于胸部，再将带脚由下向上逐步与对侧对应的带脚叠瓦状互压，带身上方越过肩部的两根带子绕过胸部带脚后结扎，以防带身向下移位。现在多认为：用胶布或胸带固定胸廓是一种不正确的治疗方法，它限制了呼吸运动，增加分泌物的蓄积和肺不张的发生。最好的方法是保证有效地止痛，主要靠药物止痛，还可使用热敷、热水浴以松弛痉挛的肌肉，缓解疼痛。

(3)其他：除应用止痛药及胸廓固定外，还应鼓励患者忍受疼痛，咳嗽排痰和深呼吸，以减少呼吸系统并发症。为减轻咳嗽时疼痛，适当应用止咳化痰药，以利痰液排除。如无并发症，不必应用抗生素治疗。伴有血胸、气胸或血气胸者，应做闭式胸膜腔引流。

第9～12肋骨骨折可能伴有腹内脏器，如肝、肾，尤其是脾的损伤，应住院观察至少1周，并监测血细胞比容。

胸外科医师应当能够熟练处理胸壁疼痛，固定胸廓和肋间神经封闭技术是两项基本技能，对胸壁损伤患者，包括剖胸手术后的患者，需要亲自动手为他们止痛，才能真正熟练地掌握它。

2.闭合性多根多处肋骨骨折

闭合性多根多处肋骨骨折（浮动胸壁）是严重胸外伤的标志，多系严重暴力造成，受伤机制复杂，多发伤常见，常伴休克，病死率高。治疗上应抢救生命第一，保留器官第二，术式力求简捷，时间应分秒必争。

(1)处理原则：①首先处理危及生命的并发症，如休克、张力性气胸、严重血胸或腹内实质性脏器出血等。血胸和/或气胸是最常见的胸部合并症之一，其发生率为50%～80%。伤后摄胸片对胸膜腔内积气、积血及时发现，及时处理。一旦发现，应立即行闭式胸膜腔引流治疗。②矫正胸壁凹陷，制止反常呼吸运动，促进肺复张。③防治并发症，包括有效的咳嗽或其他方法，排除呼吸道分泌物，以防窒息或呼吸道梗阻；应用抗生素防治感染。

(2)胸壁反常呼吸运动的处理方法。①包扎固定法：适用于现场或较小范围的胸壁软化。用厚敷料或沙袋压盖于胸壁软化区，再用宽胶布固定，或用多带条胸带包扎胸廓。②悬吊牵引固定法：适用于大块胸壁软化者。在局部麻醉下，用无菌巾钳或不锈钢丝绕过折断的肋骨，用绳吊起，通过滑轮做重力牵引，重量2～3 kg，以使浮动的胸壁复位。固定时间为1～2周。缺点是患者需卧床1～2周，不利于活动。③骨折内固定法：适用于错位较大、病情严重的患者。切开胸壁，在肋骨两断端分别钻孔，用不锈钢丝贯穿固定。④局部牵引固定法：即利用外固定牵引架在局部固定胸壁，使胸壁稳定，患者的一般活动不受影响，固定时间为3～4周。

(3)其他：近年来，由于对呼吸病理生理基础学的深入研究，发现连枷胸的呼吸困难和低氧血症主要不是胸壁软化、反常呼吸运动和“摆动气体”引起的，而是由肺挫伤引起的。传统的过分强调胸壁加压包扎固定办法，不仅无益反而有害。所以，主张重点用处理失血性休克和创伤性湿肺的非固定胸壁法治疗，并取得了良好效果。但大范围的连枷胸必须加牵引固定，才能取得良好效果。

积极抢救休克：休克多为失血性休克，严重失血是造成院前早期死亡的主要原因，因此积极抗休克是抢救生命的关键。可采取的具体措施包括大静脉快速补液，准确掌握指征，及时剖腹或剖胸探查止血。

重点处理创伤性湿肺：研究表明，在连枷胸患者中有75%伴有肺挫伤，肺挫伤造成了呼吸窘迫和低氧血症，而并非胸壁软化反常呼吸所致。但两者同时存在，其伤残率和病死率成倍增加。治疗注意事项：控制总液量在1 500 mL/d左右，限制钠盐，以胶体为主，鲜血为佳；维持呼吸道通畅，勤排痰，必要时气管切开；止痛药物应用或肋间神经封闭，有助于患者活动和自行排痰；应用青霉素加阿米卡星(丁胺卡那霉素)静脉滴注预防感染效果好；呼吸机使用应严格掌握适应证，争取尽早脱机。

自提出肺挫伤的新理论后，对胸壁固定提出异议，但目前尚无统一意见。近年Ahmed等(1995)、蒋耀光(1995)、石应康(1998)等均主张在治疗肺挫伤的同时，对严重浮动胸仍做必要的固定。徐声辉等提出固定的方法与指征是，剖胸者一律行内固定术；未剖胸者反常呼吸的范围>300 cm^3以上的施行牵引固定术，禁止用任何形式的环绕压迫固定。

3.开放性肋骨骨折

单根肋骨骨折患者的胸壁伤口需彻底清创，修齐骨折端，分层缝合后固定包扎。如穿破胸膜，尚需做胸膜腔引流术。多根多处肋骨骨折者，清创后用不锈钢丝做内固定术。手术后应用抗生素预防感染。

三、气胸

(一)闭合式气胸

1.病因和发病机制

闭合性气胸又称单纯性气胸，多为肋骨骨折断端刺破肺组织；肺内空气逸入胸膜腔所致。针刺治疗、胸壁的封闭治疗、锁骨下静脉穿刺等医疗操作时，针头误入胸腔刺破肺组织也会造成气胸。气胸形成后空气进入胸膜腔的通道随即封闭，胸膜腔不再与外界或呼吸道相通。闭合性气胸胸膜腔内积聚气体的数量不多，仅使伤侧肺部分萎陷，对胸膜腔内的负压影响不大，不会导致呼吸和循环系统功能的明显障碍。

2.临床表现及诊断

(1)外伤史：闭合性损伤，常为直接暴力所引起的肋骨骨折并有明确错位时，少数情况下青枝骨折，可引起肺裂伤导致气胸。

(2)症状。①胸痛：由于积气对壁层胸膜的直接刺激和肺萎陷造成的脏层胸膜张力的改变，可引起突发的或缓慢发生的胸痛，常常牵涉同侧肩部。②胸闷和气促：小量气胸，肺萎陷在30%以下，对呼吸和循环功能影响不大，可以完全无此症状。中量气胸，肺萎陷30%～50%，尤其是大量气胸，肺萎陷超过50%，患者则出现胸闷、呼吸短促等症状。一些原先有慢性肺部疾病的患者肺功能已处于衰竭边缘，小量气胸也会产生明显的胸闷、憋气，呼吸困难和发绀，甚至发生 CO_2 蓄积引起的昏迷。

(3)体征：气管可向健侧轻度移位，伤侧胸部叩诊呈鼓音，听诊呼吸音减弱或消失。

(4)辅助诊断方法。

X线胸片：X线检查是诊断闭合性气胸的重要手段，判断胸膜腔积气量和肺萎陷的程度的方法多种多样，难以记忆，最简单且实用的一种方法是根据立位后前位胸片上气带占患侧胸腔肺门水平横径的多少来估计肺压缩的程度：在肺门水平气带占据横径1/4时，肺压缩35%；气带占据横径的1/3时，肺压缩50%；气带占据横径的1/2时，肺压缩65%。自CT应用于气胸测量后新的概念是：在CT横断层上显示"10%气环"时，"肺容量压缩50%"；在U横断层上显示"50%气环，肺容量压缩90%"。伴有血胸或积液时，显示液气平面。一些轻度创伤患者的气胸，由于逸气缓慢，常在24～48小时后，胸片上才能显示气胸的存在。

胸腔穿刺：经锁骨中线第2肋间做胸腔穿刺，抽得气体可以进一步证实气胸的存在，并可测压，了解胸膜腔内积气的压力。

3.鉴别诊断

(1)张力性气胸：张力性气胸症状凶险，患者呼吸极度困难，常伴发绀、皮下气肿、气管纵隔明显移位。胸腔穿刺时胸膜腔内压力高于大气压，注射器活塞被推出即可证实诊断。但需记住任何一例闭合性气胸都有可能因为患者的咳嗽、打喷嚏、大小便用力、肢体的活动等使已封闭的裂口再次漏气，转化为张力性气胸。或者缓慢发生的张力性气胸，其早期阶段的临床表现可以相似于闭合性气胸，临床急诊医师对此应予以重视。

(2)膈疝：胸部钝性伤后，胃疝入胸腔可误诊为创伤性血气胸，一般情况下肠疝之胃多局限在胸腔下部，然而占据整个胸腔者也不罕见。透视下放置胃管并注入造影可协助鉴别。在对创伤性血气胸患者施行胸穿前，应争取先放置胃管减压。

(3)自发性气胸：无明确外伤史，多发于身材瘦高的男青年或老年的慢支和肺气肿患者，前者继发于肺尖部的肺小疱破裂，后者继发于肺气肿和肺大疱的破裂。二者发生气胸后症状与外伤性气胸相似，轻者保守治疗，中度者亦需安置胸腔闭式引流，严重者症状与张力性气胸相仿，需外科手术治疗。

4.治疗

(1)小量气胸不需特殊治疗。卧床休息，定期胸片复查，一般气胸可于2周内自行吸收，萎陷肺随之复张。

(2)肺萎陷30%以上可经锁骨中线第2肋间做胸腔穿刺术，抽除气体。近来，更多临床治疗学家主张早期放置胸腔引流。

(3)肺萎陷超过 50%，或双份气胸，或合并血胸，或临床症状显著的小量气胸，需经第 2 前肋间锁骨中线处放置胸腔闭式引流。凡放置胸管引流者应考虑预防应用抗生素以预防脓胸的发生。

(4)胸穿抽气是治疗闭合性气胸的一种方法。但早期放置胸腔引流比胸穿抽气优越：①胸穿抽气很难将胸腔积气抽尽，而且穿刺针头可能再造成新的损伤。②胸腔闭式引流可以持续排气，还可以安装低压负压吸引[－980～－2 450 Pa(－10～－25 cmH_2O)]，有利肺膨胀和胸膜脏层和壁层胃粘连形成而闭合肺裂口，加速肺损伤的愈合。②可以观察漏气情况，避免反复胸穿，无效时可以适当调整胸腔引流管的位置或加大负压吸引。③消除了不能及时发现张力性气胸的隐患，使患者处于安全境地：持续大量漏气时则应考虑肺损伤范围过大，或有支气管、气管、食管破裂之可能。在实践中几乎所有的创伤性气胸，无论是钝性伤或者是开放伤均经第 4 肋或第 5 肋间腋中线安置胸管。插管时避免应用 Trocars 穿刺器，应在切开皮肤后以血管钳分离肌层，以手指钝性捅破胸膜，以预防 Trocars 引起的手术副损伤，因为创伤患者常常伴有患侧横膈抬高，Trocars 容易刺破抬高的横膈及其深面的腹内脏器。

(5)闭合性气胸患者如因其他疾病需行气管内插管做全身麻醉或正压辅助呼吸时，事前必须常规做胸腔闭式引流，以免并发张力性气胸。

(二)开放性气胸

1.病因和发病机制

刀刃锐器或弹片火器造成的胸壁伤口裂开或部分缺损使胸膜腔与外界相通，以致空气可以自由出入胸膜腔，称为开放性气胸。经创口出入空气数量与胸壁创口的截面积成正比，创口面积超过气管口径时可使伤侧肺完全萎陷，丧失换气功能。伤侧胸膜腔压力高于健侧，致使纵隔被推向健侧，健侧肺也部分萎陷。吸气期和呼气期两侧胸膜腔内压力差发生剧烈变化，吸气时纵隔进一步移向健侧，呼气时纵隔向伤侧移位，纵隔在每次呼吸运动中左右摆动称为纵隔扑动。纵隔扑动阻碍静脉血液回流心脏，造成循环功能紊乱。此外，吸气期和呼气期两侧胸膜腔内压力差的剧烈变化，造成两侧肺内残气摆动式对流，加重缺氧和 CO_2 蓄积，空气对胸膜的直接刺激以及纵隔扑动对内脏神经的刺激等均易引起休克。

2.临床表现及诊断

(1)外伤史：胸部伤口使胸膜腔与大气相通，空气能自由出入胸膜腔，伤口无活瓣样作用。

(2)症状：显著的呼吸急促、呼吸困难、发绀，血压降低以致休克。

(3)体征：体格检查有气胸体征。伤侧叩诊呈鼓音，听诊呼吸音减弱或消失，气管、纵隔常向健侧移位。特征性的体征是胸壁上有开放性创口，呼吸时空气经创口进出胸膜腔，发出特殊的吸吮样响声。伤口小时响声声调高，伤口大时吸吮声则不明显，但出现宛如“浪击岸边岩石”样的啪啪声，是典型的纵隔扑动特征性体征。

(4)辅助诊断方法：在病情允许时可摄 X 线床旁胸片，可显示伤侧肺显著萎陷常伴有胸腔积血的液气平面，气管、纵隔、心影明显向健侧移位。

3.鉴别诊断

(1)胸壁盲管伤：患者无严重呼吸困难、血压下降等症状。以手指或血管钳探查胸壁伤口不与胸膜腔相通，没有空气进出伤口的吸吮样响声。在做盲管伤清创缝合手术中一定要找到创底，清洁创底，再次鉴别是否与胸腹腔相通并排除异物留存。

(2)胸腹腔内脏损伤:妥善处理开放性气胸之后,患者仍有严重生理紊乱,提示可能合并胸腹腔内脏器的损伤。观察胸腔闭式引流情况有利于识别,持续性排气说明气道损伤,持续出血说明有心血管损伤之可能,排出消化液或食物残渣可证明胃肠道损伤之存在。

4.治疗

(1)急救处理:对于极小的开放性气胸,如创口面积小于气管口径,伤口简单地覆盖无菌敷料即可转送医院。对于大的开放性气胸,需用无菌敷料严密封盖伤口,包扎固定,将开放性气胸转变为闭合性气胸,克服纵隔扑动。但若患者同时合并肺组织裂伤持续漏气时,则会发生更加威胁生命的张力性气胸。所以,密封胸部创口后,必须立即在第 2 肋间锁骨中线做带有有孔气囊的粗针穿刺。当然,最好是迅速放置胸腔闭式引流后再转送患者,可提高转运途中的安全度。

(2)到达医院急诊科的初步处理。

了解胸部穿透伤病史,估计锐器或飞行物的创道、位置、方向和深度。首先于局麻下在腋中线第 6 肋间或腋后线第 7 肋间处安置胸腔闭式引流,拔去留置的粗穿刺针。行气管内插管麻醉,有效控制呼吸后再打开包扎气胸创口的敷料,检查缺损情况,否则由于再次出现开放性气胸和纵隔扑动,可导致患者突然死亡。然而与腹部穿透伤不同,80%左右的胸部穿透伤可以保守治疗而不必手术,仅仅做一胸腔闭式引流即可治愈,只有心脏和大血管伤才要紧急手术。如果创口很小时,可做创口清创缝合术,切除失去活力的污染严重的组织及皮缘,清除血凝块和异物,分层缝合创口。术后保持胸腔闭式引流管通畅,给予抗菌药物预防感染。

积极补充血容量,纠正低血压:抗休克处理后,如果患者仍然处于休克状态,颈动脉搏动减弱,则可能是因为胸腔内严重出血或主动脉及其分支损伤或心脏压塞,为此,必须紧急开胸以求确切处理。如果失血不在胸腔内,则需重新全面检查患者并考虑腹内损伤之可能。

如果补充血容量后患者血压恢复正常,也应做床旁 X 摄片;一般状况允许时应做 CT 扫描以进一步追找失血的原因。

寻找隐匿性损伤:如果患者仍有明显呼吸困难,应考虑可能为气管、支气管破裂,应做胸片或胸部 CT 以及纤维支气管镜检查进一步明确诊断;纵隔增宽,脉搏减弱也应想到纵隔内大动脉的损伤,应做胸部 CT 或血管造影进一步明确;纵隔气肿和纵隔内液气平面应考虑食管破裂的可能,可做食管碘水造影或纤维食管镜检查,下 1/3 胸部穿透伤均应怀疑到横膈裂伤和腹内脏器损伤的可能性,应做腹部 B 超、CT 检查,必要时可做腹腔穿刺,进一步明确诊断。

(3)开胸探查:如果患者有胸腔内严重出血、大血管破裂、心脏压塞、气管支气管损伤、食管破裂、胸内异物存留、横膈破裂、肺广泛裂伤、纵隔增宽不除外纵隔内器官损伤时均应紧急做开胸探查术,依据术中发现的情况给予恰当的处理。

原创口位置合并污染不严重,在彻底清创后可包含在探查切口之内,否则,另做探查切口。怀疑腹内脏器损伤可经胸及横膈切口修复,或另作腹部切口探查,在患者一般状况允许的前提下以不漏损伤为原则。

(4)胸壁缺损修补:如果胸壁缺损较广泛可用下列几种方法修补。①带蒂肌瓣填补法:一般以取用骶棘肌最合适,将骶棘肌束钝性游离,略超过缺损之长度,将肌束游离端牵至缺损边缘,用细丝线固定全周。②骨膜片覆盖法:将胸壁缺损上下的肋骨骨膜仔细剥离后,翻转缝在一起即可,适用于修补小缺损。③人工代用品修补法:缺损很大时可采用聚丙烯片或其他人工材料,缝于缺损边缘,并以自体一段肋骨作为支架斜跨在修补物外方,其两端以钢丝固定于缺损区附近的肋骨上。

（三）张力性气胸

1.病因和发病机制

胸膜腔积气压力高于大气压者，称为张力性气胸。张力性气胸常由肺裂伤、气管支气管破裂所引起。肺或支气管的活瓣样伤口造成吸气时空气进入胸膜腔，呼气时活瓣样伤口关闭，气体不能排出，胸膜腔内气体有增无减形成胸膜腔内高压性积气。开放性气胸病例如胸壁创口封闭不严密亦可产生张力性气胸。高压性积气使伤侧肺严重萎陷，丧失通气功能，并将纵隔推向健侧，使健侧肺亦受压，同时使腔静脉扭曲，减少回心血液，引起循环衰竭。气体可以进入纵隔和皮下组织引致纵隔气肿及头面、颈、胸部皮下气肿。

2.临床表现及诊断

（1）外伤史：胸部挤压伤，或穿透伤史，或高处落下史。

（2）临床征象：呼吸极度困难、表情烦躁、惊恐，或神志不清、发绀明显、出汗、脉搏细弱、心率增快、血压下降、气管及心浊音界明显向健侧移位、伤侧胸廓饱满、肋间隙增宽、呼吸运动微弱，叩之鼓音，听诊呼吸音消失，常有头、颈、胸部皮下气肿。但严重肺损伤继发肺水肿或慢性肺纤维化肺无法压缩时，即使出现张力性气胸，仍闻及呼吸音。

（3）辅助诊断方法：胸穿时有高压气体排出，往往将注射器活塞推出。

X线胸片显示肺高度萎陷、纵隔气肿、气管及心影向健侧明显移位。值得强调的是根据病史和临床征象即可明确诊断。由于病情危重，必须紧急进行急救处理，初步改善呼吸、循环功能之后，方可进行胸部X线等项需要耗时的检查，以免延误抢救。

3.鉴别诊断

（1）气管破裂：颈部或胸部钝性伤后，可以发生颈部或隆突上方气管破裂，患者表现为严重呼吸困难和头、颈、上胸部皮下气肿等酷似张力性气胸。虽然可以合并气胸存在，但胸腔闭式引流解除气胸后仍然不能缓解患者症状。X线胸片显示气管旁和纵隔气肿严重，患者常伴有咯血、声音嘶哑，如是颈部气管损伤时，在头颈部姿势改变或推移甲状软骨后会加重呼吸困难，这些征象有一定诊断参考价值。[illegible]生命。

（2）支气管损伤：[illegible]闭式引流不能使肺复张[illegible]气管断裂伤口可明确诊断[illegible]术中明确诊断。

（3）食管自发性破裂：患者常出现呼吸困难、发绀、胸痛、皮下气肿、休克等，X线胸片有液气胸，故而常误诊为张力性气胸。然而食管自发性破裂常穿入左胸，液气胸常较局限，几乎100%患者有发病前呕吐史可提供鉴别诊断线索，碘水或钡餐造影可明确诊断。

（4）巨大膈疝：左胸巨大膈疝，全胃疝入胸腔且有胃出口梗阻时，可致患者严重呼吸困难、发绀、血压下降、X线胸片显示左肺纹理消失而误诊为张力性气胸。胸穿时有高压气体排出但同时有胃液抽出。患者常无皮下气肿，吞碘水或钡餐造影可明确诊断。

（5）胸腔胃出口梗阻综合征：患者出现呼吸困难、气短、血氧饱和度下降，X床旁胸片和右肺完全压缩，而误诊为张力性气胸。但患者无明确外伤史、有近期三切口食管癌手术史，安置鼻胃管可初步明确诊断，碘水上消化道造影可除外胸胃穿孔和张力性气胸。

4.治疗

(1)急救处理:急救现场条件有限时,可于第2肋间锁骨中线附近插入一根静脉导管或带有孔气囊的粗针头。将张力性气胸转变为小面积的开放性气胸。既可解除胸膜腔内的高压,又不致产生纵隔扑动,纠正休克,初步改善呼吸、循环功能,争取进一步判明情况和救治的时间。

(2)到达医院急诊科的初步处理:胸外伤患者呼吸极度困难,伤侧胸壁隆起,呼吸活动度减弱、叩诊鼓音、听诊呼吸音减弱或消失,颈部气管向健侧移位,或伴有休克或昏迷,则不应等待任何其他检查,而应立即做诊断性胸腔穿刺和胸腔闭式引流术排气,并同时开放静脉、做心电监测、床旁胸片。

(3)闭式引流后持续有大量气体排出而患者症状不能改善:应尽早在气管内插管麻醉下做剖胸探查术,处理张力性气胸的原始病变。患者带胸腔引流进手术室并必须保持良好引流,直到剖开胸腔后才能拔去胸引管。术后继续胸腔引流和抗生素治疗。

四、损伤性血胸

胸部损伤引起胸膜腔内积血称为血胸。与气胸同时存在称为血气胸。创伤性血胸的发生率在钝性伤中占25%~75%,在穿透伤中占60%~80%。大量血胸是胸部外伤后早期死亡的主要原因之一。大多数血胸仅需行胸腔闭式引流术即可。

(一)病因及发病机制

血胸主要是由于子弹、刺刀或肋骨骨折刺伤胸壁、胸内血管和脏器所致。也可为胸部钝性伤撕裂胸内血管和脏器引起。出血来源:①肺实质裂伤出血,由于肺循环压力较低,为体循环的1/6~1/5,且肺萎陷后循环血量较正常减少,一般出血量少而缓慢,故出血多可自止。如肺组织深部裂伤或伤及支气管动脉则可引起大出血。②胸壁、肋间动静脉或胸廓内动静脉损伤出血是血胸的常见来源,因其来源于体循环,后两者出血不易自止,出血量多,常需手术止血。③心脏或胸腔内大血管,主要包括主动脉及其三大分支、腔静脉、肺动静脉主干及奇静脉损伤,出血量大且迅猛,患者大多来不及送到医院,因失血性休克死亡。

(二)病理生理

胸腔内出血,引起循环血量减少,心排血量降低,大量出血可引起失血性休克。胸内积血压迫肺脏使肺萎陷,随着积血增多,压力增高,把纵隔推向健侧,影响静脉血液回流及气体交换,进而严重影响呼吸和循环功能。由于膈肌、心、肺运动起着去纤维蛋白的作用,胸内积血不易凝固。如果急性大量失血,去纤维蛋白作用不完善,血液发生凝固形成凝固性血胸。血胸机化后,束缚肺和胸廓运动,影响呼吸功能。血液是细菌的良好培养基,如果不能及时排出,从伤口肺破裂处进入的细菌很快繁殖形成脓胸。

(三)临床特点

血胸的临床表现依据出血的速度和量及患者的体质而不同。

1.少量血胸

胸腔内血液不超过500 mL,患者无明显症状和体征。站位胸部X线检查仅示肋膈角变钝或消失,积液不超过膈顶。平卧位片易被遗漏,仅肺野透过度轻度下降。胸部CT检查易于发现少量血胸。

2.中量血胸

胸内血液在500~1 000 mL。患者有失血表现,面色苍白,口渴,脉快而弱,血压下降,呼吸困难。查体时可见气管移位，伤侧呼吸动度减弱，下胸部叩诊呈浊音，听诊呼吸音减弱。站位X线检查积血可达肩胛骨下角水平或膈上5 cm处。

3.大量血胸

胸内积血在1 000 mL以上。患者有失血性休克表现，烦躁不安，面色苍白，口渴，出冷汗，呼吸困难，脉快而细弱，尿少，血压明显下降。查体可见气管明显向健侧移位，伤侧胸廓饱满，肋间隙增宽，呼吸动度明显减弱，听诊呼吸音明显减弱或消失。X线检查积血超过肺门水平，或充满胸腔。

(四)诊断

一般根据有胸部外伤史，有失血性休克表现，伴呼吸困难，查体可见气管移向健侧，伤侧胸部叩诊呈浊音，听诊呼吸音减弱或消失，站位X线检查胸腔下部有积液阴影，卧位时由于胸腔积液均匀地分布于背侧，胸片仅显示肺野透过度普遍降低，胸腔穿刺抽出不凝血液即可确立诊断。有时胸外伤患者，早期检查时未发现血胸，而在数天之后发现，曾有18天才出现血胸或血气胸的报道，称为迟发性血胸。据报道其发生率可达11.2%。故对初诊时无血胸患者应警惕，注意复查。其发生原因可能为闭合性肋骨骨折患者不适当的活动或检查处理过程当中引起骨折移位使骨折断端刺破肋间血管和壁层胸膜，出血流入胸膜腔；或最初的血量较小，未被发现，以后出血增多或因刺激胸膜产生浆液性渗出而增大积液量；甚至有心脏大血管损伤的迟发性破裂出血等。确诊后还需判断出血已停止还是在进行。可从以下几个方面考虑：①经输血、补液后，血压不回升或升高后又迅速下降。②血红蛋白、红细胞、红细胞比容重复测定呈进行性下降。③胸膜腔穿刺因血液凝固抽不出血液，但连续X线检查胸部阴影逐渐扩大。④肺部呼吸音、血氧饱和度和气管移位情况进行性恶化。⑤立即从胸腔引流管流出1 000 mL以上血液，出血速度仍然在100～200 mL/h以上；或从引流管流出的血液远不足1 000 mL，但此后几小时出血速度继续为100～200 mL/h。患者具备以上几种情况就可以认为是进行性血胸。

血胸并发感染时，患者可出现高热、寒战、乏力、出汗、白细胞计数升高，胸腔穿刺抽出的[illegible]

[illegible]

(五)治疗

总的治疗原则：①补充血容量和纠正休克。②排净胸内积血。③如果是进行性血胸，需手术止血。④吸氧，纠正低氧血症。⑤预防感染。

1.补充血容量和纠正休克

少量血胸，一般不需输血。可由组织间液进入血管得以补充。中量血胸，可由静脉内滴入等渗晶体溶液，既可扩容又可降低血液黏稠度，根据血红蛋白和红细胞酌情输血。大量血胸，尤其有失血性休克表现，必须及时输血，单纯晶体液不足以补充血容量。扩容宜在监测中心静脉压(CVP)或者在Swan-Ganz漂浮导管检测肺楔压(PCWP)下进行。CVP低、BP低示血容量不足；CVP高、BP正常示血容量过多或右心衰竭；CVP进行性升高而BP降低，可能有心脏压塞或严重心功能不全；CVP正常、BP低可能为心功能不全或血容量不足，应做补液试验以明确具体原因。方法如下:取等渗盐水 250 mL,于 5～10 分钟内经静脉注入,如血压升高而中心静脉压不变,提示血容量不足;如血压不变而中心静脉压升高 3～5 cmH_2O,则提示心功能不全。肺楔压测试:楔压低于 1.3 kPa(10 mmHg)示血容量仍不足;楔压达 1.3 kPa(10 mmHg)时表示血容量已恢复不需再扩容;楔压超过 2.7 kPa(20 mmHg)示左心前负荷过度,如 BP 正常可给利尿剂。动脉血气分析对休克的处理有重要的参考价值。

2.排净胸腔内积血

(1)少量血胸:无须特殊处理,可自然吸收。但需注意,如血胸增多则需进行胸腔闭式引流术。

(2)排净胸内积血:一般采用胸膜腔穿刺和胸腔闭式引流。胸膜腔穿刺时,患者取坐位或半卧位,根据术前的 B 超或 CT 定位,选用较低的肋间穿刺,常用第七或第八肋间,于腋后线或腋后线和腋中线之间进针,于肋骨上缘刺入,以免伤及肋间血管和肋间神经。可以一次缓慢地将胸腔积液抽取干净。注意要进行无菌操作,并要防止空气进入胸腔。过去认为一次抽取积液不能超过 1 000 mL,否则易发生复张性肺水肿。现在通过临床观察,认为只要缓慢抽取而不是迅速抽取大量积液,患者无感觉不适,很少有发生复张性肺水肿者。对于中量以上血胸,目前多主张早期放置胸腔闭式引流,既可以尽快、尽量排净胸腔积液,促进肺膨胀,防止并发症,又便于观察胸腔内出血情况。胸腔闭式引流可以通过肋间也可以通过肋骨床进行。通常经过肋间放置引流管几乎就可以解决一切问题,除非积液稠厚或脓胸,可以考虑经肋骨床放置胸管。为了引流血液,胸腔引流管最好是放在低位肋间,引流管径选用较粗者。许多人主张引流管应放在第 7、8 肋间,但因为术后患者多取平卧位或半卧位,足以排净胸内积液,且胸外伤后不少患者膈肌上升,刺破膈肌和腹内脏器者并不罕见,并且能刺激上升的膈肌,使患者疼痛,影响呼吸和排痰。所以插管位置要根据情况而定。手术一般在病房内进行即可。手术方法:患者取半卧位,根据 B 超或 X 线定位,术前再次叩诊确定积液部位,碘酒、乙醇或碘伏消毒术区,铺无菌巾单,用 2%利多卡因浸润麻醉皮肤、肌肉及壁层胸膜,并将针头穿过壁层胸膜试抽,如抽出不凝血,顺肋间方向切一小口,使与所用引流管相适应,切开皮肤,用血管钳穿过肋间肌分开肋间肌肉,用一弯血管钳夹住胸腔管沿肋骨上缘刺入胸腔内,插入深度 4～5 cm,连接无菌水封瓶,可见暗红色血液流出,并见水柱波动。切口处缝线固定引流管。必须排净胸内积血,如果有包裹一根引流管不能完全排净胸腔内的积血,可放置第 2 根,必要时甚至可放置第 3 根引流管,务必排净胸内积血,以免形成凝固性血胸。有资料表明,胸内残存积血是发生脓胸的主要危险因素。有用套管针放置胸腔引流管的,并不比上法方便。注意通常皮肤切口位于置管位置的下一肋间,这样能够形成斜形向上的通道,有利于拔除引流管后能更好地闭合。放置引流管后应立即常规拍胸片以明确肺复张情况和引流管位置。假如引流管放到肺裂里,则会导致引流不畅。下垂的引流管不允许打圈,否则液体和血块积累在管腔中将增加系统的阻力。相对准确的引流管长度、口径和病床的高度也是闭式引流更加有效的保证。

观察水封瓶或引流管中液体的波动情况非常重要,可以确定引流管是否通畅。如果波动和呼吸幅度一致,即说明管腔通畅。如果没有波动,管腔很可能已经堵塞。如果波动增大则说明管腔内负压增大,常与肺不张或肺膨胀不全使胸腔容积相对增大有关。拔管指征一般认为有以下几个:①伤侧呼吸音好。②水柱不再波动或波动弱。③24 小时引流量少于 100 mL。④胸片示胸内无积液积气,肺膨胀良好。过去有人在拔除引流管以前夹管 24 小时后再拔除的做法没有必要。放置引流管后应鼓励患者深呼吸、咳嗽以利肺复张。

(3)进行性血胸：应在输血，抗休克的同时立即开胸止血。入胸后吸净胸内积血，寻找出血处。如果为肋间血管出血或胸壁出血，应结扎或缝扎血管止血。对肺组织的单纯裂伤出血，用细丝线间断或水平褥式缝合止血即可。肺组织严重撕裂伤，常需施行肺部分切除或肺叶切除术。开胸时如发现有肺血肿或肺挫伤，一定不要轻易切除损伤的肺。无论肉眼表现多么严重，几乎都没有切除损伤肺组织的必要。除非合并有肺血管或支气管损伤，才真正无法保留。心脏、大血管破裂，需要立即缝合修补、补片修补或人造血管移植术。

(4)凝固性血胸：对凝固性血胸的处理存在分歧。有学者主张应在全麻下行胸部小切口开胸，或用电视胸腔镜(VATS)清除血块。尤其对于大量凝固性血胸或怀疑有感染者更有必要。手术创伤小，恢复快，几乎不留后遗症。但应具体问题具体分析。对于严重多发伤或呼吸功能不全的患者，麻醉、手术会对患者造成新的打击，增加患者的危险性，故一般不主张手术。在伤后两周内手术，也有人认为应于伤后 7 天内手术，这样清除血块比较容易。待到晚些时候再手术，血胸就会机化，并与肺和胸壁粘连，给手术增加困难，手术风险性也加大。伤后 4～6 周将形成纤维板，这时就不得不行更加困难的纤维板剥除术了。

(张广伟)

第十节　胸壁软组织损伤

胸壁软组织损伤临床非常多见，单纯胸壁软组织损伤主要为外力或用力不当致胸壁肌肉的损伤或撕伤。由于胸壁对疼痛刺激比较敏感且伤后无法完全限制活动这一特殊的解剖学特点，使此类损伤的自然病程远较其他部位软组织损伤为长，多在 4～6 周。严重胸部外伤中均合并有胸壁软组织损伤，本节仅涉及单纯胸壁软组织损伤。

[illegible]

损伤部位均有明显压痛，部分患者伴局部组织肿胀、皮下淤血斑或皮肤划伤痕迹，胸部锐器伤可以有伤口。

三、诊断

胸壁软组织伤诊断时，应特别注意以下几点。

(1)有无伤口以及伤口的深浅、损伤的轻重，要排除是否穿入胸膜腔，以便决定清创的范围和麻醉的选择。通常可在清创时以质地较硬的导尿管顺其自然地反复试探，以了解伤道及其深浅和方向。污染严重时，可注入亚甲蓝，以便彻底清创、预防感染。

(2)闭合伤时注意皮肤挫伤痕迹或青紫、有无血肿、血肿的深浅和大小。浅层血肿可触及波动感，深部血肿张力较大时难以触摸或可触及“硬块”，可作双侧对比检查，必要时可行B超定位和血肿穿刺。血肿早期可加压包扎，以防止扩大、促其吸收；较大血肿尽量以粗针头抽吸，以防血肿继发感染变成胸壁脓肿。一旦深部脓肿形成，可有红、肿、热、痛，应行早期切开引流。

(3)胸部异物，特别是与纵隔重叠的金属异物，在诊断时应摄高电压X线后前位及侧位或加摄切线位全胸片，以防漏诊。

四、治疗

(一)镇痛

根据受伤的程度可给予止痛、化痰等中西药物治疗，皮肤完整者受伤局部可外敷跌打损伤药物。

(二)理疗

外伤后6小时内局部肿胀处可用冷敷，6小时后可用热敷或以音频电疗法或运动创伤治疗机进行方波治疗，有一定效果。

(三)清创

有胸壁伤口者必须常规清创，清除异物及坏死组织，充分止血。术后常规做破伤风抗毒血清(TAT)皮肤试验，如为阴性则肌内注射，如为阳性应脱敏分次肌内注射，并根据伤口污染情况给予抗生素治疗。只有深部较大异物(2 cm以上)或表浅可触及异物才考虑取出，但术前定位诊断很重要，一种简便的办法是先以针头扎探，只有在碰及到异物后，手术成功率才能提高。

(张广伟)

第十一节 胸膜间皮瘤

胸膜间皮瘤是一种少见的原发性胸膜肿瘤，占整个胸膜肿瘤的5%，其余胸膜肿瘤均为转移瘤。一般根据肿瘤生长方式和大体形态将间皮瘤分为局限型和弥散型两种。前者来源于胸膜下结缔组织，多属良性或低度恶性；后者来源于胸膜间皮细胞，几乎均为高度恶性。根据细胞学形态及生物学行为将间皮瘤分为良性和恶性。

一、局限型胸膜间皮瘤

肿瘤局限性生长呈孤立性肿块，发病与石棉接触无关。临床上很少见，手术切除预后良好。

(一)病理

局限型间皮瘤常起自脏层胸膜或叶间胸膜。多为孤立、局限、边界清楚的肿物，常呈圆形或椭圆形的坚实灰黄色结节。表面光滑，呈轻度分叶，有包膜。肿瘤结节生长缓慢，大小不等，直径自数毫米至数厘米，大的可占据一侧胸腔。瘤体与胸膜接触面宽，凸向胸膜腔；少数有蒂状短茎与胸膜相连接，随体位变动而移位。瘤组织由梭形细胞和胶原及网状纤维束交织而成，可发生玻璃样变性和钙化。

(二)临床表现

本病任何年龄均可发生，以40～50岁多见，男性多于女性。一般多无症状，多在X线查体时发现。40%患者有症状，如咳嗽，大多为干咳、胸痛、呼吸困难、发热，常伴有肥大性肺性骨关节病及杵状指(趾)。个别患者有低血糖的表现，发生原因不清，可能与肿瘤细胞消耗了葡萄糖及抑制脂肪分解，或肿瘤产物使肝糖原发生异生有关。

胸部X线表现：孤立的均匀一致的球状或半球状块影，边缘贴近胸膜而清楚，有时可有轻度分叶状。局限于肺的周边，或叶间裂内。10%有胸腔渗出性积液。

(三)诊断和鉴别诊断

局限型间皮瘤的临床与X线表现缺乏特异性，诊断须与包裹性积液、胸膜结核性包块、浅表的肺良性肿瘤以及胸壁肿瘤相鉴别。在B超或CT引导下经皮穿刺活检，或在胸腔镜直视下多处活检有确诊价值。

(四)治疗

由于局限型胸膜间皮瘤属良性，但具有潜在恶性或低度恶性，且可复发、转移，外科切除为本病唯一的治疗手段，切除范围务求彻底，并尽早为宜，彻底切除常能治愈。文献报道极少数患者切除10年后复发。因此，对于良性局限型间皮瘤患者术后应定期复查胸片，一旦复发，再次切除，预后良好。

二、弥散性恶性胸膜间皮瘤

(一)定义

弥散性恶性胸膜间皮瘤是起源于间皮细胞的原发性胸膜间皮瘤，是一种较少见的进展性致病胸膜恶性肿瘤。恶性胸膜间皮瘤常并发胸腔积液，是恶性胸腔积液的重要病因之一。

(二)病因和发病机制

弥散性恶性胸膜间皮瘤与石棉接触存在着密切的关系，特别是青石棉、温石棉和铁石棉。石棉是恶性间皮瘤最重要的致病因子。

石棉是一组天然产生的具有纤维状结晶结构的无机硅酸盐矿物质的总称，是铁、镁、镍、钙、[illegible]

[illegible]

纤维大小和形状比其化学成分在致癌性机制中更重要。经研究证实，石棉纤维的大小与恶性间皮瘤发病更密切，长而细的石棉纤维比粗而短的纤维致癌力强。

另外，有报道认为放射线因素、二氧化钍、钚、铍、病毒感染、胸膜瘢痕等可诱发恶性间皮瘤。

(三)临床表现

1.症状

弥散型恶性胸膜间皮瘤可发生于任何年龄，以40～70岁常见，平均60岁。男性较常见，男女之比为(2～10)∶1。累及右侧者多。起病隐匿，早期表现缺乏特异性，常在X线检查时发现。主要表现为持续性胸痛，胸痛逐渐加重，不随积液增多而减轻，直到用麻醉剂亦难以减轻的剧烈胸痛。胸痛的发生率为65%～100%。呼吸困难见于85%～90%病例，随胸液和肿瘤增长呈进行性加重，终至极度呼吸困难窒息死亡。其他如体重减轻、咳嗽、咯血、关节痛均可见到，发热较少见。

2.体征

(1)胸腔积液:约70%患者有不同程度的胸腔积液,胸膜腔也可仅少量积液,而胸膜明显增厚,加之肺萎陷容量减少,导致患侧胸廓缩小凹陷,气管、纵隔移向患侧,此时患侧呈“冰冻胸”,限制了胸廓扩张运动。虽有明显的胸膜增厚,却不伴有肋间或胸膜凹陷,反有局限胸壁膨隆。

(2)胸壁肿块:有30%~40%病例可因肿瘤直接侵犯胸壁而出现肿块,也可因胸腔穿刺后肿瘤细胞沿针道移植到胸壁所致。

(3)全身体征:肺性骨关节病、骨、肝、肾及淋巴结转移均可发生,但不常见。

(四)实验室及辅助检查

1.实验室检查

(1)胸腔积液性质:初次胸穿,胸腔积液多为血性,抽尽后胸腔积液再生较快,少数胸腔积液为草黄色;重复抽吸多次后胸腔积液由黄色转为血性,非常黏稠,易堵塞穿刺针。胸腔积液比重高,可达1.020~1.028;胸腔积液的蛋白含量高,葡萄糖和pH常降低。胸液透明质酸和LDH水平很高。

(2)脱落细胞学检查:据报道,胸腔积液脱落细胞阳性率为21%~36.7%,而确诊为间皮瘤者仅为0~22%。

2.X线检查

无胸腔积液者可表现为胸膜肥厚;有胸腔积液者常为大量、填满整个胸腔的积液。典型的胸膜间皮瘤的胸腔积液X线可有以下一种或几种表现。

(1)患侧胸腔缩小。

(2)不规则的胸膜增厚,胸膜增厚影有时呈“驼峰样”。

(3)叶间胸膜增厚,可伴有结节。

(4)胸膜固定,晚期较多见。

(5)对侧胸膜出现与石棉有关的表现。

(6)肋骨破坏,多见于晚期。

CT扫描可清楚地显示胸膜间皮瘤的胸膜斑块病变与胸膜的关系,确定病变是否来自胸膜、有无外侵等。

3.磁共振

磁共振能用于了解纵隔受累,确定肿瘤与大血管或胸壁的关系。

4.胸膜活检和胸腔镜检查

胸膜活检的结果取决于穿刺时是否刺到病变所在部位。如刺到病变部位,可感觉到胸膜增厚而有韧性。针刺活检的诊断率为6%~38%。胸腔镜检查是诊断胸膜间皮瘤最好的手段,胸腔镜可窥视整个胸膜腔,直接观察瘤的特征性形态、大小、分布及邻近脏器的侵犯情况,且在直视下可多部位取到足够的活检标本,故诊断率高。

(五)诊断

对患有持续性胸痛和呼吸困难的中老年人,一旦有石棉接触史,应高度怀疑恶性间皮瘤的可能。胸部X线检查,尤其是CT扫描对建立初步诊断有一定价值。确诊主要依靠胸液细胞学检查和病理活检。

(六)鉴别诊断

1.其他恶性胸腔积液

无石棉接触史,原发灶不在胸膜,X 线所见胸膜改变不明显,胸腔积液间皮细胞可升高,亦可不升高,胸膜活检可明确诊断。

2.结核性胸膜炎

可有发热、盗汗、食欲缺乏等结核中毒症状。胸腔积液多为草黄色,胸腔积液细胞学检查以淋巴细胞为主,多次胸腔积液脱落细胞学检查均不能找到癌细胞,经抗结核治疗有效。

(七)治疗

弥散性恶性胸膜间皮瘤由于病变广泛、三个胚层组织来源、播种生长等特性,胸膜解剖结构特性,因此目前治疗方法均尚不满意。

1.手术治疗

肿瘤切除的疗效仍有争议。多数研究者推荐对 60 岁以下限于壁层胸膜的上皮型患者,无手术禁忌证时可行单纯胸膜切除术,术后加用化疗,能延长生存期。

2.放射治疗

放射治疗可分为体外照射、腔内照射及组织间照射。一般都用于术后或不能手术者的辅助治疗。体外照射适用于恶性间皮瘤并发胸腔积液,它可抑制胸腔积液生长速度,对疼痛也有一定疗效,个别患者生存时间可达 8 年。但多数学者认为外照射仅能暂时减轻胸痛,不能缓解呼吸窘迫和延长生命。

3.化学治疗

化学治疗对本病有肯定作用,单一药物化疗的有效率在 10%～20%。阿霉素可能是目前最有效的一种药物,其次为卡铂、顺铂、环磷酰胺、甲氨蝶呤、氟尿嘧啶等。各种以阿霉素为主的化疗方案,总有效率为20%～40%。

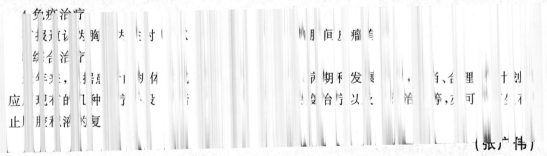

4.免疫治疗

[illegible]报道[illegible]胸[illegible]大[illegible]对[illegible]胸膜间皮瘤[illegible]

[illegible]综合治疗

[illegible]年来,[illegible]据[illegible]体[illegible]期和发[illegible],[illegible]、合理[illegible]计划[illegible]应[illegible]现有的几种[illegible]疗[illegible]台疗以[illegible]治[illegible]等,亦可[illegible]止[illegible]腔积液的复[illegible]

(张[illegible]伟)

第十二节 肺 癌

肺癌大多数起源于支气管黏膜上皮,因此也称支气管肺癌。肺癌的发病率和死亡率正在迅速上升,而且是世界性的趋势。据统计,在发达国家和我国大城市中,肺癌的发病率已居男性各种肿瘤的首位。肺癌患者,男女之比为(3～5)∶1,但近年来女性肺癌的发病率也明显增加;发病年龄大多在 40 岁以上。

一、病因

至今不完全明确。大量资料说明，长期大量吸烟是肺癌的一个致病因素。纸烟燃烧时释放致癌物质，多年每天吸烟 40 支以上者，肺鳞癌和小细胞癌的发病率比不吸烟者高 4～10 倍。

某些工业部门和矿区职工，肺癌的发病率较高，可能与长期接触石棉、铬、镍、铜、锡、砷、放射性物质等致癌物质有关。城市居民肺癌的发病率比农村高，可能与大气污染和烟尘中致癌物质较高有关。因此，应该提倡不吸烟，并加强工矿和城市环境保护工作。

人体内在因素如免疫状态、代谢活动、遗传因素、肺部慢性感染等，也可能对肺癌的发病有影响。

近年来，在肺癌分子生物学方面的研究表明，癌基因如 Ras 家族、MYC 家族；抑癌基因如 *P53*；以及其他基因如表皮生长因子及其受体转化生长因子 B1 基因、*nm23-H1* 基因等表达的变化与基因突变同肺癌的发病有密切关系。

二、病理

肺癌起源于支气管黏膜上皮。肿瘤可向支气管腔内和/或邻近的肺组织生长，并可通过淋巴、血行或经支气管转移扩散。肿瘤的生长速度和转移扩散的情况与肿瘤的组织学类型、分化程度等生物学特性有一定关系。

右肺肺癌多于左肺，上叶多于下叶。起源于支气管、肺叶支气管的肺癌，位置靠近肺门者称中心型肺癌；起源于肺段支气管以下的肺癌，位于肺周围部分者称周围型肺癌。

(一)分类

肺癌主要分两大类：非小细胞肺癌（NSCLC）和小细胞肺癌（SCLC）。非小细胞肺癌又分为 3 种主要组织学类型：鳞状细胞癌、腺癌和大细胞癌。这种分类方法十分重要，因为两类肺癌的治疗方法是不同的。

1.非小细胞肺癌

(1)鳞状细胞癌(鳞癌)：在肺癌中，约占 50%。患者年龄大多在 50 岁以上，男性占多数。大多起源于较大的支气管，常为中心型肺癌。虽然鳞癌的分化程度不一，但生长速度较缓慢，病程较长，对放射和化学疗法较敏感。通常先经淋巴转移，血行转移发生较晚。

(2)腺癌：发病年龄较小，女性相对多见。多数起源于较小的支气管上皮，多为周围型肺癌；少数则起源于大支气管。早期一般无明显临床症状，往往在胸部 X 线检查时发现，表现为圆形或椭圆形分叶状肿块。一般生长较慢，但有时在早期即发现血行转移，淋巴转移则较晚发生。

细支气管肺泡癌是腺癌的一种类型，起源于细支气管黏膜上皮或肺泡上皮。发病率低，女性较多见，常位于肺野周围部分。一般分化程度较高，生长较慢，癌细胞沿细支气管、肺泡管和肺泡壁生长，而不侵犯肺泡间隔。淋巴和血行转移发生较晚，但可侵犯胸膜或经支气管播散到其他肺叶。在 X 线形态上可分为结节型和弥漫型两类。前者可以是单个结节或多个结节，后者形态类似支气管肺炎。

大细胞癌：此型肺癌甚为少见，约半数起源于大支气管。细胞大，胞质丰富，胞核形态多样，排列不规则。大细胞分化程度低，常在发生脑转移后才被发现。预后很差。

2.小细胞肺癌（未分化小细胞癌）

发病率比鳞癌低，发病年龄较轻，多见于男性。一般起源于大支气管，大多为中心型肺癌。

细胞形态与小淋巴细胞相似，形如燕麦穗粒，因而又称为燕麦细胞癌。小细胞癌恶性程度高，生长快，较早出现淋巴和血行广泛转移。对放射和化学疗法虽较敏感，但在各型肺癌中预后最差。

此外，少数肺癌病例同时存在不同类型的肿瘤组织，如腺癌内有鳞癌组织，鳞癌内有腺癌组织或鳞癌与小细胞癌并存。这一类肿瘤称为混合型肺癌。

(二)转移

肺癌的扩散和转移，有下列几种主要途径。

1.直接扩散

肺癌形成后，肿瘤沿支气管壁并向支气管腔内生长，可以造成支气管部分或全部阻塞。肿瘤可直接扩散侵入邻近肺组织，病变穿越肺叶间裂侵入相邻的其他肺叶。肿瘤的中心部分可以坏死液化形成癌性空洞。此外，随着肿瘤不断地生长扩大，还可侵犯胸内其他组织器官。

2.淋巴转移

淋巴转移是常见的扩散途径。小细胞癌在较早阶段即可经淋巴转移。鳞癌和腺癌也常经淋巴转移扩散。癌细胞经支气管和肺血管周围的淋巴管道，先侵入邻近的肺段或肺叶支气管周围的淋巴结，然后根据癌所在部位，到达肺门或气管隆嵴下淋巴结，或侵入纵隔和支气管淋巴结，最后累及锁骨上前斜角肌淋巴结和颈部淋巴结。纵隔和支气管以及颈部淋巴结转移一般发生在肺癌同侧，但也可以在对侧，即所谓交叉转移。肺癌侵入胸壁或膈肌后，可向腋下或上腹部主动脉旁淋巴结转移。

3.血行转移

血行转移是肺癌的晚期表现。小细胞肺癌和腺癌的血行转移较鳞癌更为常见。通常癌细胞直接侵入肺静脉，然后经左心随着大循环血流而转移到全身各处器官和组织，常见的有肝、骨骼、脑、肾上腺等。

三、临床表现

[illegible]

晚期肺癌压迫、侵犯邻近器官和组织或发生远处转移时，可以产生下列征象：①压迫或侵犯膈神经，引起同侧膈肌麻痹；②压迫或侵犯喉返神经，引起声带麻痹、声音嘶哑；③压迫上腔静脉，引起面部、颈部、上肢和上胸部静脉怒张，皮下组织水肿，上肢静脉压升高；④侵犯胸膜，可引起胸膜腔积液，往往为血性、大量积液，可以引起气促；有时肿瘤侵犯胸膜及胸壁，可以引起持续性剧烈胸痛；⑤肿瘤侵入纵隔，压迫食管，可以引起吞咽困难；⑥上叶顶肺癌，也称 Pancoast 肿瘤可以侵入纵隔和压迫位于胸廓上口的器官或组织，如第一肋骨、锁骨下动脉和静脉、臂丛神经、颈交感神经等，产生剧烈胸肩痛、上肢静脉怒张、水肿、臂痛和上肢运动障碍，同侧上眼睑下垂、瞳孔缩小、眼球内陷、面部无汗等颈交感神经综合征(Horner 综合征)。肺癌血行转移后，按侵入的器官而产生不同症状。

少数肺癌病例，由于肿瘤产生内分泌物质，临床上呈现非转移性的全身症状：如骨关节病综合征(杵状指、骨关节痛、骨膜增生等)、库欣综合征、重症肌无力、男性乳腺增大、多发性肌肉神经痛等。这些症状在切除肺癌后可能消失。

四、诊断

早期诊断具有重要意义。只有在病变早期得到诊断和治疗,才能获得较好的疗效。为此,应当广泛进行防癌的宣传教育,劝阻吸烟,建立和健全肺癌防治网。对40岁以上成人,定期进行胸部X线普查。中年以上久咳不愈或出现血痰,应提高警惕,并作检查。如胸部X线检查发现肺部有肿块阴影时,应首先考虑到肺癌的诊断,应做进一步检查,不能轻易放弃肺癌的诊断或拖延时间,必要时应剖胸探查。目前,80%的肺癌病例在明确诊断时已失去外科手术的机会,因此,如何提高早期诊断率是一个十分迫切的问题。诊断肺癌的主要方法有以下几种。

(一)X线检查和CT

大多数肺癌可以经胸部X线摄片和CT检查获得临床诊断。中心型肺癌早期X线胸片可无异常征象。当肿瘤阻塞支气管,排痰不畅,远端肺组织发生感染时,受累的肺段或肺叶出现肺炎征象。若支气管管腔被肿瘤完全阻塞,可产生相应的肺叶不张或一侧全肺不张。当癌肿发展到一定大小,可出现肺门阴影,由于肿块阴影常被纵隔组织影所遮盖,需作胸部X线断层摄影和CT才能显示清楚。

在断层X线片上可显示突入支气管内肿块阴影,管壁不规则、增厚或管腔狭窄、阻塞。支气管造影可显示管腔边缘残缺或息肉样充盈缺损,管腔中断或不规则狭窄。肿瘤侵犯邻近的肺组织和转移到肺门及纵隔淋巴结时,可见肺门区肿块,或纵隔阴影增宽,轮廓呈波浪形,肿块形态不规则,边缘不整齐,有时呈分叶状。纵隔转移淋巴结,可使气管分叉角度增大,相邻的食管前壁,也可受到压迫。晚期病例还可看到胸膜腔积液或肋骨破坏。

CT可显示薄层横断面结构图像,避免病变与正常组织互相重叠,密度分辨率很高,可发现一般X线检查隐藏区(如肺尖、膈上、脊椎旁、心后、纵隔等处)的早期肺癌病变,对中心型肺癌的诊断有重要价值。CT可显示位于纵隔内的肿瘤阴影、支气管受侵的范围、肿瘤的淋巴结转移以及对肺血管和纵隔内器官组织侵犯的程度,并可作为制定中心型肺癌的手术或非手术治疗方案的重要依据。

X线摄片可发现直径仅1～2 cm的周围型肺癌。X线表现为肺野周围孤立性圆形或椭圆形块影,轮廓不规则,可呈现小的分叶或切迹,边缘模糊毛糙,常显示细短的毛刺影。周围型肺癌长大阻塞支气管管腔后,可出现节段性肺炎或肺不张。肿瘤中心部分坏死液化,可示厚壁偏心性空洞,内壁凹凸不平,很少有明显的液平面。

结节型细支气管肺泡癌的X线表现,为轮廓清楚的孤立球形阴影,与上述的周围型肺癌的表现相似。弥散型细支气管肺泡癌的表现为浸润性病变,轮廓模糊,自小片到一个肺段或整个肺叶,类似肺炎。

CT分辨率高,可清楚显示肺野中直径1 cm以下的肿块阴影,因此可以发现一般胸部X线平片容易遗漏的较早期周围型肺癌。同时,也可帮助了解肺门及纵隔淋巴结转移情况,是否侵犯胸膜、胸壁及其他脏器,以及有无胸膜腔积液和癌肿内部空洞情况等。

(二)痰细胞学检查

肺癌表面脱落的癌细胞可随痰液咳出。痰细胞学检查找到癌细胞,可以明确诊断,多数病例还可判别肺癌的病理类型。痰检查的准确率为80%以上。起源于较大支气管的中心型肺癌,特别是伴有血痰的病例，痰中找到癌细胞的机会更多。临床上对肺癌可能性较大者，应连续数天重复送痰液进行检查。

(三)支气管镜检查

支气管镜检查对中心型肺癌诊断的阳性率较高，可在支气管内直接看到肿瘤，并可采取小块组织(或穿刺病变组织)做病理切片检查，亦可经支气管刷取肿瘤表面组织或吸取支气管内分泌物进行细胞学检查。

(四)纵隔镜检查

纵隔镜检查可直接观察气管前隆凸下及两侧支气管淋巴结情况，并可采取组织作病理切片检查，明确肺癌是否已转移到肺门和纵隔淋巴结。中心型肺癌，纵隔镜检查的阳性率较高。检查阳性者，一般说明病变范围广，不宜手术治疗。

(五)MRI

MRI 能清楚地显示心脏大血管的解剖影像，能观察中心型肺癌与大血管的关系，是否侵犯或包绕大血管，为决定是否手术或选择手术方式提供重要的信息。

(六)放射性核素肺扫描

肺癌及其转移病灶与枸橼酸^{67}镓、^{197}汞氯化物等放射性核素有亲和力。静脉注射后作肺扫描，在癌变部位显现放射性核素浓积影像，阳性率可达 90%左右。但肺部炎症和其他一些非癌病变也可呈现阳性现象，因此必须结合临床表现和其他检查资料综合分析。

(七)经胸壁穿刺活组织检查

这个方法对周围型肺癌阳性率较高，但可能产生气胸、胸膜腔出血或感染，以及癌细胞沿气道播散等并发症，故应严格掌握检查适应证。

(八)转移病灶活组织检查

已有锁骨上、颈部、腋下等处淋巴结转移或出现皮下转移结节者，可切取转移病灶组织作病理切片检查，或穿刺抽取组织作涂片检查，以明确诊断。

[illegible]

五、鉴别诊断

肺癌病例按肿瘤发生部位、病理类型和病程早晚等不同情况，在临床上可以有多种表现，易与下列疾病混淆。

(一)核

1.肺结核球

易与周围型肺癌混淆。肺结核球多见于青年，一般病程较长，发展缓慢。病变常位于上叶尖后段或下叶背段。在 X 线片上块影密度不均匀，可见到稀疏透光区和钙化点，肺内常另有散在性结核病灶。

2.粟粒性肺结核

易与弥漫型细支气管肺泡癌混淆。粟粒性肺结核常见于青年,全身毒性症状明显,抗结核药物治疗可改善症状,病灶逐渐吸收。

3.肺门淋巴结结核

在X线片上肺门块影可能误诊为中心型肺癌,肺门淋巴结结核多见于青少年,常有结核感染症状,很少有咯血。

应当指出,肺癌可以与肺结核合并存在。二者的临床症状和X线征象相似而易被忽视,以致延误肺癌的早期诊断。对于中年以上的肺结核患者,在原有肺结核病灶附近或其他肺内出现密度较浓的块状阴影、肺叶不张、一侧肺门阴影增宽,以及在抗结核药物治疗过程中肺部病灶未见好转,反而逐渐增大等情况时,都应引起对肺癌的高度怀疑,必须进一步做痰细胞学检查和支气管镜检查。

(二)肺部炎症

1.支气管肺炎

早期肺癌产生的阻塞性肺炎,易被误诊为支气管肺炎。支气管肺炎发病较急,感染症状比较明显。X线片表现为边界模糊的片状或斑点状阴影,密度不均匀,且不局限于一个肺段或肺叶。经抗生素药物治疗后,症状迅速消失,肺部病变吸收也较快。

2.肺脓肿

肺癌中央部分坏死液化形成癌性空洞时,X线片表现易与肺脓肿混淆。肺脓肿在急性期有明显感染症状,痰量多,呈脓性;X线片空洞壁较薄,内壁光滑,常有液平面,脓肿周围的肺组织或胸膜常有炎性变。支气管造影多可见空洞充盈,并常伴有支气管扩张。

(三)肺部其他肿瘤

1.良性肿瘤

如错构瘤、纤维瘤、软骨瘤等有时需与周围型肺癌鉴别。一般肺部良性肿瘤病程长,生长缓慢,临床上大多没有症状。X线片呈现接近圆形的块影,密度均匀,可以有钙化点,轮廓整齐,多无分叶状。

2.支气管腺瘤

支气管腺瘤是一种低度恶性的肿瘤。发病年龄比肺癌轻,女性发病率较高。临床表现可以与肺癌相似,常反复咳血。X线表现,有时也与肺癌相似。经支气管镜检查,诊断未能明确者应尽早行开胸探查术。

(四)纵隔淋巴肉瘤

可与中心型肺癌混淆。纵隔淋巴肉瘤生长迅速。临床上常有发热和其他部位表浅淋巴结肿大。在X线片上表现为两侧气管旁和肺门淋巴结肿大。对放射疗法高度敏感,小剂量照射后即可见到块影缩小。纵隔镜检查亦有助于明确诊断。

六、治疗

目前对肺癌主要采取以外科手术为主的综合治疗。首选疗法是外科手术,它是唯一可能将肺癌治愈的方法。然而,肺癌是一种全身性疾病,单纯手术治疗并不能完全解决问题,必须与化疗、放疗及其他治疗联合应用,进行综合治疗。遗憾的是80%的肺癌患者在明确诊断时已失去手术机会,仅约20%的病例可手术治疗。目前手术的远期(5年)生存率最好仅为30%~40%,效果不能令人满意。因此,必须提高对肺癌的警惕性,早诊早治,进一步探讨新的有效治疗方案和方法;此外,对现行的各种治疗方法必须恰当地联合应用,进行综合治疗,这样才有可能提高肺癌的治疗效果。具体的治疗方案应根据肺癌的TNM分期、细胞病理类型、患者的心肺功能和全身情况以及其他有关因素等,进行认真详细的综合分析后,确定个体化的治疗方案。

一般来讲,非小细胞肺癌 T_1 或 $T_2N_0M_0$ 病例以根治性手术治疗为主;而Ⅱ期和Ⅲ期患者则应加作术前后化疗、放疗等综合治疗,以提高疗效。

小细胞肺癌常在较早阶段就已发生远处转移,手术很难治愈。可采用化疗→手术→化疗,化疗→放疗→手术→化疗或化疗→放疗→化疗,以及附加预防性全脑照射等积极的综合治疗,已使疗效比过去有明显提高。

(一)手术治疗

目的是彻底切除肺部原发癌肿病灶和局部及纵隔淋巴结,并尽可能保留健康的肺组织。肺切除术的范围,取决于病变的部位和大小。对周围型肺癌,一般施行肺叶切除术;对中心型肺癌,一般施行肺叶或一侧全肺切除术。有的病例,癌肿位于一个肺叶内,但已侵及局部主支气管或中间支气管,为了保留正常的邻近肺叶,避免作一侧全肺切除术,可以切除病变的肺叶及一段受累的支气管,再吻合支气管上下切端,临床上称为支气管袖状肺叶切除术。如果相伴的肺动脉局部受侵,也可同时做部分切除,端端吻合,称为支气管袖状肺动脉袖状肺叶切除术。肺切除的同时,应进行系统的肺门和纵隔淋巴结清除术。

对于已侵犯胸膜、胸壁、心包、大血管或其他邻近器官组织(T_3、T_4)者,可根据情况(如能切除者)进行扩大的肺切除术,如联合胸壁切除及重建术、心包部分切除术、胸膜剥脱术、左心房部分切除、大血管部分切除重建等手术,扩大肺癌切除手术的范围大、损伤重,故在病例选择方面应特别慎重。

手术治疗结果:非小细胞肺癌,T_1 或 $T_2N_0M_0$ 病例经手术治疗后,约有半数的人能获得长期生存。Ⅱ期及Ⅲ期病例生存率则较低。据统计,我国目前的肺癌手术的切除率为[illegible]

[illegible]

(二)放射治疗

放射治疗是局部消灭肺癌病灶的一种手段。在各种类型的肺癌中,小细胞肺癌对放射疗法敏感性较高,鳞癌次之,腺癌和细支气管肺泡癌最低。据统计,单独应用放射疗法3年生存率约为10%。临床上常采用的是手术后放射疗法。对肿瘤或肺门转移病灶未能彻底切除的病例,于手术中在残留癌灶区放置小的金属环或金属夹做标记,便于术后放射疗法时准确定位。一般在术后1个月左右患者健康情况改善后开始放疗,剂量为40～60 Gy,疗程约6周。有的病例应在手术前先作放射治疗,使肿瘤缩小,可提高肺癌病灶的切除率。

晚期肺癌病例,伴有阻塞性肺炎、肺不张、上腔静脉阻塞综合征或骨转移引起剧烈疼痛以及肿瘤复发者,也可进行姑息性放射疗法,以减轻症状。

放射疗法可引起疲乏、胃纳减退、低热、骨髓造血功能抑制、放射性肺炎、肺纤维化和癌肿坏死液化形成空洞等放射反应和并发症，应给予相应处理。

下列情况不宜行放射治疗：①健康情况不佳，呈现恶病质；②高度肺气肿放射治疗后将引起呼吸功能代偿不全；③全身或胸膜、肺广泛转移；④癌变范围广泛，放射治疗后将引起广泛肺纤维化和呼吸功能代偿不全；⑤癌性空洞或巨大肿瘤，后者放射治疗将促进空洞形成。

对于肺癌脑转移病例，若颅内病灶较局限，可采用伽马刀放射治疗，有一定的缓解率。

(三)化学治疗

对有些分化程度低的肺癌，特别是小细胞肺癌，疗效较好。化学疗法作用遍及全身，临床上可以单独应用于晚期肺癌病例，以缓解症状，或与手术、放射等疗法综合应用，以防治肿瘤转移复发，提高治愈率。

常用药物有环磷酰胺、氟尿嘧啶、丝裂霉素、阿霉素、表阿霉素、甲基苄肼、长春碱、甲氨蝶呤、洛莫司汀(环己亚硝脲)、顺铂、卡铂、紫杉醇等。应根据肺癌的类型和患者的全身情况合理选用药物，并根据单纯化疗还是辅助化疗选择给药方法决定疗程的长短及哪几种药物联合应用、间歇给药等，以提高化疗的疗效。

需要注意的是，目前化学药物对肺癌疗效仍然较差，症状缓解期较短，不良反应较多。临床应用时，应掌握药物的性能和剂量，并密切观察不良反应。出现骨髓造血功能抑制、严重胃肠道反应等情况时要及时调整药物剂量或暂缓给药。

(四)靶向治疗

1.EGFR 分子靶向治疗

酪氨酸激酶是一组参与正常细胞生长和恶性细胞转化的蛋白，酪氨酸激酶活性升高是细胞癌变的标志，且其活性和肿瘤恶变程度成正比，试验证明酪氨酸激酶对异常信号的传递直接参与多种肿瘤的发生、进展和转移过程。

在受体酪氨酸激酶中，研究最多的是表皮生长因子受体(EGFR)，其特殊之处是编码 cerB-1/HER-1/EGFR 和 cerB-2/HER-2/neu(亦称 HER-2)。通过大量的动物和人体肿瘤细胞试验，发现 EGFR 的过量表达及其信号传递调节失常与多种癌症发生和生长有密切关系。EGFR 系统属于机体内各种细胞广泛存在的受体，由于调节失常而导致肿瘤发生有以下机制：①正常 EGFR 超表达，EGFR 的表达率和肿瘤细胞的恶性程度、浸润程度、复发概率和生存期都密切相关；②EGFR 发生突变，在无配体存在时始终处于激活状态，可改变亚细胞功能，进而促进细胞的恶性变化；③配体的自泌性超量生成可引发正常受体的超量激活。

EGFR 由三大部分组成：①细胞外 N 末端；②跨膜疏水区；③细胞外 C 末端。EGFR 是一组跨膜糖蛋白，分子质量 170 kD，分布于除造血细胞外的多种细胞。主要功能是传递多种生物信号，其中包括细胞分裂、细胞凋亡、细胞运动、蛋白分泌、分化和退化等。此外，EGFR 的超调节引起的细胞形态改变和修复过程亦与肿瘤的进展和浸润密切相关。EGFR 最主要的配基是 EGF 和转化生长因子 α(TGFα)。TGFα 可表达于正常细胞和部分恶性细胞，并可通过旁路调节、自身调节来刺激生成。而 EGF 由肾脏合成，通过分泌途径进行调节，生理情况下主要出现于体液中。两者都可激活跨膜受体，发挥促有丝分裂作用。当 EGFR 与其配体结合后，形成二聚体，激活细胞内酪氨酸激酶区，ATP 与之结合使其磷酸化。由于配体和受体结合的方式不同，可使细胞内磷酸化发生部位不同，随之带来特异构想改变，只能与特异的信号效应器结合，从而把多种细胞外信号传递至胞核内。

EGFR 酪氨酸激酶的活化可引发靶细胞一系列生理反应，包括增加有丝分裂、细胞增殖、细胞恶变、细胞分裂、细胞连接、细胞浸润及生存时间改变等。

(1)吉非替尼：ZD1839，为喹啉抑制剂，又名 Iressa(易瑞沙)，一种表皮生长因子受体酪氨酸激酶抑制剂，对酪氨酸激酶的特异竞争力强，抑制作用可逆，细胞库筛选和裸鼠荷瘤试验中的肿瘤识别谱广。能够阻断参与肿瘤生长和转移的信号转导通路，对复发的 NSCLC 进行单药治疗(IDE-AL 试验)的有效率为 10%～20%，中位生存期为 6～8 个月。

(2)埃罗替尼：商品名他赛瓦(Tarceva)，一种有效的、可逆的、选择性 HER-1/EGFR 酪氨酸激酶抑制剂。单药口服治疗 57 例晚期 NSCLC 显示(既往含铂方案化疗失败并且 HER-1/EGFR 表达阴性)肿瘤缓解率为 12.3%，中位生存期为 8.4 个月，1 年生存率为 40%。和吉非替尼一样，目前埃罗替尼联合化疗方案不作为推荐方案用于一线治疗。不吸烟、女性、腺癌(尤其是肺泡细胞癌)患者对埃罗替尼治疗也较敏感。与吉非替尼类似，最常见的不良反应是皮疹和腹泻，最严重的是 ILD，其发生率为 0.8%。如果出现 ILD，应中断治疗并应采取相应治疗措施。

(3)伊马替尼：商品名格列卫(Glivic)，选择性抑制 bcr-abl(9 号染色体原癌基因 abl 易位到 22 号染色体的一段称为断裂点集簇区 bcr 的癌基因上)阳性克隆的特异性酪氨酸激酶抑制剂，也可抑制血小板衍化生长因子和干细胞因子受体的酪氨酸激酶。TP＋伊立替康＋伊马替尼的试验结果显示缓解率为 66%，其中 CR 5 例(8%)，PR 35 例(58%)，无疾病进展期为 5.7 个月，中位生存期为 6.3 个月，Ⅲ度和Ⅳ度粒细胞缺乏症发生率为 10%和 6%，提示伊马替尼联合化疗用于广泛期 SCLC 是安全有效的。

(4)西妥昔单抗：一种 EGFR 的单克隆抗体，能阻断 EGF 和 TGF-α 与 EGFR 结合，阻止同源和异源二聚体的形成。它还能使肿瘤细胞周期停止，凋亡指数增加，降低瘤细胞 DNA 修复酶水平。对单用长春瑞滨＋顺铂化疗与化疗加用西妥昔单抗治疗初治 NSCLC 的疗效进行了比较，86 例 EGFR 表达均为阳性，92%为Ⅳ期。加用西妥昔单抗组总缓解率、TTP 和中位生存期与对照组比较，差异均无统计学意义。加用西妥昔单抗组虚弱和乏力多见，感染及痤疮样皮疹的发生率更高，而胃肠道毒性或白细胞减少无明显区别。

[illegible]

[illegible]的形成、生长、侵袭和转移中起着十分重要的作用，而 VEGF 在控制内皮细胞生长、微转移的分子信号调控上起到重要作用，可以促进肿瘤新生血管形成。抗肺癌血管生成靶向治疗的方法较多，但进入Ⅲ期临床试验和受关注最多的是 VEGF 的人重组单克隆抗体。

(1)贝伐单抗：又名阿瓦斯汀(avastin)，一种重组人源化抗 VEGF 单克隆抗体，能与 VEGF 受体-1(VEGFR-1)和受体-2(VEGFR-2)特异性结合，阻碍 VEGF 生物活性形式的产生，进而抑制肿瘤血管生成。贝伐单抗是第一个抗血管内皮生长因子的人源化单克隆抗体，能特异性阻断 VEGF 的生物效应，抑制肿瘤内血管新生，延缓肿瘤生长和转移。

(2)ZD6474：一种口服的 VEGFR-2 靶向抑制剂，能选择性阻断肿瘤血管中的两条关键性通路，从而抑制 VEGFR 依赖性肿瘤血管的形成，对 EGFR 也有一定的抑制作用。

(3)AZD2171：一种高效的 VEGFR-2 酪氨酸激酶抑制剂，可抑制肿瘤血管生成。

(4)白细胞介素-2：一种天然产生的细胞因子家族，具有免疫调节、抗病毒和抗血管生成作用。效益成本分析也提示低剂量 IL-2 效益/成本比是目前已上市 VEGF 抑制剂的 6.7 倍。其抗血管生成可通过 TNP-470 联合作用于 VEGFR，而 VEGFR 为血管内皮细胞特异的酪氨酸激酶受体。也可作为信号肽引导血管内皮抑素的 mRNA 进入内质网被翻译。应用低剂量 IL-2 联合顺式-维 A 酸治疗晚期 NSCLC 患者，患者先接受长春瑞滨＋顺铂方案化疗，而后接受 IL-2 联合顺式-维 A 酸口服治疗，结果病灶中 VEGF 水平较基础值明显下降。

(5)基质金属蛋白酶(MMP)抑制剂：一种以锌为基础的蛋白酶，通过降解细胞外基质成分参与肿瘤新生血管的形成。目前认为 MMP 是一个新的抗肿瘤药物作用靶点。此类药物有 marimastat、tanomastat、neovastat、prinomast 等。这些药物联合化疗治疗 NSCLC 不能延长患者的生存期。

(6)蛋白激酶 C(PKC)抑制剂：参与信号转导的重要介导物质。enzastaurin 为细菌生物碱的一种提纯物，是很强的 PKC 抑制剂。

(张泽巍)

第七章

普外科

第一节　急性胃扩张

急性胃扩张是指短期内由于大量气体和液体积聚，胃和十二指肠上段的高度扩张而致的一种综合征。其发病原因可能是胃运动功能失调或机械性梗阻，通常为某些内外科疾病或麻醉手术的严重并发症，国内报道多因暴饮暴食所致。任何年龄均可发病，但以 21～40 岁男性多见。

一、病因学

急性胃扩张通常发生于外科手术后，也可见于非手术疾病包括暴饮暴食、延髓型脊髓灰质炎、慢性消耗性疾病、伤寒、机械性梗阻及分娩等。常见的病因可以归纳为两大类。

(一)胃及肠壁神经肌肉麻痹

[illegible]抑郁、营养不良所致的自主神经功能紊乱，使胃的张力减低和排空延迟。

(6)糖尿病神经病变、抗胆碱药物的应用均可影响胃的张力和胃排空。

(7)暴饮暴食可导致胃壁肌肉突然受到过度牵拉而引起反射性麻痹，也可产生胃扩张。

(8)各种外伤产生的应激状态，尤其是上腹部挫伤或严重复合伤，其发生与腹腔神经丛受强烈刺激有关。

(二)机械性梗阻

正常解剖中腹主动脉与肠系膜上动脉之间成一锐角，十二指肠横部位于其中。此段十二指肠又由 Treitz 韧带将十二指肠空肠曲固定而不易活动。胃扭转及各种原因所致的十二指肠壅积症、十二指肠肿瘤、异物等均可引起胃潴留和急性胃扩张；幽门附近的病变，如脊柱畸形、环状胰腺、胰腺癌等偶可压迫胃的输出道引起急性胃扩张；躯体部上石膏套后 1～2 天引起的所谓"石膏套综合征”，可引起脊柱伸展过度，十二指肠受肠系膜上动脉压迫引起急性胃扩张。

有人认为神经肌肉麻痹和机械性梗阻两者可能同时存在，而胃壁肌肉麻痹可能占主导作用。

除了吞气症外，其他疾病所致的急性胃扩张的发病机制均不明确。术后急性胃扩张的发病机制与麻醉性肠梗阻相似。糖尿病酮症酸中毒时，代谢及电解质紊乱可能参与急性胃扩张的发病。外源性中枢去神经支配及平滑肌变性在神经源性胃扩张中起重要作用。

急性胃扩张的发生、发展是一个连续性的过程。胃及十二指肠受到各种病因的刺激，其自主神经反射性抑制，平滑肌张力减低，运动减弱，排空延缓。胃内气体增加，胃内压升高。当胃扩张到一定程度时，胃壁肌肉张力减弱，使食管与贲门、胃与十二指肠交界处形成锐角，阻碍胃内容物的排出。膨大的胃可压迫十二指肠，并将肠系膜及小肠挤向盆腔，导致肠系膜及肠系膜上动脉受牵拉压迫十二指肠，造成幽门远端梗阻。胃液、胆汁、胰液及十二指肠液分泌增多并积存于胃及十二指肠却不被重吸收，加上吞咽及发酵产生的气体，胃十二指肠进一步扩张。扩张进一步引起肠系膜被牵拉而刺激腹腔神经丛，加重胃肠麻痹，形成恶性循环。

二、病理解剖和病理生理学

病理解剖发现胃及十二指肠高度扩张，可以占据几乎整个腹腔。早期胃壁因过度扩展而变薄，黏膜变平，表面血管扩张、充血，胃壁黏膜层至浆膜层均可见出血，少数血管可见血栓形成。由于炎症和潴留胃液的刺激，胃壁逐渐水肿、变厚。后期胃高度扩张而处于麻痹状态，血液循环障碍，在早期胃黏膜炎症的基础上可发生胃壁全层充血、水肿、微血栓形成、坏死和穿孔。

病程中由于大量胃液、胆汁、胰液及十二指肠液积存于胃及十二指肠却不被重吸收，胃内液体可达6 000～7 000 mL；又可因大量呕吐、禁食和胃肠减压引流，引起不同程度的水和电解质紊乱。扩张的胃还可以机械地压迫门静脉，使血液淤滞于腹腔内脏，亦可压迫下腔静脉，使回心血量减少，最后可导致严重的周围循环衰竭。扩张的胃还可以使膈肌抬高，使呼吸受限而变得浅快，过度通气导致呼吸性碱中毒。

三、临床表现

大多数起病慢，手术后的急性胃扩张可发生于手术期或术后任何时间，迷走神经切断术者常于术后第 2 周开始进行流质饮食后发病。

主要临床症状有上腹部饱胀或不适，上腹部或脐周胀痛，可阵发性加重，但多不剧烈。由于上腹部膨胀，患者常有恶心、频繁呕吐甚至持续性呕吐，为溢出性，呕吐物初为胃液和食物，以后混有胆汁，并逐渐变为黑褐色或咖啡样液体，呕吐后腹胀、腹痛临床症状并不减轻。随着病情的加重，全身情况进行性恶化，严重时可出现脱水、碱中毒，并表现为烦躁不安、呼吸急促、手足抽搐、血压下降和休克。

突出的体征为上腹膨胀，呈不对称性，可见毫无蠕动的胃轮廓，局部有压痛，叩诊过度回响，胃鼓音区扩大，有振水声，肠鸣音多减弱或消失。膈肌高位，心脏可被推向上方。典型病例于脐右侧偏上出现局限性包块，外观隆起，触之光滑有弹性、轻压痛，其右下边界较清，此为极度扩张的胃窦，称巨胃窦症，乃是急性胃扩张特有的重要体征，可作为临床诊断的有力佐证。本病可因胃壁坏死发生急性胃穿孔和急性腹膜炎。

四、辅助检查

潜血试验常为强阳性，并含有胆汁。因周围循环障碍、肾脏缺血，可出现尿少、蛋白尿及管型，尿比重增高。可出现血液浓缩、血红蛋白、红细胞计数升高，白细胞总数常不高，但胃穿孔后白细胞总数及中性粒细胞比例可明显升高。血液生化分析可发现低血钾、低血钠、低血氯和二氧化碳结合力升高，严重者可有尿素氮升高。

立位腹部 X 线片可见左上腹巨大液平面和充满腹腔的特大胃影及左膈肌抬高。腹部 B 超可见胃高度扩张，胃壁变薄，若胃内为大量潴留液，可测出其量的多少和在表的投影，若为大量气体，与肠胀气不易区分。

五、诊断与鉴别诊断

根据病史、体征，结合实验室检查和腹部 X 线征象及腹部 B 超，诊断一般不难。手术后发生的胃扩张常因临床症状不典型而与术后一般胃肠病临床症状相混淆造成误诊。如胃肠减压引流出大量液体（3～4 L）可协助诊断。本病需与以下疾病鉴别。

（一）高位机械性肠梗阻

常有急性发作性腹部绞痛，可出现高亢的肠鸣音，腹胀早期不显著，呕吐物为肠内容物，有臭味。除绞窄性肠梗阻外，周围循环衰竭一般出现较晚。腹部立位 X 线片可见多数扩大的呈梯形的液平面。

（二）弥漫型腹膜炎

本病常有原发病灶可寻，全身感染中毒临床症状较重，体温升高。腹部可普遍膨隆，胃肠减压后并不消失，有腹膜炎体征及移动性浊音。腹部诊断性穿刺往往可抽出脓性腹水。应注意与急性胃扩张并穿孔时鉴别。

（三）胃扭转

[illegible]

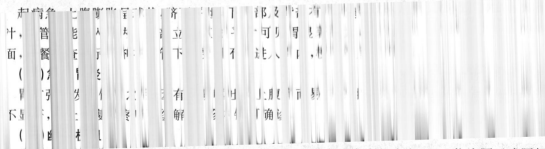

有消化性溃疡病史，多为渐进性，以恶心、呕吐和上腹痛临床症状为主，呕吐物为隔天或隔顿食物。体检可见胃型和自左向右的胃蠕动波，X 线检查可发现幽门梗阻。

（六）胃轻瘫

多由于胃动力缺乏所致，一般病史较长，反复发生，可有糖尿病、系统性红斑狼疮、系统性硬化症等病史。以呕吐为主要表现，呕吐物为数小时前的食物或宿食，伴上腹胀痛，性质以钝痛、绞痛、烧灼痛为主。上腹部膨隆或胃型，无蠕动波，表明胃张力缺乏。上消化道造影提示 4 小时胃内钡剂残留 50%，6 小时后仍见钡剂残留。

六、治疗

本病以预防为主。如上腹部手术后即采用胃肠减压，避免暴饮暴食，对于预防急性胃扩张很重要。

(一)内科治疗

暂时禁食,放置胃管持续胃肠减压,经常变换卧位姿势,以解除十二指肠横部的压迫,促进胃内容物的引流。纠正脱水、电解质紊乱和酸碱代谢平衡失调。低钾血症常因血液浓缩而被掩盖,应予注意。病情好转 24 小时后,可于胃管内注入少量液体,如无潴留,即可开始少量进食。

(二)外科治疗

以简单有效为原则,可采取的术式有胃壁切开术、胃壁内翻缝合术、胃部分切除术手术、十二指肠-空肠吻合术。以下情况发生为外科手术指征:①饱餐后极度胃扩张,胃内容物无法吸出;②内科治疗 8~12 小时后,临床症状改善不明显;③十二指肠机械性梗阻因素存在,无法解除;④合并胃穿孔或大量胃出血;⑤胃功能长期不能恢复,静脉高营养不能长期维持者。

术后处理与其他胃部手术相同,进食不宜过早,逐渐增加食量。若经胃肠减压后胃功能仍长期不恢复而无法进食时,可作空肠造瘘术以维持营养。

七、预后

伴有休克、胃穿孔、胃大出血等严重并发症者,预后较差,病死率高达 60%。近代外科在腹部大手术后多放置胃管,并多变换体位。注意水、电解质及酸碱平衡,急性胃扩张发生率及病死率已大为降低。

(王 健)

第二节 胃 憩 室

胃憩室可分类为真性和假性两类。对外科医师而言,在手术时区分这两类是非常明显的,但 X 线检查却会引起诊断困难。

假性胃憩室通常是由于良性溃疡造成深度穿透或局限性穿孔。其他因素包括坏死性肿瘤和粘连向外牵张等。这些胃憩室的壁可能不包含任何可辨认的胃壁。

真性的胃憩室较假性少见。可能会有多发性的,通常憩室壁由胃壁的所有层次组成。病因不确定,可能是先天性的。在所有的胃肠憩室病例报道中,真性胃憩室约占 3%。

一、发生率

有文献报道 412 例真性胃憩室,其中的 165 例是对 380 000 例常规钡餐检查时发现的,发生率为 0.04%。然而在 Meerhof 系列报道中,在 7 500 例常规 X 线钡餐检查中,发现 30 例憩室,发生率为 0.4%。尽管两组发生率相差 10 倍,但不可能代表胃憩室发生率的真正差异,可能与小的病灶易被疏漏及检查者经验等因素有关。

二、病理

胃憩室以发生在右侧贲门的后壁为多见。胃憩室大小差异很大,通常为直径 1~6 cm,呈囊状或管状。胃腔和憩室间孔大的可容纳 2 个指尖,最小的只能用极细的探针探及。多数孔径为

2～4 cm。开口的大小与并发症有关，宽颈开口憩室内容物不滞留，并发症发生率较低；腔颈较小者，食物残渣易滞留和细菌过度繁殖，可能引发炎症。另外，憩室开口小者钡剂难以进入憩室腔内，X线钡餐检查不易发现。

三、临床表现与并发症

憩室可能发生在任何年龄，但最常发生在20～60岁的成年人。儿童通常是真性憩室，且易发生并发症。大部分胃憩室是无症状的，有时在一些患者中，充满食物残渣的胃大憩室会引起上腹部胀感及不适，但在缺乏特殊的并发症者，手术切除憩室后很少能减缓症状。

胃憩室并发症罕见。由于内容物滞留和细菌过度繁殖可导致急性憩室炎，严重时会发生穿孔。炎症致局部憩室壁黏膜和血管糜烂，可引起出血和便血。穿孔伴出血则导致血腹。有个案报道成年人胃憩室造成幽门梗阻。罕见的是，憩室内出现恶性肿瘤，异物和胃石。

四、诊断

除发生并发症外，大部分胃憩室无任何症状，故多系在上消化道疾病检查时偶然发现的。在没有其他病理情况时发现憩室较困难。

憩室在上部胃肠道钡餐检查中表现为胃腔的突出物，周围平整圆滑，对照剂有时聚集在囊袋底部，当患者站立时，囊内上部有空气。发生于胃前壁或胃后壁的憩室很容易被忽视，除非使用气钡双重对比造影技术，并取患者头低位或站立位进行检查。小憩室可被误认为穿透性胃溃疡，反之亦然。两者的区分取决于病变的部位，由于近贲门溃疡是少见的。其他运用钡餐进行鉴别诊断的包括贲门癌、贲门裂隙疝、食管末端憩室和皮革样胃。

患者口服对照造影剂CT扫描通常能显示憩室。若不给予对照剂，或憩室没有对照物填充，CT结果会与肾上腺肿瘤相似。

内镜对鉴别诊断是最有价值的

六、手术方法

手术由憩室部位和有无合并病灶而定。

若憩室近贲门，游离胃左侧大网膜，以显露近胃食管孔的后方，小心分离粘连、胃壁和胰腺，显露分离憩室，需要时可牵引憩室以利显露，切除憩室、残端双层缝合。

若剖腹探查时不易发现憩室时，可钳闭胃窦，经鼻胃管注入盐水充盈胃，可能易于发现。

胃小弯和大弯侧憩室做V形切除，缝合裂口。幽门窦的憩室可施行部分胃切除术治疗，若合并胃部病灶时尤其适合。

（王　健）

第三节　胃　扭　转

胃扭转是由于胃固定机制发生障碍，或因胃本身及其周围系膜（器官）的异常，使胃沿不同轴向发生部分或完全地扭转。胃扭转最早于1866年由Berti在尸检中发现。

本病可发生于任何年龄，多见于30～60岁，男女性别无差异。15%～20%胃扭转发生于儿童，多见于1岁以前，常同先天性膈缺损有关。2/3的胃扭转病例为继发性，最常见的是食管旁疝的并发症，也可能同其他先天性或获得性腹部异常有关。

一、分类

（一）按病因分类

1.原发性胃扭转

致病因素主要是胃的支持韧带有先天性松弛或过长，再加上胃运动功能异常，如饱餐后胃的重量增加，容易导致胃扭转。除解剖学因素外，急性胃扩张、剧烈呕吐、横结肠胀气等亦是胃扭转的诱因。

2.继发性胃扭转

胃本身或周围脏器的病变造成，如食管裂孔疝、先天及后天性膈肌缺损、胃穿透性溃疡、胃肿瘤、脾脏肿大等疾病，亦可由胆囊炎、肝脓肿等造成胃粘连牵拉引起胃扭转。

（二）以胃扭转的轴心分类

1.器官轴（纵轴）型胃扭转

此类型较少见。胃沿贲门至幽门的连线为轴心向上旋转。造成胃大弯向上、向左移位，位于胃小弯上方，贲门和胃底的位置基本无变化，幽门则指向下。横结肠也可随胃大弯向上移位。这种类型的旋转可以在胃的前方或胃的后方，但以前方多见。

2.系膜轴型（横轴）胃扭转

此类型最常见。胃沿着从大、小弯中点的连线为轴发生旋转。该型又可分为两个亚型：一个亚型是幽门由右向上、向左旋转，胃窦转至胃体之前，有时幽门可达到贲门水平，右侧横结肠也可随胃幽门窦部移至左上腹；另一亚型是胃底由左向下、向右旋转，胃体移至胃窦之前。系膜轴型扭转造成胃前后对折，使胃形成两个小腔。这类扭转中膈肌异常不常见，多为胃部手术并发症或为特发性，典型的为慢性不完全扭转，食管胃连接部并无梗阻，胃管或内镜多可通过。

3.混合型胃扭转

较常见，兼有器官轴型扭转及系膜轴型扭转两者的特点。

（三）按扭转范围分为完全型和部分型胃扭转

1.完全型扭转

整个胃除与横膈相附着的部分以外都发生扭转。

2.部分型扭转

仅胃的一部分发生扭转，通常是胃幽门终末部发生扭转。

(四)按扭转的性质分为急性胃扭转和慢性胃扭转

1.急性胃扭转

发病急，呈急腹症表现。常与胃解剖学异常有密切关系，在不同的诱因激发下起病。如食管裂孔疝、膈疝、胃下垂、胃的韧带松弛或过长。剧烈呕吐、急性胃扩张、胃巨大肿瘤、横结肠显著胀气等可成为胃的位置突然改变而发生扭转的诱因。

2.慢性胃扭转

有上腹部不适，偶有呕吐等临床表现，可以反复发作。多为继发性，除膈肌的病变外，胃本身或上腹部邻近器官的疾病，如穿透性溃疡、肝脓肿、胆道感染、膈创伤等亦可成为慢性胃扭转的诱因。

二、临床表现

胃扭转的临床表现与扭转范围、程度及发病的快慢有关。

(一)急性胃扭转

表现为上腹部突然剧烈疼痛，可放射至背部及左胸部。有时甚至放射到肩部、颈部并伴随呼吸困难，有时可有心电图改变，有可能被误诊为心肌梗死。急性胃扭转常伴有持续性呕吐，呕吐物量不多，不含胆汁，以后有难以消除的干呕，进食后可立即呕出，这是因为胃扭转使贲门口完全闭塞的结果。上腹部进行性膨胀，下腹部平坦柔软。大多数患者不能经食管插入胃管。急性胃扭转晚期可发生血管闭塞和胃壁缺血坏死，以致发生休克。

查体可发现上腹膨隆及局限性压痛，下腹平坦，全身情况无大变化，若伴有全身情况改变，提示胃部有血液循环障碍。反复干呕、上腹局限压痛、胃管不能插入胃内，这是急性胃扭转的三大特征，称为急性胃扭转三联症。但这三联症在扭转程度较轻时，不一定存在。

(二)慢性胃扭转

较急性胃扭转多见，临床表现不典型，多为间断性胃灼热感、嗳气、腹胀、腹鸣、腹痛，进食后尤甚。主要临床症状是间断发作的上腹部疼痛，有的病史可长达数年 [illegible]

[illegible]

可见两个液气平面，若出现气腹则提示并发胃穿孔。

2.上消化道钡餐

上消化道X线钡餐不仅能明确有无扭转，且能了解扭转的轴向、范围和方向，有时还可了解扭转的病因。器官轴型表现为胃大弯、胃底向前、从左侧转向右侧，胃大弯朝向膈面，胃小弯向下，后壁向前呈倒置胃，食管远端梗阻呈尖削影，腹食管段延长，胃底与膈分离，食管与胃黏膜呈十字形交叉。系膜轴型表现为食管胃连接处位于膈下的异常低位，而远端位于头侧，胃体、胃窦重叠，贲门和幽门可在同一水平面上。

(二)内镜检查

内镜检查有一定难度，进镜时需慎重。胃镜进入贲门口时可见到齿状线扭曲现象，贲门充血、水肿，胃腔正常解剖位置改变，胃前后壁或大、小弯位置改变，有些患者可发现食管炎、肿瘤或溃疡。

四、诊断与鉴别诊断

(一)诊断

诊断标准:①临床表现以间歇性腹胀、间断发作的上腹痛、恶心、轻度呕吐为主要临床症状,病程短者数天,长者选数年,进食可诱发。②胃镜检查时,内镜通过贲门后,盘滞于胃底或胃体腔,并见远端黏膜皱襞呈螺旋或折叠状,镜端难通过到达胃窦,见不到幽门。③胃镜下复位后,患者可感觉临床症状减轻,尤以腹胀减轻为主。④上消化道X线钡剂检查示:胃囊部有两个液平;胃倒转,大弯在小弯之上;贲门幽门在同一水平面,幽门和十二指肠面向下;胃黏膜皱襞可见扭曲或交叉,腹腔段食管比正常增长等。符合上述①~③或①~④条可诊断胃扭转。

(二)鉴别诊断

1.食管裂孔疝

主要临床症状为胸骨后灼痛或烧灼感,伴有嗳气或呃逆。常于餐后1小时内出现,可产生压迫临床症状,如气促、心悸、咳嗽等。有时胃扭转可合并有疝,X线钡餐检查有助于鉴别。

2.急性胃扩张

本病腹痛不严重,以上腹胀为主,有频繁的呕吐,呕吐量大且常含有胆汁。可插入胃管抽出大量气体及胃液。患者常有脱水及碱中毒征象。

3.粘连性肠梗阻

常有腹部手术史,表现为突然阵发性腹痛,排气、排便停止,呕吐物有粪臭味,X线检查可见肠腔呈梯形的液平面。

4.胃癌

胃癌多见于中老年,腹部疼痛较轻,查体于上腹部可触及结节形包块,多伴有消瘦、贫血等慢性消耗性表现。通过X线征象或内镜检查可与胃扭转相鉴别。

5.幽门梗阻

都有消化性溃疡病史,可呕吐宿食,呕吐物量较多。X线检查发现幽门梗阻,内镜检查可见溃疡及幽门梗阻。

6.慢性胆囊炎

非急性发作时,表现为上腹部隐痛及消化不良的临床症状,进油腻食物诱发。可向右肩部放射,墨菲征阳性,但无剧烈腹痛、干呕。可以顺利插入胃管,胆囊B超、胆囊造影、十二指肠引流可有阳性发现。

7.心肌梗死

心肌梗死多发生于中老年患者,常有基础病史,发作前有心悸、心绞痛等先兆,伴有严重的心律失常,特征性心电图、心肌酶学检查可协助鉴别。

五、治疗

急性胃扭转多以急腹症入外科治疗,手术通常是必需的。术前可先试行放置胃管行胃肠减压,可提高手术的成功率;在插入胃管时也有损伤食管下段的危险,操作时应注意。急性绞窄性胃扭转致胃缺血、坏疽或胃肠减压失败时需要尽早应用广谱抗生素和补液。如胃管不能插入,应尽早手术。在解除胃扭转后根据患者情况可进一步作胃固定或胃造瘘术,必要时须行胃大部切除术。术后需持续胃肠减压直至胃肠道功能恢复正常。近年来有人报道内镜下胃造瘘术,但主要适用于无须纠正解剖异常的系膜扭转型患者或少数手术指征不明显的慢性器官轴型扭转。

对于慢性胃扭转，医师和患者应权衡手术利弊。如果患者不愿意接受手术时，应使患者清楚病情有发展为急性胃扭转或出现并发症。如果全胃位于胸腔或存在于食管旁疝，应施行手术预防急性发作。目前，手术治疗慢性复发性胃扭转建议行胃扭转的复位术、胃固定术。对因膈向腹腔突出造成的胃扭转行膈下结肠移位术。合并食管裂孔疝或膈疝者应作胃固定术及膈疝修补术。对有胸腹裂孔疝的儿童，应经腹关闭缺陷。伴有胃溃疡或胃肿瘤者可作胃大部切除。

另有一些急性和慢性胃扭转患者可通过内镜进行操作扭转复位。对可耐受手术的患者，行内镜减压可作为暂时性的处理，但不推荐用于治疗急性胃扭转。

六、预后

由于诊断和治疗措施的不断改进，急性胃扭转的病死率已下降至 15%，急性胃扭转的急症手术病死率约为 40%，若发生绞窄则病死率可达 60%。已明确诊断的慢性胃扭转患者的病死率为 0～13%。

（王　健）

第四节　急性胃黏膜病变

一、病因

（一）药物

多种药物可导致急性胃黏膜病变，常见的有非甾醇类抗感染药如阿司匹林、吲哚美辛、保泰松等，以及肾上腺皮质激素类 [illegible]

上消化道出血是其最突出的症状，可表现为呕血或黑粪，其特点如下。

（1）有服用有关药物、酗酒或可导致应激状态的疾病史。

（2）起病骤然，突然呕血、黑粪，可出现在应激性病变之后数小时或数天。

（3）出血量多，可呈间歇性、反复多次，常导致出血性休克，起病时也可伴上腹部不适，烧灼感、疼痛、恶心、呕吐及反酸等症状。

三、诊断

（1）X 线钡剂检查常阴性。

（2）急性纤维内镜检查（24～48 小时进行）可见胃黏膜局限性或广泛性点片状出血，呈簇状分布，多发性糜烂、浅溃疡。好发于胃体底部，单纯累及胃窦者少见，病变常在 48 小时以后很快消失，不留瘢痕。

四、鉴别诊断

(一)急性腐蚀性胃炎

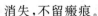

有服强酸(硫酸、盐酸、硝酸)、强碱(氢氧化钠、氢氧化钾)或来苏水等病史。服后引起消化道灼伤，出现口腔、咽喉、胸骨后及上腹部剧烈疼痛，伴吞咽疼痛，咽下困难，频繁恶心、呕吐。严重者可呕血，呕出带血的黏膜腐片，可发生虚脱、休克或引起食管、胃穿孔的症状，口腔、咽喉可出现接触处的炎症，充血、水肿、糜烂、坏死黏膜剥脱、溃疡或可见到黑色、白色痂。

(二)急性阑尾炎

本病早期可出现上腹痛、恶心、呕吐，但随着病情的进展，疼痛逐渐转向右下腹，且有固定的压痛及反跳痛，多伴有发热、白细胞计数增高、中性粒细胞明显增多。

(三)胆囊炎、胆石症

有反复发作的腹痛，常以右上腹为主，可放射至右肩、背部。查体时注意巩膜、皮肤黄疸。右上腹压痛、墨菲征阳性，或可触到肿大的胆囊。血胆红素定量、尿三胆检测有助于诊断。

(四)其他

大叶性肺炎、心肌梗死等发病初期可有不同程度的腹痛、恶心、呕吐。如详细询问病史，进行体格检查及必要的辅助检查，不难鉴别。

五、治疗

(一)一般治疗

祛除病因，积极治疗引起应激状态的原发病，卧床休息，流质饮食，必要时禁食。

(二)补充血容量

5%葡萄糖盐水静脉滴注，必要时输血。

(三)止血

口服止血药如白药、三七粉，或经胃管吸出酸性胃液，用去甲肾上腺素 8 mg 加入 100 mL 冷盐水中，每 2～4 小时进行 1 次。亦可在胃镜下止血，喷洒止血药(如孟氏溶液、白药等)、电凝止血、激光止血或微波止血。

(四)抑制胃酸分泌

西咪替丁 200 mg，每天 4 次或每天 800～1 200 mg 分次静脉滴注，雷尼替丁(呋喃硝胺) 150 mg，每天 2 次或静脉滴注。

近来有用硫糖铝或前列腺素 E_2，亦获得良好效果。

(王　健)

第五节　溃疡性幽门梗阻

一、概述

溃疡发生于幽门部或十二指肠球部，容易造成幽门梗阻，有暂时性和永久性两种同时存在。

约有10%的溃疡患者并发幽门梗阻。梗阻初期,胃内容物排出发生困难,引起反射性胃蠕动增强,到了晚期,代偿功能不足,肌肉萎缩,蠕动极度微弱,胃形成扩张状态。

二、病理分型及病理生理

(一)溃疡病并发幽门梗阻分型

1.痉挛性梗阻

幽门附近溃疡,刺激幽门括约肌反射性痉挛所致。

2.炎症水肿性梗阻

幽门区溃疡本身炎症水肿。

3.瘢痕性梗阻

瘢疡胼胝硬结,溃疡愈后瘢痕挛缩。

4.粘连性梗阻

溃疡炎症或穿孔后引起粘连或牵拉。

前两种梗阻是暂时性或是反复发作,后两种梗阻是永久性,必须手术治疗。

(二)病理生理

梗阻初期,为了克服梗阻,胃蠕动加强,胃壁肌肉呈相对肥厚,胃轻度扩张。梗阻晚期,代偿功能减退,胃蠕动减弱,胃壁松弛,因而胃扩张明显。长期有大量胃内容物潴留,黏膜受到刺激,而发生慢性炎症,又将加重梗阻,因而形成恶性循环。由于长期不能进食,反而经常发生呕吐,造成水电解质失调和严重的营养不良。大量氢离子和氯离子随胃液吐出,血液中氯离子降低;碳酸氢根离子增加,造成代谢性碱中毒。钾离子除呕吐丢失外,随尿大量排出,可以出现低血钾。因此,低钾低氯性碱中毒在幽门梗阻患者中较为多见。

三、临床表现

[illegible]

[illegible]重时呈现恶病质。口服钡剂后,钡剂难以通过幽门。胃扩张、蠕动弱、有大量空腹潴留液,钡剂下沉,出现气、液、钡三层现象。

四、诊断

有长期溃疡病史的患者和典型的胃潴留及呕吐症状者,必要时进行X线或胃镜检查,诊断不困难,需要与下列疾病相鉴别。

(1)活动期溃疡所致幽门痉挛和水肿有溃疡病疼痛症状,梗阻为间歇性,呕吐虽然很剧烈,但胃无扩张现象,呕吐物不含宿食。经内科治疗,梗阻和疼痛症状可缓解或减轻。

(2)胃癌所致的幽门梗阻病程较短,胃扩张程度较轻,胃蠕动波少见。晚期上腹可触及包块。X线钡剂检查可见胃窦部充盈缺损,胃镜取活检能确诊。

(3)十二指肠球部以下的梗阻性病变如十二指肠肿瘤、环状胰腺、十二指淤滞症均可引起十二指肠梗阻，伴呕吐、胃扩张和潴留，但其呕吐物多含有胆汁。X线钡剂或内镜检查可确定梗阻性质和部位。

五、治疗

(一)非手术疗法

幽门痉挛或炎症水肿所致梗阻，应以非手术治疗为主。方法是胃肠减压，保持水电解质平衡及全身支持治疗。

(二)手术疗法

幽门梗阻和非手术治疗无效的幽门梗阻应视为手术适应证。手术的目的是解除梗阻，使食物和胃液能进入小肠，从而改善全身状况，常用的手术方法如下。

1.胃空肠吻合术

方法简单，近期效果好，病死率低，但由于术后吻合溃疡发生率很高，故现在很少采用。对于老年体弱，低胃酸及全身情况极差的患者仍可考虑选用。

2.胃大部切除术

患者一般情况好，在我国为最常用的术式。

3.迷走神经切断术

迷走神经切断加胃窦部切除术或迷走神经切断加胃引流术，对青年患者较适宜。

4.高选择性迷走神经切断术

近年有报道高选择性迷走神经切除及幽门扩张术，取得满意效果。

幽门梗阻患者术前要做好充分准备。术前2～3天行胃肠减压，每天用温盐水洗胃，减少胃组织水肿，输血、输液及改善营养，纠正水电解质紊乱。

(王　健)

第六节　肥厚性幽门狭窄

肥厚性幽门狭窄是常见疾病，占消化道畸形的第3位。早在1888年，丹麦医师赫系斯普伦首先描述本病的病理特点和临床表现，但未找到有效治疗方法。1912年，拉姆斯泰特在前人研究基础上创用幽门肌切开术，从而使病死率明显降低，成为标准术式推行至今。目前手术病死率已降至1%以下。

依据地理、时令和种族，本病有不同的发病率。欧美国家较高，在美国每400个活产儿中有1例患此病，非洲、亚洲地区发病率较低，我国发病率为1/3 000。男性居多，占90%，男女之比为(4～5)∶1。患儿多为足月产正常婴儿，未成熟儿较少见；第一胎多见，占总患者数的40%～60%。有家族聚集倾向，母患病，则子女患病可能性增加3倍。

一、病理解剖

本病的主要病理改变是幽门肌层显著增厚和水肿，尤以环肌为著，纤维肥厚但数量没有增加。幽门部呈橄榄形，质硬有弹性，当肌肉痉挛时则更为坚硬，一般测量长为 2.0～2.5 cm，直径为 0.5～1.0 cm，肌层厚 0.4～0.6 cm，年长儿肿块还要大些。但肿块大小与症状严重程度和病程长短无关。肿块表面覆有腹膜且甚光滑，由于血供受压力影响，色泽显得苍白。肥厚的肌层挤压黏膜呈纵形皱襞，使管腔狭小，加上黏膜水肿，以后出现炎症，使管腔更显细小，在尸解标本上幽门仅能通过 1 mm 的探针。细窄的幽门管向胃窦部移行时，腔隙呈锥形逐渐变宽，肥厚的肌层逐渐变薄，二者之间无精确的分界。但在十二指肠侧则界限明显，胃壁肌层与十二指肠肌层不相连续，肥厚的幽门肿块类似子宫颈样突入十二指肠。组织学检查见肌层肥厚，肌纤维排列紊乱，黏膜水肿、充血。由于幽门梗阻，近侧胃扩张，胃壁增厚，黏膜皱襞增多且水肿，并因胃内容物滞留，常导致黏膜炎症和糜烂，甚至有溃疡。

肥厚性幽门狭窄患者合并先天畸形相当少见，为 7%左右。食管裂孔疝、胃食管反流和腹股沟疝是最常见的畸形，但未见有大量的患者报道。

二、病因

对幽门狭窄的病因和发病机制，至今尚无定论，多年来许多研究者进行了大量研究，主要有以下几种观点。

(一)遗传因素

遗传因素在病因学上起着很重要的作用。发病有明显的家族性，甚至一家中母亲和 7 个儿子同病，且在单卵双胎比双卵双胎多见。双亲中有一人患此病，子女发病率可高达 6.9%。若母亲患病，其子发病率为 19%，其女为 7%；如父亲患病，则分别为 5.5%和 2.4%。有研究指出，幽门狭窄的遗传机制是多基因性，既非隐性遗传亦非伴性遗传，而是由一个显性基因和一个性修饰多因子构成的定向遗传基因。这种遗传倾向受一定的环境因素影响，如社会阶层、饮食种类、季节等。发病以春秋季为高，但其相关因素不明，常见于高体重的男婴，但与胎龄的长短无关。

(二)神经功能

[illegible]神经纤维数量明显减少，应用放射免疫法测定组织中 P 物质含量减少，由此推测这些肽类神经的变化与发病有关。

(三)胃肠激素

幽门狭窄患儿术前血清促胃液素升高曾被认为是发病原因之一，经反复实验，目前并不能推断患儿术前血清促胃液素升高是幽门狭窄的原因还是后果。近年研究发现，血清和胃液中前列腺素(PGS)浓度增高，提示发病机制是幽门肌层局部激素浓度增高使肌肉处于持续紧张状态。亦有人对血清胆囊收缩素进行研究，结果无异常变化。近年来的研究认为一氧化氮合成酶的减少也与其病因相关。幽门环肌中还原性辅酶Ⅱ(NADPH)阳性纤维消失或减少，NO 合酶明显减少，致 NO 产生减少，使幽门括约肌失松弛，导致胃输出道梗阻。

(四)肌肉功能性肥厚

有研究者通过细致观察,发现有些出生 7～10 天的婴儿凝乳块强行通过狭窄幽门管的征象,提示这种机械性刺激可造成黏膜水肿增厚,也导致大脑皮层对内脏的功能失调,使幽门发生痉挛。两种因素促使幽门狭窄形成严重梗阻而出现症状。但亦有研究者持否定意见,认为幽门痉挛首先应引起某些先期症状,如呕吐,而在某些呕吐发作,很早进行手术的患者中却发现,肿块已经形成,且肥厚的肌肉主要是环肌,这与痉挛引起幽门肌肉的功能性肥厚是不相符的。

(五)环境因素

本病发病有明显的季节性高峰,以春秋季为主,在活检组织切片中发现神经节细胞周围有白细胞浸润,推测可能与病毒感染有关,但检测患儿及其母亲的血、粪和咽部均未能分离出柯萨奇病毒,检测血清抗体亦无变化,柯萨奇病毒感染动物亦未见相关病理改变。

三、临床表现

患儿症状出现于生后 3～6 周,亦有更早的,极少数发生在 4 个月之后。呕吐是主要症状,最初仅是回奶,接着为喷射性呕吐。开始时偶有呕吐,随着梗阻加重,几乎每次喂奶后都要呕吐。呕吐物为黏液或乳汁,在胃内滞留时间较长则吐出凝乳,不含胆汁。少数患者由于刺激性胃炎,呕吐物含有新鲜或变性的血液。有幽门狭窄患者在新生儿高胃酸期发生胃溃疡及大量呕血的报道,亦有发生十二指肠溃疡者的报道。在呕吐之后婴儿仍有很强的觅食欲,如再喂奶仍能用力吸吮。未成熟儿的症状常不典型,喷射性呕吐并不显著。

随患儿呕吐加剧,由于奶和水摄入不足,体重起初不增,继之迅速下降,尿量明显减少,数天排便 1 次,量少且质硬,偶有排出棕绿色便,被称为饥饿性粪便。由于营养不良、脱水,婴儿明显消瘦,皮肤松弛有皱纹,皮下脂肪减少,精神抑郁,呈苦恼面容。发病初期患儿因为呕吐丧失大量胃酸,可引起碱中毒,呼吸变浅而慢,并可有喉痉挛及手足抽搐等症状,以后脱水严重,肾功能低下,酸性代谢产物滞留体内,部分碱性物质被中和,故很少有严重碱中毒者。如今,因就诊及时,已难以见到严重营养不良的晚期患者。

幽门狭窄伴有黄疸,发生率约 2%,多数以非结合胆红素升高为主。一旦外科手术解除幽门梗阻后,黄疸就很快消退。因此,这种黄疸最初被认为是幽门肿块压迫肝外胆管引起,现代研究认为是肝酶不足的原因。高位胃肠梗阻伴黄疸婴儿的肝葡糖醛酸转移酶活性降低,但其不足的确切原因尚不明确。有人认为酶的抑制与碱中毒有关,但失水和碱中毒在幽门梗阻伴黄疸的患者中并不很严重。热能供给不足亦是一种可能原因,与日贝尔(Gilbert)综合征的黄疸患者相似,在供给足够热量后患儿胆红素能很快降至正常水平。一般术后 5～7 天黄疸自然消退,无须特殊治疗。

腹部检查时,将患儿置于舒适体位,腹部充分暴露,在明亮光线下,喂糖水时进行观察,可见胃型及蠕动波。检查者位于婴儿左侧,手法必须温柔,左手置于右胁缘下腹直肌外缘处,以示指和环指按压腹直肌,用中指指端轻轻向深部按压,可触到橄榄形、光滑质硬的幽门肿块,大小为 1～2 cm。在呕吐之后,胃空瘪且腹肌暂时松弛时易于扪及。当腹肌不松弛或胃扩张明显时,肿块可能扪不到,可先置胃管排空胃,再喂给糖水,使患儿边吸吮边检查,要耐心反复检查,根据经验,多数患者均可扪到肿块。

实验室检查发现临床上有失水的婴儿均有不同程度的低氯性碱中毒,血液二氧化碳分压

(PCO_2)升高,pH 升高和发生低氯血症。必须认识到代谢性碱中毒时常伴有低钾现象,其机制尚不清楚。少量的钾随胃液丢失,在碱中毒时钾离子向细胞内移动,引起细胞内高钾,而细胞外低钾,同时肾远曲小管上皮细胞排钾增多,从而造成血钾降低。

四、诊断

依据典型的临床表现,见到胃蠕动波、扪及幽门肿块和喷射性呕吐等 3 项主要征象,诊断即可确定。其中最可靠的诊断依据是触及幽门肿块。同时可进行超声检查或钡餐检查以助明确诊断。

(一)超声检查

诊断标准包括反映幽门肿块的 3 项指标:幽门肌层厚度大于等于 4 mm,幽门管长度大于等于 18 mm,幽门管直径大于等于 15 mm。有人提出以狭窄指数(幽门厚度×2÷幽门管直径×100%)大于 50%作为诊断标准。超声下可注意观察幽门管的开闭和食物通过情况。

(二)钡餐检查

诊断的主要依据是幽门管腔增长(>1 cm)和管径狭窄(<0.2 cm),"线样征"。另可见胃扩张,胃蠕动增强,幽门口关闭呈鸟喙状,胃排空延迟等征象。有报道随访复查幽门环肌切开术后的患者,这种征象尚可持续数天,以后幽门管逐渐变短而宽,然而有部分患者不能恢复至正常状态。术前患儿钡餐检查后须经胃管洗出钡剂,用温盐水洗胃,以免呕吐而发生吸入性肺炎。

五、鉴别诊断

婴儿呕吐有各种病因,应与下列各种疾病相鉴别,如喂养不当、全身性或局部性感染、肺炎、先天性心脏病、颅内压增加的中枢神经系统疾病、进展性肾脏疾病、感染性胃肠[illegible]
内分泌疾病以及胃食管反流和食管[illegible]

[illegible]

[illegible]以免切破黏膜,近端则应超过胃端[illegible]向深层划开肌层,暴露黏膜,撑开切口至 5 mm 以上宽度,使黏膜自由膨出,局部压迫止血即可。目前,采用脐环内弧形切口和腹腔镜完成此项手术已被广泛接受和采纳。患儿术后进食在翌晨开始为妥,先进糖水,由少到多,24 小时渐进奶,2~3 天加至足量。术后呕吐大多是饮食增加太快的结果,应减量后再逐渐增加。

长期随访报道患儿术后胃肠功能正常,溃疡病的发病率并不增加;而 X 线复查有时可显示成功的幽门肌切开术后患儿的狭窄幽门存在 7~10 年之久。

(二)内科治疗

内科疗法包括细心喂养的饮食疗法,每隔 2~3 小时进 1 次饮食,定时用温盐水洗胃,每次进食前 15~30 分钟服用阿托品类解痉剂等方法协同进行治疗。这种疗法需要长期护理,住院 2~3 个月,很易遭受感染,效果进展甚慢且不可靠。目前美国、日本有少数研究者主张采用内科治疗,尤其对不能耐受手术的特殊患儿,保守治疗相对更安全。近年提倡硫酸阿托品静脉注射疗法,对部分患者有效。

(王　健)

第七节　胃肠道异物

胃肠道异物主要见于误食,进食不当或经肛门塞入。美国消化内镜学会2011年《消化道异物处理指南》指出,异物摄入和食物团嵌塞在临床上并非少见,80%以上的异物可以自行排出,无须治疗。但63%～76%故意摄入的异物需要行内镜治疗,12%～16%需要外科手术取出。经肛途径异物常见于借助器具的经肛门性行为,医源性(纱布、体温计等)遗留,外伤或遭恶意攻击塞入,绝大多数可通过手法取出,少数需外科手术治疗。下文按两种途径分别阐述。

一、经口吞入异物

(一)病因

1.发病对象

多数异物误食发生在儿童,好发年龄段在6个月至6岁;成年人误食异物多发生于精神障碍、发育延迟、酒精中毒者,以及在押人员等,可一次吞入多种异物,也可有多次吞入异物病史;牙齿缺如的老年人易吞入没有咀嚼的大块食物或义齿。

2.异物种类

报道的异物种类相当多,多为动物骨刺、牙签、果核、别针、鱼钩、食品药品包装、义齿、硬币、纽扣电池等,也有磁铁、刀片、缝针、毒品袋及各种易于拆卸吞食的物品,有研究者曾手术取出订书机、门扣、钢笔等。在押人员吞食的尖锐物品较多,常用纸片、塑料等包裹后再吞下,但仍存在风险。

(二)诊断

1.临床表现

多数患者并无明显症状。完全清醒、有沟通能力的儿童和成人,一般都能确定吞食的异物,指出不适部位。一些患者并不知道他们吞食了异物,而在数小时、数天甚至数年后出现并发症。幼儿及精神病患者可能对病史陈述不清,如果突然出现呛咳、拒绝进食、呕吐、流涎、哮鸣、血性唾液或呼吸困难等症状时,应考虑到吞食异物的可能。颈部出现肿胀、红斑、触痛或捻发音提示口咽部损伤或上段食管穿孔。腹痛、腹胀、肛门停止排气应考虑肠梗阻。发热、剧烈腹痛,腹膜炎体征提示存在消化道穿孔可能患者。患者在极少数情况下可出现脸色苍白、四肢湿冷、心悸、口渴、焦虑不安或淡漠以至昏迷,可能为异物刺破血管,造成失血性休克。

2.体格检查

对于消化道异物患者,病史、辅助检查远较体格检查重要,多数患者无明显体征。当出现穿孔、梗阻及出血时,相应出现腹膜炎、腹胀或休克等体征。

3.辅助检查

(1)胸腹正侧位X线片:可诊断大多数消化道异物及位置,了解有无纵隔和腹腔游离气体,然而鱼刺、木块、塑料、大多数玻璃和细金属不容易被发现。不推荐常规钡餐检查，因有误吸危险，且造影剂裹覆异物和食管黏膜可能会给内镜检查造成困难。

(2)CT：可提高异物检出的阳性率，更好地显示异物位置和与周围脏器的关系，但是对透X线的异物为阴性。

(3)手持式金属探测仪：可检测多数吞咽的金属异物，对儿童可能是非常有用的筛查工具。

(4)内镜检查：结肠镜和胃镜是消化道异物诊疗的最常用方法，且可以直接取出部分小异物。

需特别指出的是，一些在押人员为逃避关押，常用乳胶避孕套或透明薄膜包裹尖锐金属异物后吞食，或将金属异物贴于后背造成X线片假象，应当予以鉴别。

(三)治疗

首先了解通气情况，保持呼吸道通畅。

1.非手术治疗

非手术治疗包括等待或促进异物自行排出和内镜治疗。

(1)处理原则：一旦确诊，必须决定是否需要治疗、紧急程度和治疗方法。影响处理方法的因素包括患者年龄，临床状况，异物大小、形状和种类，存留部位，内镜医师技术水平等。内镜介入的时机，取决于发生误吸或穿孔的可能性。若锋利物体或纽扣电池停留在食管内，需紧急进行内镜治疗。异物梗阻食管，为防止误吸，也需紧急内镜处理。圆滑无害的小型异物则很少需要紧急处理，大多可经消化道自发排出。任何情况下，异物或食团在食管内的停留时间都不能超过24小时。儿童患者异物存留于食管的时间可能难以确定，因此可发生透壁性糜烂、瘘管形成等并发症。喉咽部和环咽肌水平的尖锐异物，可用直接喉镜取出，而环咽肌水平以下的异物，则应用纤维胃镜。胃镜诊治可以在患者清醒状态下或是在静脉基础麻醉下进行，取决于患者年龄、配合能力、异物类型和数量。

(2)器械：取异物必须准备的器械包括鼠齿钳、鳄嘴钳、息肉圈套器、息肉抓持器、[illegible]物网、异物保护帽等。有时可先用[illegible]

[illegible]的报道，但取出异物时气囊导尿[illegible]不能保护气道，亦不能评估食管损伤状况，故价值有限。如果异物进入胃中，大多在4～6天内排出，有些异物可能需要长达4周。在等待异物自行排出的过程中，要指导患者日常饮食，可以增服一些富有纤维素的食物(如韭菜)，以利异物排出，并注意观察粪便以发现排出的异物。小的钝性异物，如果未自行排出，但无症状，可每周进行一次X线检查，以跟踪其进程。对于成人来说，直径大于2.5 cm的圆形异物不易通过幽门，如果3周后异物仍在胃内，就应进行内镜处理。异物一旦通过胃，在某一部位停留超过1周，也应考虑手术治疗。发热、呕吐、腹痛是紧急手术探查的指征(图7-1)。

(4)长形异物的处理：长度超过6～10 cm的异物，诸如牙刷、汤勺，很难通过十二指肠。可用长型外套管(＞45 cm)通过贲门，用圈套器或取物篮抓住异物拉入外套管中，再将整个装置(包括异物、外套管和内镜)一起拉出(图7-2)。

(5)尖锐异物的处理:因为许多尖锐和尖细异物在X线下不易显示,所以,X线检查阴性的患者必须行内镜检查。停留在食管内的尖锐异物应急诊治疗。环咽肌水平或以上的异物也可用直接喉镜取出。尖锐异物虽然大多数能够顺利通过胃肠道而不发生意外,但其并发症发生率仍高达35%。故尖锐异物如果已抵达胃或近端十二指肠,应尽量用内镜取出,否则应每天行X线检查确定其位置,并告诉患者在出现腹痛、呕吐、持续体温升高、呕血、黑便时立即就诊。对于连续3天不前行的尖锐异物,应考虑手术治疗。使用内镜取出尖锐异物时,为防黏膜损伤,可使用外套管或在内镜端部装上保护兜。

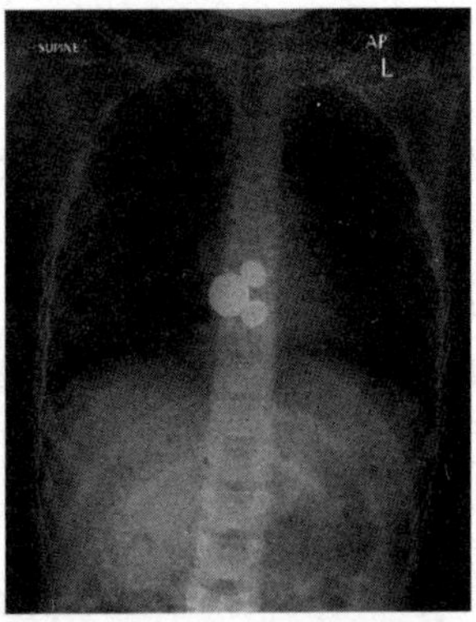

图7-1　X线检查见钝性异物

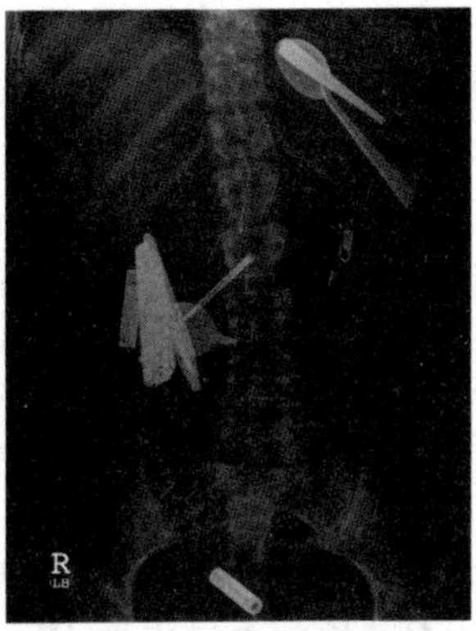

图7-2　X线见长形异物

(6)纽扣电池的处理:对吞入纽扣电池的患者要特别关注,因纽扣电池可能在被消化液破坏外壳后有碱性物质外泄,直接腐蚀消化道黏膜,很快发生坏死和穿孔,导致致命性并发症(图7-3),故应急诊处理。通常用内镜取石篮或取物网都能成功。另一种方法是使用气囊,空气囊可通过内镜工作通道,到达异物远端,将气囊充气后向外拉,固定住电池一起取出。操作过程中应使用外套管或气管插管保护气道。如果电池不能从食管中直接被取出,可推入胃中用取物篮取出。若电池在食管以下,除非有胃肠道受损的症状和体征,或反复X线检查显示较大的电池(直径>20 mm)停留在胃中超过48小时,否则没有必要取出。电池一旦通过十二指肠,85%会在72小时内排出。这种情况下,每3～4天进行一次X线检查是适当的。使用催吐药处理吞入的纽扣电池并无益处,还会使胃中的电池退入食管。胃肠道灌洗可能会加快电池排出,泻药和抑酸剂并未证明对吞入的电池有任何作用。

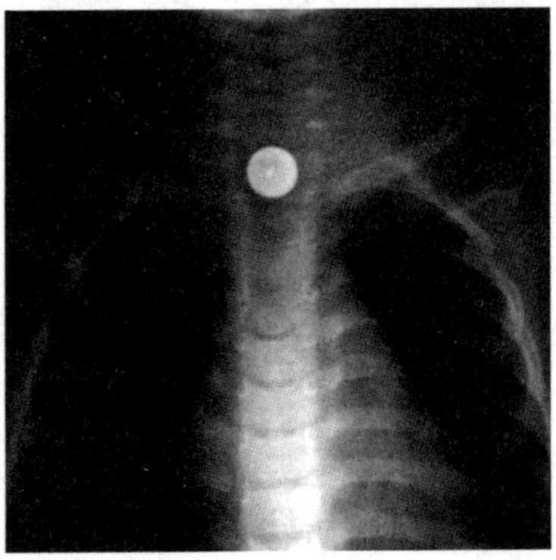

图7-3　食管内纽扣电池的X线表现

(7)毒品袋的处理："人体藏毒"是现代毒品犯罪的常见运送方法，运送人常将毒品包裹在塑料中或乳胶避孕套中吞入。在X线下通常可以看到这种毒品包装小袋，CT检查也可帮助发现。毒品袋破损会致命，用内镜取出时有破裂危险，所以禁用内镜处理。若毒品袋在体内不能向前运动，出现肠梗阻症状，或怀疑毒品袋有破损可能时，应行外科手术取出。

(8)磁铁的处理：吞入磁铁可引起严重的胃肠道损伤和坏死。磁铁之间或与金属物体之间的引力，会压迫肠壁，导致坏死、穿孔、肠梗阻或肠扭转，因此应及时去除所有吞入的磁铁。

(9)硬币的处理：硬币最常见于幼儿吞食。如果硬币进入食管内，可观察12～24小时，复查X线检查，通常可自行排出且无明显症状。若出现流涎、胸痛、喘鸣等症状，应积极处理取出硬币。若吞入大量硬币，还需警惕并发锌中毒。

(10)误食所致直肠肛管异物的处理：小骨片、鱼刺、小竹签等混在食物中，进食时随大口吞咽而进入消化道，随粪便进入直肠，到达狭窄的肛管上口时，因位置未与直肠肛管纵轴平行而嵌顿，可刺伤或压迫肠壁过久，导致直肠肛管损伤。经肛门钳夹取出小骨片等直肠异物一般不难，但有时异物大部分刺入肠壁，肛窥直视下不易寻找，需用手指仔细触摸确定部位，取出异物后还需仔细检查防止遗漏。

2.手术治疗

(1)需手术治疗的情况包括：①尖锐异物停留在食管内，或已抵达胃或近端十二指肠，内镜无法安全取出，或异物已通过近端十二指肠，每天行X线检查，连续3天不前行；②钝性异物停留胃内3周以上，内镜无法取出，或已通过胃，但停留在某一部位超过1周；③长形异物很难通过十二指肠，内镜也无法取出；④出现梗阻、穿孔、出血等症状及腹膜炎体征。

(2)手术方式：进入消化道的异物可停留在食管、幽门、回盲瓣等生理性狭窄处，需根据不同部位采取不同手术方式。①开胸异物取出术：尖锐物体停留在食管内，内镜无法取出，或已造成胸段食管穿孔，甚至气管割伤，形成气管-食管瘘，继发纵隔气肿、脓肿、肺脓肿等，均[illegible]胸探查术，可酌情采用食管镜下取出异物[illegible]壁[illegible]取[illegible]异物，或加[illegible]术。[illegible]停留[illegible]内[illegible]周[illegible]上，[illegible]取出[illegible]切口[illegible]浆肌层缝[illegible]固。③幽[illegible]异物[illegible]留[illegible]端[illegible]二指[illegible]上，[illegible]二指[illegible]内[illegible]切[illegible]，使[illegible]卵圆钳[illegible]端[illegible]过[illegible]强[illegible]，取[illegible]异物后沿[illegible]胃[illegible]幽门[illegible]，[illegible]加固，行幽门成形术。④小肠切开异物取出[illegible]适用于尖锐异物位于小肠内，连续3天不前行，或钝性异物停留小肠内1周以上时，术中于异物所在部位沿小肠纵轴全层切开小肠壁，取出异物后，垂直小肠纵轴全层缝合切口，并做浆肌层缝合加固。⑤结肠异物取出术：适用于尖锐异物位于结肠内连续3天不前行，或钝性异物停留结肠内1周以上，肠镜无法取出者，绝大多数结肠钝性异物可推动，对于降结肠、乙状结肠的钝性异物，多可开腹后顺肠管由肛门推出，对于升结肠、横结肠的钝性异物，可将其挤压回小肠，再行小肠切开异物取出术，对于结肠内尖锐异物，可在其所处部位切开肠壁取出，根据肠道准备情况决定是否一期缝合，也可将缝合处外置，若未愈合则打开成为结肠造瘘，留待以后行还瘘手术，若顺利愈合则可避免结肠造瘘，3个月后再将外置肠管还纳腹腔。⑥特殊情况：对于梗阻、穿孔、出血等并发症，如梗阻严重，术中可行肠减压术、肠造瘘术等；穿孔至腹腔者，需行肠修补术（小肠）或肠造瘘术（结肠），并彻底清洗腹腔，放置引流；肠坏死较多者需切除坏死肠段，酌情一期吻合（小肠）或肠造瘘（结肠）；尖锐异物刺破血管者予相应止血处理。

二、经肛门置入异物

（一）病因

1.发病对象

经肛门置入异物多由非正常性行为引起，患者多见为30～50岁男性。偶有外伤造成异物插入，体内藏毒，或因排便困难用条状物抠挖过深难以取出等，极少数为医疗操作遗留。

2.异物种类

异物多为条状物和瓶状物，种类繁多，曾见于临床的有按摩棒、假阳具、黄瓜、衣架、茄子、苹果、雪茄、灯泡、圣诞饰品、啤酒瓶、扫帚、钢笔、木条等，也有因外伤插入的钢条，极少数为医源性纱布、体温计等（图7-4）。

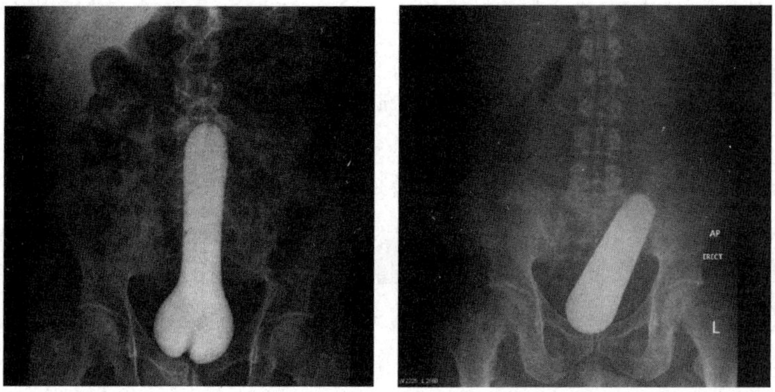

A　　　　B

图7-4　经肛塞入直肠的异物（X线腹平片）

（二）诊断

1.临床表现

异物部分或全部进入直肠，造成肛门疼痛，腹胀，直肠黏膜和肛门括约肌损伤者有疼痛及出血，若导致穿孔可出现剧烈腹痛、会阴坠胀、发热等症状，合并膀胱损伤者有血尿、腹痛、排尿困难等症状。一部分自行取出异物的患者，仍有可能出现出血和穿孔，此类患者往往羞于讲述病因，可能为医师诊断带来困难。较轻的异物性肛管直肠损伤，由于就诊时间晚，多数发生局部感染症状。

2.体格检查

由于患者多羞于就医，就医前多自行反复试图取出异物，就医后也可能隐瞒部分病史，因此体格检查尤为重要。腹部体检有腹膜炎体征者，应怀疑穿孔和腹腔脏器损伤。肛门指诊为必需项目，可触及异物，探知直肠和括约肌损伤情况。

3.辅助检查

体格检查怀疑有穿孔可能时，血常规检查白细胞计数和中性粒细胞比值升高有助于帮助判断。放射学检查尤为重要，腹部立卧位X线片可显示异物形状、位置，CT有助于判断是否穿孔及发现其他脏器损伤。

(三)治疗

1.处理原则

(1)对直肠异物患者，首先需明确是否发生直肠穿孔，向腹腔穿孔将造成急性腹膜炎，腹膜返折以下穿孔将引起直肠周围间隙严重感染。X线腹平片可显示异物位置和游离气体，可帮助诊断穿孔。若患者出现低血压，心动过速，严重腹痛或会阴部红肿疼痛、发热，体检发现腹膜炎体征，X线腹平片存在游离气体，可诊断为直肠穿孔，应立即行抗休克和抗生素治疗，尽快完善术前准备，放置尿管，急诊手术。若病情稳定，生命体征正常，但不能排除穿孔，可行CT检查以协助诊断。此类穿孔通常发生于腹膜返折以下，CT可发现直肠系膜含气、积液，周围脂肪模糊。当异物被取出或进入乙状结肠时，行肛门镜或肠镜检查可明确乙状结肠直肠损伤或异物位置。

(2)对于没有穿孔和腹膜炎，生命体征稳定的患者，大多数异物可在急诊室或手术室内取出。近肛门处异物可直接或在骶麻下取出。对远离肛门进入直肠上段或乙状结肠的异物，不可使用泻剂和灌肠，这可能造成直肠损伤，甚至可能将异物推至更近端的结肠，可尝试在肛门镜或肠镜下取出，否则只能手术取出异物。

(3)取出异物后，应再次检查直肠，以排除缺血坏死或肠壁穿孔。

(4)应当指出的是，直肠异物患者中同性恋者较多，为人类免疫缺陷病毒(HIV)感染高危人群，在处理直肠异物尤其是尖锐异物时，医务人员应注意自身防护。

2.经肛异物取出

经肛异物取出多采用截石位，有利于暴露肛门，而且便于下压腹部，以助取出异物。

使直肠和肛门括约肌放松是经肛异物取出的关键，可以用腰麻、骶麻或静脉麻醉，配合充分扩肛，以利于暴露和观察。如果异物容易被手指触到，可在扩肛后使用科氏钳(Kocher)钳或卵环钳夹持住异物，将其拉至肛缘取出。之后需用乙状结肠镜或肠镜检查远端结肠和直肠有无损伤。直肠异物种类很多，需根据具体情况设计不同取出方式。

(1)钝器：如前所述，在患者充分镇静、扩肛、异物靠近肛管的情况下，使用[illegible]

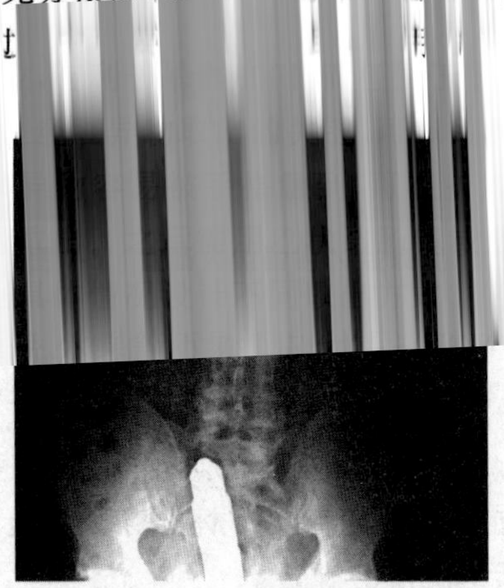

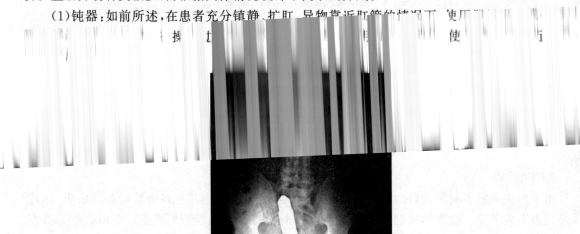

图7-5 直肠内钝器的X线表现

(2)光滑物体：光滑物体如酒瓶、水果等不易抓取，水果等破碎后无伤害的物体可以破碎后取出，但酒瓶、灯泡等破裂后可造成损伤的物体，应避免其破碎。光滑异物与直肠黏膜紧密贴合，将异物向下拉扯时可形成真空吸力妨碍取出，此时可尝试在异物与直肠壁之间放置气囊导尿管，扩张尿管球囊，使空气进入，去除真空状态，取出异物(图7-6)。

(3)尖锐物体:尖锐物体的取出比较困难,而且存在黏膜撕裂、出血、穿孔等风险,需要外科医师在直视或内镜下仔细、耐心操作。异物取出后应再次检查直肠以排除损伤(图 7-7)。

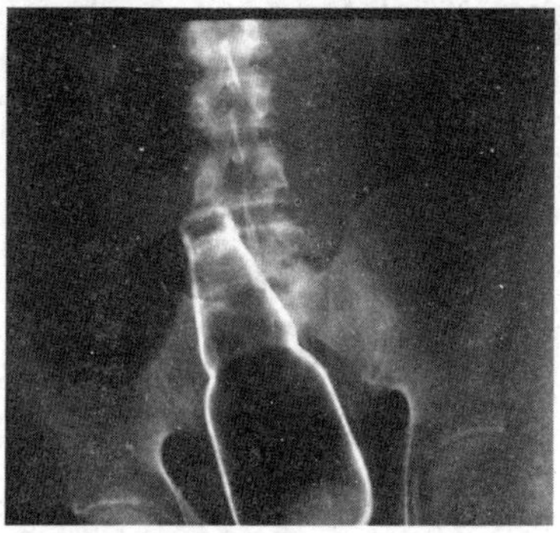

图 7-6 直肠内光滑物体 X 线表现

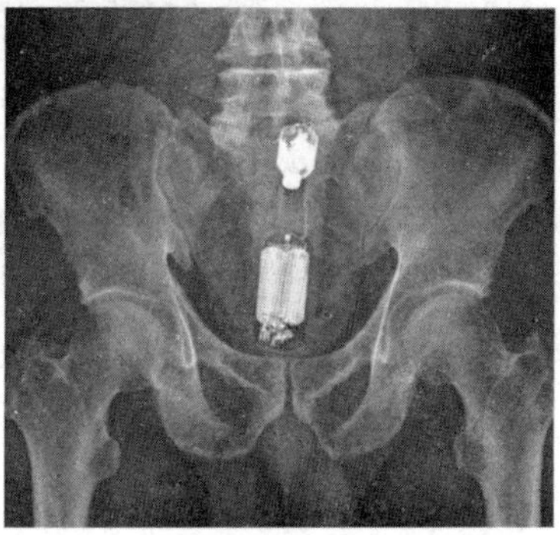

图 7-7 直肠内尖锐物体 X 线表现

3.肠镜下异物取出

肠镜下异物取出适用于上段直肠或中下段乙状结肠,肠镜可提供清晰的画面,可观察到细小的直肠黏膜损伤。有研究者使用肠镜可顺利取出 45%的乙状结肠异物和 76%的直肠异物,而避免了外科手术。常用方法是用息肉圈套套住异物取出。使用肠镜还可起到去除真空状态的作用,适用于光滑异物的取出。成功取出异物后应在肠镜下再次评估结直肠损伤情况。

4.手术治疗

经肛门或内镜多次努力仍无法取出异物时需手术取出。有穿孔、腹膜炎等情况也是明确的手术适应证。在开腹或腹腔镜手术中,可尝试将异物向远端推动,以尝试经肛门取出。不能成功则须开腹切开结肠取出异物,之后可根据结肠清洁程度一期缝合,或将缝合处外置。若异物已导致结直肠穿孔,则按结直肠损伤处理。还应注意勿遗漏多个异物,或已破碎断裂的异物部分。

(四)并发症及术后处理

直肠异物最危险的并发症是直肠或乙状结肠穿孔,接诊医师应做三方面的判断:①患者全身情况;②是否存在穿孔,穿孔部位位于腹腔还是腹膜返折以下;③腹腔穿刺是否存在粪样液体。治疗的 4D 原则是粪便转流,清创,冲洗远端和引流。

若发现直肠黏膜撕裂,最重要的是确认有否肠壁全层裂伤,排除后,较小的撕裂出血一般为自限性,无须特殊处理,而撕裂较大时需在麻醉下缝合止血,或用肾上腺素生理盐水纱布填塞。术后 3 天内应调整饮食或经肠外营养支持,尽量减少大便。

开腹取异物术后易发切口感染,对切口的处理可采用甲硝唑冲洗、切口内引流,或采用全层减张缝合关腹,并预防性使用抗生素。

若因肛门括约肌损伤或断裂导致不同程度大便失禁,需进行结肠造瘘术、括约肌修补或成形术和造瘘还纳术的多阶段治疗。

(王 健)

第八节 胃十二指肠溃疡大出血

胃十二指肠溃疡患者有大量呕血、柏油样黑便，引起红细胞、血红蛋白和血细胞比容明显下降，脉率加快，血压下降，出现为休克前期症状或休克状态，称为溃疡大出血，不包括小量出血或仅有大便潜血阳性的患者。胃十二指肠溃疡出血，是上消化道大出血中最常见的原因，占50%以上。

一、流行病学

十二指肠溃疡并发症住院患者中，出血多于穿孔4倍。约20%的十二指肠溃疡患者在其病程中会发生出血，十二指肠溃疡患者出血较胃溃疡出血为多见。估计消化性溃疡患者约占全部上消化道出血住院患者的50%。虽然 H_2 受体阻滞剂和奥美拉唑药物治疗已减少难治性溃疡择期手术的病例数，但因合并出血患者的手术例数并无减少。

二、病因和发病机制

（一）NSAIDs

应用NSAIDs是溃疡出血的一个重要因素，具有这部分危险因素的患者在增加。在西方国家多于50%以上消化道出血患者有新近应用NSAIDs史。在老年人口中，以前有胃肠道症状，并有短期NSAIDs治疗，这一危险因素正在增高。使用大剂量的阿司匹林(300 mg/d)预防短暂性脑缺血发作的患者，其相对上消化道出血的危险性比用安慰剂治疗的高7.7倍，其他NSAIDs亦增加溃疡上消化道出血的危险性[illegible]

[illegible]例如，心脏[illegible]，这种并发症的发生率为0.4%，这些患者大多数被证实为十二指肠溃疡，且这些溃疡常是大的或多发性的。

（四）幽门螺杆菌(*Hp*)感染

出血性溃疡患者的*Hp*感染为15%～20%，低于非出血溃疡患者，因此*Hp*根治对于减少溃疡复发和再出血是十分重要的。

三、病理生理学

溃疡基底的血管壁被侵蚀而导致破裂出血，大多数为动脉出血。引起大出血的十二指肠溃疡通常位于球部后壁，可侵蚀胃十二指肠动脉或胰十二指肠上动脉及其分支引起大出血。胃溃疡大出血多数发生在胃小弯，出血源自胃左、右动脉及其分支。十二指肠前壁附近无大血管，故此处的溃疡常无大出血。溃疡基底部的血管侧壁破裂出血不易自行停止,可引发致命的动脉性出血。大出血后血容量减少、血压降低、血流变缓,可在血管破裂处形成血凝块而暂时止血。由于胃肠的蠕动和胃十二指肠内容物与溃疡病灶的接触,暂时停止的出血有可能再次活动出血,应予高度重视。

溃疡大出血所引起的病理生理变化与其他原因所造成的失血相同,与失血量的多少及失血的速度有密切的关系。据实验证明,出血 50～80 mL 即可引起柏油样黑便,如此少量失血不致发生其他显著症状,但持续性大量失血可以导致血容量减低、贫血、组织低氧、循环衰竭和死亡。

大量血液在胃肠道内可以引起血液化学上的变化,最显著的变化为血非蛋白氮增高,其主要原因是血红蛋白在胃肠内被消化吸收。有休克症状的患者,由于肾脏血液供应不足,肾功能受损,也是可能的原因。胃肠道大出血所致的血非蛋白氮增高在出血后 24～48 小时内即出现,如肾脏功能未受损害,增高的程度与失血量成正比,出血停止后 3～4 天内恢复至正常。

四、临床表现

胃十二指肠溃疡大出血的临床表现主要取决于出血的量及出血速度。

(一)症状

呕血和柏油样黑便是胃十二指肠溃疡大出血的常见症状,多数患者只有黑便而无呕血症状,迅猛的出血则为大量呕血与紫黑血便。呕血前常有恶心症状,便血前后可有心悸、眼前发黑、乏力、全身疲软,甚至晕厥症状。患者过去多有典型溃疡病史,近期可有服用阿司匹林或 NSAIDs 等情况。

(二)体征

一般失血量在 400 mL 以上时,有循环系统代偿的现象,如苍白、脉搏增速但仍强有力,血压正常或稍增高。继续失血达 800 mL 后即可出现明显休克的体征,如出汗、皮肤凉湿、脉搏快弱、血压降低、呼吸急促等。患者意识清醒,表情焦虑或恐惧。腹部检查常无阳性体征,也可能有腹胀、上腹压痛、肠鸣音亢进等。约半数的患者体温增高。

五、辅助检查

大量出血早期,由于血液浓缩,血常规变化不大,以后红细胞计数、血红蛋白值、血细胞比容均呈进行性下降。

依据症状和体检不能准确确定出血的原因。约 75%患者过去有消化性溃疡病史以证明溃疡是其出血的病因;干呕或呕吐发作后突然发生出血提示食管黏膜撕裂症(Mallory-Weiss Tear);病史及体检有肝硬化证据提示可能食管静脉曲张出血。为了正确诊断出血的来源,必须施行上消化道内镜检查。

内镜检查在上消化道出血患者中有各种作用。除可明确出血的来源,如来源于弥漫性出血性胃炎、静脉曲张、贲门黏膜撕裂症,或胃十二指肠溃疡出血外,内镜所见的胃十二指肠溃疡的外貌有估计的预后意义,在有小出血的患者,见到清洁的溃疡基底或着色的斑点预示复发出血率低,约为 2%,这些患者适合早期进食和出院治疗。相反,发现于溃疡基底可见血管或新鲜凝血块预示有较高的再出血率。大的溃疡(直径>1 cm)同样有高的复发再出血率。由于内镜下治疗技术的发展,非手术治疗的成功率已明显提高,手术的需要和病死率显著下降。

内镜下胃十二指肠溃疡出血病灶特征现多采用 Forrest 分级:FⅠa,可见溃疡病灶处喷血;

FⅠb，可见病灶处渗血；FⅡa，病灶处可见裸露血管；FⅡb，病灶处有血凝块附着；FⅢ，溃疡病灶基底仅有白苔而无上述活动性出血征象。根据上述内镜表现除FⅢ外，只要有其中一种表现均可确定为此次出血的病因及出血部位。

选择性腹腔动脉或肠系膜上动脉造影也可用于血流动力学稳定的活动性出血患者，可明确病因与出血部位，指导治疗，并可采取栓塞治疗或动脉内注射垂体加压素等介入性止血措施。

六、诊断和鉴别诊断

（一）诊断

有溃疡病史者，发生呕血与黑便，诊断并不困难。10%～15%的患者出血无溃疡病史，鉴别出血的来源较为困难。大出血时不宜行上消化道钡剂检查，因此，急诊纤维胃镜检查在胃十二指肠溃疡出血的诊断中有重要作用，可迅速明确出血部位和病因，出血 24 小时内胃镜检查检出率可达 70%～80%，超过48 小时则检出率下降。

（二）鉴别诊断

胃十二指肠溃疡出血应与应激性溃疡出血、胃癌出血、食管静脉曲张破裂出血、贲门黏膜撕裂综合征和胆管出血相鉴别。上述疾病，除内镜下表现与胃十二指肠溃疡出血不同外，应结合其他临床表现相鉴别。如应激性溃疡出血多出现在重大手术或创伤后；食管静脉曲张破裂出血体检可发现蜘蛛痣、肝掌、腹壁静脉曲张、肝大、腹水、巩膜黄染等肝硬化的表现；贲门黏膜撕裂综合征多发生在剧烈呕吐或干呕之后；胆管大量出血常由肝内疾病（化脓性感染、胆石、肿瘤）所致，其典型表现为胆绞痛、便血或呕血、黄疸。

七、治疗

治疗原则是补充血容量，防止失血性休克，尽快明确出血部位，并采取有效的止血措施，防止再出血。总体上，治疗方式包括非手术治疗、手术治疗。

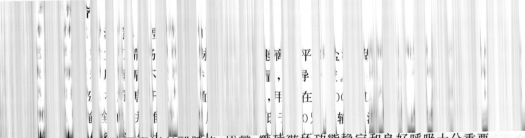

[illegible]

……为宜。监测生命体征，测定中心静脉压、尿量，维持循环功能稳定和良好呼吸十分重要。

（2）留置鼻胃管，用生理盐水冲洗胃腔，清除血凝块，直至胃液变清，持续低负压吸引，动态观察出血情况。可经胃管注入 200 mL 含 8 mg 去甲肾上腺素的生理盐水溶液，每 4～6 小时 1 次。

（3）急诊纤维胃镜检查可明确出血病灶，还可同时施行内镜下电凝、激光灼凝、注射或喷洒药物等局部止血措施。检查前必须纠正患者的低血容量状态。

（4）止血、制酸、生长抑素等药物的应用经静脉或肌内注射巴曲酶；静脉给予 H_2 受体阻滞剂（西咪替丁等）或质子泵抑制药（奥美拉唑等）；静脉应用生长抑素。

（二）手术治疗

内镜止血的成功率可达 90%，使急诊手术大为减少，且具有创伤小、极少并发穿孔和可重复实施的优点，适用于绝大多数溃疡病出血，特别是高危老年患者。即使不能止血的病例，内镜检查也明确了出血部位、原因,使后续的手术更有的放矢,成功率升高。内镜处理后发生再出血时仍建议首选内镜治疗,仅在以下患者考虑手术处理。

(1)难以控制的大出血,出血速度快,短期内发生休克,或较短时间内(6～8 小时)需要输注较大量血液(>800 mL)方能维持血压和血细胞比容者。

(2)纤维胃镜检查发现动脉搏动性出血,或溃疡底部血管显露再出血危险很大。

(3)年龄在 60 岁以上,有心血管疾病、十二指肠球后溃疡及有过相应并发症者。

(4)近期发生过类似的大出血或合并穿孔、幽门梗阻。

(5)正在进行药物治疗的胃十二指肠溃疡患者发生大出血,表明溃疡侵蚀性大,非手术治疗难以止血。

手术治疗的目的在于止血抢救患者生命,而不在于治疗溃疡本身和术后的溃疡复发问题。手术介入的方式,经常采用的有:①单纯止血手术,即(胃)十二指肠切开＋腔内血管缝扎,加或不加腔外血管结扎。结合术前胃镜和术中扪摸检查,一般可快速确定出血溃疡部位,即在溃疡对应的前壁切开,显露溃疡后稳妥缝扎止血。如是在幽门部切开,止血后要做幽门成形术(Heineke-Mikulicz 法)。②部分胃切除术。③(选择性)迷走神经切断＋胃窦切除或幽门成形术。④介入血管栓塞术。胃部分切除术是前一段时间国内较常采用的一种手术,认为切除了出血灶本身止血可靠,同时切除了溃疡,也避免了术后溃疡的复发。但手术创伤大,在发生了大出血的患者施行,病死率及并发症发生率均高。由于内科治疗的进步和考虑到胃切除后可能的并发症和病死率,近年来更多地采用仅以止血为目的的较保守的一类手术,通过结扎溃疡出血点和/或阻断局部血管以达到止血目的,术后再辅以正规的内科治疗。因创伤较小,尤其适合老年和高危患者。血管栓塞术止血成功率也较高,但要求特殊设备和娴熟的血管介入技术。

(王　健)

第九节　胃十二指肠溃疡急性穿孔

急性穿孔是胃十二指肠溃疡的严重并发症,也是外科常见的急腹症之一。起病急、病情重、变化快是其特点,常需紧急处理,若诊治不当,可危及患者生命。

一、流行病学调查

近年来,胃十二指肠溃疡的发生率下降,住院治疗的胃十二指肠溃疡患者数量明显减少,特别是胃十二指肠溃疡的选择性手术治疗数量尤为减少,但溃疡的急性并发症(穿孔、出血和梗阻)的发生率和需要手术率无明显改变。

溃疡穿孔每年的发病率为 0.7/10 000～1.0/10 000;穿孔病住院患者占溃疡病住院患者的7%;穿孔多发生在30～60 岁人群,占 75%。约 2%十二指肠溃疡患者中穿孔为首发症状。估计在诊断十二指肠溃疡后,在第 1 个 10 年中,每年约 0.3%患者发生穿孔。十二指肠溃疡穿孔多位于前壁,特点是前壁溃疡穿孔,后壁溃疡出血。胃溃疡急性穿孔大多发生在近幽门的胃前壁,偏小弯侧,胃溃疡的穿孔一般较十二指肠溃疡略大。

二、病因及发病机制

胃十二指肠溃疡穿孔发生在慢性溃疡的基础上,患者有长期溃疡病史,但在少数情况下,急性溃疡也可以发生穿孔。下列因素可促进穿孔的发生。

(1)精神过度紧张或劳累,增加迷走神经兴奋程度,溃疡加重而穿孔。

(2)饮食过量,胃内压力增加,使溃疡穿孔。

(3)应用 NSAIDs 和十二指肠溃疡、胃溃疡的穿孔密切相关,现在研究显示,治疗患者时应用这类药物是主要的促进因素。

(4)免疫抑制,尤其在器官移植患者中应用激素治疗。

(5)其他因素包括患者年龄增加、慢性阻塞性肺疾病、创伤、大面积烧伤和多器官功能障碍。

三、病理生理

急性穿孔后,有强烈刺激性的胃酸、胆汁、胰液等消化液和食物溢入腹腔,引起化学性腹膜炎,导致剧烈的腹痛和大量腹腔渗出液,甚至可致血容量下降,低血容量性休克。6～8 小时后,细菌开始繁殖,并逐渐转变为化脓性腹膜炎,病原菌以大肠埃希菌及链球菌多见。在强烈的化学刺激,细胞外液丢失的基础上,大量毒素被吸收,可导致感染中毒性休克的发生。胃十二指肠后壁溃疡可穿透全层,并与周围组织包裹,形成慢性穿透性溃疡。

四、临床表现

(一)症状

患者以往多有溃疡病症状或溃疡病史,而且近期常有溃疡病活动的症状。可在饮食不当后或在清晨空腹时发作。典型的溃疡急性穿孔表现为骤发腹痛,十分剧烈,如刀割或烧灼样,为持续性,但也可有阵发加重。由于腹痛发作突然而猛烈,患者甚至有一时性昏厥感。疼痛初起部位[illegible]

[illegible]随着腹腔内细菌感染的发展,患者的体温、脉搏、血压、血常规等周身感染中毒症状,以及肠麻痹、腹胀、腹水等腹膜炎症也越来越重。

溃疡穿孔后,临床表现的轻重与漏出至游离腹腔内的胃肠内容物的量有直接关系,也与穿孔的大小,穿孔时胃内容物的多少(空腹或饱餐后),以及孔洞是否很快被邻近器官或组织粘连堵塞等因素有关。穿孔小或漏出的胃肠内容物少或孔洞很快即被堵塞,则漏出的胃肠液可限于上腹,或顺小肠系膜根部及升结肠旁沟流至右下腹,腹痛程度可以较轻,腹膜刺激征也限于上腹及右侧腹部。

五、辅助检查

如考虑为穿孔,应做必要的实验室检查,检查项目包括血常规、血清电解质和淀粉酶,穿孔时间较长的需检查肾功能、血清肌酐、肺功能并进行动脉血气分析、监测酸碱平衡。常见白细胞升高及核左移，但在免疫抑制和老年患者中有时没有。血清淀粉酶一般是正常的，但有时升高，通常小于正常的3倍。肝功能一般是正常的。除非就诊延迟，血清电解质和肾功能是正常的。

胸部X线片和立位及卧位腹部X线片是必需的。约70%的患者有腹腔游离气体，因此无游离气体的不能排除穿孔。当疑为穿孔但无气腹者，可做水溶性造影剂上消化道造影检查，确立诊断腹膜炎体征者，这种X线造影是不需要的。

诊断性腹腔穿刺在部分患者是有意义的，若抽出液中含有胆汁或食物残渣常提示有消化道穿孔。

六、诊断和鉴别诊断

(一)诊断标准

胃十二指肠溃疡急性穿孔后表现为急剧上腹痛，并迅速扩展为全腹痛，伴有显著的腹膜刺激征，结合X线检查发现腹部膈下游离气体，诊断性腹腔穿刺抽出液含有胆汁或食物残渣等特点，正确诊断一般不困难。在既往无典型溃疡病者，位于十二指肠及幽门后壁的溃疡小穿孔，胃后壁溃疡向小网膜腔内穿孔，老年体弱反应性差者的溃疡穿孔及空腹时发生的小穿孔等情况下，症状、体征不太典型，较难诊断。另需注意的是，X线检查未发现膈下游离气体并不能排除溃疡穿孔的可能，因约有20%患者穿孔后可以无气腹表现。

(二)鉴别诊断

1.急性胰腺炎

溃疡急性穿孔和急性胰腺炎都是上腹部突然受到强烈化学性刺激而引起的急腹症，因而在临床表现上有很多相似之处，在鉴别诊断上可能造成困难。急性胰腺炎的腹痛发作虽然也较突然，但多不如溃疡穿孔者急骤，腹痛开始时有由轻而重的过程，疼痛部位趋向于上腹偏左及背部，腹肌紧张程度也略轻。血清及腹腔渗液的淀粉酶含量在溃疡穿孔时可以有所增高，但其增高的数值尚不足以诊断。急性胰腺炎X线检查无膈下游离气体，B超及CT提示胰腺肿胀。

2.胆石症、急性胆囊炎

胆绞痛发作以阵发性为主，压痛较局限于右上腹，而且压痛程度也较轻，腹肌紧张远不如溃疡穿孔者显著。腹膜炎体征多局限在右上腹，有时可触及肿大的胆囊，墨菲征阳性，X线检查无膈下游离气体，B超提示有胆囊结石、胆囊炎，如血清胆红素有增高，则可明确诊断。

3.急性阑尾炎

溃疡穿孔后胃十二指肠内容物可顺升结肠旁沟或小肠系膜根部流至右下腹，引起右下腹腹膜炎症状和体征，易被误诊为急性阑尾炎穿孔。仔细询问病史当能发现急性阑尾炎开始发病时的上腹痛一般不十分剧烈，阑尾穿孔时腹痛的加重也不以上腹部为主，腹膜炎体征则右下腹较上腹部明显。

4.胃癌穿孔

胃癌急性穿孔所引起的腹内病理变化与溃疡穿孔相同，因而症状和体征也相似，术前难以鉴别。老年患者，特别是无溃疡病既往史而近期内有胃部不适或消化不良及消瘦、体力差等症状者，当出现溃疡急性穿孔的症状和体征时，应考虑到胃肠穿孔的可能。

七、治疗

对胃十二指肠溃疡急性穿孔的治疗原则首先是终止胃肠内容物继续漏入腹腔，使急性腹膜炎好转，以挽救患者的生命。经常述及的3个高危因素：①术前存在休克；②穿孔时间超过24小时；③伴随严重内科疾病。这3类患者病死率高，可达5%～20%；而无上述高危因素者病死率<1%。故对此3类患者的处理更要积极、慎重。具体治疗方法有3种，即非手术治疗、手术修补穿孔及急症胃部分切除和迷走神经切断术，现在认为后者（胃部分切除术和迷走神经切断术）不是溃疡病的合理手术方式，已很少采用。术式选择主要依赖于患者一般状况、术中所见、局部解剖和穿孔损伤的严重程度。

（一）非手术治疗

近年来，特别是在我国，对溃疡急性穿孔采用非手术治疗累积了丰富经验，大量临床实践经验表明，连续胃肠吸引减压可以防止胃肠内容物继续漏向腹腔，有利于穿孔自行闭合及急性腹膜炎好转，从而使患者免遭手术痛苦。其病死率与手术缝合穿孔者无显著差别。为了能够得到满意的吸引减压，鼻胃管在胃内的位置要恰当，应处于最低位。非手术疗法的缺点是不能去除已漏入腹腔内的污染物，因此只适用于腹腔污染较轻的患者。其适应证：①患者无明显中毒症状，急性腹膜炎体征较轻，或范围较局限，或已趋向好转，表明漏出的胃肠内容物较少，穿孔已趋于自行闭合。②穿孔是在空腹情况下发生的，估计漏至腹腔内的胃肠内容物有限。③溃疡病本身不是根治性治疗的适应证。④有较重的心肺等重要脏器并存病，致使麻醉及手术有较大风险。但对70岁以上、诊断不能肯定、应用类固醇激素和正在进行溃疡治疗的患者，不能采取非手术治疗方法。

因为手术治疗的效果确切，非手术治疗的风险并不低（腹内感染、脓毒症等），一般认为非手术治疗要极慎重。在非手术治疗期间，需动态观察患者的全身情况和腹部体征，若病情无好转或有所加重，则要及时改用手术治疗。

（二）手术治疗

手术治疗包括单纯穿孔缝合术和确定性溃疡手术。

1.单纯穿孔缝合术

[illegible]

用经腹手术，穿孔以丝线间断横向缝合，再用大网膜覆盖，或以网膜补片修补；也可经腹腔镜行穿孔缝合大网膜覆盖修补。一定吸净腹腔内渗液，特别是膈下及盆腔内。吸除干净后，腹腔引流并非必须。对所有的胃溃疡穿孔患者，需做活检或术中快速病理学检查，若为恶性，应行根治性手术。单纯溃疡穿孔缝合术后仍需内科治疗，*Hp* 感染者需根除 *Hp*，以减少复发的机会，部分患者因溃疡未愈合仍需行彻底性溃疡手术。

利用腹腔镜技术缝合十二指肠溃疡穿孔为Nathanson等于1990年首先报道。后来Mouret等描述一种无缝合穿孔修补技术：以大网膜片和纤维蛋白胶封闭穿孔。以后相继报道了明胶海绵填塞、胃镜引导下肝圆韧带填塞等技术。无缝合技术效果不确切，其术后再漏的机会很大（10%左右），尤其在穿孔直径>5 mm者，因此应用要慎重。缝合技术有单纯穿孔缝合、缝合加大网膜补片加强和以大网膜补片缝合修补等。虽然腔镜手术具有微创特点，而且据报道术后切口的感染发生率较开腹手术低，但并未被广大外科医师普遍接受，原因是手术效果与开腹手术比较仍有争议，术后发生再漏需要手术处理者不少见，手术时间较长和花费高。以下情况不宜选择腹腔镜手术：①存在前述高危因素(术前存在休克、穿孔时间>24 小时和伴随内科疾病)。②有其他溃疡并发症，如出血和梗阻。③较大的穿孔(直径>10 mm)。④腹腔镜实施技术上有困难(上腹部手术史等)。

2.部分胃切除和迷走神经切断术

随着对溃疡病病因学的深入理解和内科治疗的良好效果，以往常用手术方法——部分胃切除和迷走神经切断手术已经很少采用。尤其在急性穿孔有腹膜炎的情况下进行手术，其风险显然较穿孔修补术为大，因此需要严格掌握适应证。仅在以下情况时考虑手术：①需切除溃疡本身以治愈疾病。如急性穿孔并发出血；已有幽门瘢痕性狭窄等，在切除溃疡时可根据情况考虑做胃部分切除手术。②较大的胃溃疡穿孔，有癌变可能，做胃部分切除。③*Hp* 感染阴性、联合药物治疗无效或胃溃疡复发时，仍有做迷走神经切断术的报道。

(王　健)

第十节　肝　囊　肿

一、病因与病理

肝囊肿临床上较为常见，分先天性与后天性两大类，后天性多为创伤、炎症或肿瘤性因素所致，以寄生虫性(如肝包虫)感染所致最多见。先天性肝囊肿又称真性囊肿，最为多见，其发生原因不明，可由先天性因素所致，可能与肝内迷走胆管与淋巴管在胚胎期的发育障碍，或局部淋巴管因炎性上皮增生阻塞，导致管腔内分泌物滞留所致。可单发，亦可多发，女性多于男性，从统计学资料来看，多发性肝囊肿多有家族遗传因素。

肝囊肿多根据形态学或病因学进行分类，根据病因将肝囊肿分为先天性和后天性两大类，其中先天性肝囊肿又可分为原发性肝实质肝囊肿和原发性胆管性肝囊肿，前者又可分为孤立性和多发性肝囊肿；后者则可分为局限性肝内主要胆管扩张和卡罗利(Caroli)病。后天性肝囊肿可分为外伤性、炎症性和肿瘤性，炎症性肝囊肿可由胆管炎性或结石滞留引起，也可与肝包囊病有关。肿瘤性肝囊肿则可分为皮样囊肿、囊腺瘤或恶性肿瘤引起的继发性囊肿。

孤立性肝囊肿多发生于肝右叶，囊肿直径一般从数毫米至 30 cm 不等，囊内容物多为清晰、水样黄色液体，呈中性或碱性反应，含液量一般在 500 mL 以上，囊液含有清蛋白、黏蛋白、胆固醇、白细胞、酪氨酸等，少数与胆管相通者可含有胆汁，若囊内出血可呈咖啡样。囊壁表面平滑反光，呈乳白色或灰蓝色，部分菲薄透明，可见血管走行。囊肿包膜通常较完整，囊壁组织学可分三层。①纤维结缔组织内层：往往衬以柱状或立方上皮细胞。②致密结缔组织中层：以致密结缔组织成分为主，细胞少。③外层为中等致密的结缔组织，内有大量的血管、胆管通过，并有肝细胞，偶可见肌肉组织成分。

多发性肝囊肿分两种情况，一种为散在的肝实质内很小的囊肿，另一种为多囊肝，累及整个肝脏，肝脏被无数大小不等的囊肿占据。显微镜下囊肿上皮可变性扁平或缺如；外层为胶原组织，囊壁之间可见为数较多的小胆管和肝细胞。多数情况下合并多囊肾、多囊脾，有的还可能同时合并其他脏器的先天性畸形。

二、临床表现

由于肝囊肿生长缓慢，多数囊肿较小且囊内压低，临床上可无任何症状。但随着病变的持续发展，囊肿逐渐增大，可出现邻近脏器压迫症状，如上腹饱胀不适，甚至隐痛、恶心、呕吐等，少数患者因囊肿破裂或囊内出血而出现急性腹痛。晚期可引起肝功能损害而出现腹水、黄疸、肝大及食管静脉曲张等表现，囊肿伴有继发感染时可出现畏寒、发热等症状。体检可发现上腹部包块，肝大，可随呼吸上下移动、表面光滑的囊性肿物，以及脾大、腹水及黄疸等相应体征。

肝囊肿巨大时 X 线平片可有膈肌抬高，胃肠受压移位等征象。

B 超检查见肝内一个或多个圆形、椭圆形无回声暗区，大小不等，囊壁菲薄，边缘光滑整齐，后方有增强效应。囊肿内如合并出血、感染，则液性暗区内可见细小点状回声漂浮，部分多房性囊肿可见分隔状光带。

CT 表现为外形光滑、境界清楚、密度均匀一致。平扫 CT 值在 0～20 HU，增强扫描注射造影剂后囊肿的 CT 值不变，周围正常肝组织强化后使对比更清楚。

MRI 图像 T_1 加权呈极低信号，强度均匀，边界清楚；质子加权多数呈等信号，少数可呈略低信号；T_2 加权均呈高信号，边界清楚；增强后 T_1 加权囊肿不强化。

三、诊断

肝囊肿诊断多不困难，结合患者体征及 B 超、CT 等影像学检查资料多可作出明确诊断，但如要对囊肿的病因作出明确判断，需密切结合病史，应注意与下列疾病相鉴别。

(一)肝包虫囊肿

有疫区居住史，嗜伊红细胞增多，包虫皮内试验阳性，超声检查可在囊内显示少数漂浮移动点或多房性、较小囊状集合体图像 [illegible]

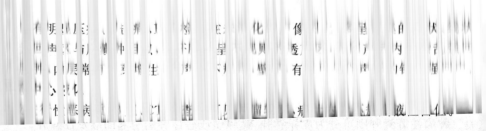

[illegible]

四、治疗

对体检偶尔发现的小而无症状的肝囊肿可定期观察，无须特殊治疗，但需警惕其发生恶变。对于囊肿近期生长迅速，疑有恶变倾向者，宜及早手术治疗。

(一)孤立性肝囊肿的治疗

1.B 超引导下囊肿穿刺抽液术

B 超引导下囊肿穿刺抽液术适用于浅表的肝囊肿，或患者体质差，不能耐受手术，囊肿巨大有压迫症状者。抽液可缓解症状，但穿刺抽液后往往复发，需反复抽液，有继发出血和细菌感染的可能。近年有报道经穿刺抽液后向囊内注入无水乙醇或其他硬化剂的治疗方法，但远期效果尚不肯定，有待进一步观察。

2.囊肿开窗术或次全切除术

囊肿开窗术或次全切除术适用于巨大的肝表面孤立性囊肿，在囊壁最菲薄、浅表的地方切除1/3左右的囊壁，充分引流囊液。

3.囊肿或肝叶切除术

囊肿在肝脏的周边部位或大部分突出肝外或带蒂悬垂者，可行囊肿切除。若术中发现肝囊肿较大或多个囊肿集中某叶或囊肿合并感染及出血，可行肝叶切除。此外，对疑有恶变的囊性病变，如肿瘤囊液为血性或黏液性或囊壁厚薄不一，有乳头状赘生物时，可即时送病理活检，一旦明确，则行完整肝叶切除。

4.囊肿内引流

术中探查如发现有胆汁成分则提示囊肿与肝内胆管相通，可行囊肿空肠 Roux-en-Y 吻合术。

（二）多发性肝囊肿的治疗

多发性肝囊肿一般不宜手术治疗，若因某个大囊肿或几处较大囊肿引起症状时，可考虑行一处或多处开窗术，晚期合并肝功能损害，有多囊肾、多囊膜等，可行肝移植或肝、肾多脏器联合移植。

（张宗虎）

第十一节　急性胰腺炎

急性胰腺炎（acute pancreatitis，AP）是指胰腺及其周围组织被胰腺分泌的消化酶自身消化而引起的急性化学性炎症，临床表现以急性腹痛、发热，伴有恶心、呕吐，以及血、尿淀粉酶升高为特征。大多数患者病程呈自限性，20%～30%的病例临床经过凶险，总体病死率 5%～10%。AP 按病情程度可分为轻症急性胰腺炎（mild acute pancreatitis，MAP）和重症急性胰腺炎（severe acute pancreatitis，SAP）。MAP 无器官功能障碍和局部并发症，保守治疗效果好。SAP 病情发展迅猛，并发症多，病死率高，短期内可引起多器官系统功能障碍，乃至衰竭而危及生命。

一、病因

（一）胆道疾病

胆道疾病在我国仍是主要的发病因素，胆石症、胆道感染、胆道蛔虫等均可引起 AP。胆道结石常是 AP 首发及反复发作的主要原因，发病机制主要为共同通道学说（图 7-8），也与梗阻或 Oddi 括约肌功能不全有关，导致胆汁或十二指肠液反流入胰管，激活消化酶，损伤胰管黏膜，进而导致胰腺组织自身消化而引起胰腺炎。

（二）高脂血症

随着我国居民饮食结构发生改变，动物性食物比例上升，使高脂血症引起的 AP 数量上升，国内有些报道认为高脂血症已成为 AP 的第二位病因。目前，高脂血症引起 AP 的原因尚不明确，可能由于其导致动脉粥样硬化，使内皮细胞损伤，合成或分泌前列腺素（PGI_2）减少，可激活血小板，释放血栓素（TXA_2），使 PGI_2-TXA_2 平衡失调，胰腺发生缺血性损伤。另外，高脂血症时血液黏稠度增加，有利于血栓形成；过高的乳糜微粒栓塞胰腺微血管或在胰腺中发生黄色瘤；

胰腺毛细血管内高浓度的甘油三酯被脂肪酶水解，生成大量具有毒性的游离脂肪酸，引起毛细血管脂肪栓塞和内膜损伤，引起胰腺炎发作。随着人们生活水平的提高，高脂血症引起的 AP 患病率正逐渐增高，故在 AP 防治中应重视控制血脂水平。

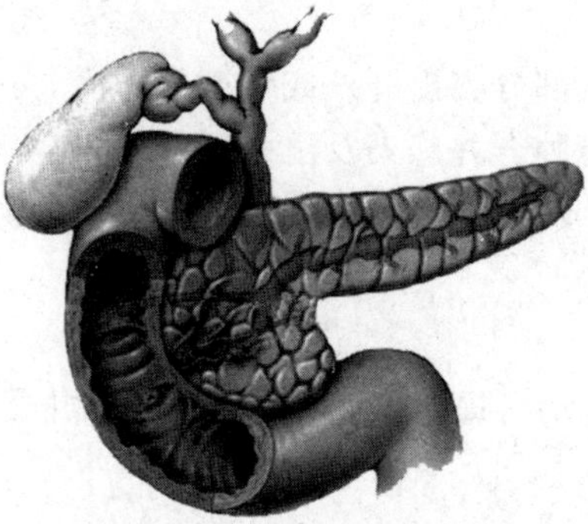

图 7-8　胆道结石阻塞胆胰共同通道

(三)大量饮酒

酗酒是西方国家急、慢性胰腺炎的首要病因，在我国占次要地位。一般认为酒精通过下列机制与酒精性胰腺炎有关。

(1)刺激胰腺分泌，增加胰腺对胆囊收缩素的敏感性，使胰液中胰酶和蛋白质含量增加，小胰管内蛋白栓形成，引起胰管阻塞，胰液排出受阻。

(2)使胰腺腺泡细胞膜的流动性和完整性发生改变，线粒体肿胀，细胞代谢障碍，细胞变性坏死。

(3)引起胆胰壶腹括约肌痉挛，导致胰管内压力升高。

(3)引起高甘油三酯血证直接毒害胰腺组织。

(5)刺激胃窦部 G 细胞分泌胃泌素，激发胰腺分泌。

[illegible]

包括药物、妊娠、手术和创伤、胰腺肿瘤、特发性胰腺炎等。

1.药物

迄今为止已经发现超过 260 种药物与胰腺炎发病有关，如氢氯噻嗪、糖皮质激素、磺胺类、华法林、拉米夫定、他汀类药物等均能导致胰腺炎发生，其发病机制至今仍未完全阐明，其发病率呈逐年上升趋势。

2.手术和创伤

胃、胆道手术或 ERCP 容易引发术后胰腺炎。

3.感染

感染是 AP 的少见病因。现已发现细菌感染(伤寒杆菌、大肠埃希菌、溶血性链球菌)、病毒感染(柯萨奇病毒、HIV、泛嗜性病毒、乙肝病毒)和寄生虫感染(蛔虫、华支睾吸虫等)均能引起胰腺炎。

4.肿瘤

胰腺或十二指肠附近的良恶性肿瘤压迫导致胰管梗阻、胰腺缺血或直接浸润胰腺激活胰酶均可诱发 AP。

5.特发性胰腺炎

部分胰腺炎未能发现明确病因,临床上称为特发性胰腺炎。

二、病理生理

正常情况下,胰液中的胰蛋白酶原在十二指肠内被胆汁和肠液中的肠激酶激活后,方具有消化蛋白质的作用。如果胆汁和十二指肠液逆流入胰管,胰管内压增高,使腺泡破裂,胰液外溢,大量胰酶被激活。胰蛋白酶又能激活其他酶,如弹性蛋白酶及磷脂酶 A。弹性蛋白酶能溶解弹性组织,破坏血管壁及胰腺导管,使胰腺充血、出血和坏死。磷脂酶 A 被激活后,作用于细胞膜和线粒体膜的甘油磷脂,使其分解为溶血卵磷脂,后者可溶解破坏胰腺细胞膜和线粒体膜的脂蛋白结构,致细胞坏死,引起胰腺和胰周组织的广泛坏死。饮酒能刺激胃酸分泌,使十二指肠呈酸性环境,刺激促胰液素分泌增多,使胰液分泌增加。酒精还可增加 Oddi 括约肌阻力,或者使胰管被蛋白阻塞,导致胰管内压和通透性增高,胰酶外渗引起胰腺损伤。乙醇还可使自由脂肪酸增高,其毒性作用可引起胰腺腺泡细胞和末梢胰管上皮细胞损害。氧自由基损伤也是乙醇诱发胰腺损伤的机制之一。此外,细胞内胰蛋白酶造成细胞的自身消化也与胰腺炎发生有关,人胰腺炎标本的电镜观察发现细胞内酶原颗粒增大和较大的自身吞噬体形成。另外,脂肪酶使脂肪分解,与钙离子结合形成皂化斑,可使血钙降低。大量胰酶被吸收入血,使血淀粉酶和脂肪酶升高,并可导致肝、肾、心、脑等器官损害,引起多器官功能障碍综合征(MODS)。

三、临床表现

AP 发病多较急,主要表现有腹痛、腹胀、腹膜炎体征及休克等,因病变程度不同而使临床表现复杂。

(一)腹痛

不同程度的腹痛常在饱餐或饮酒后 1～2 小时突然起病,呈持续性,程度多较重,也可因结石梗阻或 Oddi 括约肌痉挛而有阵发性加剧。腹痛位于上腹正中或偏左,有时呈带状,并放射到腰背部、左肩,患者常喜弯腰前倾,一般镇痛剂不能使疼痛缓解。腹痛原因包括胰腺肿胀,包膜张力增高,胰胆管梗阻和痉挛,腹腔化学性物质刺激和腹腔神经丛受压。

(二)恶心、呕吐

90%以上患者在起病时有频繁恶心、呕吐,呕吐后腹痛并不减轻,病程初期呕吐为反射性,呕吐物为食物和胆汁,至晚期因胰腺炎症渗出致麻痹性肠梗阻,呕吐物可有粪臭味。

(三)发热

根据胰腺炎的发病原因和是否继发感染,患者可出现不同程度的发热。若为胆源性胰腺炎,胆道感染可有寒战、高热。MAP 多为中等程度发热,体温一般不超过 38.5 ℃,SAP 体温常超过 39 ℃。早期的发热是由于组织损伤及代谢产物引起,后期发热常提示胰周感染、脓肿形成或其他部位的感染,如肺部感染的存在。若继发感染发生的较晚,病程中可有一个体温下降的间歇期。

(四)黄疸

胆源性胰腺炎会引起胆道感染、梗阻，胰头水肿造成胆总管下端梗阻，或 Oddi 括约肌痉挛水肿，都可引起梗阻性黄疸。病程长、感染严重者，可因肝功能损害而发生黄疸。

(五)休克

休克为 SAP 的全身表现，患者烦躁、出冷汗、口渴、脉细速、四肢厥冷、呼吸浅快、血压下降、尿少，进一步发生呼吸困难、发绀、昏迷、血压测不到、无尿等，主要原因是胰酶外渗、组织蛋白分解、多肽类物质释放使毛细血管通透性增加，腹膜及胰周组织受到刺激，大量组织液渗出至腹膜后和腹腔内，导致血容量大量减少。

(六)体征

1.腹膜刺激征

MAP 时腹部压痛轻，局限于上腹或左上腹，腹肌紧张不明显。SAP 有明显的腹部压痛，范围广泛可遍及全腹，腹肌紧张明显。

2.腹胀、肠鸣音消失

腹膜后渗液、内脏神经刺激、腹腔内渗液导致肠麻痹，引起腹胀，随之肠鸣音消失。

3.腹水

MAP 一般无腹水或仅有少量淡黄色腹水。SAP 腹水多见，可从淡黄色、粉红色至暗红色，颜色深浅常可反映胰腺炎症的程度，腹水内胰淀粉酶通常很高。诊断性腹腔穿刺抽出血性腹水对 SAP 有诊断价值。

4.皮下出血征象

较少见，仅发生于严重的 SAP，在起病数天内出现，常伴有血性腹水。其发生机制为含有胰酶的血性渗液沿组织间隙到达皮下，溶解皮下脂肪，发生组织坏死、毛细血管破裂出血，表现为局部皮肤青紫色瘀斑。发生在腰部两侧的皮肤瘀斑称为格雷-特纳征，发生在脐周者称为卡伦征

[illegible]

强调血清淀粉酶测定的临床意义，尿淀粉酶变化仅作参考。血清淀粉酶活性高低与病情不呈相关性。AP 血淀粉酶升高始于发病后 1～3 小时，24 小时达到高峰，每毫升检测＞50 000 U 有诊断意义，72 小时后降至正常；尿淀粉酶升高始于发病后 24 小时，可持续 1～2 周，每毫升超过 25 000 U 有诊断意义。血清淀粉酶持续增高要注意病情反复、并发假性囊肿或脓肿、存在结石或肿瘤、肾功能不全、巨淀粉酶血症等。要注意鉴别其他急腹症引起的血清淀粉酶增高。血清脂肪酶活性测定具有重要临床意义，尤其当血清淀粉酶活性已经下降至正常，或其他原因引起血清淀粉酶活性增高时，血清脂肪酶活性测定有互补作用。血清脂肪酶活性与疾病严重度亦不呈正相关。

(二)血清标志物

推荐使用 C 反应蛋白(CRP)，发病 72 小时后 CRP＞150 mg/L 提示胰腺组织坏死。动态测

定血清白细胞介素-6(IL-6)，增高提示预后不良。

(三)影像学诊断

在发病初期 24～48 小时行 B 超检查，可以初步判断胰腺形态变化，同时有助于判断有无胆道疾病。AP 患者可能存在胃肠道积气影响，B 超可能不能做出准确判断，故推荐 CT 作为诊断 AP 的标准影像学方法，必要时可行增强 CT 或动态增强 CT 检查，根据炎症程度分为 A～E 级(Balthazar 分级)。A 级：正常胰腺；B 级：胰腺实质改变，包括局部或弥漫性腺体增大；C 级：胰腺实质及周围炎症改变，胰周轻度渗出；D 级：除 C 级外，胰周渗出显著，胰腺实质内或胰周单个液体积聚；E 级：胰腺或胰周有 2 个或多个积液区，不同程度的胰腺坏死。

五、诊断

以上腹痛为主诉的急腹症患者均须考虑急性胰腺炎可能，并进行相关检查，常规有血淀粉酶检查、B 超或 CT 扫描。根据临床表现，实验室检查和影像学检查诊断并不困难。

六、治疗

因生长抑素类药物和外科营养支持的发展，现在 MAP 的治疗效果普遍较好。而 SAP 病情重，临床变化多样，存在较大的个体差异，虽经国内外学界多年探索，仍属复杂而疑难的临床问题，其治疗观点近年来也多有变化。AP 的基本治疗要点如下。

(一)发病初期的处理和监护

目的是纠正水、电解质紊乱，支持治疗，防止局部及全身并发症。监护内容包括血、尿常规检查，粪便隐血、血糖、肝肾功能、血脂、血清电解质测定，血气分析，心电监护，胸部 X 线片，中心静脉压(IVP)测定，动态观察腹部体征和肠鸣音变化，记录 24 小时出入量。上述指标可根据患者具体病情进行选择。常规禁食，对有严重腹胀、麻痹性肠梗阻者应留置胃管胃肠减压。在患者腹痛减轻或消失、腹胀减轻或消失、肠道动力恢复或部分恢复时可以考虑恢复流质饮食，开始以碳水化合物为主，逐步过渡至低脂饮食。血清淀粉酶活性不作为恢复饮食的判断指标。

(二)补液

补液量包括基础需要量、丢失液体量及继续丢失量，并根据间断复查实验室指标，调整水、电解质和酸碱平衡。

(三)镇痛

AP 诊断明确后，腹痛剧烈时可给予镇痛治疗，在严密观察病情下，可注射盐酸哌替啶。不推荐应用吗啡或胆碱能受体拮抗剂，如阿托品、山莨菪碱等，因前者会收缩壶腹部和十二指肠乳头括约肌，后者则可能诱发或加重肠麻痹。

(四)抑制胰腺外分泌和应用胰酶抑制剂

生长抑素类药物可以有效抑制胰腺外分泌，已成为 AP 治疗的重要措施。H_2 受体拮抗剂和质子泵抑制剂可通过抑制胃酸分泌间接抑制胰腺分泌，并可预防应激性溃疡。蛋白酶抑制剂主张早期、足量应用，可选用加贝酯等。

(五)血管活性物药物

由于微循环障碍在 AP 发病中起重要作用，推荐应用改善胰腺和其他器官微循环的药物，如前列腺素 E_1 制剂、血小板活化因子拮抗剂、丹参制剂等。

(六)抗生素应用

对非胆源性 MAP 不推荐常规使用抗生素，而对胆源性 AP 应常规使用抗生素。AP 感染的致病菌主要为革兰阴性菌和厌氧菌等肠道常驻菌。使用抗生素应选用抗菌谱以革兰阴性菌和厌氧菌为主。推荐甲硝唑联合喹诺酮类药物为一线用药，疗效不佳时改用其他广谱抗生素，疗程不宜超过 7～14 天，否则可能导致二重感染。要注意真菌感染的诊断，如无法用细菌感染来解释的发热等表现，应考虑到真菌感染可能，可经验性应用抗真菌药，同时进行血液或体液真菌培养。

(七)营养支持

MAP 患者只需短期禁食，可仅需短期的肠外营养支持。SAP 患者常先施行全肠外营养支持，待病情趋向缓解，则过渡至肠内营养支持。肠内营养支持时需将鼻饲管放至 Treitz 韧带远端，输注能量密度为 4.187 J/mL 的要素营养物质，若能量不足，可辅以部分肠外营养支持。应注意观察患者反应，如能耐受则逐渐加大肠内营养支持剂量。应注意补充谷氨酰胺制剂。对于高脂血症患者，应减少脂肪类物质的补充。进行肠内营养支持时，应注意患者的腹痛、肠麻痹、腹部压痛等胰腺炎症状和体征是否加重，并定期复查电解质、血脂、血糖、总胆红素、血清蛋白、血常规及肝肾功能等，以评价机体代谢状况，调整营养支持剂量。

(八)免疫增强剂

对于重症病例，可选择性使用胸腺肽等免疫增强制剂。

(九)预防和治疗肠道衰竭

对于 SAP 患者，应密切观察腹部体征和排便情况，监测肠鸣音变化。早期给予促肠道动力药物，包括生大黄、硫酸镁、乳果糖等；给予微生态制剂调节肠道菌群；应用谷氨酰胺制剂保护肠道黏膜。同时可应用中药外敷，如皮硝。病情允许时应尽早恢复流质饮食或实施肠内营养支持，对预防肠道衰竭具有重要意义。

(十)中医中药

单味中药，如生大黄，复方制剂，如清胰汤、柴芍承气汤等被临床实践证明有效。中药制剂通 [illegible]

[illegible]是 AP 治疗中较困难和复杂的部分，并发症多发生于 SAP，种类多样，个体差异较大。急性呼吸窘迫综合征(ARDS)是 AP 的严重并发症，治疗包括机械通气和大剂量、短程应用糖皮质激素，如甲泼尼龙，必要时行气管镜下肺泡灌洗术。对急性肾衰竭主要采取支持治疗，稳定血液循环，必要时透析。低血压与高动力循环相关，治疗包括密切的血流动力学监测，静脉补液和使用血管活性药物。AP 有胰液周围积聚者，部分会发展为假性胰腺囊肿，应密切观察，部分病例可自行吸收，若假性囊肿直径>6 cm，且出现周围压迫症状，可行穿刺引流或外科手术引流。胰腺脓肿是外科手术的绝对指征。上消化道出血可应用制酸剂，如 H_2 受体拮抗剂和质子泵抑制剂。

(十三)手术治疗

手术治疗主要针对 SAP，而确定其手术时机和手术方式仍是临床疑难问题。而对处于高度应激状态的 SAP 患者实施手术，创伤大，风险高，更应慎重决定。对胆源性 SAP 伴有胆道梗阻和胆管炎但无条件行 EST 者，经积极保守治疗 72 小时病情未有好转者，出现胰周感染者应予手术干预。

1.手术步骤

(1)切口：上腹正中纵行切口对腹腔全面探查的灵活性较大，组织损伤小，但对暴露全部胰腺，探查腹膜后间隙和清除坏死组织较困难，在切口开放者或栅状缝合者更易发生肠道并发症。两侧肋缘下切口可以良好暴露全部胰腺，有利于清理两侧腹膜后间隙的坏死组织，且网膜与腹膜缝闭后，将小肠隔离于大腹腔，对横结肠系膜以上的小网膜囊可以充分引流或置双套管冲洗，若须重复手术，肠道损伤机会亦减少。近年来，临床倾向于选择两侧肋缘下切口或横切口(图 7-9)。

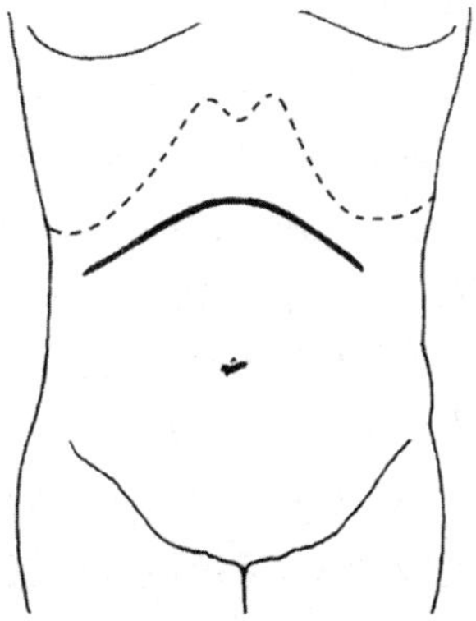

图 7-9　两侧肋缘下切口

(2)暴露胰腺：进入腹腔后先检查腹腔渗液，包括渗液量、性状及气味，抽取渗液做常规、生化、淀粉酶、脂肪酶检查和细菌培养。之后尽可能吸尽渗液，切开胃结肠韧带即可显露胰腺。

(3)确定胰腺坏死部位及坏死范围：发病 3 天内的手术，判断胰腺坏死部位和范围仍然是关键问题，也是当前尚未解决的问题。胰腺坏死范围一般分为局灶坏死(30%)，大片坏死(50%～75%)，和次全、全部坏死(75%～100%)。亦有以切除坏死组织的湿重区别程度，即局灶坏死(切除坏死组织湿重＜50 g)，大片坏死(＜120 g)，次全坏死(＜190 g)，超过 190 g，其中未检查到有活力组织者为完全坏死。

(4)胰腺坏死组织清除：用指捏法清除坏死组织，保护目测大致正常的组织。清除坏死组织无须十分彻底，对肠系膜根部的坏死组织切忌锐性解剖或试图完全清除，这样很可能会误伤肠系膜上动、静脉，发生致死性危险，正确的做法是任其自行脱落，经冲洗排出。坏死腔内应彻底止血，以免术中或术后发生大出血。清除的坏死物应称湿重并记录，以判断坏死范围，同时立即送细菌学检查，做革兰染色涂片和需氧、厌氧菌培养。标本需做病理检查，以进一步判断坏死程度。

胰腺坏死严重者往往在胰周和腹膜后间隙存留有大量渗出物，其中富含血管活性物质和毒素、脂肪坏死组织，故在清除胰内坏死组织的同时还应清除胰周和腹膜后间隙的坏死组织。探查腹膜后间隙时对胰腺头、颈部病变主要分离十二指肠结肠韧带，游离结肠肝曲、右侧结肠旁沟、肠系膜根部和肾周围；胰体尾部病变累及脾门、肾周围时，应游离结肠脾曲和左侧结肠旁沟、肠系膜根部。凡属病变波及范围均应无遗漏地探查，清除坏死组织，吸尽炎性渗液，特别应注意肾周围及两侧结肠后间隙的探查和清理。

(5)局部灌洗腔形成：将胰内、胰周和腹膜后间隙的坏死组织、渗出物清理后，用大量生理盐水冲洗坏无效腔。缝合胃结肠韧带，形成局部灌洗腔。

(6)引流和灌洗：单纯胰腺引流目前已无人采用，无论胰腺坏死组织清除后或是胰腺规则性切除术后都必须放置引流和/或进行双套管灌洗，放置位置包括小网膜囊，腹膜后间隙或结肠旁沟。胰腺广泛坏死者还须进行“栽葱”引流。有胆囊和胆总管结石并伴有黄疸，又不允许施行胆囊切除者应切开胆囊或胆总管取石，放置胆囊引流和胆总管 T 管引流。术后冲洗小网膜囊平均需 25 天，根据坏死范围大小而有不同，局灶性坏死平均 13 天，大片坏死平均 30 天，次全或全部胰腺坏死平均 49 天，最长 90 天。灌洗液体量局灶性坏死平均 6 L/24 h，大片、次全或全部坏死平均 8 L/24 h，最多可达 20 L/24 h。冲洗液体可以是等渗或稍高渗的盐水。停止灌洗的指征为吸出液培养无菌生长；组织碎片极少或未见(<7 g/24 h)；淀粉酶同工酶和胰蛋白酶检查阴性。

(7)三造口术：指胆囊造口，胃造口和空肠造口。由于急性坏死性胰腺炎伴有肠梗阻、肠麻痹，特别是十二指肠空肠曲近端胃肠液潴留，胃液、胆汁和十二指肠液淤积，且胃肠道梗阻往往持续数周甚至数月，三造口术即针对此状况。近年来，由于肠外营养支持的质量不断提高，加之三造口术在病变剧烈进展期难以达到预期目的，反而增加并发症危险，故而主张选择性应用。

(8)腹壁切口处理：急性坏死性胰腺炎病理变化复杂，尚无一种手术能将本病一次性治愈。胰腺坏死清除术辅以坏死区冲洗虽然手术次数减少，但再次乃至多次手术仍难避免。胰腺早期规则性切除术结果更差，据统计其再次手术的次数较坏死清除术更多。再次和多次坏死组织清除手术需要多次打开腹部切口，针对此点，提出对腹壁切口的几种不同处理方法：①如前所述将坏死区做成灌洗腔，插入两根粗而软的双套管，持续灌洗引流，切口缝合。②用不易粘连的网眼纱布覆盖内脏，再以湿纱垫填充于腹内空间和腹壁切口，腹壁切口不缝合，或做全层栅状缝合数针固定。根据病情需要，定期更换敷料。此法可动态观察病情，及时清除不断形成的坏死组织，进行局部冲洗，避免多次切开、缝合和分离粘连。但每次更换敷料均需在全麻下进行，切口形成肉芽创面后方可能在病房内更换敷料。此法仅适用于胰腺坏死已有明显感染，胰腺脓肿形成，或有严重弥漫性腹膜炎的病例。③胰腺坏死组织清除后，切口开放，填塞敷料，然后盖以聚乙烯薄[illegible]

[illegible]

组织无须分离，切忌追求彻底清除而导致术中或术后大出血。必须彻底止血，必要时结扎局部主要供血血管，但若为肠系膜根部血管受累，只能修补不可结扎。

(2)选择引流管质地应柔软，以避免长期使用形成肠瘘。有严重腹膜炎时腹腔应灌洗 1～3 天。腹膜后间隙坏死，感染严重时应进行充分而有效的引流。

(3)为不可避免的再次手术或重复手术所设计的腹部开放填塞或腹壁安装拉链术，要注意严格选择病例，不宜作为常规方式。

3.术后处理

(1)患者需 ICU 监护治疗。

(2)应用抗生素防治感染。选择广谱、对需氧及厌氧菌均有效的药物，或联合用药。

(3)严密监测主要脏器功能，及时治疗心、脑、肺等器官出现的功能不全。若有指征及时应用呼吸机辅助呼吸，观察每小时尿量及比重，观察神志、瞳孔变化。

(4)肠外营养支持，一旦肠功能恢复，即逐渐过渡至肠内营养支持。

(5)持续双套管冲洗，严格记录出入量，测量吸出坏死组织重量，吸出液行细菌培养，以决定何时停止冲洗。

(6)发现需要再次手术的指征，主要是经过坏死组织清除及冲洗，症状一度缓解却又再度恶化，高热不退，局部引流不畅。

(7)若发现坏死腔出血，应停止冲洗，出血量不大时可采用填塞压迫止血，出血量大则应急诊手术。

(8)发现继发性肠瘘，应立刻进行腹腔充分引流。

(9)主要并发症：胰腺坏死清除术的主要并发症为胰腺坏死进展，继发严重感染，形成胰腺脓肿或感染性假性胰腺囊肿；胰腺坏死累及主要血管发生大出血，继发休克；严重感染、中毒导致脓毒血症；多因素导致 MODS。①感染：坏死性胰腺炎手术中胰腺坏死组织细菌培养阳性率为62.8%。手术引流不畅或感染进展时，细菌培养阳性率增高，术中培养阳性者病死率比培养阴性者高 1 倍。感染未能控制，发生脓毒血症者则存活率很低。②出血：往往由于术中企图彻底切除坏死组织或坏死、感染侵蚀血管引起。预防方法是术中对血管周围或肠系膜根部的坏死组织不必彻底清除，及时发现和处理出血。若发生大出血则病死率接近 40%。③肠瘘：包括小肠瘘和结肠瘘，是最常见的并发症之一，约 1/10 的患者发生肠瘘。与坏死病变侵蚀，反复行胰腺坏死组织清除术，或切口开放有关。④胰瘘：坏死性胰腺炎术后约 8%的病例发生胰瘘，经充分引流，多可自行愈合。超过半年不愈合者应手术治疗。⑤假性胰腺囊肿：多在 SAP 发病 4 周以后形成，是由纤维组织或肉芽组织囊壁包裹的胰液积聚。直径＜6 cm 无症状者可不处理，若发生感染或＞6 cm者，需做 B 超或 CT 引导下的介入引流，或手术行内引流或外引流。

(张宗虎)

第十二节 胆 石 症

胆石症是胆道系统的常见病，因急性症状而住院的胆石症占外科急腹症的第 2～3 位。

一、临床表现

胆石症的症状和体征与胆石的部位、大小、胆管梗阻的程度，以及并发症的有无等因素有关，现将主要临床表现分述如下。

(一)临床症状

1.腹痛

腹痛是胆石症的主要临床表现之一。胆石症发作时多有典型的胆绞痛，为上腹和右上腹阵发性痉挛性疼痛，伴有持续性加重，常向右肩部或肩胛部放射。腹痛的原因是胆石从胆囊移动至胆囊管或胆管内结石移动至胆总管下端或从扩张的胆总管移行至壶腹部时结石嵌顿所引起。由于胆囊管或胆道梗阻使胆囊或胆管内压升高，胆囊或胆总管平滑肌扩张及痉挛，企图将胆石排出而产生剧烈的胆绞痛。90%以上的胆绞痛为突然发作，常发生在饱餐、过劳或激烈运动之后。除剧烈胆绞痛外，患者常表现坐卧不安，甚至辗转反侧，心烦，常大汗淋漓，面色苍白，恶心、呕吐。每次发作持续时间可以数十分钟到数小时。如此发作往往需持续数天才能完全缓解。疼痛缓解和消失表示结石退入胆囊或嵌顿于胆管下端的结石移动或通过松弛的括约肌排出胆道，此时其他症状亦随之消失。由于结石所在部位的不同，腹痛的临床表现特征也有所不同。

(1)胆囊结石：胆囊内结石(尤其是较大结石)不一定均产生绞痛，有的可以终生无症状，称之为安静胆囊结石。胆囊颈部结石极易引起急性梗阻性胆囊炎。胆囊袋(又称哈德门袋)是胆囊颈部一个袋状结构，极易堆积结石而产生胆绞痛。除胆绞痛外，还可出现恶寒、发热等感染症状，严重病例由于炎性渗出或胆囊穿孔可引起局限性或弥漫性腹腔炎，因而出现腹膜刺激症状。部分病例可在腹部检查时触及胀大的胆囊。如结石不大或胆囊管直径较粗时，从胆囊排出的结石进入胆总管，但可能嵌顿在壶腹部引起胆绞痛、梗阻性黄疸、化脓性胆管炎，甚至出血性坏死性胰腺炎。

(2)胆总管结石：约75%的患者有上腹部或右上腹部阵发性剧烈绞痛，继疼痛之后约70%的患者出现黄疸，黄疸的深浅随结石嵌顿的程度而异，且有波动性升降，如胆石阻塞胆道合并胆道感染时，可同时出现腹痛、寒战与高热、黄疸三联征症状。病变在胆总管时，疼痛多局限在剑突下区，如感染已波及肝内小胆管时，可出现肝区胀痛和叩击痛。

(3)肝内胆管结石：常缺乏典型的胆绞痛，发作时常有患侧肝区持续性闷胀痛或叩击痛，伴有发热、寒战与不同程度的黄疸。一侧肝内胆管结石多无黄疸。如结石位于肝右叶疼痛可放散至右肩及背部；左侧肝胆管结石放散至剑突下、下胸部。如结石梗阻于肝左、右胆管，以及二、三级胆管，亦可引起高位梗阻性化脓性胆管炎的表现。

2.胃肠道症状

胆石症急性发作时，继腹痛后常有恶心、呕吐症状。呕吐内容物为胃内容物，此后腹痛并不缓解。急性发作后常有厌油腻食物、腹胀和消化不良等症状

3.寒战与发热

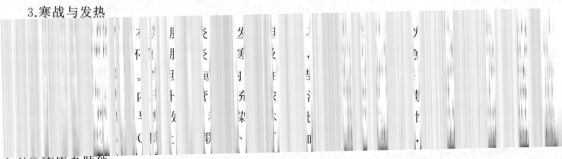

[illegible]

之为雷诺氏五联征。

4.黄疸

胆囊结石一般不出现黄疸，但约有10%的患者可以出现一过性黄疸。发生黄疸的原因可有以下几种：①胆囊炎同时并发胆管炎或结石排出至胆总管；②肿大的胆囊压迫胆总管，引起部分性梗阻，即Mirizzi综合征；③由于感染引起肝细胞一过性损害，在合并胆总管结石时，70%以上的患者可以出现黄疸，黄疸呈波动性，如不清除结石或解除梗阻，虽经各种药物治疗亦消退很慢，迁延日久可引起胆汁性肝硬化。

(二)体格检查

胆囊结石的体征与胆道梗阻的有无及炎症的严重程度密切相关。

1.全身检查

在发作期呈急性病容,感染严重者有体温升高及感染中毒征象,如伴有呕吐或进食困难可有脱水、酸中毒表现,当引起胆道梗阻时巩膜与皮肤有黄染。

2.腹部检查

胆囊结石的腹部压痛多局限于剑突偏右侧和/或右上腹胆囊区,胆囊复发性梗阻时可触及胀大的胆囊,随着炎症的加重,也可出现肌紧张与反跳痛。莫菲征在胆囊结石引起的胆囊炎中多呈阳性。

胆管结石的腹部压痛多在剑突下偏右侧,可能触及胀大的胆囊;位于肝内胆管的结石压痛在右肝区,有时伴有肝大;左肝管结石压痛位于剑突或左上腹部。

二、诊断与鉴别诊断

(一)诊断

根据病史、体检及必要的特殊检查,胆石症的诊断多无困难。对于少数缺乏明确病史及典型症状的病例,特别是老年患者,需借助于超声波或 X 线检查加以确诊。在出现梗阻性黄疸时,要结合实验室和其他胆道图像检查加以确诊。对胆石症的诊断,不能仅仅满足于是否有胆石的初级层次诊断,还应对结石的部位、结石的大小及数目、胆囊的形态与功能改变、胆总管下端(包括 Oddi 括约肌)有无梗阻,以及是否合并有其他并发症等作出明确的判断。现将常用的诊断方法及检查程序分述如下。

1.病史与临床表现

除无症状的胆石症外,70%以上的患者有典型的胆绞痛或胆道感染的病史,部分患者可有胆道手术史。为了能全面明确胆石症的诊断,必须仔细询问胆绞痛发作的情况,以及胆绞痛与其他症状(如恶心呕吐、发热寒战、黄疸等)之间的关系。腹部检查要注意压痛点的位置,右上腹饱满和胀大的胆囊。

2.实验室检查

(1)在胆石症的发作间歇期,实验室检查多无阳性发现。

(2)发作期的检查所见与急性胆囊炎、急性胆管炎或 AOSC 相同。

(3)如出现梗阻性黄疸可见血清胆红素增高,血清碱性磷酸酶和 r-谷氨酰转肽酶升高。黄疸持续时间较长,可有不同程度的肝功能损害,严重者可出现凝血机制障碍。对梗阻性黄疸患者要尽可能在较短时间完成各项检查并采取有效的治疗措施。

3.十二指肠引流液检查

十二指肠液中查到胆沙或胆固醇结晶,有助于诊断,若查到细菌或寄生虫卵则更有参考价值。胆汁缺乏说明胆囊管有梗阻或者胆囊功能已经丧失。

4.超声波检查法

该法是一种无创伤性的检查方法,是胆石症的首选诊断方法。除能发现胆石的光团和声影外,还能了解胆管扩张的程度、胆囊的大小和炎症程度,对疾病能做出定性定量的诊断,对选择治疗方法很有帮助。

5.内镜逆行胰胆管造影术(ERCP)检查

ERCP 为一种诊断与介入治疗的理想方法。ERCP 常能显示胆管的内部病变,如结石阴影、胆管扩张的程度,以及胆管下端有无梗阻等。

6.经皮穿刺肝胆道成像(PTC)检查

PTC是梗阻性黄疸的重要检查方法。一般在CT或B型超声波导向指引下进行PTC,可显示胆管扩张的程度和梗阻部位。肝内胆管扩张达0.5 cm以上者,PTC的成功率可达95%上。

7.手术中胆管造影、胆道镜检查与B超检查

胆管结石的术中检查也十分重要,除常规检查外,应用手术中胆道造影与胆道镜检查可以大大减少残余结石的发生率。胆道镜检查还能直接观察胆道黏膜,做出胆管炎的形态学分类,对胆管的其他病变,如胆管狭窄、肿瘤等也能作出准确的判断。

术中B超检查已在越来越多的临床单位中应用于临床。此种检查方法更便于肝内胆管结石的定位,同时还可较具体的了解肝、胰等邻近器官的病理损害,对于提高胆石症的手术效果有十分重要的实用价值。值得注意的是,上述几种特殊检查除需要有专用设备外,进行这些检查还延长了手术时间,增加了手术污染的机会,故应严重选择适应证,注意无菌操作,以免给患者增加额外负担。

(二)鉴别诊断

胆石症的鉴别诊断亦十分重要。

1.发作期需要鉴别的疾病

先天性胆总管囊性扩张、胆道蛔虫病、胆道运动障碍、溃疡病穿孔、胰腺炎、肠梗阻、右侧肾结石、右下肺炎或胸膜炎等。

2.非发作期需要鉴别的疾病

肝炎、肝硬化、肝或胆囊癌、胆管癌、壶腹周围癌、慢性胰腺炎、胰腺癌等。值得提出的是胆石症常常伴发或继发于许多其他消化道疾病,如肝硬化、溃疡病、先天性胆总管囊性扩张、胆囊癌等。这些都增加胆石症的诊断与鉴别诊断上的困难性。

三、治疗

[illegible]

[illegible]的理由是这类患者术前无症状或仅有轻微上腹部疼痛,如贸然手术,于术后症状有时比术前还要多。多数外科医师认为,凡确属在查体中发现的无症状结石,均可采用定期随诊的方法进行观察,待有明确的手术指征时再考虑手术。口服溶石药物对肝功能有一定损害,一般不主张采用。如有急性发作,应立即进行手术治疗,切除胆囊。

(2)症状性胆囊结石。①伴急性胆囊炎的胆囊结石:除并发急性梗阻性坏疽性胆囊炎的胆囊结石需采用急性期手术治疗外,多数病例均先采用中西医结合非手术治疗以控制急性症状。然后进行胆道系统的全面检查,根据检查结果再决定施行手术治疗或非手术治疗。②伴慢性胆囊炎的胆囊结石:若患者已有反复发作,胆道系统检查有多发或较大结石者,宜采用手术治疗。对于3 mm以下的微小结石,直径<0.5 cm的小结石,有人认为是一种危险结石,因游动性大,容易嵌顿在胆囊管内或引起胰腺炎等严重并发症,宜早期手术。③胆囊结石伴有继发性胆总管结石:

这类结石原则上宜采用手术治疗，但在具备较好内镜条件的单位，应先行内镜括约肌切开术(EST)，取出胆总管结石，然后再行腹腔镜胆囊切除术，可缩小手术范围，减少住院时间。④伴有严重并发症的胆囊结石：这类结石应及时采用手术治疗，术前应尽量将病变的性质和程度判定清楚，以便选用合理的手术术式并最大限度地避免手术并发症的发生。

2.胆管结石

胆管结石的适应证选择，大致可分为以下两类情况。

(1)非手术治疗适应证：肝胆管泥沙样结石、胆总管结石直径<2.0 cm，均可采用十二指肠镜取石，一些内镜中心具有胆道镜的子母镜，更可以取出肝内胆管的结石。

当胆总管下端的狭窄段不超过 2 cm，结石直径不超过 2 cm 者，可先行经内镜括约肌切开术(EST)，用网篮取出结石，对较小分散的结石可给予复方大柴胡汤以增加胆汁分泌，冲刷胆道，可取得良好的治疗效果。较大结石可采用液电碎石或激光碎石的方法一次或数次取出结石。

(2)手术治疗的适应证：对于有一叶或一段肝组织萎缩、肝内胆管多发结石、伴有胆管(肝内或肝外)狭窄及其他并发症的胆管结石，应采用手术治疗。

(二)非手术治疗方法

1.排石疗法

如患者先有腹痛加重，随后突然缓解、体温下降或黄疸消退，往往提示为排石现象；若腹痛持续不止，体温升高，脉搏加快，血压下降，黄疸加重，则是病情加重，服用通便药物时，切忌太过，对体质虚弱者还要适当补液。排石过程中还进行常规的大便筛石。遇有结石过大、严重胆道感染、结石与胆管壁粘连等情况，排石可能无效，应及时中转手术。

2.溶石疗法

胆石的溶解剂亦具备以下条件：①具有促进胆固醇、胆色素的溶解能力；②对身体无毒；③能与胆石较长时间接触或能维持一定的浓度。

胆囊结石的溶石疗法：目前最常用口服溶石剂是鹅去氧胆酸(CDCA)和熊去氧胆酸(UDCA)。胆囊结石的溶解剂只对无钙化的胆囊胆固醇结石效果较好，而且结石的直径在0.5 cm以下、胆囊功能较好的病例。CDCA 的开始剂量为每天1 000 mg，然后减至每天500 mg。此类胆酸制剂对肝功能有一定损害，要每月进行肝功能检查，一旦有肝功能异常即应停药。

3.内镜取石

由于现代科技的发展，内镜性能的不断改善，在胆石症的治疗中也发挥越来越明显的作用。内镜取石的途径如下。①经十二指肠镜取石：用网篮或取石钳取石；②胆道镜或经皮肝胆道镜取石：胆道镜取石已相当普遍，可手术中取石，亦可手术后经过 T 型管窦道进行取石。经皮肝胆道镜取石多用于胆管狭窄或不能接受再次手术的病例；③经腹腔镜胆道镜取石术，即“二镜联合”取石术：这种技术已在一些有条件的医疗中心应用于胆管结石中。首先在腹腔镜下切开胆总管，再以胆道镜进行胆道探查、取石。该术式不仅可用于肝外胆道结石的患者的治疗，亦可用于肝内胆管结石患者。其疗效确切，恢复快，住院时间短，已获得成熟经验；④碎石疗法：多用于胆道术后的残余结石中，可通过十二指肠镜进行，其碎石方法有机械碎石、电气水压碎石、ND-YAG 激光碎石。

4.胆囊结石的体外冲击波碎石

体外冲击波碎石主要适用于以下几种情况：①无钙化的胆固醇结石；②单发结石或最多不超过 3 个的多发结石，最大直径不超过3.0 cm；③当患者体位变化时，可见移动的结石；④胆囊功能较好，适合于服用溶石剂者；⑤无严重系统疾病又能耐受冲击波治疗者。患者在硬膜外或全身麻醉后先用B超捕捉结石，随后移动悬动台对好冲击波焦点，再次用B超或X线核对位置。发射冲击波约1 800次，治疗时间为20～45分钟，冲击波治疗后2小时可经口进食，次日生活可转为正常。

（三）手术疗法

手术时机：胆石症的手术时机，应根据胆道伴随病变的不同情况来选定。在可能的情况下，应尽量选择择期手术，避免急症手术。只是在胆道伴随有严重急性病变、难于用非手术疗法控制时，方考虑急症或早期手术，如胆囊结石伴有急性坏疽性胆囊炎，胆管结石并发急性梗阻性化脓性胆管炎等。

在有下列两种情况时，可考虑分期手术。

1.胆囊结石的分期手术

胆囊结石并发急性坏疽性胆囊炎，因患者周身情况较差或伴有其他重要器官并发症或因胆囊周围解剖关系不清，难于采用胆囊切除术时，可先行经皮肝胆囊穿刺引流术或胆囊造瘘术，待病情好转后（一般为术后3个月左右），进行第2次手术。

2.胆管结石的分期手术

在胆管结石合并急性梗阻性化脓性胆管炎或急性高位梗阻性化脓性胆管炎时，以及布满胆管的肝内与肝外胆管结石（还常伴有胆管狭窄或肝叶的萎缩等），也很难采用1期手术予以解决。第1期手术通常要解决严重的感染或对肝脏影响较大的肝内梗阻问题，第2期手术再解决胆道的残余结石或建立新的胆肠引流。

（张宗虎）

第八章

泌尿外科

第一节 肾脏损伤

一、病因与分类

(一)闭合性损伤

造成肾脏闭合性损伤的外力因素可以是直接外力,也可以是间接外力。直接外力引起的闭合性损伤往往是钝性外力直接撞击腹部、腰部或背部造成的肾实质损伤。由交通事故、体育活动撞击或暴力冲突等产生的外力挤压肾脏,并导致肾脏与脊柱、肋骨相撞,引起肾实质损伤或裂伤。

间接外力引起的闭合性损伤主要是指身体剧烈运动或体位变化导致的肾实质损伤。机动车突然减速、高处坠落等可以诱发瞬间的肾脏过度活动,进而导致肾实质裂伤、肾血管内膜撕脱或肾盂输尿管连接部断裂等。由轻微外力引起肾损伤的患者,其肾脏往往存在某种先天性或病理性改变,如肾盂输尿管连接部狭窄导致的肾积水、肾肿瘤等。

(二)开放性损伤

开放性肾脏损伤主要以刀刺伤、枪击伤多见。刀刺伤引起的肾损伤往往为肾脏贯通伤,严重时可以同时穿透肾实质、集合系统及肾血管。此外,肾损伤的程度与刀具或匕首的长短、粗细、刺入部位和深度密切相关。枪击伤引起的肾脏贯通伤通常伴有延迟性出血、尿外渗、感染及脓肿形成等表现,这是由于子弹穿过肾脏可产生放射性或爆炸性能量,其气流冲击作用使软组织呈洞状损坏,其组织破坏程度与发射子弹的速度相关,并易出现延迟性组织坏死。

(三)医源性损伤

医源性损伤是在疾病诊断或治疗过程中发生的肾损伤,如体外冲击波碎石、肾盂输尿管镜、经皮肾镜以及腹腔镜检查或治疗时造成的损伤。常见的医源性肾损伤是肾血管损伤引起的大量出血、肾实质损伤引起的肾周血肿、肾裂伤以及肾脏集合系统损伤引起的尿外渗等。

(四)自发性肾破裂

自发性肾破裂是在无明显外伤情况下突然发生的肾实质、集合系统或肾血管的损伤,临床较罕见。自发性肾破裂的发生往往由肾脏本身病变所致,如巨大肾错构瘤或肾癌、肾动脉瘤、肾积水以及肾囊肿等疾病。

二、发病机制

肾损伤的发生机制和肾损伤的分类密切相关。

对于闭合性肾损伤的患者，直接外力和间接外力引起损伤的机制也有所不同。直接外力引起的闭合性肾损伤是由于肾脏局部承受的压力突然增加，导致肾脏移位并撞击邻近骨骼，或肾被膜破裂而产生。间接外力引起的闭合性肾损伤主要是由于肾脏随呼吸正常活动的范围突然加大，导致肾脏过度活动而产生。

显而易见，开放性肾损伤的发生就是肾脏直接受到外界创伤的结果。一般认为，80％贯通性肾损伤约同时合并多处脏器的损伤。肾损伤的发生机制也与是否发生泌尿系统以外的脏器损伤相关，累及肾脏的腹部贯通伤占 6％～17％。文献报道，贯通性肾损伤合并胸腔或腹腔脏器损伤的比例高达 85％～95％，而贯通性肾损伤的发生与体表受伤的部位相关。当刀刺进入部位在腋前线或腋后线时，同时合并其他脏器损伤的肾损伤仅占 12％。

肾蒂血管损伤的发生主要见于开放性肾损伤的患者，但是也有 20％左右闭合性肾损伤的患者可以表现为肾血管损伤。国内外的文献报道显示，在肾蒂血管损伤的患者中，肾动脉、肾静脉均损伤者占 47％，肾静脉损伤者占 34％，而肾动脉损伤者仅占 19％。

三、诊断

在肾损伤的诊断中，最主要的一项内容就是了解创伤或外伤史，同时配合全面的体格检查和各种辅助检查，对患者进行全面的评估，获得明确的诊断。

(一)创伤史

对于创伤史的了解，应该首先考虑患者的受伤程度和病情的危急状况，在尽可能短的时间内了解外伤或创伤现场的情况，有无体表创伤的发生，体表创伤的部位，深度和利器的种类。无论损伤是来自钝器直接暴力或刀刺贯通伤，根据体表解剖特点，如果受伤部位是后背、侧腰部、上腹

[illegible]

患者受到各种创伤后的临床表现非常复杂，同时，临床表现会随时发生变化，因此，在了解创伤史的同时，应该掌握其临床表现的特征，达到不延误治疗时机的目的。

1.休克

患者受到各种创伤后发生的休克包括创伤性休克和失血性休克。创伤性休克是由于创伤后腹腔神经丛受到创伤引起的强烈刺激，导致血管张力下降和心排血量下降，出现暂时性血压下降所致，一般情况下，经输液治疗后可以获得恢复。而失血性休克是因为肾损伤伴随大量出血和血容量的减少，导致血压下降，需要及时输血补充患者的血容量，并同时采用各种方法止血，迅速达到救治目的。

2.血尿

尽管血尿被认为是肾损伤最常见、最重要的临床表现，但是我们不能忽略的是，有 5％～

10%肾损伤的患者可以暂时没有血尿的表现。出现肉眼血尿通常预示着患者有较严重的肾损伤,但是血尿的严重程度并不完全与损伤机制及肾损伤的程度相关。某些重度肾损伤,如肾血管断裂、肾盂输尿管连接部破裂、输尿管断裂或血块阻塞输尿管,可能表现为镜下血尿,甚至无血尿。而在受到创伤前有明确肾脏疾病的患者,如肾肿瘤、肾血管畸形、肾囊肿患者等,有时较轻的创伤也会导致不同程度的血尿。

3.疼痛

疼痛往往是患者受到外伤之后的第一个症状。一般情况下,疼痛部位和程度与受创伤的部位和程度是一致的。疼痛症状可以由肾被膜下出血导致的张力增加引起,表现为腹部或伤侧腰部的剧烈胀痛等疼痛症状,输尿管血块梗阻引起的疼痛常表现为钝痛。血块在输尿管内移动可导致痉挛,出现肾绞痛症状。肾损伤后出现的肾周血肿和尿外渗通常伴随明显的进行性局部胀痛,部分患者可以触到腰部或侧腹部肿块。

如果肾损伤引起的出血仅局限于腹膜后,则症状以腰肌紧张、僵直以及较剧烈的疼痛为主。如果腹膜后血肿或尿液刺激腹膜或后腹膜破裂,血肿进入腹膜腔,就会出现明显的腹痛和腹膜刺激征。同时合并腹腔脏器损伤的患者也会表现出明显的腹膜刺激征,但是出现腹膜刺激征并非一定有腹腔脏器损伤。在我国一项 250 例肾损伤患者的调查中,有腰痛症状者占 96%,有腹膜刺激者占 30%,而合并腹腔脏器损伤者仅占 8.8%。

4.多脏器损伤

肾损伤合并其他脏器损伤的发生率和创伤部位与创伤程度有关,与肾损伤同时出现的合并伤主要涉及与肾相邻的脏器,如肝、脾、胰腺、胸腔、腔静脉、主动脉、胃肠道、骨骼及神经系统等。有合并伤的肾损伤患者其临床表现更为复杂。合并腹腔内脏器损伤者主要表现为急腹症及腹胀等症状,合并胸腔脏器损伤者多表现为呼吸循环系统症状,合并大血管损伤的患者可以表现为失血性休克,合并不同部位骨折及神经系统损伤的患者也会出现相应的临床表现。近期,国内多篇报道显示,肾损伤合并其他脏器损伤者占 14%～41%,而国外报道明显高于国内,闭合性损伤合并其他脏器损伤者占 44%～100%。贯通性肾损伤合并腹腔胸腔脏器损伤者占 80%～95%,其中,枪伤全部合并其他脏器损伤。

(三)体格检查

对所有创伤患者,首先应该积极监测其各项生命体征的变化,定时监测其血压、脉搏、呼吸及意识等。如果患者的收缩压小于 12.0 kPa(90 mmHg),应该考虑有发生休克的可能。在进行全面体格检查时,注意观察创伤的部位和创伤程度,如果受伤部位在下胸部、上腹部、腰部并伴随有血尿等症状时,应考虑有肾损伤的可能。若腰部或腹部可触及肿块,表明有严重肾损伤和腹膜后出血的可能。对于体表或体内有利器残留的患者,应该观察利器扎入体内的深度,是否伴随出血或尿液样体液的流出,以及利器是否随呼吸移动等特征。

因肾损伤同时合并腹部脏器损伤发生率高达 80%,临床检查时要排除是否合并腹部脏器损伤。对于已经明确有腹部脏器损伤的患者,应该注意有无同时发生肾损伤的可能。

(四)尿液检查与分析

对于疑有肾损伤的患者,应尽早获取其尿液标本,进行检测,判断有无血尿的发生。血尿的判断分为肉眼血尿和镜下血尿两种,出现肉眼血尿的患者,同时还应该通过血尿的状况,如有无血块等,初步判断出血量以及是否需要留置尿管进行膀胱冲洗等。尿液标本收取过程中,应特别注意收集伤后第一次尿液,因为有些伤者在受伤后第一次排尿为血尿,而之后的几次排尿会由于输尿管血块堵塞的原因出现暂时性血尿消失的现象。

(五)影像学检查

影像学检查包括腹部平片、静脉尿路造影、CT、肾动脉造影、超声检查、MRI 及逆行造影等各种类型检查手段。

1.B 超

由于 B 超检查的普及,以及其快捷方便的特点,对于怀疑有肾损伤,尤其是闭合性损伤的患者,应该尽早进行 B 超检查,必要时可以反复进行 B 超检查,进行动态对比,目的是对肾损伤获得早期诊断。由于 B 超具有方便可靠的特点,在肾损伤的影像学检查中,B 超检查被认为是首选检查手段。

B 超检查可以判断肾脏体积的变化,有无严重肾实质损伤的存在,肾血管的血流是否正常等,同时也能够对肾脏有无积水,肿瘤占位等病变作出判断。B 超检查可作为对造影剂过敏、不能接受 X 线检查的患者(如妊娠妇女)及群体伤员的一种筛查性手段。

2.腹部平片与静脉尿路造影

腹部平片应包括双肾区、双侧输尿管及膀胱区。在获得腹部平片后,应该首先观察骨骼系统有无异常、伤侧膈肌是否增高等泌尿系统之外的变化,及时判断有无多脏器损伤的可能。对于开放性肾损伤的患者,通过腹部平片还可以了解体内有无金属利器、断裂刀具以及子弹或碎弹片的残留。

静脉尿路造影通常采用大剂量造影剂快速静脉推入后连续观察的方法,当静脉尿路造影显示患肾不显影时,表明肾功能严重受损,可能为肾损伤严重或肾动脉栓塞,而肾动脉栓塞的可能性约占 50%。

3.CT

CT 对肾周血肿及尿外渗范围的判断能力均优于静脉尿路造影。采用增强扫描可观察肾实质缺损部位、程度,辨别有无肾动脉或分支的损伤和栓塞;采用螺旋 CT 可更清晰地显示复杂肾 [illegible]

四、分级

肾损伤的分级在肾损伤的诊断与治疗中意义重大,对肾损伤严重程度的正确评估是制订合理的进一步检查和处理措施的基础。而根据肾损伤的分级判断患者能否进行进一步检查,选择何种治疗手段,可以最大限度地达到救治患者及保护患肾的目的。

最初,肾损伤按其损伤机制进行分类,即分为闭合性损伤及贯通性损伤,其中包括医源性损伤及自发性肾破裂等。

为了方便临床诊治,有研究者提出肾损伤只分轻度和重度。轻度损伤为肾挫伤、被膜下少量血肿、肾浅表裂伤;重度损伤为肾深层实质裂伤、裂伤深达髓质及集合系统、肾血管肾蒂损伤、肾破碎、肾周大量血肿。轻度损伤占 70%,破碎肾和肾蒂损伤占 10%~15%。也有研究者将肾损伤分为轻度、中度、重度。轻度损伤为肾挫伤和小裂伤，占 70%；中度损伤为较大裂伤，约占 20%；重度损伤为破碎伤及肾蒂损伤，约占 10%。

然而，这些分级及分类方法只是根据肾脏本身的损伤程度而定的，并不完全反映伤者的整体状况。创伤患者的特点和整体状况密切相关，如肾损伤常常同时合并多脏器的损伤。然而，目前研究者关注更多的问题是对肾损伤的评估应该建立在对患者全身状况正确评估的基础上，尤其是合并多脏器损伤的患者，在进一步的临床检查和治疗过程中常常需要多个科室医师的密切配合。因此，任何肾损伤的分级方法都不能代替对患者全身状况的评估。

五、肾脏损伤的治疗

在肾损伤的临床治疗中，如何选择手术时机和手术方法一直都是泌尿外科医生关注的问题。在决定治疗方式之前，更重要的一点就是需要判断患者是否具有手术适应证，主要是根据患者的创伤史、损伤的种类与程度、送入急诊室后的临床表现及全面检查的结果决定。

(一)急诊救治

实际上，对于被送入急诊室的创伤患者，临床治疗和检查是同步进行的。通过对血压、脉搏、呼吸及体温等生命体征的监测，需要立即决定患者是否需要输血、输液或复苏处理，在询问创伤史的同时，完成各项常规检查。根据创伤的分类，初步判断患者是单纯肾损伤还是多脏器损伤。对于仅被怀疑为单纯肾损伤的患者，应该根据患者有无血尿、血尿常规检查和 B 超等辅助检查的结果决定患者进一步的治疗计划。如果患者是多脏器损伤，需要与相关科室的医生取得联系，共同决定下一步临床检查的内容和救治方案。

(二)保守治疗

90%以上的肾脏闭合性损伤的患者可以通过保守治疗获得治疗效果。近年来，随着影像技术的进展与普及，尤其是 CT 检查可以对闭合性肾损伤患者肾脏损伤的程度获得明确的判断，手术探查发生率明显下降。手术探查往往会出现难以控制的出血而导致患肾切除，因此，需要严格把握手术探查的适应证。一般认为，接受保守治疗的患者应该具备以下条件：①各项生命体征平稳；②闭合性损伤；③影像学检查结果显示肾损伤分期为Ⅰ、Ⅱ期的轻度损伤；④无多脏器损伤的发生。

在保守治疗期间，应密切观察患者的各项生命体征是否平稳，输液，必要时输血补充血容量，行维持水、电解质平衡等支持疗法，并给以抗生素预防感染。注意血尿的轻重，腹部肿块扩展及血红蛋白、血细胞比容的改变。若患者尿量减少，要注意患者有无休克或伤后休克期过长，发生急性肾衰竭的可能。若患者有先天性畸形肾或伤前有病理性肾病，如先天性孤立肾，对侧肾有病理性肾功能丧失而发生肾血管栓塞，尿路血块梗阻等均可导致尿量减少或无尿。必要时进行影像学检查或复查，随时对是否出现肾损伤进展或并发症进行临床判断。在观察期间，当患者病情有恶化趋势时，应及时处理或手术探查。

接受保守治疗的患者需要绝对卧床 2 周以上，直到尿液变清，并限制活动至镜下血尿消失。因伤后损伤组织脆弱，或局部血肿，尿外渗易发生感染，因此，伤后 1～3 周患者常因活动不当而导致继发出血。

(三)介入治疗

随着血管外科介入治疗的发展，越来越多的肾损伤患者可以通过介入治疗获得明确的效果。若患者合并出血但血流动力学平稳，或由于其他损伤不适宜开腹探查或发生延迟性再出血，或术后肾动静脉瘘及肾动脉分支损伤，均可采用选择性动脉插管技术，在动脉造影的同时栓塞出血的肾动脉。由于介入治疗失败后还存在外科治疗的可能，因此对暂时不具备外科治疗适应证，同时存在出血风险的患者，可以考虑进行血管造影及介入治疗。目前，介入治疗可以达到超选择性血管栓塞的效果，对止血以及保护肾功能都具有临床意义。介入治疗尤其适用于对侧肾缺如，或对侧肾功能不全的肾损伤患者。肾损伤患者介入治疗后需要卧床休养和观察，在此期间，一旦病情发生变化，应该积极准备下一步的外科治疗。

(四)外科治疗

对于肾损伤患者，在决定外科治疗时应该考虑的几个问题是：该患者是否需要手术治疗，手术是治疗的目的是外科探查的手术还是目标明确的肾修补术。在外科治疗之前一定要明确对侧肾脏的状况，同时要告知患者及其家属有切除伤侧肾脏的可能。因为不论是手术探查还是肾修补术，手术前都很难判断伤侧肾脏的具体情况，必要时术者需要术中向患者家属交代病情，决定手术方式。

1.外科探查

外科探查主要见于下列几种状况。

(1)难以控制的出血：对于由于肾外伤导致大量的持续性显性出血的患者或全身支持疗法不能矫正休克状态的患者，应立即行手术止血，挽救生命。可以在手术中进行静脉尿路造影了解双肾功能。

(2)腹部多脏器损伤：腹部脏器损伤是手术适应证。肾损伤往往伴有腹部多脏器损伤，采用CT、超声波等综合诊断后可以进行手术，同时探查肾脏损伤状况。

(3)大量尿外渗：尿外渗是由于肾损伤导致肾脏集合系统，包括肾盂、输尿管连接部损伤断裂所致。少量的尿外渗大部分可以自然愈合，大量的尿外渗可形成尿性囊肿，继发感染后导致脓肿及肾出血。对于肾损伤后出现大量尿外渗的患者，应该积极进行手术探查，尽早修补集合系统的损伤。

[illegible]

制的出血而导致生命危险及患肾切除。

(3)探查时需控制肾血管温度，缺血时间不应超过 60 分钟，如超时 60 分钟，需用无菌冰降温并给予肌酐以保护肾功能的恢复。

(4)暴露整个肾脏并仔细检查肾实质、肾盂、输尿管及肾血管，评估其损伤程度，注意有无失去活力组织及尿外渗。

(5)需彻底清创，尤其是因枪伤所致的肾损伤，清除因子弹爆炸效应出现的组织缺血坏死，可减少术后感染、出血及高血压等并发症。

(6)腹膜后留置导管引流。因肾损伤常累及集合系统，术后尿外渗及渗血可经引流管导出，避免术后尿性囊肿及感染等并发症。

3.外科探查手术入路

(1)急性肾创伤的手术探查最好采取经腹途径,以便探查腹腔脏器和肠管,通常取剑突下至耻骨的腹正中切口,此入路能在打开肾周筋膜清理血肿前游离并控制双肾的动脉及静脉。

(2)迅速进入腹腔,在出血不严重时探查腹腔脏器并可修补,在探查肾脏之前,如有必要,应先对大血管、肝脏、脾脏、胰腺和肠管创伤进行探查及处理。当证实出血主要来自肾脏时,应尽快暴露肾血管及肾脏控制出血。

(3)由于腹膜后有大量血肿,导致正常解剖关系被破坏至变形,需仔细辨别,可提起小肠暴露后腹膜,在肠系膜下动脉、主动脉前壁向下剪开后腹膜。当血肿过大,难以辨认主动脉时,可以肠系膜静脉作为标志,祛除血肿找到主动脉前壁向下剪开后腹膜。

(4)从左肾静脉与下腔静脉连接处提起左肾静脉,较易暴露双侧肾动脉和腹主动脉。游离双肾的动脉与静脉,应注意,约25%患者双侧有多个肾动脉而15%患者有多个肾静脉。约80%多个肾静脉者发生在右侧肾脏。

(5)将游离的肾脏血管分别用橡皮带提起或用无损伤血管钳夹住,确保肾血管已得到控制后,提起伤肾侧结肠,剪开侧腹膜并打开肾周筋膜,清理肾周血肿并完全暴露肾脏,观察肾脏损伤程度及范围。也可分别从升结肠或降结肠外侧腹膜处剪开,上至肝区或脾区,将结肠推向中线,暴露肾脏血管。

4.肾修补缝合术和肾部分切除术

当肾裂伤比较局限时,可行肾脏修补缝合术控制出血。若肾上极或下极有严重裂伤,也可采用肾部分切除术。在控制肾血管及暴露肾脏之后,剥离肾包膜并尽可能保留肾包膜,锐性清除破碎及无活力组织。若肾创伤断面有撕裂肾盏或肾盂及较大血管,可用蚊式钳夹住并以4-0可吸收铬制线间断缝扎,关闭破碎集合系统及止血,再以2-0铬制缝线通过肾包膜贯穿褥式缝合裂开的肾实质,以游离的包膜遮盖肾裂伤处,避免术后出血。结扎缝线时应松紧适度,于裂伤及缝线处置垫备好的脂肪或可吸收的明胶海绵,避免结扎缝线用力过度,撕裂肾实质。若包膜短缺,也可用带蒂网膜或邻近裂伤处腹膜遮盖创面并缝合止血。行网膜中间切开时,勿损伤主要血管。将其网膜片由外侧裹向前方,可用1-0可吸收肠线绑扎数道,避免大网膜滑脱。开放肾循环观察无出血后,冲洗伤口并于腹膜后留置引流管一根,缝合伤口。大网膜包裹伤肾,取材方便,能增加伤肾血供,可促进其恢复。

肾脏损伤后的修复技术可影响损伤的愈合,过多缝合肾实质可能导致局部压迫性坏死,破坏肾实质的结构。因此,应尽可能缝合肾包膜而少缝肾实质。包膜不够时可用腹膜或大网膜移植皮片或特殊结构网套(聚乙醇酸网)包绕肾脏,该网套60天内可完全吸收。肾被膜重建完整,而用肠线缝合者,3个月仍有肠线残留且伴炎性反应。因此,合成缝线较铬制肠线更佳。

5.肾切除术

若术中发生难以控制的出血、肾蒂损伤、集合系统断裂无法修复与吻合,或肾栓塞时间过长,功能难以恢复时,在对侧肾功能良好的情况下可考虑行肾切除术。以肾蒂钳双重钳夹肾蒂,剪断肾蒂血管,用10号丝线双重结扎及缝扎肾蒂血管,钳夹及剪断上段输尿管,以7号丝线结扎输尿管远端。切除伤肾后清除血肿并冲洗肾窝,如止血充分可不置引流管,如放置引流,可于术后1～3天去除。

6.肾切除术的适应证

肾创伤修补术受很多因素影响,对于体温低、凝血功能差的病情不稳定的患者,如果对侧肾脏功能良好,则不应冒险进行肾修补术。如前所述,24 小时内有计划的紧急处理(包扎伤口、控制出血、纠正代谢和凝血异常)为治疗提供了选择机会。对于广泛肾创伤,如行肾修补术危及患者生命,应立即采取完整肾切除术。纳什(Nash)和同伴回顾因肾创伤而行肾切除术的患者时发现,77%肾切除手术的施行是因为肾实质、血管创伤和严重的复合伤,其余的 23%是在肾修补术中因血流动力学不稳定而被迫施行肾切除术。

7.肾损伤外科治疗术后观察要点

肾损伤外科治疗术后观察有以下几个要点。

(1)注意观察生命体征,包括血压、脉搏、体温、尿量、尿颜色、伤口出血、血红蛋白、血细胞比容等变化,必要时可用止血药物。

(2)保持卧床 2 周以上,直到尿液变清。

(3)引流管无血性液体或尿等分泌物排出,可于术后 5～10 天去除。

(4)抗感染治疗一个月。

(5)定期检测肾功能及进行影像学检查。

(6)观察可能发生的并发症,如延迟性出血、局部血肿、尿性囊肿、脓肿形成及高血压等,必要时应用超声及 CT 检查。根据不同情况选择穿刺引流、选择性肾动脉栓塞或再次手术肾切除等方法治疗。

(五)医源性损伤的救治

在医源性损伤的救治过程中,及时明确诊断非常重要,由于医源性损伤主要是由各种腔镜操作不当引起的,因此,规范化的腔镜操作是预防医源性损伤的唯一途径。一旦发生医源性损伤,应该及时进行治疗,以免延误最佳治疗时机。

1.肾血管损伤引起的大量出血

腔镜操作引起肾血管或腔静脉损伤继发的大量出血往往来势迅猛,突然之间,腔镜的视野全部被出血掩盖。这时,需要迅速判断可能的出血部位。若经过迅速的腔内处理[illegible]

[illegible]般,通过手术中的缝合处理,腔镜操作引起的肾周血肿、肾裂伤或尿外渗都能够达到救治的目的,但是需要引起重视的,是手术后应该按照肾外伤的处理原则观察引流液的状况,行必要的卧床休息和追加抗感染治疗。

六、肾脏损伤的并发症

(一)尿外渗和尿性囊肿

据国外报道,闭合性肾损伤尿外渗发生率为 2%～18%,而贯通伤为 11%～26%。未处理的尿外渗,一般伤后 2～5 天可在腹膜后的脂肪组织蓄积,随着尿液蓄积增多,周围组织发生纤维化反应,形成纤维包膜或囊壁而形成尿性囊肿。尿性囊肿可在伤后数周内形成,也可在数年后形成,尿外渗或尿性囊肿的出现表明肾的集合系统损伤,也可能因血块、输尿管壁及周围血肿压迫导致尿液引流不畅而外渗。

持久的尿外渗可以导致尿囊肿、肾周感染和肾功能受损。应早期给予这些患者全身抗生素治疗，同时严密观察病情。在多数情况下，尿外渗会自然消退。如果尿外渗持续存在，那么置入输尿管支架常常可以解决问题。对于尿性囊肿，可采用在超声或CT引导下的穿刺引流，将22号穿刺针经腰部皮肤穿入囊腔，抽取液体标本做常规检查、培养，用扩张器逐个扩张通道，使F12～F16导管等进入囊内，排空渗出的尿液。长期引流尿液不能减少或消失，应考虑损伤严重或远端输尿管有狭窄或梗阻因素。尿性囊肿长期刺激和梗阻可使肾周组织纤维化，影响肾脏功能，当肾已失去功能，破坏严重时，在对侧肾功能良好情况下可考虑肾切除术。

(二)延迟性出血

迟发的肾脏出血在创伤后数周内都有发生可能，但通常不会超过3周，最基本的处理方法为绝对卧床和补液。迟发性出血的处理应该根据患者全身状况、出血严重程度及影像学检查结果而定，大量出血危及生命时应行急诊手术。如果患者表现为持续性的出血，可以进行血管造影，确定出血部位后栓塞相应的血管。

(三)肾周脓肿

肾创伤后极少发生肾周脓肿，但持续性的尿外渗和尿囊肿是其典型的前兆，肾周脓肿可有急性及慢性两种表现。急性患者可在伤后5～7天出现高热、腰背疼痛、叩击痛，甚至腹胀、肠梗阻症状，慢性患者仅表现为低热、盗汗、食欲下降、体重下降，当出现感染迹象时，应特别注意有发生继发性出血的可能，其诊断依据主要是超声与CT检查。

对于肾周脓肿患者，早期可以经皮穿刺引流，必要时切开引流，应注意肾周脓肿往往是多房性，当引流不畅时，应手术将其间隔破坏，保证引流通畅，或切除已被破坏的肾脏。根据感染细菌类型及敏感性选用相应抗生素控制感染。

(四)肾性高血压

创伤后很少有早期发生高血压的报道，多数患者出现肾损伤后高血压，一般在伤后一年内。然而，临床发现有早在伤后一天内就有高血压表现的患者，也有在20年后才出现高血压的患者。创伤后发生肾性高血压的机制：①肾血管外伤直接导致血管狭窄或阻塞；②尿外渗压迫肾实质；③创伤后发生肾动静脉瘘。在以上因素的作用下，肾素-血管紧张素系统由于部分肾缺血而受到刺激，进而引起高血压。

(郭德宝)

第二节　输尿管损伤

一、病因

输尿管是位于腹膜后间隙的细长管状器官，位置较深，有一定的活动范围，一般不易受外力损伤，输尿管损伤多为医源性。

(一)外伤损伤

1.开放性损伤

外界暴力所致输尿管损伤率约为4%,主要是由刀伤、枪伤、刃器刺割伤引起,损伤不仅可以直接造成输尿管的穿孔、割裂或切断,而且继发感染,导致输尿管狭窄或漏尿。

2.闭合性损伤

闭合性损伤多发生于车祸、高处坠落及极度减速事件中,损伤常造成胸腰椎错位、腰部骨折等。损伤机制有两方面:一方面,由于腰椎的过度侧弯或伸展,直接造成输尿管的撕脱或断裂;另一方面,由于肾脏有一定的活动余地,可以向上移位,而相对固定的输尿管则被强制牵拉,造成输尿管的断裂,最常见的就是肾盂输尿管连接处断裂。

(二)手术损伤

医源性损伤是输尿管损伤最常见的原因,常见于外科、妇产科的腹膜后手术或盆腔手术,如子宫切除术、卵巢切除术、剖宫产、髂血管手术、结肠或直肠的肿瘤切除术等,临床上尤以子宫切除术和直肠癌根治术损伤输尿管最为常见。

(三)器械损伤

随着腔内泌尿外科的发展及输尿管镜技术的不断进步,输尿管镜引起的输尿管损伤率也由7%下降至1%~5%。

1.输尿管插管损伤

在进行逆行肾盂造影、经皮肾镜取石术(PCNL)的术前准备,留置肾盂尿标本等的检查或操作时,需行输尿管插管,若输尿管导管选择不当、操作不熟练会引起输尿管损伤,尤其是在狭窄段和交界段损伤。轻者黏膜充血水肿,重者撕裂穿孔。

2.输尿管镜检查损伤

输尿管扭曲成角或连接、交界处弯曲时,行硬性输尿管镜检查,如果操作不当或输尿管镜型号选择不当,就会损伤输尿管,形成假道或穿孔,甚至输尿管完全断裂。

[illegible]

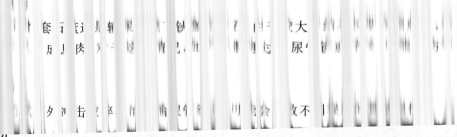

(四)放疗损伤

宫颈癌、前列腺癌等放疗后,输尿管管壁易水肿、出血、坏死,进而形成纤维瘢痕或尿瘘。

二、临床表现

输尿管损伤的临床表现复杂多样,有可能出现较晚,也有可能不典型或被其他脏器损伤所掩盖,常见的临床表现如下。

(一)尿外渗

开放性手术所致输尿管穿孔、断裂,或其他原因引起输尿管全层坏死、断离者,都会有尿液从伤口流出,尿液流入腹腔会引起腹膜炎,出现腹膜刺激征,流入后腹膜,则引起腹部、腰部或直肠周围肿胀、疼痛,甚至形成积液或尿性囊肿。

(二)血尿

部分输尿管损伤中会出现血尿,可表现为镜下或肉眼血尿,具体情况要视输尿管损伤类型而定。输尿管完全离断时,可以表现为无血尿。

(三)尿瘘

溢尿的瘘口一周左右就会形成瘘管,瘘管形成后常难以完全愈合,尿液不断流出,常见的尿瘘有输尿管皮肤瘘、输尿管腹膜瘘和输尿管阴道瘘等。

(四)感染症状

输尿管损伤后,自身炎症反应、尿外渗及尿液聚集等很快引起机体炎症反应,轻者局部疼痛、发热、脓肿,重者发生败血症或休克。

(五)无尿

如果双侧输尿管完全断裂或被误扎,伤后或术后就会导致无尿,但也要与严重外伤后所致休克、急性肾衰竭引起的无尿相鉴别。

(六)梗阻症状

放射性或腔内器械操作等导致的输尿管损伤,由于长期炎症、水肿、粘连等,晚期会出现受损段输尿管狭窄甚至完全闭合,进而引起患侧上尿路梗阻,表现为输尿管扩张、肾积水、腰痛、肾衰竭等。

(七)合并伤表现

合并伤表现为受损器官的相应症状,严重外伤者会有休克表现。

三、诊断

(一)病史

外伤、腹盆腔手术及腔内泌尿外科器械操作后,如果出现伤口内流出尿液或一侧持续性腹痛、腹胀等症状时,均应警惕输尿管损伤的可能性。

(二)辅助检查

1.静脉尿路造影

部分输尿管损伤可以通过静脉尿路造影显示。

(1)输尿管误扎:被误扎的输尿管可能完全梗阻或者通过率极低,导致造影剂排泄障碍,出现输尿管不显影或造影剂排泄受阻。

(2)输尿管扭曲:输尿管可以表现为单纯弯曲,也可以表现为弯曲处合并狭窄,引起完全或不完全梗阻。前者可以显示扭曲部位,后者表现为病变上方输尿管扩张,造影剂排泄受阻。

(3)输尿管穿孔、撕脱、完全断裂:表现为造影剂外渗。

2.逆行肾盂造影

逆行肾盂造影表现为在受损段输尿管插管比较困难,通过受阻,造影剂无法显示,自破裂处流入周围组织。该检查可以明确损伤部位,了解有无尿外渗及外渗范围,需要时可以直接留置导管引流尿液。

3.膀胱镜检查

膀胱镜不仅可以在直视下了解输尿管开口损伤情况,观察有无水肿、黏膜充血,而且可以观察输尿管口有无喷尿或喷血尿,判断中上段输尿管损伤、梗阻的情况。

4.CT

CT 可以良好显示输尿管的梗阻、尿外渗范围、尿瘘及肾积水等，配合增强影像可以进一步提高诊断准确率。

5.B 超

B 超简易方便，可以初步了解患侧肾脏、输尿管梗阻情况，同时发现尿外渗。

6.放射性核素肾图

放射性核素肾图对了解患侧肾功能及病变段以上尿路梗阻情况有帮助。

(三)术中辨别

手术中，如果高度怀疑输尿管损伤，可以应用亚甲蓝注射来定位诊断，方法是将 1～2 mL 亚甲蓝从肾盂注入，仔细观察输尿管外是否有蓝色液体出现。注射时不宜太多太快，因为过多亚甲蓝可以直接溢出或污染周围组织，影响判断。

四、治疗

处理输尿管损伤时，既要考虑输尿管损伤的部位、程度、时间及肾脏膀胱情况，又要考虑患者的全身情况，了解有无严重合并伤及休克。

(一)急诊处理

(1)首先抗休克治疗，积极处理引起输尿管损伤的病因。

(2)对于术中发现的新鲜无感染输尿管伤口，应一期修复。

(3)如果输尿管损伤 24 小时以上，组织发生水肿或伤口有污染，一期修复困难，可以先行肾脏造瘘术，引流外渗尿液，避免继发感染，待情况好转后再修复输尿管。

(二)手术治疗

1.输尿管支架置放术

对于输尿管小穿孔、部分断裂或误扎松解者，可放置双 J 管或输尿管导管，保留 2 周以上[illegible]

[illegible]

[illegible]管，恢复尿液引流通畅，保护肾功能。同时，彻底引流外渗尿液，防止感染或形成尿液囊肿。

手术中，可以通过向肾盂注射亚甲蓝，观察术野蓝色液体流出来寻找断裂的输尿管口。当输尿管吻合时，需要仔细分离输尿管并尽可能多保留其外膜，以保证营养与存活。

(1)输尿管-肾盂吻合术：近肾盂处输尿管或肾盂输尿管连接处撕脱断裂者可以行输尿管-肾盂吻合术，但要保证无张力，若吻合处狭窄明显，可以留置双 J 管作支架，2 周后取出。近年来，腹腔镜下输尿管-肾盂吻合术取得了成功，将是一个新的治疗方式。

(2)输尿管-输尿管吻合术：若输尿管损伤范围在 2 cm 以内，则可以行输尿管端端吻合术，输尿管一定要游离充分，保证无张力的吻合，双 J 管留置 2 周。

(3)输尿管-膀胱吻合术：对于输尿管下段的损伤，如果损伤长度在 3 cm 之内，尽量选择输尿管-膀胱吻合术，该手术并发症少，但要保证无张力及抗反流，双 J 管留置时间依具体情况而定。

(4)交叉输尿管-输尿管端侧吻合术:如果一侧输尿管中端或下端损伤超过1/2,端端吻合张力过大或长度不足时,可以将损伤侧输尿管游离,跨越脊柱后与对侧输尿管行端侧吻合术。尽管该手术成功率高,但也有研究者认为该手术不适用于泌尿系统肿瘤和结石的患者,以免累及对侧正常输尿管,提倡输尿管替代术或自体肾脏移植术。

(5)输尿管替代术:如果输尿管损伤较长,一侧或双侧病变较重,无法或不适宜行上述各种术式时,可以选择输尿管替代术,常见的替代物为回肠,也有应用阑尾替代输尿管取得手术成功者。近年来,组织工程学材料的不断研制与使用,极大地方便并降低了该手术的难度。

4.放疗性输尿管损伤

长期放疗往往会使输尿管形成狭窄性瘢痕,输尿管周围也会纤维化或硬化,且范围较大,一般手术修补输尿管困难,且患者身体情况较差时,宜尽早行尿流改道术。

5.自体肾脏移植术

当输尿管广泛损伤,其长度明显不足以完成以上手术时,可以将肾脏移植到髂窝中,以缩短距离。该手术要将肾脏缝在腰肌上,注意保护输尿管营养血管及外膜,不过需要注意的是,有8%的自体移植肾者术后出现移植肾无功能。

6.肾脏切除术

损伤侧输尿管所致肾脏严重积水或感染,肾功能严重受损或肾脏萎缩者,如对侧肾脏正常,则可施行肾脏切除术。另外,内脏严重损伤且累及肾脏无法修复者,或存在长期输尿管瘘无法重建者,也可以行肾脏切除术。

(郭德宝)

第三节 膀胱损伤

一、病因

膀胱位于盆腔深部,耻骨联合后方,周围有骨盆保护,通常很少发生损伤,其受伤原因大体分为以下三种。

(一)外伤性

外伤性膀胱损伤最常见的原因为各种因素引起的骨盆骨折,如车祸、高处坠落等;其次为膀胱在充盈状态下突然遭到外来打击,如下腹部遭受撞击、摔倒等;少见原因尚有火器、利刃所致穿通伤等。

(二)医源性

医源性膀胱损伤最常见于妇产科、下腹部手术,以及某些泌尿外科手术,如经尿道膀胱肿瘤切除术、经尿道前列腺切除术及输尿管镜检查等均可导致膀胱损伤,尤其是近年来,随着腹腔镜手术的日益开展,医源性损伤更加不容忽视。

(三)自身疾病

自身疾病引起的膀胱损伤比较少见,可由意识障碍引起,如醉酒或精神疾病;病理性膀胱,如肿瘤、结核等可致自发性破裂。

二、临床表现

无论何种原因,膀胱损伤在病理上可大体分为挫伤及破裂两类。前者伤及膀胱黏膜或肌层,后者根据破裂部位分为腹膜外型、腹膜内型及两者兼有的混合型,从而有不同的临床表现。

轻微损伤者仅出现血尿、耻骨上或下腹部疼痛等;损伤重者可出现血尿、无尿、排尿困难、腹膜炎等。

(一)血尿

血尿可表现为肉眼或镜下血尿,其中肉眼血尿最具有提示意义,有时伴有血凝块,大量血尿者少见。

(二)疼痛

疼痛多为下腹部或耻骨后的疼痛,伴有骨盆骨折时,疼痛较剧。腹膜外破裂者,疼痛主要位于盆腔及下腹部,可有放射痛,如放射至会阴部、下肢等。膀胱破裂至腹腔者,表现为腹膜炎的症状及体征,如全腹疼痛、压痛及反跳痛、腹肌紧张、肠鸣音减弱或消失等。

(三)无尿或排尿困难

膀胱发生破裂,尿液外渗,表现为无尿或尿量减少,部分患者表现为排尿困难,与疼痛、恐惧或不习惯卧床排尿等有关。

(四)休克

休克常见于严重损伤者,由创伤及大出血所致,如腹膜炎或骨盆骨折。

三、诊断

膀胱损伤的病理类型关系到治疗效果,因而应尽量做出准确诊断,和其他疾病一样,需结合病史(如外伤、手术史等)、症状、体征,以及辅助检查综合分析,做出诊断。

膀胱损伤常被腹部、骨盆外伤引起的症状干扰或掩盖,若患者诉耻骨上或下腹部疼痛,排尿[illegible]

膀胱造影是诊断膀胱破裂最有价值的方法,尤其是对于骨盆骨折合并肉眼血尿的患者。导尿成功后,经尿管注入稀释后的造影剂(如15%～30%的复方泛影葡胺),分别行前后位及左右斜位摄片,将造影前后X线片进行比较,观察有无造影剂外溢及其外溢部位。腹膜内破裂者,造影剂溢出至肠系膜间相对较低的位置或到达膈肌下方,腹膜外破裂者可见造影剂积聚在膀胱颈周围,也有人采用膀胱注气造影法,向膀胱内注气,观察气腹症,以帮助诊断。需要指出的是,由于10%～29%的患者常同时出现膀胱和尿道损伤,故在发现血尿或导尿困难时,应行逆行尿道造影,以排除尿道损伤。

(三)CT及MRI

CT及MRI的临床应用价值低于膀胱造影,不推荐使用。但若患者合并其他伤需行CT或MRI检查,有时可发现膀胱破口或难以解释的腹部积液,应考虑膀胱破裂。

(四)静脉尿路造影

在考虑合并有肾脏或输尿管损伤时，行静脉尿路造影检查，同时观察膀胱区有无造影剂外溢，可辅助诊断。

四、治疗

除积极处理原发病及危及生命的并发症外，对于膀胱损伤，应根据不同的病理损伤类型，采用不同的治疗方法。

(一)膀胱挫伤

对于膀胱挫伤，一般仅需保守治疗，卧床休息，多饮水，视病情持续导尿数天，预防性应用抗生素。

(二)腹膜外膀胱破裂

对于钝性暴力所致的下腹部闭合性损伤，如患者情况较好，不伴有并发症，可仅予以尿管引流，主张采用大口径尿管(22 F)，以确保充分引流，2 周后拔除尿管，但拔除尿管前推荐行膀胱造影，同时持续应用抗生素至尿管拔除后 3 天。

以下情况应考虑行膀胱修补术：①钝性暴力所致腹膜外破裂，有发生膀胱瘘、伤口不愈合、菌血症的潜在可能性；②因其他脏器损伤行手术探查时，如怀疑膀胱损伤，应同时探查膀胱，发现破裂，予以修补；③骨盆骨折在行内固定时，应同时修补破裂的膀胱，防止尿外渗，从而减少内固定器械发生感染的机会。而对于膀胱周围血肿，除非手术必须，否则不予处理。

(三)腹膜内膀胱破裂

腹膜内膀胱破裂的裂口往往比膀胱造影所见的裂口要大得多，往往难以自行愈合，因此，一旦怀疑腹膜内破裂，应马上手术探查，同时检查有无其他脏器损伤。若术中发现破裂，应用可吸收线分层修补，并在膀胱周围放置引流管，根据情况决定是单纯行留置导尿管，还是加行耻骨上膀胱高位造瘘，但最近的观点是后者并不优于单独留置导尿管。术后应用抗生素。有时，膀胱造影提示膀胱裂口很小，或患者病情不允许，可暂时行尿管引流，根据病情决定下一步是否行手术探查或修补。

需注意以下两点：①在修补膀胱裂口前，应检查输尿管有无损伤，通过观察输尿管口喷尿情况，静脉注射亚甲蓝或试行逆行插管来判定。对于输尿管壁内段或邻近管口的损伤，放置双 J 管或行膀胱输尿管再植术；②术中如发现直肠或阴道损伤，应将损伤的肠壁或阴道壁游离，重叠缝合加以修补，同时在膀胱与损伤部位之间填塞有活力的邻近组织，或者在修补的膀胱壁处注入生物胶，尽量减少膀胱直肠(阴道)瘘的发生；但当结肠或直肠损伤时，如粪便污染较重，应改行结肠造瘘，二期修补。

(四)膀胱穿通伤

对于膀胱穿通伤，应马上手术探查，目的有二：①观察有无腹内脏器损伤；②观察有无泌尿系统损伤。若发现膀胱破裂，应分层修补，同时观察有无三角区、膀胱颈部或输尿管损伤，视损伤情况做对应处理。当并发直肠或阴道损伤时，处理同上。

对于膀胱周围的血肿，应予以清除，留置的引流管需在腹壁另外戳洞引出，术后应用抗生素。

(郭德宝)

第四节　尿道外生殖器损伤

男性尿道及外生殖器的解剖结构见图 8-1。

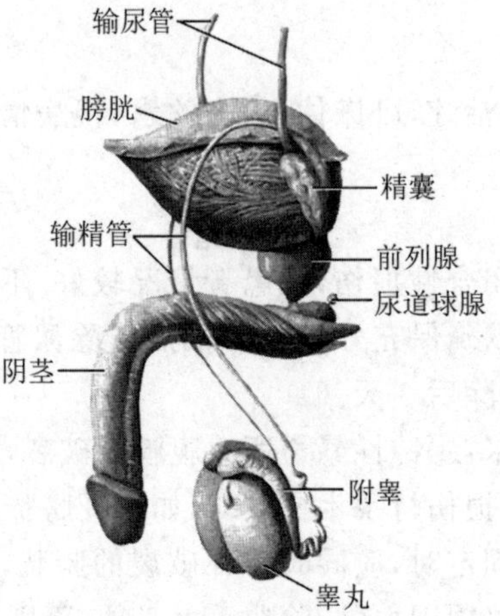

图 8-1　男性尿道及外生殖器解剖

一、尿道损伤

(一)病史采集

1.外伤史或尿道内器械操作史

[illegible]

(2)疼痛:受伤局部可有疼痛及压痛。前尿道损伤者排尿时疼痛加重并向阴茎头会阴放射，后尿道损伤者疼痛于活动时加重，并可放射至肛周、耻骨后及下腹部。

(3)排尿困难或尿潴留:排尿困难程度与损伤程度有关。

(4)局部血肿:骑跨伤者常在会阴、阴囊出现血肿及皮下瘀斑。

(5)尿外渗:尿道破裂或断裂后可发生尿外渗，尿外渗的范围因损伤部位的不同而异，对诊断有参考价值。

(6)休克:见于严重尿道损伤，特别是骨盆骨折后尿道断裂或合并其他内脏损伤者，应注意对有休克的伤员不能只满足于尿道损伤的诊断，而应警惕有无其他脏器损伤。

3.既往史

注意某些与尿道疾病相关的病史采集，例如尿道狭窄、是否与本次疾病相关等。

4.手术史

手术史指既往手术病史，尤其是尿道及经尿道手术病史。

5.过敏史

过敏史指与本次手术前、后用药相关的药物过敏史。

6.传染病史

应判断患者有无传染性疾病史及与传染患者接触史。

(二)体格检查

注意患者生命体征：体温、血压、呼吸、脉搏。

1.视诊

观察血肿和尿外渗的位置、范围、程度。

(1)阴茎部尿道损伤：局限于巴克(Buck)筋膜内，表现为阴茎肿胀。Buck 筋膜破裂时，外渗范围与球部尿道损伤时相同。

(2)球部尿道损伤：尿外渗进入会阴浅袋，表现为阴茎、阴囊、会阴及下腹部肿胀。

(3)膜部尿道损伤：尿外渗可聚集于尿生殖膈上下筋膜之间。

(4)前列腺部尿道损伤：尿外渗于膀胱周围。同时应注意下腹部可否看见充盈的膀胱，由于尿道连续受到破坏及局部的创伤水肿，可出现排尿困难甚至小便完全不能自排，耻骨上区可触及膨胀的膀胱。

2.触诊

触诊判断下腹有无肿胀、压痛；阴囊是否肿大；有无腹膜刺激症状；有骨盆骨折者，是否有骨盆挤压疼痛，骨盆及双下肢活动是否受限。

直肠指诊：尿道损伤后的重要检查项目之一，在确定尿道损伤部位、程度以及是否合并直肠肛门损伤等方面，均可提供重要线索。前尿道损伤时，一般直肠指检正常。后尿道断裂时，前列腺向上移位，有浮动感，指检时可将其向上推动。若前列腺仍较固定，多表示尿道未完全断裂，因膀胱及前列腺周围尿外渗及血肿，直肠前壁可触到肿胀。对于骨盆骨折者，亦可触到耻骨或坐骨骨折断端。若后尿道断裂明显移位，有时可直接触到耻骨联合。指套染有血迹或有血性尿液溢出时，说明直肠亦有损伤或膀胱尿道直肠间有贯通伤。

(三)辅助检查

1.一般检查

(1)化验检查：血常规、尿常规、肝功能、肾功能、血糖、离子、肝炎病毒、凝血、HIV＋梅毒螺旋体颗粒临时凝集试验(TPPA)＋快速血清反应素试验(RPR)。

(2)物理检查：胸部正侧位片、心电图，怀疑后尿道损伤者需拍摄骨盆 X 线片。

2.特殊检查

(1)逆行尿道造影检查：评估尿道损伤较好的方法，有骨盆骨折时，先行骨盆前后位片以显示骨盆骨折，如尿道显影而无造影剂外溢，提示尿道挫伤或轻微裂伤，如尿道显影，造影剂能进入膀胱，并有造影剂外溢，提示尿道部分裂伤，如造影剂未进入近端尿道而大量外溢，则提示尿道断裂。

(2)诊断性导尿：应注意以下几点：①严格无菌，轻柔操作；②一旦成功，妥善固定；③如导尿失败，不可再试；④完全断裂，不宜使用。

(3)超声、CT、MRI：对尿道损伤诊断意义不大，但可帮助了解其他脏器的合并损伤，对阴茎、睾丸损伤的诊断有益。

(四)外科治疗

1.非手术治疗

留置导尿管适用于尿道轻微挫裂伤，一旦成功，妥善固定。

2.手术治疗

(1)手术方法：①膀胱造瘘适用于大部分尿道损伤患者。3 周后行膀胱造影检查，如无狭窄及尿外渗，可拔出造瘘管；如不能恢复排尿，3 个月后再行尿道瘢痕切除及尿道吻合术。②尿道吻合适用于局部血肿、尿外渗不严重的前尿道断裂。③尿道会师术适用于损伤不严重、无休克的后尿道断裂。④尿外渗需要彻底引流。

(2)手术步骤(以尿道会师术为例)。①麻醉方式：全麻；②体位：截石位；③切口：下腹部切口切开膀胱；④步骤：经尿道外口插入金属探条，示指经膀胱插入后尿道，与金属探条尖端会师，并引导金属探条进入膀胱，再在探条引导下留置尿管。还可以采用内镜下尿道会师术，经尿道外口采用输尿管镜或膀胱尿道镜，置入导丝进入膀胱，再沿导丝留置尿管。

(3)手术并发症及处理。①尿道狭窄：最常见的并发症，可采用尿道扩张或经尿道内切开治疗，如不成功，可采用尿道吻合术、尿道拖入术以及尿道替代成形术；②尿失禁：发生率极低，少见，需明确尿失禁的类型，以保守治疗为主，治疗困难，效果不佳；③尿瘘：指尿液不受控制地从阴道、直肠或皮肤瘘口流出，损伤后早期出现的小瘘口可采用保守治疗，如失败，均应手术治疗，一般应在局部炎症完全消退后 3 个月再行手术治疗。

二、睾丸外伤

(一)病史采集

1.症状

局部剧痛，可向下腹部放射，可伴有恶心或剧烈呕吐

[illegible]

触诊可摸及睾丸肿大，界限不清，触痛明显。

(三)辅助检查

1.化验检查

化验检查包括血常规、尿常规、肝功能、肾功能、离子、凝血。

2.物理检查

物理检查包括 B 超、CT 等。

(1)B 超可见睾丸形状改变，白膜线连续性中断，血流减少。

(2)CT 可见血肿，睾丸形态改变，白膜连续性中断等。

(四)治疗

睾丸轻度挫伤可保守治疗；开放性损伤、较大阴囊血肿需手术探查；睾丸破裂应急诊手术探

查，清除血肿，手术缝合白膜；破裂严重者，可切除睾丸。

三、阴茎折断

（一）病史采集

1.症状

阴茎勃起状态下受直接暴力，导致其局部疼痛、肿胀、畸形，可伴有尿道外口滴血。

2.既往史

注意有无隐睾、睾丸切除病史。

（二）体格检查

1.视诊

视诊可见阴茎皮肤肿胀淤血、阴茎头偏向受伤一侧，可伴有尿道滴血，此时应想到合并尿道外伤的可能。

2.触诊

阴茎肿胀，触痛明显，海绵体破裂较大时可触及局部凹陷。

（三）辅助检查

一般检查

1.化验检查

化验检查包括血常规、尿常规、肝功能、肾功能、凝血。

2.物理检查

B 超可见血肿、海绵体白膜连续性中断等。

（四）治疗

除阴茎弯曲不明显、血肿轻微、仅有尿道海绵体破裂者可保守治疗外，均应手术治疗。

靠近冠状沟环形切开阴茎皮肤，并翻转至阴茎根部，清除血肿，显露海绵体破裂处，间断缝合修补。

（郭德宝）

第五节　膀　胱　炎

一、细菌性膀胱炎

（一）急性细菌性膀胱炎

细菌性膀胱炎是膀胱黏膜发生的感染，常伴有尿道炎，统称为下尿路感染，是泌尿外科最常见的疾病之一。结石、异物、损伤、肿瘤、膀胱颈以下的尿路梗阻、神经系统损伤引起的排尿困难等，均易引起膀胱炎。感染途径以上行性感染最常见，女性发病率远高于男性。致病菌以革兰阴性杆菌多见，革兰阳性球菌少见。年轻女性发病常与性生活有关，故本病又称为蜜月性膀胱炎，病理上可分为急性膀胱炎和慢性膀胱炎。

1.诊断依据

(1)尿频、尿急、尿痛:症状常突然发生,排尿时尿道有烧灼痛,排尿末疼痛加剧,尿道痉挛,严重时类似尿失禁,会阴部、耻骨上区疼痛,膀胱区轻压痛。

(2)脓尿:可伴有肉眼血尿,但无管型。

(3)全身症状不明显,无发热,白细胞计数不增高。

(4)中段尿培养+药敏试验+菌落计数可明确致病菌,指导抗生素的临床使用。

2.鉴别诊断

(1)急性肾盂肾炎:除有膀胱刺激症状外,还有寒战、高热、肾区叩击痛等表现。

(2)间质性膀胱炎:有明显的尿频症状,膀胱充盈时剧痛,耻骨上膀胱区有明显疼痛与压痛,可触及饱满的膀胱。尿清,尿常规检查多数正常,极少有脓细胞,尿培养无细菌生长。

(3)嗜酸性膀胱炎:临床膀胱镜检查见膀胱黏膜有洪纳(Hunner)溃疡或多片状出血,表现与急性膀胱炎相似,但嗜酸性膀胱炎尿液检查有嗜酸性粒细胞,膀胱黏膜活组织检查见大量嗜酸性粒细胞浸润为其特征。

(4)腺性膀胱炎:为较少见的膀胱上皮增生性病变,膀胱镜检查和黏膜活组织检查可鉴别。

3.治疗方案

(1)膀胱炎患者需卧床休息,多饮水,加强营养,避免刺激性食物。

(2)热水坐浴或下腹部热敷,促进血液循环,对改善症状有良效。

(3)碱化尿液常用药物有碳酸氢钠、枸橼酸钾,能碱化尿液、缓解膀胱痉挛。

(4)适当应用解痉止痛药物,如颠茄酊、丙胺太林、泌尿灵、托特罗啶等,以解除膀胱刺激症状,必要时可服用镇静、止痛药。

(5)选择有效的抗生素,尿细菌培养及药物敏感试验可作为选择有效抗生素的依据,疗程一般为5~7天,用药后1周、2周分别行尿常规和细菌培养,若结果为阴性说明治愈。

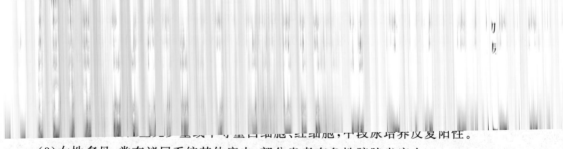

(二)慢性细菌性膀胱炎

[illegible]白细胞、红细胞,中段尿培养反复阳性。

(3)女性多见,常有泌尿系统其他病史,部分患者有急性膀胱炎病史。

(4)体检可有耻骨上区压痛,尤以膀胱充盈时明显。

(5)膀胱镜检查见膀胱黏膜轻度充血水肿,血管纹理不清,黏膜粗糙增厚,有时可见伪膜样渗出物。

3.鉴别诊断

(1)结核性膀胱炎:常继发于肾结核,起病缓慢,有尿路刺激症状,血尿多为终末血尿,脓尿为米汤样混浊,沉渣可查到结核杆菌,普通尿培养阴性,静脉尿路造影显示肾盂肾盏有结核的破坏性改变。

(2)女性尿道综合征有尿路刺激症状,无发热、腹痛,尿常规无异常,尿培养阴性。

4.治疗方案

(1)全身支持疗法:注意休息,多饮水,并保证每天尿量大于 2 000 mL,加强营养,禁食刺激性食物。

(2)找出病原,去除病因,保持排尿通畅,控制原发感染灶。

(3)抗菌药物:一般口服药物 10～14 天,尿常规阴性后再予 1/2 量服用 1～2 周,再次培养阴性后停药,对于反复发作的中青年女患者,可于性交前后服用抗菌药物。

二、间质性膀胱炎

间质性膀胱炎亦称膀胱黏膜下纤维化或洪纳(Hunner)溃疡,于 1915 年由 Hunner 首先报道,多见于中年以上妇女,其特点是膀胱肌层纤维化,表现为膀胱容量减少,尿频、夜尿、耻骨上区疼痛等症状,国内较少见。

(一)发病机制与病理改变

本病病因迄今仍不十分清楚,曾有研究者设想,膀胱肌层纤维化是由于盆腔手术或感染引起膀胱壁内淋巴管阻塞所致,但缺乏足够的证据;亦可能继发于盆腔器官感染,引起栓塞性脉管炎,或由血管炎所致的持久性小动脉痉挛或神经源性因素、内分泌因素导致;由于该病对皮质醇治疗反应良好,20 世纪 70 年代以来,有研究者推测其为自身免疫性结缔组织病。由于膀胱壁肌层纤维化,致使膀胱容量明显缩小,膀胱黏膜变薄,尤其在顶部更为明显,有时可见小的黏膜溃疡。严重患者输尿管开口正常机能被破坏,导致膀胱输尿管反流及随之而来的肾积水或肾盂肾炎,显微镜下可见黏膜变薄或剥落,黏膜下层毛细血管扩张,呈现炎症征象。肌层中血管减少,淋巴管扩张,可见肥大细胞及淋巴细胞浸润。

(二)临床表现

患者多为中年以上妇女,发病隐匿、病程漫长,主要症状为严重尿频、夜尿、耻骨上区疼痛,膀胱充盈时加重,亦可有尿道或会阴部疼痛,排尿后减轻。强制性控制排尿,可引起程度不同的肉眼血尿。有的患者有过敏史,体格检查无异常发现,有时耻骨上区有压痛。阴道指诊,膀胱部位有触痛,尿液检查无感染征象,尿培养无细菌生长,偶可发现镜下血尿,肾功能正常。膀胱造影显示容量减少,有时发现膀胱输尿管反流。当膀胱充盈时,行膀胱镜检查导致耻骨上区疼痛加重,膀胱容量可减少至 50～60 mL。未经治疗的患者,膀胱黏膜外观尚属正常,有时顶部可有小出血点,如继续过度充盈膀胱,则可致黏膜破裂、出血。

根据临床表现及活检可明确诊断,需注意与结核性膀胱炎、非特异性膀胱炎、浸润性膀胱癌鉴别。细菌学检查、膀胱镜检查及活检,可做出鉴别。

(三)治疗

间质性膀胱炎治疗方法很多。膀胱充水扩张治疗,使膀胱逐渐扩大;药物灌注:可用 1∶5 000硝酸银或 50%二甲基亚砜(dimethyl sulforxide,DMSO)50 mL 注入膀胱保留 15 分钟,每 2 周1 次;可于麻醉下用 0.4%氧氯苯磺酸钠(clorpactin WCS-90)以 10 cmH_2O 多次重复灌注,可使膀胱容量扩至 1 L。使用上述药物行灌注治疗前,必须做膀胱造影检查,排除膀胱输尿管反流后方可施行,全身药物治疗可用醋酸可的松 100 mg/d 或泼尼松每天 10～20 mg 分次口服,3 周后减量再继续服用 3 周,可获明显疗效。有应用抗组胺药物,如曲吡那敏 50 mg 4 次/天而获缓解者。有报道应用具有长作用时间的钠盐肝素,每天 2 万单位静脉滴注,每天 1 次,亦起阻断组胺作用。手术治疗包括肠道膀胱扩大术、尿道改道术等。若膀胱容量变小,可考虑行肠道膀胱扩大术。对于膀胱输尿管反流或输尿管狭窄所致肾积水或肾盂肾炎，且发展迅猛严重者，及时行尿流改道术是良好的选择。大多数患者经治疗后好转或治愈，一般不需要尿流改道，经尿道行膀胱黏膜溃疡电灼能使疼痛暂时缓解。

三、腺性膀胱炎

(一)病因

腺性膀胱炎的病因尚有争论，目前一般认为其是膀胱感染、梗阻、结石及过敏体质等刺激引起的一种黏膜增生性病变，其次可能为膀胱黏膜上皮细胞化生和胚胎残余的发展导致。正常的膀胱黏膜无腺体存在，当有长期的细菌感染或膀胱慢性炎症及异物刺激时，黏膜上皮首先形成上皮芽，逐渐形成移行上皮巢，即布鲁氏(Brunns)巢，接着巢内发生腺体化生。黏膜逐渐累积，以至形成小囊肿，最后形成由柱状上皮细胞围绕的囊肿或真正的腺体。

(二)症状与诊断

本病临床表现为尿频、尿急、尿痛、肉眼血尿及下腹部隐痛，这些症状为长期尿路感染、膀胱内的慢性炎症刺激或膀胱颈部梗阻引起，均为非特异性的表现，主要靠膀胱镜检查加活检确诊。膀胱镜检查可见膀胱腔内有较多的絮状物，局部可呈乳头状、滤泡状、菜花状改变。其中，乳头状的腺性膀胱炎需与膀胱乳头状肿瘤相鉴别，前者乳头肿块可被深沟分隔，乳头较透明，无血管分支，乳头周围可见水肿；滤泡样改变多在膀胱三角区及尿道内口周围，偶尔也可在膀胱的侧壁和顶部，滤泡可单个或成群出现；菜花样的腺性膀胱炎与膀胱肿瘤需做病理活检才能鉴别。B超检查对腺性膀胱炎的诊断也有一定的帮助，表现为：①结节型，膀胱呈局限性结节隆起，病变内部呈均匀的中等水平回声，与膀胱肿瘤很难鉴别；②乳头型，膀胱壁局部呈突起状或息肉样增生，[illegible]膀胱腔内；③弥漫增生型，声像图为膀胱壁呈不同程度的增厚。[illegible]病的诊断意义不大。

(三)治疗和预后

[illegible]注[illegible]腺性[illegible]因此在[illegible]式进行操作。切除全[illegible]层。我们认为，经尿道电切汽化治疗腺性膀[illegible]恢复快、疗效显著的特点。腺性膀胱炎本身是一种增生性非肿瘤[illegible]腺性膀胱炎的上皮细胞巢和囊肿是癌前期病变的先兆，最终可发展成膀胱腺癌。确有文献报道腺性膀胱炎发展为膀胱腺癌，但癌变可能性极小，只要定期做膀胱镜检查，及时发现及时治疗，预后是良好的。

四、嗜酸性细胞性膀胱炎

嗜酸性细胞性膀胱炎是膀胱局部嗜酸性粒细胞发生变态反应引起的疾病，病因不清，多数可能与细菌、药物、异体蛋白及食物变应原有关。血吸虫卵沉积于膀胱壁，可形成血吸虫性嗜酸性肉芽肿。

(一)诊断依据

(1)尿频、尿急、尿痛、排尿困难，严重者出现尿潴留，尿痛不因排尿而减轻。

(2)血尿或脓尿较常见，尿常规见蛋白尿，血常规检查可有嗜酸性粒细胞增多。

(3)症状反复发作而趋于慢性，多有过敏史及哮喘史，有过敏时尿路刺激症状加重。

(4)膀胱镜检查见膀胱黏膜红斑、水肿、溃疡、天鹅绒样改变，当为增生性损害时可见乳头状或葡萄状广基肿块，病理检查可见膀胱黏膜内有大量嗜酸性粒细胞浸润而确诊。

(二)治疗方案

(1)抗组胺及类固醇药物应用。

(2)认真寻找变应原，避免抗原刺激，并行脱敏疗法。

(3)继发感染时应用抗生素，尿路刺激症状明显时可用舍尼亭等。

(4)局部病灶可行电灼、电切或膀胱部分切除术。

五、出血性膀胱炎

出血性膀胱炎是因某些药物或化学制剂在尿中产生对膀胱的急性或慢性损伤，导致膀胱广泛炎症性出血，是一种多病因的并发症，常见于肿瘤患者治疗过程中，多因抗肿瘤药物的毒性或变态反应，盆腔高剂量照射引起的放射损伤所致。另外，出血性膀胱炎还见于某些病毒感染，如腺病毒、流感病毒感染等。

(一)诊断依据

1.血尿

血尿可轻可重，轻者仅有镜下血尿，重度可造成贫血及血流动力学改变。出血可为突发性大量血尿，亦可为顽固性反复血尿。

2.病史

患者往往有肿瘤后放疗、化疗及其他药物、毒物接触史。

3.B 超、膀胱镜检查

B 超、膀胱镜检查排除占位性病变，可见黏膜充血水肿，有溃疡坏死灶。

(二)治疗方案

(1)当出现镜下血尿时，应立即停用治疗原发病的药物。

(2)多饮水，勤排尿，减少代谢产物的浓度和与膀胱接触的时间。

(3)膀胱药物灌洗以减少出血，如 1%硝酸银溶液、1%明矾溶液、4%或 5%甲醛溶液等，并行持续膀胱冲洗，冲洗液可加去甲肾上腺素，以助止血。

(4)全身应用止血药物。

(5)应用抗生素控制感染。

(6)支持疗法，给予输血、补液等。

(7)出血严重时可考虑双侧髂内动脉栓塞术或结扎术，必要时行膀胱切除术。

六、气肿性膀胱炎

(一)概述

气肿性膀胱炎是膀胱壁内或腔内有气体存在的一种膀胱炎症，亦称原发性气尿症。病原菌主要是大肠埃希菌、产气杆菌、变形杆菌、金黄色葡萄球菌等。通过血行或尿路上皮的损伤途径进入泌尿系统，尿中葡萄糖酵解和蛋白质分解产生气体，此气体经分析证实为二氧化碳。此病的诱因多为糖尿病或长期大量输注葡萄糖，其次为尿路梗阻长期导尿或尿路损伤而致感染。

(二)诊断依据

(1)在排尿或导尿时发现气泡样尿液是本病的最大特点。

(2)多有长期糖尿病、尿路感染或导尿史，老年女性多见。

(3)尿频、尿急、尿痛明显，严重时可出现寒战、高热等全身表现。

(4)化验检查尿中见大量脓细胞、红细胞，中段尿培养可明确致病菌，以产气杆菌多见。

(5)X线检查对诊断有重要意义。X线表现分为三期：Ⅰ期，膀胱造影可见围绕膀胱腔有一圈约1 mm宽的清晰透亮带；Ⅱ期，气体增多，膀胱壁边缘不规则，壁增厚，除有透亮带外还有一个气泡；Ⅲ期，膀胱壁气泡破裂进入膀胱腔，腔内气体增多，此时可排出气尿。

(三)治疗方案

(1)积极治疗原发病，如糖尿病、尿潴留等，去除诱因。

(2)控制感染，选择高效抗生素，特别是根据药敏结果选用抗生素，尽快控制感染。

(3)引流尿液，解除梗阻，亦可选用抗生素溶液冲洗膀胱。

(4)全身支持疗法，纠正营养状况，增强机体的抵抗能力。

七、放射性膀胱炎

放射性膀胱炎多见于盆腔肿瘤放疗后，发生率为2.1%～8.5%。一般认为，膀胱组织对射线的耐受量为60 Gy，超过此剂量易发生放射性膀胱炎。放射性膀胱炎的发生时间多数在放疗结束后2～3年，短则照射后数月，长则10～20年。放射性膀胱炎的病变部位常见于膀胱后壁、三角区及其周围组织，因其靠近照射部位以及血液供应较少。放射性膀胱炎的病理变化主要是黏膜溃疡伴出血、大量炎性细胞浸润，上皮细胞萎缩或增生。

(一)诊断依据

(1)患者有明确的放疗史，照射剂量在55 Gy以上。

(2)突发性、无痛性血尿，多伴有尿频、尿急，尿中带[illegible]，少数患者出现排尿困难。

(3)患者可有明[illegible]下腹[illegible]，[illegible]重贫血者出现双下[illegible]菌感染者可有发热及[illegible]细胞计数升高。

(4)晚期形成溃[illegible]膀胱穿孔，形成腹膜炎。

(5)如远端输尿[illegible]狭窄可引起肾盂积水，[illegible]

(6)膀胱镜检查[illegible]见膀胱黏膜溃疡、出血。

(二)治疗方案

1.一般疗法

注意饮食，忌刺激性食物，酸化尿液，可口服大量维生素C或酸性橘汁、氯化铵，并可防止感染性结石的生长。

2.对症治疗

如补液、输血、止血及抗炎等。对轻度放射性膀胱炎患者的有效率可达73%。

3.血块的清除及膀胱内药物灌注

可在麻醉状态下用前列腺切除器清除凝血块。若发现明显出血点，可在直视下电凝止血，或以5%甲醛棉球放在出血处15分钟，多可止血。对弥漫性多灶性出血点，可用1%明矾溶液或4%～5%的甲醛溶液膀胱灌注，保留20分钟后以生理盐水冲洗干净，效果良好。

4.高压氧

高压氧能使放射线引起的膀胱血管病变逆向发展，它可使膀胱壁形成新血管，增加组织的供氧，可用于预防和治疗，治愈率为64%～75%，有效率可达92%，且不会促使癌肿增长。

5.血管栓塞

选择性髂内动脉栓塞对顽固的、严重的膀胱大出血效果良好。

6.中医疗法

用清热解毒、凉血止血的中药配以缓解痉挛、止疼、消炎作用的西药，将药物灌注入膀胱内，直接作用于受损伤的膀胱黏膜局部，不仅疗效好、见效快，而且全身不良反应小，用药方便、经济，不失为一种较好的治疗方法，有报道治愈率达93%。

7.预防

膀胱过量照射是导致放射性膀胱炎的主要因素，因此，减少膀胱照射剂量可以减少放射性膀胱炎的发生。例如，腔内照射不超过50 Gy，给予适当填塞以保护膀胱可避免放射性膀胱炎的发生。桑奇斯(Sanchiz)等用超氧化物歧化酶(SOD)预防放射性膀胱炎，发现SOD在降低急性放射损伤方面有效。

八、膀胱软斑症

(一)概述

膀胱软斑症在尿路软斑症中约占40%，为罕见的炎症性疾病，其发病与免疫缺陷或自身免疫失调、体内吞噬细胞缺陷有关，如恶性肿瘤、慢性严重疾病、类风湿性关节炎、应用免疫抑制剂等。

(二)诊断依据

1.性别比例

该患者多见于成年女性，男女比例1∶4。

2.好发年龄

女性好发年龄在30岁以上，男性在50岁以上。

3.临床表现

反复发作尿频、尿急、尿痛症状，可有间歇性血尿和排尿困难等表现，下腹部胀感不适，有时症状不典型或无临床表现。

4.尿液检查

尿常规检查有少量到多量的红细胞和白细胞；尿细菌学检查可见尿沉渣涂片或中段尿细菌培养查到致病菌，常见为大肠埃希菌；尿脱落细胞检查可见典型的软斑组织细胞。

5.X线检查

静脉尿路造影显示病变累及输尿管口，引起上尿路梗阻、肾功能减退。膀胱造影可显示膀胱内有充盈缺损。

6.B型超声和CT检查

B型超声和CT可显示膀胱内有占位性病变。

7.膀胱镜检查

膀胱镜检查可见高出黏膜的斑或结节，中间部分表面呈脐状凹陷，如同火山口样溃疡，通常围绕病灶有一圈炎性晕，颜色从淡灰黄到棕色，面积可达1～12 cm^2，一般情况可以看到2～3个斑块，有时合并溃疡和出血。病理特征为软斑组织细胞。

（三）鉴别诊断

1.非特异性膀胱炎

非特异性膀胱炎的临床表现与膀胱软斑症相似，两者均有膀胱刺激症状及血尿，主要鉴别依据膀胱镜和活组织检查。

2.膀胱肿瘤

膀胱肿瘤的临床表现有血尿和排尿困难症状，继发感染时有膀胱刺激症状，与膀胱软斑症表现相似。膀胱镜检查诊断并活检可鉴别。

（四）治疗方案

1.药物治疗

膀胱软斑症属于炎症性病变，需长期应用抗生素治疗，尤其要选用能进入细胞内的抗生素，如利福平、甲氧苄啶等，疗程半年以上。

2.胆碱能药物和维生素C

胆碱能药物和维生素C能纠正体内吞噬细胞的功能缺陷，临床应用卡巴胆碱每次10～25 mg，每天4次，与维生素C合用治疗软斑症有不同程度的疗效。

3.外科治疗

经尿道行膀胱内病变电灼或开放手术切除，可获治愈，但应注意防止复发。

（郭德宝）

第六节 尿 道 炎

尿道炎指多种原因引起的尿道炎症，病因主要有细菌、真菌及寄生虫等引起的感染，以及物理性、化学性和机械性损伤等，其中以各种病原体引起的感染最常见，包括非特异性尿道炎和特异性尿道炎。尿道炎可以造成患者尿道瘙痒、疼痛、红肿、异常分泌物、排尿不适等临床表现。由于尿道具有适宜微生物生长繁殖的条件且尿道口直接与外界相通，因此十分容易受到微生物或寄生虫的感染，但并不是任何一种微生物感染尿道，都能引起尿道的显性感染症状。在感染尿道的各种微生物中，有一些微生物仅能在宿主的前段尿道内暂时停留或栖生，这些栖生性微生物往往在数天或数周后自行消失，另一些微生物感染尿道后则能在宿主的前尿道内长期寄居，并且成为宿主前段尿道内的正常菌群，当宿主机体处于正常生理状态时，这些正常菌群微生物虽然不能引起尿道明显的炎症反应，但却能够造成尿道不同程度的亚临床炎性损害。

一、分类

尿道炎分类包括临床分类、病原学分类。

（一）临床分类

根据患者尿道局部及全身症状与体征的不同，将尿道炎分为急性尿道炎、慢性尿道炎。

（1）急性尿道炎：指由于细菌等病原体感染尿道引起的尿道急性炎症反应，患者常常表现为突发尿道疼痛、尿道口红肿、有黏液性或脓性分泌物、尿频、尿急和尿痛等。

(2)慢性尿道炎:指由于细菌等病原体感染尿道引起的尿道慢性炎症反应,患者的临床表现主要为尿道不适、灼热或疼痛,有黏液性分泌物,排尿不尽或尿线分叉等。

(二)病原学分类

1.非特异性尿道炎

非特异性尿道炎即通常所说的尿道炎,病原体主要有大肠埃希菌、链球菌属及葡萄球菌属等,感染途径多为逆行感染,即由病原体直接侵入尿道所致。女性患病常与性生活有关。另外,还与一些诱因有关:①尿道先天性畸形,如尿道憩室、尿道狭窄和尿道瓣膜等引起的尿道梗阻;②邻近器官感染,如前列腺炎、精囊炎、子宫颈炎和阴道炎等;③尿道外伤、结石、异物、肿瘤及留置导尿管等引起的继发感染。

通常,急性尿道炎尿路刺激症状较明显,临床表现与膀胱炎相似,包括尿频、尿急和尿痛等。慢性尿道炎的男性患者常缺乏临床症状,仅在尿涂片检查时偶尔发现有大量中性粒细胞;女性患者则常具有明显的尿路刺激症状,尿涂片检查有助于确诊。

病理上,急性尿道炎可见黏膜充血、水肿,或有糜烂及浅表溃疡形成,固有层有数量不等的中性粒细胞浸润。严重者炎症可累及黏膜下层,甚至形成脓肿,穿透尿道壁引起尿道周围炎或尿道周围脓肿,有时还可波及尿道周围器官,如引起急性附睾炎、急性精索炎等。

慢性尿道炎可见黏膜内淋巴细胞、浆细胞及单核细胞等慢性炎细胞浸润,尿道上皮不同程度增生或组织转化(化生),并可伴有炎性息肉形成。严重者炎症广泛累及尿道黏膜下组织,尿道壁结构被破坏,肉芽组织及结缔组织增生修复,可导致瘢痕性尿道狭窄。

2.特异性尿道炎

特异性尿道炎为淋病奈瑟球菌、结核分枝杆菌、毛滴虫、真菌等特殊病原体引起的尿道炎。

(1)尿道淋病:尿道淋病是由淋菌感染引起的特异性尿道炎,依病程分为急性和慢性淋病。①急性淋病:成人较常见的性病之一,主要经性交途径传播,小儿多由含菌分泌物接触尿道口而感染。淋菌通常在前尿道内繁殖,侵犯黏膜及黏膜下组织,引起急性前尿道炎,进而引起急性后尿道炎、急性前列腺炎及急性精囊炎等病变,并可导致腹股沟淋巴结炎、心内膜炎、关节炎、眼结膜炎及败血症等,女性患者还可并发阴道炎、子宫颈炎、盆腔炎及急性尿道旁腺炎等。临床上,以中、青年多见,5%～30%的患者无自觉症状,感染潜伏期为 2～10 天,平均为 4～5 天,通常呈急性前尿道炎表现,如尿道口痒、痛、红肿及尿道有黏液或脓性分泌物。病情进一步发展有尿路刺激征、血尿及排尿困难等症状,尿涂片及尿培养可查见淋菌,病理改变与一般急性非特异性尿道炎相似,当感染严重或反复发作时,黏膜下组织可发生坏死,纤维组织增生修复,导致瘢痕性尿道狭窄。②慢性淋病:是淋菌所引起的泌尿生殖系统的慢性感染,多为急性淋病迁延不愈所致,病程超过 6 个月,男女均可发病,男性较多。淋菌潜伏于尿道黏膜下、前列腺、尿道附属腺及子宫颈等处,形成慢性尿道炎及慢性前列腺炎等,可急性发作,经久不愈。慢性淋病的主要临床表现为尿道内刺痛伴有尿道口稀薄黏液状分泌物,急性发作时,可有脓性分泌物、尿路刺激征及尿道梗阻等症状。病理上,慢性尿道淋病可有黏膜水肿、肉芽组织形成及上皮息肉样增生等改变。病程长者,可因局部黏膜及黏膜下层组织炎性纤维性增生、瘢痕形成而引起尿道狭窄,且常影响整个前尿道。

(2)结核性尿道炎:结核性尿道炎又称尿道结核,是由结核菌引起的尿道炎症。男性患者较多见,好发年龄为 30～50 岁,往往继发于泌尿生殖系结核,并常伴有肺结核。本病常见的感染途径有 2 种:①由肾、输尿管、膀胱结核的含菌尿下行感染;②由尿道邻近器官,如前列腺、精囊的结核直接蔓延所致。尿道结核主要累及后尿道，前尿道较少发生。临床上，尿道结核的主要症状与泌尿生殖系结核相似，常见尿频、尿急、尿痛、血尿和脓尿等。较重者可发生尿道狭窄，狭窄段以上尿道扩张，出现尿淋漓不尽、排尿困难及尿潴留等症状，甚至可穿破皮肤，形成尿道皮肤瘘管。病理上，尿道壁可见结核性肉芽肿及干酪样坏死等结核特征性的改变，并常形成溃疡。抗酸染色可查见结核菌，病程较长者可因尿道壁纤维化而导致瘢痕性尿道狭窄。此外，尿道结核可向尿道周围蔓延，引起结核性尿道周围炎，若尿道腺及尿道海绵体严重受累，形成瘢痕，也可继发多发性尿道狭窄，甚至造成尿路梗阻，引起肾积水。

(3)真菌性尿道炎：真菌性尿道炎是由真菌感染引起的尿道炎，正常人体在皮肤、口咽、结肠、阴道等部位可有真菌寄生。当机体抵抗力低下或长期大量应用广谱抗生素及激素时，可引起菌群失调，体内真菌乘机生长繁殖，引起真菌性感染，包括真菌性尿道炎。

本病的主要临床表现有尿道痒感及排尿时烧灼感，尿道口可有水样、黏液样分泌物，尿涂片检查及尿培养可查见真菌。

病理上，真菌性尿道炎可与非特异性尿道炎相似或为肉芽肿性炎症，后者较具特征，肉芽肿中央常见坏死，并伴有中性粒细胞浸润，这一特点与结核性干酪样坏死缺乏急性炎细胞浸润明显不同。若病变部位间质及巨噬细胞内查见真菌菌丝及孢子，则可以确诊。

(4)滴虫性尿道炎：滴虫性尿道炎又称尿道滴虫病，是由毛滴虫引起的一种特异性尿道炎，女性患者多见，主要通过性交、游泳和洗浴等途径感染阴道毛滴虫。感染后，滴虫首先寄生在阴道内，然后引起尿道感染，可通过性交传染给男性。

滴虫性尿道炎的主要症状有尿道痒感、烧灼痛，伴尿路刺激征与终末血尿，尿道口可有黏液性稀薄分泌物，尿道分泌物或尿涂片查见毛滴虫有助于确诊。本病的组织病理学改变与非特异性尿道炎相似，油镜观察有时病灶区可发现毛滴虫病原体，有助确诊。

二、病因

尿道炎多见于女性，常因尿道口或尿道内梗阻所引起，如包茎、后尿道瓣膜、尿道狭窄和尿道内结石和肿瘤等，或因邻近器官的炎症蔓延到尿道引起，如前列腺炎、精囊炎、阴道炎和子宫颈炎等；有时可因机械或化学性刺激引起尿道炎，如器械检查和留置导尿管等。其病菌以大肠埃希菌、葡萄球菌属最为常见。

(一)病原体

1.细菌

常见的引起男性尿道炎的病原性细菌有淋病奈瑟球菌、金黄色葡萄球菌、乙型溶血性链球菌、结核分枝杆菌、白喉棒杆菌，条件致病性细菌包括凝固酶阴性葡萄球菌、棒杆菌属的某些菌、粪肠球菌(旧称粪链球菌)等肠球菌属的某些菌、大肠埃希菌、变形菌属、肠杆菌属、假单胞菌属的某些菌、杜氏嗜血菌等。

2.支原体

常见的引起男性尿道炎支原体为解脲支原体，人支原体及生殖道支原体等也常常可在男性尿道炎患者的尿道或尿道分泌物中分离到。

3.衣原体

引起男性尿道炎的病原性衣原体包括沙眼衣原体生物变种的D、Da、E、F、G、H、I、Ia、J、K及L_{a2}血清型，以及性病淋巴肉芽肿衣原体生物变种的L_1、L_2、L_3血清型。

4.真菌

真菌通常在尿道正常菌群失调、宿生机体的抵抗力降低或尿道黏膜损伤等情况下引起尿道的炎症反应，常见的致病真菌包括白念珠菌等念珠菌、曲霉、青霉及其他条件致病性的丝状菌。

5.螺旋体

常见的致病螺旋体为疏螺旋体。对于一期梅毒患者，苍白密螺旋体（梅毒螺旋体）也可侵犯男性尿道，并引起尿道或尿道口的炎症反应及硬性下疳。

6.病毒

常见的致病病毒为单纯疱疹病毒和人乳头瘤状病毒。

（二）化学损伤

化学损伤所致的尿道炎是指由于将具有较强刺激性或腐蚀性的化学药物或化学试剂注入尿道而引起的尿道炎症反应，常见为在治疗尿道炎、前列腺炎、膀胱炎等生殖系统器官或泌尿系统器官的感染性疾病时将高浓度的某些抗菌药物注入尿道，或进行阴茎、尿道或尿道口消毒时将酸、碱、某些化学消毒剂等化学试剂注入或流入尿道。这些具有较强刺激性或腐蚀性的化学药物或化学试剂进入尿道后，常常可造成尿道黏膜的化学性损伤而引起尿道的急性或慢性炎症反应，以及发生细菌等微生物的继发感染。

（三）外伤

外伤所致的尿道炎常见于将较坚硬的或表面粗糙的物体插入尿道所致。例如，不适当操作导尿管或内镜、儿童或精神病患者将棍棒插入尿道等，可造成尿道黏膜受到损伤而引起尿道的疼痛、出血和炎症反应。

三、诱因

除受到毒力较强的病原性微生物或寄生虫感染外，对于绝大多数频繁感染尿道的毒力较弱的或条件致病性的微生物来说，引起尿道的炎症反应常常需要具备有利于其大量生长繁殖的一种或多种辅助因素或诱因。这些毒力较弱的或条件致病性的微生物引起尿道炎症反应的常见因素为抗菌药物滥用、机体抵抗力降低以及尿道黏膜损伤。

四、诊断

（一）临床症状

1.急性尿道炎

急性尿道炎患者可由于病原体不同而临床表现有所差异。一般来说，患者在发病初期可表现为尿道不适，自觉尿道或尿道口瘙痒或疼痛，尤其在排尿时可加剧。随后很快可发生尿道疼痛及尿道口红肿明显，尿痛、尿频、尿急，出现黏液性或脓性分泌物以及分泌物在尿道口或内裤上形成结痂，严重者可发生阴茎肿胀甚至排尿困难，有尿道黏膜损伤或波及膀胱者，可发生尿道流血或血尿。

2.慢性尿道炎

慢性尿道炎患者常常缺乏明显的临床症状，也可表现为尿道不适、瘙痒或灼热感，晨起可见尿道口有黏液性分泌物，尿线分叉或变细，尿频、尿痛或尿滴沥，尿道口可有轻度红肿或无明显异常，尿道形成脓肿或瘘管，病变波及膀胱者可出现下腹部或膀胱区域的坠胀或压痛。

3.淋菌性尿道炎

急性淋菌性尿道炎经过 2～8 天的潜伏期可发病，早期表现为尿道口红肿、瘙痒或轻微疼痛。尿道分泌物多是黏液性的，但在 1～2 天后可转为黄色脓性，随后红肿可发展到整个阴茎头，形成尿道口外翻，排尿次数增多，出现明显的尿痛，双侧腹股沟淋巴结红肿、疼痛甚至可发生化脓，包皮过长或包茎者可发生阴茎头包皮炎。慢性淋菌性尿道炎可由急性淋菌性尿道炎经过 1 周后自然转变形成，此时患者急性男性生殖系统感染的症状显著减轻，尿道口及阴茎头的红肿消退，分泌物为黏液状，可有尿道不适或疼痛。

4.非淋菌性尿道炎

非淋菌性尿道炎患者的潜伏期一般较长，平均为 2 周，甚至有达 5 周者。发病的早期可见尿道口有白色或清亮的黏液性分泌物，多于晨起或挤压时出现。患者可没有排尿刺激症状或仅有轻微的疼痛，但严重者也可发生明显的尿道口红肿以及尿道疼痛的症状。

5.结核性尿道炎

结核性尿道炎常常由前列腺结核、精囊结核、泌尿系统结核或阴茎结核的病灶内结核分枝杆菌扩散到后尿道所致，患者可表现为尿道分泌物、尿频、尿痛、血尿或尿道流血，如果发生尿道狭窄可出现尿线变细、尿射程缩短、排尿无力、排尿困难，可在会阴部触及粗而硬的条索状尿道。尿道狭窄可导致尿道的继发感染和脓肿，偶尔可形成尿道直肠瘘。

6.细菌性尿道炎

细菌性尿道炎常见于使用抗菌药物治疗过程中或治疗之后，包皮过长或包茎，过强与过度的手淫，导尿管、内镜或其他硬物插入尿道，尿道结石，刺激性或腐蚀性化学药物或试剂注入尿道等情况下。患者的临床表现主要为尿道口红肿或疼痛，尿道瘙痒、不适或疼痛，尿痛、尿急、尿频，尿道口有少量黏液性分泌物，但也可逐渐转变为脓性。

7.病毒性尿道炎

由单纯疱疹病毒或人[illegible]病毒[illegible]所致[illegible]尿道[illegible]患者[illegible]可[illegible]水[illegible]疹。患者可没有明显的尿[illegible]，[illegible]也可[illegible]的疼痛[illegible]不[illegible]

(二)病原学诊断

1.标本采集

不论是急性尿道炎还[illegible]慢性尿道炎[illegible]者[illegible]均可采集[illegible]尿道[illegible]性[illegible]道拭子[illegible]分段尿液或病变组织标[illegible]尿道分泌物[illegible]尿道拭[illegible]标本[illegible]其适用[illegible]对疑为淋病奈瑟球菌、结核分枝杆菌、放线菌属、衣原体属、支原体属、阴道毛滴虫及念珠菌属感染者的早期初步病原学诊断和鉴别诊断；分段尿液标本则有利于对疑为其他细菌、病毒或丝状菌感染者的诊断以及与肾盂肾炎或膀胱炎的鉴别诊断。尿液标本应当是患者随到随取而不必要求取晨尿，一般情况下，也不必过于强调患者必须首先清洗尿道口或阴茎再采集分泌物或尿液标本。标本应当在患者使用抗菌药物之前采集，并且将采集的各种标本尽快送检，以避免由于标本中含有高浓度抗菌药物而影响病原体的分离培养，以及由于病原体死亡或生长繁殖而造成标本中病原体的数量发生改变。对于疑为淋菌性尿道炎的患者，在采集标本进行分离培养时，应当注意使用细菌学接种环或无毒性的棉签，以避免造成标本中淋病奈瑟球菌死亡。

2.涂片镜检

患者尿道的分泌物或拭子标本可直接涂片，初段或全段尿液标本需首先离心集菌后取沉渣涂片，病变组织需制备病理学组织切片或直接涂片。根据患者的临床表现或临床的初步诊断，可分别选择革兰染色、抗酸染色、乳酸亚甲蓝(美蓝)染色、吉姆萨染色等染色方法对涂片或切片标本进行染色和镜检。通过观察标本中病原体的形态、染色性、病变细胞、细胞学变化等特征,初步判断病原体(细菌、真菌、衣原体、阴道毛滴虫或病毒)的种类与性质。

对于疑为梅毒螺旋体感染者的尿道分泌物或拭子标本,可进行镀银染色镜检或暗视野显微镜观察,对于疑为酵母菌感染者的标本,也可进行负染色后镜检。将疑为病毒感染者的病变组织切片,可在电子显微镜下直接观察病毒颗粒。

3.分离培养

(1)细菌分离培养:患者尿道分泌物或尿道拭子标本可直接接种于血琼脂培养基平板,置普通温箱内,37 ℃培养 24～48 小时,分离各种需氧性的一般细菌。如果需分离培养淋病奈瑟球菌,则需将标本接种于淋菌分离培养基或含有万古霉素(能够抑制革兰阳性细菌的生长)、多黏菌素 E、甲氧苄啶(能够抑制革兰阴性杆菌的生长)以及制霉菌素的 10%血琼脂或巧克力色琼脂培养基平板,置烛缸或 CO_2 培养箱内,37 ℃培养 24～48 小时;分离培养结核分枝杆菌可将标本接种于罗氏培养基斜面或苏通培养基,置 37 ℃温箱内培养 1～3 周。

分段尿液标本需分别取 3 段尿液,各 0.1 mL,并分别接种于培养基平板,培养 24～48 小时后观察各培养基上生长的菌落数量和判断感染部位及其程度。一般来说,如果患者初段尿液标本中生长的菌落数量明显多于中段及末段尿液标本中的生长菌落数,并且各标本中细菌的数量形成明显的由初段、中段、末段逐渐减少的分布,表示患者为尿道炎而不是膀胱炎或肾盂肾炎;如果患者中段尿液标本中生长的菌落数量明显多于初段和末段尿液标本中的生长菌落数,并且各标本中细菌的数量形成明显的由中段、末段、初段逐渐减少的分布,此特征有助于排除原发性尿道炎,而可考虑为来自膀胱的感染所致;如果患者末段尿液标本中生长的菌落数明显多于其他各段,或各段尿液标本中生长的菌落数无明显差别,则可考虑患者为前列腺炎、肾盂肾炎、膀胱炎或尿道炎。但对于分离培养结果意义,应当结合患者的临床表现进行判断。在判断尿液标本分离培养结果时,还应当注意排除由于操作因素造成的影响。例如,标本是否受到污染,分段尿液是否分布适当,标本接种方法及接种量是否正确无误,是否存在有病原体拮抗现象等。尤其在对淋菌进行分离培养时,培养基中生长的尿道正常菌群将对淋菌的生长产生明显的抑制作用。各种细菌分离培养物均可根据形态、染色特征、生化反应或血清学试验进行菌种或菌型的鉴定,淋菌、结核菌等细菌及其稳定 L 型还可采用聚合酶链反应(PCR)方法进行特异性基因的鉴定。

(2)真菌分离培养:将尿道分泌物或拭子标本直接接种、分段尿液标本分别定量接种于萨布保罗琼脂培养基平板,置 37 ℃温箱内培养 24～48 小时(酵母菌)或 28 ℃培养 3～7 天(丝状菌)后,根据菌落及其显微镜下形态特征、生化反应以及培养物涂片革兰染色或乳酸亚甲蓝染色液染色的特征进行菌种或菌型的鉴定。

(3)支原体分离培养:将尿道分泌物或拭子标本直接接种于固体或液体支原体分离培养基,置 37 ℃烛缸或 CO_2 培养箱内培养 2～3 天。对于固体培养基培养物,可直接在显微镜下观察支原体菌落,并接种支原体鉴别培养基传代培养,对于液体培养基培养物,则需经滤菌器过滤后接种固体培养基或液体鉴别培养基传代培养。根据培养物的生长情况、菌落、生化反应特征、血清学试验或特异性 PCR,鉴定培养物的种或型。

(4)衣原体分离培养:衣原体通常采用标本涂片染色法进行诊断,特殊情况下也可将标本接种于细胞单层培养物或鸡胚卵黄囊进行分离培养,标本中的衣原体或衣原体分离培养物可根据其生物学特性或采用特异性 PCR 进行种或型的鉴定。

(5)寄生虫分离培养：疑为阴道毛滴虫感染者的尿道分泌物或拭子标本可直接接种于钻石胰蛋白酶酵母膏麦芽汁完全提取物(diamond's trypticase yeast extract maltose complete medinm，diamond TYM)或半胱酸-胨-肝浸液培养基(cysteine-peptone-liver infusion media，CPLM)培养基进行分离培养。

(6)细菌 L 型分离培养：细菌 L 型分离培养适用于近期或正在接受抗菌药物，尤其是 β-内酰胺类抗生素治疗的尿道炎患者。对于那些用常规分离培养结果难以解释其临床表现的患者，也可进行细胞壁缺陷细菌的分离培养。细菌 L 型分离培养可将尿道分泌物、尿道拭子或尿离心沉渣标本接种于 L 型琼脂平板，置烛缸或 CO_2 培养箱内进行高渗分离培养，也可将标本滤过后接种肝消化液、牛肉浸液或苏通液体培养基等进行非高渗分离培养。对于分离培养物，可采用返祖法或 PCR 的方法进行菌种或菌型的鉴定。

4.药物敏感试验

一般来说，对于患者标本中分离到的病原菌都应当进行药物敏感试验，检测其药物敏感性，以作为临床医师选择抗菌药物的重要依据。若无特殊要求，支原体、衣原体、真菌、结核菌、L 型细菌、寄生虫通常不需要常规进行药物敏感试验。

(三)实验室诊断

1.尿道分泌物检查

尿道分泌物或尿道拭子标本涂片染色镜检通常可发现较多的白细胞、红细胞或脓细胞，细菌、酵母菌或滴虫感染者还可见大量细菌、酵母菌或阴道毛滴虫。急性尿道炎患者的尿道分泌物或尿道拭子标本涂片中常常可见大量多形核白细胞和/或浆细胞与淋巴细胞，慢性尿道炎患者的尿道分泌物或尿道拭子涂片中则多见淋巴细胞、浆细胞及少量多形核白细胞或巨噬细胞。

2.尿液检查

急性尿道炎如果是由大肠埃希菌、克雷伯菌等肠道菌以及某些能够迅速[illegible]殖[illegible]细[illegible]染所致，患者的尿液通常可[illegible]。尿[illegible]心[illegible]可[illegible]胞([illegible]尿标本离心沉渣[illegible]高倍[illegible]下[illegible]数量[illegible]个)，[illegible]胞，慢[illegible]道炎患者的尿液[illegible]常清[illegible]镜检[illegible]标本[illegible]查[illegible]多[illegible]白[illegible]和/或红细胞。值得注意[illegible]常菌[illegible]以[illegible]的[illegible]也常常[illegible]现有少量白细胞[illegible]在。因[illegible]如果[illegible]标本，[illegible]结果[illegible]或直接[illegible]受检者的疾病情[illegible]，如果[illegible]具有[illegible]尿道炎[illegible]状，[illegible]查结果的判断。

3.血液检查

尿道炎患者的血液学检查通常没有异常，但如果患者具有生殖系统器官或泌尿系统的广泛感染，以及全身感染或中毒症状，也可发生血液白细胞数量增多的情况。

(四)鉴别诊断

急性肾盂肾炎需与急性膀胱炎相鉴别，前者除有膀胱刺激症状外，还有寒战、高热和肾区叩痛。结核性膀胱炎发展缓慢，呈慢性膀胱炎症状，对药物治疗的反应不佳，尿液中可找到抗酸杆菌，尿路造影显示患侧肾有结核病变。膀胱炎与间质性膀胱炎的鉴别要点在于，后者尿液清晰，极少脓细胞，无细菌，膀胱充盈时有剧痛，耻骨上膀胱区可触及饱满而有压痛的膀胱。嗜酸性膀胱炎的临床表现与一般膀胱炎相似，鉴别要点在于前者尿中有嗜酸性粒细胞，并大量浸润膀胱黏膜。膀胱炎与腺性膀胱炎的鉴别诊断，主要依靠膀胱镜检查和活体组织检查。

(五)并发症

少数女孩患急性膀胱炎伴膀胱输尿管反流，感染可上行引起急性肾盂肾炎，成人比较少见。

少数糖尿病患者因留置导尿管而引起膀胱炎，有时可并发气性膀胱炎，膀胱内气体多由产气肠杆菌引起。

五、治疗

急性膀胱炎患者需卧床休息，多饮水，避免进食刺激性食物，热水坐浴可改善会阴部血液循环，减轻症状，用碳酸氢钠或枸橼酸钾等碱性药物可降低尿液酸度，缓解膀胱痉挛。黄酮哌酯盐(泌尿灵)可解除痉挛，减轻排尿刺激症状。根据致病菌属，选用合适的抗菌药物。经治疗后，病情一般可迅速好转，尿中脓细胞消失，细菌培养转阴。对于单纯膀胱炎，国外提倡单次剂量或3天1个疗程，避免不必要的长期服药而产生耐药细菌和增加不良反应，但要加强预防复发的措施，若症状不消失，尿脓细胞继续存在，培养仍为阳性，应考虑细菌耐药或有感染的诱因，要及时选用更合适的抗菌药物，延长应用时间，以期早日达到彻底治愈。感染控制后，尤其对久治不愈或反复发作的慢性膀胱炎，则需做详细全面的泌尿系统检查，主要目的为解除梗阻，控制原发病灶，使尿路通畅。对神经系统疾病所引起的尿潴留和膀胱炎，根据其功能障碍类型进行治疗。

对于淋病奈瑟球菌、白喉棒杆菌、结核分枝杆菌、支原体、衣原体、念珠菌、梅毒螺旋体、单纯疱疹病毒、人乳头瘤状病毒、阴道毛滴虫等病原性病原体感染者，还应当注意对其妻(夫)或性伴侣进行病原学检查，阳性者须同时给予治疗。

(一)抗感染治疗

1.细菌感染

对细菌感染所致尿道炎患者的治疗应，当根据病原学诊断及其药物敏感试验的结果合理选择抗菌药物，不论口服、肌内注射或是静脉注射给药，通常都能够获得理想的治疗效果，但对于急性细菌性尿道炎患者，可在首先采集标本之后进行经验性给药治疗。推荐使用的抗菌药物包括氟喹诺酮类、呋喃类、头孢菌素类等。由于引起尿道炎的绝大多数细菌可对磺胺类及青霉素类产生耐药性，因此磺胺类及青霉素类药物不宜作为经验性治疗的首选药物。各种抗菌药物主要为全身用药，尿道口感染者可同时使用1 ∶ 5 000的高锰酸钾溶液或0.05%～0.1%的苯扎溴铵(新洁尔灭)溶液局部清洗或浸泡治疗。

2.真菌感染

对于真菌感染所致的尿道炎，可使用酮康唑、氟康唑、伊曲康吐等咪唑类或三唑类抗真菌药物全身用药，治疗5～7天，通常可获得良好的治疗效果。

3.衣原体感染

对于衣原体感染所致尿道炎的治疗，可使用氟喹诺酮类、利福霉素类、大环内酯类或四环素类药物全身用药，治疗5～7天。

4.支原体感染

其治疗药物种类及使用方法与衣原体感染所致尿道炎治疗使用的药物与方法相同。

5.螺旋体感染

对于螺旋体感染所致的尿道炎，可选择青霉素类、头孢菌素类、四环素类、大环内酯类等药物，全身用药，治疗5～7天。

6.病毒感染

对于单纯疱疹病毒感染所致尿道炎的治疗，可使用阿昔洛韦(无环鸟苷)局部涂擦或口服(每次 200 mg，每天 5 次，共 5 天)，也可给予干扰素[每次(5～105)×10^4 U/kg，肌内注射，每天 1 次]、利巴韦林(病毒唑，10～15 mg/kg，分 2 次肌内注射)或聚肌胞(每次 2 mg，2～3 次/周肌内注射)，对于人乳头瘤状病毒感染所致的尿道炎患者，通常给予局部治疗，可对尿道病变组织用 CO_2 激光或电烧灼处理，也可用 5%的氟尿嘧啶霜涂擦病变组织或在膀胱排空后将氟尿嘧啶霜注入尿道。

(二)外科手术治疗

外科手术治疗仅仅适用于包皮过长或包茎、尿道狭窄、脓肿或尿道瘘的患者。

(三)预防和预后

要注意个人卫生，使致病细菌不能潜伏在外阴部，由于性生活会引起女性膀胱炎，建议其性交后和次晨用力排尿，同时服用 1 g 磺胺药物或 100 mg 呋喃妥因，也有预防作用。

急性膀胱炎经及时而适当的治疗后，都能迅速治愈，对慢性膀胱炎，如能清除原发病灶，解除梗阻，并对症治疗，大多数患者能获得痊愈，但需要较长时间。

一般来说，对于尿道炎患者，在治愈后的一段时间内，尤其应当注意适当增加每天的饮水量，以便增加尿量和排尿次数，防止细菌在尿道内过度生长繁殖。

(郭德宝)

第九章

肛 肠 外 科

第一节　直肠外脱垂

一、病因和发病学

直肠外脱垂指肛管、直肠、甚至乙状结肠下段向外翻出脱垂于肛门之外。直肠全层脱出，因括约肌收缩，直肠壁静脉回流受阻，不及时回纳，可发生坏死、出血，甚至破裂。

（一）发病率

各种年龄均有发病，小儿1～3岁高发，与性别无关，多为直肠黏膜脱垂，5岁内患儿常常自愈。男性20～40岁高发，女性50～70岁多见，多次妊娠妇女及重体力劳动者多发，临床并不常见。

（二）病因

直肠脱垂与多种病因有关。

1.解剖因素

年老衰弱，幼儿发育不全者，盆底组织软弱，不能支持直肠于正常位置；小儿骶骨弯曲度小、过直；手术外伤损伤肛管直肠周围肌肉或神经。

2.腹压增高

发病多与长期腹泻、习惯性便秘、排尿困难、多次分娩等因素相关，腹内压增高，促使直肠向外推出。

3.其他

内痔或直肠息肉经常脱出，向下牵拉直肠黏膜，造成直肠黏膜脱垂。

目前多数研究者赞同直肠脱垂的肠套叠学说，该学说认为正常时直肠上端固定于骶骨岬附近，由于慢性咳嗽、便秘、腹泻、重体力劳动等引起腹内压增高，使此固定点作用减弱，就易在直肠、乙状结肠交界处发生肠套叠，在腹内压增强因素的持续作用下，套入直肠内的肠管逐渐增加，由于肠套叠及套叠复位的交替进行，致使直肠侧韧带、肛提肌受损，肠套叠逐渐加重，直肠组织松弛，最后经肛门脱出。

二、病理学

脱垂的黏膜常形成环状，色紫红，有光泽，表面有散在出血点。脱出时期长，黏膜增厚，呈紫色，可伴糜烂。如脱出较长，由于括约肌收缩，静脉回流受阻，导致黏膜红肿及糜烂。如在脱出后长时间未能回复，肛门括约肌受刺激，收缩持续加强，肠壁可因血液循环不良发生坏死、出血及破裂等。

三、临床表现

排便时直肠由肛门脱出，便后自行回缩到肛门内，以后逐渐发展到必须用手托回，伴有排便不尽和下坠感。严重时，直肠不仅大便时脱出，在咳嗽、喷嚏、走路等腹压增高的情况下，均可脱出。随着脱垂加重，病史延长，引起不同程度的肛门失禁。常有大量黏液污染衣裤，引起肛周瘙痒。当脱出的直肠被嵌顿时，局部水肿呈暗紫色，甚至出现坏死。

检查时令患者蹲位用力，使直肠脱出。不完全性脱垂仅黏膜脱出，可见圆形、红色、表面光滑的肿物，黏膜皱襞呈放射状。指诊只是两层折叠黏膜。完全性脱垂为全层肠壁翻出，黏膜呈同心环状皱襞，肿物有层层折叠，如倒宝塔状。

四、诊断和鉴别诊断

根据病史，让患者取下蹲位模拟排便，多可做出诊断。内脱垂常需排便造影协助诊断。黏膜脱垂和全层脱垂的鉴别方法有扪诊法和双合指诊法。扪诊法是用手掌压住脱垂直肠的顶端，稍加压做复位动作，嘱患者咳嗽，有冲击感者为直肠全层脱垂，否则为黏膜脱垂。双合指诊法是用示指插入脱垂直肠腔，拇指在肠腔外做对指，摸到坚韧弹性肠壁者为全层脱垂，否则为黏膜脱垂，同时注意检查脱垂直肠前壁有无疝组织。本病与环形内痔较容易鉴别，除病史不同外，环形内痔脱垂呈梅花状，痔块之间出现凹陷的正常黏膜，括约肌[illegible]而直肠[illegible]出物[illegible]或球形，括约肌[illegible]。此[illegible]肛门手术后黏膜[illegible]痔、[illegible]术[illegible]脱出[illegible]状[illegible]有明显的充血水肿[illegible]色鲜[illegible]

五、外科[illegible]

(一)注射[illegible]

直肠黏膜下[illegible]，[illegible]部分脱垂患者[illegible]直肠黏膜下，每点注射1～2 mL。注射到直肠周围可治疗完全性脱垂，造成无菌炎症，使直肠固定。常用药物有5%甘油溶液等。

(二)手术疗法

1.脱垂黏膜切除

对部分性黏膜脱垂患者，将脱出黏膜做切除缝合。

2.肛门环缩术

麻醉下在肛门前后各切一小口，用血管钳在皮下绕肛门潜行分离，使二切口相通，置入金属线(或涤纶带)结成环状，使肛门容一指通过，以制止直肠脱垂。

3.直肠悬吊固定术

对于重度的直肠完全性脱垂患者，经腹手术，游离直肠，用两条阔筋膜(腹直肌前鞘、纺绸、尼龙布等)将直肠悬吊固定在骶骨胛筋膜上，抬高盆底，切除过长的乙状结肠。常用术式包括以下几种。

(1)里普斯坦(Ripstein)手术：经腹切开直肠两侧腹膜，将直肠后壁游离到尾骨尖，提高直肠。用宽为 5 cm 的特氟龙(Teflon)网悬带围绕上部直肠，并固定于骶骨隆凸下的骶前筋膜和骨膜，将悬带边缘缝于直肠前壁及其侧壁，不修补盆底。最后缝合直肠两侧腹膜切口及腹壁各层。该手术要点是提高盆腔陷凹，手术简单，不需切除肠管，复发率及病死率均较低，但仍有一定的并发症，如粪性梗阻、骶前出血、狭窄、粘连性小肠梗阻、感染和悬带滑脱等并发症。

(2)聚乙烯醇(Ivalon)海绵植入术：此术由韦尔(Well)医师首创，故又称 Well 手术，也称直肠后方悬吊固定术。方法：经腹游离直肠至肛门直肠环的后壁，有时切断直肠侧韧带上半，用不吸收缝线将半圆形 Ivalon 海绵薄片缝合在骶骨凹内，将直肠向上拉，并放于 Ivalon 薄片前面，或仅与游离的直肠缝合包绕，不与骶骨缝合，避免骶前出血。将 Ivalon 海绵与直肠侧壁缝合，直肠前壁开放 2～3 cm 宽间隙，避免肠腔狭窄。最后以盆腔腹膜遮盖海绵片和直肠。本法优点在于直肠与骶骨的固定，直肠变硬，防止肠套叠形成，病死率及复发率均较低。若有感染，海绵片成为异物，将形成瘘管。本术式最主要的并发症是由植入海绵薄片引起的盆腔化脓。

(3)直肠骶岬悬吊术：早期奥尔(Orr)医师用两条大腿阔筋膜将直肠固定在骶岬上。肠壁折叠的凹陷必须是向下，缝针不得上，每条宽约 2 cm，长约 10 cm。直肠适当游离后，将阔筋膜带的一端缝于抬高后的直肠前外侧壁，另一端缝合固定骶岬上，达到悬吊目的。近年来主张用尼龙或丝绸带，或由腹直肌前鞘取下两条筋膜代替阔筋膜，效果良好。

(4)直肠前壁折叠术：1953 年沈克非根据成人完全性直肠脱垂的发病机制，提出直肠前壁折叠术。方法：经腹游离提高直肠，将乙状结肠下段向上提起，在直肠上端和乙状结肠下端前壁自上而下或自下而上做数层横形折叠缝合，每层用丝线间断缝合 5～6 针。每折叠一层可缩短直肠前壁 2～3 cm，每两层折叠相隔 2 cm，肠壁折叠长度一透过肠腔，只能穿过浆肌层。由于折叠直肠前壁，使直肠缩短、变硬，并与骶部固定(有时将直肠侧壁缝合固定于骶前筋膜)，既解决了直肠本身病变，也加固了乙、直肠交界处的固定点，符合治疗肠套叠的观点。有一定的复发率(约10%)，主要并发症包括排尿时下腹痛、残余尿、腹腔脓肿、伤口感染。

(5)尼格罗(Nigro)手术：Nigro 认为，由于耻骨直肠肌失去收缩作用，不能将直肠拉向前方，则盆底缺损处加大，肛直角消失，直肠呈垂直位，以致直肠脱出，因此他主张重建直肠吊带。Nigro 用 Teflon 带与下端直肠之后方及侧位固定，并将直肠拉向前方，最后将 Teflon 带缝合于耻骨上，建立肛直角。手术后直肠指诊可触及此吊带，但此吊带无收缩作用。此手术胜于骶骨固定之处是盆腔固定较好，由于间接支持了膀胱，尚可改善膀胱功能。此手术难度较大，主要并发症为出血及感染，需较有经验的医师进行。

4.脱垂肠管切除术

(1)经会阴直肠脱垂切除修补术(Altemeir)：经会阴部切除直肠乙状结肠。Altemeir 主张经会阴部一期切除脱垂肠管。此手术特别适用于老年不宜经腹手术者，脱垂时间长、不能复位或肠管发生坏死者。本手术的优点：从会阴部进入，可看清解剖变异，便于修补；麻醉不需过深；同时修补滑动性疝，并切除冗长的肠管；不需移植人造织品，减少感染机会；病死率及复发率低。但本法仍有一定的并发症，如会阴部及盆腔脓肿，直肠狭窄等。

(2)戈德伯格(Goldberg)手术(经腹切除乙状结肠、固定术)：由于经会阴部将脱垂肠管切除有一定的并发症，Goldberg 主张经腹部游离直肠后，提高直肠，将直肠侧壁与骶骨骨膜固定，同时切除冗长的乙状结肠，效果良好。并发症主要包括肠梗阻、吻合口瘘、伤口裂开、骶前出血、急性胰腺炎等。

（韩建丽）

第二节 直肠前突

一、概述

直肠前突（RC）几乎不发病于男性，指直肠前壁通过直肠-阴道膈的薄弱处向阴道后壁疝入形成的直肠疝，也称阴道后壁膨出。它是女性阴道后壁支持组织缺陷的表现之一，在经产女性中极为常见，但许多患者因没有明显的症状而不就医，故具体发病率不明确。直肠前突是出口梗阻型便秘的常见原因之一，占女性功能性排便障碍的30%～60%。

二、解剖基础与危险因素

正常阴道后壁衬以鳞状上皮，其下为疏松的固有层结缔组织，再下方则是一层纤维肌性组织，由平滑肌、胶原纤维、弹力纤维组成，即所谓的直肠阴道筋膜/膈，概念上可以把它视为包绕、支持盆腔脏器的盆内筋膜的延续。固定直肠-阴道膈的上下位点分别是宫颈和会阴体，在阴道中段，阴道的轴线从下而上由垂直转向水平，提肌板从耻骨延伸至骶骨/尾骨，为此提供支持[德兰西（DeLancey）阴道三水平支持理论]。在提肌板平面或下方，如果直肠-阴道膈的完整性存在缺陷，那么直肠将会通过薄弱处向阴道腔内突入形成典型的直肠前[illegible]

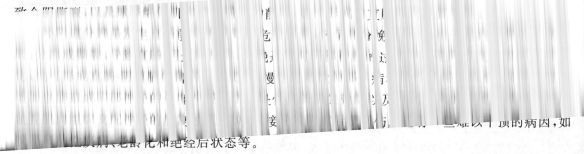

[illegible]难以干预的病因，如[illegible]老龄化和绝经后状态等。

三、症状

直肠前突可以无症状，也可以表现为多种多样的症状，如梗阻性排便障碍、性功能障碍、下腹部或者肛门下坠感（盆腔压迫沉重感）、会阴部疼痛等。典型的症状是，妇女主诉需要压迫会阴或用手指伸入阴道压迫阴道后壁以协助排便。下坠感是一种重力效应，通常在傍晚或长时间站立后加重。症状在个体之间差异很大，而且症状与前突程度之间不一定成正比。当女性患者因出口梗阻性便秘而寻求帮助时，临床医师需要能够从症状上区分出盆底肌运动紊乱性疾病（或称排便协同失调），这种状况只对生物反馈治疗或饮食调整有反应，手术解决不了排便问题。不断增大的直肠前突甚至可以突出于处女膜环外，则阴道黏膜就可能发生溃疡，出现出血等症状。

四、体格检查

全面的体格检查可帮助外科医师决定个体化的术式。直肠前突的突出部分发生于从提肌板至会阴部皮肤这段范围内，并且可向下扩展，导致会阴体过度伸张。直肠指诊可以发现直肠向阴道方向突出，呈盲袋样；双合诊可发现阴道中段的球形膨出以及会阴体纤维肌性组织的缺失。因直肠前突在排便过程中表现更明显，故指诊时应同时让患者做模拟排便的动作。除前突部分的检查外，还需要评估肛提肌的收缩力和张力，这是决定手术远期效果的重要因素，方法是将手指置于直肠或阴道内约 5 cm 处的 5 点及 7 点部位，让患者收缩肛提肌及阴道，即可感知其收缩力和持续收缩时间，同时检查者另一只手置于患者腹部，以排除是否收缩了腹肌。体格检查时还需确定是否存在相关的其他盆腔支持组织缺陷，例如阴道穹隆脱垂、膀胱膨出等，因为如果忽视了阴道前壁和顶部的小裂损，在修补直肠后壁以后就可能会增大。其他因素如阴道壁厚度、雌激素水平等也需要检查评估。

五、影像学检查

结直肠肛门外科医师评估直肠前突最常采用的检查方法是排便造影，根据造影结果可直接测量前突的大小或深度，判断有无同时存在的直肠黏膜脱垂，结合其他腹腔造影、膀胱造影等，还可确定是否存在肠疝、膀胱脱垂、盆底下降等异常。然而奥特曼（Altman）等人证明，体格检查、排便造影、症状的严重程度和排便功能紊乱症状的发生率之间相关性较差。近年来，MRI、动态 MRI 以及超声排便造影也逐渐分别因软组织分辨率更好、无放射性危害等优点受到关注，但因更难模拟真实的排便过程而尚未普及。

六、分型与分度

采用盆腔器官脱垂定量（POP-Q）评估体系可对直肠前突程度进行定量描述，具体方法是沿阴道后壁确定两点（Ap、Bp），测量最大力做瓦耳萨耳瓦（Valsalva）运动时它们距处女膜环的厘米数，妇科医师应用较多。结直肠外科医师则更关注排便困难的症状和直肠方面的变化，一般按前突的长度和深度进行分度，测量方法（图 9-1）：沿肛管前壁向上描记出正常直肠前壁的轮廓，测量轮廓线的长度即为前突的长度，测量前突最顶端距此线的垂直距离即为深度，国内通常按深度将直肠前突分为三度：Ⅰ度，RC 深度为 6～15 mm；Ⅱ度，RC 深度为 16～30 mm；Ⅲ度，RC 深度大于 31 mm 和伴有其他异常者。也可依据排便造影的力排相结果将其分为三型：Ⅰ型，前突呈指状，或单纯向阴道内膨出；Ⅱ型，前突呈大囊状，直肠-阴道膈松弛，直肠前壁黏膜脱垂，子宫-直肠窝（道格拉斯窝）深陷呈袋状，常伴随小肠疝；Ⅲ型，前突与直肠套叠或脱垂相关（图 9-2）。

七、治疗

对于无临床症状的直肠前突者，可建议其多进富含纤维素的食物，凯格尔（Kegel）法等盆底训练方法有助于预防症状的产生，并进行定期随访。必须严格把握手术的适应证，术前必须进行全面的盆底解剖及功能评估，以确定直肠前突是造成患者临床症状的主要原因，方可选择手术治疗。对非常严重的便秘，通常直肠前突并不是唯一主要的病因，单纯修补直肠前突未必能改善患者症状。因此，术前需要详细评估便秘的潜在病因。研究显示，对于需要用手指在阴道内辅助排便的患者，手术疗效较好，排便造影显示直肠前突有钡剂残留者也可作为手术适应证。对合并结肠慢传输的患者，单纯修补直肠前突的疗效不佳。

手术方法包括经肛门、经直肠、经阴道、经会阴及经腹入路，手术方式的选择需要综合直肠前突的程度、临床症状及其他合并的盆底异常考虑。

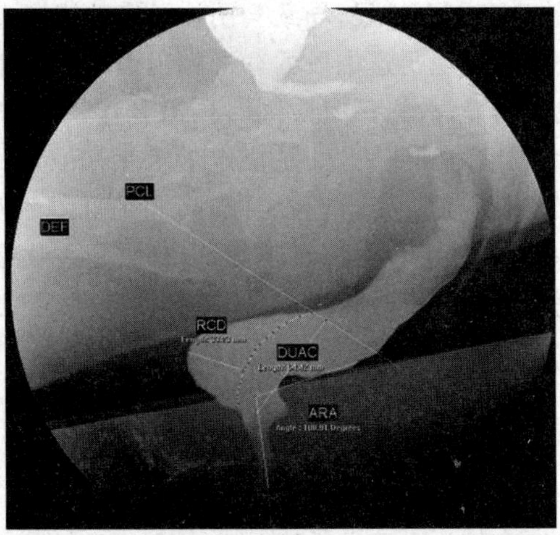

图 9-1　直肠前突长度、深度的测量方法

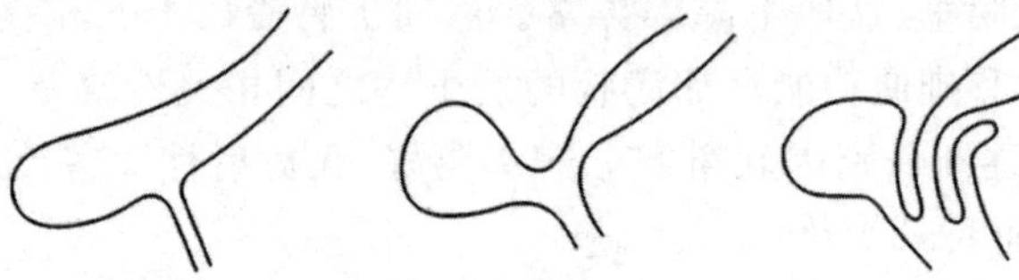

Ⅰ型　　Ⅱ型　　Ⅲ型

图 9-2　直肠前突的分型

[illegible]

吻合器经肛门直肠切除术(stapled transanal rectal resection，STARR)是近年出现的手术方式，该手术的目的是去除冗余的直肠壁，恢复正常直肠解剖，恢复直肠正常容量和顺应性，同时纠正直肠前突和直肠套叠脱垂。患者取折刀位，采用 33 mm 管形吻合器，经肛门置入透明扩肛器并固定，于齿线上 2～5 cm 直肠前壁处(通常为黏膜最松弛处)，用 7 号丝线做三个直肠全层半周荷包缝合，每个荷包上下间距 1 cm。在扩肛器后方于直肠内置入挡板，以阻隔直肠后壁黏膜滑入吻合器钉仓。安装第 1 把吻合器，用带线钩将荷包线尾端从吻合器侧孔中拉出，将荷包线收紧使直肠前壁牵入钉仓。击发后退出吻合器，剪断黏膜桥，仔细检查吻合口，如有搏动性出血，用 3-0 可吸收线缝扎止血；然后在直肠后壁做两个全层半周荷包缝合，在扩肛器前方于直肠内置入挡板，更换第 2 把吻合器，余法同第 1 次吻合。该手术对直肠前突及直肠黏膜脱垂套叠导致的出口梗阻型便秘具有较好的疗效。近年有研究者在 STARR 基础上改用弧形切割吻合器进行直肠

前突切除吻合,初步的研究也取得了较好的疗效。

经会阴入路时,于会阴部做横行切口,于肛门外括约肌和阴道后壁间平面向上游离直至盆底,充分显露直肠-阴道膈,暴露肛提肌,注意不要打开盆底腹膜,然后横行拉拢缝合肛提肌,局部可以植入生物补片以加强直肠前壁及直肠-阴道膈。

经阴道手术是妇产科医师常用的入路,患者取截石位。阴道黏膜下注射血管收缩剂后做横行切口切开阴道后壁,向上游离至宫颈或道格拉斯窝,推开盆底腹膜,游离显露肛提肌及耻骨直肠肌,拉拢并间断缝合肛提肌及耻骨直肠肌,缝合时可以带上 1.0～1.5 cm 表浅的直肠肌层,有助于提升直肠壁,防止直肠黏膜脱垂。如局部合并有肛门括约肌的断裂或薄弱,可同时行括约肌成形术。

经腹手术常用于Ⅲ型直肠前突患者,可行开放手术或在腹腔镜下完成。手术原则是固定直肠、修补直肠前突、抬高道格拉斯窝,必要时纠正膀胱、子宫脱垂。术中切开直肠-阴道膈,向远端游离直至会阴体,将会阴体与直肠-阴道膈缝合加固,同时确定直肠-阴道膈薄弱缺损处,予以缝合加固,根据需要可植入生物补片。采用腹腔镜手术的优点在于视野良好、术后疼痛少、恢复快。缺点在于手术时间长,需要较好的腹腔镜技术。

(韩建丽)

第三节 直肠肛管损伤

直肠、肛管的损伤发生率并不高,但直肠损伤的处理比较复杂,其原因是直肠内细菌多,易感染;直肠周围间隙多,感染易扩散形成间隙脓肿;直肠损伤合并其他脏器损伤,如骨盆骨折、盆腔大出血、尿道损伤或肛门括约肌损伤,处理困难;直肠损伤发病率低,外科医师缺乏足够的经验,早期诊断困难,易误诊、漏诊。直肠肛管损伤主要发生于战时,平时较为少见;但不论是战时还是平时的直肠肛管损伤,其发生率在腹部创伤中均较低。据统计,直肠肛管损伤平时发病率为4%,战时为10%左右,虽发病率不高,但都属于最严重、最危险的患者,其病残率及死亡率均较高。

一、病因

(1)跌坐于尖锐物或刀刺入会阴、肛门和下腹引起,常伴尿道、阴道和膀胱损伤,甚至损伤结肠和小肠。

(2)从高空跳下或坠下时,臀部跨骑或跌坐于尖锐物体上,如直立于地上的木桩、铁棍、工具柄或其他的棒形物、尖锐物经会阴部穿入肛门直肠内致伤。

(3)弹头、弹片及各种飞行物引起的火器伤,多见于战时,经直肠周围组织穿入肠腔,常合并其他损伤。

(4)盆腔内手术如膀胱全切除术,会阴部手术如后尿道修补术,阴道内和骶尾部手术操作不当均可误伤直肠或肛管。

(5)乙状结肠镜检查、肛门温度计、灌肠器或息肉电切时引起,或钡剂灌肠时因患者肠壁套叠受压过久,再加上压力过大,可致穿孔。

(6)骨盆骨折移位，使肛提肌收缩撕裂直肠或骨折端直接刺伤直肠肛管。

(7)肛管及肛周烧伤后造成肛管及肛门口部狭窄，而产生排便障碍。

(8)其他：吞下的尖锐异物，如义齿、鱼骨片、别针、铁钉等，或由温度计、腹部针刺治疗或由肛门插入的异物，如啤酒瓶、手电筒、木棒等可直接损伤肛管；由肛门灌入腐蚀性物质也可损伤肛管直肠。

二、分类

常见的分类方法有如下几种。

(一)按伤口的有无分类

按伤口的有无，直肠肛管损伤可分为开放伤与闭合伤，直肠肛管开放伤在战时较为多见，且常为多脏器伤合并会阴部、臀部等软组织损伤。直肠肛管闭合伤在战时极为少见，在平时相对多见。

(二)按致伤物不同分类

按致伤物不同分类，直肠肛管损伤可分为火器与非火器伤，火器伤多为子弹伤和弹片伤，非火器伤包括刺伤、撞击伤等。

(三)按伤道分类

按伤道分类，直肠肛管损伤可分为贯通伤和非贯通伤、单独伤和合并伤。战时贯通伤略多于非贯通伤。在贯通伤中，由于子弹伤造成者略多于弹片伤，而非贯通伤主要由弹片引起。直肠肛管伤多为合并伤，单独伤较少见。

(四)按部位分类

按部位分类，直肠肛管损伤可分为腹膜内与腹膜外直肠伤，直肠腹膜内损伤发生在腹部遮盖部分，损伤后并发感染者，出现明显的腹膜炎症状。直肠腹膜外损伤发生于无腹膜遮盖部分，并发炎症时可以迅速出现盆腔疏松结缔组织或肌肉的感染

[illegible]

静脉丛损伤，可出现大出血的表现，血压不足 12.0/8.0 kPa 时，提示有休克发生；②泌尿系统损伤表现为尿道断裂时，下腹及会阴部肿胀、膀胱尿潴留、排尿困难、血尿、有尿自肛门流出等；③伴生殖系统损伤表现为子宫直肠瘘、阴道直肠瘘时可有粪便自阴道流出；④伴骨盆骨折表现为骨盆挤压痛，可有耻骨联合分离征，X 线检查常能确诊。

如直肠损伤未被及时发现和处理，后期可出现严重的感染表现：高热、寒战，下腹部胀痛，里急后重，下腹部、会阴部皮肤红肿，皮温升高，腹部压痛明显，严重者可出现感染性休克。后期还可出现肛门直肠狭窄表现，如排便困难、排便时疼痛，以及阴道直肠瘘、尿道直肠瘘等。

四、诊断

(1)根据伤道的方向和行径，常可判断有无直肠损伤。凡在腹部下、会阴部、大腿内侧或臀部

等处的外伤，均可能伤及直肠肛管。腹膜内直肠损伤因伴有腹膜炎，腹部疼痛较腹膜外直肠损伤严重。横跨骨盆的闭合伤，尽管无伤道，但根据骨盆骨折的情况，也应考虑有直肠损伤的可能性。由于该段直肠不活动，前面为作用力，后面有骶骨，容易损伤直肠。

(2)腹部检查：明显的压痛、反跳痛、腹肌紧张，肝浊音缩小或消失，以及肠鸣音减低等腹膜炎体征，为腹膜内直肠损伤的表现。

(3)肛门流血：直肠或肛管损伤常导致肛门流出血性液体，此乃诊断直肠或肛管损伤的一个重要标志。应行直肠指诊，指套上常染有血迹。肛管或直肠下段损伤时，直肠指诊可以发现损伤部位，伤口大小及数量。当损伤位置较高时，指诊不能达到而指套染血是一明确的指征，直肠指诊尚可判明肛门括约肌的损伤情况，为治疗提供参考。对怀疑有直肠损伤的已婚妇女进行阴道指诊，也有助于诊断，可触及直肠前壁破裂口，并明确是否合并阴道破裂。

(4)某些严重的直肠损伤，在会阴部或肛管内可能有大网膜或小肠脱出。

(5)肛门直肠镜检：可以清楚地看到损伤的部位、范围以及严重性。但直肠镜检查不为常规检查，因其有造成进一步损伤的可能性。只有在诊断确有疑问，而病情又允许时，方可施行此项检查。

(6)X线检查：腹膜内直肠损伤有时存在腹内游离气体，特别是膈下，但无游离气体者并不能排除直肠损伤的存在。骨盆X线摄片、骨盆骨折的错位情况，有助于判断直肠损伤的诊断。有报道直肠战伤约有21%伴有异物的存留，根据伤道及异物所在部位，有助于直肠损伤的诊断。

(7)腹膜返折以上的直肠损伤结合外伤史、典型症状与体征，诊断多无困难。腹膜返折以下损伤，又有合并伤者，症状多不典型，容易被忽略而漏诊或误诊。肛管损伤较直肠损伤诊断容易。

五、治疗

(一)一般治疗

1.救治休克

创伤严重或出血在600 mL以上，往往有休克发生，患者出现面色苍白、烦躁、脉率快、血压低，应立即做血常规检查，以测定血红细胞、血红蛋白、血细胞比容的数值，来估计失血量，并做静脉(颈内静脉、锁骨上静脉或股静脉)穿刺或静脉切开，建立快速补液通道，快速输血，补充血容量，为手术及止血创造条件。对合并有大量血管损伤和需做剖腹探查的脏器伤患者，在积极抗休克的同时，应掌握时机进行手术探查和止血。

2.抗生素的应用

直肠损伤容易造成严重感染，因粪便中含有大量细菌，诊断已确立或可疑，应立即应用抗生素，且应静脉滴入，用量要比平时大，且要联合用药，以金三联为佳。如患者就诊较晚，应根据已用过的抗生素，做适当调整。

3.水、电解质紊乱及酸碱失衡的纠正

患者多有脱水、酸中毒，就诊较晚或伤情复杂者尤为严重。应立即做各种生化检查及血气分析，参照检验结果，尽快给予纠正。

4.开放伤口的处理

肛门部伤口如有组织挫伤及广泛撕裂伤，组织污染严重，应彻底清创、冲洗，凡坏死及被污染之组织，均应剪除，有出血者立刻止血。如有括约肌损伤，应根据污染程度，给予缝合修复或暂不修复。伤口以采用尼龙线全层缝合为好，放置引流。

5.留置持续导尿管

可借此观察全身血容量补充是否充足，同时也可减少尿液对会阴伤口的污染，对于合并尿道、膀胱损伤者，此为必须采取的方法。

（二）手术治疗

1.腹膜内的直肠损伤

有肠道准备的内镜检查、肠内息肉电切时损伤和术中误伤直肠等可立即缝合伤口并盆腔引流，而战伤、直肠广泛伤及位置低、时间长和感染严重的直肠损伤，都应在损伤的近侧（乙状结肠）做去功能性结肠造瘘，远侧肠道行大量盐水冲洗并彻底清除粪便后关闭远端。直肠破裂处在剪去坏死组织后缝合，并置盆腔引流。待患者伤口愈合后，再择期手术，端-端吻合关闭肠瘘。

2.腹膜外的直肠损伤

对于腹膜外的直肠损伤，仍然应做近侧乙状结肠去功能造瘘，远侧冲洗后关闭残端。若破孔在腹膜返折线附近，可游离直肠周围，显露直肠破口进行缝合或定位缝合，然后将盆腔腹膜缝于破口近侧直肠，使裂口位于腹膜外，并在腹膜外裂口附近放置负压引流。破孔小而位置低，污染不重者可不修补。低位直肠损伤经腹腔不易修补者，在经上述腹腔处理后关闭腹腔，然后改为侧卧位，骶尾部消毒铺巾后，在尾骨上做纵切口，游离切除尾骨，切开直肠周围的筋膜，止血后进入骶骨前凹和直肠周围间隙，清除血肿中的血块、异物和骨折片，反复清洗后将直肠裂口缝合或定位缝合，骶骨前放置香烟卷式引流，由切口引出并缝合部分伤口。待裂口及伤口均愈合以后再二期关闭结肠造瘘。

3.肛门和肛管的损伤

若仅有较表浅的肛门和肛管损伤，可不做造瘘，但应彻底清创，尽可能地保存健康组织，对内外括约肌更应妥善保存和修补；黏膜和周围组织应予缝合，而皮肤可不缝合或部分缝合，以利引流。若损伤严重，伤口过大，甚至有少量组织缺损时，则应做乙状结肠去功能造瘘，远侧彻底冲洗后关闭残端，随后关闭腹腔。然后转到会阴，修复直肠肛管的黏膜、括约肌、皮下和皮肤并做引

[illegible]

抗生素。

2.营养支持疗法

（1）经口进食：大多数直肠损伤患者，经口进食没有困难，应给予其高蛋白、高热量、高维生素饮食，保证每天的营养供应。这是既简单又经济的方法。

（2）经肠营养：可经小肠造瘘或经口给予。根据患者不同情况，选用不同的要素合剂，如复方要素合剂、加营素、活力康、复方营养要素等。其中应含有多种氨基酸、糖、脂肪、维生素、微量元素，比例搭配合理。各种成分均为元素状态，容易吸收、利用，含渣滓量少，用后排便很少，特别适合于肠道疾病患者，使用简便，并发症少，容易监测。

（3）输血及血浆制品：有贫血、低蛋白血症者需输血、血浆、冻干血浆及清蛋白等。

3.肠造瘘的处理

一般在术后48小时开放造瘘，应保持瘘口通畅，安置好造瘘袋，防止粪便外溢污染伤口，可每天用生理盐水冲洗。

4.引流处理

放入腹内的引流以采用硅胶管为宜，如引流通畅、患者无发热，可于术后3～5天拔掉；如有感染可每天用0.1%甲硝唑溶液冲洗，直至感染控制再拔掉引流。会阴部的引流，术后可安置负压袋，3～5天后即可拔除。

5.合并伤的处理

直肠肛管合并伤常较多而复杂，需仔细处理。如有尿道、膀胱或阴道的损伤，应与有关科室的医师协作，根据伤情的变化，各科协商制定治疗措施。

(韩建丽)

第四节　肛门失禁

肛门失去控制大便的功能称为肛门失禁。失禁的程度又分为以下三种情况：肛门对干粪便能控制，而对稀便不能控制称为不完全性失禁；对于干、稀便都不能控制称完全性失禁；基本上能控制大便，但对稀便的控制不完善，当稀便已到肛门口时，括约肌才收缩，这时已有少许稀便溢出肛门口外面，此称为感觉性失禁。

一、病因病理

完整的排便控制功能包括五个因素，即乙状结肠与直肠具有大便的储存功能、肛直角正常、内括约肌持续轻微收缩、直肠反射弧完整、灵敏的括约功能。这五个因素中，任何一个发生障碍，都能引起不同程度的肛门失禁。

现代医学认为肛门失禁主要有以下几方面原因。

(1)肛管直肠环损伤：较多见的原因。肛门直肠手术切断了肛管直肠环；肛门直肠局部注射药物，刺激性强、浓度过大、部位太深。局部涂腐蚀性过强的药物，局部广泛感染，肛门直肠部大面积深度烧灼等，亦可致肛管直肠环瘢痕化而失去括约肌功能；分娩三度会阴撕裂、麻醉下强烈过度扩肛等，均可损伤肛管直肠环。肛管直肠环的损伤使肛门失去灵敏括约能力，产生肛门失禁。

(2)括约肌发生功能性障碍：长期重度脱肛或内痔脱出，使括约肌疲劳而松弛；或局部瘢痕，使括约肌收缩功能障碍而肛门闭合不严。

(3)肛管组织缺损：多因肛瘘手术，肛管皮肤与周围组织切除过多，形成较深的瘢痕沟而引起关闭不严。

(4)由于手术或瘢痕挛缩，使肛管和直肠正常的生理性角度被破坏，失去直肠壶腹的暂存粪便功能，从而造成失禁，如肛门前移。

(5)神经性疾病、中枢神经障碍：脊髓神经或阴部神经的损伤，如胸腰椎断压截肢或手术、病变侵袭等造成的骶神经或阴部神经损伤，致使支配肛门的神经失去正常功能，肛门括约肌不能随意收缩、舒张。休克、中风、突然受惊之后出现的暂时性大便失禁，胸、腰、骶椎断压损伤致截瘫后的大便失禁。

(6)肛管直肠先天性疾病：先天性无括约肌，肛管直肠环发育不完全及脊柱裂，脊髓脊膜膨出等。

(7)外伤因素：有工伤、外伤、灼伤、化学伤等，引起肛门括约肌受损；也可因肛周组织破坏、瘢痕的形成影响肛门括约肌收缩功能。

中医认为，肛门失禁是由于气血衰退，中气不足，气虚下陷，肛门不能收摄，或外伤、失治而致。其主要脏器为脾与肾，因肾司二阴，脾虚肌肉萎缩，肾亏后阴失约，肛门收缩无力或不能控制，则排便失禁。

二、临床表现

患者不能随意控制排便和排气，肛门部常有粪便、黏液、分泌物污染，肛门周围潮湿、久之瘙痒、糜烂或出现湿疹。

(1)完全失禁：完全不能随意控制排粪，排粪无数次，咳嗽、走路、下蹲、睡眠时都可有粪便和肠液流出，污染衣裤和被褥。

(2)不完全失禁：不能控制稀粪，能控制干粪。

(3)感觉性失禁：不流出大量粪便，当粪较稀时，排粪前常不自觉有少量粪便和黏液溢出，污染内裤，腹泻时更重，常有黏液刺激皮肤。

三、诊断

根据患者既往有不能随意控制排便、排气的病史，结合局部检查，即可诊断。

局部检查：指诊肛门松弛，收缩肛门时括约肌收缩力减弱或完全无收缩功能。指诊检查括约肌，应了解其失去功能的性质，损伤部位和程度。

因脊神经的损伤而造成失禁者，肛门外观无改变，括约肌也完整，[illegible]收缩功能[illegible]使括[illegible]失禁可能[illegible]活动力[illegible]缩肛门[illegible]肛门失禁有两种[illegible]种是括约[illegible]完[illegible]有收[illegible]括约[illegible]肌与周围组织形成瘢[illegible]指诊[illegible]合不严；因[illegible]肛[illegible]时长[illegible]局部瘢痕[illegible]外翻[illegible]约肌[illegible]

目前，国内其他医院采用肛管直肠测压、肌电图、生理盐水灌肠试验帮助诊断。

(1)肛管直肠测压包括肛门内括约肌控制的静息压，肛门外括约肌随意收缩时最大压力，舒张时刺激的知觉阈，舒张时的知觉阈，大便失禁时的肛门静息压和最大压力下降。

(2)肌电图检查反映括约肌的生理活动，是了解神经和肌肉损伤部位与程度的客观依据。

(3)患者检查时取坐位，用细导管插入直肠，以恒定的速度灌注温盐水 1 000 mL，记住漏液前的灌注量和最大灌注量，肛门失禁的患者两者均明显下降。

四、治疗

(一)非手术疗法

非手术疗法适用于括约肌完整但肌肉收缩无力，或因神经损伤肌肉失去支配能力所致的肛门失禁。

(1)调整饮食:避免粗糙及刺激性食物。

(2)清洁局部:每天温水坐浴保持清洁,如肛门部有湿疹可给予湿疹膏或中药坐浴。

(3)药物疗法:补气以补中益气汤化裁;健肌以葛根麻黄汤化裁;恢复神经,用B族维生素口服。对于腹泻患者给予复方樟脑酊。

(4)按摩法:按摩两侧臀大肌、提肛穴、长强穴。

(5)提肛运动:早晚各1次,每次30回。

(6)针刺法。体针:白环俞、承山、百会、复溜。耳针:直肠下段、肛门、坐骨神经。

(二)手术疗法

1.肛门括约肌修补术

适应证:肛门括约肌断裂所致的肛门失禁。

手术操作方法:患者取截石位或侧卧位,常规消毒,骶管麻醉下,直肠内用碘伏消毒,于肛门括约肌断端瘢痕外侧1 cm处,做半环形切口,切开皮肤及皮下组织,找到括约肌的两个断端,并将括约肌与周围瘢痕组织分离,适当地切除一部分括约肌断端之间的瘢痕组织,但不宜切除过多,以免缝合时撕裂括约肌的断端。然后用铬制肠线或丝线做U字形缝合,最后缝合皮下组织和皮肤,有时只缝合一部分皮肤,以便引流,外覆无菌敷料。术后5天控制大便,进全流质食物2天,术后5～7天拆线。如有感染可提前拆线,以便引流。

2.外括约肌紧缩术

适应证:括约肌松弛,不完全性失禁,无瘢痕缺损者。

3.括约肌折叠术

适应证:肛门括约肌松弛,收缩无力,未断裂的肛门完全性失禁。

4.肛门环缩术

适应证:肛门括约肌松弛无力的失禁。

5.骶尾韧带移植术

适应证:直肠全层脱垂,肛门完全失禁。

禁忌证:有严重的全身疾病、痢疾、肠炎、腹泻者。

操作方法:患者取膝胸位,或倒置位,髋关节弯曲,两膝跪于床端。头部稍低,取1%利多卡因做骶管阻滞麻醉。

局部常规消毒、麻醉下,在骶尾部距肛门皮下括约肌2 cm处,做长为7 cm的纵形切口,切开皮肤、皮下组织,用剪刀钝性剥离切口两侧的皮瓣各2 cm,显露出骶尾韧带,在骶尾韧带的中心线处,纵向切开7 cm,并将韧带的外侧和上端处切断,分别游离出两个长为7 cm、宽为1.5 cm的韧带。

在肛门前面会阴皮肤部位做一长为2 cm切口,用弯止血钳在肛门右侧皮下做一隧道从骶尾皮下与筋膜之间穿出并夹在左侧筋膜带的上端,将筋膜带从隧道中牵到会阴切口部位,以同样的方法将右侧筋膜从肛门左侧的皮下隧道牵引到会阴部切口部位,使两个筋膜带里交叉会合并用丝线“8”字缝合。在缝合时,以肛门口能通过示指为宜。先缝合会阴部皮肤切口,再缝合骶尾部皮肤切口,并在下部放一胶条引流(术后1天取出),外覆无菌敷料固定。

术后注意预防局部感染,用抗炎药物,可禁食3～5天,控制不排大便。

6.会阴修补术

适应证：分娩造成的三度会阴裂伤，阴道后壁和直肠断裂，括约肌断裂造成的失禁。

术前准备：术前两天进半流质食物，术前 6 小时清洁灌肠。

手术操作：患者取截石位，局部消毒，局麻，先将两侧小阴唇缝于大腿上，用牵引用剪刀剪除直肠阴道下部的瘢痕组织，以钝性和锐性解剖分离，使阴道后壁与直肠前壁分开，切口边缘上的瘢痕组织均予切除。以丝线做间断缝合，将直肠前壁重新修补，下至肛门边缘。找出括约肌断端，用丝线缝合 2～3 针，再缝合肛提肌，然后修补阴道后壁，间断缝合阴道黏膜和会阴部皮肤，伤口用灭菌纱布覆盖。

7.臀大肌移植括约肌成形术

适应证：括约肌损伤或先天性无括约肌以及不能用括约肌修补术治疗的肛门失禁。

手术操作：患者取截石位，局部消毒、麻醉下，于尾骨至坐骨结节之间臀部两侧各做一斜切口，长为 5 cm，切开皮肤，皮下组织，露出臀大肌，从两侧臀大肌内侧缘分离出两条宽为 2～3 cm 的肌束，在与坐骨结节相连端切断，保留后端与尾骶骨相连，将断端肌束牵拉在肛门后方交叉，绕过肛管，在肛管前方与对侧肌束交叉缝合。覆盖无菌敷料，术后应用抗生素控制感染，5～7 天拆线。

总之，肛门失禁的治疗和手术方法很多，手术方式、术后的辅助治疗以及全身情况的好坏均是治疗成败的关键。

关于术后肛门功能评定标准，张庆荣提出四类评判标准：①优等，排便功能与正常人相同；②良好，干粪便可控制，稀粪便不能控制；③较好，粪便常污染内裤，需灌肠治疗及带垫；④无效，不能控制粪便及排气，粪便随时流出。

有研究者认为，在肛门直肠手术中预防肛门失禁的发生是临床医学应高度重视的问题。术者应熟练掌握肛门局部解剖知识，避免在术中损伤肛管直肠环或切除过多肛管皮肤及周围组织，对痔环切术、高位复杂性瘘等应慎重选择手术方法，更要具有高度责任心，切忌鲁莽行事，杜绝医源性事故，以免给[illegible]者带来[illegible]的[illegible]

一、概述

肛门直肠瘘（简称肛瘘）是肛管与肛门周围皮肤相通的感染性管道，为肛管、直肠周围间隙发生急、慢性化脓感染所形成的脓肿，经自行溃破或切开引流后形成，即在肛周皮肤形成外口。脓肿逐渐缩小成为感染性管道，该病主要侵犯肛管，很少涉及直肠，故常称肛瘘。肛瘘内口多位于齿状线附近，外口位于肛周皮肤处，整个瘘管壁由增厚的纤维组织组成，内覆一层肉芽组织，经久不愈。肛门直肠瘘发病率仅次于痔，在我国占肛肠病患者数的 1.67%～3.60%，国外为 8%～25%。发病高峰年龄在 20～40 岁，婴幼儿发病亦不少见，男性多于女性，男女之比为（5～6）：1。

原发肛瘘起源于隐窝腺化脓感染，在内外括约肌间隙蔓延，进入肛门周围间隙、直肠周围间隙或坐骨直肠间隙，继发肛瘘多由全身疾病引起，如克罗恩病、溃疡性结肠炎、化脓性汗腺炎、结核、艾滋病(AIDS)、放射菌病、白血病、骶尾畸胎瘤、腹腔内或盆腔内疾病和肿瘤等。

肛瘘与性激素的关系可能与下列原因有关。在青春期，人体自身的性激素开始活跃，随即一部分皮脂腺，特别是肛腺开始发育增生，男性较女性增生明显，由于肛腺分泌旺盛，若遇有肛腺排泄不畅或肛腺管阻滞，则易感染引起肛腺炎，这是男性青壮年肛瘘发病率较高的原因。因女性肛腺导管较直，分泌物不易淤积，所以女性肛瘘发病率较低。人到老年肛腺萎缩，故老年人肛瘘发病率低。

肛管、直肠周围有调节、控制直肠肛门功能的肌肉以及由疏松结缔组织构成的多个间隙，直肠周围间隙易感染形成脓肿，多由肛隐窝炎经肛腺、肛腺管及其分支直接蔓延或经淋巴管向外周扩散而致。肛管直肠内粪便和原发病灶的感染物不断从内口挤向管道，加上管道迂回曲折，脓液引流不畅，如果外口皮肤生长较快，外口可暂时闭合，实为假性愈合。而后又可发生红肿，再次形成脓肿，已闭合的外口可再次穿破或在其附近形成另一外口。如此反复发作，经久不愈，逐渐形成一个内口和多个外口的复杂性肛瘘。

此外，少见的有肛裂、痔、肛门外伤、产后会阴伤等合并感染以及肛门周围皮肤感染，其次，直肠炎或肿瘤破溃以及外伤感染，再者，全身疾病，如结核、糖尿病、白血病、再生障碍性贫血、溃疡性肠炎、克罗恩病等均可并发肛周脓肿。

肛瘘感染的细菌大致可分两类：一类为皮源性细菌，包括化脓性金黄色葡萄球菌、类白喉杆菌、凝血酶阳性葡萄球菌；另一类为肠源性细菌，包括链球菌属、类杆菌属、梭状芽孢菌属、假单胞菌属、大肠埃希菌属和革兰阴性厌氧菌属等。

二、肛瘘分类

根据瘘管位置的高低和瘘管的多少，肛瘘分为高位和低位，以及单纯性和复杂性肛瘘。

(一)全国肛瘘协作组制订的肛瘘统一分类标准

1.低位肛瘘

低位肛瘘的瘘管在肛门外括约肌深部以下。

(1)低位单纯性肛瘘：只有一个瘘管，一个内口和一个外口。

(2)低位复杂性肛瘘：有多个瘘口和瘘管。

2.高位肛瘘

高位肛瘘的瘘管在肛门外括约肌深部以上。

(1)高位单纯性肛瘘：只有一个瘘管。

(2)高位复杂性肛瘘：有多个瘘口和瘘管。

(二)传统肛瘘分类

该类肛瘘分类方法是以瘘管与括约肌的关系为根据的，对治疗具有指导意义(图 9-3)。

1.括约肌间型肛瘘

括约肌间型肛瘘是最常见的一种肛瘘类型，多为低位瘘，约占肛瘘的 70%，为肛周脓肿的后果。内口位于齿状线附近，瘘管只穿过内括约肌，在内外括约肌之间行走，最后开口于肛门周围皮肤，外口距肛缘较近，一般为3～5 cm。

2.经括约肌型肛瘘

经括约肌型肛瘘可分为低位瘘或高位瘘，也较常见，约占肛瘘的 25%，为坐骨肛门窝脓肿的后果。瘘管穿过内括约肌，并在外括约肌的浅部和深部之间向肛门周围皮肤上穿出。外口距肛缘稍远，多在5 cm左右。常有数个外口，并有支管互相沟通，也可向上穿过肛提肌到直肠旁结缔组织内，形成骨盆直肠瘘。

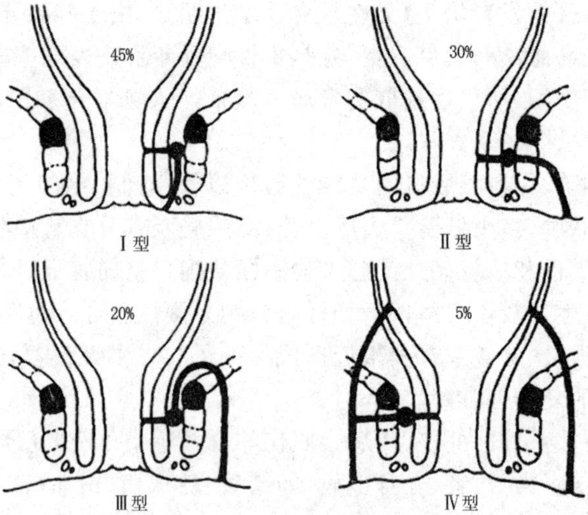

图 9-3　肛瘘的 Parks 分类

括约肌间脓肿（Ⅰ型）、经括约肌脓肿（Ⅱ型）、肛提肌上脓肿（Ⅲ型）及括约肌外脓肿（Ⅳ型）

3.括约肌上型肛瘘

括约肌上型肛瘘为高位肛瘘，较少见，约占肛瘘的5%。瘘管穿破内括约肌后向上蔓延，到达外括约肌上方，最后穿破肛提肌在肛门周围远处皮肤上穿出。由于瘘管常累及肛管直肠环，故治疗较困难，需分期手术。

4.括约肌外型肛瘘

[illegible]

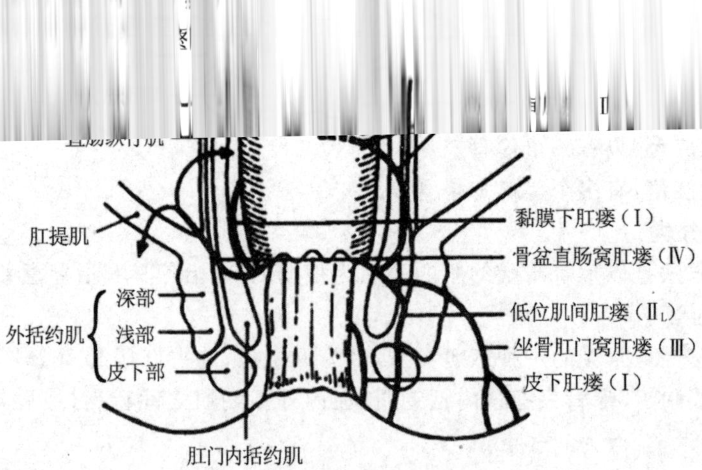

图 9-4　肛瘘分类（日本分类）

1.Ⅰ型（皮下或黏膜下肛瘘）

（1）Ⅰ-L 型（皮下肛瘘）。

（2）Ⅰ-H 型（黏膜下肛瘘）。

2.Ⅱ型（内外括约肌间肛瘘）

（1）L 型（低位肌间肛瘘）：Ⅱ-LS 型（单纯性低位肌间肛瘘）、Ⅱ-LC 型（复杂性低位肌间肛瘘）。

（2）H 型（高位肌间肛瘘）：Ⅱ-HS 型（单纯性高位肌间肛瘘）、Ⅱ-HC 型（复杂性高位肌间肛瘘）。

3.Ⅲ型（肛提肌下肛瘘）

（1）U 型（单侧肛提肌下肛瘘）：Ⅲ-US 型（单纯性肛提肌下肛瘘）、Ⅲ-UC 型（复杂性肛提肌下肛瘘）。

（2）B 型（双侧肛提肌下肛瘘）：Ⅲ-HS 型（单纯性双侧肛提肌下肛瘘）、Ⅲ-HC 型（复杂性双侧肛提肌下肛瘘）。

4.Ⅳ型（肛提肌上肛瘘）

骨盆直肠窝肛瘘。

三、肛瘘诊断

（一）概述

肛瘘包括内口、瘘管、外口 3 个部分。内口多位于齿状线上肛窦处，外口多位于肛周皮肤上。由于肠液不断经内口进入瘘管，细菌在此繁殖生长，形成脓肿。脓液经常从外口流出，从而出现外口反复流脓、血、粪汁样物质的现象，刺激皮肤会引起瘙痒不适。有时外口可暂时闭合，局部脓液积聚，引起局部红肿、胀痛，并有发热和全身乏力等症状，脓肿自行溃破或切开引流后，症状方始消退。脓肿反复出现，闭合外口可一再破溃或在附近穿破形成新外口，这些均是临床上肛瘘特点。

肛门周围皮肤可见脓性或血性液体流出，外口可单发或多发，距肛缘可近可远。多数患者可在外口与肛门之间皮下扪及一硬性条索状物，此为瘘管。直肠指诊时可在内口附近有压痛，亦可触及内口处痛性硬节，甚至可扪及近侧瘘管，经肛门视诊、指诊、肛镜检查均可明确诊断（图 9-5）。行探针检查时要小心，防止人为造成假内口，一般采用球头银针小心探诊。瘘管碘油造影可显示瘘管方向及走行全貌，是常用方法，但对复杂肛瘘实施腔内 B 超、三维 CT、磁共振成像检查有助于诊断。对有结核病、溃疡性肠炎和克罗恩病者要做肠镜、胸部 X 线片、消化道造影，以便于更好地全面处理。

（二）肛瘘内口位置的判定方法

1.歌德索规则（Goodsall 规则）

肛瘘手术治疗的关键是准确诊断肛瘘内口的位置，利用 Goodsall 规则可依据肛瘘外口位置预示瘘管的走向和内口位置（图 9-6）。外口在肛门线前方瘘管从外口到肛门是一条直线，内口与外口相对应；外口在肛门线后方，瘘管走行弯曲，内口在肛门后正中线，极少数肛瘘内口位于侧方（17%～19%）。但临床实际应用对肛瘘内口已经愈合患者的诊断价值有限。

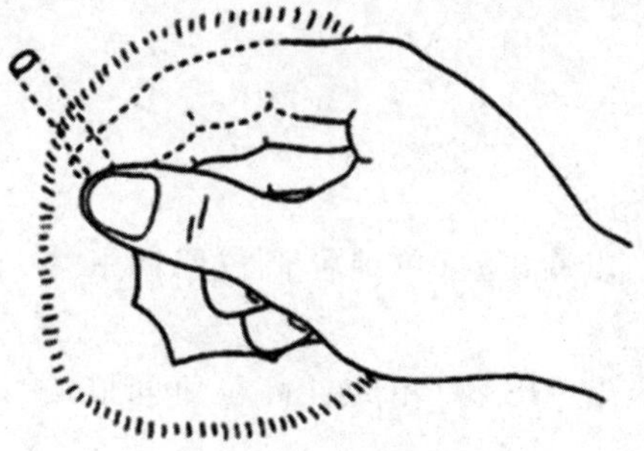

图 9-5 肛瘘的诊断

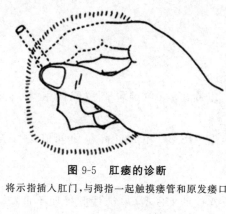

将示指插入肛门，与拇指一起触摸瘘管和原发瘘口

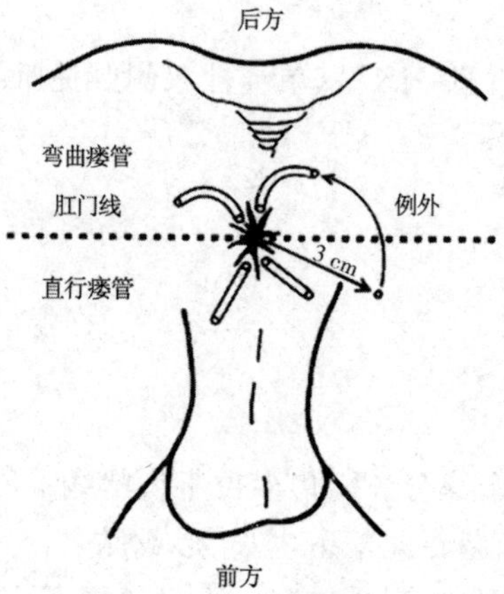

图 9-6 Goodsall 规则

外口位于肛门线前方，瘘管从外口到肛门是一条直线，内口与外口相对应；外口在肛门线后方时瘘管走行弯曲，内口在肛门后正中线，极少数肛瘘内口位于侧方

[illegible]

[illegible]肛瘘内口的位置价值有限。

4.肛内超声(EAUS)

EAUS 能清晰分辨肛瘘主要管的走向，支管的分布和数量、内口位置。文献报道 EAUS 能判断 85%～90%的肛瘘类型、内口位置及肛瘘深度。

5.超声内镜检查

国内，有学者依据 Goodsall 规律做出初步判断，经肛瘘外口造影证实肛瘘内口已经闭合，施行超声内镜检查 12 例，经窦道外口注射生理盐水，有助于更好地显示窦道及内口位置，结果 12 例患者均能发现已经愈合内口位置，准确性优于 Goodsall 规律、肛门直肠指诊、窦道造影、亚甲蓝注射以及窦道探针探查。

6.磁共振检查(MRI)

腔内 MRI 是诊断复杂肛瘘的一项新技术,有多平面、多容量和高分辨率,敏感、准确地描绘了肛门内外括约肌、肛提肌、耻骨直肠肌的解剖结果,并显示了肛瘘与肛门周围肌肉的关系,可对术后疗效做出评估。

7.肛门直肠压力测定(MAP)

MAP 能准确测量肛门肌肉张力、直肠顺应性、肛管直肠感觉和肛门直肠抑制反射,通过静息压和收缩压提供肛瘘手术前和手术后病理生理学数据,有助于手术方式的选择和确定术后括约肌损伤程度。

四、肛瘘的手术治疗

(一)治疗原则

肛瘘不能自愈,必须手术治疗。非手术疗法包括温水坐浴、抗生素应用等,只适用于脓肿形成的初期和作为手术前后的辅助治疗。手术治疗原则是将肛瘘瘘管全部切开,必要时将肛瘘瘘管周围瘢痕组织同时切除,使伤口自底部向上逐渐愈合,根据瘘管深浅、曲直,采用不同方法,才会使瘘管治愈。肛瘘手术的目的:①敞开或切除括约肌内脓腔;②开放瘘管;③引流瘘管分支;④括约肌损伤程度最低,以防止术后排便失禁;⑤瘢痕小,愈合安全,肛瘘手术方式繁多,挂线疗法、肛瘘切开术、肛瘘切除术都能达到较好的疗效;⑥正确处理好内口和通畅的引流是手术成功的关键。

(二)术前处理及准备

肛瘘术前的妥善处理和积极的术前准备是取得良好手术效果的先决条件。对于在急性炎症期的患者,应积极抗感染,待炎症吸收、局部组织肿胀消退后再进行手术,效果较好。结核性肛瘘者,应视肺部情况决定手术时机。无活动性肺结核的患者,抗结核治疗 1～2 周即可进行手术,如肺部有活动性病变时,须积极进行至少 2 个月有效的抗结核治疗,待肺部病变较稳定后,再考虑手术。对于溃疡性结肠炎或克罗恩病引起的肛瘘,更要积极治疗原发病,待控制到一定程度并稳定一段时间再行手术治疗,否则极易复发。同时对糖尿病及血液疾病患者,一定控制至接近正常范围并保持稳定方可手术。所有肛瘘患者术前数天均应注意肛门清洁及肛门局部卫生,应用有效抗生素药物,手术前日清洁肠道。只有采取良好术前准备,才会获得术后理想效果。

(三)手术治疗方法

1.切开挂线疗法

(1)治疗原理:切开挂线疗法最适用于高位单纯性肛瘘,对复杂性肛瘘的治疗来说也是行之有效的,并已被普遍接受。这是一种缓慢切开法,是利用具有拉力橡皮筋或丝线的机械作用,使结扎处组织发生血运障碍,逐渐压迫坏死,同时结扎线又可作为瘘管的引流物,使瘘管内渗液排出,防止急性感染。在表面组织割切过程中,基底创面同时开始逐渐愈合,其最大优点是肛门括约肌虽被切断,但已先与周围组织产生粘连,达到逐渐割切并逐渐愈合的效果,括约肌裂断时不致发生肛门失禁。若瘘管累及大部分括约肌,为避免失禁,应采用挂线聊啊。

(2)手术方法:手术可在局麻下进行,用探针慢慢从外口经瘘管在内口穿出,准确找到内口后方可挂线。在内口穿出的探针前端缚一无菌橡皮筋,退出探针时使橡皮筋从内口经瘘管而在外口引出,提起并适当拉紧橡皮筋两头,切开瘘管表面的皮肤和部分皮下组织,然后拉紧橡皮筋,用止血钳夹住,再用丝线结扎,使被扎紧的组织处于缺血状态(图 9-7)。术后每天及便后用

1∶5 000高锰酸钾液或中药坐浴，保持局部清洁，用抗生素 3～5 天以防感染。多数患者在术后 10 天左右，肛瘘和周围组织自行断裂，橡皮筋同时脱落。若 10 天后橡皮筋仍未脱落，须再次扎紧。多数创面在橡皮筋脱落后 2～3 周内愈合。

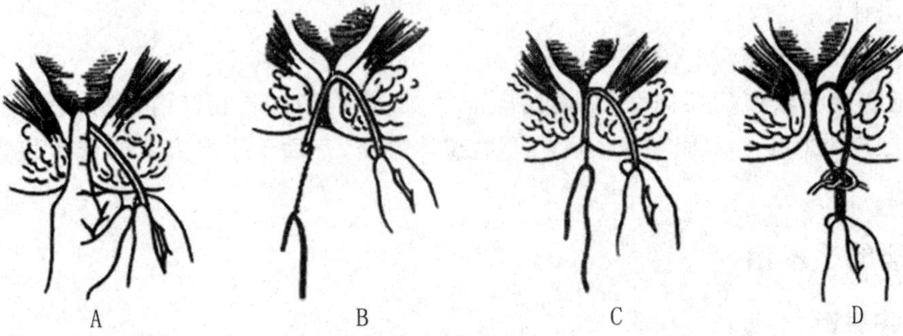

图 9-7　肛瘘挂线疗法

A.用探针由瘘管外口探入内口，同时手指插入直肠触摸；B.弯曲探针前段，将其拉出至肛门外；C.探针前端缚一丝线，并接上一橡皮筋；D.退出探针，将橡皮筋经瘘管拉出，提起拉紧并以线结扎之

(3)复杂肛瘘的挂线方法：两个以上内口高位肛瘘的挂线方法如下。①两个内口不在同一垂直方向时，可同时挂线，术后分别紧线，尽量避免同时脱线，以防多处括约肌同时被切断，对括约肌的切割力度过大，破坏肛门的括约功能，甚至造成肛门失禁；②两个内口在同一垂直方向上者，亦可同时挂两线，即在两内口之间及下方内口与肛缘之间分别挂一线，把握好紧线程序及时间可有效降低内口的位置，使两个内口在愈合的过程中转化为一个内口，高位复杂肛瘘转化为高位单纯性肛瘘，从而减少肛门的缺损；③对高位复杂性肛瘘，也可采用分阶段逐个治疗的方法，先使之成为单纯性肛瘘，再予以挂线疗法治疗。

2.肛瘘切开术

其原则是将瘘管全部切开，并将[illegible]

3.[illegible]除[illegible]

[illegible]流。切除时，在外口进探针，达内口处，用剪刀或电刀逐渐切开，敞开创面，仔细止血，创口内置凡士林或紫草油纱条填塞，每天洗浴后更换敷料，直至创口完全愈合。肛瘘切除术适用于继发于炎症性肠病(IBD)、结核等疾病，常与其他术式联合应用。

4.肛瘘切除一期缝合法

术前要充分准备，术前术后应用有效抗生素。手术时需切除全部瘘管，留下新鲜的创面，保证无肉芽组织及瘢痕组织残留。皮肤及皮下组织不能切除过多，便于伤口的缝合。各层伤口要完全缝合对齐，不留无效腔。术中严格无菌操作，防止污染等。术后最好给予禁食，胃肠外营养。

手术注意事项：①缝合的部分要彻底清创，缝合前再次以消毒液冲洗、消毒，缝合时更换手套及手术器械；②缝合部分应全层缝合，不留无效腔，尤其是与敞开创腔相邻的部分，一定要严密缝合，以防创腔内的分泌物流入而导致感染，使缝合失败；③术中即应考虑到术后分泌物的引流问题，设计好创面，也是避免分泌物污染缝合切口的关键。

但复杂肛瘘一期愈合较为困难，要严格掌握手术注意事项，防止二次手术，手术失败是完全可能的。由于肛瘘切除缝合术治愈时间短，肛门易保持原形，术后瘢痕少，肛门功能不受影响，故日益引起关注。肛瘘切除一期缝合虽可缩短愈合时间，但容易导致局部感染，加上引流不畅，常造成创口不能一期愈合，反而延长愈合时间。

5.肛瘘切除半深缝合术

术中探查发现，肛瘘内口在肛直环下 1/3 以下者，管道从内口到外口全部切开；内口在肛直环上2/3 者，在肛直环处用橡皮筋挂线，直肠环以下至外口全部切开，同时清除内口感染源，将切开后两侧硬结管壁剪除干净，浅部底层管壁可全切除，深部底层管壁刮干净，用手术刀破坏管壁，以底层管壁下脂肪组织不露出为度，将皮肤创缘修剪平整，呈 45°的坡度。切开的创缘在用消毒液冲洗后，给予半深缝合。肛缘内创面缝合 3/5 层深，正中部创面缝合 1/2 层深，远端创面缝合 2/5 层深，使缝合后创面呈内高外低的坡度，但不能留无效腔。对距离肛门较远，呈斜形或弯曲形切开的创面，在纵行创面边缘延长浅层切口 1.5～2.5 cm，而在延长切口左右斜向或弯曲切开创面全层缝合，主切口半深缝合，这样就使延长切口成了引流口，有利于切开创面的引流。

6.汉利(Hanley)手术

坐骨肛门窝肛瘘发病率仅次于低位肌间肛瘘，约占肛瘘的 20%，且几乎所有肛瘘内口都位于 6 点。它是指细菌从内口侵入、在内外括约肌间形成的脓肿，并经肛门后深间隙(Courtney 间隙)在左右直肠窝炎症形成的肛瘘，分Ⅲa 型肛瘘(单侧肛瘘 single horseshoe type)及Ⅲb 型肛瘘(双侧肛瘘)。

实施本手术需要充分了解坐骨肛门窝的局部解剖。肛门外括约肌皮下部位于肛管最下部，具有关闭肛门作用。它发自会阴中心腱，从肛管两侧向后方包绕肛门周围，与肛尾韧带一起附着于尾骨。肛门外括约肌的浅部及深部因走行所产生的间隙为 Courtney 间隙，该处形成脓肿可波及左右坐骨肛门窝。

7.蹄铁型肛瘘切除法

蹄铁型肛瘘即Ⅲa 型肛瘘，是一种贯穿括约肌的特殊肛瘘，瘘管呈半环形蹄铁状围绕肛管，一般在肛门两侧可见两个或数个外口(也有一侧有外口，而对侧为盲管的肛瘘)，可有两支或数支分布在肛门左右的支管，所以实质上蹄铁型肛瘘是双侧性的坐骨肛门窝瘘。多数研究者认为其是肛门周围脓肿经由肛门直肠间隙，扩散至双侧坐骨肛门窝瘘而形成的半环形的复杂性肛瘘，以后位为主。

术时先用有槽探针从两侧外口插入，逐步切开肛瘘，直到两侧管道在接近后中线时相遇，仔细检查内口，内口多在肛管后中线附近的齿状线处，如瘘管在肛管的直肠环下方通过，可一次全部切开瘘和外括约肌皮下部和浅部。如内口过高，达直肠环上方，须采用挂线疗法，修剪创面，持探针探入内口，挂橡皮筋。本法对直肠阴道瘘及高位括约肌瘘也适用，且本法可保留大部分括约肌，瘢痕形成少，避免解剖畸形，不需做保护性肠造口分流，这些均是此方法的优点。

8.纤维蛋白胶封堵技术

阿贝尔(Abel)于 1993 年首次报道使用蛋白胶治疗阴道直肠瘘和复杂肛瘘，方法简单，不切断括约肌。若经临床和 MRI 确诊为复杂肛瘘，术前无须特殊准备，用泪囊探针确定内口和外口，用刮匙彻底搔扒瘘管内口的肉芽组织，将一根单腔导管从外口插到内口，用 1.5%过氧化氢溶液和0.9%氯化钠溶液通过 20 mL 注射器冲洗内口，如发现仍有脓液外溢，应放弃蛋白胶治疗。

在临床上，不管采用哪种方法，正确处理好内口是手术成功的关键，是防止术后复发的保证。无论采用哪种手术方法，都应以损伤小、操作简单、术后愈合快、不复发、保持肛门功能为目的。

9.复杂性肛瘘虚挂引流术

挂线疗法是肛肠科临床使用最多的中医传统特色疗法之一，在肛瘘、肛周脓肿、肛管直肠狭窄的治疗中被广为使用。在 20 世纪 90 年代前，挂线疗法主要运用于外括约肌深部以上的高位瘘管和脓肿的治疗，运用的是紧线挂线法(实挂)，而虚挂法作为目前国内最新技术，不仅已经在全国各大肛肠治疗中心广泛开展，而且在日本(高野正博所在医院)、美国也得到逐步应用。

传统的高位挂线术虽然可以避免完全性肛门失禁，但是，终因在治疗过程中将患者的肛管直肠环完全勒断，肛直环必定造成部分缺损，影响其括约功能。所谓虚挂即所挂橡皮筋不将瘘管及肛管直肠环勒断，而是待瘘管及感染间隙内肉芽填满后抽去橡皮筋，达到治疗目的。

虚挂法对肛门功能的保护较实挂法好，术后并发症较少，疗程较短，痛苦较轻。住院患者的住院时间明显缩短，提高了术后患者生活质量的同时，减轻了患者的经济负担，在赢得患者口碑的同时，也提高了肛肠科及医院的知名度。

(1)手术对象的选择：虚挂法比较适用于外括约肌深部以上瘘管管壁较薄、管腔较小、管道较短、引流较通畅、初次手术或周围组织瘢痕较少、无糖尿病、结核病等全身性疾病的患者。

(2)手术方法：将与内口相应的主管道浅部做放射状切开，清除内口及原始感染病灶，对主管道的高位部分，以及支管脓腔不做广泛切除或切开，只根据引流需要做几个小放射状切开，潜行搔刮瘘管腔内坏死组织，然后在相应切口之间的瘘管内挂入呈松弛状态的橡皮筋(即被挂线部分不予紧扎)，利用橡皮筋做对口引流。术后也不需要在管腔内放置引流条，只顺橡皮筋放入去掉针头的小儿头皮针，用生理盐水或抗生素药液将管腔内的污物冲洗干净。等到管腔或脓腔缩小长平，主管道切开之创口接近愈合时，拆除所挂的松弛的橡皮筋，继续冲洗支管、脓腔 3～5 天，支管或脓腔就会逐渐闭合而愈合。以松弛挂线的橡皮筋作为引流物可起持续的引流作用，不会滑脱，也不需要更换，可放置在管腔较小的无法放置引流条的支管腔内，因而较之其他引流物有引

[illegible]

[illegible]高位虚挂引流。小放射状切口间瘘管内挂入呈松弛状态的橡皮筋(即被挂线部分不予紧扎)，利用橡皮筋做对口引流。

优点及先进性：①引流通畅，可防止伤口感染和粘连。挂线用的橡皮筋起到良好的引流作用，即使伤口经常被粪便污染，也不至于发生感染。挂线的切口形成溃疡创面，不易粘连，橡皮筋脱落后，亦可不放纱条引流。②痛苦轻微，患者完全可以忍受。肛门的感觉神经感受器主要分布在皮肤层，皮下组织和肌层的痛觉不太敏感。挂线时肛管皮肤做了减张切口，在切口上挂线，避开了疼痛敏感皮肤，所以疼痛轻微，多不需使用止痛药。③伤口护理简单。由于引流通畅，伤口不易感染和粘连，每次大便后用高锰酸钾溶液清洗肛门即可，除少数年龄稍大的患儿需配合术后换药，多数患儿均由家长护理，可顺利治愈。④挂线的伤口较窄小，愈合后瘢痕小，不会发生肛门变形。

技术要点三:挂线应挂到瘘管顶端,不留无效腔,但是,应该潜行搔刮瘘管腔内坏死组织。

优点及先进性:避免引流不畅和顶端存在无效腔;可避免直接切开直肠黏膜时的出血。

技术要点四:虚挂线一般在7~14天拆除,中间腔隙大的引流切口要适当长些、大些,末端小的引流切口可适当短些、小些。

拆除虚挂线的指征及先进性:创面分泌物较少、创面脓腐已经脱尽、肉芽新鲜、腔道变窄、橡皮筋转动阻力较大。如系双股橡皮筋虚挂线,应先拆单股,过3~5天再拆除另一股橡皮筋。具体应用还应根据个体的创面生长情况等而定。在未拆除虚挂橡皮筋前,换药时要进行冲洗,并转动。拆除后也要根据愈合情况继续冲洗1~3天,同时配合使用填棉法,压迫拆除虚挂线后的管道创腔,加速其闭合。

技术要点五:做合适的引流切口。

(四)术后处理

肛瘘多为化脓性感染所致,且以革兰阴性杆菌及厌氧菌感染为主,围术期应积极使用有效抗菌药物预防感染或抗感染。结核性肛瘘者术后继续抗结核治疗2~3个月,如同时患肺结核,应抗结核治疗半年以上;糖尿病患者术前就应根据血糖情况使用胰岛素至创面完全愈合;如肛瘘为溃疡性结肠炎或克罗恩病所致,应控制原发病。术后第1天即可进半流质饮食,3~7天进普通饮食。

术后换药使瘘管创腔从基底部向上生长。通过对创口的换药,能及时清洗去除残留污染创面的粪水,了解创面是否引流通畅,是否还有遗留的支管。手术医师最好能亲自换药,以掌握创面生长情况及紧线的时机。换药时要注意观察创面有无分泌物,肉芽生长是否健康结实,创面是否新鲜,有无水肿,引流是否通畅,有无创面出血,缝合结扎止血的线头要及时去除。如脓性分泌物多且稠,色黄味臭,肉芽水肿则需做创面冲洗并予以抗感染治疗,外用抗感染药;如创面有腐肉或者过度增生的组织,应及时剪除,使创面引流通畅,可加快愈合及保证愈合后创面瘢痕平整。若渗血较多或有搏动性出血要及时止血。换药要轻柔,避免重擦、搔刮而致创面出血,防止破坏肉芽生长。

外部创面引流通畅是手术成功的重要保证,特别是深部肛瘘的手术更应引流通畅,使伤口由内向外、由深及浅生长。深部伤口的外部面积应是深部面积的2倍,防止浅部伤口生长过速,深部遗留无效腔,如外部面积较小应切开或切除伤口边缘,对面积较大的浅伤口可行一期植皮。有研究者根据高位肛瘘开放术式组织缺损大的特点,主张带蒂皮瓣填充,修补这种组织缺损,促使肛瘘愈合。

(韩建丽)

第十章

骨 外 科

第一节 肱骨近端骨折

肱骨近端骨折指包括肱骨外科颈在内及其以上部位的骨折，临床上较为多见，与髋部骨折相似，老年患者骨质疏松是肱骨近端骨折发生率较高的主要原因。肱骨近端骨折大多数患者可采用非手术方法治疗，并可得到较为理想的结果。但少数损伤严重、移位较大的骨折，治疗上仍较困难。

一、损伤机制

(一)上肢伸展位摔伤

肱骨近端骨折最常见的外伤机制是上肢伸展位摔伤，造成骨折的外力 [illegible]

第三种外伤原因是肩部侧方遭受直接外力，可造成肱骨大结节骨折。

(四)其他

造成肱骨近端骨折的其他少见原因和外伤机制是癫痫发作或电休克治疗时，肌肉痉挛性的收缩可造成肱骨近端的骨折脱位。此外，肿瘤、转移性病变可使骨质破坏、骨强度减弱，遭受轻微外力即可发生骨折。肱骨上端是病理骨折的好发部位之一。

二、骨折分类

理想的骨折分类系统应当是在解剖及创伤解剖基础上，借助于 X 线平片将骨折进行分类，并指导治疗和判断预后。当今国际上广泛采用的分类方法有内尔(Neer)分类和 AO 分类。

（一）Neer 分类

Neer(1970 年)在科德曼(Codman)的四部分骨块分类基础上提出新的分类方法，此种分类方法包含有骨折的解剖部位、骨块移位的程度和不同组合等因素，可概括肱骨上端不同种类的骨折，并可提供肌肉附着对骨折移位的影响和对肱骨头血液循环状况的评估，从而可更加准确地判断和评价肱骨近端骨折的预后，以指导选择更合理的治疗方法。

Neer 分类方法考虑到骨折的部位和骨折的数目，但分类的主要依据是骨折移位的程度——以移位大于 1 cm 或成角畸形大于 45°为标准进行分类。

1.四部分骨折分法

肱骨上端骨折，包括几处的骨折，只要未超过上述的明显移位的标准，说明骨折部位尚有一定的软组织附着连接，尚保持一定的稳定性，这种骨折为轻度移位骨折，属一部分骨折。二部分骨折是指某一主要骨折块与其他三个部分有明显的移位。三部分骨折是指有两个主要骨折块彼此之间以及与另两部分之间均有明显的移位。四部分骨折是肱骨上端四个主要骨折块之间均有明显移位，形成四个分离的骨块，此时肱骨头为游离状态并失去血液供应。

2.骨折脱位分法

Neer 对肱骨近端骨折脱位的诊断有明确、严格的定义，真正的骨折脱位是骨折伴有肱骨头脱出盂肱关节，而不能将肱骨近端骨折时伴有的肱骨头向下半脱位(关节内)或肱骨头的旋转移位混为一谈。根据脱位的方向，骨折脱位可分为前脱位、后脱位，根据骨折移位的数目又可分为二部分骨折脱位、三部分骨折脱位和四部分骨折脱位。肱骨头的劈裂骨折和关节面嵌压骨折是特殊类型的肱骨上端骨折，根据肱骨头关节面嵌压的范围大小可分为小于 20％、20％～45％和大于 45％三种。肱骨头劈裂骨折可参照上述标准分类。

（二）AO 分类

在 Neer 分类的基础上，AO 分类是对 Neer 分类进行改良，分类时更加重视肱骨头的血液循环供应状况，因为肱骨头的血液循环状况与缺血性坏死的发生和骨折治疗的预后有密切关系。根据损伤的程度，AO 分类系统将肱骨近端骨折分为 A、B、C 三种类型(图 10-1)。

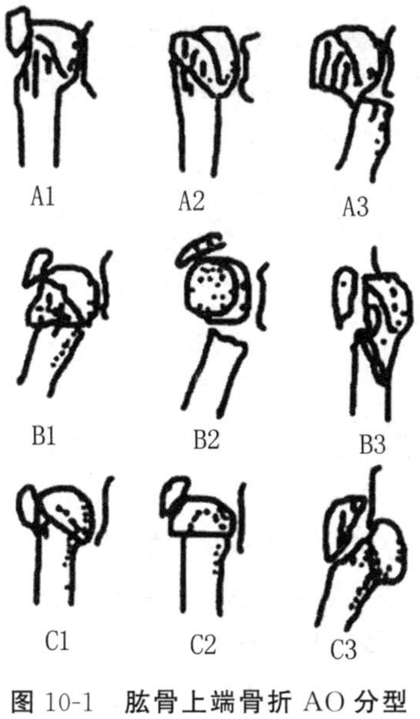

图 10-1　肱骨上端骨折 AO 分型

1.A 型骨折

A 型骨折是关节外的一处骨折，肱骨头血液循环正常，因此不会发生肱骨头缺血性坏死。

(1)A1 型骨折：肱骨结节骨折，根据结节移位情况可分为三个类型。

A1.1：结节骨折，无移位。

A1.2：结节骨折，伴有移位。

A1.3：结节骨折，伴有盂肱关节脱位。

(2)A2 型骨折：干骺端的嵌插骨折（外科颈骨折），根据有无成角及成角方向也可分为三个类型。

A2.1：冠状面没有成角畸形，侧位前方或后方有嵌插。

A2.2：冠状面有内翻成角畸形。

A2.3：冠状面有外翻成角畸形。

(3)A3 型骨折：干骺端移位骨折，骨端间无嵌插，分为三个类型。

A3.1：简单骨折，伴有骨折块间的成角畸形。

A3.2：简单骨折，伴有远骨折块向内或向外侧的移位，或伴有盂肱关节脱位。

A3.3：多块骨折，可有楔形骨折块或伴有盂肱关节脱位。

2.B 型骨折

B 型骨折是更为严重的关节外骨折，骨折发生在两处，波及肱骨上端的三个部分。一部分骨折线可延及到关节内，肱骨头的血液循环部分受到影响，有一定的肱骨头缺血性坏死发生率。

(1)B1 型骨折：干骺端有嵌插的关节外两处骨折，根据嵌插的方式和结节移位的程度可分为三个类型。

B1.1：干骺端骨折有嵌插，伴有大结节骨折。

B1.2：干骺端骨折嵌插，伴有轻度的内翻畸形和肱骨头向下移位，合并有小结节骨折。

B1.3：干骺端骨折有嵌插，侧位有向前成角畸形，同时伴有大结节骨折。

(2)B2 型骨折：[illegible]稳定，[illegible]需手[illegible]复位[illegible]。

B2.1：干骺端[illegible]移位。

B2.2：干骺端[illegible]移[illegible]，半[illegible]

B2.3：干骺端[illegible]折。

(3)B3 型骨折：[illegible]肱[illegible]节脱位。

B3.1：干骺端[illegible]虽然只有一[illegible]但通[illegible]结节[illegible]。

B3.2：与 B3.1 型相似，伴有结节骨折及盂肱关节脱位。

B3.3：干骺端骨折伴盂肱关节后脱位及小结节骨折。

3.C 型骨折

C 型骨折是关节内骨折，波及肱骨解剖颈，肱骨头的血液循环常受损伤，易造成肱骨头缺血性坏死。

(1)C1 型骨折：为轻度移位的骨折，骨端间有嵌插。

C1.1：肱骨头、结节骨折，颈部骨折处有嵌插，成外翻畸形。

C1.2：头、结节骨折，颈部骨折处有嵌插，成内翻畸形。

C1.3：肱骨解剖颈骨折，无移位或轻度移位。

(2)C2 型骨折：头骨折块有明显移位，伴有头与干骺端嵌插。

C2.1:头、结节骨折,头与干骺端在外翻位嵌插,骨折移位较明显。

C2.2:头、结节骨折,头与干骺端在内翻位嵌插。

C2.3:通过头及结节的骨折,伴有内翻畸形。

(3)C3 型骨折:关节内骨折伴有盂肱关节脱位。

C3.1:解剖颈骨折伴有肱骨头脱位。

C3.2:解剖颈骨折伴有肱骨头脱位及结节骨折。

C3.3:头和结节粉碎性骨折,伴有头脱位或头的部分骨折块脱位。

尽管 Neer 分类和 AO 分类系统是目前国际上广为应用的分类方法,但是由于肱骨近端骨折复杂、组合多变,X 线平片上骨折块的影像重叠,以及在 X 线平片上准确测出 1 cm 移位或 45°成角畸形有一定困难,应用 CT 重建是目前明确骨折细节的较好方法。

三、临床表现

外伤 24 小时以后,患者肩部可出现皮下瘀血斑,范围可延及胸背部,由于肩部肿胀,局部畸形可不明显,但主动、被动活动时均可引起疼痛加重,有时可感到骨擦音。

四、诊断及鉴别诊断

肱骨近端骨折的分型诊断必须依赖 X 线平片,但是详细的病史和体检对分析判断损伤的性质、合并损伤的诊断是非常重要的,绝不能只靠 X 线诊断而忽视病史和体检,否则易漏诊严重的合并损伤或造成延误诊断。一般肱骨近端骨折均有明显的外伤史,伤后患肩疼痛、肿胀、活动受限。

诊断骨折的同时必须排除有无神经、血管的损伤。

(一)肱骨上端骨折

对于肱骨上端骨折,也应注意对肩胛骨、锁骨以及胸部的检查,此外也需注意肩袖损伤、病理性骨折的鉴别诊断。

(二)肱骨近端骨折伴盂肱关节脱位

肱骨近端骨折伴盂肱关节脱位应与近端骨折伴肱骨头在关节内向下半脱位或称假性脱位相鉴别。肱骨近端骨折后,由于关节内创伤出血或反应性积液,可使关节腔膨胀,使肱骨头与肩盂间隙加大。肢体重量使肱骨头向下移位,正位 X 线平片有类似向下方脱位的表现,但在液体吸收后,半脱位现象可自行消失,不要将此种现象误诊为肱骨头的脱位。

(三)肩部骨折

由于制动,三角肌可发生失用性萎缩,失去正常的张力,由于持续的重力作用,肱骨头可发生向下半脱位的现象,一般当肩部肌肉通过康复锻炼恢复张力后,半脱位现象即可消失。

(四)X 线摄片

标准的 X 线平片投照位置和高质量的 X 线平片是肱骨近端骨折正确诊断、分型的必要条件,也是决定治疗方案和总结评价治疗效果的重要依据。

目前,对肱骨近端骨折诊断通常采用创伤系列投照方法,包括肩胛前后位、肩胛侧位及腋位,三个投照平面相互垂直,可以从不同角度显示骨折线、骨折块的移位方向。因此,可比较准确地评价骨折的分型,肩胛骨平面与胸廓的冠状面之间有一夹角,通常肩胛骨向前倾斜 35°～40°(图 10-2)。因此,盂肱关节平面既不在冠状面,也不在矢状面上。

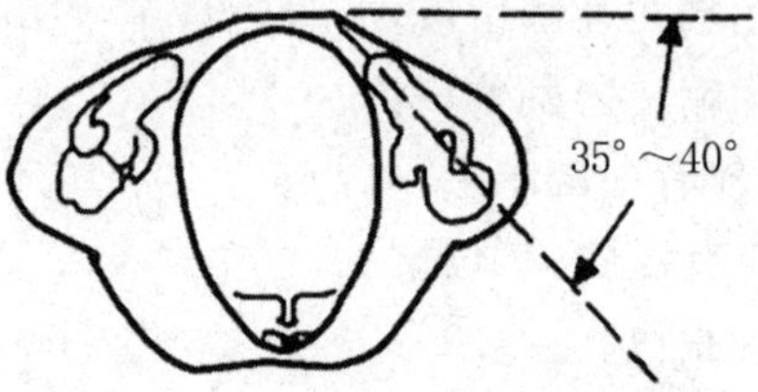

图 10-2 **肩胛骨与胸廓冠状面夹角**

1.肩胛前后位片

通常的肩关节正位片(即前后位片)实际是盂肱关节有一定倾斜角度的投影,肱骨头和肩盂有一定的重叠,不利于对骨折线的观察,而肩胛正位片是盂肱关节的真正前后位的投影,避免了骨与骨的重叠,因此影像清晰。拍摄肩胛正位片时,需将患侧肩胛骨平面贴向胶片,对侧肩向前旋转 40°,X 线光束垂直于X 线胶片(图 10-3)。

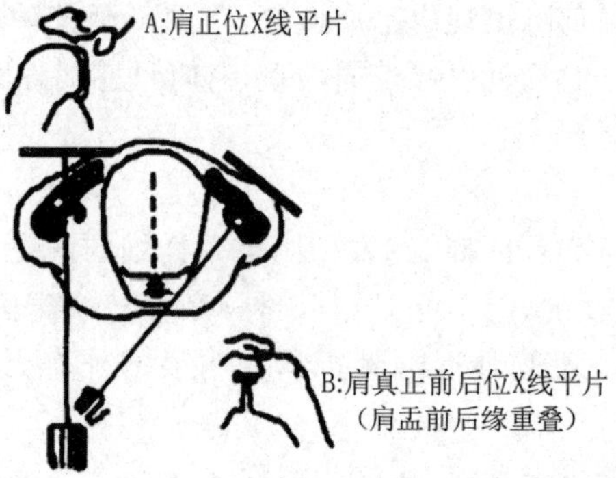

图 10-3 **肩真正前后位 X 线平片拍摄法及其投影**

正位片上颈干角平均为 143°,是垂直于解剖颈的线与平行肱骨纵轴线的交角,此角随肱骨外旋而减小,随内旋而增大,可有[illegible]的[illegible]围[illegible]用[illegible]测[illegible]颈[illegible]时的成角畸形。

2.肩胛侧位片

肩胛侧位片也称肩胛骨切线位或[illegible]片[illegible]的[illegible]片[illegible]像类似[illegible]文大写字母“Y”。其垂直一竖是肩胛体的侧位投影,上方两[illegible]分[illegible]为[illegible]和肩峰[illegible]影[illegible]者相交处为肩盂所在。正常肩关节肱骨头的投影位于“Y”形[illegible]央[illegible]在[illegible]内[illegible]骨[illegible]位时[illegible]头可移向前方或后方,侧位片上颈干角数值平均为 25[illegible]

拍摄肩胛侧位片时,将 X 线平片匣放于患肩前外侧,对侧肩向前旋转 40°位,X 线球管在背后平行于肩胛冈,垂直于底片拍摄即可获得肩胛侧位片(图 10-4)。

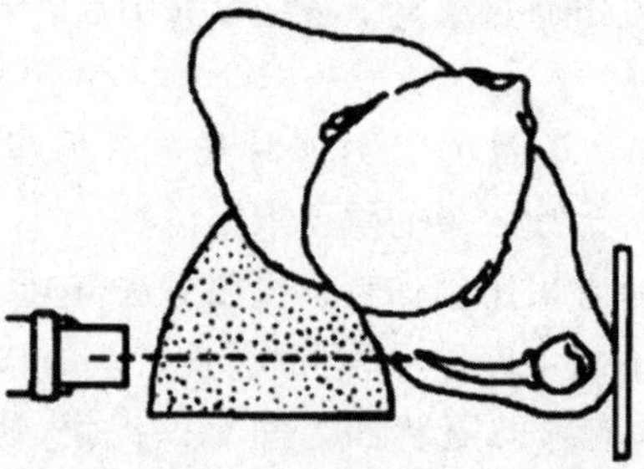

图 10-4 **肩真正侧位 X 线平片拍摄法**

3.腋位 X 线平片

腋位 X 线平片能为盂肱关节的前、后脱位，肱骨近端骨折的前、后移位及成角畸形提供最为清晰、明确的影像，因此在可能时应力求拍摄。

新鲜损伤后，由于患肩疼痛，外展活动受限，拍摄腋位片会有一定的困难，但患者取仰卧位，患肩外展达 30°时，片匣放于肩上，球管自腋下方向上投照即可拍得腋位片。

此外，也可采用韦尔波(Velpeau)腋位拍摄。患者可不去除颈腕吊带或三角巾，可站位或坐位身体向后倾斜 45°，底片放在肩下方，X 线球管由肩上方向下垂直拍照。

4.穿胸位片

穿胸位片对诊断盂肱关节骨折脱位也有一定价值，但由于盂肱关节与肋骨胸部重叠，影像多不清晰。

5.其他旋转体位拍片

其他旋转体位拍片对某些特定骨块移位大小的判断有一定帮助，断层摄影、CT 检查时对判断肱骨头关节面骨折的范围以及骨折移位的程度有很大帮助。

五、治疗

肱骨近端骨折治疗的目的是解除疼痛并恢复正常的活动度，要根据骨折的不同类型而选择不同的方法，如颈腕吊带固定、闭合复位经皮穿针固定、多种切开复位内固定技术(顺行或逆行髓内针、钢针、加压螺钉等)以及人工关节置换术。肱骨头切除术和肩关节融合术现已经极少被采用。选择哪种治疗方案还要根据有无合并损伤、患者骨质条件、患者年龄、活动量、健康状况、治疗方法的风险和益处以及术者对操作的熟悉程度等来决定。

(一)一部分骨折(轻度移位骨折)

一部分骨折多见于老年人，尤其是老年妇女，由于患者多骨质疏松，在遭受外部暴力时即可发生骨折。骨折多呈粉碎性骨折，但移位相对不大，且多嵌插。总的治疗原则是单纯固定，早期进行功能锻炼，以减少肩关节粘连。

(二)二部分骨折

1.解剖颈骨折

解剖颈骨折较为少见，但肱骨头缺血性坏死率较高。因绝大部分肩带肌抵止点被保留，故人工肩关节置换后效果较好。因此，早期人工关节置换是手术适应证。但对于年轻患者，早期仍建议采用切开复位内固定。术中操作应力求减少软组织的剥离，减少进一步损伤肱骨头的血液循环，尤其头后内侧仍连有部分干骺端的骨折块时，肱骨头有可能经由后内侧动脉得到部分供血而免于坏死。此外，有碎骨折块或解剖复位有困难时，可接受一定的骨折移位，不必强求解剖复位而增加更多的软组织剥离，内固定应力求简单有效，多采用克氏针螺钉或用钢丝张力带固定，以减少手术创伤。

2.外科颈骨折

成人移位的外科颈骨折以肱骨外科颈骨折最多见，占移位骨折的 60%～70%，原则上应首选闭合复位治疗。肱骨外科颈骨折在治疗中应首选闭合复位方法，这是由于盂肱关节是人体活动范围最大的关节，肱骨外科颈 15°以下的成角、错位小于肱骨近端直径 1/3、重叠 2 mm 以下的骨愈合几乎不会对肩关节活动造成影响，而切开复位内固定最易发生的后遗症是肩关节粘连，此外还有骨折延迟愈合、不愈合，肩关节撞击症等。移位的外科颈骨折可分为骨端间成角嵌插、骨端间完全移位以及骨端间粉碎移位三种类型。

(1)骨端间嵌插成角：畸形大于45°者，应予手法矫正。外科颈骨折侧位片上多有向前成角畸形，正位常为内收畸形。整复时需先行轻柔牵引，以松动骨干与近骨折端间的嵌插，然后前屈和轻度外展骨干、矫正成角畸形。整复时牵引力不要过大，避免骨端间的嵌插完全解脱，否则会影响骨端间的稳定。复位后用颈腕吊带或绷带包扎固定，也可以采用石膏夹板固定。

(2)骨端侧间移位的骨折：近侧骨折块大、小结节完整，旋转肌力平衡，因此，肱骨头少有旋转移位。远侧骨折段因胸大肌的牵拉向前、内侧移位，整复时应先沿上臂向远侧牵引。当骨折断端达到同一水平时，轻度内收上臂以中和胸大肌牵拉的力量，同时逐渐屈曲上臂以使骨端复位，最好能使骨端复位后正位片上呈轻度外展关系。整复时，助手需在腋部行反牵引，并以手指固定近骨折块，同时帮助推挤骨折远端配合术者进行复位。复位后如果骨折稳定，则可以吊带及绷带包扎固定或以石膏固定，如果骨折复位后不稳定，可行经皮穿针固定。骨折复位后，自三角肌止点以上部位进针，斜向内上至肱骨头，一般以2枚克氏针固定，然后再从大结节部位进针，向内下以第三针固定。最好在C形臂机监视下操作，核实复位固定后，将克氏针尾剪断并折弯留于皮下，必要时可在前方经远骨折端向头方向以第四枚针固定。术后以三角巾保护，早期进行肩关节功能锻炼，术后4～6周可拔除固定针，有时由于骨端间软组织嵌入，会影响骨折的复位。肱头肌长头肌腱夹于骨块之间是常见的原因，此时只能采用切开复位内固定治疗，手术操作应减少软组织的剥离，可以松质骨螺钉、克氏针、钢丝缝合固定或以钢板螺钉固定。

(3)骨端间粉碎移位：①对于粉碎性的外科颈骨折，如果移位不明显，可以改善复位后以吊带、绷带或以石膏夹板固定，有时也可采用肩“人”字石膏固定或应用尺骨上端骨牵引维持复位，将上臂置于屈曲、轻度外展位，待骨折处相对稳定或有少量骨痂时，可去除牵引，以三角巾保护，并开始肩关节功能锻炼。②如粉碎性骨折移位明显，不能行闭合复位或很不稳定时，则需行切开复位内固定，一般可用钢板、螺丝钉固定，如内固定后仍不能达到骨端稳定，则需加用外固定保护。

3.大结节二部分骨折

大结节二部分骨折约占移位肱骨近端骨折的14%，手术的指征是移位大于5 mm。早期手术可以避免肩袖组织的挛缩，未做处理的移位大结节骨折可与关节面愈合并限制肩关节上举及外旋，导致肩关节僵硬、疼痛。在肩关节前脱位合并大结节骨折发生率较高，一般应先行闭合复位肱骨头，脱位复位后大结节骨块多也即复位，可采用非手术方法治疗，如骨块不能复位，则需行手术复位固定。

4.小结节二部分骨折

单独小结节骨折较罕见，约占肱骨近端骨折的0.27%，占移位骨折的0.5%。这种骨折易与钙质沉着相混淆，如果不伴有肩关节脱位，此型骨折治疗主要是颈腕吊带保护早期活动，常合并盂肩关节后脱位。骨块较小，不影响肩关节内旋时，可行保守治疗；如骨块较大、且影响内旋活动时，则应行切开复位、缝合固定。

(三)三部分骨折

三部分骨折治疗方法以切开复位内固定最多用，非手术治疗则适用于对功能要求不高的老年人，或其他一些术后不能很好配合的患者，手法复位难以成功。由于肱骨头的血液循环受到部分损伤，因此肱骨头有缺血性坏死的可能。

1.手术治疗原则

手术治疗适用于健康成人，它可以重建正常的解剖结构，修复肩袖损伤。

2.手术的关键

手术的关键是将移位的结节骨块、肱骨头及干骺端骨块复位固定，无须力求解剖复位而剥离更多的软组织，以免增加肱骨头的血液循环损伤。内固定以克氏针、钢丝、不吸收缝线固定为主，不宜采用钢板、螺钉固定。年老、严重骨质疏松者，难以行内固定维持复位时，可行人工肱骨头置换术。

(四)四部分骨折

四部分骨折常发生于老年人、骨质疏松者，比三部分骨折有更高的缺血性坏死发生率。多数四部分骨折非手术治疗不能达到满意的结果。现在绝大多数研究者主张只要患者能耐受手术且能积极进行术后功能锻炼就应切开复位内固定，其中人工关节置换术是治疗首要手段。

(五)骨折脱位

1.二部分骨折脱位

二部分骨折脱位有三种情况。

(1)盂肱关节脱位合并结节移位骨折时，应先复位肱骨头，关节脱位复位后，结节骨块也多可复位，复位后以吊带或绷带固定患肩，肩脱位复位后，如果结节骨块仍有明显移位，则需手术复位固定结节骨折块。

(2)肱骨头脱位合并解剖颈移位骨折时，多需行人工肱骨头置换术。

(3)肱骨头脱位合并外科颈移位骨折时，可先试行闭合复位肱骨头，然后再复位外科颈骨折。如闭合复位不成功，则需行切开复位内固定。

2.三部分骨折脱位

三部分骨折脱位，一般均需切开复位肱骨头及移位的骨折，选择克氏针、螺钉、钢丝缝合固定，术中注意减少组织剥离。

3.四部分骨折脱位

由于患者的四部分骨折脱位肱骨头失去血液循环，因此应行人工肱骨头置换术。

(六)肱骨头嵌压和劈裂骨折

肱骨头嵌压骨折可同时伴有或不伴有肩关节脱位，常常和其他肱骨近端骨折同时出现，治疗需要明确是否有部分关节面骨折块与大结节或小结节相连，如果有相连，可用前述的各种相应方法进行处理；如果关节面骨折块完全碎裂，与大小结节不相连，则应早期行人工关节置换术，以避免肱骨头坏死并可早期活动。

(七)肩关节功能评价标准

目前国际上最常采用 Neer 标准以评定肩关节功能结果，Neer 评定标准总分为 100 分，疼痛占35 分，功能使用情况占 30 分，活动范围占 25 分，解剖位置占 10 分。总分大于 89 分为优；大于 80 分为满意；大于 70 分为不满意；70 分以下为失败。

(孙明岳)

第二节　肱骨干骨折

肱骨干骨折指肱骨外科颈下 1～2 cm 至肱骨髁上 2 cm 的骨折，俗称臑骨骨折，好发于肱骨干的中部，其次为下部，上部最少。肱骨干骨折约占全身骨折的 1.31%，可发生于任何年龄，但多见于成人。

肱骨干为一长管状骨,上段轻度向前、外侧突出,横切面为圆柱形;下段稍向前弯曲,横切面为三角形;中段为肱骨干较细的部位,横切面亦为圆柱形,骨皮质最坚密,弹性较小,为骨折好发部位。桡神经由腋部发出,经肱骨上、中段内、后侧,转至肱骨下段外侧,肱骨中段外侧面有三角肌粗隆,粗隆下方有一桡神经沟,为桡神经下行径路。在肱骨中下 1/3 段,桡神经与肱骨干相接触,肱深动脉与之并行,故该处骨折易发生桡神经损伤。肱骨干的滋养动脉在中段偏下内方滋养孔进入骨内,向肘部下行,如在滋养孔平面以下发生骨折,可能伤及此滋养动脉,导致骨折端血液供应减少,有碍骨折愈合。

一、病因病机

直接外力和间接外力都可致肱骨干骨折。直接暴力如打击、挤轧,多致中段或中上段骨折,且多为横断性骨折或粉碎性骨折。间接暴力则多为跌倒时,以手按地或肘部着地,外力向上传导,造成中段或下段骨折;或因肌肉强力收缩的牵拉外力,如投掷或球类运动的投掷、掰手腕等所致的骨折,多为中下 1/3 的斜行或螺旋形骨折。

骨折后,因骨折的部位不同和受肌肉牵拉力的影响,骨折端会发生不同的移位。如骨折发生在外科颈以下、胸大肌止点以上,多为横断性骨折,远折端由于胸大肌、背阔肌的牵拉而向内移位(图 10-5),此型骨折不多见,多发生于儿童。如骨折发生在胸大肌止点以下、三角肌止点以上,近折端受胸大肌的牵拉而向内移位,远折端受三角肌的牵拉和肱二头肌及肱三头肌的收缩影响而向外向上重叠移位,骨折亦多为横断性(图 10-6)。如骨折发生在三角肌止点以下,则近折端受三角肌的牵拉而外展,远折端因肱二头肌与肱三头肌的收缩作用而向上重叠移位(图 10-7)。如发生在下段,因肱二头肌、肱三头肌的收缩力线偏于肱骨中轴线的内侧,故折端多向外突起成角移位(图 10-8)。

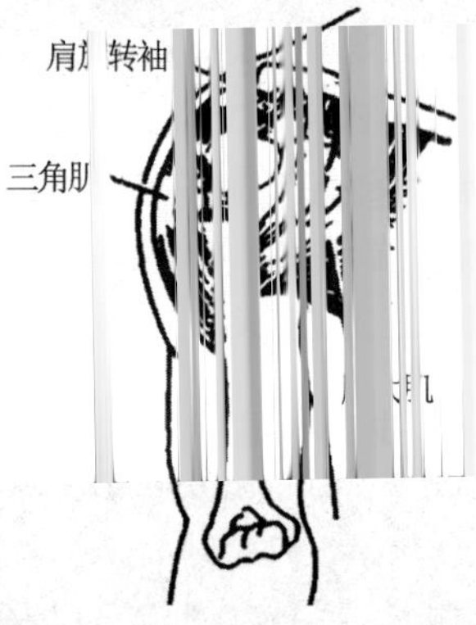

图 10-5　胸大肌止点以上骨折

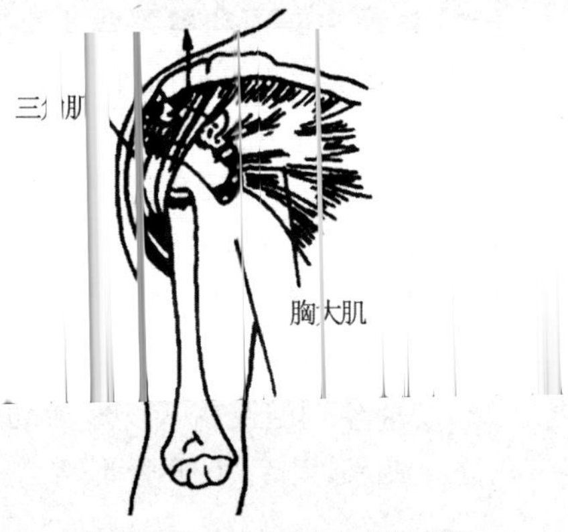

图 10-6　胸大肌与三角肌止点间骨折

二、诊断

肱骨干骨折均有明显外伤史,伤后局部疼痛、肿胀明显,压痛剧烈,有上臂成角畸形,触摸有异常活动和骨擦音。上臂正侧位 X 线片检查不仅可以确诊骨折,还可明确骨折部位、类型及移位情况,如骨折合并桡神经损伤者可出现典型垂腕、伸拇及伸掌指关节功能丧失,第 1～2 掌骨间背侧皮肤感觉丧失等体征。

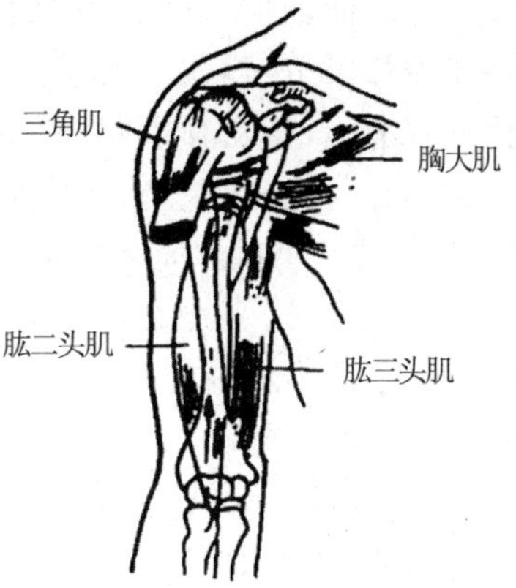

图 10-7　三角肌止点以下骨折

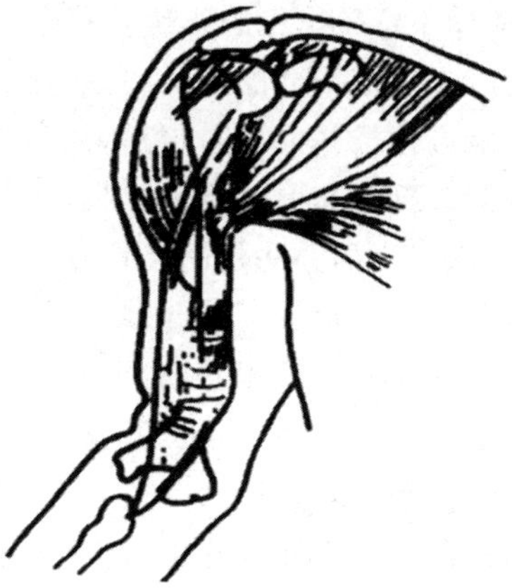

图 10-8　肱骨干下 1/3 骨折的成角移位

三、治疗

对于无移位的肱骨干骨折，仅用夹板固定 3～4 周，早期进行练功活动。对于有移位的肱骨干骨折，宜及时行手法整复和夹板固定。整复时，手法宜轻柔，切勿粗暴，力争一次整复成功。若过度牵引、反复多次整复，或患者体质虚羸，肌力较弱，再因上肢重量的悬垂作用，对于横断骨折和粉碎性骨折患者，在固定期间骨折断端可逐渐发生分离移位。骨折分离移位及软组织嵌入骨折断端之间，可致骨折迟缓愈合或不愈合。因此，在治疗过程中，须定期检查，及时纠正。此型骨折复位要求较低，但要注意矫正成角畸形和旋转移位，灵活选择压力垫。对于闭合性骨折合并桡神经损伤者，可先将骨折予以复位、固定，密切观察 2～3 个月，如无神经功能恢复表现，再做肌电图测定并考虑行手术探查。在观察期间，要主动或被动地活动伤侧手指各关节，以防畸形或僵硬。

（一）整复固定方法

1.手法整复夹板固定

（1）整复方法：可在臂丛神经阻滞麻醉下或 2%利多卡因血肿内麻醉下施行。①上段骨折：采用牵拉推挤提压复位法。骨折部位不同，操作步骤及要点稍有差异。胸大肌止点以上的骨折；患者仰卧，一助手用宽布带穿过患侧腋下向上做反牵拉，一助手持患肢腕关节上方顺势向远端牵拉，且逐渐外展 30°～40°，术者站于患侧，两手拇指推进折端向内，其他四指扳拉远折端向外，先矫正侧方移位，在维持侧方对位的情况下，以提按法矫正前后移位使其平复。胸大肌止点以下三角肌止点以上的骨折：患者仰卧，一助手固定肩部，一助手持患肢腕关节上方，向远端牵拉，术者站于患侧，背向患者头部，以两手拇指推远折端向内，其他四指拉近折端向外，先矫正侧方移位，再以提按法矫正前后移位使其平复。三角肌止点以下骨折：患者仰卧，助手同上，术者站于患侧，面向患者头部，以两手拇指推挤近折端向内，其他四指拉远折端向外，再以提按法矫复前后移位。若为螺旋形骨折，在复位时应加以旋转力量使其复位。②中段骨折：若为横断性或短斜行骨折，复位容易，仅用牵拉推挤提压法即可复位，但较常出现折端分离，致迟延愈合，此种患者体形多消瘦，再加上近折端有三角肌的牵拉和不自觉的前屈和外展活动，易形成向外成角，故一开始即应注意。③下段骨折：采用屈肘牵拉旋臂抱挤复位法，患者取坐位，一助手固定上臂上段，另一助手一手持肱骨髁部，一手托前臂使肘关节屈曲 90°，术者站患侧，一手固定骨折近段，一手拿住骨折的远段，在助手牵拉下先矫正旋转移位(把骨折的远段向后旋，近段向前旋)，然后用两手掌在骨折部的前后方用抱挤合拢的手法，使骨折面紧密接触。骨折断端如有分离移位，切忌拔伸牵引，可在矫正侧方移位并夹板固定后，用纵向推挤法或肩部、肘部叩击法，使两骨折断端紧密接触。对于肱骨干骨折引起上臂严重肿胀，或已行过手法复位而对位不良，肿胀仍重者，不宜即刻再行手法复位，最安全的办法是用尺骨鹰嘴持续牵引或悬吊皮肤牵引，待上臂肿胀基本消退后再进行手法复位外固定治疗。

(2)固定方法：肱骨干骨折经手法复位后，必须夹板加压垫妥善固定，以利骨折修复愈合。前、后、内、外侧 4 块夹板，其长度视骨折部位而定：上 1/3 骨折要超肩关节，下 1/3 骨折要超肘关节，中 1/3 骨折则不超过上、下关节，并应注意前侧夹板下端不能压迫肘窝，以免影响患肢血运及发生压迫性溃疡。若侧方移位时，可采用两点加压法放置固定垫；若成角移位时，可采用三点加压法放置固定垫，使其逐渐复位。若粉碎性骨折的碎骨片不能满意复位时，也可用固定垫将其逐渐压回，但应注意固定垫厚度要适中，防止局部皮肤压迫性溃疡和坏死。不要在桡神经沟部放置固定垫，以防桡神经受压而发生麻痹。固定后肘关节屈曲 90°，用带柱托板或三角巾将前臂置于中立位，患肢悬吊于胸前，防止因伤肢重量悬垂而致骨折断端分离移位。固定期间应定期做X线透视或摄片，以及时发现骨折断端是否有分离移位，一旦发生，必须予以矫正，应在夹板外面加用弹性绷带或宽为 4～5 cm 的橡皮带上下缠绕肩、肘部，以使骨折断端受到纵向挤压而逐渐接触，并使患者取仰卧位调养，或加用铁丝外展支架固定 3 周。固定时间成人为 6～8 周，儿童为3～6 周。肱骨中下 1/3 骨折是迟缓愈合和不愈合的好发部位，固定时间可适当延长，必须在临床症状消失，X 线摄片复查有足够骨痂生长之后，才能解除固定。在骨折端移位整复满意后，外固定方法尚有“U”形石膏或“O”形石膏固定，人字石膏固定及上肢石膏加外展架固定。

2.牵引复位固定

(1)骨牵引：伴有严重创伤、胸腹部损伤或颅脑外伤，需要卧床治疗或肱骨上段不稳定骨折，都可采用尺骨鹰嘴牵引，以矫正重叠、旋转和成角移位。待 4 周后，如全身情况稳定，可改用人字石膏固定。

(2)皮牵引：适用于小儿肱骨干[illegible]折[illegible]位[illegible]得良[illegible]效果者。

3.闭合穿针内固定

其适应证为斜行、螺旋形、蝶形[illegible]不[illegible]定[illegible]以及[illegible]折手[illegible]整复失败者。臂丛神经阻滞麻醉，整个操作在带影像X线检查[illegible]，术[illegible]穿手术衣[illegible]对肱骨[illegible]、上段骨折可经折端穿针固定(图 10-9)或经[illegible]结[illegible]穿针[illegible]定[illegible]0)，[illegible]肱骨下段骨折可经鹰嘴窝穿针固定(图 10-11)或经折端穿针固定(图 10-12)。固定后，可将针尾 0.5 cm 处弯曲成 90°埋于皮下。无菌包扎后，外附小夹板固定，屈肘于功能位，悬吊颈腕带。

术后 3 天复查，检查针孔及对位情况。早期进行功能锻炼，3 个月后复查，如骨折愈合，可拔除内固定钢针。

4.切开复位内固定

(1)适应证：①闭合性骨折，因骨折端嵌入软组织，或手法复位达不到功能复位的要求，或肱骨有多段骨折者；②开放性骨折，伤后时间在 8 小时以内，经过彻底清创术，保证不会发生感染者；③同一肢体有多处骨折和关节损伤者，如合并肩关节或肘关节脱位，或同侧前臂骨折者；④肱骨骨折合并血管或桡神经损伤，需手术探查处理者。

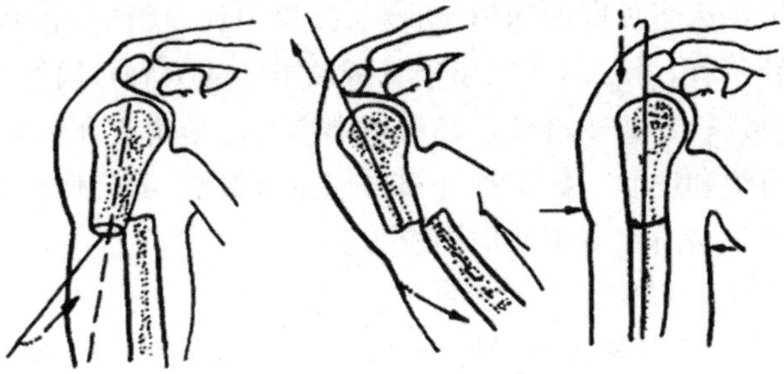

图 10-9　肱骨中上段骨折经折端穿针固定法

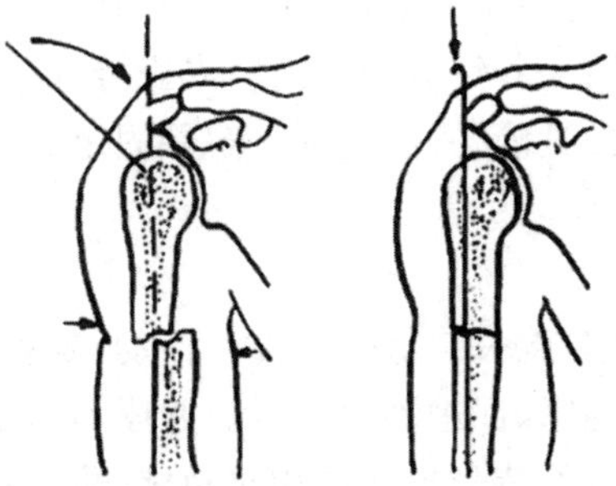

图 10-10　肱骨中上段骨折经大结节穿针固定法

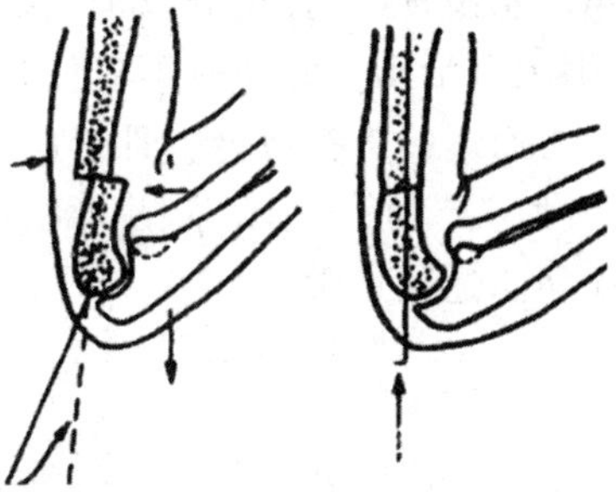

图 10-11　肱骨下段骨折经鹰嘴窝穿针固定法

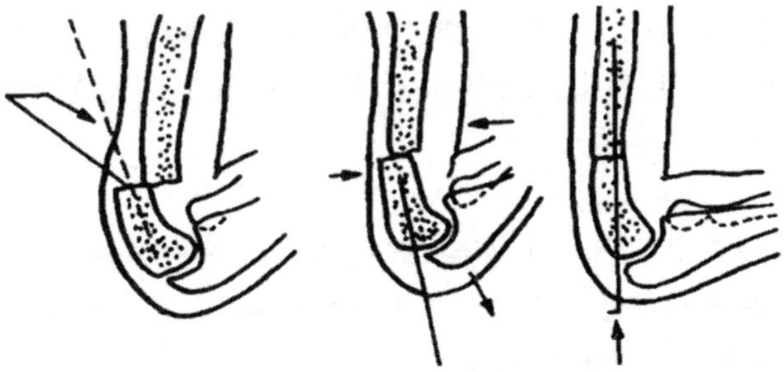

图 10-12　肱骨下段骨折经折端穿针固定法

(2)手术方法：麻醉采用臂丛神经阻滞麻醉，高位持续硬膜外麻醉或全身麻醉。患者仰卧，患肢置于手术台旁小桌上，切口以肱骨干骨折处为中心，在上臂前外侧做一弧形切口，根据需要上下延长(钢板内固定，以钢板长度为标准)；切开皮肤、皮下组织，皮瓣做适当游离牵开，于肱二头肌外缘与肱桡肌之间游离桡神经，并予以保护；沿肱桡肌外缘切开肌膜，将肱桡肌向内侧牵引，显露骨干，并做骨膜下游离显露骨折端，复位后给予内固定。①接骨板内固定：一般用于肱骨中1/3

的横行或短斜行骨折，选择适当长度的加压接骨板；②髓内针内固定：适用于肱骨上、中段骨折或多段骨折，选择的髓内针不宜过粗过长（以超过骨折端 10 cm 为宜），因肱骨下 1/3 细而扁和上臂肌力不太强，髓内针过粗过长易造成再骨折或将折端撑开而影响愈合。检查骨折固定满意后，彻底止血，逐层缝合皮下组织和皮肤。如有神经损伤或血管损伤，缝合伤口前须先给予处理。如系陈旧性骨折，应采用自体骨松质在骨折端周围植骨。

（二）药物治疗

按骨折三期辨证用药。骨折初期瘀滞肿痛，治疗宜活血祛瘀、消肿止痛，内服药物可选用和营止痛汤，若肿痛较甚可加祛瘀止痛药如三七粉或云南白药，若合并桡神经损伤可加通经络药如威灵仙、地龙等；外敷可选用消瘀止痛膏或双柏散等。中期治疗宜和营生新、接骨续损，内服可选用新伤续断汤。后期治疗宜补肝肾、养气血、壮筋骨，内服可选用健步虎潜丸；骨折迟缓愈合应重用接骨续损药，如土鳖虫、自然铜、骨碎补、狗脊等。解除固定后，外用海桐皮汤等煎水熏洗患肢，以活血通络，舒筋止痛。

（三）功能康复

固定患肢后即可做伸屈指、掌、腕关节活动和耸肩活动，有利于气血通畅，前臂和手肿胀较甚者，应每天进行用力握拳及轻柔抚摩，促进肿胀消退。肿胀消退后，做患肢上臂肌肉舒缩活动，以加强两骨折端在纵轴上的挤压力，保持骨折部位相对稳定，防止骨折断端分离。若发现骨折断端分离术者可一手按患侧肩部，一手托肘部，沿纵轴轻轻相对挤压或叩击，每天 1 次，使骨折端逐渐接触，并相应延长带柱托板或三角巾悬吊日期，直至分离消失，骨折愈合为止。中期除继续初期的练功活动外，还应逐渐进行肩、肘关节活动。练功时不应使骨折处感到疼痛，以免引起骨折重新移位或产生剪切、成角及扭转应力而影响骨折愈合。骨折愈合后，应加大肩、肘关节活动范围，如做肩关节外展、内收、抬举活动及肘关节屈伸活动等，并可配合药物熏洗、按摩，使肩、肘关节的活动功能早日恢复，上臂肌肉舒缩功能达到正常。

四、并发症的处理

（一）神经损伤

神经损伤以桡神经损伤为最多见。肱骨中下 1/3 骨折，易因骨折端的挤压或挫伤引起不完全性桡神经损伤，一般应观察 2~3 个月，如无神经功能恢复表现，再行手术探查。在观察期间，将腕关节置于功能位，使用可牵引手指伸直的活动支架，自行活动伤侧手指各关节，以防畸形或僵硬。

（二）骨折不连接

在肱骨中下 1/3 骨折常见到骨折不连接，多见横断性骨折端的分离移位、手术时损害了血供、适应证选择不当、内固定不合要求及术后感染、骨折端间嵌有软组织、肱骨三段或多段骨折未能得到妥善处理。一般采用植骨加内固定治疗。

（三）畸形愈合

因为肩关节的活动范围大，肱骨骨折虽有些成角、旋转或短缩畸形，对伤肢的活动功能影响也不大，但如肱骨干骨折移位特别严重，达不到骨折功能复位的要求，严重地破坏了上肢生物力学关系，以后会给肩关节或肘关节带来创伤性关节炎，也会给伤员带来痛苦，因此，对青壮年及少年伤员，应该施行截骨术矫正畸形愈合。如肱骨干骨折成角畸形明显，需要进行截骨矫正者，截骨的部位宜选肱骨颈骨松质部，因在肱骨干部截骨易产生骨不连。对于肱骨颈部骨折严重畸形者,更应于肱骨颈部做截骨矫正治疗。

(四)肩、肘关节功能障碍

此症多见于老年患者,因此,对老年患者不但不能长时间大范围固定,还要使患者尽早加强肌肉、关节功能活动,若已经发生肩或肘关节功能障碍,更要加强其功能活动锻炼,并助以理疗和体疗,使之尽快恢复关节功能。

(孙明岳)

第三节　肱骨远端骨折

肱骨远端骨折指肱骨髁上以远的部位的骨折。肱骨远端骨折包括肱骨髁上骨折、肱骨髁间骨折、肱骨内外髁骨折及肱骨小头骨折等。

一、解剖特点

肱骨远端前后位扁平,有两个关节面分别为肱骨滑车和肱骨小头。滑车关节面的上方有三个凹陷,前侧有冠突窝和桡骨头窝,屈肘时容纳冠突和桡骨头;后侧为鹰嘴窝,伸肘时容纳鹰嘴。

外上髁前外缘粗糙,是前臂浅层伸肌的起点;内上髁比外上髁要大,是前臂屈肌的起点,其后面光滑,以容纳尺神经通过肘部。外髁肱骨小头凸出的关节面与桡骨头凹状关节面相对合,组成了肱桡关节。内髁滑车的中心为中央沟,与尺骨近端的滑车切迹(半月切迹)相吻合,前方起自冠突窝,后方终止于鹰嘴窝,几乎环绕整个滑车。在滑车的后面,滑车中央沟向外侧轻度倾斜,使伸肘时产生提携角,又称外翻角。肱骨远端骨折后复位不良可致提携角减小或增大,形成肘内翻或肘外翻畸形。

二、肱骨髁上骨折

肱骨髁上骨折为AO分类的A型骨折,最常见于5～8岁的儿童,占全部肘部骨折的50%～60%,属关节外骨折,及时治疗后功能恢复较好。

(一)骨折类型

根据暴力来源及方向,骨折可分为伸直、屈曲和粉碎型三类。

1.伸直型

伸直型最多见,占90%以上。跌倒时肘关节在半屈曲或伸直位,手心触地,暴力经前臂传达至肱骨下端,将肱骨髁推向后方,由于重力将肱骨干推向前方,造成肱骨髁上骨折。骨折线由前下斜向后上方。骨折近段常刺破肱前肌,损伤正中神经和肱动脉。骨折时,肱骨下端除接受前后暴力外,还可伴有侧方暴力,按移位情况,伸直型骨折又分尺偏型和桡偏型。

(1)尺偏型:骨折暴力来自肱骨髁前外方,骨折时肱骨髁被推向后内方,内侧骨皮质受挤压,产生一定塌陷,前外侧骨膜破裂,内侧骨膜完整,骨折远端向尺侧移位。因此,复位后远端容易向尺侧再移位,即使达到解剖复位,因内侧皮质挤压缺损也会向内偏斜,尺偏型骨折后肘内翻发生率最高。

(2)桡偏型:与尺偏型相反。骨折断端桡侧骨皮质因压挤而塌陷,外侧骨膜保持连续,尺侧骨膜断裂，骨折远端向桡侧移位。此型骨折不完全复位也不会产生严重肘外翻，但解剖复位或矫正过度时，亦可形成肘内翻畸形。

2.屈曲型

屈曲型骨折较少见。肘关节在屈曲位跌倒，暴力由后下方向前上方撞击尺骨鹰嘴，髁上骨折后远端向前移位，骨折线常为后下斜向前上方，与伸直型相反，很少发生血管、神经损伤。

3.粉碎型

粉碎型骨折多见于成年人。本型骨折多属肱骨髁间骨折，按骨折线形状可分"T"形和"Y"形或粉碎性骨折。

（二）临床表现与诊断

伤后肘部肿胀，偶有开放伤口。伤后马上就医者，肿胀轻，可触及骨性标志；多数患者肿胀严重，已不能触及骨性标志。远折端向后移位，可与肘后脱位相混淆，但肘后三角关系正常，据此可鉴别。伤后或复位后应注意是否有肱动脉急性损伤和前臂掌侧骨筋膜室综合征，是否出现5P征，即疼痛（pain）、桡动脉搏动消失（pulselessness）、苍白（pallor）、麻痹（paralysis）、肌肉无力或瘫痪（paralysis）。正中神经、尺神经、桡神经都有可能被累及，但以正中神经和桡神经损伤多见。X线检查可明确骨折的类型和移位程度。

（三）治疗

治疗方式主要取决于合并同侧肢体骨与软组织损伤的情况，特别是神经血管是否有损伤，所有骨折均可考虑首先试行闭合复位，但若血液循环受到影响，则应行急诊手术。

1.非手术治疗

无移位或轻度移位骨折可用石膏后托制动1～2周，然后开始轻柔的功能活动。6周后骨折基本愈合，再彻底去除石膏固定。闭合复位尺骨鹰嘴牵引：对于某些患者，鹰嘴骨牵引也是一种可选方法。史密斯（Smith）提出的行鹰嘴骨牵引的指征为以下几点。

(1)用其他闭合方法不能获得骨折复位。

(2)闭合复位有可能获得成功，但单纯依靠屈肘不能维持复位。

(3)肿胀明显，血液循环不受影响或可能出现缺血性肌挛缩。

(4)有污染严重的开放损伤，不能进行外固定，可采用侧方牵引或过头牵引，应用过头牵引容易消肿并方便敷料更换，在重力的帮助下还可以早期进行肘关节屈曲活动。

2.手术治疗

(1)闭合复位、经皮穿针固定：臂丛神经阻滞麻醉，无菌操作下行整复，待复位满意后，维持复位，一助手取1枚2.0 mm克氏针自肱骨外上髁最高点穿入皮肤，触及骨质后在冠状面上与肱骨纵轴呈45°角，在矢状面上与肱骨纵轴呈15°角进针，直至穿透肱骨近折端的对侧骨皮质。再取1枚2.0 mm克氏针在上进针点前0.5 cm处穿入皮肤，向近折端尺侧穿针至透过对侧骨皮质。C形臂X线机透视复位、固定满意后，将针尾屈曲90°剪断，残端留于皮外。无菌纱布包扎针尾，石膏托固定于屈肘90°前臂旋前位（图10-13）。术后常规服用抗生素3天以预防感染。当天麻醉恢复后即可行腕关节的屈伸及握拳活动，4周后拔除克氏针，解除外固定，加强肩、肘关节的功能锻炼。此外，对于较严重的粉碎性骨折，可行外固定架固定（图10-14）。

(2)切开复位内固定（ORIF）：成人常需采用此种方法，手术指征包括骨折不稳定，闭合复位后不能维持满意的复位；骨折合并血管损伤；合并同侧肱骨干或前臂骨折。

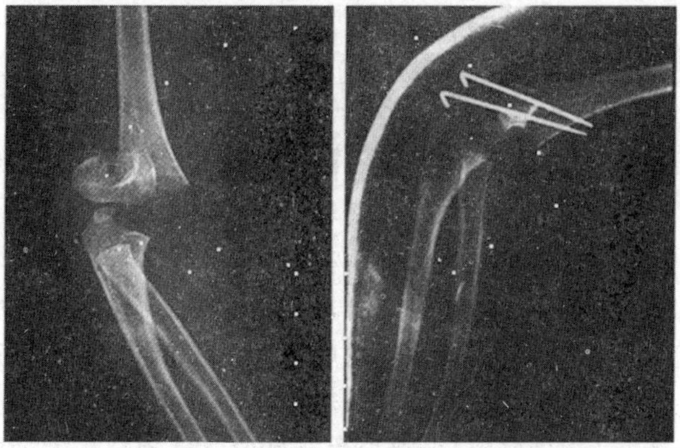

图 10-13　肱骨髁上骨折闭合复位经皮穿针内固定,石膏托外固定

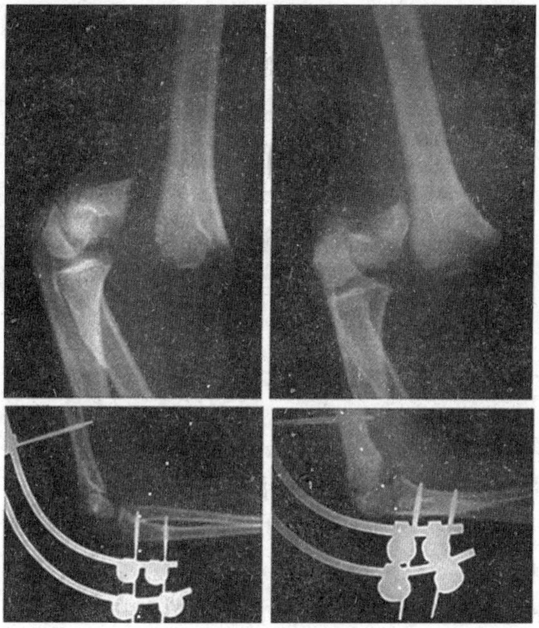

图 10-14　儿童肱骨髁上骨折外固定架固定

另外,对老年患者应尽量选择切开复位内固定,以利于早期功能锻炼。若合并血管损伤需进行修补,更应同时稳定骨折端,可通过前方的桡骨前侧入路来完成。若未合并血管损伤,则可以采取内、外侧联合切口或后正中切口。多数研究者认为后正中切口显露清楚,能够直视下复位骨折,也方便进行内固定。可使用 AO 半管状钢板、重建钢板或特制的“Y”形钢板,尽可能用拉力螺钉增加骨折端稳定。赫菲特(Heffet)和霍奇基斯(Hotchkiss)已证实两块钢板呈 90°角分别固定内、外侧柱,其抗疲劳性能优于后方单用一块“Y”形钢板或双髁螺丝钉固定。霍姆(Home)认为,如果因骨折粉碎不能获得良好的稳定,可采取非手术疗法,但此观点并不适用于所有移位的粉碎骨折。粉碎骨折内固定同时应一期植骨。如内固定不稳定,则需延长石膏制动时间以维持复位,将导致疗效欠佳,故应尽可能获得稳定固定,手术后不用外固定,以便进行早期功能锻炼。开放骨折应及时行清创术,污染严重者可考虑延期闭合伤口,彻底清创后可用内固定或外固定稳定骨折端。

(四)并发症

肱骨髁上骨折的并发症较多,有以下几种。

1.缺血性肌挛缩

此症为髁上骨折最严重的并发症,发病常与处理不当有关,出血和组织肿胀可使筋膜间室压力升高,外固定包扎过紧和屈肘角度太大使间室容积减小或无法扩张是诱发本病的重要因素。

(1)临床表现。①早期:伤肢突然剧痛,部位在前臂掌侧,进行性灼痛,当手主动或被动活动时疼痛加剧,手指常处于半屈曲状态,屈指无力,同时,有麻木、异样感,继之出现感觉减退或消失,肢端肿胀、苍白、发凉、发绀,受累前臂掌侧皮肤红肿,张力大且有严重压痛,桡动脉搏动减弱或消失,全身可有体温升高、脉快。②晚期:肢体出现典型的缺血性肌挛缩畸形,呈爪形手,即前臂肌肉萎缩、旋前,腕及手指屈曲,拇内收,掌指关节过伸。这种畸形被动活动不能纠正,桡动脉搏动消失。

(2)一旦诊断明确,应紧急处理。①早期:应争取时间改善患肢血运,尽早去除外固定物或敷料,适当伸直屈曲的关节。如仍不能改善血运,则应即刻行减压及探查手术(应力争在本症发生6～8小时内施行)。术中敞开伤口不缝合,等肢体消肿后,再作伤口二期或延期缝合。全身应用抗生素预防感染,注意坏死物质吸收可引起的酸中毒、高血钾、中毒性休克和急性肾衰竭,应给予相应的治疗。严禁抬高患肢和热敷。②晚期:以手术治疗为主,应根据损害时间、范围和程度而定。6个月以前挛缩畸形尚未稳定,此时可做功能锻炼和功能支架固定,待畸形稳定后(至少半年至1年后),可行矫形及功能重建手术。酌情选择尺桡骨短缩、腕关节固定、腕骨切除、瘢痕切除及肌腱延长和肌腱转位等。对于神经松解,如正中神经和尺神经同时无功能存在,可用尺神经修复正中神经。

2.神经损伤

肱骨髁上骨折并发神经损伤比较多见,发生率为5%～19%。大多数损伤为神经传导功能障碍或轴索中断,数天或数月内可自然恢复,神经断裂很少见,偶发生于桡神经。正中神经损伤引起的运动障碍常局限于掌侧骨间神经支配的肌肉,主要表现为拇指与示指末节屈曲无力,其他分支支配的肌肉不受影响。

神经损伤的早期处理主要为支持疗法,被动活动关节保持功能位置。伤后3个月,临床与肌电检查皆无恢复迹象时,应考虑手术松解。

3.肘内翻

肘内翻为髁上骨折最常见的并发症,尺偏型骨折发生率高达50%。首先,由于内侧皮质压缩和未断骨膜的牵拉,闭合整复很难恢复正常对线;其次,悬吊式石膏外固定或牵引治疗均不能防止远骨折段内倾和旋转移位;再有,骨折愈合过程成骨能力不平衡,内侧骨痂多,连接早,外侧情况相反,内、外侧愈合速度悬殊使远段内倾进一步加大。

预防措施主要有以下几方面。

(1)闭合复位后,肢体应固定于有利骨折稳定位置,伸展尺偏型骨折应固定在前臂充分旋前和锐角屈肘位。

(2)通过手法过度复位骨折使内侧骨膜断裂,消除不利复位因素。

(3)骨折复位7～10天,换伸肘位石膏管型,最大限度伸肘,同时手法矫正远段内倾。

(4)不稳定骨折或肢肿严重不容许锐角屈肘固定者,骨折复位后应经皮穿针固定,否则行牵引治疗。

(5)切开复位务必恢复骨折正常对线,提携角宁可过矫,莫取不足。内固定要稳固可靠。

轻度肘内翻无须处理,肘内翻大于 15°,畸形明显者可行髁上截骨矫形,通常行闭合式楔形截骨方法,从外侧切除一楔形骨块。术前先摄患肘伸直位正位 X 线片,测量出肘内翻的角度,然后算出应予矫正的角度。先画出肱骨轴线 AB,另沿尺桡骨之间画一轴线 CD,于其相交点 E,再画一直线 EF,使角 FEB 等于 10°(提携角),则角 DEF 即为需切骨矫正的内翻角。然后于肱骨鹰嘴窝上 1.5~2.0 cm 处画一与肱骨干垂直的横线 HO,并于 O 点向肱骨桡侧画一斜线 GO,使角 HOG 等于角 DEF,楔形 GHO 即为设计矫正肘内翻应切除的骨块,其底边在桡侧。

手术取外侧入路,在上臂下 1/3 外侧,沿肱骨外髁嵴做一长约 6 cm 的纵形切口。判明肱三头肌与肱桡肌的间隙,分开并向前拉开肱桡肌与桡神经,将肱三头肌向后拉,沿外上髁纵行切开骨膜,在骨膜下剥离肱骨下 1/3 至鹰嘴窝上缘,以显露肱骨的前、后、外侧骨面,无须剥离其内侧的骨膜,也不可损伤关节囊。按设计在鹰嘴窝上 1.5~2.0 cm 处与肱骨干垂直的横切面(HO)上,先用手摇钻钻一排 3~4 个穿透前后骨皮质的小孔,再在与测量切骨相同角度的另一斜面(GO)上钻一排小孔,用锐利骨刀由外向内切骨,至对侧骨皮质时不要完全凿断,以免切骨端不稳定而易发生移位,取下所切掉的楔形骨块。切骨后将前臂伸直,手掌朝上,固定切骨近段,将前臂逐渐外展,使切骨面对合,矫正达到要求后,即可用两根克氏针,分别自肱骨内外上髁钻入,通过切骨断面,达到并恰好穿透对侧骨皮质为止,折弯尾端于骨外;亦可用"U"形钉内固定。彻底止血,需要时,可摄 X 线片复查,了解畸形矫正是否满意,否则重新复位与内固定。克氏针尾端埋在皮肤下,分层缝合切口。术毕,用前后长臂石膏托外固定肘关节于功能位。

三、肱骨髁间骨折

肱骨髁间骨折至今仍是比较常见的复杂骨折,多见于青壮年严重的肘部损伤,常为粉碎性。严重的肱骨髁间骨折常伴有移位、滑车关节面损伤,内髁和外髁常分离为独立的骨块,呈 T 形或 Y 形,与肱骨干之间失去联系,并且有旋转移位,为 AO 分类的 C 型,治疗较困难,且对肘关节的功能影响较大,采用非手术治疗往往不能取得满意的骨折复位。

(一)骨折类型

肱骨髁间骨折的分型较多,现就临床上应用广泛且对骨折治疗的指导意义较大的梅思(Mehne)分型叙述如图 10-15。

(二)临床表现与诊断

肱骨髁间骨折临床表现为局部肿胀,疼痛。因髁间移位、分离致肱骨髁变宽,尺骨向近端移位使前臂变短。可出现骨擦音,肘后三角关系改变。明显移位者,肘部在所有方向均呈现不稳定。摄肘关节正侧位 X 线片可明确骨折的类型和移位程度,需注意的是,骨折真实情况常比 X 线片的表现还要严重和粉碎。判断骨折粉碎程度还可通过行多方向拍片或重建 CT 检查。

(三)治疗

肱骨髁间骨折是一种关节内骨折,由于骨折块粉碎,不但整复困难,而且固定不稳,严重影响关节功能的恢复,故而对髁间骨折要求复位正确,固定稳妥,并早期进行功能锻炼,以争取获得满意的效果。治疗时必须根据骨折类型、移位程度、患者年龄、职业等情况来选择恰当的方法。

1.非手术治疗

对于内、外髁较为完整及轻度分离无明显旋转者,可于透视下手法复位,以长臂石膏前后托固定,2 周后再换一次石膏,肘部的屈曲程度不能单纯依靠是屈曲型还是伸直型来定,而要在透视下观察在何种位置最稳定。制动时间为4～5周,去除石膏后再逐渐练习肘关节的屈伸活动。对于无移位的骨折,仅维持骨折不再移位即可,可用石膏托制动4周。

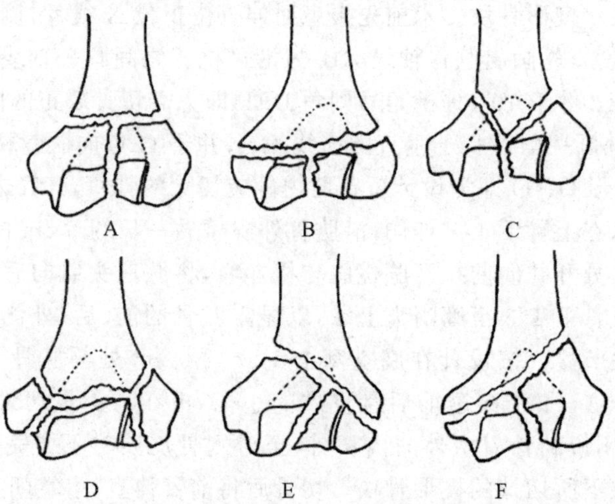

A.高T形;B.低T形;C.Y形;D.H形;E.内λ形;F.外λ形

图10-15 肱骨髁间骨折的Mehne分型

尺骨鹰嘴牵引:对于伤后未能及时就诊或经闭合复位失败者,因局部肿胀严重,不宜再次手法复位及应用外固定,许多研究者主张采用此方法,它能够使骨折块达到比较理想的对线。在过头位,能迅速使肿胀消退,一旦患者能够耐受疼痛就开始活动。但单纯采用纵向牵引并不能解决骨折块的轴向旋转。可待局部肿胀消退,肱骨髁和骨折近端的重叠牵开后,做两髁的手法闭合复位。

2.手术治疗

大多数骨折均需手术切开复位内固定。过去多采用肘后正中纵行切口,将肱三头肌做"A"形切断并向远端翻转,以显露骨折。但该手术入路的缺点是术后外固定至少需3周,使患肘不能早期屈伸锻炼,关节僵直发生率高。目前,多数研究者认为采用鹰嘴旁肘后轻度弧形正中切口,尖端向下的"V"形尺骨鹰嘴截骨是显露骨折并行牢固内固定的最佳方式。因其可保持肱三头肌的完整性,减少损伤和术后粘连,同时髁间显露充分,复位精确,固定稳妥,常不需用外固定。术后可行早期功能锻炼。术中可将尺神经分离显露,并由内上髁区域移开,原则是首先复位和固定髁间骨折,然后再处理髁上骨折。但如果存在大块骨折块与肱骨干对合关系明显,则无论其涉及关节面的范围有多大,都应先将其与肱骨干复位和固定。髁间部位骨折的处理重点是维持髁间关节面的平整,肱骨滑车的大小、宽度,特别对于C3型骨折,可以考虑去除那些影响复位、影响固定的小的关节内骨折块,有骨缺损时一定要做植骨固定,争取保证骨折一期愈合和骨折固定早期的稳定性。通常,在复位满意后先临时用克氏针固定,然后再选用合适的永久性的内固定物。

肱骨髁间骨折手术时必须采用坚强的内固定,才能早期进行关节功能锻炼,避免肘关节僵硬。对C2、C3型骨折采用双钢板固定于肱骨髁外侧及内侧,内侧也可采用1/3管形钢板。合并肱骨髁上骨折常需加用重建钢板,一般需使用两块接骨板才可达到牢固的固定效果,接骨板相互垂直放置可增加固定的强度。日常功能锻炼可使无辅助保护的螺钉固定发生松动。要达到牢固的固定,外侧接骨板的位置应下至关节间隙水平,内侧接骨板应置于较窄的肱骨髁上嵴部位,此处可能需要轻度向前的弧线。3.5 mm 的重建接骨板是较好的选择。髁部手术后，对截下的尺骨鹰嘴复位后使用的固定方法为 1～2 枚直径为 6.5 mm、长度不短于 6.5 cm 的松质骨螺钉髓内固定与张力带钢丝，或 2 枚平行克氏针髓内固定与张力带钢丝（图 10-16，图 10-17）。需要特别指出的一点是，在做尺骨鹰嘴截骨时应尽量避免使用电锯，因其可造成骨量的丢失，从而导致尺骨鹰嘴的短缩或复位不良，而影响手术效果。

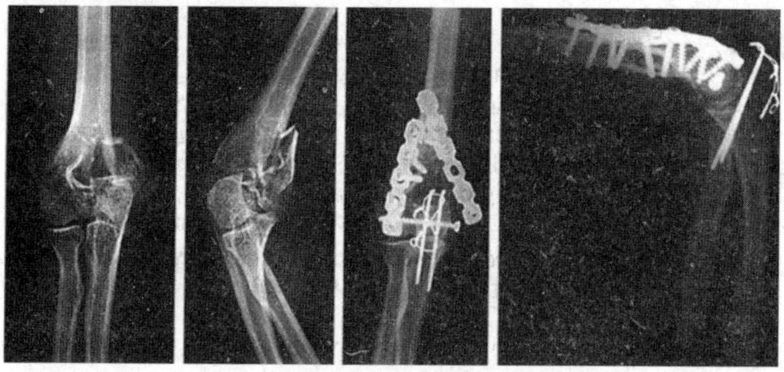

图 10-16　低"T"形肱骨髁间骨折

注：采用尺骨鹰嘴截骨入路，AO 双重建钛板螺钉内固定。

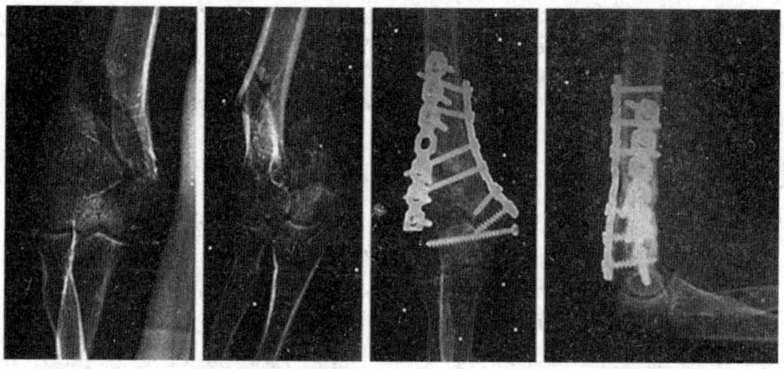

图 10-17　外 λ 形肱骨髁间骨折，采用 AO 双重建钛板螺钉内固定

内固定结束后，如果尺神经距内固定物很近，则将尺神经前置，放置引流条，术后 24～48 小时内拔除。早期行有效的肘关节功能锻炼对于肘关节功能的恢复至关重要，肘关节制动时间一旦过长，必将导致关节纤维化和僵硬。骨折坚强固定的患者，患肢不做石膏固定，术后 3 天内开始活动肘关节。内固定不稳定的患者，均石膏托屈肘固定 3 周左右，去除石膏后无痛性主动活动肘关节，辅以被动活动。

早期利用 CPM 进行功能锻炼，有利于肘关节周围骨与软组织血液供应恢复，肿胀消退，能加快关节内滑液的循环和消除血肿，减少关节粘连，可刺激多种间质细胞分化成关节软骨，促进关节软组织的再生和修复，可抑制关节周围炎性反应。

3.肱骨远端置换与全肘关节置换

近年来，随着人工关节材料的改进和医疗技术的进步，人工关节被越来越广泛地应用于髋关节、膝关节等全身大关节严重疾病的治疗，但因人工肘关节研制和应用在国内起步较晚，临床应用尚不多见。对于关节面破坏严重，无法被修复，或经内固定术后，内固定物松动，严重影响肘关节功能者，可行人工关节置换。手术采用肘关节后侧正中切口，游离并保护尺神经，显露肱骨远端、尺骨近端及桡骨小头。锯除肱骨中段滑车，扩大肱骨远段髓腔，参照试件，切除滑车及肱骨小头，直至假体试件的边缘恰能嵌至肱骨内外上髁的切骨断面间隙中。钻开尺骨近端髓腔，扩大髓腔,凿除冠状突周围的软骨下骨。插入试件,检查肘关节屈、伸及旋转活动范围。如桡骨小头内侧关节面有骨折,可切除桡骨小头。冲洗髓腔后置入骨水泥,安装假体。尺神经前置于皮下软组织层,修复肱三头肌腱、韧带及关节囊,放置引流,加压包扎。

术后不做外固定,引流 1～2 天,1 周内做肌肉收缩锻炼,1 周后开始做肘关节屈伸及旋转活动,3 周后逐渐加大幅度,行功能锻炼。

四、肱骨内髁骨折

肱骨内髁骨折是一种少见的肘关节损伤,仅占肘关节骨折的 1%～2%,在任何年龄组均少见,儿童相对要多一些。骨折块通常包括肱骨滑车内侧 1/2 以上和/或肱骨内上髁,骨折块因受前臂屈肌群的牵拉多发生旋转移位,属关节内骨骺损伤。治疗上要求解剖复位,若复位不良不仅妨碍关节功能恢复,而且可能引起肢体发育障碍,继而发生肢体畸形及创伤性关节炎。

(一)骨折类型

肱骨内髁骨折分为三型。

Ⅰ型损伤:骨折无移位,骨折自滑车关节面斜行向内上方,至内上髁上方。

Ⅱ型损伤:骨折块轻度向尺侧或内上方移位,无旋转。

Ⅲ型损伤:骨折块明显旋转移位,常为冠状面旋转,也可同时伴有矢状面的旋转,结果骨折面向后,滑车关节面向前。

(二)临床表现与诊断

外伤后肘关节处于部分屈曲位,活动明显受限,肘关节肿胀、疼痛,尤以内侧明显。局部明显压痛,可触及内髁有异常活动。

儿童肱骨滑车内侧骨骺出现时间为 9～14 岁。对骨化中心出现后的肱骨内髁骨折,临床诊断一般比较容易。而在肱骨内上髁骨骺骨化中心出现之前发生的肱骨内髁骨折,其诊断则较困难,因为骨骺尚未骨化,其软骨于 X 线片上不显影,通过软骨部分的骨折线也不能直接显示,此类损伤于 X 线片上不显示任何阳性体征(既无骨折又无脱位影像)。因此,临床上必须详细检查,以防漏诊、误诊。细致的临床检查,熟悉不同部位骨骺出现的时间、形态及其与干骺端正常的位置关系是避免漏诊、误诊的关键。对于诊断确有困难的患者,可拍健侧相同位置的 X 线片加以鉴别,必要时可行 CT 或 MRI 检查以明确诊断。

(三)治疗

肱骨内髁骨折既是关节内骨折,又是骨骺损伤,故治疗应遵循关节内骨折及骨骺损伤的治疗原则。无论采取何种治疗方法,应力求使骨折达解剖复位或近似解剖复位(骨折移位$<$2 mm)。复位不满意不仅妨碍关节功能恢复,而且可能引起生长发育障碍,继而发生肢体畸形及创伤性关节炎。

对于Ⅰ型骨折和移位不大的Ⅱ型骨折,可行长臂石膏后托固定伤肢于屈肘 90°,前臂旋前位。石膏托于肘部应加宽,固定范围应完全包括肘内侧,且应仔细塑形,以防骨折发生移位。1 周后应摄 X 线片,如石膏托松动,则更换石膏托;如骨折移位,则应采取其他措施,一般 4 周后去除石膏托行肘关节功能练习。

对于移位大于 2 mm 的Ⅱ型骨折及Ⅲ型骨折,因骨折移位大,关节囊等软组织损伤较重,而且肱骨下端髁间窝骨质较薄,骨折断端间的接触面较窄,加之前臂屈肌的牵拉使骨折复位困难或复位后骨折不稳定,则应采取手术治疗。

手术方法：取肘关节内侧切口，显露并注意保护尺神经，显露骨折后，清除局部血肿或肉芽组织，将骨折复位后以2枚克氏针交叉固定或松质骨螺钉内固定。术中注意保护尺神经，必要时做尺神经前移；不可过多地剥离骨折块内侧附着的肌腱等软组织，以防影响骨折块的血液供应；术中尽量使滑车关节面及尺神经沟保持光滑。对于骨骺未闭合的儿童骨折，内固定物宜采用2枚克氏针交叉固定，因克氏针固定操作简单、牢固，对骨骺损伤小且便于日后取出；丝线缝合固定不易操作且固定不牢固；螺丝钉内固定固然牢固，但对骨骺损伤较大，且不便日后取出。外固定时间一般为4～6周，较肘部其他骨折固定时间稍长，因为肱骨内髁骨折软骨成分较多，愈合所需时间较长。固定期满后拆除石膏，拍X线片示骨折愈合后拔除克氏针，行肘关节早期、主动功能练习。对于骨骺已闭合的或成人的肱骨内髁骨折，可采用切开复位AO重建板内固定术（图10-18）。

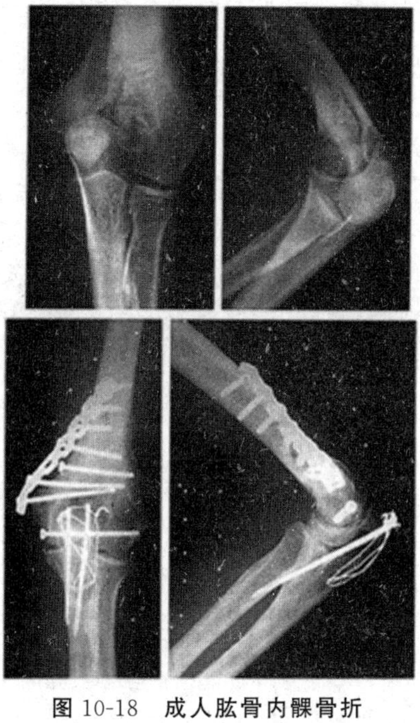

图10-18　成人肱骨内髁骨折

注：采用尺骨鹰嘴截骨入路，AO重建板内固定。

五、肱骨外髁骨折

肱骨外髁骨折是儿童肘部常见损伤，发病多在2～18岁，以6～10岁最为常见，亦有成人发生此类损伤。骨折块通常包括肱骨小头骨骺、滑囊外侧部分及干骺端骨质，故亦称为骨骺骨折。此类骨折多为关节内骨折，且肱骨小头与桡骨小头关节面对应。骨骺部分与骨的生长发育密切相关，如治疗不当，将留有肘部畸形，导致功能障碍及远期其他类型并发症。

（一）骨折类型

小儿肱骨外髁骨折的沃兹沃思（Wadsworth）分类如下。

Ⅰ型：无移位。

Ⅱ型：有移位，但不旋转。

Ⅲ型：外髁骨折块向外侧同时向后下反转移位。

Ⅳ型：与通常骨折不同，多见于13～14岁儿童，肱骨小头与桡骨头碰撞导致，有骨软骨的改变。

(二)临床表现与诊断

肱骨外髁骨折多由间接复合外力造成，当儿童摔倒时手掌着地，前臂多处于旋前，肘关节稍屈曲位，大部分暴力由桡骨传至桡骨头，再撞击肱骨外髁骨骺而发生骨折。骨折后，肘部外侧肿胀并逐渐扩散，以致达整个关节。局部肿胀程度与骨折类型有明显关系，骨折脱位型肿胀最严重。肘外侧出现皮下瘀斑，逐渐向周围扩散，可达腕部。肘部外侧明显压痛，若为Ⅳ型骨折，则内侧也可有明显压痛，甚至发生肱骨下端周围性压痛。肘关节活动功能丧失，患儿常将肘关节保持在稍屈曲位，被动活动肘关节时出现疼痛，但前臂旋转功能多无受限。

肱骨外髁骨折线常为斜行，由小头-滑车间沟或滑车外侧缘斜向髁上嵴。根据骨折类型不同，可出现尺骨相对于肱骨干的外侧移位。伸肌附着点的牵拉可使骨块发生移位，应与肱骨小头骨折相鉴别，外髁骨折包括关节面和非关节面两个部位，并常带有滑车的桡侧部分，而肱骨小头骨折只累及关节面及其支撑骨。

X线摄片时，因骨片移位及投照方向造成多种表现，在同一骨折类型不同X线片中表现常不一致，加上儿童时期肘部的骨化中心出现和闭合时间相差甚大，部分X线表现仅是外髁的骨化中心移位。另外，因肱骨外髁骨化中心太小，放射或临床医师常因缺乏经验而造成漏诊或误诊。有些患者X线片肱骨外髁干骺部未显示骨折裂痕，但有肘后脂肪垫征(八字征)，在诊断时应加以注意。肘外伤后，肱骨远段干骺部外侧薄骨片和三角形骨片是诊断肱骨外髁骨折的主要依据，肘后脂肪垫征(八字征)是提示肘部潜隐性骨折的主要X线征象，要特别予以注意。对于诊断确有困难的患者，可拍健侧相同位置的X线片加以鉴别，必要时可行CT或MRI检查以明确诊断。

(三)治疗

早期无损伤的闭合复位是治疗本病的首选方法。肱骨外髁骨折的固定方法是屈肘60°～90°前臂旋后位，颈腕带悬吊胸前，可使腕关节自然背伸，此时前臂伸肌群松弛，对骨折块的牵拉小；同时，屈肘位肱三头肌紧张，有利于防止骨折块向后移位，又由于桡骨小头顶住肱骨小头防止其向前移位，因此，骨折较稳定。另外，从前臂伸肌群的止点在肱骨外上髁的角度来看，屈曲90°以上，前臂伸肌群的力臂减少，牵拉肱骨外髁的力变小，骨折将更稳定。但由于骨折后血肿的形成及手法复位时的损伤，可造成关节明显肿胀，屈肘角度太小会影响血液循环，所以不主张固定在小于屈肘60°的体位，以屈肘60°～90°固定为宜。

对于Ⅰ型和移位轻的Ⅱ型骨折(骨折移位小于2 mm)，因其无翻转，仅用手法复位后小夹板或石膏托固定即可；但对于Ⅲ、Ⅳ型骨折，因骨折处有明显的旋转和翻转移位，由于前臂伸肌腱的牵拉，手法往往难以使骨折达到满意的复位，即使在透视下复位很好，外固定也很难保持满意的位置。可用手捏翻转、屈伸收展手法闭合复位，插钢针固定，或切开复位内固定。

手术方法：取肘后外侧切口，显露骨折后清除局部血肿或肉芽组织。可使用克氏针或AO接骨板内固定(图10-19)。与肱骨内髁骨折一样，对于骨骺未闭合的儿童，内固定物宜选用2枚克氏针交叉固定，螺丝钉固定比较稳固，但由于儿童肱骨外髁的结构特点，螺丝钉如使用不当易损伤骨骺而影响生长发育。术后外用长臂石膏托外固定4～6周，摄X线片证实骨折愈合后，去除石膏托，行肘关节功能练习。

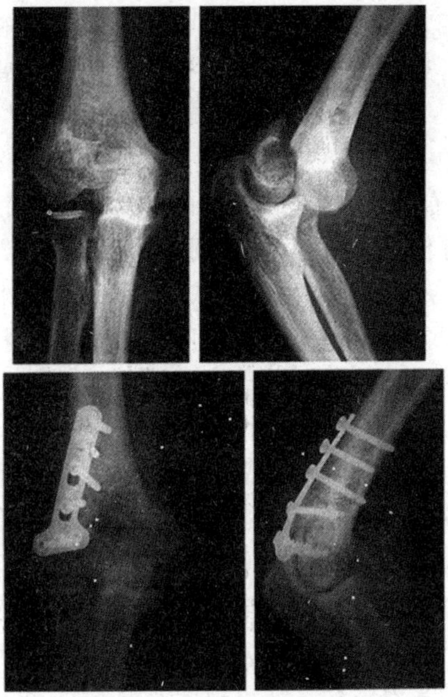

图 10-19 肱骨外髁骨折

注：AO 斜 T 形解剖板内固定。

(四)预后

肱骨外髁骨折是儿童肘关节创伤中最多见、最重要的骨折类型，常引起畸形愈合，会发生不同程度的骺间骨缺损，即鱼尾状畸形，无论复位好坏都可能发生这种畸形。它的发生是因骨折线经过骺板全层，愈合时局部产生骨桥。骨折同时也损伤了骺软骨的营养血管，使骨折面的软骨细胞坏死、吸收，使骨折间隙增大。骨折愈合后，肱骨内、外髁骨骺继续发育，而骨桥处生长缓慢以致停滞，最终发生鱼尾状畸形。所以，损伤年龄越小，骨折复位越不满意者，畸形就越明显。肱骨外髁骨折延迟愈合或不愈合以及鱼尾状畸形是造成肘外翻的原因。延迟手术治疗(伤后 3 周)，也可导致骨折块的坏死和肘外翻畸形，此外还可以引起肱骨外髁增大、肱骨小头骨骺早闭、肱骨小头骨骺缺血性坏死、肱骨外上髁骨骺提前骨化等后遗症。

六、肱骨小头骨折

哈恩(Hahn)在 1853 年第一次提出肱骨小头骨折，科克(Kocher)自 1896 年起对此类骨折倾注了许多精力进行研究，又称之为 Kocher 骨折。肱骨小头骨折是一种不太常见的肘部损伤，各种年龄组均可发生。单纯肱骨小头骨折以成年人多见，合并部分外髁的肱骨小头骨折多发生在儿童。本骨折是关节内骨折，常因有些骨折较轻，骨折片较小且隐蔽而容易被漏诊或误诊，从而导致延误治疗。

(一)骨折分类

Kocher 和洛伦兹(Lorenz)将肱骨小头骨折分为两类。

Ⅰ型：完全骨折，又称哈恩-施泰因塔尔(Hahn-Steinthal)型，骨折发生在肱骨小头基底部，骨折线位于冠状面，包含一个较大块骨质的小头，亦可累及相邻的滑车桡侧部。

Ⅱ型：部分骨折，又称 Kocher-Lorenz 型，主要累及关节软骨，几乎不包含骨组织。

威尔逊(Wilson)于1933年又提出了第Ⅲ型，即关节面向近侧移位，且嵌入骨组织，也有人将其称为肱骨小头关节软骨挫伤，是致伤外力不足以导致发生完全或部分骨折，早期行普通X线检查多不能明确诊断。

(二)临床表现与诊断

肱骨小头骨折常由桡骨头传导的应力所致，故有时可合并桡骨头骨折，最为常见的致伤方式是跌倒后手掌撑地，外力沿桡骨传导至肘部；或跌倒时处于完全屈肘位，外力经鹰嘴冠状突传导撞击肱骨小头所致。急诊患者除了肘关节积血肿胀、活动受限以外，局部症状不突出，多于拍照X线片时发现，前臂旋转不受限制是其特点，临床上应注意将肱骨小头骨折与外髁骨折进行鉴别。外髁的一部分即关节内部分是肱骨小头骨折，不包括外上髁和干骺端；而外髁骨折除包括肱骨小头外，还包括非关节面部分，常累及外上髁。

其典型X线表现如下：侧位片常常可以看到肱骨下端前面，相当于滑车平面有一薄片骨块影，因骨折块包含较大的关节软骨，故实际的骨折片要比X线片所显示的影像大得多。值得注意的是，侧位片上一般很难发现骨折块的来源，需要观察其正位X线片来究其来源。正位片由于肱骨小头骨折块大都移位至肱骨下端前方，与肱骨远端重叠，故在肘关节正位片上一般都看不到骨折块影而易致漏诊。但如仔细观察其正位X线片，可以发现其肱桡关节间隙增宽，肱骨侧关节面毛糙，失去正常关节面的光滑结构。如出现此典型改变，再加上侧位片肱骨前下端有骨折块影出现，一般不难做出肱骨小头骨折的诊断。

(三)治疗

关于肱骨小头骨折治疗，争议颇多，包括非手术方法(进行或不进行闭合复位)、骨块切除及假体置换，不论是采取闭合或切开复位，都应争取获得解剖复位，因为即使轻度移位亦可影响关节活动。若不考虑骨折类型，要想获得良好疗效，术后康复至关重要。

1.非手术治疗

对无移位骨折，可行石膏后托固定3周。对成人移位骨折，并不建议闭合复位；儿童和青少年移位骨折，可首选闭合复位，有望获得快速而完全的骨愈合。

如有可能，可对Ⅰ型骨折进行闭合复位，于伸肘位对前臂进行牵引，直接对骨折处进行施压以获得复位，对肘部施加内翻应力，可使外侧开口加大，有利于骨折复位。一旦复位满意，应保持屈肘，由桡骨头的挤压作用来维持骨折块的复位。尽管有人强调应在最大屈肘位固定以维持复位，但应注意对严重肿胀者减少屈肘，以防出现缺血性挛缩。前臂旋前有助于桡骨头对骨折块的稳定作用。完全复位后，应将肘部制动3～4周。

2.手术治疗

手术难度较大，因为即使获得了解剖复位，也做到了术后早期活动，仍可能发生部分或完全性的肘关节僵硬。

因骨折块位于关节囊内，并且常旋转90°，充分的手术显露很有必要，可采取后外侧入路，在肘肌前方进入关节，应注意保护桡神经深支。此切口稍偏前方，优点是术中可以避开后方的肱尺韧带，减少发生后外侧旋转不稳定的危险，且不易损伤桡神经深支。若术中或原始损伤累及了后外侧韧带复合体，应在术中行一期修补，并可将其与骨骼进行锚式固定，术后将前臂置于旋后位短期制动，以维护这种修补术的效果。

术中固定可采用松质骨螺钉、克氏针及可吸收螺丝钉固定骨折块，其中以松质骨螺钉的固定效果最好，螺丝钉可自后方向前旋入固定，手术目的是恢复关节面解剖，并给予稳定固定，以允许术后早期活动。若骨折块不慎粉碎，复位满意后用松质骨螺钉固定稳定可靠，术后则不必进行制动，可立即进行屈伸功能锻炼，临床疗效较为满意。对粉碎严重的骨折，普通螺钉或克氏针固定常很难达到理想效果，则可采用外固定架固定。若骨折块太小或严重粉碎，则可考虑行碎骨块切除。对移位骨折，有研究者认为骨折块切除的疗效优于进行闭合或切开复位，并建议早期行切除术，而不是伤后4～5天血肿和渗出开始机化时手术。术后只用夹板或石膏制动2～3天即可开始进行关节活动。骨折块切除术后发生桡骨向近端移位和下尺桡关节的异常并不多见。如果确实因骨折块太小而无法进行复位及固定，骨折块遗留在关节内又将成为游离体，进行早期切除有助于功能恢复；但对完全骨折，尤其是骨折累及滑车桡侧时，早期进行骨折块的切除显然不合适，将造成关节活动受限和外翻不稳定。

有研究者建议用金属假肢来重建肱骨远端关节面，以避免发生肱骨小头骨折块的无菌性坏死和维持肘关节稳定性，但此种治疗没有得到普遍开展。

对陈旧性骨折伴明显移位而影响肘关节功能时，无论受伤时间长短，都应将骨折块切除。通过手术、软组织松解、理疗和功能锻炼，肘关节功能将得到明显改善。反之，如行切开复位内固定，即使达到解剖复位，效果也不理想。

七、肱骨内外上髁骨折

每一个上髁都有自己的骨化中心，这在儿童肘部损伤中有其特殊的意义，因为相对于富有张力的侧副韧带，骨骺生长板本身是一个薄弱点。由于撕脱应力的作用，发生于儿童的内上髁骨折常常是一个骨骺分离。在成人，原发的、单纯的上髁骨折比较少见，大多与其他损伤一起发生。

(一)肱骨内上髁骨折

内上髁的骨化中心直到20岁才发生融合，是一个闭合比较晚的骨骺，也有人终生不发生融合，应与内上髁骨折相鉴别。儿童或青少年发生肘脱位时，可合并内上髁撕脱骨折，骨折块可向关节内移位，并停留在关节内，影响肘脱位的复位。20岁后再作为一个单独的骨折出现或合并肘脱位则比较少见。若内上髁骨化中心与肱骨远端发生了融合，成人就不太可能因撕脱应力导致骨折。成人内上髁骨折并不局限于骨化中心的原始区域，可向内髁部位延伸。因内上髁在肘内侧突出，易受到直接暴力，故成人比较多见的是直接暴力作用于内上髁所致的单纯内上髁骨折，这也是成人内上髁骨折的特点之一。尺神经走行于内上髁后方的尺神经沟，发生骨折时可使其受到牵拉、捻挫，甚至连同骨折块一起嵌入关节间隙，导致尺神经损伤。

1.肱骨内上髁骨折的分类

Ⅰ型：内上髁骨折，轻度移位。

Ⅱ型：内上髁骨折块向下、向前旋转移位，可达肘关节间隙水平。

Ⅲ型：内上髁骨折块嵌夹在肘内侧关节间隙，肘关节实际上处于半脱位状态。

Ⅳ型：肘向后或后外侧脱位，撕脱的内上髁骨块嵌夹在关节间隙内。

2.临床表现与诊断

前臂屈肌的牵拉可使骨折块向前、向远端移位，内上髁区域肿胀，甚至皮下淤血，并存在触痛和骨擦音是其特点。腕、肘关节主动屈曲及前臂旋前时可诱发或加重疼痛，应仔细检查尺神经功能。

对青少年患者，应将正常的骨化中心与内上髁骨折进行鉴别，拍摄健侧肘部X线片有助于诊断。

3.治疗

对轻度移位骨折或骨折块嵌顿于关节间隙内的治疗已达成共识。若骨折无移位或轻度移位,可将患肢制动于屈肘、屈腕、前臂旋前位 7～10 天即可。如果骨折块嵌顿于关节内,则应尽早争取手法复位,可在伸肘、伸腕、伸指、前臂旋后位,使肘关节强力外翻,重复创伤机制,利用屈肌群的紧张将骨折块从关节间隙拉出,变为Ⅱ型损伤,然后用手指向后上方推挤内上髁完成复位,以 X 线片证实骨折复位满意后,用石膏或夹板制动 2～3 周。

对于中度或重度移位骨折的治疗,至今仍存争议,有三种方法可供选择:①手法复位,短期石膏制动;②切开复位内固定;③骨折块切除。

Smith 认为,对患者来说,获得纤维愈合与获得骨性愈合的最终结果是一样的。支持手术治疗者认为,移位的内上髁骨块可导致出现晚期尺神经症状及屈腕肌力弱和骨折不愈合,行外翻应力试验检查时会产生肘关节不稳定,并把上述并发症作为手术治疗的理由。但对于骨折块移位超过 1 cm 者,有研究者认为应行手术切开复位内固定,可选用两枚克氏针交叉固定或螺钉内固定(图 10-20)。

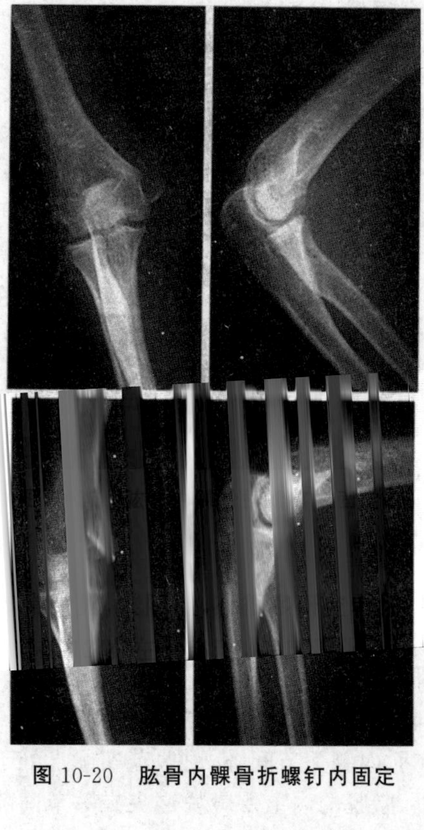

图 10-20　肱骨内髁骨折螺钉内固定

(二)肱骨外上髁骨折

肱骨外上髁骨折于临床上非常少见,实际上,有很多研究者怀疑它在成人是否是一个单独存在的骨折。外髁的骨化中心较小,在 12 岁左右出现,一旦骨化中心与主要部分的骨骼融合,撕脱骨折更为少见。外上髁与肱骨外髁平坦的外侧缘几乎在一个水平,遭受直接暴力的机会很少。肱骨外上髁骨折的治疗原则类似于无移位的肱骨外髁的治疗,包括对肘部进行制动,直至疼痛消失,然后开始功能活动。

八、肱骨远端全骨骺分离

肱骨远端骨骺包括外上髁、肱骨小头、滑车和内上髁四个骨骺，借助软骨连成一体。肱骨远端全骺分离指肱骨下端骨骺线水平、肱骨小头和滑车骨骺与肱骨干在水平轴上的分离，婴幼儿童时期肱骨远端为一大片较为扁平薄弱的软骨，在解剖学上不属于肱骨髁的范围，其实质是一种关节内的骨骺损伤，虽然其损伤机制与髁上骨折相同，但在部位上不同于髁上 2 cm 的骨折。儿童肱骨远端全骨骺分离骨折是儿童肘部损伤中较少见的一种类型，多发生于 1～6 岁学龄前儿童，因肱骨远端四块骨骺尚未完全骨化，或分离的四块骨骺中仅见肱骨小头骨骺，X 线检查不能显示其全貌，常因此发生误诊。

(一)骨折分类

根据索尔特与哈里斯(Salter-Harris)对骨骺损伤的分类方法，肱骨远端全骨骺分离可分为Ⅰ型及Ⅱ型损伤。

Ⅰ型损伤：多见于 2 岁以下的婴幼儿，骨折线自外侧缘经过生长板与干骺端相连接的部位达到内侧，造成了生长板以下骨骺的分离移位。

Ⅱ型损伤：多见于 3 岁以上的儿童，根据肱骨干骨骺骨折块的位置和全骨骺分离移位方向，Ⅱ型损伤又可分为两种亚型。

Ⅱa 亚型：为骨折线自外侧缘横形至鹰嘴窝内侧部分转向上方，造成干骺端内侧有骨块伴随内移位，其骨块多呈三角形，称为角征，此亚型常见，是肱骨远端全骨骺分离典型 X 线表现。

Ⅱb 亚型：骨折线自内侧缘横形至鹰嘴窝外侧转向上方，在干骺端外侧有薄饼样骨折片，称为板征。肱骨小头骨骺与尺桡骨近端一起向外侧移位，移位程度较Ⅱa 型轻，侧位片显示肱骨小头骺和骨片有移位。

(二)临床表现及诊断

患者有明显肘外伤史，伤后肘部肿痛，肱骨远端压痛。典型 X 线表现为分离的肱骨远端骨骺与尺桡骨近端一起向同一方向移位，桡骨近段纵轴线总是通过肱骨小头骨骺中心，常伴有肱骨干骺端骨块游离。由于这一时期肱骨远端 4 块骨骺中，只有肱骨小头骨骺发生骨化，在 X 线片上不能见到其他 3 块骨骺核。因此，肱骨远端全骨骺分离，常以肱骨小头骨骺的位置作为 X 线诊断的主要依据，判定肱骨小头骨骺与桡骨近段纵轴线的关系、肱骨小头骨骺与肱骨干骺端的对应关系、尺桡骨近端与肱骨干骺端对应关系，从 X 线照片上可见的影像去分析判定不显影部分的损伤，就可减少对肱骨远端全骺分离的误诊和漏诊。在 X 线片，除正常肘关节外，如果见到桡骨近段纵轴线通过肱骨小头骨骺中心，则应考虑为肱骨髁上骨折或是肱骨远端全骨骺分离，但髁上骨折在肱骨干骺端可见骨折线。在肱骨干骺端有分离的骨折块伴随移位，就是Ⅱ型骨骺损伤，否则就是Ⅰ型骨骺损伤。

(三)治疗

肱骨远端全骨骺分离骨折属关节内骨折，复位不佳对关节功能多有影响，导致出现外观畸形，且涉及多个骨化中心，故应尽可能解剖复位，对于应该采用闭合复位还是手术切开复位，尚有争论，许多研究者推崇闭合复位外固定，而我们认为应根据具体情况，若局部肿胀不明显，且闭合复位后骨折对位稳定，则可仅做外固定。但如局部肿胀明显，由于骨折断面处为软骨，断端多较光整，仅靠单纯外固定很难维持断端的稳定，复位后若再移位则难免出现畸形，故应尽早行手术切开复位内固定。术中宜采用克氏针内固定，尽量减少损伤次数，若用 1 枚克氏针固定较稳定，则不必用交叉双克氏针。因小儿的生理特点，其愈合相当快，常在受伤 1 周后就有骨痂生长，故我们主张宜早期复位。一般在 3 周以内均可考虑手术，但在 3 周左右，骨折实际上已基本上愈合，周围骨痂亦生长多时，切开复位意义不大，可待以后出现后遗畸形再矫形。

（孙明岳）

第四节　尺骨鹰嘴骨折

一、损伤机制

直接暴力作用于肘关节后侧面，即尺骨鹰嘴后方，跌落伤致上肢受伤，间接作用于肘关节，均可发生鹰嘴骨折。不容置疑的是，肌肉肌腱的张力，包括静态和动态所产生的应力决定了骨折出现的类型和移位程度。若肘关节遭受到了特别大的暴力或高能量损伤，强大的外力直接作用于前臂近端后侧，使尺桡骨同时向前移位，由于肱骨滑车对尺骨鹰嘴的阻挡，致使其在冠状突水平发生骨折，在骨折端和肱桡关节水平产生明显不稳定，表现为鹰嘴的近骨折端常常向后方明显移位，而尺骨的远骨折端则会和桡骨头一起向前方移位，称为骨折脱位或经鹰嘴的肘关节前脱位。由于骨折常常是直接暴力创伤所致，故鹰嘴或尺骨近端的骨折大多呈粉碎状，而且多合并有冠状突骨折，这种损伤比单纯的鹰嘴骨折要严重得多。如果尺骨鹰嘴或尺骨近端骨折不能获得良好的解剖复位和稳定的内固定，则易出现持续性或复发性畸形。

二、临床表现

由于尺骨鹰嘴骨折属关节内骨折，[illegible]故[illegible]

[illegible]

在评估尺骨鹰嘴骨折时，最容易出现的一个错误是不能获得一个真正的肘关节侧位X线片。在急诊室常常获得的是一个有轻度倾斜的侧位 X 线片，它不能充分判断骨折线的准确长度、骨折粉碎的程度、半月切迹处关节面撕裂的范围以及桡骨头的任何移位，应尽可能获得一个真正的肘关节侧位 X 线片，以准确掌握骨折的特点。前后位 X 线平片也很重要，它可以呈现骨折线在矢状面上的走向。若桡骨头也同时发生了骨折，在侧位 X 线片上可以沿骨折线出现明显挛缩，并且没有成角或移位。

四、骨折分类

骨折有几种分类方法，每一种分类都有其优缺点，没有一种分类能够全面有效地指导治疗以及合理地选择内固定物。有些研究者将鹰嘴骨折仅分为横行、斜行和粉碎性3种类型,有的将其分为无移位或轻度移位骨折、横行或斜行移位骨折、粉碎性移位骨折以及其他4种类型。Home在1981年按骨折线位于关节面的位置将骨折分为近侧、中段和远侧3种类型,Holdsworth在1982年增加了开放骨折型,莫雷伊(Morrey)在1995年认为骨折移位超过3 mm应属移位骨折。格拉伊(Graves)在1993年把儿童骨折分为骨折移位小于5 mm、骨折移位大于5 mm和开放骨折3型。梅奥诊所(Mayo Clinic)提出的分型包括:①1型,无移位,1a型为非粉碎骨折,1b型是粉碎骨折;②2型,骨折移位,但稳定性良好,移位大于3 mm,侧副韧带完整,前臂相对于肱骨稳定,2a是非粉碎骨折,2b属粉碎骨折;③3型,骨折移位,不稳定,前臂相对于肱骨不稳定,是一种真正的骨折脱位,3a无粉碎骨折,3b有粉碎骨折。显然,粉碎性骨折、不稳定者的治疗最困难,预后也最差。

现在临床上比较流行的是科尔顿(Colton)分类(1973),它简单实用,易于反映骨折的移位程度和骨折形态。1型,骨折无移位,稳定性好;2型,骨折有移位,又分为撕脱骨折、横断骨折、粉碎性骨折、骨折脱位。无移位骨折是指移位小于2 mm,轻柔屈曲肘关节至90°时骨折块无移位,并且可抗重力伸肘,可以采取保守治疗。撕脱骨折:在鹰嘴尖端有一小的横行骨折块(近骨折端),与鹰嘴的主要部分(远骨折端)分开,最常见于老年患者。斜行和横行骨折:骨折线走行呈斜行,自接近于半月切迹的最低处开始,斜向背侧和近端,可以是一个简单的斜行骨折,也可以是由于矢状面骨折或关节面压缩性骨折所导致的粉碎性骨折折线的一部分。粉碎性骨折:包括鹰嘴的所有粉碎骨折,常因直接暴力作用于肘关节后方所致,常有许多平面的骨折,包括较常见的严重的压缩性骨折块,可以合并肱骨远端骨折、前臂骨折以及桡骨头骨折。骨折-脱位:在冠状突或接近冠状突的部位发生鹰嘴骨折,通过骨折端和肱桡关节的平面产生不稳定,使得尺骨远端和桡骨头一起向前脱位,常继发于严重创伤,如肘后方直接遭受高能量撞击等。更为重要的是,骨折的形态决定了这种骨折需要用钢板进行固定,而不是简单地用张力带固定。

五、治疗方法

(一)无移位的稳定骨折

屈肘90°固定1周,以减缓疼痛和肿胀,然后在理疗师的指导下进行轻柔的主动屈伸训练。伤后1周、2周、4周复查X线片,防止骨折再移位。

(二)撕脱骨折

撕脱骨折首选张力带固定(图10-21),亦可进行切除术,将肱三头肌腱重新附丽,主要是根据患者的年龄等具体情况来决定。

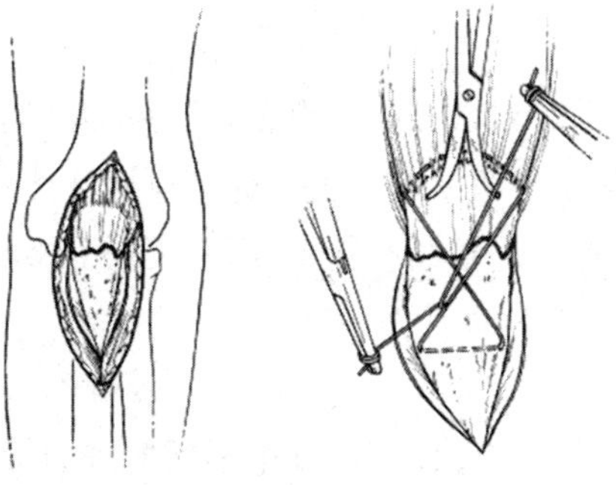

图10-21　张力带钢丝

(三)无粉碎的横断骨折

对于无粉碎的横断骨折，应行张力带固定。患者可采取半侧卧位，肘后方入路，注意保护肱三头肌腱在近骨折块上的止点，可用 6.5 拉力螺丝钉加钢丝固定；若骨折块较小，则可用 2 枚克氏针加钢丝盘绕固定(图 10-22)。

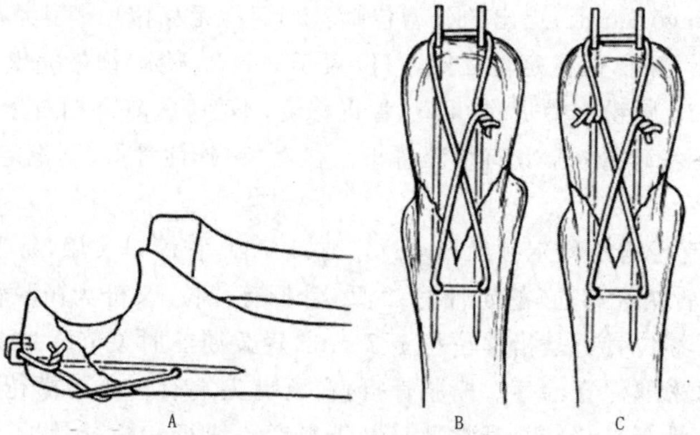

图 10-22 “8”字钢丝固定

(四)粉碎的横断骨折

对于粉碎的横断骨折，应行钢板固定，若用张力带固定，可导致鹰嘴变短，活动轨迹异常，关节面变窄，造成关节撞击，活动受限，最好用克氏针加钢丝，再加上钢板固定。有骨缺损明显，应行一期植骨，以防止关节面塌陷和鹰嘴变形。

(五)伴有或不伴有粉碎的斜行骨折

对于伴有或不伴有粉碎的斜行骨折，用拉力螺钉加钢[illegible]下[illegible]建钢板固定，1/3 管[illegible]网[illegible]放[illegible]问题，可沿尺骨外侧[illegible]带[illegible]重建钢板在很度上[illegible]/管[illegible]时，可使用松质骨螺丝[illegible]

[illegible]螺丝钉固定，比[illegible]和钢板，或拉力螺钉通过中和钢板的钉孔拧入。对骨折端的加压应小心。

(七)单纯的粉碎骨折

无尺骨和桡骨头脱位以及无前方软组织撕裂者，可行切除术，肱三头肌腱用不吸收缝线重新附丽于远骨折端，术后允许肘关节早期活动。重要的是要保持侧副韧带，特别是内侧副韧带前束的完整，以保证肘关节的稳定，若骨折累及尺骨干，则不能进行切除术，可行张力带加钢板固定，有骨缺损者应一期植骨。

(八)骨折脱位型

骨与软组织损伤严重，应切开复位内固定，可用钢板加张力带固定。骨折块的一期切除应慎重，否则可致肘关节不稳定。

(九)开放性骨折

内固定并不是禁忌,但需彻底清创,若对鹰嘴的软组织覆盖有疑问,应行局部皮瓣或游离组织转移,有时可延期行内固定治疗。

(孙明岳)

第五节 尺桡骨干双骨折

一、受伤机制

(一)直接暴力

直接暴力为直接致伤因素,作用于前臂,骨折通常基本在同一水平。

(二)间接暴力

间接暴力多为跌倒致伤,由于暴力传导,骨折水平多为桡高尺低,常为短斜行骨折。

(三)其他致伤因素

其他致伤因素,如暴力碾压、扭曲等,多为多段骨折,不规则,且伴不同程度软组织损伤。

二、分型

常用的 AO 分型如图 10-23 所示。

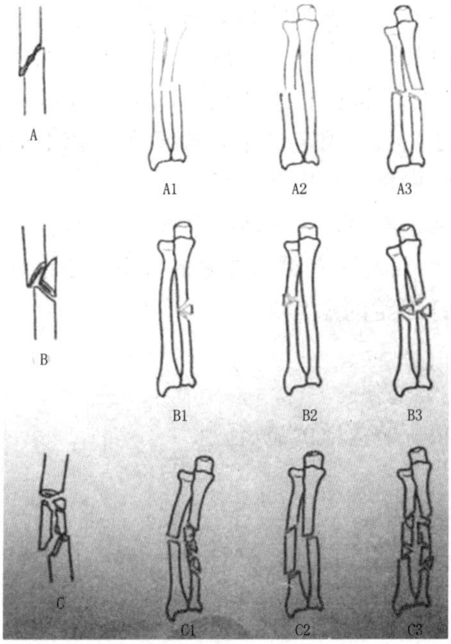

A 型:简单骨折;B 型:楔形骨折;C 型:粉碎骨折

图 10-23 骨折的 AO 分型

三、治疗原则

闭合复位外固定:用于移位不明显的稳定性前臂双骨折。传统的复位标准,桡骨近端旋后畸形小于30°,尺骨远端的旋转畸形小于10°,尺、桡骨成角畸形小于10°。桡骨的旋转弓应恢复。不稳定的前臂双骨折或稳定性的骨折,闭合复位失败,骨折再移位及伴有其他血管神经并发症的,应行切开复位内固定。

(一)钢板螺钉内固定

钢板螺钉内固定主要是根据AO内固定原则发展的内固定系统,用于前臂双骨折的治疗,明确提高了骨折的治疗水平,提高了愈合率,达到了早期功能锻炼及恢复的目的。

(二)髓内固定系统

髓内固定系统用于前臂双骨折的治疗,最初应用是20世纪30年代的克氏针内固定,20世纪40年代以后,较广泛流行的有塞奇(Sage)设计的髓内系统,至目前发展到较成熟的带锁髓内钉固定系统。虽然目前对于带锁髓内钉固定系统用于前臂骨折的意见仍不统一,特别是对于桡骨的髓内固定,但对于尺骨的髓内固定效果目前是比较肯定的。

满意有效的内固定必须能牢固地固定骨折,尽可能地完全消除成角和旋转活动。我们认为用牢固的带锁髓内钉或AO加压钢板均可达到此目的,而较薄的钢板,如1/3环钢板及单纯圆形可预弯的髓内钉效果欠佳。手术时选用髓内钉或钢板,主要根据各种具体情况来确定,每种器械均有其优点和缺点,在某些骨折中使用其中一种可能比另一种更易成功。在许多尺、桡骨骨折中,用钢板或髓内钉均能得到满意的效果,究竟选用哪一种则主要取决于外科医师的训练和经验。

AO加压钢板内固定系统已应用多年,业内比较熟悉,这里不再赘述。而髓内钉固定,特别是前臂髓内钉固定系统,近几年有重新流行的趋势。使用髓内钉固定时,其长度或直径的选择不当、手术方法和术后处理的不慎都可导致[illegible]

[illegible]

(1)多段骨折。

(2)皮肤软组织条件较差,如烧伤。

(3)某些不愈合或加压钢板固定失败的患者。

(4)多发性损伤。

(5)骨质疏松患者的骨干骨折。

(6)某些Ⅰ型和Ⅱ型开放性骨干骨折患者(使用不扩髓髓内钉)。

(7)对于大范围的复合伤,在治疗广泛的软组织缺损时,可使用不扩髓的尺骨髓内钉作为内部支架,以保持前臂的长度。

几乎所有前臂的骨干骨折均可应用髓内钉治疗(图10-24),这些骨折都可使用闭合髓内穿钉技术,目前同样的方法在其他长骨干骨折的治疗上应用已很成熟。

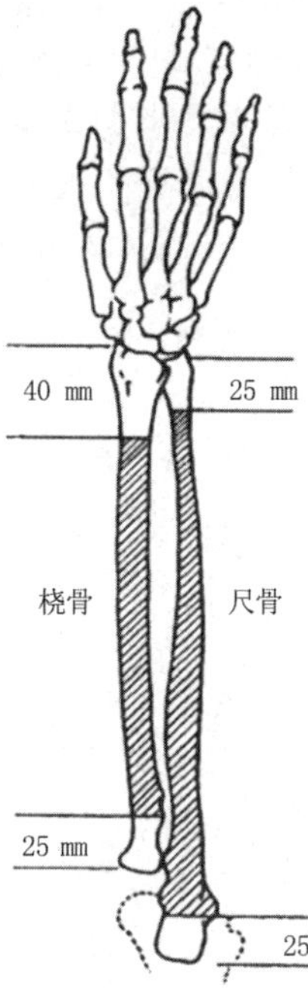

图 10-24　尺、桡骨骨折适用髓内钉的骨折部位

前臂骨折应用髓内钉固定的禁忌证:①活动性感染;②髓腔小于 3 mm;③骨骺未闭者。

包括 Sage 髓内钉在内,有多种不同的前臂髓内钉固定系统,这些器械均可用于闭合性骨折的内固定。髓内钉优于加压钢板之处:①根据使用的开放或闭合穿钉技术,只需要少量剥离或不剥离骨膜;②即使采用开放穿钉技术,也只需要一个较小的手术创口;③使用闭合穿钉技术,一般不需要进行骨移植;④如果需要去除髓内钉,不会出现骨干应力集中所造成的再骨折。同加压钢板和螺丝钉固定不一样,髓内钉固定的可屈曲性足以形成骨旁骨痂。正如 Sage 所推荐的那样,所有需要切开复位的骨干骨折都应做骨移植,通常使用钻和扩髓器时即能获得足够的用于移植的骨材料,因此不需另外采取移植骨。无论使用哪一种髓内钉系统,尺骨钉的入口都在尺骨近端鹰嘴处。根据钉的不同设计,桡骨的钉入口有所不同,其原则是根据钉设计的弧度、预弯等情况加以调整,如 Sage(C)桡骨内钉在桡侧腕长伸肌腰和拇短伸肌腰之间的桡骨茎突插入。Fore-Sight(B)桡骨髓内钉则在利斯特(Lister)结节的桡侧腕伸肌腰下插入。带锁髓内钉 True-Flex 和 SST(A)桡骨髓内钉的插入口是在 Lister 结节的尺侧拇长伸肌键下(图 10-25)。所有桡骨髓内钉均应正确插入,并将钉尾埋于骨内,防止发生肌腱磨损和可能的断裂。

四、前臂开放骨折

对前臂开放性骨折的治疗原则是不首先做内固定,有研究者认为以创口冲洗和清创为最初治疗步骤时,并发症较少,这样做能使创口的感染显著降低,或者愈合。如果创口在 10~14 天愈合,即可做适当的内固定。

安德森(Anderson)曾报道过采用这种延迟切开复位和加压钢板做内固定的方法治疗开放性骨折的经验。在采用这个方法治疗的 38 例开放性骨折患者中,没有发生感染,在许多古斯蒂洛(Gustilo)Ⅰ型、Ⅱ型创口中,能够在早期做内固定,而无创口愈合问题。但有研究者认为延迟固定会更安全。对于单骨骨折，由于延迟内固定骨折重叠所造成的挛缩畸形一般切开后即可复位。对有广泛软组织损伤的前臂双骨折，为了避免短缩畸形并方便软组织处理，需要进行植皮等治疗时，可采用外固定支架、牵引石膏进行整复和骨折的固定，如果软组织损伤范围较大，必须进行皮肤移植和后续的重建治疗，而这些治疗措施又不能通过外固定支架、牵引石膏的窗口完成时，可采用髓内钉来固定前臂(图 10-26)。只有通过外固定或内固定方法使前臂稳定后才能进行皮肤移植和其他软组织手术。

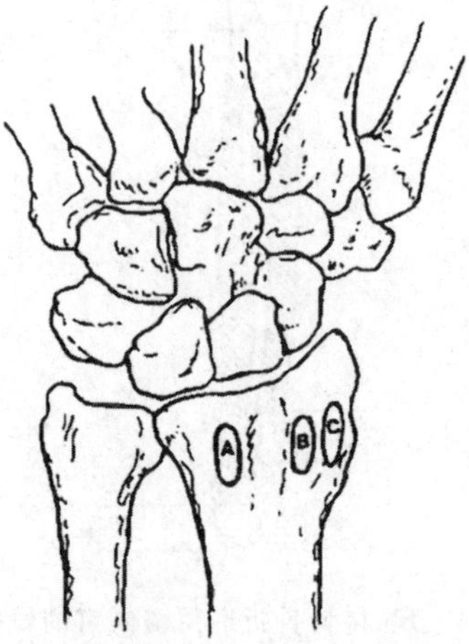

图 10-25　桡骨骨折采用髓内钉固定时，根据不同钉设计的进针点(A、B、C)调整

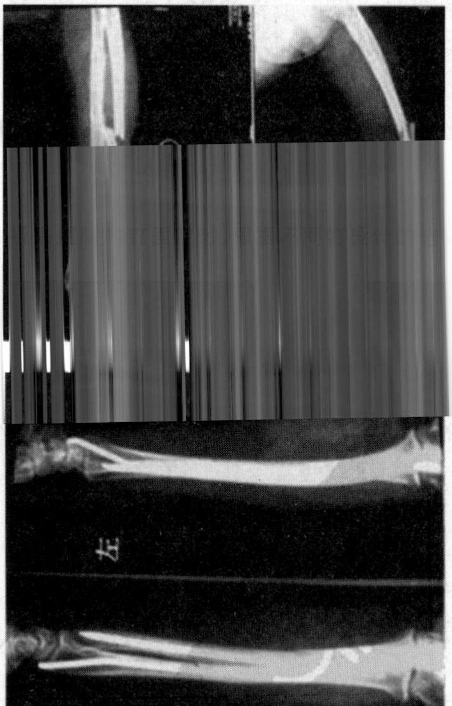

B

图 10-26　尺桡骨骨折

A.外伤致尺、桡骨中远端双骨折；B.尺、桡骨骨折髓内钉复位及固定情况

目前，对开放性前臂骨折的治疗趋势为立即清创、切开复位和内固定。有人曾报道，对103例GustiloⅠ型、Ⅱ或ⅢA型前臂开放性骨干骨折，采用立即清创和加压钢板及螺丝钉固定治疗，其中90%效果满意。但ⅢB型和ⅢC型损伤采用此法治疗，疗效不佳，一般用外固定治疗。

(孙明岳)

第六节　桡骨远端骨折

桡骨远端骨折指桡骨远侧端3 cm范围以内的骨折，又称辅骨下端骨折、缠骨下端骨折、桡骨下端骨折。

一、病因病理与分类

直接暴力和间接暴力均可造成桡骨远端骨折，但多为间接暴力所致，常见的是跌倒时躯干向下的重力与地面向上的反作用力交集于桡骨下端而发生的骨折，骨折是否移位与暴力大小有关，根据所遭受暴力作用的方向、受伤时患者的体位和骨折移位的不同，一般可分为伸直型骨折(Colles骨折)、屈曲型骨折(Smith骨折)、背侧缘和掌侧缘骨折(背侧缘、掌侧缘骨折分别称为Barton骨折和反Barton骨折)4种类型。

(一)伸直型桡骨远端骨折

伸直型桡骨远端骨折又称科雷氏骨折，最为常见，占所有骨折的6.7%～11.0%，成年与老年患者占多数。患者跌倒时，前臂旋前，腕关节呈背伸位，前臂纵轴与地面成60°以内夹角，手掌小鱼际部着地，躯干向下的重力与地面向上的反作用力在桡骨下端1.5 cm处呈现剪力，造成骨折。暴力轻时，骨折嵌插而无明显移位；暴力大时，腕关节的正常解剖关系发生改变，骨折远端向桡侧和背侧移位，桡骨下端关节面向背侧倾斜或成为负角，向尺侧倾斜减少或完全消失，甚至向桡侧倾斜而成为负角。骨折移位时，骨折远端皮质可插入远端松质骨内使桡骨变短，骨折严重移位时，骨折断端可有重叠移位，腕及手部形成“餐叉样”畸形。由于桡骨远端骨折有成角移位及重叠移位，常合并下尺桡关节脱位及尺骨茎突骨折。若合并尺骨茎突骨折，下尺桡关节的三角纤维软骨盘亦随骨折块移向背侧、桡侧。若尺骨茎突无骨折而桡骨骨折远端移位较多时，三角纤维软骨盘可同时被撕裂。患者跌倒时，若前臂纵轴与地面成60°以上夹角，暴力过大，躯体向下的重力与地面形成向上的反作用力，使骨折远折端遭受严重挤压力，以致发生桡骨远端伸直型粉碎性骨折。骨折线往往进入关节面，甚至骨折块有纵向分离移位，影响预后；若为幼儿桡骨远端骨骺块被压缩，伤及骨骺生长软骨可影响骨骺的生长发育。由重物打击、碰撞等直接暴力造成的骨折多为粉碎性，患者被汽车摇把打伤可造成此类骨折，但现已少见。老年人因骨质疏松，骨折常为粉碎性，并可波及关节面。骨折移位明显时，前臂掌侧屈肌腱及背侧伸肌腱亦发生相应的扭转和移位。此类骨折若复位不良而造成畸形愈合，掌侧屈肌腱和背侧伸肌腱在桡骨下端骨沟内的移位和扭转也不可能被矫正，可影响肌腱的滑动，对手指功能，尤其是拇指的功能产生严重影响。由于桡骨下端关节面的倾斜度发生改变，以及下桡尺关节脱位，常常会影响腕关节的背伸、掌屈及前臂的旋转功能。

（二）屈曲型桡骨远端骨折

屈曲型桡骨远端骨折又称史密斯（Smith）骨折、反科雷氏骨折，较伸直型骨折少见，约占全身骨折的 0.11%。间接暴力引起的骨折，多为患者跌倒时，前臂旋前腕关节呈掌屈位，手背先着地，身体重力沿桡骨向下冲击，地面的反作用力沿手背向上作用于桡骨下端而造成的骨折，骨折线由背侧下方斜向掌侧上方，骨折平面与伸直型骨折相同，但移位方向相反，故亦称为“反科雷骨折”。骨折远端向桡侧和掌侧移位，桡骨下端关节面向掌侧倾斜，手腕部外形呈“锅铲样”畸形，亦称垂状畸形。直接暴力所致的骨折，多因在桡骨远端的背侧被外力直接打击、碰撞、轧压等，直接暴力亦可造成屈曲型骨折。

（三）背侧缘劈裂型

此类骨折又称巴尔通（Barton）骨折，较史密斯骨折多见。骨折多由间接暴力引起，患者跌倒时，在腕关节背伸、前臂旋前位，手掌先着地，外力通过腕骨冲击桡骨下端关节面的背侧缘，造成桡骨下端背侧缘劈裂骨折。骨折线为斜行，达桡骨腕关节面，远端骨折块呈楔形，包括该关节面的 2/3，骨折块移向近侧及背侧，腕骨亦随之向近心端移位，实际上为变异型科雷氏骨折脱位。

（四）掌侧缘劈裂型

此类骨折又称反巴尔通（Barton）骨折，较少见，多由间接暴力引起，患者跌倒时，腕关节呈掌屈位，手背着地，外力通过腕骨冲击桡骨下端的掌侧缘，造成桡骨下端掌侧缘劈裂骨折。有时腕部过度背伸，由于腕韧带牵拉也可造成掌侧缘劈裂骨折，实际为撕脱骨折。腕骨随掌侧缘骨折块向掌侧及近侧移位而形成屈曲型骨折脱位。

二、临床表现与诊断

一般患者均有明显的外伤史，伤后腕关节上方肿胀疼痛，肿胀严重时，可有皮下瘀斑，桡骨下端压痛明显，有纵轴叩击痛，手指处于半屈曲位休息时，不敢握拳，做握拳动作时疼痛加重。患者往往用健侧手托扶患侧手，以减轻疼痛。[illegible]畸形。劈裂型骨折严重[illegible]，腕掌背侧径增大，并有“枪上刺刀状”畸形。Barton 骨折肿胀、疼痛与前两者基本一样，诊断主要依靠 X 线片。

X 线检查：一般应常规拍摄腕关节正、侧位 X 线片。伸直型桡骨远端骨折的 X 线片表现：①桡骨远端骨折块向背侧移位；②桡骨远端骨折块向桡侧移位；③骨折处向掌侧成角；④桡骨短缩，骨折处背侧骨质嵌入或粉碎性骨折；⑤桡骨远端骨折块旋后；⑥掌倾角及尺偏角减小或呈负角；⑦若不见尺骨茎突骨折，而桡骨远端骨折块向桡侧移位明显时，则说明有腕关节盘的撕裂。屈曲型桡骨下端骨折典型的畸形是桡骨远折端连同腕骨向掌侧、近侧移位，少见嵌入骨折，常有掌侧骨皮质粉碎。

根据受伤史、临床症状和体征一般可做出诊断，X 线片可明确诊断和鉴别诊断，并可了解骨折类型和移位方向，以及是否合并尺骨茎突骨折、下桡尺关节脱位。但无移位骨折或不完全骨折时，肿胀多不明显，仅觉局部微痛，可有环形压痛和纵向叩击痛，腕和手指运动不变，握力减弱，应注意与腕部软组织扭挫伤相鉴别。

三、治疗

对于桡骨远端骨折，要尽早手法复位，待肿胀消退后才手法复位的做法是不合适的。此类骨折属近关节骨折，亦有部分骨折属关节内骨折，要求骨折对位对线好，才不致影响关节活动功能和周围肌腱的正常滑动。绝大多数此类骨折，即使关节面粉碎，手法复位、有效外固定、早期功能锻炼也均可获得满意的疗效和功能，但不良的复位和非有效固定带来的畸形、疼痛、僵硬、活动受限，以及手功能无力等并发症并非少见。不认真对待桡骨远端骨折的治疗，轻视手法复位的技术性是造成上述并发症的主要原因，只有良好的复位才是获得腕关节更好功能的关键。对无移位骨折或不全骨折不需要整复，仅用掌、背侧夹板固定2～3 周即可；对有移位骨折应根据骨折类型采用不同的整复方法。少有人主张切开复位，因桡骨远端粉碎而切开复位，其效果不理想是可想而知。陈旧性骨折仅向掌侧成角而无桡偏或重叠移位者，时间即使已达 2～3 周，仍可按新鲜骨折处理。陈旧性骨折畸形愈合者，如受伤时间不太长，骨折愈合尚不牢固，亦可行闭合折骨手法治疗或切开整复，然后按新鲜骨折处理。

（一）整复方法

1.伸直型骨折

有研究者主张，除开放性骨折和背侧移位严重患者，其他类型患者均应在伤后 24 小时之后整复，以免加重骨折处的血肿。但绝大多数研究者都主张尽早复位，以免增加患者痛苦及整复时的困难。复位的手法较多，下文将介绍较常用的手法。

（1）前臂旋前一人整复法：适用于嵌插或重叠移位不严重、肌肉不发达的老年患者。患者取坐位或仰卧位，患肢前臂旋前位，手掌向下；亦可将前臂置于台上，患侧腕垫一软枕，骨折远端以下垂于台旁。术者一手握患者前臂下段，另一手握腕部，两手沿原来移位方向做对抗拔伸牵引，至嵌插或重叠移位矫正后，将握前臂手的拇指置于骨折远端的背侧向下按压，握腕部之手将患腕屈曲向下牵引，以矫正其向背侧移位，然后再略向尺侧牵引，同时将握前臂手的拇指改置于骨折远端之桡侧用力向尺侧推按，以矫正其向桡侧的移位，骨折即可复位成功。

（2）牵抖复位法：此法适用于骨折线未进入关节、骨折端完整的青壮年患者。患者取坐位，患肢外展，肘关节屈曲 90°，前臂中立位。一助手握住患肢前臂上段，术者两手紧握手掌，两拇指并列置于骨折远端背侧，两手其余手指置于腕掌侧，扣紧大、小鱼际，先顺畸形拔伸牵引 2～3 分钟，待重叠移位被完全矫正后，将前臂远端旋前，在维持牵引力情况下，顺桡骨纵轴方向骤然猛抖，同时迅速尺偏掌屈，骨折即可复位。

（3）提按复位法：此法适用于老年患者，骨折线进入关节者，或骨折粉碎者。患者取仰卧位，肘关节屈曲 90°，前臂中立位，一助手握住其拇指及其余四指，另一助手握住患肢前臂上段，两助手进行对抗拔伸牵引，持续 2～3 分钟，使骨折断端的嵌插或重叠移位得到矫正，旋前移位亦随之得到矫正。术者立于患肢外侧，两手掌分别置于骨折的远折端和骨折近折端，同时向中轴线挤压，以矫正骨折远端的桡侧移位。然后，术者两手食、中、无名指重叠，置于骨折近端的掌侧，向上端提，两手拇指并列置于骨折远端的背侧，向掌侧按压，嘱握手部的助手同时将患腕掌屈，以矫正掌、背侧移位。待骨折移位完全矫正后，腕部畸形消失，术后一手托住手腕，另一手拇指沿屈、伸肌腱由近端向远端顺骨捋筋，理顺肌腱，使之恢复正常位置，亦可先整复掌、背侧移位，再矫正骨折桡侧移位。

2.屈曲型骨折

此种骨折手法复位较为容易,但维持整复的位置有时甚为困难。

(1)三人复位法:此法安全可靠,效果好。患者取坐位,肘关节屈曲 90°,前臂中立位或旋后位,一助手握住手指,一助手握住前臂上段,两助手对抗拔伸牵引 2～3 分钟,矫正骨折的嵌插或重叠移位。然后,术者用两手拇指由掌侧将骨折远端向背侧推挤,同时,用食指、中指、无名指三指将骨折近端由背侧向掌侧按压,与此同时,嘱牵引患者手部的助手缓缓将腕关节背伸、尺偏,骨折即可复位。

(2)一人复位法:此法适用于骨折移位不多、肌肉不发达的老年患者。患者取仰卧位,患肢前臂旋前,手掌向下。术者一手握住患者前臂下段,另一手握住其腕部,两手先沿骨折原来移位方向对抗拔伸牵引,待骨折嵌插或重叠移位矫正后,握前臂之手拇指置于骨折远端桡侧向尺侧推挤,同时将腕关节尺偏,以矫正其向桡侧移位。然后,拇指改置于骨折近端背侧,用力向掌侧按压,食、中指改置于骨折远端掌侧,用力向背侧端提,同时将腕关节背伸,骨折即可复位。

3.背侧缘劈裂骨折

对于背侧缘劈裂骨折,采用手法整复,骨折很容易复位。患者取坐位,前臂中立位,助手握住前臂上段,术者两手紧握患腕,将患腕前后扣紧,与助手对抗拔伸牵引,并将腕部轻度掌屈,然后,两手向中轴线相对挤压,在腕背之手用拇指推按背侧缘骨折块,使之复位。

4.掌侧缘劈裂骨折

患者取坐位,前臂中立位。一助手握住患者前臂上段,另一助手握住手指,两助手对抗拔伸牵引,并将患腕轻度背伸。术者两手掌基底部置于骨折处的掌、背侧相对挤压,掌侧缘骨折块即可复位。

5.陈旧性伸直型骨折畸形愈合

患者取仰卧位,在臂从麻醉下,患肢外展,肘关节屈[illegible]向近端按压,当助手将患腕[illegible]时,术者用余指将骨折近端向背侧推顶,使骨折端掌、背侧的骨痂撕断。耐心地反复来回摇摆和按压推顶,尽量缩短力臂,力量由小到大,逐渐加大摇摆度,使骨痂完全折断,粘连的组织得以松解。折骨成功后,再按新鲜骨折进行手法整复。对单纯向掌侧成角的陈旧性骨折,则可将患肢前臂旋后,利用提按复位法,矫正骨折成角畸形,迫使骨折端复位。

(二)固定方法

骨折整复后,若肿胀严重,局部外敷药物,在维持牵引下,用 4 块夹板超腕关节固定;若无明显肿胀,则不用外敷药,用绷带缠绕夹板固定即可。对于伸直型骨折,在骨折远端背侧和近端掌侧分别放 1 个平垫。在骨折远端的背桡侧尚可放置一横档纸垫,一般长为 6～7 cm,宽为 1.5～2.0 cm,厚为 0.3 cm,以能包缠前臂远端的背、桡两侧为度,以尺骨头为标志,但不要压住尺骨茎突。如放横档纸垫,则在背侧不再放平垫。纸压垫放妥后,再放夹板。夹板上端达前臂中、上1/3

处，背侧夹板和桡侧夹板的下端应超过腕关节，限制手腕的桡偏和背伸活动。掌侧夹板和尺侧夹板则不应超过腕关节，以维持骨折对位。对于屈曲型骨折，应在骨折远端的掌侧和近端的背侧，各放置 1 个平垫，桡侧夹板和掌侧夹板下端应超过腕关节，以限制手腕的桡偏和掌屈活动，尺侧夹板和背侧夹板不超过腕关节，以保持骨折对位。对于背侧缘劈裂骨折，在骨折远端的掌侧和背侧各放置 1 个平垫，背侧夹板下端应超过腕关节，限制腕背伸活动，并将腕关节固定于轻度掌屈位。掌侧缘劈裂骨折在骨折远端的掌侧和背侧各放置 1 个平垫，掌侧夹板下端应超过腕关节，限制手腕掌屈活动，并将腕关节固定于轻度背伸位，固定垫、夹板放妥后，用 3 条布带捆扎。最后将前臂置于中立位，屈肘 90°，悬吊于胸前。对于伸直型骨折，成人患者保持固定 4 周已足够，超过 4 周的固定对防止骨折的再移位不起作用，相反却会影响腕关节功能的恢复。儿童患者则固定 3 周已足够。

骨折固定后，要随时调整布带，保持能来回移动 1 cm 的松紧度，并告诉患者，若手部肿胀疼痛严重、手指麻木、肤色变紫，应即刻到医院复查。患肢在固定期间，应保持中立位，或旋后 15° 位，但患手容易变成旋前位，骨折远端也容易随之向前旋转移位，待骨折愈合后，必然影响前臂旋转功能。一般，在骨折固定的次日应去门诊复查，第 1 周复查 2～3 次，以后每周复查 1 次，以便保持骨折对位良好。

（三）外固定架

对于桡骨远端不稳定性骨折，石膏固定难以维持复位后的位置，如弗莱克曼（Frykman）分型中的Ⅶ、Ⅷ两型，库尼（Cooney）通用分类法中的Ⅱ、$Ⅵ_a$、$Ⅵ_b$ 型以及梅隆（Melone）分类法的关节内四部分骨折等可考虑外固定支架。桡骨远端骨折后，桡骨背侧皮质粉碎，骨折端成角，重叠移位以及嵌插，使闭合复位存在一定困难或复位后难以维持复位，尤其是难以维持桡骨长度，外固定架可以持续维持轴向牵引，克服桡骨背侧皮质粉碎骨折端重叠移位甚至嵌插以及桡骨短缩等不利于稳定的因素而维持复位。

外固定支架的优点在于操作简单、损伤小，长轴方向的牵引还可视病情变化而调整，目前使用的外固定支架主要有 3 种类型，即超关节型固定架、动态外固定架、AO 小型外固定架。

对于某些关节内骨折，在使用外固定架的同时，应加用桡骨茎突经皮穿针来固定桡骨远端的骨折块，这进一步扩大了外固定架的应用范围。

（四）经皮穿针固定

经皮穿针固定可单独使用也可与其他外固定器联合使用。如桡骨茎突骨折，Smith 骨折的 Thomas Ⅱ型，Cooney 通用分类法中的Ⅱ、Ⅲ、Ⅳa 型，Melone 分型中Ⅰ、Ⅱ、Ⅲ型，Mayo 分类中的Ⅰ、Ⅱ、Ⅲ型骨折，均可采用经皮穿针固定。

闭合复位经皮穿针固定的第 1 种方法是将克氏针从桡骨茎突或远端骨块的尺背侧弯曲处打入桡骨干近端髓腔，类似于髓内固定。克氏针在髓腔内紧贴一侧桡骨皮质而产生弯曲，弯曲的克氏针产生一定的张力，可以对桡骨骨折端的移位或成角维持复位。第 2 种方法是桡骨远端骨折经牵引复位后，将克氏针通过桡骨茎突穿至桡骨干未损伤的皮质处，也可将克氏针先从尺骨穿入，贯通尺骨直到克氏针达到桡骨茎突内侧皮质或完全通过桡骨。如果克氏针贯穿桡尺骨，则必须用石膏固定肘关节，以免因前臂旋转而造成克氏针弯曲折断。

对于严重的不稳定性骨折，不论是关节内骨折还是关节外骨折，在经皮穿针的同时可用外固定架，必要时植骨，甚至行切开复位经皮穿针加植骨的不同组合方式。

(五)切开复位

切开复位主要用于关节内骨折。如关节面移位大或伴有关节面压缩塌陷，可考虑切开复位内固定。手术切口和固定方法的选择取决于骨折的类型。掌侧切口是较常用的，如果原始移位和粉碎部分在背侧，可采用背侧切口，偶尔也用联合切口。骨折块较大、较完整的，可选用克氏针、螺钉或可吸收棒(钉)固定；桡骨远端粉碎骨折或涉及桡骨远端月骨窝的压缩骨折，多采用微型钢板固定；粉碎较严重或嵌插大于 5 mm 的桡骨远端骨折，可选择局部植骨填充后“T”形或“Π”形钢板固定。

(六)关节镜下复位

近年来，随着关节镜技术的不断发展，在腕关节镜监视下通过撬拨复位骨折块，采用经皮穿针、螺钉、支撑钢板或外固定支架等方法，既能减少骨关节炎的发生，又能了解腕关节内韧带和三角纤维软骨复合体结构的损伤程度，便于早期处理，以防遗留慢性腕痛或腕关节不稳。

(七)药物治疗

初期局部肿胀较甚，治宜活血祛瘀、消肿止痛，内服可选用桃红四物汤、复元活血汤、肢伤一方，肿胀较甚者可加三七或云南白药；外敷消肿止痛膏或双柏散。中期宜和营生新、接骨续损，内服可选用和营止痛汤、肢伤三方等；外敷接骨续筋膏。后期宜调养气血、强壮筋骨、补益肝肾，内服可选用补肾壮筋汤、八珍汤等。对于老年患者，在初期不宜用攻下逐瘀药，中、后期均应重用补养气血、滋补肝肾类药，各类型骨折拆除夹板固定后，均应用中药熏洗以舒筋活络、通利关节，可选用四肢损伤洗方、海桐皮汤等。

(八)练功疗法

骨折复位固定后，即鼓励患者开始积极进行指间关节、掌指关节屈伸锻炼及肩、肘关节的各向活动。老年患者常见肩关节僵硬的并发症，即肩手综合征，故应注意肩关节活动，加强锻炼，预防并发症产生。粉碎性骨折，骨折线通过关节面，关节面遭到破坏，愈合后常易继发创伤性关节炎，应尽早进行腕关节的功能锻炼，使关节面得到模造，改善关[illegible]

[illegible]

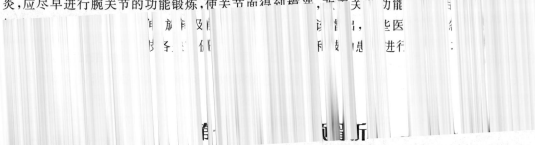

[illegible]

[illegible]

股骨颈骨折指由股骨头下至股骨颈基底部之间的骨折，多发生于老年人，此症临床治疗存在的主要问题是骨折不愈合及股骨头缺血性坏死。

一、诊断

(一)病史

股骨颈骨折多见于老年人，亦可见于儿童及青壮年，女性略多于男性。老年人因骨质疏松、股骨颈脆弱，即使轻微外伤如平地滑倒、大转子部着地、患肢突然扭转，都可引起骨折。青壮年骨折少见，若发生骨折必因遭受强大暴力如车祸、高处跌落等，常合并他处骨折，甚至内脏损伤。

(二)症状和体征

伤后患髋疼痛,多不能站立或行走,移位型股骨颈骨折症状明显,髋部疼痛,活动受限,患髋内收,轻度屈曲,下肢外旋、短缩。大转子上移并有叩击痛,股三角区压痛,患肢功能障碍,拒触、动;叩跟试验(+),骨传导音减弱。

嵌插型骨折和疲劳骨折,临床症状不明显,患肢无畸形,有时患者尚可步行或骑车,易被认为软组织损伤而漏诊,如仔细检查可发现髋关节活动范围减少。老年人伤后主诉髋部疼痛或膝部疼痛时,应详细检查并拍摄髋关节正侧位片,以排除骨折。

(三)特殊检查

内拉通线、布来安三角、舒美卡线等均为阳性,卡普兰交点偏向健侧脐下。

(四)辅助检查

X线检查可明确骨折部位、类型和移位情况。应注意的是,某些线状无移位的骨折在伤后立即拍摄的X线片可能不显示骨折,2～3周再次进行X线检查,因骨折部发生骨质吸收,如确有骨折则骨折线可清楚显示。因而对于临床怀疑骨折者,可申请CT检查或卧床休息两周后再拍片复查,以明确诊断。

二、分型

股骨颈骨折按骨折错位程度分为以下几型[嘉顿(Garden)分型]。

(1)Ⅰ型:不完全骨折。

(2)Ⅱ型:完全骨折,但无错位。

(3)Ⅲ型:骨折部分错位,股骨头向内旋转移位,颈干角变小。

(4)Ⅳ型:骨折完全错位,骨折端分离,近折端可产生旋转,远折端多向后上移位。

三、治疗

应按骨折的时间、类型、患者的年龄和全身情况等决定治疗方案。

(一)非手术治疗

(1)手法复位,经皮空心加压螺钉内固定术。①适应证:GardennⅡ、Ⅳ型骨折;②操作方法:新鲜移位型股骨颈骨折,可由两助手分别相向顺势拔伸牵引,然后内旋外展伤肢复位;或屈髋屈膝拔伸牵引,然后内旋外展伸直伤肢进行复位;或过度屈髋、屈膝、拔伸牵引内旋外展伸直伤肢复位;也可先行骨牵引快速复位,复位满意后按前述方法进行固定。

(2)皮肤牵引术。对合并全身性疾病,不宜施行侵入方式治疗固定的股骨颈骨折,若无移位则可行皮肤牵引并穿"丁"字鞋保持下肢外展足部中立位牵引固定。

(3)较小儿童选用细克氏针固定骨折,较大儿童可用空心螺钉固定。

(二)手术治疗

1.空心加压螺钉经皮内固定

(1)适应证:GardenⅠ、Ⅱ型骨折。

(2)操作方法:新鲜无移位股骨颈骨折可在"G"形或"C"形臂X线机透视下直接行2～3枚空心螺钉内固定。先由助手牵引并扶持伤肢轻度外展内旋,常规皮肤消毒、铺巾、局麻,于股骨大转子下1 cm及3 cm处经皮做2～3个长约1 cm的切口,沿股骨颈方向,钻入2～3枚导针经折端至股骨头内,正轴位透视见骨折无明显移位,导针位置良好,选择长短合适的2～3枚空心加压螺钉套入导针，钻入股骨头至软骨面下5 mm处，退出导针，再次正轴位透视见骨折复位及空心加压螺钉位置良好，固定稳定，小切口缝1针，无菌包扎，将患肢置于外展中立位。1周后，患者可下床不负重进行功能锻炼。

2.空心加压螺钉内固定

(1)适应证：闭合复位失败或复位不良的各种移位型骨折。

(2)操作方法：取髋外侧切口，显露骨折端，使骨折达到解剖复位或轻微过度复位，空心加压螺钉内固定技术同上述。

3.滑移式钉板内固定

(1)适应证：股骨颈基底部骨折闭合复位失败者或股骨上端外侧皮质粉碎者。

(2)操作方法：取髋外侧切口，加压髋螺钉应沿股骨颈中轴线或偏下置入，侧方钢板螺钉应在3枚以上，为防止股骨颈骨折旋转畸形，可附加1枚螺钉，通过股骨颈固定至股骨头内。

4.内固定并植骨术

(1)适应证：陈旧性股骨颈骨折不愈合，或兼有股骨头缺血性坏死但无明显变形者，或青壮年股骨颈骨折移位明显者。

(2)操作方法：可先行股骨髁上牵引，待骨折端牵开后，行手法复位，空心加压螺钉经皮内固定(亦可手术时再行复位内固定)，再视病情行带旋髂深动脉蒂、缝匠肌蒂的髂骨瓣或带股方肌蒂骨瓣等转位移植术。

5.截骨术

(1)适应证：陈旧性股骨颈骨折不愈合或畸形愈合，可采用截骨术以改善功能。

(2)操作方法：股骨转子间内移截骨术(麦氏)、孟氏截骨术、股骨转子下外展截骨术、贝氏手术等，但必须严格掌握适应证。

6.人工髋关节置换术

(1)适应证：主要适用于60岁以上的陈旧性股骨颈骨折不愈合、内固定失败或恶性肿瘤、骨

[illegible]

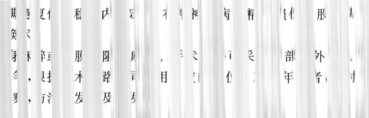

1.中药治疗

按“伤科三期”辨证用药。早期瘀肿，疼痛较剧，宜活血化瘀，消肿止痛，用桃红四物汤加减；中期痛减肿消，宜通经活络，活血养血，用活血灵汤或舒筋活血汤；后期宜补肝肾，壮筋骨，用三七接骨丸。局部及远端肢体虚肿宜益气通络活血，用加味益气丸，肌肉消瘦、发硬、功能障碍者，宜养血通络利关节，用养血止痛丸。

2.西药治疗

对于手术治疗，术前半小时预防性应用抗生素，术后一般应用3天，若合并其他内科疾病应给予对症药物治疗。

(四)康复治疗

功能锻炼(主动、被动)主要包括以下三方面。

(1)复位固定后即行股四头肌舒缩及膝踝关节的功能活动。

(2)1 周后患者可扶双拐下床不负重活动，注意保持外展位。Garden Ⅱ、Ⅳ型骨折患者可适当延缓下床活动时间。8 周后患者可扶双拐轻负重活动，半年后视病情扶单拐轻负重行走，1 年后弃拐进行功能锻炼，并注意定期复查。

(3)股骨颈骨折治疗的主要问题是骨折不愈合及股骨头缺血性坏死，所以中、后期的药物治疗及定期复查尤为重要。要嘱咐患者不侧卧、不盘腿、不内收伤肢。一旦出现股骨头缺血性坏死的征象，即应延缓负重及活动时间。

(张文强)

第八节　股骨转子间骨折

股骨转子间骨折又称股骨粗隆间骨折，指由股骨颈基底至小转子水平以上部位所发生的骨折，是老年人常见的损伤，约占全身骨折的 3.57%，患者年龄较股骨颈骨折患者高 5～6 岁，青少年极罕见，男多于女，约为 1.5∶1。由于股骨转子部的结构主要是骨松质，周围有丰富的肌肉包绕，局部血运丰富，骨的营养较股骨头优越得多。解剖学上的有利因素为股骨转子间骨折的治疗创造了有利条件。因此，患者多可通过非手术治疗而获得骨性愈合，骨折不愈合及股骨头缺血性坏死很少发生，故其预后远较股骨颈骨折为佳。临床上大多数患者可通过手术治疗获得良好的预后，但整复不良或负重过早常会造成畸形愈合，较常见的后遗症为髋内翻，还可出现下肢外旋、短缩畸形。另外，长期卧床易出现压疮、泌尿系统感染、坠积性肺炎等并发症。

一、病因病理与分类

(一)病因病理损伤原因及机制

股骨转子间骨折与股骨颈骨折相似，多发生于老年人，属关节囊外骨折，因该处骨质疏松，老年人内分泌失调，骨质脆弱，遭受轻微的外力如下肢突然扭转、跌落或转子部遭受直接暴力冲击，均可造成骨折，骨折多为粉碎性。

(二)骨折分类

根据骨折部位、骨折线的形状及方向将股骨转子间骨折分为顺转子间骨折、逆转子间骨折。

1.顺转子间骨折

骨折线自大转子顶点的上方或稍下方开始，斜向内下方走行，到达小转子上方或稍下方。骨折线走向大致与转子间线或转子间嵴平行。根据不同的暴力方向及程度，小转子可保持完整或成为游离骨片。由于向前成角和内翻应力的复合挤压，可使小转子成为游离骨片而并非髂腰肌收缩牵拉造成。即使小转子成为游离骨片，股骨上端内侧的骨支柱仍保持完整，支撑作用仍较好，移位一般不多，髋内翻不严重。远端则可因下肢重量及股部外旋肌作用而外旋。若暴力较大，骨质过于脆弱，可致骨折片粉碎。此时，小转子变成游离骨片，大转子及内侧支柱亦破碎，成为粉碎性。远端明显上升，髋内翻明显，患肢外旋。其中，顺转子间骨折中Ⅰ型和Ⅱ型属稳定性骨折，其他为不稳定性骨折，易发生髋内翻畸形，此型约占转子间骨折的 80%，

股骨转子间骨折按埃文(Evan)标准分为四型。①Ⅰ型：顺转子间骨折，无骨折移位，为稳定性骨

折。②Ⅱ型：骨折线至小转子上缘，该处骨皮质可压陷或否，骨折移位呈内翻位。③ⅢA型：小转子骨折变为游离骨片，转子间骨折移位，内翻畸形。④ⅢB型：转子间骨折加大转子骨折，成为单独骨块。⑤Ⅳ型：除转子间骨折外，大小转子各成为单独骨块，亦可为粉碎性骨折。

2.逆转子间骨折

骨折线自大转子下方，斜向内上方走行，到达小转子上方。骨折线的走向大致与转子间嵴或转子间线垂直，与转子间移位截骨术的方向基本相同。小转子可能成为游离骨片。骨折移位时，近端因外展肌和外旋肌群收缩而外展、外旋；远端因内收肌、髂腰肌牵引而向内、向上移位。

根据骨折后的稳定程度，AO的米勒（Mtiller）分类法将转子间骨折分为3种类型。①A1型：是简单的两部分骨折，内侧骨皮质仍有良好的支撑。②A2型：是粉碎性骨折，内侧和后方骨皮质在数个平面上破裂，但外侧骨皮质保持完好。③A3型：外侧骨皮质也有破裂。

二、临床表现与诊断

患者多为老年人，少见青壮年，儿童更为罕见。患者有明确的外伤史，如突然扭转、跌倒臀部着地等。伤后患者髋部疼痛，拒绝活动患肢，不能站立和行走。局部可出现肿胀、皮下瘀斑。骨折移位明显者，下肢可出现短缩，髋关节短缩、内收、外旋畸形明显，检查可见患侧大转子上移。无移位骨折或嵌插骨折，虽然上述症状较轻，但大转子叩击和纵向叩击足跟部可引起髋部剧烈疼痛。一般，股骨转子间骨折和股骨颈骨折的受伤姿势、临床表现及全身并发症大致相同。因转子间骨折局部血运丰富，所以一般较股骨颈骨折肿胀明显，前者压痛点在大转子部位，愈合较容易而常遗留髋内翻畸形。后者压痛点在腹股沟韧带中点下方，囊内骨折愈合较难。髋关节正侧位X线片可以明确骨折类型和移位情况，并有助于与股骨颈骨折相鉴别，对骨折的治疗起着指导作用。

骨折后，常出现神色憔悴、面色苍白、倦怠懒言、胃纳呆诸症。津液亏损，气血虚弱者还可见舌质淡白，脉细弱诸候。中气不足，无水行舟，可出现大便秘结。长期卧床[illegible]

[illegible]脑血管意外及肺梗死等。具体选择何种治疗方法，应根据患者的年龄、骨折的时间、骨折类型及全身情况，还要充分考虑患者及家属的意见，对日后功能的要求、经济承受能力、医疗条件和医师的手术技术和治疗经验等进行综合分析后采取切实可行的治疗措施。在积极进行骨折局部治疗的同时，还应注意防治患者伤前病变或治疗过程中可能发生的危及生命的并发症，如压疮、泌尿系统感染、坠积性肺炎等，争取做到既保证患者生命安全，又能使肢体的功能获得满意的恢复。

（一）非手术治疗

1.无移位股骨转子间骨折

此类骨折无须复位，可让患者卧床休息。在卧床期间，为了防止骨折移位，患肢要保持外展30°～40°，稍内旋或中立位固定，并避免外旋。为了防止外旋，患足可穿“丁”字鞋。也可用外展长木板固定（上至腋下7～8肋间，下至足底水平），附在伤肢外侧绷带包扎固定或用前后石膏托固定，保持患肢外展30°中立位。固定期间，患者最好卧于带漏洞的木板床上，以便大小便时不必移动患者；臀部垫气圈或泡沫海绵垫，保持床上清洁、干燥，以防骶尾部受压形成压疮；如需要翻身，应保持患肢体位，防止下肢旋转致骨折移位。应加强全身锻炼，进行深呼吸、叩击后背咳嗽排痰，以防发生坠积性肺炎；同时应积极进行患肢股四头肌舒缩锻炼、踝关节和足趾屈伸活动，以防止肌肉萎缩和关节僵直的发生。骨折固定时间为8～12周，骨折固定6周后，可行X线片检查，观察骨生长情况，若骨痂生长良好，患者可扶双拐，不负重下地行走；若骨已愈合，可解除固定；若未完全愈合，可继续固定3～5周，X线片检查至骨折坚固愈合。如果骨折无移位，并已连接，患者可扶拐下地活动，至于弃拐负重行走，约需半年或更长时间。

2.牵引疗法

牵引疗法适用于所有类型的转子间骨折，由于死亡率和髋内翻发生率较高，国外已很少采用，但在国内仍为常用的治疗方法。具体治疗应根据患者的骨折类型及全身情况，是否耐受长时间的牵引和卧床。本法一般选用罗素(Russell)牵引，可用股骨髁上穿针或胫骨结节穿针，肢体安置在托马架或勃朗架上。对不稳定骨折，牵引时注意牵引重量要足够，约占体重的1/7，否则不足以克服髋内翻畸形；持续牵引过程中，髋内翻纠正后也不可减重太多，以防再发髋内翻；另外，牵引应维持足够的时间，一般8～12周，对不稳定者，可适当延长牵引时间。待骨痂生长良好，骨折处稳定后，练习膝关节功能，嘱患者离床，在外展夹板保护下扶双拐不负重行走，直到X线片显示骨折愈合再开始患肢负重。骨折愈合坚实后去除牵引，才有可能防止髋内翻再发。牵引期间应加强护理，防止发生肺炎及压疮等并发症。据报道，股骨转子间骨折牵引治疗后，髋内翻发生率可达到40%～50%。

3.闭合穿针内固定

闭合穿针内固定适用于无移位或轻度移位的骨折。采用局部麻醉，在C形臂X线透视下，对移位骨折先进行复位，于转子下2.5 cm处经皮以斯氏针打入股骨颈，针的顶端在股骨头软骨下0.5 cm处，一般用3枚或多枚固定针，最下面的固定针须经过股骨矩，至股骨颈压力骨小梁中。固定针应呈等边三角形或菱形在骨内分布，使固定更坚强。固定完成后，将针尾预弯埋于皮下。在C形臂X线透视下行髋关节轻微屈曲活动，观察断端有无活动。术后患肢足部穿“丁”字鞋，保持外展30°中立位。术后患者卧床3天后可坐起，固定8～12周后，行X线片检查，若骨折愈合，可扶双拐不负重行走，练习膝关节功能。

近年来，越来越多的人主张在条件许可的情况下，为了防止骨折再移位，避免长期卧床与牵引，早期使用经皮空心钉内固定。但也不能一概而论，应视具体情况而定，因内固定本身是一种创伤，且还需再次手术取出。

(二)切开复位内固定

手术治疗的目的是要达到骨折端坚固和稳定的固定。骨折的坚固内固定和患者的早期活动被认为是标准的治疗方法，所以治疗前应首先通过X线片来分析骨折的稳定情况，复位后能否恢复内侧和后侧皮质骨的完整性。同时应了解患者的骨骼情况，选择合适的内固定器械，达到骨折的坚固和稳定固定的目的。转子间骨折常用的内固定物有两大类，即带侧板的髋滑动加压钉和髓内固定系统。

1.滑动加压髋螺钉内固定系统

滑动加压髋螺钉系统在20世纪70年代开始被应用于一些转子间骨折的加压固定，此类装置由固定钉与一带柄的套筒组成，固定钉可在套筒内滑动，以保持骨折端的紧密接触，并得到良好稳定的固定。术后早期负重可使骨折端更紧密嵌插，有利于骨折得以正常愈合。对稳定性骨折，解剖复位者，用130°钉板；对不稳定性骨折，外翻复位者，用150°钉板。常用带侧板的髋滑动加压钉固定。在Richard加压髋螺钉操作时，应首先于转子下2 cm处选择进针点，一般在小转子尖水平进入，于股骨外侧皮质中线放置合适的角度固定导向器，打入3.2 mm螺纹导针至股骨头下0.5～1.0 cm内，行C形臂X线正侧位透视检查确认导针位于股骨颈中心且平行于股骨颈，并位于软骨下骨的交叉点上。测量螺丝钉长度后，沿导针方向行股骨扩孔、攻丝，拧入拉力螺丝钉，将远端的套筒钢板插入滑动加压螺钉钉尾，然后以螺钉固定远端钢板。固定完毕后行髋关节屈伸、旋转活动，检查是否固定牢固，逐层缝合切口。术后患者卧床3天后可坐起，2周后可在床上或扶拐不负重行膝关节功能练习。固定8～12周后，行X线片检查，若骨折愈合良好，可除拐负重行走，进行髋、膝关节功能锻炼。

2.髓内针固定系统

理论上，髓内针固定与切开复位比较有以下优点：手术操作范围小，骨折端无须暴露，手术时间短，出血量少。目前，有两种髓内针固定系统被用于转子间骨折的固定，即头-髓针和髁-头针。

(1)头-髓针固定：包括伽马(Gamma)钉、髋髓内钉、Russell-Taylor重建钉等。Gamma钉，即带锁髓内钉。在股骨颈处斜穿1枚粗螺纹钉，并带有滑动槽。从生物力学角度出发，该钉穿过髓腔与侧钢板不同，它的力臂较侧钢板短，因此在转子内侧能承受较大的应力，以达到早期复位的目的。术中应显露骨折部和大转子顶点的梨状肌窝，以开口器在梨状肌窝开孔并扩大髓腔，将髓内棒插入股骨髓腔，在股骨外侧骨皮质钻孔，以髓内棒颈螺钉固定至股骨头下，使骨折断端加压，然后固定远端螺钉，其远端横穿螺钉，能较好地防止旋转移位。头-髓针固定适用于逆转子间骨折或转子下骨折。

(2)髁-头针固定：如基林彻(Kirintscher)，恩德尔(Ender)和Harris钉。20世纪70年代在美国广泛应用Ender钉的髓内固定方法。Ender钉，即多根细髓内钉。该钉具有一定的弹性和弧度，自内收肌结节上方进入，在C形臂X线透视检查下，将钉送在股骨头关节软骨下0.5 [illegible] 和活动受限。

3.加压螺丝钉内固定

加压螺丝钉内固定适用于顺转子间移位骨折，在临床应用中往往需采用长松质骨螺钉固定，以控制断端的旋转。术后患肢必须行长腿石膏固定，保持外展30°中立位，以防骨折移位，造成髋关节内翻。待骨折完全愈合后，才可负重进行功能锻炼。固定期间应行股四头肌舒缩锻炼，防止肌肉萎缩，有利于关节功能恢复。现此种方法在临床上已应用很少。

4.人工关节置换

股骨转子间骨折的人工关节置换在临床上并未广泛应用。术前根据检查结果对患者心、脑、肺、肝、肾等重要器官的功能进行评估，做好疾病的宣教，向患者和家属说明疾病治疗方法的选择，手术的目的、必要性、大致过程及预后情况，对高危人群应说明有多种并发症出现的可能及其后果，伤前病变术前治疗的必要性和重要性，使患者主动配合治疗。若老年不稳性转子间骨折同时存在骨质疏松，可考虑行人工关节置换，但对运动要求不高且预计寿命不长的老年患者，这一手术没有必要，而对转子间骨折不愈合或固定失败的患者是一种有效的方法。有研究者在严格选择适应证的情况下，对部分股骨转子间骨折患者行骨水泥人工股骨头置换术，取得了良好的效果，使老年患者更早、更快地恢复行走功能，减少了并发症的发生。

（三）围术期的处理

股骨转子间骨折与股骨颈骨折都多见于老年人，且年龄更大，治疗方法多以手术为主，做好围术期的处理，积极治疗伤前病变，提高手术的安全性，注重术后处理以减少并发症，在本病的治疗中占有十分重要的位置。

四、合并症与并发症

（一）压疮

股骨转子间骨折的患者往往需要长时间卧床，若护理不周，可在骨骼突出部位发生压疮。压疮是由于局部受压，组织因血液供应障碍，导致坏死，溃疡形成，经久不愈，有时还能发生感染，引起败血症。对此，应加强护理，以预防为主。对压疮好发部位，如骶尾部、踝部、跟骨、腓骨头等骨突部位应保持清洁、干燥，定时翻身，进行局部按摩，并注意在骨突出部加放棉垫、气圈等。对已发生的压疮，除了按时换药，清除脓液和坏死组织外，还应给予全身抗生素治疗及支持疗法，或投以清热解毒、托毒生肌中药。

（二）坠积性肺炎

坠积性肺炎是老年患者长期卧床或牵引、石膏固定常见的并发症。由于长期卧床，肺功能减弱，痰涎积聚，咳痰困难，易引起呼吸道感染，有的患者因之危及生命。对此，对长期卧床的患者，应鼓励其多做深呼吸及鼓励其咳嗽排痰，并在不影响患肢的固定下加强患肢的功能活动，以便及早离床活动。

（三）髋内翻

髋内翻多因股骨转子间骨折复位不良，内侧皮质对位欠佳或未嵌插，内固定不牢所致。髋内翻发生后患者行走跛行步态，双侧者呈鸭行步态，类似双侧髋关节脱位。查体见患者肢体短缩，大转子突出，外展、内旋明显受限。单侧膝高低征（Allis 征）阳性，头低足高征（Trendelenburg 征）阳性，X 线表现为骨盆正位片可见患侧股骨颈干角变小，股骨大转子升高，其多由于肌肉的牵引及重力压迫所致。

治疗上，保守治疗效果不佳。对轻的髋内翻，不影响行动者可不处理，小于 120°的内翻，早期发现应做牵引矫正，年轻者应行手术矫正。根据股骨近端的正侧位 X 线平片，计算各个矫正角度，来制订术前计划，外翻截骨应恢复生物力学平衡，但在另一方面，要根据髋关节现有功能限定矫正的度数，以免发生外展挛缩。手术方法有许多，常用的有两种，即转子间或转子下截骨术。关节囊外股骨转子间截骨：术前在侧位 X 线片上测量患侧股骨头骨骺线与股骨干轴线形成的头一干角，并与正常侧对照，在蛙式位上测量股骨头一干角，确定其后倾角度，也与正常侧比较，两者之差可作为确定术中楔形截骨块的大小。术中用片状接骨板或螺丝接骨板内固定，术后可扶拐部分负重 6～8 周，然后允许完全负重。转子间或转子下截骨：在股骨干及关节囊以外进行，不仅可间接矫正颈之畸形，而且不影响股骨头的血液供应。通过手术将股骨头同心性地位于髋臼内，恢复股骨头对骨干轴线的功能位置。发生中度及重度滑脱时，股骨头在臼内后倾及向内倾斜，引起内旋、内收、外旋及过伸畸形。为同时矫正这种3种成分的畸形，可用三维截骨术，即远段外展、内收及屈曲，通常需要切除楔形小骨块，构成三维截骨的两个角性成分，再矫正旋转的角度，矫正后用钉板固定。将切除的骨块咬成碎块充填于截骨区周围有助于新骨形成。从生物力学观点，它可有足够强度内固定，可减少术后固定，但术后最好仍用石膏固定，直至愈合。不论用什么方法，畸形可能复发，故要经常随访复查。

（张文强）

第九节　股骨干骨折

股骨干是指股骨小转子下2～5 cm到股骨髁上2～4 cm的部分。股骨干骨折约占全身骨折的6%，男多于女，约2.8∶1，患者以10岁以下儿童为最多，约占股骨干骨折的50%。随着近年来交通事故的增多，股骨干骨折的发病比例呈上升趋势，男多于女。骨折往往复杂，且合并伤较多，给治疗增加了很大的难度。

一、病因病理与分类

股骨干骨折多见于儿童和青壮年，以股骨干中部骨折较多发。直接暴力和间接暴力均可造成骨折。碰撞、挤压、打击等直接暴力所致者，多为横行、粉碎性骨折。而扭转、摔倒、杠杆作用等间接暴力所致者，多为斜行、螺旋形骨折。除青枝骨折外，股骨干骨折均为不稳定性骨折。

（一）骨折的典型移位

骨折发生后受暴力作用，肌肉收缩和下肢重力作用，不同部位可发生不同方向的移位趋势。见图10-27。

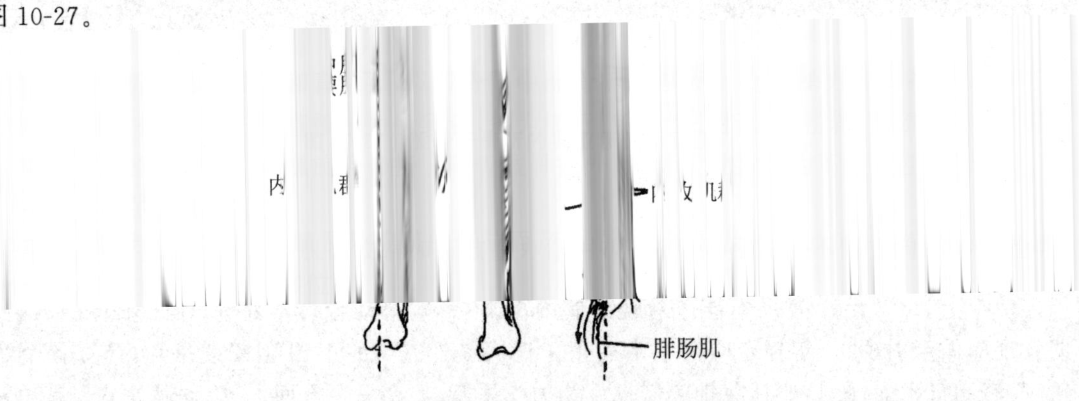

图10-27　股骨干骨折的典型移位示意图

1.上1/3骨折

近端受髂腰肌和臀中、小肌及外旋肌的牵拉而产生屈曲、外展及外旋倾向，远端则因内收肌群的作用而产生向后、上、内移位。

2.中1/3骨折

中1/3骨折除重叠外，移位规律不典型，多数骨折近折端呈外展、屈曲倾向，远折端因内收肌的作用，下方向内上方移位，使两骨折端向前外成角。

3.下 1/3 骨折

由于膝后方关节囊及腓肠肌的牵拉，将远端拉向后方，其锐利的骨折端可刺伤腘动、静脉，而骨折近端内收向前移位。

(二)骨折线的形状

1.横行骨折

横行骨折骨折线为横行，大多由直接暴力造成。

2.斜行骨折

斜行骨折骨折线为斜行，大多由间接暴力造成。

3.螺旋形骨折

螺旋形骨折骨折线为螺旋形，多由强大的旋转暴力造成。

4.粉碎性骨折

粉碎性骨折的骨折片在 3 块以上，多由直接暴力造成。

5.青枝骨折

因骨膜厚，骨质韧性较大，断端一侧皮质未完全断裂，青枝骨折多见于小儿。

造成股骨干骨折常需较强大的暴力，骨折后断端移位明显，软组织损伤严重。临床上应注意，成人股骨干骨折内出血量为 500～1 000 mL，出血较多，加上创伤后剧烈疼痛刺激，特别是多发性骨折、多段骨折，更易早期出现休克；有挤压伤者，应注意是否有挤压综合征的发生。下 1/3 骨折时，注意检查是否有腘动、静脉损伤，应密切观察病情，以免贻误治疗。

二、临床表现与诊断

股骨干骨折多有明确的外伤史，如车祸、高处坠落、重物直接打击等，伤后局部疼痛、肿胀明显，可出现短缩、成角畸形，患肢功能活动完全丧失，可触及骨擦感和异常活动，但儿童青枝骨折除外。下 1/3 骨折时，应注意足背动脉及胫后动脉搏动情况，如出现动脉搏动减弱或消失，末梢循环障碍，后方血肿形成，应疑为腘动、静脉损伤，应急诊手术探查。对于严重挤压伤、粉碎性骨折或多发性骨折患者，应注意挤压综合征和脂肪栓塞的发生。对于轻微外力造成的骨折，应考虑到病理性骨折。

X 线片检查可以明确骨折部位及移位情况。上 1/3 骨折时，X 线检查应包括髋关节；下 1/3 骨折时，X 线检查应包括膝关节。怀疑髋关节脱位患者，应加拍髋关节正位及侧位 X 线片，以明确诊断。

三、治疗

(一)急救处理

股骨干骨折的治疗，应开始于急救处理阶段。一般患者完全丧失站立或行走能力，由于下肢长而重，杠杆作用大，不适当的搬运可引起更多的软组织损伤。因此，合理地就地固定患肢是非常重要的。如患者无休克、颅脑损伤或胸、腹部损伤，应先给予其止痛剂，禁止在现场做不必要的检查。最简单的方法是将患肢与健肢用布条或绷带绑在一起，如有合适的木板，可在患肢的内外侧各放一块，内抵会阴部，外超骨盆平面，布条或绷带绑住固定，固定时下肢应略加牵引，这样可以部分复位并减轻疼痛。

(二)非手术治疗

1.新鲜儿童股骨干骨折的治疗

儿童股骨干骨折由于愈合快，自行塑形能力强，有些移位、成角均可自行矫正，采用牵引和外固定治疗不易引起关节僵硬，故多采用保守治疗。儿童股骨干骨折的另一重要特点是常因骨折的刺激引起肢体过度生长，其可能的原因是骨折后，临近骨骺的侧支血液供给增多。至伤后2年，骨折线愈合，骨痂重新吸收，血管刺激停止，生长即恢复正常。

根据以上儿童股骨干骨折的特点，骨折在维持对线的情况下，若短缩不超过 2 cm，无旋转畸形，均被认为达到功能复位要求，尽量不采用手术治疗。

(1)青枝骨折和无移位的稳定性骨折，无须整复，以小夹板固定即可。对移位较多或轻度成角畸形者，可采用手法复位，矫正畸形，并行小夹板固定。对无移位或移位较少的新生儿产伤骨折，将患肢用小夹板或圆形纸板固定 2～3 周。

(2)3 岁以下儿童可采用布赖恩特(Bryant)牵引，亦称过头牵引，这是一种传统的治疗方法，利用皮肤牵引达到治疗效果。选用合适长度的胶布粘贴，自骨折水平面或以上 1 cm 处开始，下到足底 1 cm 左右的扩张板上，用绳索连接后，再通过两滑轮加上牵引所需重量。下肢突起部位，如腓骨头、内外踝部应加垫，以避免局部压迫，引起溃破、疼痛和神经麻痹，最后用绷带松紧适度地缠绕下肢，以防胶布滑脱。牵引重量为双下肢同时牵引时，患儿臀部悬空，以距离床面 1～2 cm为度。患儿大腿可行夹板固定。为防止骨折向外成角，可使患儿面向健侧躺卧，牵引期间应定期拍 X 线片，观察骨折对位情况，密切观察患肢血运及活动，牵引 3～4 周后，根据 X 线片显示骨愈合情况，去掉牵引。儿童股骨横断骨折常不能完全牵开而呈重叠愈合。开始虽然患肢短缩，但因骨折愈合期血运活跃，患骨生长加快，约 1 年双下肢可等长。

(3)3～14 岁儿童移位骨折，可在水平牵引下施以手法复位、小夹板固定；骨牵引可行胫骨结节或股骨髁上牵引；皮牵引用胶布贴于患肢内、外两侧，再用螺旋绷带包住，患肢放于垫枕上，牵引重量为 2～3 kg，如骨折断端重叠未能牵开，可行 2 层螺旋绷带中间夹 1 层[illegible]

[illegible]

骨髁上或胫骨结节骨牵引，并手法复位夹板固定。对股骨上及中 1/3 骨折，可选用胫骨结节牵引；下 1/3 骨折，可选用胫骨结节或股骨髁上牵引。股骨中段骨折时，患肢伸直位牵引；股骨下段骨折时，患膝屈曲 90°牵引。牵引过程中，应注意膝关节活动及控制远端旋转；经常测量下肢长度及骨折的轴线；复位中，要求无重叠，无成角，侧方移位不大于 1/2 直径，无旋转错位。手法复位前先行穿针，后整复骨折。股骨上段骨折，需一助手固定骨盆，另一助手一手握踝，一肘挎腘窝，膝关节屈曲 90°，髋关节半屈曲位向上提拉，并使股骨远端外旋；术者根据不同部位骨折的移位情况，采用推、按、扳、提手法，纠正骨折的旋转、成角及侧方移位，然后固定。治疗期间，患者第 2 天即开始练习股四头肌收缩及踝关节活动，第 2 周开始练习抬臀，第 3 周两手提吊环，健足踩在床上，收腹，抬臀，使身体、大腿、小腿成一直线，加大髋膝活动范围，从第 4 周开始，患者可扶床架练站立。X 线片检查示骨折临床愈合后，可去牵引后逐渐扶拐行走，直至 X 线片检查骨折愈合为止。

(三)切开复位内固定

成人股骨干骨折后，由于肌肉的牵拉，往往移位严重，保守治疗难以达到满意的效果，因此须采用手术切开复位内固定，以恢复正常的解剖关系。切开复位内固定的适应证包括：用手法或牵引不能达到整复要求的骨折；严重开放性骨折，受伤时间短，尚未出现感染迹象者；合并神经血管损伤的骨折；多发性骨折。常用的内固定有钢板螺丝钉内固定和髓内针固定。自 20 世纪 60 年代以来，瑞士 AO 学组的外科医师对所有的股骨干骨折采用髓内固定或钢板螺丝钉内固定。

AO 加压钢板内固定的基本原则：①无创技术，保存骨折端血运，内固定放于骨膜外，慎重保留软组织；②解剖复位；③张力侧钢板固定。AO 研究者利用特制的内固定器材，使骨折断端间产生加压作用，使骨折获得一期愈合，早期功能活动，恢复肢体正常功能。但加压钢板内固定易发生一定的并发症，常见的有钢板疲劳断裂，钢板下骨质萎缩、感染。早在 20 世纪 40 年代，克恩谢尔(Knntscher)就介绍了闭合髓内钉技术。第二次世界大战以后，由于开放式髓内钉固定的出现和广泛应用，对于无并发症的青年髓腔最狭窄非粉碎骨折，髓内钉成为股骨干骨折的最终治疗方法。随着手术技术的完善，特别是影像器的应用，髓内钉固定技术得到了更好的临床应用。

1.切开复位加压钢板螺丝钉内固定

自 20 世纪 60 年代起，AO 方法逐渐普及，可分为加压器钢板和自身加压钢板两种，主要适用于股骨干上、中、下 1/3 横形骨折、短斜行骨折。手术在侧位进行，大腿后外侧切口，在外侧肌间隔前显露股骨干外侧面，推开骨膜后，钢板在股骨干外侧。股骨干骨折内固定选择后外侧切口的优点是，由前肌群与后肌群之间隙进入，不损伤肌肉，内固定物置于股骨外侧，可避免膝上方前面股四头肌与股骨之间的滑动机构发生粘连。术后患者取卧位 2～3 周，逐渐扶拐下地，练习下肢关节活动，待骨折愈合后，方能完全离拐行走。

2.切开复位梅花形髓内针内固定

切开复位梅花形髓内针内固定的主要适应证：①股骨干上、中 1/3 横行及短斜行，蝶形骨折或陈旧粉碎骨折；②股骨多段骨折；③股骨中上、上 1/3 陈旧骨折，延迟愈合或不愈合；④股骨上中 1/3 骨折，并发大腿神经、血管损伤，需修复者；⑤多发骨折(包括股骨骨折)或多发伤，如胸或腹部广泛烧伤需经常变换体位，不能应用牵引者。长斜行及螺旋形骨折应视为相对禁忌证。

髓内针的选择：健肢股骨大转子尖至髌骨上缘的距离为其长度。在标准 X 线片中，测髓腔最狭窄部位的横径，减去 10%，即为所用髓针的粗细(直径)，或在术前把选好的髓内针用胶布贴在大腿外侧，进行 X 线摄片(股骨全长)。髓针的长度粗细与髓腔进行对照，髓内针的长度应距股骨髁间窝上 1 cm，距股骨大转子上 2 cm，其粗细以能通过髓腔最狭窄部位为准。手术方法可采用逆行髓内穿针法和顺行髓内穿针法。如为陈旧骨折，把植骨材料如碎骨条放在骨折端的周围。近年来，由于梅花形髓内针在固定中的强度欠佳，抗旋转力较差，临床上已较少使用。

3.闭合髓内针内固定

闭合髓内针内固定的适应证：①股骨上及中 1/3 的横行、短斜行骨折，有蝶形骨片或轻度粉碎性骨折；②多发骨折。术前先行骨牵引，重量为体重的 1/6，以维持股骨的力线及长度，根据患者全身情况，在伤后 3～10 天内手术。髓内针长度及粗细的选择同逆行髓内针者。患者体位分为侧卧位及平卧位两种。侧卧位：患者健侧卧于骨折牵引台上，健肢为伸直位，固定在足架上，患肢髋屈曲 80°～90°，内收 20°～30°中立位，对患者双下肢进行牵引，直到骨折端分离，在 X 线电视引导下，施手法进行复位。平卧位：患者平卧于骨折手术台上，两腿分开，插入会阴棒，阻挡会阴。

躯干略向健侧倾斜，患肢内收 20°～30°，中立位，固定于足架上。这样可使大转子充分暴露，尽量向患侧突出。健肢外展、下垂或屈曲位，以不影响使用 C 形臂 X 线机透视患肢侧位为准。对患肢施以牵引，直到骨折断端分离，在透视下使骨折复位或至少在同一平面上得到复位。术后一般不需外固定，48～72 小时除去引流。术后 7～10 天患者可逐步扶拐下地活动。此法创伤较小、膝关节功能恢复较快、不必输血，是值得选用的，但是需要 C 形臂 X 线电视设备。骨折 2 周以上影响复位者，不宜选用此法。

4.带锁髓内针内固定

带锁髓内针内固定适用于股骨干上、中、下段横行、斜行或粉碎性骨折，现临床上应用较多。其优点在于通过远近端栓钉有效控制旋转，克服了髓内针旋转控制不好的情况，扩大了应用范围。全程应在 C 形臂 X 线透视下进行。闭合带锁髓内针手术操作时应利用骨折复位床，将骨折复位；开放带锁髓内针，在髓内针内固定的基础上，进行近端和远端栓钉固定。术中应扩大髓腔，根据骨折情况，可行动力固定或静力固定。

四、并发症

(一)骨折畸形愈合

最常见的骨折畸形愈合是成角畸形，其次为短缩畸形及旋转畸形，有时以上 3 种畸形中的 2 种可同时存在。

1.病因

成角畸形多因牵引重量不足，石膏固定不当或下地负重太早，使股骨干骨折，发生成角畸形。在股骨干上 1/3 骨折，易发生向外或向前外成角畸形；中 1/3 骨折，可发生向外或向前成角畸形；下 1/3 骨折，多发生向外或向后成角畸形。短缩畸形主要由于牵引重量不足，未能将骨折重叠牵开所致，或者是并发伤较多，忽略治疗所致。旋转畸形忽略治疗者，远骨折端随肢[illegible]处于[illegible]旋位，并在外旋畸形位愈合。下是[illegible]有[illegible]畸形[illegible]合[illegible]跟来[illegible]偿[illegible]短[illegible]2.5 cm[illegible]重或成[illegible]，对[illegible]旋[illegible]畸形[illegible]无[illegible]大[illegible]形[illegible]骨[illegible]的[illegible]童[illegible]°，即[illegible]采[illegible]截骨[illegible]正[illegible]

[illegible]准备

[illegible]活动障[illegible]，术[illegible]应[illegible]屈[illegible]至[illegible]°[illegible]缩[illegible]的[illegible]，[illegible]发生[illegible]矫正，故术前应做短期牵引；为使截骨后顺利愈合，应准备植骨。

3.手术操作

手术一般在硬膜外麻醉下进行，对有内收肌挛缩者，可先切断股内收肌起点，选用股骨外后侧切口，使外侧肌间隔前显露。手术包括截骨矫形、内固定及植骨 3 个部分。

(1)截骨：一般于成角畸形处截骨，以气或电锯或骨刀截骨，横断截骨易于操作，如做成台阶状则更有利于愈合并防止旋转，有重叠或旋转畸形者同时矫正。

(2)内固定：对股骨上、中 1/3 骨折畸形愈合，截骨后选用逆行髓内针固定，畸形愈合处骨髓腔多闭塞，予以通开并扩大，以接纳较粗的梅花髓内针，对下 1/3 骨折可选用角翼接骨板，梯形接骨板或加压钢板固定，置于骨干外侧。

(3)植骨：取同侧髂骨碎骨条植于截骨处周围，置负压引流缝合切口，术后 48 小时拔除引流管。拆线后练习膝关节功能，骨折愈合前不能负重活动。

(二)骨不连接

1.骨不连接的病因

过度牵引;开放骨折于清创时取出碎骨片较多并感染;内固定与外固定不足;过早活动等。后者占全部病因的一半以上。股骨干骨折后骨不连接常伴有成角畸形、肢体短缩畸形及膝关节活动障碍。对股骨干骨不连接的治疗原则是矫正畸形,坚强固定及植骨促使愈合,同时应注意到保存及恢复膝关节活动。

2.术前应做好充分的准备

有成角畸形及短缩者,行患肢股骨髁上牵引 1～2 周。对中上 1/3 骨不连,以夹板等短期固定股部,进行膝关节活动锻炼,达 90°屈曲范围再手术,则术后膝关节活动较易恢复;下 1/3 骨不连接的外固定较难,应早日手术,术后练习膝关节活动。

3.手术取股外后侧切口进入,操作分以下 3 个步骤

(1)切除断端间纤维组织,打通髓腔扩髓至 10 mm 以上,修整断端,矫正畸形。

(2)坚强固定,以 10 mm 以上梅花髓内针固定,对骨质疏松、髓腔粗大者,以双根梅花髓内针套接固定。此法适用于上及中 1/3 骨不连接,对下 1/3 骨不连接则宜选用钢板固定。对于转子下骨不连接,由于髓腔较粗大,梅花髓内针不能完全控制轴线,可将髓内针上端相当于不连处折弯 15°～20°,使角尖向内,开口向外,顺行打入髓腔,此成角髓内针使骨不连处发生向内 10°～15°的成角,但由于髓腔粗大的抵消,仅有轻度成角,保持其处于轻微外翻位(正常范围),从而防止髋内翻的发生。对于下 1/3 骨不连的内固定,亦可选用梅花髓内针,但针的长度达股骨髁间凹之上的松质骨中,另外还可横穿 1 枚斯氏针,两端均露在皮外,以备术后用小夹板卡住斯氏针做外固定,以防止旋转活动,如用锁钉髓内针固定则更好,横穿斯氏针可于 6 周后骨折初步愈合时拔除。

(3)植骨:取同侧髂骨碎骨条,植于骨不连处四周,置负压引流,缝合切口。

(三)膝关节活动障碍

1.病因

(1)长时间固定膝关节,未进行股四头肌及膝关节活动锻炼者,膝关节长期处于伸直位,股四头肌挛缩,甚至关节内粘连。

(2)手术及骨折创伤造成股四头肌与股骨前滑动结构粘连,股骨中下 1/3 骨折错位,损伤股前滑动结构出血粘连;前外侧手术入路,钢板置于股骨前外与股中间肌粘连,手术及创伤使股中间肌纤维化挛缩。

(3)膝关节长期处于半屈曲位,亦可发生屈曲挛缩,后关节囊粘连,腓肠肌、髂胫束及腘绳肌挛缩。

2.诊断

膝关节伸屈活动范围甚小,为 10°～20°,髌骨不能向内外推动者为膝关节内粘连,髌上滑囊与两侧滑囊粘连,扩张部挛缩。严重者交叉韧带挛缩。膝关节有一定范围活动,常大于 30°,主要为屈曲受限,可伸直,髌骨可在左右推动及上下滑动者,主要为伸膝结构粘连与挛缩。屈膝正常,伸膝受限者为屈曲挛缩。

3.治疗

(1)手法治疗:对轻度股四头肌挛缩及伸膝结构粘连者,如膝可伸直,屈曲仅 50°左右者,股四头肌处于无可触及的瘢痕条带者,可应用手法复位。在麻醉下,手法被动屈曲膝关节,稳妥而较慢地强力屈膝至听到组织撕裂声,以膝被动屈膝至 90°或稍多为止,不可要求一次完全屈曲。

(2)牵引治疗:对20°以内的轻度屈曲挛缩,可行骨牵引治疗,逐渐增加重量,患者可自己压迫股骨向后,牵引中注意观察有无腓总神经损伤症状,一旦出现应立即减轻牵引,牵引不能伸直者,可做手术前准备。

(3)股四头肌成形术:适应于伸膝装置粘连,股四头肌挛缩。采用硬膜外麻醉,患者取平卧位,在大腿根部置气囊止血带,驱血后手术。取股前正中纵向切口,切口经髌骨内侧至其远端。将股内侧肌及股外侧肌从股直肌上分离至髌骨上方,电灼止血,然后把股直肌与股中间肌完全分开,股前瘢痕及挛缩多集中在股中间肌。因此,将股直肌用布带提起,将其下方股中间肌连同瘢痕一并切除,股内外侧肌中的瘢痕也切除,向下切开两侧关节囊的挛缩,后屈曲膝关节。由助手稳定患者的大腿,术者双手握其小腿,渐渐用力使膝关节屈曲到超过90°,此过程可听到组织撕裂声。如瘢痕过多则不可强力屈曲,以防发生撕裂伤或骨折。缝合时,将股内侧肌与股外侧肌缝在股直肌两旁,不缝合关节囊。股四头肌之间可垫以脂肪,置负压引流,缝合切口。术后将患肢置于连续被动活动架上,24小时后开始连续被动活动,保持活动范围,直至患者主动伸屈活动达到被动活动的范围。3周下地练习下蹲屈曲,借助体重加大屈膝活动范围。如无连续被动活动架,可用平衡牵引(带附架的托马斯架)固定患肢。于麻醉恢复后,主动及被动练习活动膝关节。本手术的成功与否在很大程度上取决于患者的意志,患者应不怕疼痛和早期活动到最大范围,努力锻炼股四头肌和股后肌。

(4)关节内粘连:分离由关节内粘连所致的关节僵硬,轻者可通过手法治疗,将粘连撕开。严重粘连者及关节活动范围极小者需手术分离,应在气囊止血带下手术。无股中间肌瘢痕挛缩者,取其髌骨内、外两侧切口。内侧切口中,自髌骨旁切开股内侧肌及关节囊,滑膜内锐性分离;外侧切口中,切开髂胫束及关节囊,分离外髁滑囊及髌上囊。慢慢被动屈曲膝关节,亦听到组织撕裂声,至超过90°即可。负压引流,缝合股内侧肌于髌旁,关闭切口,术后处理同上。

(5)膝关节屈曲挛缩及僵硬的松解。①术前牵引:除屈曲20°以内的轻度挛缩可行牵引矫正或不经牵引而直接行手术矫正外,较重的[illegible]侧纵切口,切开后关节囊,紧贴股骨向外向上推开后关节囊与腓肠肌的内侧头,使之与股骨离开并使其与外侧切口相通。伸展膝关节:稳妥用力伸展膝关节至完全伸直,注意腓总神经是否紧张,如果紧张,则将其游离到腓骨颈处并将腓骨头于屈膝位切除。如果膝关节仍不能完全伸直,则检查股二头肌腱与内侧诸肌腱是否紧张,对紧张者行"Z"字形延长,有的后交叉韧带紧张挛缩,需将其在胫止点上切断。对于行股二头肌腱延长者,更需注意防止伸膝时牵拉损伤腓总神经,应切除腓骨头,松解神经,冲洗伤口,置负压引流,分层缝合。③术后处理:对经手术后膝关节完全伸直者,行膝伸直位石膏后托或石膏前后托固定,锻炼股四头肌,术后2周除去前托,保留后托,每天练习屈膝活动,然后仍以后托固定直至5周。白天除去后托锻炼,夜间用后托保持膝伸直,持续6个月,以防屈膝挛缩复发。对术中伸直膝关节腓总神经紧张者,或仍不能完全伸直者,术后继续牵引治疗,缓缓伸直膝关节。伸直后做石膏后托固定,按上述步骤处理。无论行石膏固定或牵引,均需严密观察腓总神经有无受损情况，一旦出现，即应再屈曲膝关节，使腓总神经恢复，然后缓慢牵引伸膝。

(四)再骨折

再骨折发生率是9%～15%。在骨愈合不良或骨痂内在结构排列并非所承受的应力方向时，常易发生再骨折，动物实验也支持这样的观点。因此，防止再骨折的有效方法是当骨折具有内或外固定时，逐渐增加骨折部位所承受应力，直至达到完全负重。塞曼(Seiman)认为大部分发生再骨折的患者，屈曲少于45°，由于关节活动受限，在骨折部位形成一长的杠杆应力，而易发生再骨折。因此，他认为减少再骨折的发生率，重要的是早期恢复膝关节功能。在去除牢固内固定后，也易发生再骨折。

(五)感染

股骨干骨折部位的感染是十分严重而难以被解决的问题，因为骨干有大量皮质骨，由于血运不良和缺血，可以形成慢性窦道和骨髓炎，其治疗方法是切除感染的死骨，有内固定者，则需去除内固定物，骨折用外固定制动，待感染稳定后，如骨折仍不愈合，Ⅱ期再行植骨术。通过扩创后，用局部灌注的方法来控制感染，并同时植骨来促进骨愈合是更为积极的方法，但长期或慢性骨髓炎者，若经久不愈，反复发作，有大块骨缺损，则考虑截肢术。

(张文强)

第十节　肘关节脱位

构成肘关节的骨骼在外力作用下，关节面的相对关系被破坏，超出正常范围，即为肘关节脱位。肘关节脱位的发生率居国内关节脱位之首，约占全身关节脱位总数的1/2。肘关节为屈戌关节，构成关节的肱骨下端内外侧宽、前后薄，关节两侧有坚强的韧带保护，而前后关节囊相对薄弱。根据尺骨鹰嘴脱出肱骨下端的方向和位置，将肘关节脱位分为前脱位、后脱位和侧方脱位。肱骨下端滑车和尺骨上端鹰嘴窝的特殊构形，正常情况下只允许关节屈伸运动，无侧方活动。关节前方尺骨冠状突短而小，只有肱前肌附着，关节囊松弛，对抗向后移位的作用小，因此肘关节后脱位相对比较容易。而向前方、侧方脱位暴力往往需要突破骨性结构的阻碍，引起相应部位的骨折后发生关节脱位。肘关节脱位根据关节腔与外界相通与否分为开放性脱位和闭合性脱位；根据脱位已发生的时间，一般以3周为界，3周以内为新鲜脱位，3周以上为陈旧性脱位；此外，根据脱位程度，分为全脱位和半脱位。肘关节前内侧有肱动脉、正中神经，前外侧有桡神经，内侧有尺神经，关节脱位时，可以并发相应部位的神经、血管损伤。

一、肘关节后脱位

(一)病因与发病机制

肘关节后脱位是肘关节脱位最常见的类型，多由间接暴力所致。比如摔倒后手掌撑地，肘关节在半伸直、旋前位，暴力沿尺桡骨向肘部传导，尺骨鹰嘴通过在鹰嘴窝内的杠杆作用被推向后外方，肱骨下端前移，撕裂前关节囊和肱前肌，后关节囊和肱骨下端后侧骨膜剥离，内侧副韧带也可有不同程度的撕裂，形成肘关节后脱位。少数情况下，肘关节处于伸直位，在暴力作用下，尺骨鹰嘴尖端撞击肱骨下端鹰嘴窝，使肱骨远端向前移位、脱出，造成肘关节后脱位，此时多伴有关节的侧方移位。

(二)诊断

肘部明显肿胀、疼痛，关节远端向后侧凸出畸形，关节常呈半屈曲位，活动消失。关节周围广泛压痛。关节前方饱满，可触及肱骨远端。肘关节后方空虚，可触及尺骨鹰嘴。尺骨鹰嘴和肱骨内、外髁的正常解剖关系改变，屈肘时不成等腰三角形。患侧前臂较健侧短缩。肱骨远端明显向前移位，压迫肱动脉时，手指远端皮肤发白，毛细血管反应迟钝，桡动脉触诊搏动减弱，甚至消失。尺神经有报道嵌入关节内，但属罕见。正中神经和桡神经都可以出现牵拉损伤，引起分布区皮肤的麻木感，多可以自行恢复。合并尺骨鹰嘴骨折时，局部触诊可触及骨摩擦音和骨折端。拍摄肘关节正侧位X线片，可以明确脱位与伴随骨折的情况。

(三)治疗

肘关节后脱位一经诊断，即应及时行手法整复。局部麻醉或者臂丛麻醉下，患者仰卧位。半屈肘位，助手分别牵拉上臂及前臂，术者双手掌置于关节两侧，相对挤压，纠正关节侧方移位。然后双拇指向前下方推压，其余指自后方提拉尺骨鹰嘴，或者用一手掌自肘前方向后下推压，另手掌置肘后托起鹰嘴部，向前提拉，助手与术者密切配合，牵拉、复位的同时逐渐屈肘。关节复位时出现明显弹跳感，此时肘关节恢复无阻力的被动活动。肘关节复位后，骨折小骨块也可复位。肘关节屈曲90°位，长臂石膏托或上肢支具固定2～3周，使关节囊韧带修复。去石膏后开始逐渐练习关节屈伸活动，配合理疗，中药熏洗，促进关节功能恢复。一般2～3个月后可达正常关节活动度。

肘关节后脱位伴有严重开放性软组织损伤时，常伴有桡骨小头或者尺骨鹰嘴骨折，清创复位可采用肘前弧形切口，清除污染、坏死组织，直视下复位尺骨鹰嘴，清除不影响关节面的小骨折块，复位、固定较大骨块，缝合修复肘关节囊及其他损伤的软组织，冲洗关节腔，仔细止血，放置引流管，关闭伤口。术后患肘功能位固定3周后，功能锻炼，避免强力被动[illegible]或[illegible]重[illegible]执

[illegible]下采取[illegible]防止[illegible]的[illegible]能

[illegible]脱位

[illegible]

[illegible]力[illegible]方[illegible]位，肱骨下端相对移向后方，形成肘关节前脱位。也可以因摔倒后手掌撑地，前臂相对固定支撑体重的情况下，身体突然旋转，肘关节受旋转外力，先向侧方移位，旋转外力继续作用，尺骨鹰嘴随即旋至肘前。此类暴力较大，肘部软组织损伤严重，易合并肘关节周围神经、血管的损伤，多并发有尺骨鹰嘴骨折。

(二)诊断

肘前肿胀、疼痛，关节弹性固定，不能自主活动。前臂外观似伸长，后方凹陷，关节周围触痛明显。尺神经牵拉损伤时，尺侧手指发麻，屈指、尺侧屈腕功能障碍。肱动脉、静脉损伤时，远端手指发白，血管搏动减弱或者消失。并发正中神经、桡神经损伤时，出现相应的神经功能障碍表现。肘关节正侧位X线片可以明确关节脱位及并发骨折的情况。应该结合临床表现，确定有无重要神经、血管的损伤。

(三)治疗

肘关节前脱位诊断明确后,应及早行手法复位。根据肘关节前脱位的创伤机制,手法复位前应判断尺骨鹰嘴脱至肘前方的途径。如果从肘内侧脱出,复位时应使尺骨鹰嘴从内侧旋回复位,而从外侧脱出,则应从外侧旋回复位。在局麻或者臂丛麻醉下,助手分别持上臂和前臂远端,于关节半屈位牵拉,术者用双手分别推压肱骨远端和尺、桡骨近端,根据创伤机制,先将尺骨鹰嘴推向侧方,继而向后方挤压,助手屈伸关节,无明显阻力后,即达圆满复位。关节复位后,如果尺骨鹰嘴骨折对位良好,则石膏托或者上肢支具固定 2～3 周后,开始功能锻炼。尺骨鹰嘴骨折对位差者,再行尺骨鹰嘴骨折的整复,必要时开放复位,张力带钢丝内固定,术后早期康复训练,促进关节功能恢复。

三、肘关节侧方脱位

(一)病因与发病机制

肘关节侧方脱位根据关节移位的方向分为内侧脱位和外侧脱位。肘关节内侧脱位是肘内翻暴力所致,肘关节外侧脱位则是由肘外翻暴力引起。肘关节侧方脱位,实质上是肘关节侧副韧带和关节囊的严重撕裂(断)伤。肘关节内侧脱位时,内翻暴力作用于关节,关节囊纤维层撕裂,外力继续作用,外侧副韧带断裂,尺、桡骨关节面向内侧移位。而肘关节外翻暴力作用下,内侧关节囊,内侧副韧带相继撕裂,尺、桡骨关节面向外侧移位。

(二)诊断

肘部外伤后剧烈疼痛,肿胀,关节常处于半屈曲位,不能活动。肘关节外侧脱位时,关节外翻畸形,关节周围广泛压痛,以内侧为重,有时局部可见皮下瘀血,关节内后方空虚。肘关节内侧脱位时,关节出现内翻畸形,关节周围肿胀,压痛,以外侧为重,前臂提携角消失,关节外后方空虚。一般关节脱位侧软组织损伤较轻,对侧软组织损伤严重。肘关节外侧脱位时,应注意有无尺神经牵拉损伤;肘关节内侧脱位时,应注意有无桡神经损伤,不要遗漏诊断。肘关节正侧位 X 线片可以明确肘关节侧方脱位及其脱位方向。

(三)治疗

肘关节侧方脱位由于软组织损伤较重出血较多,疼痛严重,整复应在臂丛麻醉下进行。患者仰卧位或者坐位,助手牵拉上臂部,术者一手牵拉前臂部,另手推压关节脱位相对应面的肘关节近端,双手协作,根据脱位方向,做内翻或者外翻移动。肘关节侧方脱位整复后,用石膏或者支具固定 2～3 周后开始肘关节屈伸练习活动。

四、肘关节爆裂型脱位

(一)病因与发病机制

肘关节爆裂型脱位包括肘部肱尺关节脱位,肱桡关节脱位和上尺桡关节脱位。爆裂型脱位临床比较少见,肱骨远端经撕裂的上尺桡关节囊、侧副韧带、前臂骨间膜和环状韧带,插于尺桡骨近端之间。爆裂型脱位软组织损伤严重,关节囊广泛撕裂,韧带完全断裂,根据近端尺桡骨移位方向的不同,通常分为前后爆裂型脱位和内外爆裂型脱位两种类型。

肘关节前后爆裂型脱位是在前臂极度旋前位时,肘关节向后移位,脱出。即尺骨在暴力作用下脱向关节后方时,极度旋前的桡骨小头在暴力作用下使关节囊、韧带、骨间膜撕裂,向肱骨远端前方移位,肱骨远端嵌插于前后移位的近端尺桡骨之间。肘关节内外爆裂型脱位是在前臂处于旋前或者旋后位时，暴力沿前臂向肘关节传导，肱尺关节脱位的同时，环状韧带、尺桡骨骨间膜撕裂，尺桡骨近端被肱骨远端冲击向内外侧方移位，肱骨远端嵌插于内外侧方移位的近端尺桡骨之间。

（二）诊断

肘关节爆裂型脱位是严重的肘关节完全脱位，由于肘部3个关节全部脱位，关节囊、韧带、前臂骨间膜等软组织广泛撕裂伤，关节部肿胀较其他类型肘关节脱位严重，且范围广泛。关节周围明显压痛，肘关节处于微屈曲位，前臂旋转功能受限，肘部固定，不能活动。前后爆裂型脱位关节远端前后方向突起，可触及移位的尺骨鹰嘴和桡骨小头，前臂短缩。内外爆裂型脱位关节远端向内外侧方突起，关节增宽，前臂短缩，旋转受限。由于前臂近端损伤严重，应注意观察前臂张力，有无前臂挤压伤的表现。肘关节正侧位X线片可以明确诊断肘关节爆裂型脱位，以及尺桡骨移位的方向。

（三）治疗

肘关节爆裂型脱位应在上肢麻醉下整复。前后爆裂型脱位在牵引下，逐渐向后旋转前臂，使桡骨小头复位。再于关节半屈位纵向牵拉肘部，向远端推压尺骨鹰嘴并屈肘，使肱尺关节复位。内外爆裂型脱位在关节半屈位下，持续牵引，当肱尺关节脱位牵开并复位后，再由两侧挤压上尺桡关节，使其复位。关节复位后，半屈曲位固定3周。由于前臂软组织损伤严重，肿胀明显，关节复位后外固定不能太紧，并注意及时观察，如果发生前臂挤压伤，应及时减压，避免导致前臂、手的严重缺血性损伤。

（孙明岳）

第十一节 髋关节脱位

[illegible]如脱位时间过长，可能会增加股骨头缺血性坏死和创伤性关节炎的发生。

髋关节脱位，中医学称为“胯骨出”“大腿根出臼”“枢机错努”“臀骱出”等。

一、病因、病理

髋关节脱位一般是由间接暴力导致，直接暴力所致极少见。随着我国交通运输业及建筑业的发展，因车祸、工地高处坠落、塌方等高能量损伤所致的髋关节脱位日益增多，Brand在对髋关节脱位并骨折的病因学研究中发现约80%由机动车车祸所致。由于损伤能量高，对髋关节结构破坏严重，除脱位外关节囊及临近的肌肉等软组织亦有广泛损伤，常伴有髋臼、股骨头骨折，甚至并有同侧股骨颈、股骨干骨折等复合伤。由于损伤严重，其晚期并发症也相对增多。

二、分类

临床上按脱位的方向可分为后脱位、前脱位、中心型脱位。

(一)后脱位

髋关节在屈曲位时股骨头的一部分不在髋臼内，稳定性靠关节囊维持，若同时再有内收则股骨头大部分位于髋臼后上缘，其稳定性甚差。在车祸中患者坐位，膝前方顶撞于硬物上或患者由高处坠落时髋关节处于屈曲位，来自膝前方强大冲击力沿股骨干纵轴传递至股骨头，使股骨头冲破关节囊向后脱出，这样的脱位常伴有髋臼后缘或股骨头骨折，部分患者可同时伴有股骨颈或股骨干骨折；如若患者髋关节在屈曲、内收、内旋位受伤，或暴力纵向传递时存在迫使大腿内收、内旋的分力，这时股骨颈可被髋臼前内缘阻挡，形成一杠杆支点，股骨头更易向后上脱出。这样的脱位伴有髋臼后缘或股骨头骨折，股骨颈或股骨干骨折的概率相对较小。塌方时患者髋关节处于屈曲、内收位，膝关节着地，重物由腰骶部或臀后冲击髋关节，也能迫使股骨头冲破后方关节囊而形成后脱位。髋关节后脱位发生时由于髋关节屈曲的角度不同，股骨头脱出的位置亦有所不同。当屈髋＜90°时股骨头脱出的位置多位于髋臼后上方的髂骨部，形成后上方脱位；当屈髋 90°时股骨头多停留在髋臼后方，称为后方脱位；当屈髋大于 90°时股骨头脱向髋臼后下方，停留在近坐骨结节部，称为髋关节后下方脱位。

股骨头脱出关节囊，造成股骨头圆韧带断裂，后关节囊撕裂，关节囊后上方各营养支发生不同程度的损伤。但前侧髂股韧带和关节囊保持完整，并具有强大拉力，使患肢出现屈髋、内收、内旋畸形。髋关节后脱位约占髋关节脱位的 85%。

髋关节后脱位并发髋臼后缘骨折约占 32.5%，合并股骨头骨折占 7%～21%。坐骨神经可因牵拉或受到股骨头的挤压，骨折块的碾挫而发生牵拉伤、撕裂伤、挤压伤、挫伤，出现下肢麻痹，踝背伸障碍。

(二)前脱位

外界暴力作用使大腿强力外展、外旋，此时股骨大转子顶部与髋臼上缘接触，以此为支点的杠杆使股骨头脱出髋臼，突破关节囊，向前方脱位。少数情况下髋关节在外展外旋位时，大转子后方遭受向前的暴力，造成前脱位。脱位后若股骨头停留在耻骨横支水平，称为耻骨型或高位型，可致股动脉、股静脉受压而出现下肢循环障碍；若股骨头停留在髋臼前方，称为前方脱位；若股骨头停留于闭孔处，称为闭孔脱位。临床上以此型多见。股骨头可压迫闭孔神经而出现股内侧区域性麻痹。前脱位占髋关节脱位的 10%～15%。

(三)中心型脱位

中心型脱位多由传达暴力所致。多因挤压伤致骨盆骨折，折线通过臼底，股骨头连同骨折片一起向骨盆内移位所致。亦可发生于下肢在轻度外展屈曲位时，强大暴力作用于股骨大转子外侧；或髋关节在轻度外展外旋位，高处坠落，足跟着地，暴力沿股骨纵轴传达致股骨头撞击髋臼底，致臼底骨折，当暴力继续作用，股骨头可连同髋臼的骨折片一同向盆腔内移位，形成中心型脱位，有时可伴有盆腔内脏器损伤。

(四)髋关节陈旧脱位

脱位超过 3 周即称为陈旧性脱位。近年来由于诊断水平的提高，这类疾病已明显减少，常见于漏诊或延误治疗的患者。漏诊多见于伴有同侧股骨干骨折，骨折症状掩盖了脱位征象，临床检查欠周详所致；延误治疗多见于并有其他严重复合伤为抢救生命或治疗复合伤而延误治疗时机。

此时髋周肌肉、肌腱挛缩，髋臼为血肿机化形成纤维瘢痕组织填充，关节囊破裂口在股骨颈基底部愈合，股骨头为纤维瘢痕组织包裹粘连而固定于脱出的位置。同时由于长时间的废用，患侧股骨尤其是股骨颈及转子部骨质疏松明显。这些都给手法复位增加了一定的困难。

中医学认为髋关节脱位的病机为骨错筋伤，气滞血瘀，病理性质为实证。早期，由于髋关节骨错筋伤，筋膜断裂，络脉受损，血离经脉，气机凝滞，淤积不散，经络受阻，故髋部疼痛、肿胀、关节活动受限；瘀血泛溢肌肤，则局部皮肤瘀紫；中期，骨位虽正，但筋络尚未修复，瘀血内滞未尽去，故肿痛减轻，瘀斑渐散；后期，瘀血已尽，肿痛消退，虽筋络连续，但尚未坚韧，故关节活动不利，患肢乏力。

三、诊断

（一）病史

有如车祸、高处坠落、塌方、运动伤等明确的外伤史。

（二）临床表现

1.髋关节脱位常见症状

受伤后患侧髋部疼痛、肿胀、功能障碍、畸形，弹性固定。

2.髋关节脱位的体征

（1）后脱位：患髋呈屈曲、内收、内旋、短缩畸形，伤侧膝关节屈曲并靠于健侧大腿中 1/3 处，即“黏膝征”阳性；患者臀部膨隆，股骨大转子上移凸出，在髂前上棘与坐骨结节连线（Nelaton 线）上可扪及股骨头。

（2）前脱位：患髋外展、外旋、轻度屈曲，患侧较健肢增长畸形；患侧膝部不能靠于健侧下肢上，“黏膝征”阴性；患侧大转子区平坦或内陷，在腹股沟或闭孔处可扪及股骨头。

（3）中心型脱位移位：不多者无特殊体位畸形；移位明显者可出现患肢短缩畸形，大转子不易扪及，阔筋膜张力、髂胫束松弛；若髋臼骨折形成血肿，患侧下腹有压痛，肛门指检可在患侧有触痛或扪及包块。

3.陈旧性髋关节脱位

陈旧性髋关节脱位可分为陈旧性后脱位、陈旧性前脱位、陈旧性中心性脱位。由于时间的迁延，局部的瘀肿消退，疼痛常不明显，甚至可扶拐跛行，伤侧肢体肌肉萎缩，但脱位造成的畸形仍存在。

（三）影像学检查

1.X 线检查

X 线检查是诊断髋关节脱位的主要方法，一般情况下髋关节正位、闭孔斜位、髂骨斜位 X 线片，可明确脱位的类型及是否伴有骨折。

（1）髋关节后脱位：股骨头脱出位于髋臼后方，在 Nelaton 线之上，Sheton 线不连续；股骨干内收内旋，大转子突出，小转子消失，内旋越明显，股骨颈越短。若合并髋臼骨折、股骨头骨折或股骨颈骨折，宜加照闭孔斜位及髂骨斜位片。若合并髋臼后缘骨折，骨折片常被脱位的股骨头推向上方，位于股骨头顶上；若并股骨头骨折，多发生于股骨头的前内下部，很少累及负重区，股骨头前下内方骨折块多保留在髋臼内。

（2）髋关节前脱位：股骨呈极度外展、外旋位，小转子突出，股骨头位于髋臼前方多在闭孔内或耻骨横支水平。

(3)髋关节中心型脱位：髋臼臼底骨折，骨折片随股骨头突入盆腔，骨盆正位可显示髋臼及股骨头的改变，闭孔斜位及髂骨斜位可清楚显示髋臼骨折及移位情况。

(4)陈旧性髋关节脱位：X线可显示脱位的方向，伴骨折者可见移位的骨折片；脱位时间长者，髋关节周围可见增大的软组织影，部分患者可有软组织钙化影，股骨上段可有不同程度的骨质疏松。

2.CT检查

在常规X线检查中由于患者摆位时的剧痛等因素，难以达到满意的双斜位投照效果，加之影像的重叠及遮盖等因素的干扰，对创伤后并有骨折者容易漏诊或低估。CT薄层扫描及三维重建可提高髋臼及股骨头骨折检出率，同时这能初步了解关节及周围软组织损伤后的形态变化。能准确地进行髋关节合并骨折的分型，对临床治疗及减少晚期并发症有重要的意义。

3.MRI检查

MRI在了解髋关节脱位并髋臼骨折、股骨头骨折骨片的大小及移位情况不如CT清楚，但在观察髋关节周围软组织损伤、髋臼盂唇撕裂、关节腔内出血的情况较CT敏感。晚期可用来观察是否并有股骨头坏死。

(四)分类分型

1.据股骨头与髋臼的位置关系分型

可分为后脱位、前脱位、中心性脱位。

(1)前脱位：以Nelaton线(髂前上棘与坐骨结节的连线)为标准，位于该线前方者为前脱位。前脱位又可分为前上方脱位(耻骨脱位)、前方脱位(髋臼前方脱位)、前下方脱位(闭孔脱位)。

(2)后脱位：脱位后股骨头位于Nelaton线后方者为后脱位。后脱位又可分为后上脱位(髂骨部脱位)、后方脱位(髋臼后方脱位)、后下方脱位(坐骨结节脱位)。

(3)中心性脱位：股骨头冲破髋臼底或穿入盆腔者为中心性脱位。

2.据合并骨折类型分型

髋关节脱位并骨折分型种类较多，下面介绍临床上常用的分型。

(1)Thomoson-Epstein髋关节后脱位并骨折分型：该分型法缺失髋关节后脱位并股骨颈骨折的分型。

Ⅰ型：髋关节后脱位伴有或不伴有髋臼后缘小骨折片。

Ⅱ型：髋关节后脱位伴有髋臼后缘较大单一骨折片。

Ⅲ型：髋关节后脱位伴有髋臼后缘粉碎骨折。

Ⅳ型：髋关节后脱位伴有髋臼后缘及髋臼顶骨折。

Ⅴ型：髋关节后脱位伴有股骨头骨折。

(2)髋关节前脱位并骨折分型：髋关节前脱位发生概率较小，一旦脱位常易致股骨头骨折。

凹陷型髋关节前脱位并股骨头负重区压缩性凹陷骨折。

经软骨骨折型髋关节前脱位并股骨头负重区骨软骨骨折或关节软骨缺损。

(3)髋关节中心性脱位分型。

Ⅰ型：髋臼底部横形或纵形骨折，股骨头无移位。此型损伤轻，较多见。

Ⅱ型：髋臼底部骨折，股骨头呈半脱位进入盆腔。此型损伤较重，亦较多见。

Ⅲ型：髋臼底部粉碎骨折，股骨头完全脱位于盆腔，并嵌入于髋臼底部骨折间。此型损伤严重，较少见。

Ⅳ型：髋臼底骨折并有髋臼缘骨折或同侧髂骨纵形劈裂骨折，骨折线达臼顶，股骨头完全脱位于盆腔。此型损伤严重，很少见。

3.据脱位时间长短分类

新鲜性髋关节脱位时间在3周以内，陈旧性髋关节脱位时间超过3周。

（五）常见并发症

1.骨折

髋关节脱位可并有髋臼骨折、股骨头骨折，少数情况下可出现同侧股骨颈骨折或股骨干骨折。

2.坐骨神经损伤

髋关节后脱位并髋臼后上缘骨折者或未能及时复位者，易致坐骨神经损伤，多表现为不完全损伤，以腓总神经损伤表现为主，出现足下垂，足趾背伸无力，足背外侧感觉障碍等体征。

3.闭孔神经损伤

前脱位的股骨头亦可压迫闭孔神经，致闭孔神经支配区域麻木。

4.静脉损伤

髋关节前脱位的股骨头可直接压迫或部分挫伤股静脉导致患侧肢体深静脉栓塞，表现为患肢肿胀、疼痛，凹陷性水肿由足踝逐渐发展至近端，腓肠肌压痛明显。

5.股动脉损伤

下肢血液循环障碍，可见患肢大腿以下苍白、发绀、发凉，足背动脉及胫后动脉搏动减弱或消失。

6.内脏损伤

髋关节中心型脱位，髋臼骨碎片可随移位的股骨头进入盆腔，刺伤膀胱或直肠，常首先表现为腹膜刺激征，若同时伴有血尿、尿外渗体征，应考虑膀胱破裂。

7.创伤性关节炎

髋关节脱位并骨折常致髋关节面严重损伤，或关节内游离骨块，晚期易引起髋关节创伤性关节炎。临床上出现髋部疼痛不适，骨性关节面模糊、中断、消失及硬化，关节间隙变窄或见关节内游离体。

8.股骨头坏死

髋关节脱位常引起圆韧带撕脱，关节囊广泛撕裂，上、下干骺端动脉遭受不同程度的损伤，致股骨头坏死。临床上出现髋痛，股骨头内死骨形成，股骨头塌陷变形。

9.髋关节周围骨化性肌炎

其多见于髋部创伤严重，髋关节脱位并骨盆、髋臼骨折及股骨上段骨折者。轻者髋关节活动时有响声，重者髋关节活动障碍。

10.下肢深静脉血栓及肺栓塞

髋部脱位并骨折患者由于局部肿胀，下肢活动受限，静脉血流多处于缓慢状态，易引起深部静脉血栓。尤其是髋关节前脱位，股骨头可压迫或挫伤股静脉，更易引起下肢静脉血栓。静脉血栓形成后最常见也最危险的并发症是肺栓塞。

四、治疗

（一）治疗原则

新鲜脱位应及早复位，一般不应超过24小时，以手法闭合复位为主，复位后需充分固定。合并股骨干骨折者，先整复脱位，再整复骨折；对难复性髋关节脱位或脱位并髋臼、股骨头、股骨颈骨折，应早期手术切开复位内固定。警惕严重并发症。

（二）治疗方法

1.闭合复位

（1）应在全麻、腰麻或硬外麻下进行，据不同的脱位类型选择不同的手法进行复位，或行牵引复位。

（2）后脱位。①屈髋拔伸法（Allis 法）：患者仰卧位，助手固定骨盆，使患肢屈髋屈膝，术者面向患者弯腰站立，跨骑于患肢上，用双前臂、肘窝扣在患肢腘窝部，沿股骨轴线方向提拉并外旋患肢，使股骨头滑入髋臼。②回旋法（Bigelow 法）：患者仰卧，助手固定骨盆，术者一手握住患肢踝部，另一手以肘窝提拉其腘窝部，在向上提拉基础上，将患髋依次做内收-内旋-极度屈曲，然后外展-外旋并伸直，复位过程中若感到或听到弹响，患肢伸直后畸形消失，即已复位。③拔伸足蹬法：患者仰卧，术者双手握患肢踝部，用一足外缘蹬于坐骨结节及腹股沟内侧，手拉足蹬，身体后仰，协同用力，并将患肢旋转，即可复位。④俯卧下垂法（Stimson 法）：令患者俯卧于检查台上，患髋及下肢悬空，屈髋屈膝 90°，助手固定骨盆，术者用一手握住患者足踝部，保持屈膝 90°，然后术者亦屈膝 90°，将患者小腿置于自己膝上，另一手沿股骨干长轴向下压小腿近端，即可复位。⑤后脱位并同侧股骨干骨折者整复脱位法：患者侧卧位，健肢在下，一助手握住患肢踝部顺势牵引，一助手以宽布带绕患肢大腿根部向外上方牵引，术者站于患者身后，以手掌向前、远侧推股骨大转子，直至股骨头移至髋臼水平，在保持牵引情况下，第三助手用手提拉膝关节，使髋关节屈曲 90°，同时术者以手掌推股骨头向前即可复位。

（3）前脱位。①屈髋拔伸法（Allis 法）：患者仰卧，一助手固定骨盆，另一助手握住小腿近端，保持屈膝，顺原畸形方向，向外下方牵引，并内旋，术者用双手环抱大腿根部，向后外方挤压，同时助手在持续牵引下内收患肢，使股骨头回纳入髋臼。②反回旋法（Bigelow 法）：操作步骤与后脱位相反，先将髋关节外展、外旋，极度屈曲，然后内收-内旋-伸直患肢。③俯卧下垂法（Stimson 法）：令患者俯卧于检查台上，患肢下垂，助手固定骨盆，屈髋屈膝 90°，术者用一手握住患者小腿持续向下牵引，同时旋转患肢即可复位。④侧牵复位法：患者仰卧，一助手以双手固定骨盆；另一助手用一宽布带绕过大腿根部内侧，向外上方牵拉；术者双手分别扶持患膝及踝部，连续屈患髋，在伸屈过程中，可慢慢内收内旋患肢，常可听到或感到股骨头纳入髋臼的弹响，畸形消失，即可复位。⑤前脱位合并同侧股骨干骨折整复法：患者仰卧，一助手固定骨盆，另一助手握膝部，顺畸形方向牵引，在维持牵引下，第三助手以宽布带绕大腿根部向外上牵引，术者站于健侧，以手将股骨头近端向内扳拉，同时令握膝牵拉的助手内收患肢，即可复位。

（4）中心型脱位。①拔伸扳拉法：对轻度移位者可用此法进行复位。患者仰卧位，一助手固定骨盆，另一助手握患肢踝部，使足中立，髋外展约 30°，在此位置下拔伸旋转；术者以双手交叉抱住股骨上端向外扳拉，至大转子处重新高起表明股骨头已从骨盆内拔出，然后行胫骨结节骨牵引，维持 6～8 周，重量为6～10 kg。②牵引复位法：适用于各类型脱位患者。对移位不明显者，行胫骨结节或股骨髁上骨牵引，牵引重量 3～4 kg，2～3 周后逐步减少牵引重量，4～5 周可去掉牵引。对移位明显髋臼底骨折严重者，应行股骨髁上牵引，牵引重量为 10～12 kg，同时在大转子部另打一前后克氏针向外牵引，牵引重量为3～4 kg，一般 3 日内可将股骨头牵引复位。复位后可去除侧向牵引，纵向牵引重量减至 4～6 kg，维持骨牵引8～10 周。

（5）陈旧性髋关节脱位：陈旧性脱位手法复位需严格掌握适应证，做好复位前工作。①适应证：身体条件好，能耐受麻醉及整复时刺激；外伤脱位后，时间在2～3个月以内；肌肉韧带挛缩较轻，关节轮廓尚清晰；关节被动活动时，股骨头尚可活动；X线示骨质疏松及脱钙不明显，不合并头、臼及其他骨折，关节周围钙化或增生不严重。②术前牵引：术前先用大重量骨骼牵引，通常选用股骨髁上牵引，牵引重量7～12 kg，抬高床尾，以加大对抗牵引力。待股骨头牵至髋臼平面，方可考虑手法复位。③松解粘连：在充分麻醉，筋肉松弛情况下进行，一助手固定骨盆，术者持患肢膝及踝部，顺其畸形姿势，做髋关节屈、伸、收、展、内旋、外旋等运动，范围由小到大，力量由轻到重，将股骨头从粘连中松解出来。④手法复位：当粘连松解充分后可按新鲜脱位整复方法进行复位。若复位后髋不能伸直，或伸直后股骨头又脱出，可能因为髋臼为瘢痕组织填充，可反复屈伸、收展、内外旋，并可令一助手在大转子部同时挤压，使股骨头推挤研磨髋臼内充填的瘢痕组织，而完全进入髋臼。

2.固定

髋关节脱位复位后，但由于部位特殊，难以通过夹板及石膏获得有效的固定作用。常需结合骨牵引或皮肤牵引固定，患肢两侧置沙袋防内、外旋。

髋关节后脱位：维持髋关节轻度外展皮肤牵引3～4周，避免行髋关节屈曲、内收、内旋活动。合并髋臼后缘骨折者，采用胫骨结节或股骨髁上牵引，牵引重量6～12 kg，定期复查X线片，调整骨牵引重量，复位后应维持骨牵引8～12周。

髋关节前脱位：维持髋关节内旋、内收、伸直位皮肤牵引3～4周，避免外展、外旋活动。

髋关节中心型脱位：中立位牵引6～8周，待髋臼骨折愈合后方能拆除牵引。

（孙明岳）

第十二节　膝关节脱位

膝关节为屈戌关节，由股骨下端及胫骨上端构成，二骨之间有半月状软骨衬垫，向外约15°外翻角。膝关节的主要功能为负重和屈伸运动，在屈曲位时，有轻度的[illegible]外旋及内收外展活动。膝关节的稳定主要依靠周围的韧带维持，内侧副韧带和股四头肌对稳定膝关节有重要作用。膝关节因其结构复杂坚固，关节接触面较宽，因此在一般外力下很少发生脱位，其发生率仅占全身关节脱位的0.[illegible]%。如遇强大的外力造成脱位时，则必然会有韧带损伤，而且可合并骨折，乃至神经、血管损伤。合并腘动脉损伤时，如诊治不当，则有导致下肢截肢的危险。根据其脱位的方向，可分为膝关节前脱位、膝关节后脱位、膝关节内脱位、膝关节外脱位。

一、膝关节前脱位

（一）病因与发病机制

暴力来自前方，直接作用于股骨下段，使膝关节过伸，股骨髁的关节面沿胫骨平台向后急骤旋转移位，突破后侧关节囊，而使胫骨脱位于前方，形成膝关节前脱位。

（二）诊断

膝关节肿胀严重，疼痛，功能障碍，前后径增大，髌骨下陷，膝关节处微屈曲位，畸形，弹性固定，触摸髌骨处空虚，腘窝部丰满，并可触及股骨髁突起于后侧，髌腱两侧可触及向前移位的胫骨平台前缘。X 线检查:侧位片见胫骨脱位于股骨前方(图 10-28)。

依据外伤史、典型临床表现,结合 X 线检查,可以确诊。要了解是否合并有撕脱性骨折,检查远端动脉搏动情况,以判断腘窝血管是否受伤,同时需要检查足踝运动和感觉情况,判断是否合并神经损伤。

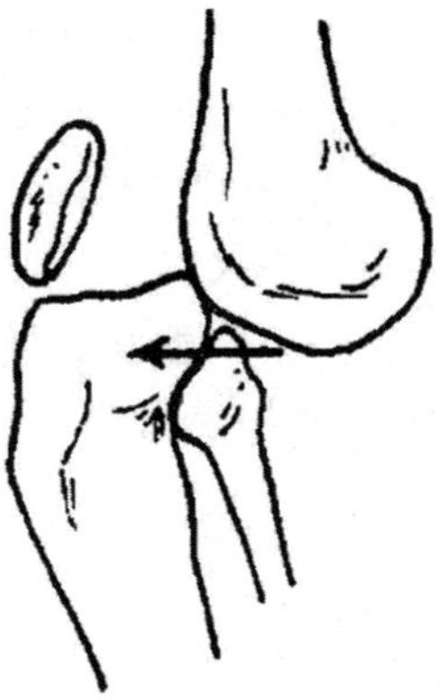

图 10-28　前脱位

(三)治疗

1.手法复位外固定

一般采用手法整复外固定。方法是:患者仰卧。一助手环抱大腿上段,一助手牵足踝上下牵引。术者站患侧,一手托股骨下段向上,即可复位(图 10-29)或术者两手四指托腘窝向前,两拇指按胫骨向后亦可复位。当脱位整复后,助手放松牵引,术者一手持膝,一手持足,将膝关节屈曲,再伸直至 15°左右,然后从膝关节前方两侧,仔细检查关节是否完全吻合,检查胫前、后动脉搏动情况,检查足踝运动和感觉情况等。

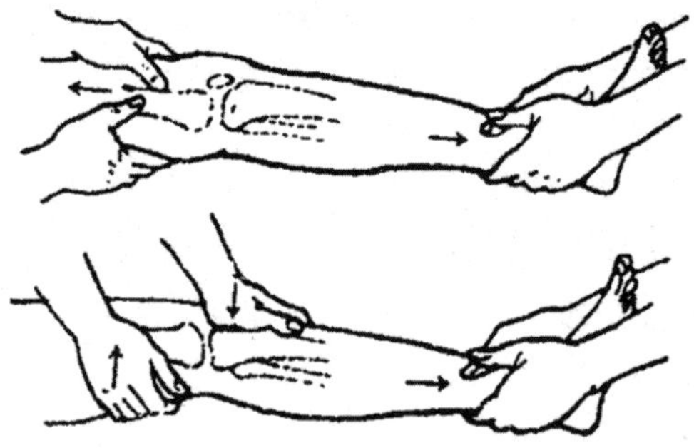

图 10-29　膝关节前脱位复位法

复位后,用长直角板或石膏托将患膝固定于 10°～20°左右伸展位中立,股骨远端后侧加垫,3 周后开始做膝关节主动屈曲,股四头肌自主收缩锻炼,4 周后解除外固定,可下床活动。

2.药物治疗

初期内服活血化瘀、通络消肿中药,药用接骨七厘片、筋骨痛消丸或活血疏肝汤加川木瓜、川牛膝;继服通经活络舒筋中药,方用丹栀逍遥散加独活、续断、木瓜、牛膝、丝瓜络、桑寄生。若有神经损伤症状如全虫、白芷。后期内服仙灵骨葆胶囊或补肾壮筋汤加续断、五加皮,以强壮筋骨。神经损伤后期宜益气通络、祛风壮筋,方用黄芪桂枝五物汤加续断、五加皮、桑寄生、牛膝、全虫、僵蚕、制马前子等。

二、膝关节后脱位

(一)病因与发病机制

膝关节后脱位多是直接暴力从前方而来，作用于胫骨上端，使膝关节过伸，胫骨平台向后脱出，形成膝关节后脱位。

(二)诊断

1.临床表现

膝关节肿胀严重，疼痛剧烈，功能障碍。膝关节前后径增大，似过伸位，胫骨上端下陷，皮肤有皱褶，畸形明显，呈弹性固定，触摸髌骨下空虚，腘窝处可触及胫骨平台向后突起，髌腱两侧能触到向前突起的股骨髁。X 线检查:侧位片可见胫骨脱于股骨后方(图 10-30)。

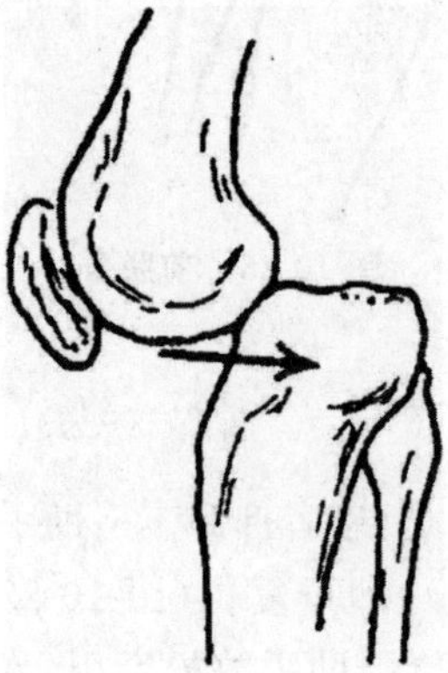

图 10-30　后脱位

2.诊断依据

依据外伤史，典型症状，畸形，一般即可确定诊断。但需做 X 线检查，诊查是否合并撕脱性骨折。另外要检查胫前、后动脉搏动情况，判断腘窝血管是否受伤。检查足趾的主动运动和感觉情况，判断神经是否损伤。

(三)治疗

可采用手法整复外固定，方法是：患者仰卧，一助手牵大腿部，一助手牵足跟部，上下牵引，术者站于患侧，一手托胫骨上端向前，一手按股骨下端向后，即可复位(图 10-31)。

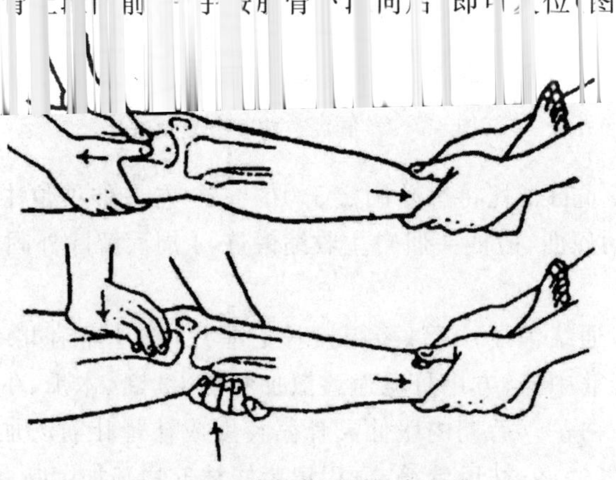

图 10-31　膝关节后脱位复位法

复位后，用长直角夹板或石膏托固定。在胫骨上面后侧加垫，将膝关节固定在15°左右的伸展中立位。3周后开始做屈伸主动锻炼活动和股四头肌自主收缩活动。4周后解除固定，下床锻炼。本病固定应特别注意慢性继发性半脱位，因患者不自觉抬腿，股骨必然向前，加上胫骨的重力下垂，常常形成胫骨平台向后继发性脱位。必要时可改用膝关节屈曲位固定。3周后开始膝关节伸展锻炼。

对合并有血管、神经损伤及骨折的患者，处理同膝关节前脱位。

三、膝关节侧方脱位

（一）病因与发病机制

直接暴力作用于膝关节侧方，或间接暴力传导至膝关节，致使膝关节过度外翻或内翻，造成膝关节侧方脱位。单纯侧方脱位少见，多合并对侧胫骨平台骨折，骨折近端和股骨的关系基本正常。

（二）诊断

膝关节侧方脱位因筋伤严重，肿胀甚剧，局部发绀、有瘀斑，功能丧失，压痛明显，有明显的侧方异常活动。在膝关节侧方能触到脱出的胫骨平台侧缘。若有神经损伤，常见足踝不能主动背伸，小腿下段外侧皮肤麻木。

依据明显的外伤史，典型的症状和畸形，即可确诊。结合X线检查，能明确脱位情况，以及是否合并骨折（图10-32）。应注意神经损伤与否。

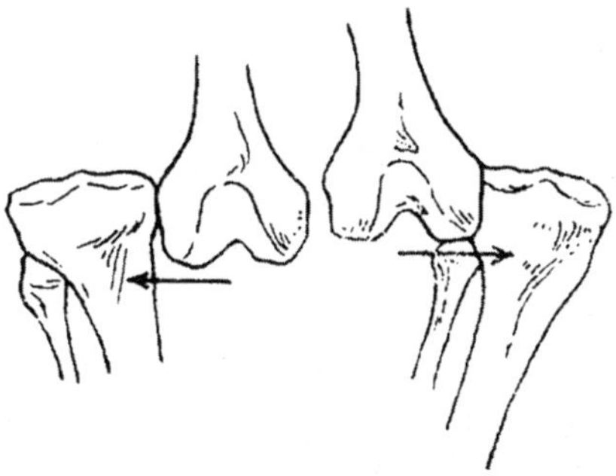

图10-32　膝关节侧方移位

（三）治疗

1.手法整复外固定

常采用手法整复外固定。方法是：患者仰卧位，一助手固定股骨，一助手牵引足踝。若膝关节外脱位，术者一手扳股骨下端向外，并使膝关节呈内翻位，即可复位（图10-33）。

复位后，用长直角夹板或石膏托将肢体固定在伸展中立位，膝关节稍屈曲，脱出的部位和上下端相应的位置加棉垫，形成三点加压，将膝关节置于与外力相反的内翻与外翻位，即内侧脱位固定在内翻位，外侧脱位固定在外翻位。一般固定4～6周，解除夹板，开始功能锻炼。

2.药物治疗

同膝关节前脱位。

3.功能锻炼

膝关节脱位复位后，应将膝关节固定于屈曲15°～30°位，减少对神经、血管的牵拉。密切观察血管情况，触摸胫后动脉和足背动脉。足部虽温暖但无脉，则标志着血供不足。术后在40°～

70°范围内的持续被动活动对伤后早期恢复活动是有帮助的，但应注意防止过度运动在后期遗留一定程度的关节不稳。股四头肌的训练对膝关节动力性稳定起着重大作用。固定后，即指导患者做股四头肌收缩锻炼。肿胀消减后，做带固定仰卧抬腿锻炼。4～8周解除外固定后，先开始做膝关节的自主屈曲，然后下床活动锻炼，按膝关节功能疗法处理。

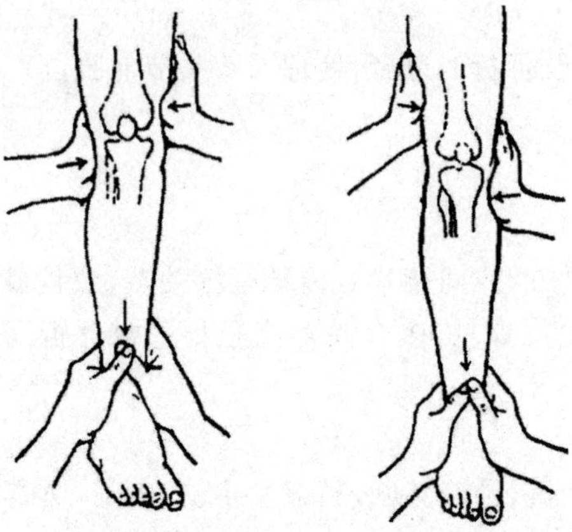

A. 外侧脱位复位法　　B. 内侧脱位复位法

图 10-33　手法整复复位

（孙明岳）

第十一章

整形外科

第一节 皮片移植

一、皮片的分类

(一)按皮片的厚度分类

国内根据习惯一般将皮片按厚度分为刃厚皮片、中厚皮片、全厚皮片和含真皮下血管网皮片四种。国外习惯将皮片按切取的厚度分为断层皮片、全厚皮片和真皮下血管网皮片。

断层皮片又分为薄、中、厚3种。

1.刃厚皮片

刃厚皮片平均厚度0.3 mm左右,包含表皮及少量真皮乳突层。相当于薄断层皮片。

2.中厚皮片

中厚皮片平均厚度为0.3～0.6 mm,根据所含真皮层的厚度,又可分为薄中厚皮片和厚中厚皮片(相当于中断层及厚断层皮片),前者约包含真皮1/3厚度,后者包含真皮厚度的3/4左右。

3.全厚皮片

全厚皮片包含表皮和真皮全层,但不包括皮下组织。全厚皮片的厚度因人、因部位而异。

4.真皮下血管网皮片

真皮下血管网皮片除包含表皮和真皮外,还包括真皮下血管网以及少许皮下脂肪组织,简称血管网皮片。

(二)按皮片的形状分类

1.网状皮片

网状皮片又称筛状皮片,在大张皮片上用刀片戳出交错相间的小切口,然后将皮片拉开移植。也可将大张断层皮片,用特制的切割装置一扎皮机压扎后,在皮片上切成一定长度和间距的小切口,将皮片展开后移植,因形如网状而得名,主要用于皮源不足时增加植皮面积和引流。

2.点状皮片

点状皮片是将切取的皮片切成5 mm直径左右的小皮片移植于创面,皮片之间的间距比较大,皮片成活后向周围生长最后相互融合而覆盖创面。主要用于大面积烧伤创面覆盖,缺点是愈合后瘢痕增生明显，后遗畸形严重。

3.邮票皮片

邮票皮片将取下的皮片切割成邮票大小的皮片移植，大小一般为 2 cm×2 cm。

4.微粒皮片

微粒皮片将切取的皮片切割成微粒后移植，一般大小不越过 1 mm。

二、各类皮片的特点

(一)刃厚皮片

刃厚皮片中仅含少许真皮乳头层，皮片薄，易成活，由于血运建立快，抗感染能力强，可以在肉芽创面上生长。皮片容易切取，供皮区一般 7～10 天可以自行愈合，愈合之后无瘢痕增生，但可以有轻度色素性改变。供皮区可以重复取皮。头皮由于比较厚，毛囊密集，取皮后愈合快，通常 5～7 天即可愈合，可以多次重复取皮，最多可达数十次，因此是最常用的刃厚皮片供区。刃厚皮片的缺点是缺乏弹性，移植后易挛缩，不耐摩擦，色泽深暗，外观不佳。

(二)中厚皮片

中厚皮片含有一定量的真皮，移植后挛缩轻，能够承受一定的摩擦，色素沉着比刃厚皮片轻，抗感染能力介于刃厚皮片和全厚皮片之间。供皮区能借皮肤附件的上皮生长而自行愈合，但供皮区愈合之后容易出现瘢痕增生。

(三)全厚皮片

全厚皮片由于包含真皮全层，移植成活后质量高，色泽和弹性好，耐摩擦，挛缩轻，但抗感染能力弱，一般避免用于感染创面。移植后血运建立慢，血运较差的部位不容易成活。供皮区不能自行愈合，取皮面积小时，供皮区可以直接拉拢缝合，如果面积大，需要从其他部位取断层皮片移植。故供皮区受到限制。

(四)真皮下血管网皮片

[illegible]

[illegible]

[illegible]	刃厚皮片	中厚皮片	全厚皮片	真皮下血管网皮片
包含组织	表皮、真皮乳头层	表皮、部分真皮	皮肤全层	含 2～3 mm 厚皮下脂肪
厚度	0.3 mm	0.3～0.6 mm	因部位而异	层及真皮下血管网
生长所需条件	低	一般	高	高
在感染创面生长	易	稍差	难	不宜使用
供皮区	不受限，可重复取	不受限	受限	受限
供皮区愈合	7～10 天自愈	2～3 周自愈	缝合或植皮	同全厚皮片
皮片挛缩	重	中等	轻	很少
术后色素沉着	重	中等	好	好
适应证	烧伤和感染创面	普通创面	面部和功能部位	同全厚皮片

三、皮片移植后的血运重建和愈合过程

(一)植皮后血运重建

皮肤的耐缺血能力比较强，离体后可以耐受一定期限的缺血而不丧失活力，当皮片移植到有血运的创面后，早期靠创面渗出的血清维持营养，此阶段大约持续48小时。植皮后6～12小时受区创面向皮片生长血管芽，24小时长入皮片，48小时达到真皮与表皮的结合处初步形成新生的毛细血管，48小时后皮片内原有的血管断端可以与创面的血管断端建立吻接，新生的血管开始输送血液到皮片，但是血液循环呈摆动或呆滞的缓慢移动。植皮后4～5天，血管化已较充分，出现活跃的血液流动。术后8～10天皮片已经有比较稳定的血液供应。植皮后12天，皮片内毛细血管密度恢复正常。真皮下血管网皮片移植后，由于真皮下血管网比较密集，从而增加了血管相互吻接的机会，但是由于皮片较厚，血管长入的速度较普通皮片慢。

(二)植皮创面的愈合过程

植皮后，首先由创面渗出的纤维蛋白将皮片真皮面粘接于创面上。植皮后5～24小时，皮片与受区创面间有中性白细胞浸润，以后则被巨噬细胞、单核细胞和淋巴细胞所替代。随着毛细血管芽从创面基底伸向皮片，成纤维细胞分裂繁殖并合成细胞外基质，10天以后皮片与创面之间由成纤维细胞形成的一层纤维结缔组织紧密连接而愈合。如果是微粒植皮、点状植皮、邮票状植皮和网状植皮，在皮片与创面愈合的同时，皮片边缘的表皮细胞不断分裂繁殖向周围爬行，直至与相邻的皮片接触后发生接触抑制后才停止生长。

四、游离皮片移植术

(一)刃厚皮片移植术

1.适应证

(1)烧伤患者早期切、削痂后非功能部位的大片创面。

(2)烧伤患者脱痂后的非功能部位大面积肉芽创面。

(3)大面积皮肤撕脱伤后皮肤缺损或皮肤坏死后遗留的肉芽创面。

(4)大范围的体表肿瘤切除后创面。

(5)坏死性筋膜炎等感染造成的大面积肉芽创面。

(6)慢性溃疡和凿除骨皮质的骨面等血运比较差的创面。

(7)大面积全厚皮或中厚皮切取之后供区创面的覆盖。

(8)口腔、鼻腔、眼窝、阴道等黏膜缺损的修补。

(9)整形外科手术中需要短期覆盖的创面如皮瓣蒂部创面。

2.禁忌证

(1)全身情况差，严重营养不良，严重贫血和低蛋白血症的患者。

(2)无血运的创面，如骨面和肌腱外露的创面。

(3)感染严重的创面。特别是溶血性链球菌感染未控制前。

(4)手掌、足跖功能部位或颜面部少用、慎用或不用。

3.术前准备

(1)全身准备，全身情况差，严重营养不良，有严重贫血和低蛋白血症的患者需要首先输血，加强全身支持治疗，改善全身状况后再植皮。对大面积烧伤和皮肤撕脱伤的患者应该在生命体

征和全身情况相对稳定的情况下植皮。

(2)植皮区创面准备：无菌创面或新鲜创面只要病变组织切除干净、止血彻底，即可植皮。因此，按照一般外科手术准备即可。肉芽创面的术前准备至关重要，适合皮片生长的健康肉芽创面的标准是：颜色鲜红、质地致密、水肿轻、易出血，无过度增生，分泌物少，创面周围无急性炎症。准备适合植皮的肉芽创面的措施：①及早彻底清除创面的坏死腐烂组织。②清洁和消毒处理创面周围的正常皮肤。③清洗、浸浴和湿敷创面，术前2～3天，每天湿敷创面2或3次。将纱布用生理盐水或含有抗生素或其他抑制细菌生长的药物浸湿后拧干，内层平铺一层敷料，外用多层湿敷料散乱的置于创面之上后加压包扎，通过敷料的虹吸作用，可以将创面上的分泌物吸除，使创面清洁，减少肉芽组织中的细菌含量，有利于移植后皮片成活。④术前对创面分泌物进行细菌培养和药敏试验，以便指导术前和术后用药。

(3)供皮区的准备：术前剃去供皮区的毛发，如果是头皮供皮，最好于术前晚剃头，过早剃头可以导致术中头发太长而影响取皮效果和取皮后皮片上毛发的去除。避免用刺激性强的消毒剂消毒供皮区。供皮区必须无感染灶。

4.麻醉与体位

麻醉可以酌情选用局麻、静脉复合麻醉或全身麻醉。不论采用何种麻醉，为了利于取皮时操作，获得较大面积的皮片和减少供皮区出血，切取较大面积的刃厚皮片时均应采取肿胀技术，即在供皮区注射大量含1：20万浓度的肾上腺素、低浓度局麻药或生理盐水，使局部肿胀。

手术体位的选择根据供皮区和植皮区部位而定，最好既利于取皮，又便于植皮，对少数患者如果植皮和取皮部位体位安置有矛盾，可以先采用一定体位取皮，取完皮包扎供皮区之后，变换体位再消毒植皮区。

5.手术步骤

(1)刃厚皮片的切取(图11-1，图11-2)，一般选用徒手取皮刀(又称滚轴取皮刀)取皮，也可以用电动取皮机或鼓式切皮机取皮。如果切取的皮片小，也可采用剃刀或手术刀片取皮。滚轴取[illegible]持角度和切削压力的稳定一致，以便取得厚薄均匀边缘整齐的整张皮片。同时，密切观察皮片厚度，如果透过皮片可以看到刀刃在皮片下移动，则皮片较薄，属刃厚皮片，否则表示皮片切取过深。切取的过程中可以通过调整刀片与皮面的角度和用刀的力度调整皮片的厚度。切取预定面积的皮片之后，将刀片与皮面的角度调整小，即可切断皮片。

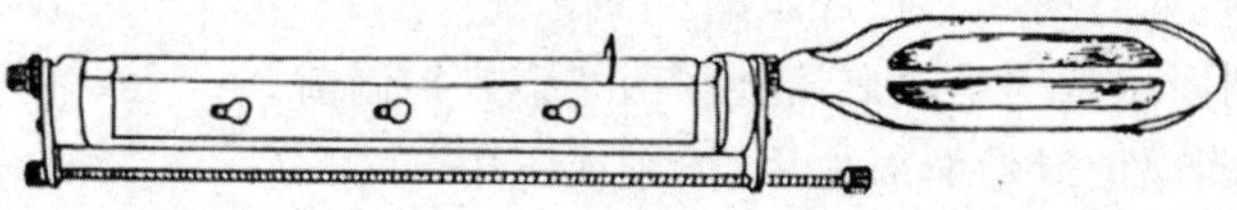

图11-1 滚油式徒手取皮刀

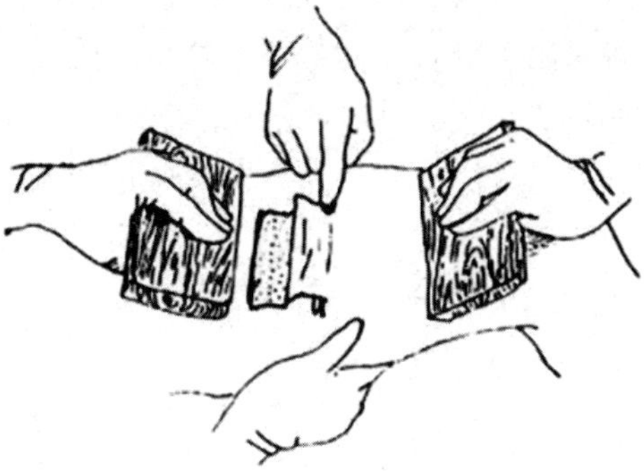

图 11-2 刃厚皮片的切取

头皮是最常用的刃厚皮片供区，切取之后一般不留痕迹，也不影响头发生长，且供皮区愈合快，能够重复多次取皮。切取头皮时刀切入的方向最好与毛发方向平行同向，尽可能不反毛发方向切取。头发切取时需注意不可切入太深，否则会破坏毛囊，影响毛发生长，造成秃发，特别在小儿取头皮时更应注意，因为小儿头皮薄，容易切皮太深。在切取头皮时，为了减少出血，可以使用橡皮止血带。

(2)受皮区的准备：新鲜的无菌创面，应彻底止血，大的出血点应结扎止血，钳夹组织要尽可能少，采用双手打结的方法，防止撕脱组织。可以采用电凝止血，最好采用微型电凝器和双极电凝头，以减轻对组织的损伤，渗血可以采用温盐水纱布压迫止血，必要时也可以采用热盐水纱布压迫止血，但注意温度不可太高，以防烫伤组织。对肉芽创面，术中先用 0.1%苯扎溴铵和生理盐水冲洗，然后用手术刀背或刀柄刮除水肿疏松的肉芽组织直至基底纤维板，甚至可以将纤维板一并切除彻底止血后再次反复冲洗创面后植皮。

(3)刃厚皮片的移植。①筛状植皮：如果皮源充足，在非重要的功能部位的创面可以采用整张刃厚皮片打孔移植(图 11-3)，既增加供皮区面积，又利于创面引流。皮片与创面交界处可以采用间断缝合或连续毯边缝合，皮片之间可以采用普通连续缝合法。皮片太薄者，也可以直接将皮片贴覆于创面上，周边不缝合。缝合完毕之后，冲洗皮片下积血，局部可以应用刺激性比较小并不影响皮片生长的抗生素。包扎时如果为感染创面，内层用网眼不粘纱布，如果为无菌创面，可以用凡士林纱布，在内层纱布之外堆放散乱的湿盐水纱布，再覆盖一定厚度的干纱布后加压包扎。对创面止血比较彻底，术后出血可能性比较小的创面，可以在皮片表面涂抗生素软膏暴露植皮或覆盖单层油纱布半暴露植皮，其成活一般也不受影响。感染性创面植皮后 3 天左右首次更换敷料，无菌创面术后 6 天左右首次更换敷料。②邮票状植皮(图 11-4)：对于皮源比较紧张，或小的不规则创面可以采用邮票状植皮，皮片用剪刀或刀片切割成普通邮票大小移植，皮片间距 0.5 cm左右，皮片直接贴覆于创面即可，不需要缝合，其他操作同整张筛状植皮。需要注意的是，由于邮票状植皮后局部瘢痕增生明显，外观不佳，能用整张大片植皮的，不用邮票状植皮，近年来这种植皮方法应用也明显减少。③点状植皮：植皮的方法与邮票状植皮基本相似，切取的皮片切割成 0.3～0.5 cm 的小皮片移植，皮片间距不超过 1 cm。可以单纯行点状植皮，也可以移植点状自体皮之后在表面覆盖大张异体皮，或用大张打孔异体皮移植之后，用点状自体皮相间移植，也可以与异体条状皮相间移植。皮片移植的方法与邮票状皮片移植基本相同。④微粒植皮：取自体刃厚皮片，将其剪碎成 1 mm 以内的微粒，通过水面漂浮，使微粒皮片均匀分散黏附在绸布上，其表皮面向外，肉面与绸布接触，然后将黏有皮片的绸布覆盖在异体皮的真皮面上，揭去绸布，微粒皮片即可黏附在异体皮上，将黏附有微粒皮的异体皮移植到受区。采用微粒植皮，皮片的扩展率可达 1∶18，大大节省了自体皮源。

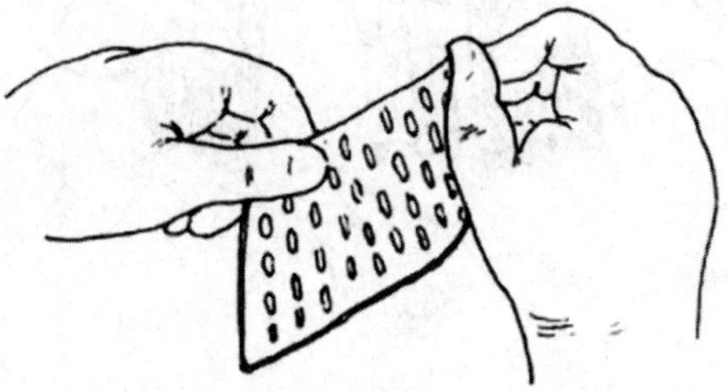

图 11-3　整张打孔皮片

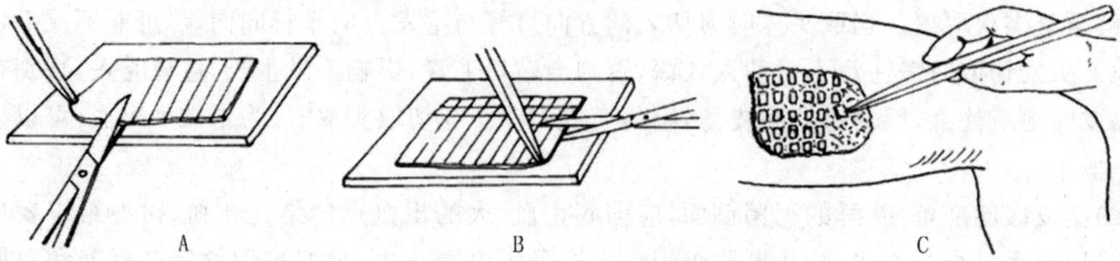

图 11-4　邮票状皮片移植

6.并发症

皮片坏死是植皮最常见的并发症。血肿是影响皮片成活的最常见的影响因素和并发症，其他影响皮片成活的因素包括感染、皮片移位、包扎固定不当，及创基营养不良。

（二）中厚皮片移植术

[illegible]

率不及薄皮片，但收缩较少。一般成人选用的厚度为 0.30～0.45 mm（12‰～18‰），小儿为 0.3 mm（12‰时）。取皮前可根据取皮机上厚度刻度进行调整。

大张皮片的优点是移植后较美观，瘢痕较少，尤其是较厚皮片术后收缩较少，有利于功能恢复。缺点是费皮源较多，尤其是较厚的皮片，供皮区多不能再重复切取皮片，移植后的成活率不及小皮片，特别在有感染或有潜在感染的创面。

1.适应证

（1）面颈、手足背、四肢关节瘢痕挛缩的整复。

（2）体表肿瘤切除后创面的修复。

（3）创伤所致大范围皮肤缺损。

（4）Ⅲ度烧伤早期切痂创面。

(5)功能及外观部位的健康肉芽创面。

2.禁忌证

(1)深部组织如骨面、肌腱关节外露的创面。

(2)全身及局部有感染病灶者。

3.术前准备

中厚皮片移植多用于功能及外观部位的整复,要求皮片尽可能全部成活,术前准备尤应充分和严格。

(1)在施行瘢痕或体表肿瘤切除后,成人植皮 200 cm^2(小儿 100 cm^2)以上者,应做好输血准备。

(2)烧伤或创伤后引起的贫血、低蛋白血症、水与电解质紊乱等,术前应予纠正。

(3)术前向患者讲明手术的目的意义、预期效果和可能发生的问题,消除患者疑虑,做好心理准备。

(4)无菌创面植皮,术前应洗澡、剃毛、仔细清除凹凸不平的瘢痕区污垢。肉芽创面准备同刃厚植皮术。

(5)供皮区宜选择与受皮区色泽、质地相似和较隐蔽的部位,术前 1 天做好皮肤准备。

4.麻醉与体位

成年人多采用硬脊膜外腔阻滞麻醉,小面积植皮用局部浸润麻醉。儿童采用全身麻醉。面颈部大范围植皮行全身麻醉时,需气管插管,以防意外。手术体位应兼顾植皮区与供皮区的显露而采取相应的体位。

5.手术步骤

(1)皮片的切取:供皮区宜选择在较宽敞和较隐蔽的部位,如大腿、胸腹、腰背部等。

1)徒手取皮法:操作方法同刃厚取皮,但切取厚度比刃厚皮片稍厚,一般在 0.5 mm 左右。此法取皮厚薄不易均匀,边缘不易整齐,只适于小面积创面的修复(图 11-5)。

2)鼓式取皮机取皮法:采用切皮机取皮,能切取大张理想厚度、边缘整齐的皮片,使植皮后的外观和功能大为改善。目前应用的取皮机有手动式、电动式等,以鼓式手动切皮机最为常用。鼓式切皮机主要由鼓面、转动轴、刀架三部分组成,在轴的近端右侧附有圆形刻度盘,可调节切皮的厚度(图 11-6)。

切皮前应检查与熟悉鼓式取皮机的性能和特点,刻度盘是否准确,鼓面是否干整,用卷紧的纱布测试刀片是否锋利,装好刀片调整取皮厚度。然后用乙醚擦拭鼓面和供皮区皮面,将胶水均匀涂抹于鼓面及供皮区皮面,亦可应用双面胶纸使鼓面与皮面黏附,后者更为简便实用。供皮区如采用局部麻醉,应充分无痛,否则患者疼痛,致使切皮陷于欲进不得,欲退不能的尴尬局面。如遇高低不平或骨突隆起处的供皮区,可皮下注入等渗盐水或低浓度的普鲁卡因溶液,使局部平坦以利切取。局部浸润麻醉时,注射针头不应在取皮区内刺入,以免麻醉药液或血液从穿刺针孔外渗,发生脱胶现象。

切皮时,术者持握切皮机轴,右手把持刀架的手柄,将鼓面前缘对准供皮区预定位置,垂直轻压片刻后,稍向上翻转翘起前缘,随即将刀落下,快速而小幅度地左右拉动刀架切皮。注意切皮动作与鼓的转动协调一致,左手稍施向前推及向下压的力量,左右两端保持一致。切皮过程中,随时观察皮片的厚度,如供皮区创面出血点细小而密集,透过皮片隐约可见鼓面条纹者,为薄中厚皮片;供区创面呈瓷白色,出血点较大而稀疏,皮片肉面呈白色者,为厚中厚皮片。如供区创面微黄并可见割裂的血管断端，皮片内面间有黄点，则表示切取过深已近皮下，应及时予以调整。当所需大小的皮片完全切下后，用组织剪从供皮区剪断，将附于皮片上的胶膜揭去，用等渗盐水纱布包裹备用。供皮区创面贴油质纱布一层，再盖上干纱布 20 层左右，加压包扎。

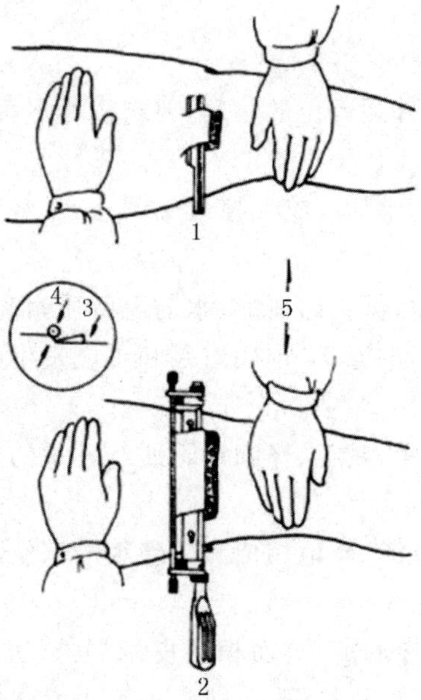

图 11-5　徒手取皮法

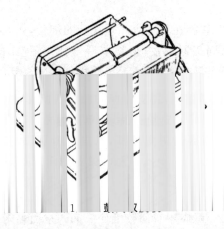

1 [illegible] 鼓 [illegible]

电动切皮机取皮法：由电动机驱动刀片的电动切皮机，其前端有刻度调节装置，可以调节切皮厚度，切皮宽度为 7.5 cm。操作方法较简单，只需在供皮区和切皮机上涂一层消毒石蜡油，手持切皮机压于供皮区，向前推进，即可切取皮片，其长度视需要而定(图 11-7)。因切取迅速简便，能缩短手术时间，对大面积烧伤创面植皮较为适用。

(2)受皮区准备：同刃厚皮片移植术。

(3)中厚皮片移植手术方法。

1)整张植皮：将切取的中厚皮片平铺于彻底止血后的新鲜创面，使其大致与创面贴合，用 3/0 丝线做定点缝合并留长线，以便做打包加压包扎。当受皮区创缘较厚时，为消灭残腔，可采用三点缝合法(图 11-8)，即在缝过皮片后，在创缘的皮下缝一针，再向创缘皮肤穿出打结，可使皮片与创缘及其基底完全接合。剪除创缘多余的皮片，使皮片保持适度的张力，然后做连续毯边缝合或间断缝合。用等渗盐水冲洗皮片下创面，清除积血及小凝血块，用一层凡士林纱布完整覆盖于受皮区，外加6～8层与皮片大小形状相符的湿纱布，再加多量松散纱布行缝合压力敷料打包法，使皮片与创面密切接触。再加纱布或棉垫后，用卷带加压包扎。四肢关节及颈部活动部位，需用石膏或夹板塑形固定。位于面颈部或关节等重要功能及外观部位的健康肉芽创面，植大张中厚皮片加压包扎固定，有利于功能及外形的恢复。

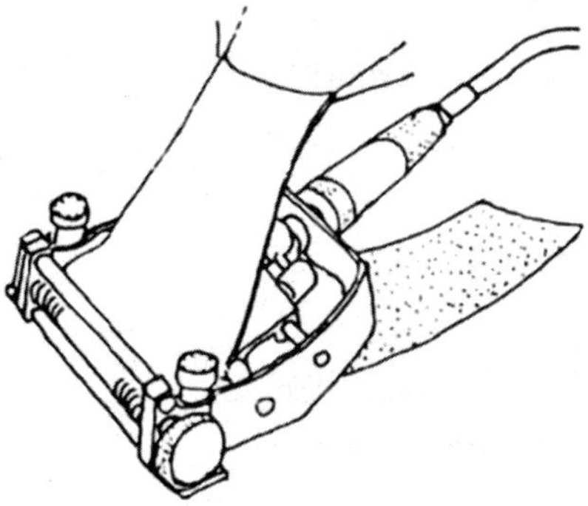

图 11-7　电动取皮机取皮

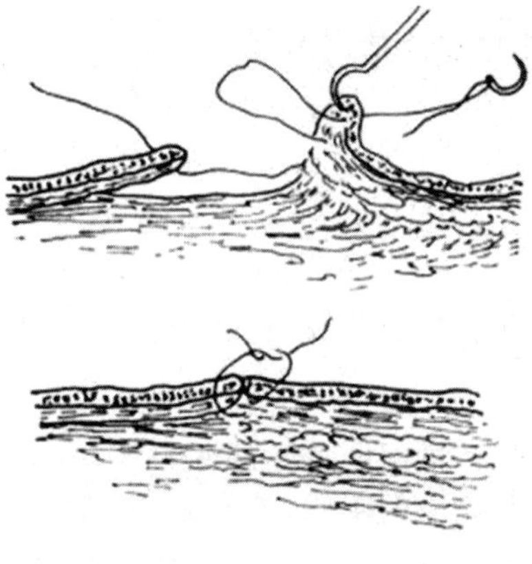

图 11-8　三点缝合法

2)网状植皮法：用鼓式取皮机取下大张中厚皮片，将皮片平铺于 Padgett 成网机上，再用特氟隆辊轴辊扎，将皮片制成网状；或将皮片平铺于胶木板上用轧皮机轧成网状。然后移植于受皮区创面，皮片边缘间断缝合，加压包扎。此法适用于烧伤切痂创面，可节省自体皮。皮片扩张比例约为3∶1。自体皮连续成网，创面愈合快、瘢痕较轻，功能恢复较好，但形态欠佳，整形外科少用。

6.术中注意要点

中厚皮片移植多用于功能和外形的整复，手术成功的关键，在于切取合适厚度的皮片。要求熟练掌握取皮技术，避免血肿，预防感染，故应严格无菌操作，细致彻底的止血，妥善的包扎固定，防止皮片移动。

7.术后处理

(1)植皮区术后处理：卧床休息，抬高患部。无菌创面植皮后如无感染征象，可在术后8～

10 天首次更换敷料并拆线；污染创面与肉芽创面植皮，于术后 3～5 天首次检视创面并更换敷料。受皮区愈合后，仍需加压包扎 2～3 周。

(2)供皮区术后处理：术后 4～5 天除去外层敷料，保留创面内层油质纱布行半暴露，促其干燥。一般术后 14 天左右，内层敷料自然脱落，创面愈合。

8.术后并发症

(1)皮片下血肿：皮片下血肿多发生于新鲜创面植皮，由于血肿隔断皮片与创面的贴合，使之不能及时建立血液循环而致皮片坏死。

(2)创面感染：创面感染多见于污染创面和肉芽创面植皮，由于感染导致皮片下组织坏死及炎性渗出，造成植皮失败。术后如发现血肿和感染，应及时清除血肿，控制感染，引流创面。如有皮片坏死，应及时补充植皮。

(三)全厚皮片移植术

1.适应证

(1)面、颈、手掌、足底、下眼睑部皮肤缺损的修复。

(2)保留毛囊的全厚头皮片移植做眉毛再造。

2.禁忌证

污染创面、肉芽创面及血运不良的创面，全厚皮片移植难以成活，故不宜采用。

3.术前准备

(1)全身及局部一般准备同中厚皮片植皮术。

(2)供皮区的选择与准备：小面积全厚皮片可取自耳后、锁骨上区、上臂内侧、腹股沟部及足趾非负重区，大块全厚皮片可从胸腹部切取。如直接缝合困难，亦可预先埋置皮肤扩张器以增加供皮面积，并利于供区的直接缝合。

4.麻醉与体位

成人一般采用局部浸润麻醉或神经阻滞麻醉，儿童宜行全身麻醉。体位视受皮区部位而定。

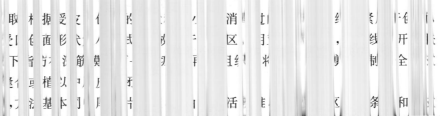

[illegible]

技术要求更高，无菌无损伤操作技术、止血及包扎固定更应严格和确实。全厚皮片取下后，约收缩 10%，故移植时需适当舒展以保持一定张力，使皮片与创面紧密接合。

6.注意要点

全厚皮片移植的优良效果，取决于皮片的全部成活，而要做到这一点，必须严格选择适应证，受皮区应平整，血运丰富，止血彻底，加压包扎，妥善固定。

7.术后处理

无特殊情况，术后 10 天更换敷料，检视创面并拆线，其他处理同中厚皮片植皮术。

8.术后并发症

除与中厚皮片移植相同外，尚可能出现皮片表层坏死，愈合后形成表浅瘢痕、花斑等。

(四)真皮下血管网皮片移植术

1.适应证

(1)前额区、下眼睑皮肤缺损的整复。

(2)手掌、足底、关节屈面等功能部位的新鲜创面,以及截肢残端无菌创面,如血管网皮片移植成活,有耐摩擦、持重及抗挛缩的效果。

(3)凹陷的缺损创面,可收到填充而外形丰满的效果。

2.禁忌证

(1)污染创面、肉芽创面。

(2)唇颊部及面部较大范围的缺损,由于血管网皮片成活率不够稳定,故慎用。

3.术前准备

同中厚皮片移植术。

4.麻醉与体位

同全厚皮片移植。

5.手术步骤

(1)血管网皮片的切取与制备:按切取全厚皮片的方法,切取与受皮区创面相应大小的带皮下脂肪的皮肤块。用左手指腹摊平,握持于拇指示指及中指间,在手术放大镜下,细心修剪脂肪,在真皮下血管网层之上,保留厚约 1 mm 的脂肪层,既可避免损伤血管网,又使移植后皮片与受区创面之间减少瘢痕粘连。较大块血管网皮片的制作,则可用大头针将其固定于木板上,用直组织剪如上法修剪脂肪。

(2)血管网皮片的移植:在瘢痕或肿瘤等病变组织彻底切除后,创面彻底止血,使创基干整,血管化程度良好。将皮片平铺于受皮区,展开舒平并保持适当张力,使与创面紧密贴合,不留任何无效腔。然后间断缝合,用压力敷料包扎法,维持受皮区均匀一致的压力,包扎固定。

6.术中注意要点

修剪皮下脂肪时,务必不损伤真皮下血管网以保持其完整性。严格掌握适应证和受皮区条件。

7.术后处理

手术后首次更换敷料的时间,宜在术后 2～3 周。其他处理同全厚皮片移植术。

8.术后并发症

皮片血运重建障碍,出现水泡,表浅坏死,愈合后遗留表浅瘢痕、色素沉着、花斑,影响外形的恢复。

五、皮片移植的包扎及固定

皮片移植后的包扎及固定是皮片移植术的最后步骤,也是保证皮片成活的重要环节。受区创面经过细致充分的准备后,移植的皮片又得到稳定可靠的制动,才能使皮片与创面间及时建立血运而成活。包扎及固定的方法,因受皮创面的性质和解剖部位等的不同而异。一般以缝线包扎法应用较广,加压包扎法次之,四肢关节等部位的植皮,还常用石膏托以辅助制动,使固定更为稳妥。

(一)缝线包扎法

缝线包压法又叫打包法、包堆法、缝扎法、缝合压力敷料法。普遍用于无菌或污染创面的大片整张植皮,感染创面经过精心准备,培育出良好的肉芽组织后,如行大张皮片移植时也可采用该法(图 11-9)。将皮片与受皮创缘相缝合时,每隔数针留长线一条备用。移植全厚皮片,需注意按样型所示形状方位与受皮创面准备对合,移植非全厚皮片,注意随创面形状和创缘走向适当剪裁,以保持皮片松紧适度接近其原来的张力,和与受皮创面自然地密切贴合。如创面凹凸不平,为避免凹处皮片漂浮,应加用贯穿皮片并缝合基底创面组织,在皮片上垫小团纱布的缝合打结。打包缝合还适用于需要加强制动或减少包压敷料时。缝合毕,细心排除批评下的积血或气泡,必要时尚可在皮片上戳多个小孔以利引流。然后用油纱布或用生理盐水浸过的网眼纱布蓬松均匀地堆置于皮片上,并注意妥帖填实,最后将缝合创缘时所留长线互相对应结扎(图 11-10)。缝线包扎法可以保持皮片与受皮创面间稳定而密切的接触,其外方再覆以多层纱布或棉垫加压包扎。

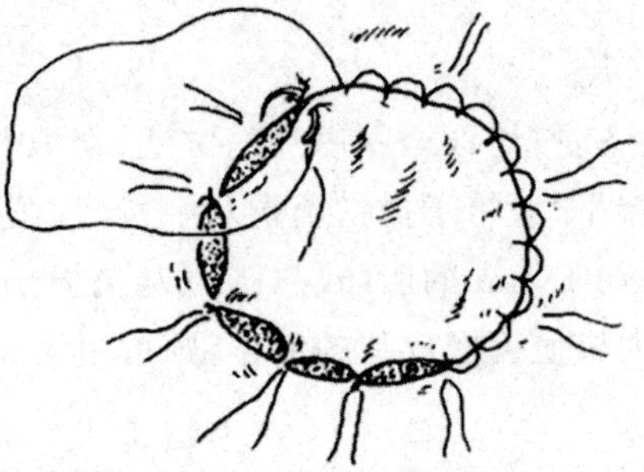

图 11-9　大片植皮缝合法

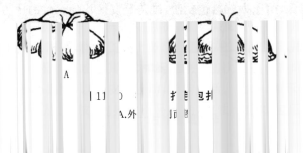

[illegible]11[illegible]打[illegible]包扎

[illegible]A.外[illegible]面图

加压包扎法多用于肉芽创面行小块皮片如点状、邮票状皮片移植时用之,不用缝线固定。小块较厚皮片易朝真皮面卷曲、回缩,移至创面上务须注意展平。移植毕,用单层大网眼纱覆盖,并超出创缘。然后用生理盐水湿纱布堆置其上,加压包扎。初次更换敷料时,用生理盐水将内面几层纱布充分湿透后,缓缓小心揭除,以免皮片挫动,影响成活。此外,加压包扎法也可用于某些部位无菌创面的植皮,例如手、足、四肢、包扎后不易移动,此法与缝线包压法相比,可以缩短手术时间。

(李宗枝)

第二节　皮瓣移植

一、管型皮瓣

皮瓣在形成和转移过程中，将两侧创缘互相缝合，形成管状，故名管形皮瓣（简称皮管）（图 11-11）。与之相对应，凡侧缘不缝合的皮瓣，其形扁平，统称扁平皮瓣。皮管与扁平皮瓣相比较，主要优点是在转移过程中，无创面暴露，感染机会大大减少，缺点是需要多次手术方能完成转移的全过程，每手术一次，即增加一次瘢痕的形成，在完成转移手术的过程中，耗损的皮肤组织较多。

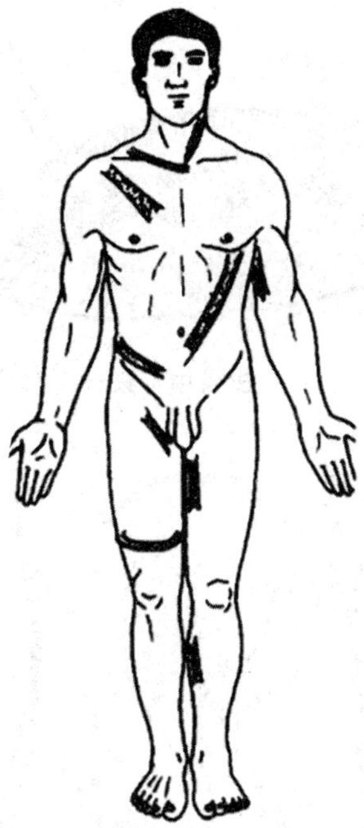

图 11-11　皮管制备的部位

（一）皮管设计

在供区设计一长条形皮瓣（图 11-12），此皮瓣因有两个蒂，故其长宽比例一般为（2.5～3.0）∶1，如供区在血供良好的部位，长宽比例可放大到 5∶1。如果因修复需要，所需皮瓣长度超过比例的限制时，可在皮管的中段增加 1～2 个蒂（称为“桥”）（图 11-13，图 11-14）。在皮管转移过程中，手术次数多，每次手术均需切除蒂部瘢痕化的组织。手术次数越多，损耗的皮肤组织越多，故在设计时必须考虑到这些因素，因此皮管的设计面积一般应大于受区创面 30％。

长条形皮瓣不必拘泥于长方形，可以设计成“S”形、“C”形（图 11-15），以增加皮管的实际长度。

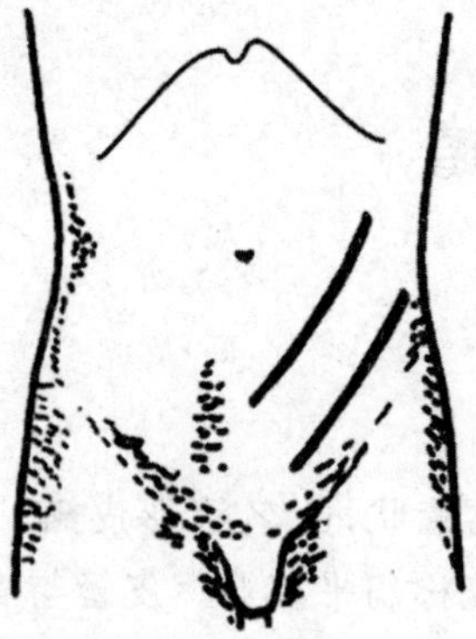

图 11-12　皮管形成术

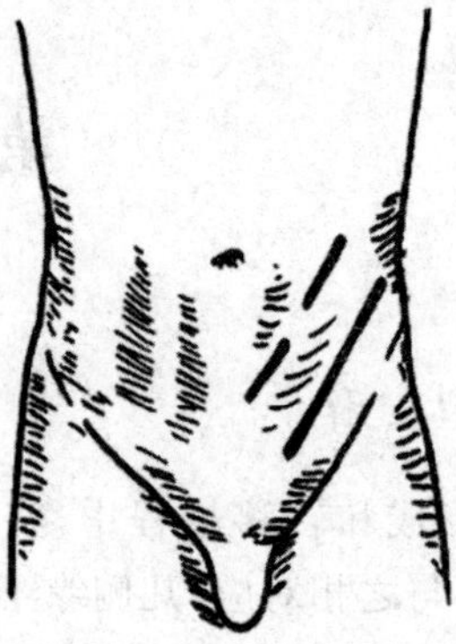

图 11-13　皮管中部设计有“桥”

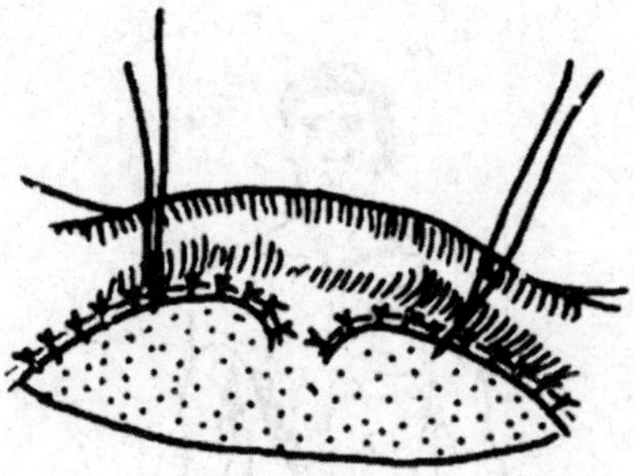

图 11-14　皮管中部设计有“桥”

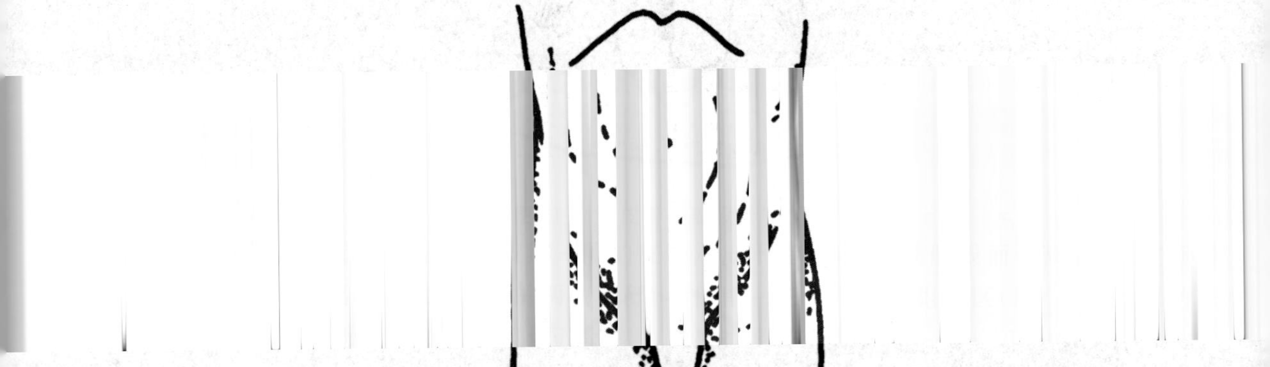

图 11-15　“S”形、“C”形皮管形成术

(二)形成皮管

按设计的切口线，切开长条形皮瓣一侧的皮肤及皮下脂肪，沿深筋膜浅面剥离，直达皮瓣另一侧的切口线。剥离时注意在皮瓣的两端蒂部，各保留一三角形皮下组织区(图 11-16)，以防止皮管缝合后，蒂部出现无效腔。将已切开剥离的皮瓣边缘试行卷向另一侧未切开的切口线，估计皮瓣缝合成皮管后，既无张力，又不会形成无效腔，始予切开该侧切口线。否则，将未切开一侧的切口线位置进行调整，从而改变长条形皮瓣的宽度，然后沿调整后的画线切开皮肤和皮下脂肪。仔细止血后，采用全层间断缝合法将皮瓣缝合成皮管(图 11-17)。形成皮管的供区继发创面可

直接缝合时,皮管两蒂部与供区相接处的创口须做褥式缝合(图 11-18),做到完全封闭创面有时可设计皮管辅加切口封闭皮管蒂部及供区(图 11-19)。如不能直接缝合,另取断层皮片移植修复(图 11-20)。皮管形成后进行包扎前,在皮管两侧各放置一条与皮管同大、且略长于皮管的纱布卷,以防止皮管受压(图 11-21)。纱布卷两端各用一针缝线固定于供区皮肤。

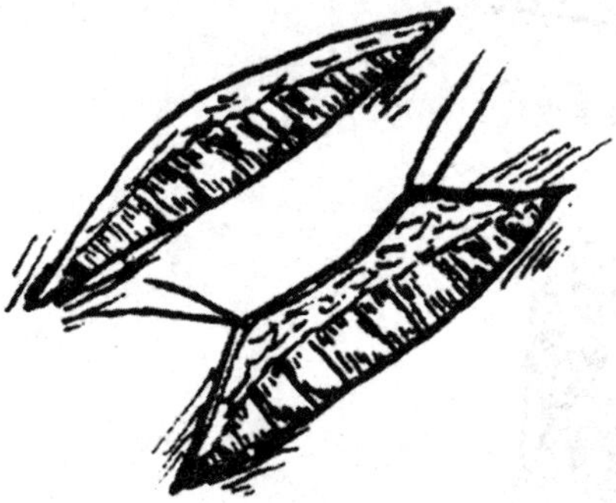

图 11-16 皮管形成术

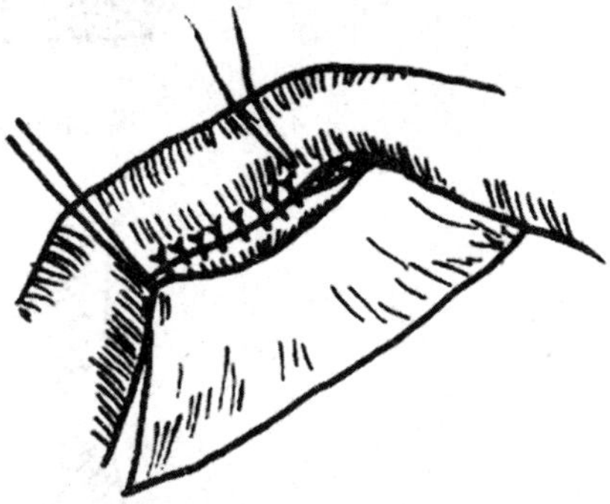

图 11-17 皮管形成术

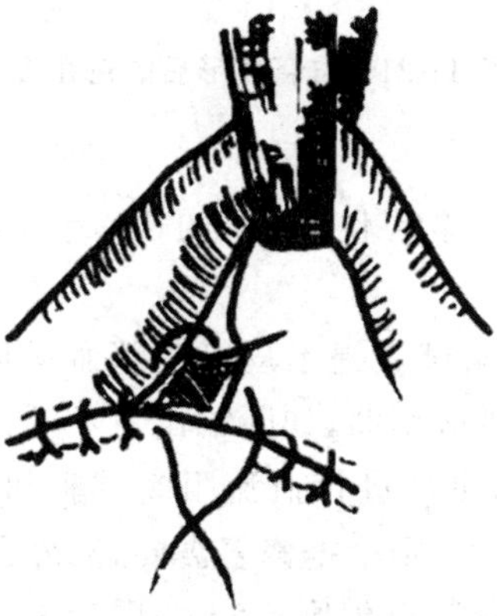

图 11-18 皮管形成术

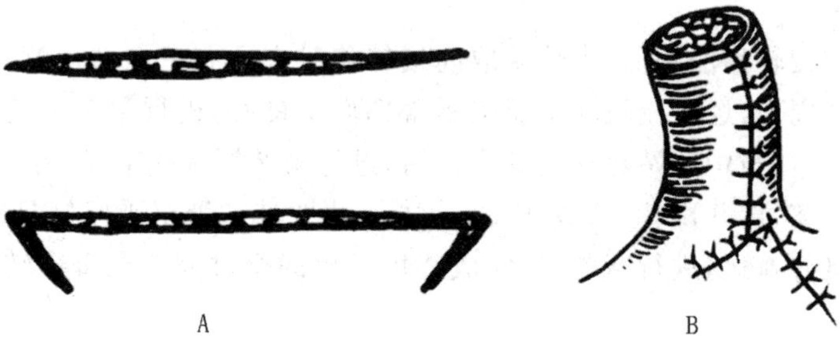

A B

图 11-19 单侧附加切口缝合法

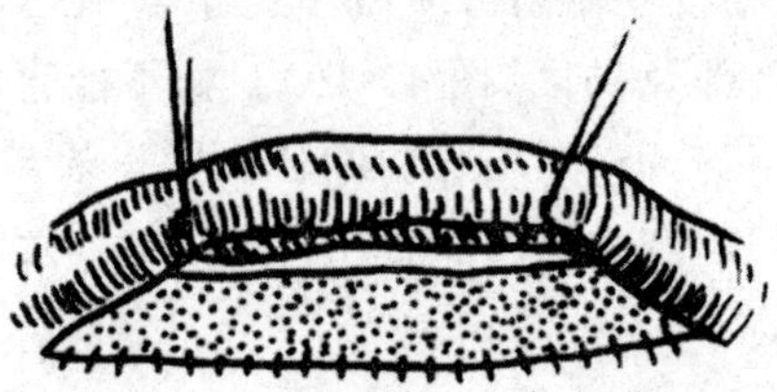

图 11-20 皮管下供皮区采用皮片

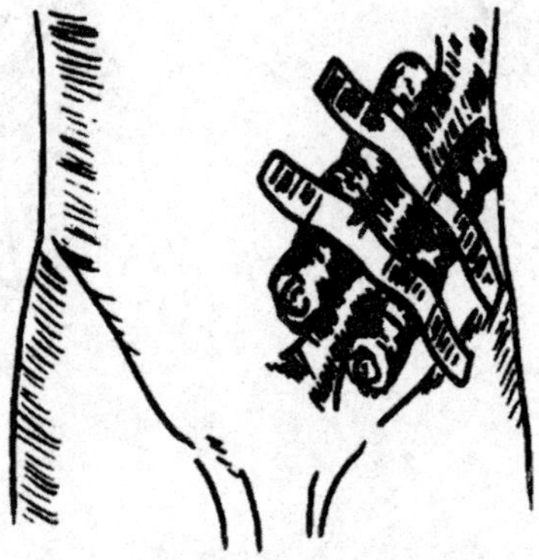

图 11-21 皮管成形后的包扎法

(三)皮管转移

皮管形成术后 3 周，即可进行转移手术。皮管的转移手术有直接转移和间接转移 2 种方式。

1.直接皮管转移

皮管形成术 3 周后，经血流阻断试验提示皮管蒂部血运良好，足以维持整个皮管的营养代谢，将进行血流阻断试验的一端自供区切断，如断端出血不活泼，或皮管苍白，均提示血供不良 [illegible] 后重新 [illegible] 进行转移手术 [illegible] 区 [illegible] 复 [illegible] 间 [illegible] 缝 [illegible] ～ [illegible] 周 [illegible] 创口 [illegible]

[illegible] 转移 [illegible] 皮 [illegible] 中间站。皮管形成 3 周后，经血流阻断试验提示蒂部血供良好，进行第 1 期转移术，将皮管蒂部切断，转移至中间站。待与中间站建立良好血运后，进行第 2 期转移术，将另一端皮管蒂部切断，使皮管与供区完全脱离，剖开皮管，形成皮瓣，用中间站携带皮管至受区修复缺损。2～3 周后，皮瓣与受区已建立良好血运，进行断蒂术，完成移植手术的全过程。在每次转移手术前，均需做血流阻断试验。

(1)血流阻断试验常用的有两种方法：①用不易褪色的色剂或 10％浓度的硝酸银标记出转移手术时拟予切断处，以橡皮条沿标记线绕过皮管，结扎、收紧至血流被完全阻断。如扎紧橡皮条1 小时后皮管肤色无变化，提示皮管另一端蒂部已能提供良好血液循环。②用气囊式血压计缚于携带皮管的肢体、中间站的近侧，充气至压力高于动脉压(收缩压)，如被缚肢体远端已发麻、发凉而皮管肤色无改变、皮温正常，提示皮管血运良好，可以切断与中间站相连的蒂。

(2)血流阻断试验法还可用于训练皮管血运。在皮管形成术后2～3周，开始第1天阻断血流2～3分钟，以后每天1次，逐日延长阻断血流时间，直至皮管血运良好。

(3)超长的皮管可在其中段设计1个或多个"桥"，每一个"桥"，即为一个蒂，增加了皮管的血供。在皮管转移时，应先对"桥"做断蒂手术，手术前后的处理与断蒂术相同，即术前需做血流阻断试验，术后需2～3周后，方可进行下一期手术。

二、游离皮瓣

(一)概述

皮瓣由具有血液供应的皮肤和皮下组织构成。皮瓣与机体连接的部分称为蒂部，蒂部是皮瓣转移后的血供来源，可以在皮瓣切取时没有完全离断的皮肤皮下组织、深筋膜、肌肉或血管。皮瓣完全离断后，借助显微外科技术进行血管吻合重新建立血运，这种皮瓣即游离皮瓣。提供皮瓣组织结构篇的区域称为皮瓣的供区，接受皮瓣修复覆盖的区域称为皮瓣的受区。皮瓣转移的早期，其血液供应和营养完全依靠蒂部，后期皮瓣还可以从受区底部和周边的组织获得血运。

游离皮瓣转移或移植始于1972年，是目前整形外科最为重要的治疗手段。皮瓣游离移植技术大大地促进了整形外科、骨科、创伤外科、手外科及其他相关专业的进步，是20世纪后半叶外科技术的一项重大革新。吻合血管的游离皮瓣移植具有皮瓣设计灵活，组织成分多样，大小随意，血运丰富，手术次数少等特点。皮瓣游离移植在严重创伤的早晚期修复中，可以保全肢体，减少截肢，最大限度地恢复功能，使体表肿瘤切除的一期修复成为可能，可以满足创伤外科和肿瘤外科不同组织器官缺损的需求，可以最大程度地保证完整切除病变，保护和重建重要的组织和器官，并获得满意的外观效果，某些病例是带蒂皮瓣不可替代的。但游离皮瓣移植需要熟练的显微外科技术，存在手术时间较长，需要较多人员和一定设备，技术操作复杂等不足，且游离皮瓣也的确存在一定的风险和失败率。

游离皮瓣移植前应详细检查与客观评估患者的全身与局部情况，血管情况尤其是重要动静脉系统血液循环情况，血管直径、部位和距离以及血管本身及其周围组织的健康情况。术前应常规用多普勒血流探测仪探测皮瓣蒂部血流通畅情况和血管走向，以及受区血管情况，在患者体表要用亚甲蓝标记血管的走向，必要时行血管造影检查，减少手术的盲目性。

(二)游离皮瓣移植适应证

主要用于远隔部位缺损的修复、功能重建及器官再造。但是显微外科手术操作复杂、费时、创伤大，如一旦失败，将给患者造成新的创伤或新的功能障碍。因此，必须严格掌握其适用范围。通常认为其适应证包括以下内容。

(1)保护骨、关节、大血管、神经及眼球等重要组织、结构和器官。

(2)再造鼻、唇、耳、眼睑、眉毛及舌、食管等器官。

(3)面瘫、上睑下垂、跟腱等的功能重建。

(4)面颊、鼻、上腭及口底等部位的洞穿性缺损的修复。

(5)修复慢性顽固性溃疡及慢性骨髓炎。

(6)修复深层的组织缺损创面。

(7)受区及附近有可供吻接的正常血管。

(8)患者能耐受较长时间的手术，无严重血管病变。

（三）供区的选择

（1）供皮部位的皮肤外观正常，质地柔软，无瘢痕。

（2）血管解剖位置恒定，易于解剖，血管蒂长度 3 cm 以上，血管外经 1 mm 以上。

（3）供区部位相对隐蔽并可供应足够大小的皮瓣。皮瓣的厚度、肤色能满足受区的需要。

（4）皮瓣最好有一根可供吻接的感觉神经。

（5）皮瓣切取后供区的功能及外观影响不大。

（6）复合皮瓣的供区可同时切取与皮瓣连在一起的神经、肌腱和骨骼等。

（四）受区的准备

1.受区创面处理

对新鲜外伤创面应力求彻底清创，不遗留异物和失活组织，同时妥善修复已断裂的深部组织。对慢性感染创面，术中应彻底切除感染创面、窦道、瘢痕死骨以及炎症肉芽组织。慢性溃疡病灶中有骨骼外露者，应凿去表面一浅层骨质。病灶清除完成后再用新洁尔灭液充分冲洗，使受区变成一个基本健康、相对无菌的创面。此后要更换手术器械、术者手套和消毒隔离衣。解剖出需要缝接的血管。对无菌创面的处理，切除病变组织，解剖需要缝接的血管，修复已损伤的深部组织。

2.受区血管的选择

（1）在慢性感染性病灶中，其附近血管长期受炎症侵袭，常致管壁增厚，管腔狭小，必须切除病变血管方能吻合。

（2）肢体经放疗或动脉插管药液灌注者，其局部血供会遭受不同程度的损害。术中应先寻觅是否有合适可供吻合的血管。

（3）如估计到主要血管截断后对患肢远侧血液循环有所影响，应行端侧吻合或选择其分支进行吻合。亦可利用某些主干血管纵贯皮瓣全长的特点，将之桥接于受区血管的远、近两端。

（4）小腿近段的主要血管位置较深，为了便于操作并避免术后血管吻合口受到肌肉等软组织[illegible]

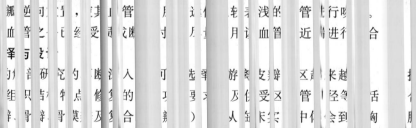

带的背阔肌肌皮瓣及以旋肩胛动脉为蒂的肩胛区皮瓣是最常选用的游离皮瓣，其血管口径粗、蒂长、解剖恒定、可供切取面积大、一般在不超过 10 cm 宽时，可直接拉拢缝合；且供区隐蔽，对患者的功能及外形影响均较小。但在重要功能部位应用时，如足底，感觉恢复较慢是其不足。以旋股动脉降支为蒂的股前外侧皮瓣也是较好可供选用的皮瓣之一。前臂皮瓣及足背皮瓣代价较大，部分病例会出现肿胀、疼痛等，故在选择时应慎重。带伸肌腱的足背皮瓣是修复同时有肌腱缺损的手外伤的理想供区。另外，拇甲皮瓣及第Ⅱ趾游离移植时也常携带足背皮瓣同用。皮瓣设计遵循点、线、面的原则，根据不同皮瓣的血供特点决定皮瓣位置、大小、解剖层次及血管蒂。

对于大型的头颈部复合缺损，特别是大型的口腔下颌骨复合缺损，单一的游离组织瓣移植往往无法满足同时恢复外形和功能的需要，对于这类缺损，最好的修复方法是双游离皮瓣移植技术。目前较为常用的皮瓣组合为：髂骨瓣＋前臂皮瓣，腓骨瓣＋前臂皮瓣，腓骨瓣＋腹直肌皮瓣，腓骨瓣＋大腿前外侧皮瓣。两块组织瓣的血管可以分别吻合于两套受区血管，也可以将第一块组织瓣的血管吻合于受区血管，另一块组织瓣的血管与前一组织瓣的远端血管相吻合，形成所谓的串联皮瓣。肩胛下动脉系统复合瓣(肩胛骨瓣-肩胛瓣-背阔肌瓣)也可以达到双游离瓣修复的效果，但是其最大的缺点是组织瓣制备时需要变换体位，无法行双组手术，另外，与腓骨相比，肩胛骨骨量不足，无法满足牙种植体植入的条件，而且肩胛骨的塑形困难，较难达到下颌骨外形与功能的理想修复，因此我们通常不主张采用肩胛下动脉系统复合瓣行口腔下颌骨修复，而更喜欢采用双游离瓣移植的方法。双游离皮瓣修复技术具有技术难度大，手术时间长，手术创伤大等特点，因此应严格选择好适应证，保证修复的成功。但是，双游离皮瓣技术是目前大型口腔下颌骨缺损修复的最佳方法，对于提高患者术后的外形和功能具有较好的效果。

对于受区创面巨大难以用单一游离皮瓣修复者，可设计联合皮瓣游离移植修复，如背阔肌与髂腰皮瓣联合游离移植。

(六)游离皮瓣移植的注意事项

(1)应根据受区修复的需要及血管条件选择血管口径合适的皮瓣、肌瓣或肌皮瓣。

(2)在显微吻合之前，解剖供吻合血管长 1～2 cm，用浅蓝色或浅黄色硅橡胶薄膜片，放在血管下面背衬，更显得血管清楚，便于缝合。吻合时用肝素盐水滴注，保持血管端湿润清洁。

(3)血管吻合应在正常部位：要求吻接的血管必须是正常的血管。正常的血管呈充盈状态，卧于软组织中，周围有疏松结缔组织，管壁柔软，血管切断后管壁呈乳白色，清晰，血管内膜与中膜紧密贴合。如术中发现供吻合的血管有损伤，应切除直至正常才能吻合，否则极易形成血栓。如血管长度有缺损，可另取健康的血管桥接。

(4)相吻合的血管口径相似：端对端吻合的血管其口径最好相近似，口径差距过大，不但缝合困难，而且缝合后的吻合处管径粗细悬殊，管壁不平整，血流通过时形成湍流，容易形成血栓。管径相差不超过其直径的 1/4 者，可以对端缝合。当口径相差超过其直径的 1/3 时，应将较小口径端剪成斜面或鱼嘴状，以增大口径。如口径相差超过其外径 1/2，则应行端侧吻合。

(5)血管的张力适当：吻合血管张力太大，可致血管腔变细，缝合线孔扩大，易导致血管壁损伤，轻者仅损伤内膜，重者则引起吻合口撕裂，容易形成血栓。无张力则可能产生血管严重弯曲或折叠，血流不畅，故血管吻合处的张力要恰当。如果两断端间距 3 cm 以上，实际缺损可达 2 cm以上，需采用血管移植桥接修复。

(6)操作要稳准轻巧：在将皮瓣蒂部血管与受区血管吻合时，要求每一针线的缝合都要准确无误，针距，边距均匀一致，一针完成，尽量减少一些不必要的损伤，并将损伤减少到最低限，避免反复进针而增加管壁损伤。不过度牵拉、夹镊、挤压血管，避免拙笨和不必要的重复以及不顺手的动作。应避免任何器械进入管腔，最好不采用机械扩张，也不提倡对移植组织物灌洗，以免损伤血管内膜。

(7)无创伤操作：由于血管细小经不起夹轧或牵拉等创伤，因此，手术医师的每一个动作必须细致轻柔。在提拉血管时，只能用镊子轻轻夹住血管外膜，禁止夹持管壁及端口。分离解剖管蒂要细心，若将动脉与伴行静脉分开时，最好在镜下操作，以防误伤血管或因粗暴分离造成损伤。冲洗针头和镊子不应进入管腔，最好不做机械扩张和液压扩张，以减少内膜的损伤。缝合时线结不宜过紧，否则会使血管周边组织产生张力而引起缺血坏死。

(8)恰当的断端外膜修剪与断口冲洗：去除血管吻合口的外膜，可防止血管外膜悬垂于血管腔内或从针眼随缝线进入管腔内，是预防吻合口栓塞的重要措施。因此，在吻合血管前，常规的将吻合口端2～3 mm范围内的血管外膜清除。清除外膜的方法是在手术显微镜下，用镊子提起血管端口周的外膜，如脱袖子一样将外膜拉出吻合口外予以剪除，剪除后外膜自然回缩到离吻合口端 2～3 mm 处。血管外膜不主张剥得太光，否则不利吻合口的牢固和愈合。

(9)保持血管床健康和平整：吻合后的血管必须位于比较平整健康的周围组织内，以利于通畅和愈合。血管床高低不平或周围被血运较差的软组织覆盖等，均可刺激血管发生痉挛甚至导致血栓。因此，在缝合血管之前，应在血管下面利用周围血运较好的肌肉、筋膜等铺平，或掩盖住骨骼或固定物，待血管缝合完毕，用周围健康的肌肉筋膜等软组织覆盖于上，不留无效腔。

(10)避免血管蒂受压或扭曲：皮瓣移植至受区后，先做皮瓣初步缝合固定。血管蒂通过皮下隧道时，需防止血管扭曲，皮下隧道要足够大，以防止因组织肿胀或血肿压迫血管蒂。调整好血管的位置，不使血管有交叉，若无法避免血管交叉时，应使静脉在动脉的上方通过。血管吻合前应将血管准确对轴、对位，防止扭曲及旋转；否则，血管吻合完毕、恢复血流后才发现血管扭曲，不得不拆开缝线重新吻合。

(11)严格按微血管吻合的进针与打结要求准确操作，缝合血管的针序要恰当。

(12)抗感染、抗血栓及抗痉挛。

(七)术后处理

术后如何监测和保持吻合血管的通畅至关重要。从预防为主出发，应采取如下措施。

1.一般处理

(1)皮瓣移植处，包绕大块敷料，当中开窗以便观察血运情况；患肢适当制动并置于略高于心脏的位置。

(2)由于术中不断用肝素溶液向创面滴注，且创面不断散热，使组织瓣的温度显著降低，微血管处于收缩状态，微循环受到影响。故在寒冷季节术后使移植组织瓣复温甚为重要。患者回病房后患肢应盖上电毯或置放温度合适的热水袋，并保持室温于 25～30 ℃。这样移植组织 2～3 小时就能达到正常温度。此后，可停用局部保温设备，保持室温在 25 ℃。

([illegible]皮[illegible]循不[illegible]。[illegible]后[illegible]小[illegible]0[illegible]察[illegible]记录[illegible]次，[illegible]～[illegible]小[illegible]记[illegible]，[illegible]～[illegible]0[illegible]天[illegible]次。观察[illegible]肤[illegible]，静[illegible]回[illegible]受[illegible]随[illegible]加重[illegible]肤色[illegible]时[illegible]青紫[illegible]脉[illegible]受阻[illegible]肤[illegible]由[illegible]②肿胀[illegible]肿胀[illegible]支[illegible]，[illegible]明[illegible]肿胀[illegible]，皮[illegible]增[illegible]表[illegible]动[illegible]皮温[illegible]在室温 25 ℃时[illegible]常[illegible]～[illegible]。移植组织[illegible]术后[illegible]～[illegible]小时[illegible]，[illegible]部位或健侧相应部位[illegible]或[illegible]℃[illegible]组[illegible]正[illegible]皮[illegible]低[illegible]℃，或皮温突下降 2～3 ℃，提示可能即将发生血循障碍，必须严格密切观察。④毛细血管充盈现象，静脉回流受阻时毛细血管充盈加快，动脉供血受阻时变慢。如肤色已有变化，此现象则不易看清。对上述 4 项指标的观察，应当综合起来全面分析。另外可采用经皮氧分压测定仪和激光多普勒测定仪等来判断皮瓣血液循环情况。

(4)患者术后要卧床休息 1～2 周，此期应做好一般基础护理工作。要严禁吸烟。

2.“三抗”治疗

有关术后抗血栓、抗痉挛和抗感染治疗。

(八)术后并发症

闭塞性血栓形成和其他原因引起的血液循环障碍是最严重的并发症，若处理不当或不及时，将导致皮瓣坏死。

1.血栓形成的有关因素

(1)血管壁损伤:手术造成血管壁不同程度的损伤,内皮细胞受损害以及内皮下的胶原纤维裸露,是血栓形成的主要原因。中膜肌层和内弹力膜因缝线贯穿、结扎或由于张力缝合均可造成不同程度断裂、坏死,也能促使血栓形成。外膜如过多剥离,则直接影响血管壁的血供及其修复过程。

(2)血液动力紊乱。①流速缓慢:如血容量不足、血液黏稠度增加等,均有利于血栓形成。②湍流:亦称涡流,液体在管道内流动时一旦遇到管道由细变粗、分叉、转弯、管壁不光滑或流速改变等,均将形成一个在原处逗留和倒转的漩涡,即为湍流。漩涡中的血流在原地不断地旋转所产生的离心作用使诱发血栓形成的各种物质凝聚,形成血栓。

(3)血液凝固性改变。①创伤,包括手术本身,使促凝物质进入血液循环。②血液浓缩,血液黏度增高,红细胞、血小板过度增多,或纤维蛋白溶解系统和其他抗凝功能受抑制。

(4)血管周受压与扭曲。①动、静脉交叉特别是动脉压在静脉上,使静脉回流受阻。②皮肤缝合张力过大,皮下隧道太窄使血管蒂部或受区血管受压;或因创面继发血肿,组织水肿压迫血管。在止血带控制下切取组织瓣常易遗漏小出血点。③移植组织瓣位置不当,发生血管扭曲或张力过大。

(5)血管痉挛和术后感染:血管壁的创伤及其他各种刺激均可引起血管痉挛,使管腔闭塞,导致血栓形成;而血栓形成又加重血管痉挛,如此构成恶性循环。术后感染,不仅使伤口不能一期愈合,更严重的是炎症波及血管壁层,加剧血管壁的损害,导致血栓形成,甚至使血管壁坏死,吻合口出血。

2.预防血栓形成的一些具体措施

(1)精确的血管吻合技术。精确的血管吻合技术是显微血管手术成功的保证。每一动作要求轻柔细致,准确无误,争取一次成功。严禁用锐性器械进入血管腔,勿用镊子直接夹持血管壁,只能轻轻夹持部分外膜组织。为了防止血管干燥,应不时用肝素生理盐水滴注,保持湿润。

(2)妥善处理血管周围的组织。①避免动脉、静脉交叉。如实在无法避免时,则应将静脉置于动脉上方。②为了避免皮肤缝合后张力过大,设计皮瓣、肌皮瓣时要充分考虑受区和皮瓣弹性回缩情况。供血管蒂穿过的皮下隧道应有足够的宽度。③应避免吻合血管的扭曲或张力过大。④创面仔细止血,创口负压引流。⑤避免皮肤缝合处过紧,包扎过紧等。

(3)血管痉挛的防治。引起血管痉挛的原因,多为疼痛、术中牵拉血管、创伤、血容量不足、室温过低、骨骼内固定不充分或肢体位置不当等。应针对原因采取相应措施。排除这些因素后,血管周围可用局部解痉溶液外敷。顽固性痉挛有时与血栓形成不易鉴别,应及时进行手术探查。

(4)预防感染:①保持无菌环境,严格无菌操作。②术前周密设计,缩短手术时间。③受区彻底清创。④创面仔细止血。⑤合理应用抗生素。

(5)抗凝和解痉药物的应用。使用右旋糖酐-40、双嘧达莫等抗凝,肌内注射罂粟抗血管痉挛。

3.血栓形成的诊断与处理

(1)诊断要点。①动脉血栓:皮色从红润逐渐变为苍白,创缘不出血,皮纹增多,毛细血管回流现象缓慢或消失,皮温下降,低于邻近正常皮肤1～2 ℃。测定皮肤温度时,要排除是否因局部保温所造成的假象,或因受其基底温度的影响。②静脉血栓:皮色由暗红而至青紫、肿胀或有水疱,创缘出血呈暗红色,毛细血管回流现象加快,皮温低于正常1～2 ℃。③血管痉挛与血栓形成的区别在于前者危象发生突然，经解痉处理后可恢复。血管痉挛多发生在术中和手术后晚期即48小时以后；而闭塞性血栓则更多见于术后48小时以内。此外，顽固而持久的痉挛往往发生在血栓形成的基础上，因此有时两者极难区别。

(2)处理步骤。①首先打开敷料，观察皮下有无引流不畅、积血压迫血管等。皮肤张力大者可拆除部分缝线。②立即给以解痉药，同时根据具体情况进行保暖或抬高患肢。③若上述处理后经一段时间观察仍不见恢复，即应积极手术探查。对动脉或静脉吻合口血栓，不能单纯将栓子取出了事，而要剪去此段后再吻合，如长度不够可行静脉移植。凡静脉有较长的栓子者(说明阻塞时间已较长)，除对静脉进行处理外，动脉吻合口也要仔细探查，因为此时动脉吻合口并发血栓的机会非常大。如静脉有血栓，移植组织瓣瘀血而发绀，可用肝素生理盐水在适当压力下自动脉灌注，直至清亮肝素液流出为止。

三、随意型皮瓣

(一)随意型皮瓣的血供

随意型皮瓣的动脉血供有3种来源。

1.直接皮动脉

动脉直接发自动脉干，行经肌间隙，穿筋膜，到达皮下脂肪层，进而并入真皮下血管网。这种动脉纯粹供应皮肤组织，称为直接皮动脉。

2.肌皮动脉

肌皮动脉自动脉干发出后，进入肌肉，在肌肉内发出分支，其中一部分分支逐级分支，经肌束膜进入肌内膜，形成微循环，提供肌肉的血运。另一部分为肌皮穿支分支，它们穿出肌肉，经过深筋膜至皮下脂肪组织层。肌皮穿支的口径都比较小，在皮下脂肪组织层内反复分支，并与来自其他动脉的分支互相吻合，构成真皮下血管网和真皮内血管网。

3.[illegible]

[illegible]

(二)随意型皮瓣的适应证

随意型皮瓣含有脂肪组织，通过蒂部供血使皮瓣组织维持血液循环代谢，具有修复皮肤组织缺损、抗感染、改善受区血运、防止粘连、填充凹陷缺损等功能。移植愈合后，皮肤色泽、质地不发生改变，不发生晚期收缩，是整形外科应用最广泛的组织修复手段。主要适应于以下方面。

(1)洞穿性缺损。

(2)器官再造，如耳、鼻、手指、外生殖器等再造。

(3)深部重要组织暴露的创面，如骨、关节、软骨、肌以及重要的血管神经等裸露的创面。

(4)位于受摩擦挤压部位的创面，如脚跟部溃疡、褥疮等。

(5)血供不良的创面，如放射性溃疡、慢性骨髓炎性溃疡等。

(三)随意型皮瓣的分类

1.按形成皮瓣的部位分类

分类:①头部皮瓣;②颈部皮瓣;③胸部皮瓣;④背部皮瓣;⑤腹部皮瓣;⑥上臂皮瓣;⑦下肢皮瓣。

2.按皮瓣供区与受区的关系分类

(1)局部皮瓣。①邻近皮瓣:供区与受区相邻近,但其间有正常皮肤组织相隔。②邻接皮瓣:供区与受区相连。

(2)远位皮瓣。①直接皮瓣:供区与受区不在同一解剖部位,但皮瓣可不经中间站而由供区直接转移至受区,如腹部皮瓣直接转移修复前臂皮肤组织缺损。如果一侧肢体为皮瓣供区,形成皮瓣后,直接转移修复另一侧肢体的创面者,则称为交叉皮瓣。②间接皮瓣:皮瓣由供区转移至中间站,待与中间站建立血液循环后,由中间站携带皮瓣至受区。如腹部皮瓣修复头部皮肤组织缺损,需将皮瓣的一端与前臂(中间站)相缝合,待建立足以营养皮瓣的血供后,由前臂携带腹部皮瓣,转移至头部受区。

3.按皮瓣的形状分类

分类:①菱形皮瓣;②三角形皮瓣;③舌状皮瓣;④双叶皮瓣;⑤扁平皮瓣;⑥管形皮瓣(皮管)。

4.按皮瓣的蒂部情况分类

分类:①单蒂皮瓣;②双蒂皮瓣;③皮下蒂皮瓣:皮瓣四周皮肤组织均切开,但皮下组织不剥离而作为皮瓣的蒂部。

5.按皮瓣所含皮下组织的层次分类

(1)筋膜皮瓣:筋膜皮瓣是指包含自皮肤至深筋膜各层组织的皮瓣。

(2)真皮下血管网皮瓣(薄皮瓣):真皮下血管网皮瓣是指仅含皮肤及真皮下血管网,以及为保护血管网而保留的菲薄脂肪组织。

(3)传统皮瓣:传统皮瓣泛指包含自皮肤至深筋膜浅面以上各层组织的皮瓣。

(四)随意型皮瓣的设计原则

随意型皮瓣由经过蒂部的血液、通过真皮下血管网和真皮内血管网进行营养代谢,而蒂部的血供来自肌皮动脉分出的肌皮穿支,这些肌皮穿支血管口径小,其灌注压低,供应的范围有限。为了使皮瓣在转移过程中不发生血供障碍,能顺利成活,并获得良好疗效,在选择供区和设计皮瓣时,均应遵守一定的原则。

1.选择供区的原则

(1)皮瓣的供区应尽可能选择在受区的邻近部位,其皮肤色泽、质地相似,手术次数少,操作也较简易。

(2)供区切取皮瓣后,不能遗留较大的功能障碍和形态畸形。关节功能部位和暴露部位一般均不能选作供区。

(3)局部皮肤组织正常,无急慢性炎症或其他皮肤病损。

2.皮瓣设计原则

(1)长宽比例:随意型皮瓣在转移过程中,维持其营养代谢的血供,完全依赖来自蒂部的真皮下血管网,其血管灌注范围有限,如形成的皮瓣超过其灌注范围,则皮瓣将缺血坏死。据临床实践经验,皮瓣长度与蒂部宽度的比例,一般不宜超过1.5∶1。在下肢等部位,皮瓣长宽比例最好为 1∶1,但在头颈等血供丰富的部位,皮瓣长宽比例可以超过 1.5∶1 的限制,有时达到 3∶1 并无血供障碍发生。如果设计的皮瓣长宽比例超过了限制,宜先作皮瓣延迟术。

(2)顺应血管走向:皮瓣尽量按血管走行方向设计,蒂部位于血管的近心端。躯干中线一般为血管贫乏区,设计皮瓣尽量避免越过躯干中线。

(3)采用逆行设计法:用纸片按受区组织缺损创面形状剪成皮瓣图纸,其面积较实际缺损面积略大。将皮瓣图纸置于供区,固定皮瓣图纸的蒂部,试将其瓣部掀起、转移,观察皮瓣蒂部位置是否恰当,形成皮瓣的方向是否适宜;转移过程中,要求皮瓣无张力,蒂部无过度扭曲。皮瓣转移后张力过大或蒂部过度扭转,都是随意型皮瓣转移术后发生血运障碍的常见因素。反复进行调整,直至满意妥当后,用龙胆紫标记定位。①如果是设计局部旋转皮瓣,要特别注意皮瓣旋转轴心点至瓣部最远点的长度必须大于或等于旋转轴心点至缺损创面最远点的距离,否则皮瓣转移后,将不能顺利修复创面。②如果设计的是远位直接皮瓣,需将皮瓣图纸附于受区,然后由受区携带图纸与供区撮合,试验皮瓣蒂部在供区何处最能顺利转移修复创面,且患者又感到较为舒适,当确定蒂部后,再将皮瓣图纸蒂部予以固定,将图纸在供区铺平,标记出皮瓣具体位置。③如系设计远位间接皮瓣时,要将皮瓣图纸的蒂部与中间站固定,并携带至受区和供区,反复演练皮瓣转移的步骤,选定皮瓣的蒂部位置和形成皮瓣的方向。

(4)设计的皮瓣应大于创面:皮瓣切取后通常都有一定程度的收缩,故设计供区皮瓣的面积应大于受区创面的 10%～15%,以防止转移缝合后有张力而影响血运。

(五)局部皮瓣移植术

受区周围皮肤组织形成的皮瓣称为局部皮瓣。具有皮肤色泽、质地与受区一致,皮瓣转移操作简便,一次手术即可完成转移修复等优点,是最常用的皮瓣移植术。

1.推进皮瓣

推进皮瓣是在缺损创面的邻接部位形成皮瓣,经剥离后,向缺损部滑行推进,修复创面,故又称为滑行皮瓣(图 11-22、图 11-23)。

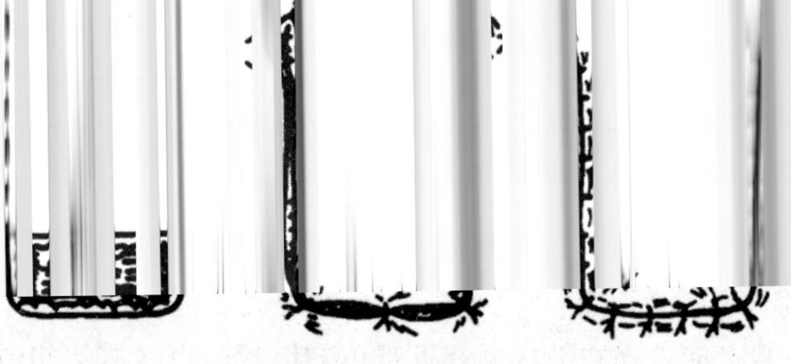

图 11-22 单蒂滑行皮瓣

(1)设计,在缺损创面的一侧或两侧,根据修复需要,可将皮瓣设计成舌状、矩形、三角形,可以设计为单蒂或双蒂。当设计成双蒂时,皮瓣的长宽比例可增大 1 倍(3∶1)。用龙胆紫标记出切口线。

(2)转移,沿设计的切口线切开皮肤及皮下组织,自皮瓣远端(在深筋膜浅面)向蒂部剥离,充分游离后,将皮瓣滑行推进,移植覆盖受区创面。在单蒂皮瓣的供区,一般不会出现继发创面,但在蒂部的两侧常有皮肤皱褶形成。较小的皱褶口后可自行消除,否则在皮肤皱褶处切除一块三角形皮肤组织,即可使其平整愈合;如估计切除此三角形皮肤组织后可能影响皮瓣血运者,则留待二期手术予以切除。形成双蒂皮瓣的供区，常不能在无张力下缝合时，会出现继发性皮肤缺损创面，须切取断层皮片予以修复。

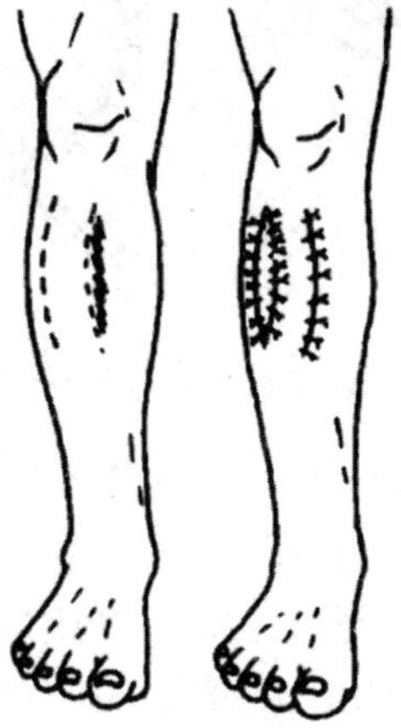

图 11-23　双蒂滑行皮瓣

2.旋转皮瓣

旋转皮瓣是在缺损创面的邻接部位形成皮瓣，经旋转移植修复缺损。这种皮瓣较推进皮瓣灵活多变，应用广泛。

(1)皮瓣设计：创面的形状和大小遵循皮瓣设计原则，在缺损创面的一侧或两侧设计皮瓣。用龙胆紫予以标记。设计时，注意皮瓣旋转轴心点至皮瓣远端的距离，必须等于或大于至缺损创缘最远点的距离，否则皮瓣旋转移植后将不能覆盖整个缺损创面，即使勉强覆盖，也会因张力过大，影响血运(图 11-24)。当旋转皮瓣的供区位于功能部位或暴露部位，且由于创面较大，不能直接缝合，如用皮片修复又有可能影响功能或形态时，则在供区创面邻接部化再设计一较小的皮瓣，用此较小的皮瓣旋转修复第1个皮瓣的供区创面。较小皮瓣的供区创面，一般都能直接缝合。当这两个皮瓣的蒂部在相邻部位，可使两个皮瓣的蒂部并联成一个蒂，这种皮瓣称为双叶皮瓣(图 11-25)。

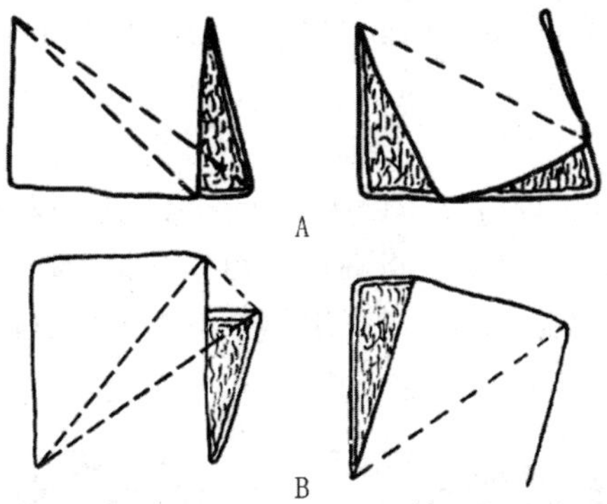

图 11-24　旋转皮瓣设计示意图

A.旋转皮瓣设计不正确，产生张力；B.旋转皮瓣设计正确

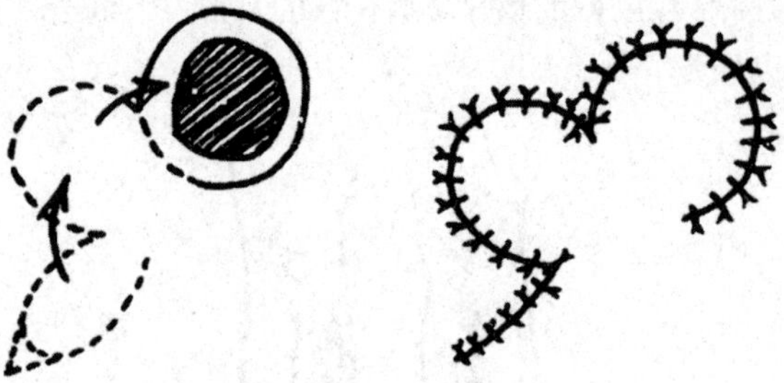

图 11-25　双叶皮瓣

菱形皮瓣设计:如受区缺损创面为菱形,可将皮瓣设计成菱形进行转移修复,或设计近似菱形的多角形皮瓣予以修复。这种皮瓣最适宜设计于颈部,转移修复下面部的矩形缺损,具有一定的优越性。菱形皮瓣的设计如图所示(图 11-26):ABCD 为菱形缺损,做 BD 的延长线 DE,使 DE=AB,自 E 做平行于 DC 的平行线 EF。转移后 DE 与 AR 相缝合。

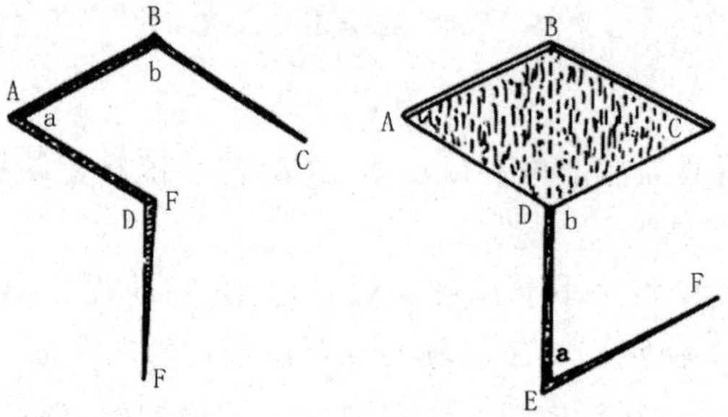

图 11-26　菱形皮瓣设计示意图

(2)切取与转移。①舌状皮瓣:沿设计切口线切开皮肤皮下组织,自皮瓣远端向蒂部于深筋[illegible]

3.[illegible]

皮下蒂皮瓣是一种推进皮瓣,即将皮瓣边缘皮肤完全切开,以皮瓣的皮下组织为蒂,利用其松动性,将皮瓣滑行移植修复缺损,常用于指端皮肤组织缺损创面的修复(图 11-27)。具有操作简单、切口愈合平整等优点,但此种皮瓣的皮下组织蒂不含知名动脉,不属于岛状皮瓣,因而推进距离有限。

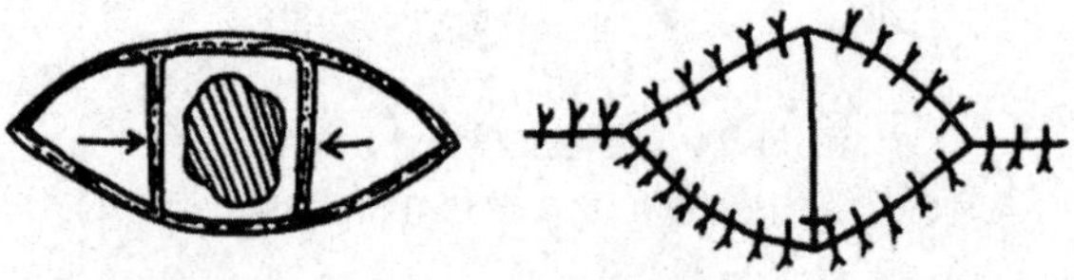

图 11-27　双侧推进皮下蒂皮瓣设计及缝合

(1)设计,根据受区修复需要,可将皮瓣设计成为三角形、圆形、矩形或多角形,由于皮瓣推进距离有限,故常设计于缺损的邻接部位。如一侧的邻接部位所形成的皮瓣不足以修复缺损时,可在两侧或三边同时形成多个皮下蒂皮瓣滑行移植修复。用甲紫(龙胆紫)标记皮肤切口线。

(2)转移,按标记的切口线切开皮肤、皮下组织,直达深筋膜,但不进行剥离,将皮瓣向缺损处滑行推进,覆盖创面。皮瓣供区周围稍事分离后直接缝合。如直接缝合有困难,可在其邻接部位形成皮瓣转移修复。

(六)远位皮瓣移植术

缺损区邻近部位不宜切取或不能切取皮瓣时,自远离缺损的部位形成皮瓣,转移至受区修复缺损,称为远位皮瓣移植。皮瓣由供区直接转移至受区,称为直接远位皮瓣移植术;需要经过中间站的过渡才能转移至受区者,称为间接远位皮瓣转移术。如供区在肢体,形成皮瓣转移修复另一侧肢体的组织缺损,称为交叉皮瓣移植术。远位皮瓣移植术常需要 2 次以上手术,才能完成转移的全过程。

1.直接远位皮瓣

(1)设计:以腹部皮瓣修复前臂组织缺损为例,用纸片按缺损形状,剪制一面积略大于缺损创面的皮瓣图纸,固定于前臂缺损处后,用前臂携带图纸移置于腹部(图 11-28)。具体位置以患者感到较舒适,且估计皮瓣转移过程中,蒂部不会过度扭曲为准。再将图形的蒂部固定于腹部,然后移去前臂,将图铺平,按照图形画出腹部皮瓣。

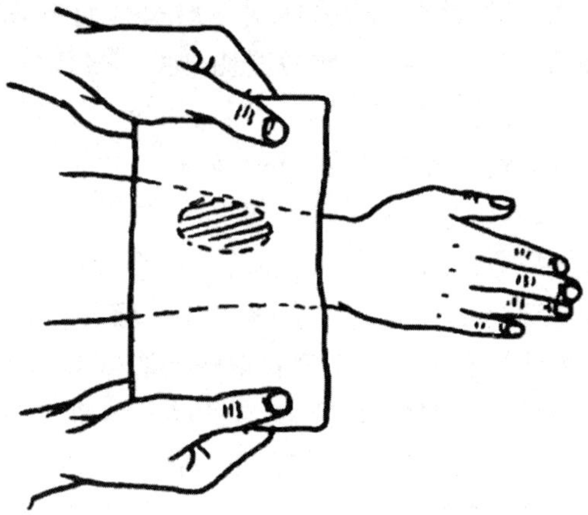

图 11-28　**远位皮瓣移植** A

(2)转移:按皮瓣设引线切开皮肤组织,自深筋膜浅面掀起皮瓣,将瓣部移植到受区,皮瓣创缘与受区创缘间断缝合(图 11-29,图 11-30)。皮瓣的蒂部仍与供区相连,以保证皮瓣能从供区获得血供,即在皮瓣的瓣部与受区间未建立充裕的血液循环前,皮瓣仍可通过蒂部的血运以维持其营养代谢。

对供区掀起皮瓣后继发创面的处理,视切取的皮瓣大小而定。创面较小,可以直接缝合;创面较大不能缝合时,另切取断层皮片修复。术后 2～3 周,瓣部与受区间即可建立充裕的血液循环,经血流阻断试验确证血液循环可以维持皮瓣的代谢,即可进行断蒂术。将蒂部切断,分别缝合皮瓣与前臂受区的切口,完成皮瓣的转移手术。此时的供区创面一般可直接缝合。

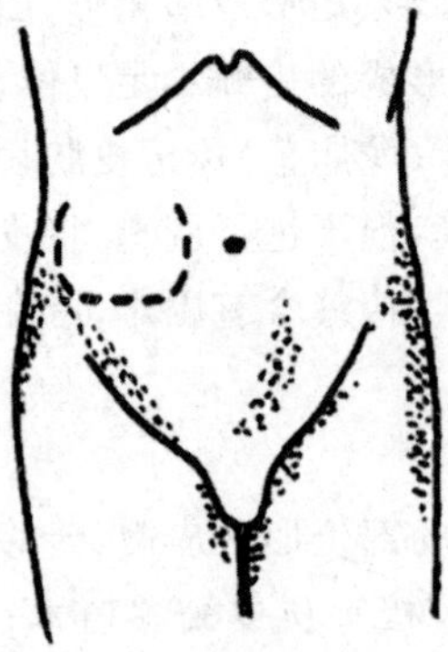

图 11-29　远位皮瓣移植 B

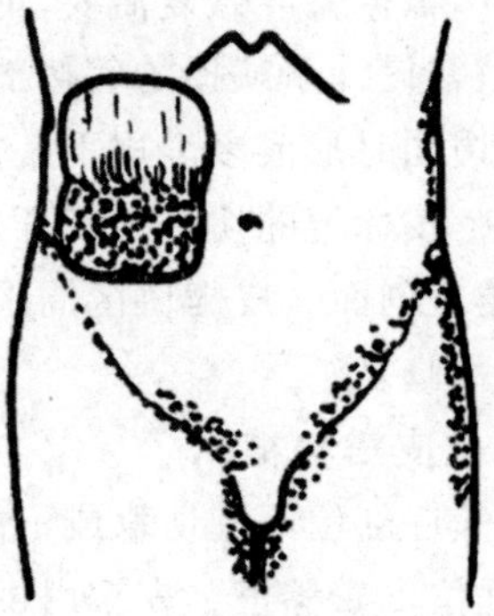

图 11-30　远位皮瓣移植 C

2.间接远位皮瓣

间接远位皮瓣移植是远位皮瓣转移过程中，需要由中间站过渡。皮瓣从供区形成后，将皮瓣蒂部移植至中间站，待与中间站建立了能维持皮瓣代谢的血运后，再用中间站将皮瓣携带移植至受区，约术后 3 周，皮瓣已与受区创面建立充足的血供，再将皮瓣的蒂部自中间站切断。间接远位皮瓣移植至少需 3 次以上手术，才能完成转移术的全过程。

(1)设计：通常将中间站设置于腕部或前臂。按逆行设计法设计皮瓣，以腹部皮瓣修复右颞部组织缺损为例。根据颞部缺损的大小、形状，剪制一面积略大于缺损创面的图纸，图纸覆盖于右颞部缺损区，左前臂(中间站)移至右颞部，将皮瓣图纸的蒂部固定于前臂，并予标记；前臂携带图纸移至腹部，再将图纸固定于腹部，蒂部铺平后，用龙胆紫予以标记。腹部皮瓣及其蒂部在前臂和腹部的具体位置，均以调整到患者感到较舒适且转移过程中蒂部不过度扭转为准。

(2)切取与转移：转移手术分期施行。①第 1 期手术：按设计将皮瓣的蒂部切开掀起，用蒂部断端创面在左前臂标记处印制一血迹标记，沿血迹的大小形成一向中侧翻转的皮瓣。将前臂移 [illegible] 良好血液循环，经血流阻断试验确证后进行第 3 期手术。切断附于中间站的蒂部，修复颞部缺损区。第 1 期手术时翻起的前臂皮瓣经剪除瘢痕组织后缝回原处。

在第 1 期和第 2 期手术后，作为中间站的肢体与腹部和受区的固定非常重要，必须妥善，固定防止皮瓣撕脱。

四、轴型皮瓣

轴型皮瓣故又名动脉皮瓣，是以知名动脉为轴心动脉而设计的皮瓣。整个皮瓣由轴心动脉供血，皮瓣不受传统长宽比例的约束，而以轴心动脉灌注的范围为皮瓣的最大面积。为了扩大皮瓣的面积，可在轴型皮瓣的远端携带一个随意型皮瓣。

轴心动脉的存在，是形成轴型皮瓣的首要条件，也是决定轴型皮瓣特性的主要因素，因此，轴型皮瓣的命名也应以构成皮瓣的轴心动脉为依据。随意皮瓣可以所在部位来命名，如胸部皮瓣、腹部皮瓣等；也有以形状来命名的，如叶状皮瓣、三角形皮瓣、管形皮瓣等，这些名称已足可表明其特性。对于轴型皮瓣的命名，应在每一皮瓣名称中包含其轴心动脉，才能标明特征，也可避免发生不同皮瓣同一名称或一个皮瓣多种命名等混淆情况。例如前臂轴型皮瓣，若以桡动脉为轴心动脉者，应命名为前臂桡动脉皮瓣；以尺动脉为轴心动脉者，则应命名为前臂尺动脉皮瓣。又如小腿前内侧轴型皮瓣，可以采用胫后动脉为轴心动脉，也可选用胫骨滋养动脉皮支为轴心动脉。选用的轴心血管不同，皮瓣的特征也就不同。若以胫后动脉为血管蒂者，应称为小腿前内侧胫后动脉皮瓣。此皮瓣由于血管口径大，血管吻合操作容易，成功率高；但要牺牲一条小腿主要动脉，对于胫前动脉功能不良的患者被视为禁忌证；而以胫骨滋养动脉皮支为血管蒂的小腿前内侧皮瓣，皮瓣薄而质地优良，且不需要牺牲主要动脉，供区创伤小，但血管口径不如胫后动脉粗大，吻合技术要求较高，宜将其称为小腿前内侧胫骨滋养动脉皮支皮瓣，以有别于小腿前内侧胫后动脉皮瓣。至于一个皮瓣有两个或两个以上名称者并非罕见，如同样以阴唇(阴囊)后动脉为轴心动脉的会阴轴型皮瓣，有称为会阴轴型皮瓣，也有称为阴股沟皮瓣，如在其名称中标明轴心动脉，不但其一目了然，也可避免发生名称混淆。

(一)轴型皮瓣分类

1.半岛状轴型皮瓣

半岛状轴型皮瓣通常称为带蒂轴型皮瓣。在移植过程中，蒂部除轴心血管外，还有皮肤和皮下组织与供区相连。这种皮瓣采用带蒂移植方式将皮瓣转移到受区，具体操作与随意型皮瓣局部移植术相似。

2.岛状皮瓣

岛状皮瓣在移植过程中，蒂部只有皮瓣的轴心血管束与供区相连。皮瓣形成后，切开蒂部近心端的皮肤，分离出轴心血管束，一般通过皮下隧道或切开供区与受区间的正常皮肤组织将皮瓣转移到受区。分离血管蒂时，需保留少许疏松结缔组织，以防血管受损。转移时皮下隧道应有足够宽度，防止血管束受压。

3.游离皮瓣

在移植过程中，将轴心动脉和静脉切断，使皮瓣完全脱离供区，运用小血管吻合技术，将皮瓣血管蒂的动、静脉分别与受区的动、静脉吻合，使皮瓣立即从受区获得血供。

(二)轴型皮瓣的优点

(1)轴型皮瓣的血供丰富，抗感染力强，故可用于修复污染的或血供不良的皮肤组织缺损创面。

(2)轴型皮瓣的面积不受长宽比例的限制。在轴心动脉灌注压所能到达的范围内均可形成皮瓣，因而设计灵活，可适应不同形状皮肤缺损的修复需要。

(3)远位轴型皮瓣转移时，可将皮瓣的轴心血管束与受区的动、静脉分别进行吻合，一次手术即可完成皮瓣转移的全过程，能减少患者的痛苦、缩短住院时间。

(4)根据受区修复的需要，可将两个或两个以上皮瓣的轴心动、静脉蒂分别互相吻合，形成多皮瓣共享的总血管蒂后，再将此血管蒂的动、静脉分别与受区动、静脉吻合，使多个皮瓣通过串联或并联的方式进行移植。

(三)常用的轴型皮瓣(表 11-2)

表 11-2　常用轴型皮瓣带蒂或游离移植修复的部位

皮瓣名称	主要轴型血管	修复部位
顶部皮瓣	颞浅动脉顶	头皮、胡须和眉缺损
额部皮瓣	颞浅动脉额支	面、器官缺损、口腔洞穿性组织缺损
颞部皮瓣	颞浅动脉	面、耳鼻眼窝再造、游离移植修复手部软组织缺损及关节外露等
耳后皮瓣	耳后动脉及颞浅动脉-耳后动脉	额部,眼用,鼻部,面部或游离移植
胸三角皮瓣	胸廓内动脉穿支	颌颈部
侧胸皮瓣	胸外侧动脉	腋窝,胸壁
侧胸膜皮瓣	肋间动脉外侧皮支	乳房再造、胸背部、对侧前臂
脐旁皮瓣	腹壁下动脉脐旁支	对侧胸腹壁、对侧前臂和手部或游离移植
髂腰部皮瓣	腹壁浅动脉,旋髂浅动脉	前臂、手部.会阴、大粗隆部或游离移植
肩胛皮瓣	旋肩胛动脉	肩、腋窝、上臂或游离移植
臂内侧皮瓣	尺侧上副动脉	颌面颈、肩部、肘部或游离移植
臂外侧皮瓣	桡侧副动脉	肩部、腋部、肘部或游离移植
前臂(桡动脉)皮瓣	桡动脉	手部(逆行转移)或游离移植
示指背侧皮瓣	第一掌骨背动脉	拇指、虎口
股前外侧皮瓣	股前外侧动脉	降支腹股沟、会阴、大转子、逆行到膝、胫前上端或游离移植
股内侧皮瓣	股动脉皮支	游离移植修复足底、手等部位软组织缺损
隐动脉皮瓣	隐动脉	胫前、膝、前臂、手及足底
[illegible]	胫[illegible]动[illegible]脉	[illegible]腿上[illegible]、踝[illegible]底[illegible]移[illegible]
[illegible]	[illegible]动脉	[illegible]前、小[illegible]腿下[illegible]踝或[illegible]离移[illegible]
[illegible]	足[illegible]动[illegible]脉	[illegible]跟[illegible]胫前
[illegible]	足[illegible]内[illegible]动脉	[illegible]跟部[illegible]手掌[illegible]

(吕[illegible]平)

第三节　畸形与缺损的整形处理

一、睑内翻

睑内翻是指睑缘内卷、睫毛倒向眼球的睑缘位置异常状态。内翻的眼睑和倒睫,摩擦角膜和结膜,轻者发生异物感、疼痛、流泪等症状,重者可造成角膜炎性浸润和溃疡,最终导致角膜白斑,严重危害视力。

(一)分类

睑内翻分先天性和后天性两类,前者主要发生在婴幼儿,后者包括急、慢性痉挛性睑内翻和瘢痕性睑内翻。

1.先天性睑内翻

先天性睑内翻多见于婴幼儿,由于婴幼儿的睫毛细软,刺激症状一般不明显。只发生于下睑近内眦部。随着年龄的增长,鼻梁发育,睑内翻常可自行消失,不必急于手术。如长至5～6岁,倒睫仍未消失,刺激角膜和流泪者,可考虑手术治疗。

2.后天性睑内翻

(1)急性痉挛性睑内翻:急性痉挛性睑内翻多由于炎症刺激近睑缘的眼轮匝肌引起反射性痉挛,以致睑缘向内卷形成睑内翻。一般只是暂时性的,待炎症消退,痉挛消除,眼睑可复原,不须手术治疗。

(2)慢性痉挛性睑内翻:慢性痉挛性睑内翻又称老年性睑内翻,多发生于下睑。目前认为这种睑内翻是由于下睑缩肌(为下睑筋膜、腱膜和 Müller 肌的总称)无力,眶隔和下睑皮肤松弛所致。在上述病理基础上,刺激因素刺激眼轮匝肌产生反射性痉挛,致下睑内翻。

(3)瘢痕性睑内翻:瘢痕性睑内翻多由严重沙眼、睑板睑结膜化学烧伤、外伤产生结膜或睑板的瘢痕收缩,使睑缘向内卷转所致。瘢痕性内翻是持久的,只有手术治疗才能治愈。

(二)手术治疗

1.缝线矫正法

其适用于先天性睑内翻、老年性睑内翻。

于下睑中央、中外1/3、中内1/3交界处共做3对褥式缝线。将3-0双针无创缝针从穹隆部结膜相距3 mm分别进针,穿过筋膜、眶隔,经睑板前至距下睑缘2 mm处皮肤面出针,3对褥式缝线垫以凡士林纱卷分别结扎,结扎紧度以轻度睑外翻为宜。若矫正不满意,可在睑结膜面相当睑板下沟处,将结膜、睑板层间切开,然再结扎上述3根褥式缝线(图11-31)。术后包扎1天,5～7天拆线。

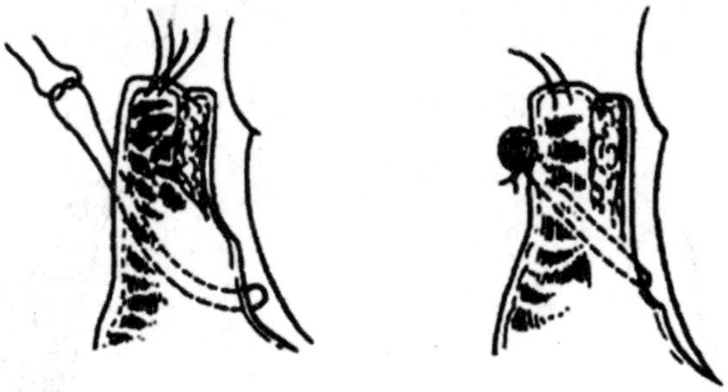

图11-31　缝线矫正法

2.部分皮肤眼轮匝肌切除术

部分皮肤眼轮匝肌切除术适用于老年性睑内翻、小儿先天性睑内翻。

距下睑缘2 mm处做与睑缘平行的皮肤切口,剥离暴露其下面的睑板前眼轮匝肌,沿切口方向剪除一条皮肤、皮下组织及眼轮匝肌(眼轮匝肌不可切除过多)。从切口下缘皮肤面进针,通过眶隔膜与下睑板下缘,再自切口上缘皮肤面出针缝合。

3.何氏(Hortz)手术

何氏手术适于睑板肥厚的瘢痕性睑内翻。

沿重睑线切开皮肤(若睑内翻严重,切口应距睑缘 3 mm;如皮肤松弛,可切除部分皮肤),显露睑板及睑板前上睑提肌腱膜,剪除切口下缘皮下的眼轮匝肌,将睑板前的上睑提肌腱膜睑向睑板上缘推,楔形切除一条睑板,但勿切穿睑板。由皮肤切口下缘 1 mm 皮肤穿入,再经睑板楔状切口上缘及切口上缘皮肤穿出,结扎缝线(图 11-32),如此缝合 5~7 根。

4.睑板切断术(潘作新法)

睑板切断术适用于瘢痕性睑内翻。距睑缘 2~3 mm 与睑缘平行的睑板下沟处,将结膜与睑板切断,切口达内外眦角。于睑中央、中内 1/3、中外 1/3 处做 3 对双针缝线(3-0 无创双针缝线),分别从睑板切口上缘睑结膜穿入,经睑板于睫毛上 1~2 mm 处穿出皮肤,缝线结扎于凡士林纱卷上(图 11-33)。

5.睑板切断术(王导先法)

睑板切断术适用于瘢痕性睑内翻。于睑板下沟处切断睑板。

于睑中央、中内 1/3、中外 1/3 处做 3 对褥式缝线,于穹隆结膜进针,经睑板前于睑缘上 3~4 mm皮肤处穿出,结扎缝线(图 11-34)。

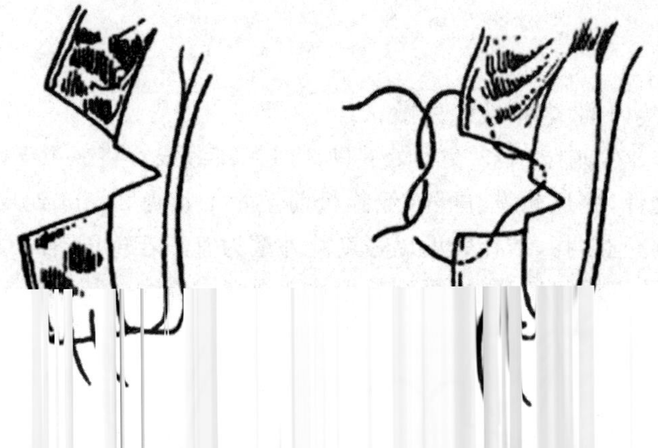

图 11-32 Hortz

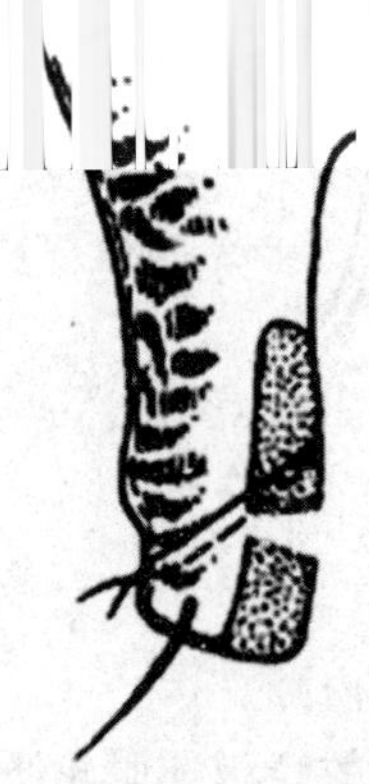

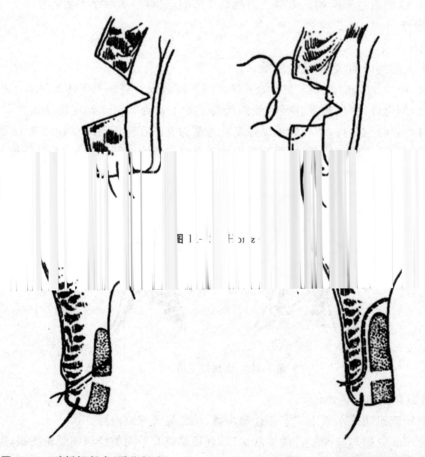

图 11-33 睑板切断术(潘作新法)

图 11-34 睑板切断术(王导先法)

6.睑板切断术(Weis 法)

睑板切断术适用于较严重的瘢痕性睑内翻。

距睑缘 3～4 mm 平行睑缘切开皮肤及眼轮匝肌,翻转眼睑,于皮肤切口相对应处横行切开结膜及睑板,将两切口贯通。做 3 对褥式缝线,由结膜切口穹隆端进针,经睑板前于近睫毛根部出针,结扎(图 11-35)。皮肤切口间断缝合。

7.睑板全切除术(Kuhnt 法)

睑板全切除术适用于严重的瘢痕性上睑内翻,将其肥厚变形的睑板组织切除,通过睑结膜做全层眼睑的褥式缝线,以加强睑缘组织的外翻。

睑结膜距睑缘 2 mm 处做平行于睑缘的切口,分离睑结膜,游离并切除睑板。于睑中央、中内及中外 1/3 处做 3 对褥式缝线,双针由穹隆结膜进针,在距睑缘 3 mm 处穿出皮肤,结扎(图 11-36)。为了避免可能引起不同程度的睑下垂,可考虑保留部分睑板上缘组织。

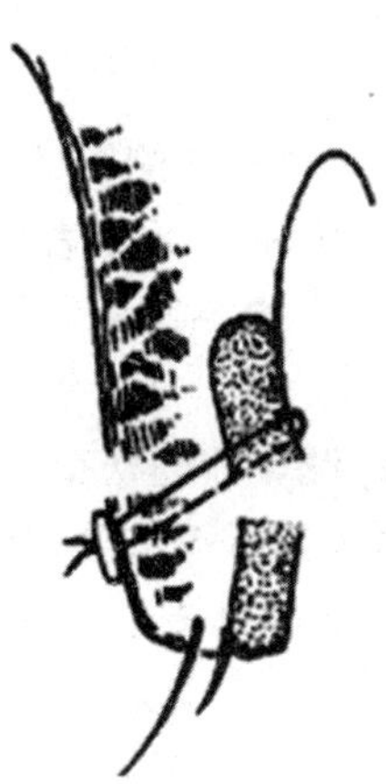

图 11-35　睑板切断术(Weis 法)

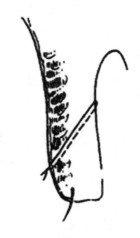

图 11-36　睑板切断术(Kuhut 法)

8.黏膜移植再造睑缘

黏膜移植再造睑缘适用于部分或全部眼睑缘间组织缺损致部分或全部睑内翻倒睫。必须修复了睑缘间缺损才能矫正倒睫,否则其他矫正睑内翻手术是无效的。

于睑缘缺损部切开 2～3 mm 深度,缺损两端做 1 mm 垂直切口。楔形切取宽 4 mm、较睑间缺损长2 mm的下唇口腔黏膜,供区直接拉拢缝合,将唇黏膜植入睑缘间缺损的切口内。自切口睑板侧缝入,穿过黏膜基底,于距睑缘 2 mm 皮肤面穿出,将唇黏膜结扎缝合固定(图 11-37)。所植黏膜较正常缘间略隆起,以防日后收缩。局部每天滴复方蜂蜜眼液及抗生素软膏,严防黏膜干燥、结痂。术后 7 天拆线。

二、鼻畸形的美容术

在胚胎发育时期,因遗传环境条件影响,发育障碍产生先天性鼻畸形;后天生活实践中外伤、烧伤也可导致鼻畸形。

(一)鼻尖肥大

鼻尖肥大由鼻头的皮肤厚及脂肪多而导致,也可能由于外鼻软骨过大所引起。做两侧鼻前庭切口延至鼻小柱基底部贯穿切开,沿皮下层分离暴露出鼻翼软骨,于两侧鼻翼软骨穹隆部切除部分软骨及皮下组织，缝合鼻翼软骨缺损并将两侧鼻翼软骨拉拢缝合，并于鼻孔向鼻翼做固定压迫缝合，避免形成无效腔。

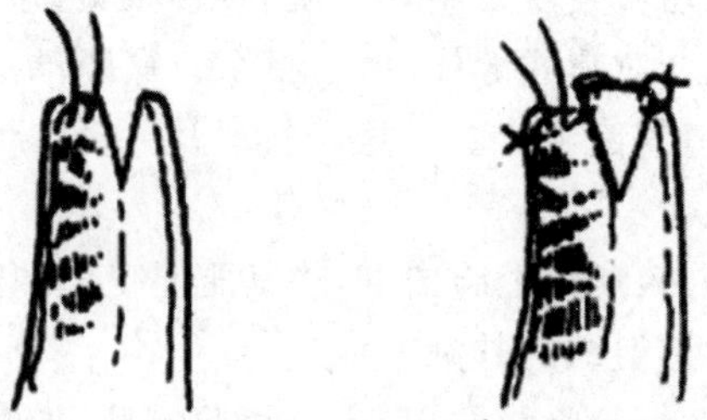

图 11-37　黏膜移植再造睑缘

A.睑缘缺损部切开；B.唇黏膜植入睑缘间缺损的切口内

(二)鼻翼过宽

鼻翼过宽形成鼻子与面部不协调，显示鼻子低塌、肥大，沿鼻翼软骨外侧脚的前缘做鼻孔缘皮肤切口，通过切口，用小剪刀将皮肤与其下面的鼻翼软骨潜行分离，去除软骨表面组织，切除软骨上部和外部，于鼻孔内鼻翼基部的内侧面切除一块菱形前庭皮肤和鼻黏膜缝合即可。

(三)鼻尖过高

鼻尖向上向前突出，是由于骨或鼻翼软骨增生过大超常所致，做鼻前庭切口或蝶形切口，将黏膜和皮肤分别与鼻翼软骨分离，将鼻翼软骨外侧脚的上部及内侧脚下部部分切除，缝合切口。由于此病鼻尖过高及鼻尖坚硬，除切除鼻翼软骨上部分外，还需切除部分鼻小柱及鼻翼基底部软组织，否则可致鼻小柱弯曲。

(四)鹰钩鼻、驼峰鼻

驼峰鼻多由先天性鼻梁部鼻骨和软骨发育高大畸形所致，多见鼻梁突出，鼻室而长，常表现[illegible]

[illegible]

[illegible]的多余鼻骨，鼻中隔软骨，若有鼻尖弯曲时，需先将鼻尖向上推到正常位置后再用上法划线。②鼻尖过长的测量，术者用左手示指压在受术者鼻梁的左侧，用亚甲蓝标记出鼻尖部在左示指的相应位置，再用左拇指推动鼻尖向上翘，使鼻小柱与上唇之间达到 90°，在固定不动的示指上，即相当于鼻尖移到正常位置再划一标记线，两标记之间的距离就是应切除鼻中隔软骨前端的量，若是鼻尖的鼻翼软骨宽大，尚需沿鼻翼软骨外脚上缘划出切除部分软骨条的标记。鼻尖软骨有钩状弯曲者，还需标出尖端部分软骨的切除线。

2.手术方法

(1)鹰鼻、驼峰鼻矫正术。

1)适应证：鼻背呈驼峰状或伴有鼻尖下垂呈鹰钩的驼峰鼻、鹰钩鼻。

2)麻醉：鼻腔内 0.5％～1.0％丁卡因棉片表面麻醉，鼻前庭鼻周局部浸润及阻滞麻醉。

3)鼻外切口法:在鼻翼缘做蝶形切口,沿切口线切开,用眼科剪从切口内进入,在皮下与鼻侧软骨间做广泛剥离,向上直达鼻骨顶部,将鼻骨与其骨膜包括相连的肌肉和皮肤分离,两侧至上颌骨额突。按术前测量标定的切除线,从切口插入骨凿,凿除鼻背部隆起的过多骨组织,用骨锉修平,有些患者术后即可矫正,可缝合切口,加压包扎固定。若鼻背较宽,则需从切口内插入鼻锯,将两侧上颌骨额突锯断,或先用骨凿沿鼻切迹凿出裂隙后,再用鼻锯、用拇指自外向内按压鼻背,造成鼻折,从而使两侧骨质缘合拢,达到鼻骨整复的目的,使鼻外形矫正。

4)鼻下部整形:若鼻尖过高,可将两侧鼻翼软骨内脚在穹隆内侧切除部分软骨,若鼻尖较宽,则切除外脚上缘部分软骨,穹隆部内脚平行切开,减张缝合;若鼻尖下垂,可将两鼻翼软骨内脚近穹隆部缝合,可增加鼻柱的高度,矫正鼻尖下垂,或在两脚之间充填软骨,也可用硅橡胶抬高鼻尖。

5)缝合切口,加压包扎,两侧鼻腔碘仿纱条填塞,术后 3 天抽出鼻内填塞物,术后 7 天拆线,一般术后 3～4 周外形稳定、消肿。

(2)Anderson-Ries 氏鼻孔外进路鼻整形术。

1)适应证:对鼻骨过高呈驼峰状鼻梁基底宽大或鼻尖弯垂呈鹰钩状的驼峰鼻、鹰钩鼻者。

2)操作步骤:①麻醉。2%利多卡因和 1∶20 000 肾上腺素溶液由鼻孔前庭部位做浸润、阻滞麻醉,将堵塞鼻孔的纱布条浸上 1%的丁卡因做表面麻醉。②在鼻中柱的中三分之一与下三分之一交界处做一横切口,再在中柱的两侧沿鼻翼软骨的内侧脚和外侧脚的前缘各做一鼻孔边缘切口,通过皮肤切口,将外鼻的皮肤向上掀起直至鼻骨的下缘,用拉钩将皮肤向上牵开,使两侧的鼻翼软骨和侧鼻软骨以及鼻骨的下缘完全暴露,用小刀切开鼻骨下缘的骨膜,并通过骨膜切口将鼻骨与其表面的骨膜肌肉和皮肤分离,如果受术者的鼻尖过宽,可将鼻翼软骨的内侧部分适当地切断并将其相对缝合,以增加鼻尖的高度,同时缩小其宽度。若受术者的鼻翼过宽,可在鼻翼软骨的上缘和外侧部适当地切除一些软骨,以缩小鼻翼的宽度。若受术者的鼻过长,可在鼻翼软骨的上缘和中隔软骨下部适当地切除一块软骨,以缩短鼻的长度。若受术者的鼻背有隆起的驼峰,可用骨凿将侧鼻软骨和鼻骨的突起部分截除,以消除驼峰畸形。若受术者的鼻背过宽,可在两侧的上颌骨额突截骨,并将截断的骨片按压至中线,以缩小鼻背的宽度。用双极电凝器仔细止血以后,将掀起的皮肤复位,再将皮肤切口缝合,最后,用胶布条和石膏绷带对外鼻进行固定。胶布条的作用是帮助潜行分离的鼻部皮肤重新与其骨架贴合,以便愈合。

手术后,受术者应取半坐位,进流食和半流食,用冰袋冷敷鼻部,并用镇静剂止痛,抗生素预防感染。术后 7 天拆除缝线,受术者于术后 3 周可恢复工作。

三、面横裂

面横裂是一种先天性第 1 腮弓畸形,亦是 Tessier 颅面裂分类中的"7"号裂(图 11-38)。临床上有许多不同的称谓:1940 年,Kaith 称此为坏死性面部发育不良;1949 年,Braithwaite 和 Watsor 称为半面短小伴小耳畸形。1961 年 Longacre,Destefano 和 Holmstrand 称之为第 1、第 2 腮弓综合征、面侧裂或口、下颌、耳综合征。

历史上最早记录此畸形是 1869 年,此后有许多关于此畸形的记录。Gorlin 和 Pindborg(1964)报道了巨口症的发病率在男性多于女性。1965 年,Grabb 总结了他所碰到的 102 例巨口症,证实了男性发病率高于女性,并报道了在这 102 例中,12 例为双侧性巨口症。到 1973 年 Converse 也报道了 280 例,其中 15 例为双侧性。

面横裂的发病率，Grabb（1965）报道在新生儿中为 1：5 642，Poswillo（1974）报道为 1：3 000。所以总的来讲，面横裂的发病率较唇腭裂为低，但多于面中裂，且以单侧男性为多见。

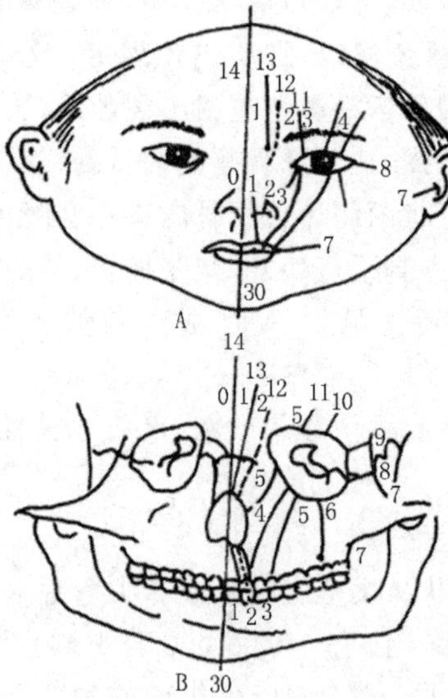

图 11-38　Tessier 分类法

A.颅面裂（以号数命名）发生部位示意图；B.颅面裂骨骼病损部位示意图

（一）临床表现

临床表现有较大差异，轻者仅表现为面部稍不对称，外耳轻度异形，仅在头颅定位 X 线测量时才发现两侧不对称，所以在临床检查时，如发现患儿的耳垂似乎不很正常时，必须提高警惕，并进行仔细检查。口部畸形可能是极轻微的，仅口角稍向外，也可口角到外耳前全部裂开。事实上此类完全性裂开是很少见的，而大部分患者的裂隙都终于颊部，故亦称为巨口症。重者可裂到嚼[illegible]

[illegible]

（二）手术修复时间、术前准备及术后处理

巨口症的手术修复时间、术前准备及术后处理同先天性唇裂。

手术前首先要定口角位置，单侧裂可以健侧口角为标准进行定位。双侧裂则在双眼平视正前方时，自瞳孔向下做垂线与口裂水平线相交点为口角。如患儿不能合作时，可以睑裂中、内 1/3 交界处向下做垂直线与口裂水平线相交点为口角点。1969 年，Boo-Chai 提出可按黏膜色泽来定位，即在出现唇黏膜处稍向近中侧皮肤、黏膜交界处定点。

自定出的口角点沿上、下缘裂隙的皮肤黏膜交界处做切口。切开皮肤、肌层，直达黏膜下层。黏膜下分离，将上、下方黏膜瓣翻入口腔，缝合黏膜裂缘作为口腔衬里组织。将口角部的唇红组织尽量保留，相互缝合，使口角的唇红组织松弛，张口时不受牵拉限制，并尽量使口角形成圆形为度。肌层缝合至为重要，一定要有良好的对合。最后缝合皮肤。如裂隙较短小者，可仅做皮肤直线缝合；如裂口较长，则在皮肤切口上做 Z 改形缝合，以防将来直线状瘢痕牵拉口角；1962 年 May 报道了自下唇做一个小的 Estlander 皮瓣转到上唇，此瓣的蒂成为新的口角。同年也有报道沿裂隙做上(下)唇红黏膜瓣，越过口角到达下(上)唇红部位进行修复。也有报道在正常口角外侧做小三角瓣旋转插入到口角黏膜中，其目的是使口角松弛，张口时呈圆形(图 11-39)。

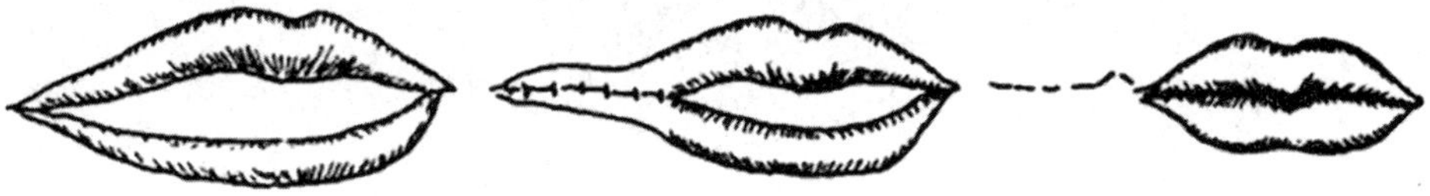

图 11-39　巨口症缩小术

对颌骨畸形及下颌部凹陷可作为第二期手术进行整复。幼年期可应用异体骨、软骨或假体做暂时性充填，其目的是除了改善外形外，并有助于软组织的正常发育，为成年期做进一步手术创造有利条件。到发育后再进行自体肋骨移植或补充性骨移植，移植部位包括颧骨、下颌骨升支、下颌骨体等部位。移植方法仅限于局部覆贴和充填以达到外观改善。有时也可考虑做患侧升支截骨及骨移植术，以增进外貌及改善咬合功能。在严重畸形时，可做游离皮瓣或皮管移植以丰满患侧外形。此外，也可靠根据情况而选用脂肪、真皮脂肪等组织移植充填。

耳赘可在口角整复时同时切除，耳郭整复待 10 岁后进行为好。手术原则尽量利用残存耳组织。通过复位、成型、补充等方法进行再造。

四、面正中裂

面正中裂是很少见的先天性面裂畸形，约占各种面裂总数的 4‰。可表现为上唇正中裂、鼻裂或双重鼻。此症系胚胎第 6 周时两侧球突部分或全部未联合，或球突未发育所致。属 Tessier 的“0”号裂。其裂隙程度轻重不一，可仅为上唇红裂，也可伴有鼻裂。如裂继续向上到眉间、颅部，则为“14”号裂。如为下唇正中裂和舌裂，则系胚胎第 3～7 周时，两侧下颌突因故部分或全部未连接所致，属 Tessier“30”号裂。

(一)临床表现

“0”号裂可仅表现为上唇正中唇红裂口，裂口也可累及整个上唇正中直到鼻小柱，故人中消失，前颌骨也可裂开，但很少会影响到门齿孔以后的腭板。这时前鼻嵴分列于裂两侧，牙齿与正中线成角(图 11-40)。鼻小柱变宽，中有一沟状凹陷，鼻尖呈分裂状。鼻阈无什么变化，但两侧可能不对称。鼻翼及鼻软骨向外移位，发育不良，甚至破坏。鼻中央可见宽沟状凹陷。1972 年，Krikum 发现，在发育不良的鼻翼软骨和鼻骨之间有一条皮下纤维化肌束将鼻小柱向上牵拉，如早期切除此束条，将有利于鼻尖的发育。鼻背部变宽而平坦，鼻骨变厚而大，鼻中隔可变厚，变成两块或者消失。1970 年 Convers 指出这时筛窦前面的窦腔数量增加并变大。一般双内眦间距没明显变化，而眼眶的容量增大，这时从“0”号裂进展到“14”号裂了。

“14”号裂，向上正中裂开，两侧上唇变小并斜向鼻底。鼻小柱发育不良或缺损，鼻中隔很小，并和腭部毫无联系。这时往往伴有完全性腭裂。鼻尖中央凹陷，有的病例鼻骨和中隔软骨不存在。正中骨上有凹陷，并可延伸到筛窦，引起眼眶发育不良，这样常伴有眼畸形。头顶部皮肤缺损，前脑特别嗅球部位可有畸形，这种患儿往往很难成活。

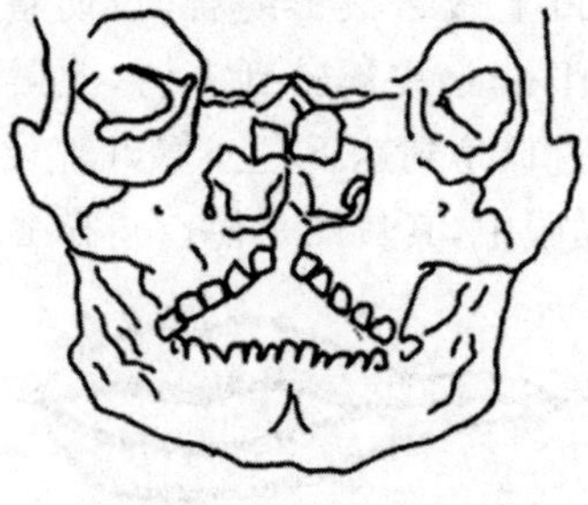

图 11-40 “O”面裂

前鼻嵴分裂,牙齿与中线成角

“30”号裂患者的裂隙可仅为下唇正中软组织裂,也可发展到下颌骨、舌、口底,甚至累及颈部、舌骨及胸骨。舌前端常分裂,裂缘附着到下齿槽裂隙上,也可出现小舌或无舌。舌骨常缺如。常同时有甲状软骨发育不良。颈前肌常萎缩,代之为密集挛缩的纤维束,类似瘢痕条索,并牵拉颏使之移位。在严重病例,胸骨柄消失,锁骨头间距变宽。下颌骨裂有时也可影响到面上半部,如出现软腭裂、唇裂、上齿槽裂、颅面发育不良等。

(二)修复时间的选择、术前准备和术后处理

同先天性唇裂。

修复的目的主要是外形,但也不能忽视功能的修复,所以有时为了功能的修复,有的部位可推迟到发育较好后再做修复。原则上早期仅做人中修复,手术时要切除不正常组织,直抵正常缘,这样有利于对合。超过中线的修复一般采用一到几个 Z 改形。

上唇正中裂和鼻裂根据裂隙情况以 Z 改形原则进行修复,以防缝合后人中部形成直线瘢痕而引起挛缩。在缝合时要按层次逐层缝合。尤其注意唇红缘的对合,以及口轮匝肌的功能性复位后缝合。

[illegible]

先天性小耳是耳郭重度发育不全的表现,畸形程度可有很大不同。最轻度畸形,耳郭各部形态尚能分辨,但明显小于正常耳郭。畸形最重者可呈现无耳。这两种情况均较少见。绝大多数先天性小耳畸形,系由皱缩的小软骨团和向前上方移位发育较差的耳垂所构成。常伴有外耳道闭锁,包括骨道鼓室缺如,听骨发育不良,严重者还有同侧颧骨、上颌骨、下颌骨发育不良,半侧颜面萎缩或面神经麻痹。先天性小耳发生率约为 1∶20 000,男性多见,约为女性 2 倍。多为单侧,右侧者多见,右侧、左侧及双侧发生率约为5∶3∶1。

耳郭形态失常会严重影响儿童的心理发育。先天性小耳畸形者,宜进行全耳郭再造术。全耳郭再造术,应以在学龄前完成为原则,一般认为 6 岁为宜,但对身体发育细小的儿童或健侧耳郭较大者,手术年龄推迟到 7~10 岁为宜,以保证肋软骨有足够的体积。

对先天性小耳伴有外耳道闭锁，若为单侧者，因尚有骨传导听力存在，多不主张施行外耳道和鼓膜成形术，因为不管在耳郭再造之前或之后施行这种手术，都会增加局部瘢痕，影响血液循环和再造耳郭的形态；如需施行外耳道和中耳成形手术以改善听力时，则术前应进行纯音电测听，判断有无内耳畸形，并行颞骨 CT 扫描，了解乳突发育类型，鼓室腔大小，前庭窗、圆窗和锤砧骨发育形态以及面神经在鼓室、乳突段走行情况。如单为改善外形，只需行耳甲加深手术，则可满足外形及心理上的要求。因做外耳道成形术会增加局部瘢痕，日后皮片收缩，外口狭窄，影响耳郭外形，且外耳道不时出现分泌物，给患者生活上带来不少麻烦。

先天性小耳畸形多存在不同程度的颅颌骨发育不良，除伴有严重颌面畸形需及早施行颅颌面整复手术外，一般先行耳再造术，因为颌面畸形整复手术可能增加耳区瘢痕及影响局部血液循环。

正常耳郭是由细薄的皮肤组织及弹力软骨支架组成，形成凸凹回旋、形态复杂的耳郭、对耳郭、耳屏、对耳屏、耳垂、耳甲、三角窝、舟状窝等结构。耳再造术是一种复杂、难度很大的手术，再造耳郭很难达到与正常耳形态完全逼真的程度，但要使再造耳郭的形状、大小、轴向和部位与颅侧的交角大致对称，且具有鲜明的耳郭形态和较深的耳甲。设计时，耳郭的位置与轴向可用平行四边形的方法大致确定，先在正常侧耳垂向鼻翼基底画一直线，然后自耳郭最高点向眉弓部画一直线与耳垂鼻底线平行，使再造耳郭的上下缘与眉弓和鼻翼平齐，耳的长轴与鼻梁平行(图 11-41)。

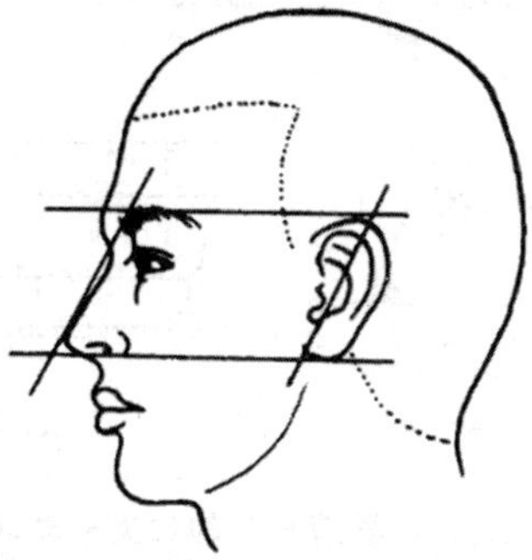

图 11-41　用平行四边形确定耳郭的位置

再造耳前部的皮肤来源以乳突区皮肤最为理想，如该区发际较低，可包括一部分带发的头皮在内，待耳郭成形后再行破坏毛囊、毛根或行毛囊电解术。也有预先剥起头皮将其卷起，创面植皮，待耳郭掀起后，重新将卷起的头皮置回原位的方法，但这种方法皮肤弹性较差，耳郭凸凹回旋的形态不明显，再造耳郭较厚。

耳郭支架多采用自体肋软骨。自体肋软骨具有稳定可靠、韧性良好、容易雕刻成形、不易被吸收、无排斥反应、抗感染好等优点。软骨雕刻对耳郭的成形与形态十分重要，按健侧大小形状进行雕刻，应以突出耳郭、对耳郭及耳郭脚等标志为基本要求，并有较深的三角窝、舟状窝及耳甲形态。采用硅橡胶或涤纶制成耳郭支架，使用较为方便，但排出率高。异体软骨或异种软骨移植后易被吸收，近年来有人报道用0.5%戊二醛处理后不易被吸收，效果较好，但脆性较大，易变形，脱出率高，临床上很少应用。全耳郭再造术，有分期再造术、一期再造术和应用皮肤扩张器耳再造术等方法。Tanzer 是被公认为最有经验的全耳郭再造术学者之一，他所倡导的分期手术原则，至今仍为人们所采用。下面将介绍上述全耳郭再造手术。

(一)Tanzr 分期全耳郭再造术

分 3 期进行手术,具体操作如下。

1.第 1 期手术

第 1 期手术包括剪样、定位、软骨支架制作与埋植、耳垂转位等步骤。手术可在全麻或局部麻醉下进行,手术前先用透明胶片描出正常侧耳郭的大小和形状,剪制样子将其翻转置于患侧以确定再造耳的位置、大小及作为软骨雕刻的依据(图 11-42)。用平行四边形的方法大致确定耳郭的位置和轴向,注意耳郭根部与外眦角的距离两侧相等。由于患侧耳垂多向上移位,故胶片样子的下缘应较耳垂低 6 mm(图 11-43)。

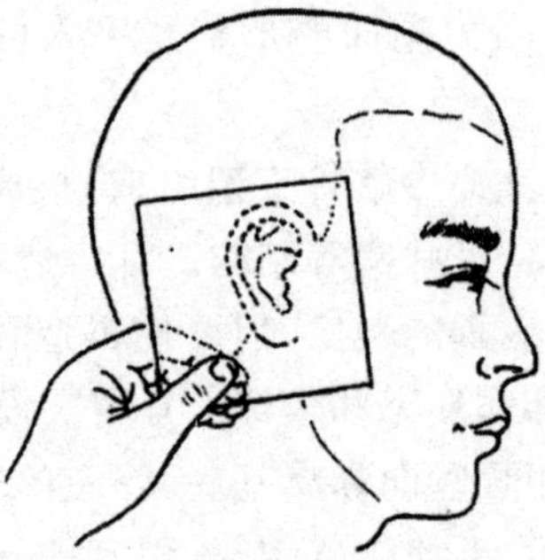

图 11-42　再造耳的设计

用废旧 X 线胶片描出健耳图形

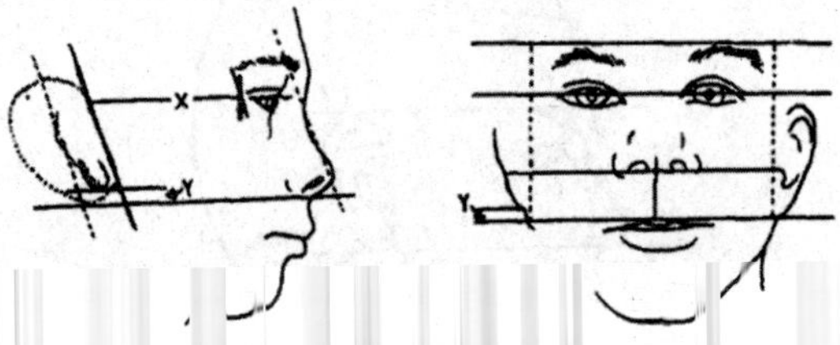

图 [illegible]-43　再[illegible]耳[illegible]和轴向

耳郭[illegible]较[illegible]m

[illegible]胸壁第[illegible]肋缘部[illegible]形切[illegible]开腹直肌后[illegible]将[illegible]放[illegible]软[illegible]的软骨[illegible]另在[illegible]浮肋处切取[illegible]条[illegible]骨以供[illegible]用[illegible]1[illegible]片模型[illegible]雕[illegible]具有[illegible]对耳[illegible]、耳[illegible]不[illegible]平面[illegible]3[illegible]郭支架,使耳郭支架具有鲜明的耳郭、对耳郭及其前后脚、耳郭脚、三角窝及舟状窝的形态。如切取软骨充裕时,可雕刻成整体软骨支架或加强耳屏及对耳屏切迹形态(图 11-45)。用不锈钢丝或 1 号丝线将一条软骨缝合于耳郭部以加强耳郭形态。软骨如有剩余,可经小切口埋入,日后取全厚皮的腹壁皮下备用。

耳郭支架的埋植和耳垂转位:经耳垂或耳残迹前后切口切断耳垂上半部,按预先标记好的耳郭位置,自切口向耳后乳突区及发际缘作皮下浅层紧贴真皮下血管网下方潜行剥离,使皮肤较薄有利于显露出耳郭支架的形态。剥离范围要超出耳郭标志范围,剥除不规则皱缩软骨,以增加局部皮肤的松弛。要紧贴残留软骨表面进行剥离,避免损伤颞浅动脉、耳后动脉,影响耳郭的血运。乳突区皮瓣剥离较大时,可在乳突剥离区下方保留一皮下蒂(图 11-46),以保耳郭下方皮肤的血运。将雕刻好的软骨支架,自耳垂切口植入耳后乳突皮下腔穴内,调整软骨支架的位置,将耳垂转至后下方合适的位置(图 11-47)。如耳垂的位置偏高,可向下延长耳后皮肤切口或用跳行法转移使耳垂达到合适的位置上。耳郭支架植入后,如切口直接缝合张力较大影响耳郭塑形时,可行全厚植皮。为使皮肤与耳郭软骨支架紧密贴合,易于形成凸出的耳郭,可在耳郭内缘做 2～3 个贯穿褥式缝合,下垫小纱条后结扎或用持续负压吸引方法或两者兼用(图 11-48)。用棉花或碎纱布填塞于皮肤凹陷处,外加棉垫用绷带适当压力包扎。

2.第 2 期手术

掀起支架形成耳郭。此期手术于第 1 期手术后 2～3 个月进行,此时局部组织肿胀完全消退,皮肤与支架愈着牢固,耳郭凸凹形态鲜明,手术可在局麻下进行。距支架后缘外 0.5～1.0 cm 处做切口,在软骨底面向耳根部剥离,剥离范围应至耳甲部皮下,以掀起耳郭支架与颅侧间形成约 90°交角,为日后形成明显的颅耳沟。术中注意勿使软骨裸露,使支架表面上附有一薄层软组织即可,耳郭后侧面及乳突部创面用全厚或中厚皮片移植,适当压力包扎固定(图 11-49)。术后耳郭后须用模型支撑 2～3 个月,以防皮片收缩,致使颅耳沟角度逐渐减少;也有术中在耳郭支架与颅侧间置入一半月形的软骨块,再用耳后筋膜或含颞浅血管的颞筋膜瓣覆盖软骨块,创面上进行植皮。

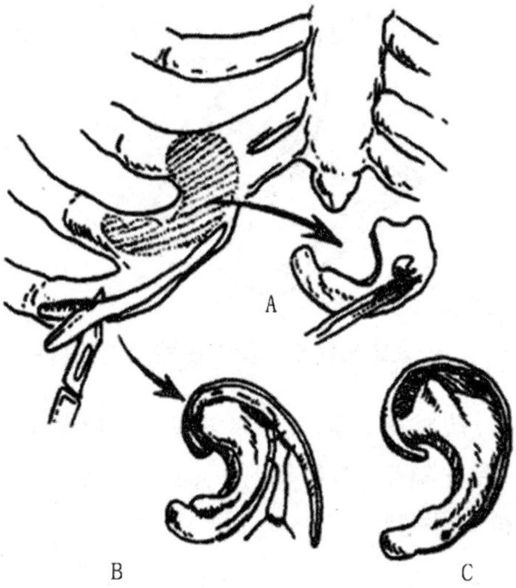

图 11-44　将肋软骨雕刻成耳郭软骨支架形态

A.切取大小软骨各 1 块;B、C.将小软骨条缝合于耳郭边缘加强耳郭

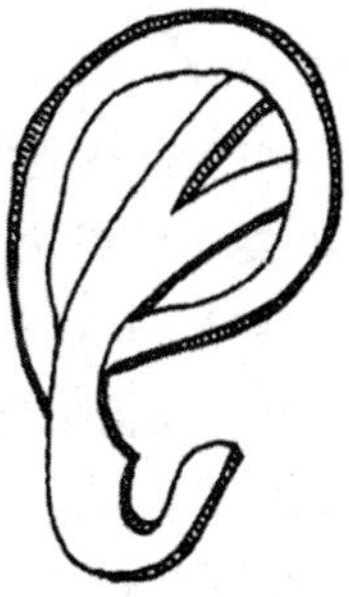

图 11-45　制备软骨支架加强耳屏及耳屏切迹

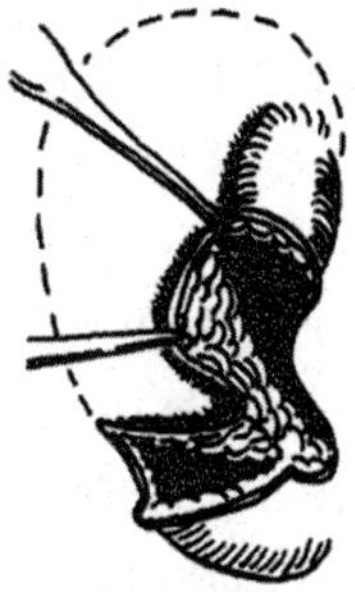

图 11-46　耳郭皮下腔剥离,保留一皮下蒂

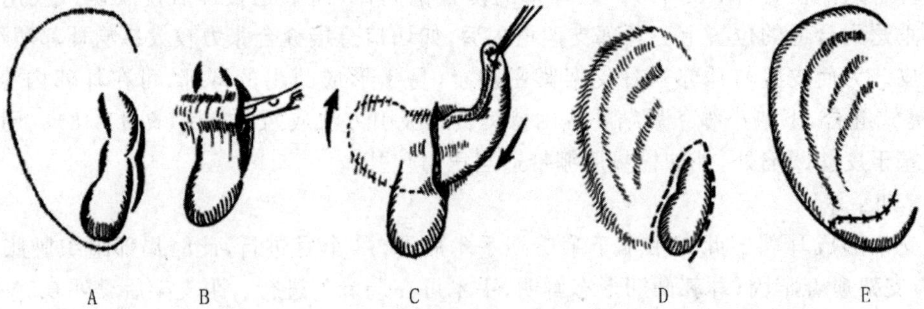

图 11-47 全耳再造第一期手术植入软骨支架

A、B.自耳垂前侧作切口及剥离囊腔；C.自耳垂切口将软骨支架入皮下腔穴；D、E.耳垂转位

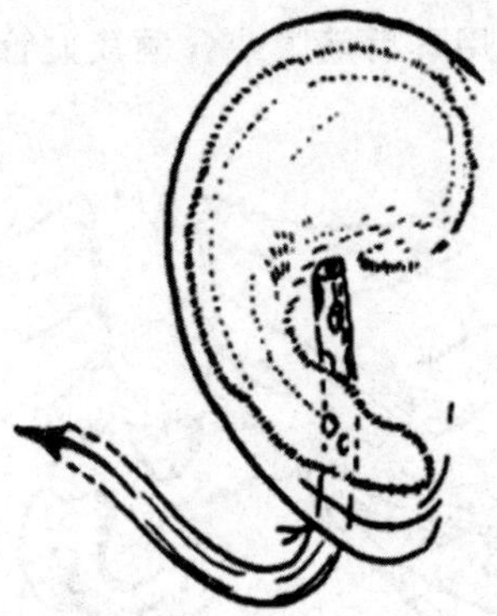

图 11-48 耳郭软骨支架下面放置负压吸引

也有学者提出将耳垂转位改在第2期或第3期完成，以使转位后的耳垂大小和位置与健侧更为对称。此时术中就在耳郭支架外缘，可将耳垂向后下方转位，注意耳垂切口不宜太深，以免影响耳垂血运，耳垂部创面直接修复。

3. 第3期手术

耳屏及耳甲腔形成 耳郭再造一般于第2期术后已基本完成，如需形成耳屏及加深耳甲，可在第2期手术后2个月进行。在耳甲底部皮肤形成蒂在前方的“J”形皮瓣，自相折叠形成耳屏，并取一小块储存于腹壁皮下的剩余软骨植入支撑，以保持耳屏形态稳定。切除耳甲部皮下组织，深达乳突部骨膜表面，耳甲创面植以全厚皮片，这可获得耳甲加深的效果(图 11-50)。也有在耳甲部相当耳屏后缘和耳屏切迹处做“J”形切口，切除切口下皮下组织深达乳突骨膜及边缘过多组织，于对侧耳甲前部后缘切取一块椭圆形含有前面皮肤、软骨的复合组织块，移植于“J”形创面上(图 11-51)。由于耳甲复合组织软骨具有弯度及皮下组织少的特点，术后有良好的耳屏、耳甲增深和耳屏切迹的形态效果，耳甲供区可直接缝合。耳甲加深还可行提箱手把式手术，在耳甲后壁沿支架前缘做切口向耳后贯穿，将耳甲皮瓣向前掀起并折叠形成耳屏，切除耳甲部皮下组织至乳突骨膜表面，创面植皮，耳甲上下创缘分别直接缝合形成穿孔，耳郭状似手提箱把手，2个月后在耳郭部应用局部翻转皮瓣构成后壁封闭穿孔，其创面取自对侧耳甲前面皮肤软骨复合组织片移植修复(图 11-52)。

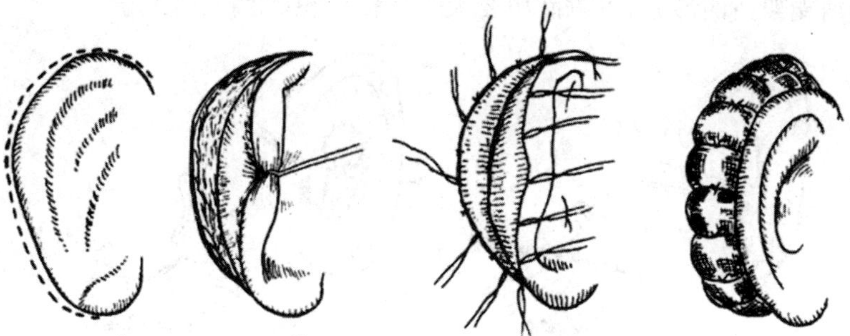

图 11-49　**全耳再造第 2 期手术耳郭掀起**

A.切口；B.掀起软骨支架；C.支架后侧和乳突部创面植皮修复；D.植皮处包扎

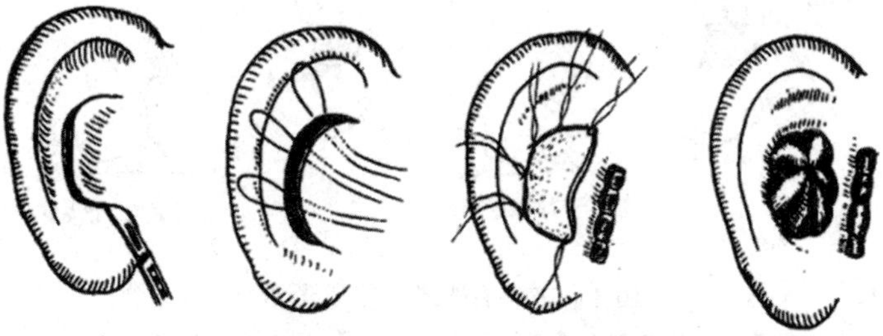

图 11-50　**全耳再造第 3 期手术耳屏及耳甲腔形成**

A.于耳甲处做圆弧形切口；B.剥离皮瓣并折叠形成耳屏，褥式缝合2～3针；C.耳甲创面全厚皮片移植，D.植皮处打包固定

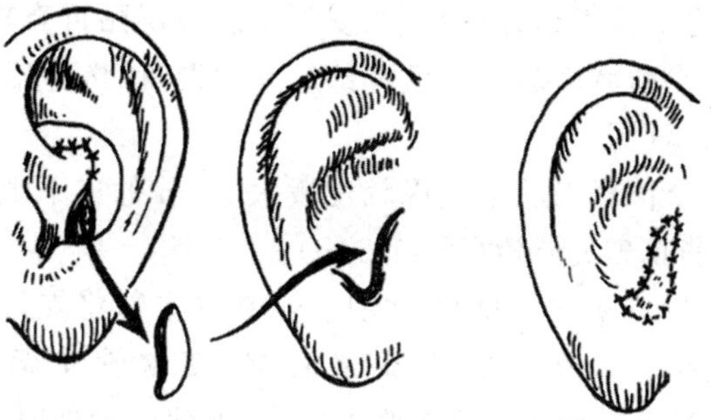

图 11-51　**耳屏及耳甲腔形成**

A.于对侧耳甲前部后缘切取一椭圆形复合组织块；B.在耳甲部相当耳屏后缘和耳屏切迹处做"J"形切口；C.移植缝合后

全耳郭再造基本完成后，可能还需进行一些补充手术，如小耳残迹修整、制备小皮管加强耳郭形态，耳郭上部毛发区电解脱毛或切除植皮术等。

(二)一期全耳郭再造术

其为 20 世纪 80 年代初我国学者提出的手术方法，常用的方法为耳后皮瓣、耳后筋膜瓣法，其手术步骤如下。

(1)术前用透明胶片剪样，描出健侧耳郭形状和大小，将其翻转置于患侧耳后乳突区以确定再造耳的位置及形状。按耳模型在耳后乳突区设计一个耳后皮瓣，蒂在前部，以形成再造耳之耳前皮肤。为了容纳支架凸凹形态，皮瓣面积要大于耳模面积(图 11-53A)。

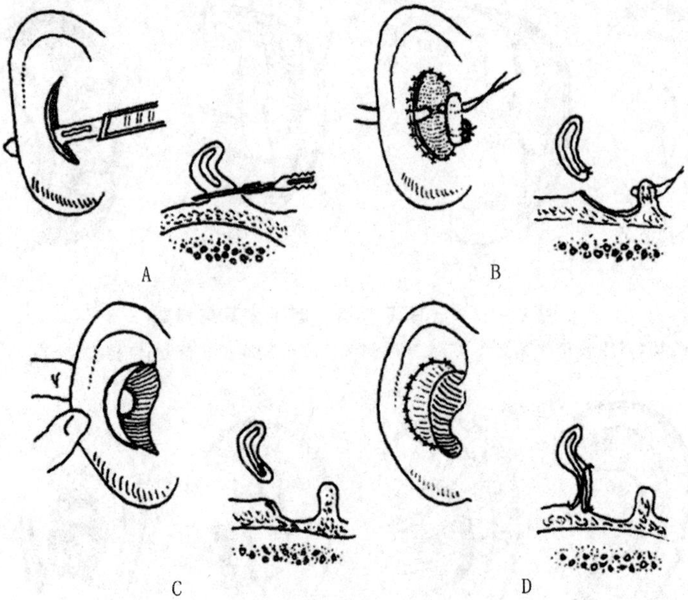

图 11-52　手把式耳甲成形术

A.切穿；B.缝合后形成手把式的穿孔；C.上下缝合封闭穿孔切口；D.于健侧耳甲切取复合组织块移植后

(2)自对侧第 7、8 肋软骨联合部及浮肋部分别切取软骨，并制成整体软骨支架。以一侧切口缘为边切取一长 7 cm、宽 6 cm 的全厚皮片备用。

(3)沿耳郭后缘画线，自上而下切开皮肤，在皮下组织浅层贴近真皮下血管网层下方向前剥起皮瓣，至设计的耳甲区。呈赘状隆起的残留耳部皮肤和卷曲的软骨团此时不宜切除，可待后期切[illegible]修，以维持皮[illegible]的血[illegible](图[illegible]1[illegible]3[illegible]

[illegible]在皮瓣下方[illegible]一[illegible]样[illegible]缘[illegible]皮[illegible]1[illegible]的[illegible]下[illegible]筋[illegible]，[illegible]瓣[illegible]于[illegible]部形成耳后皮[illegible]膜[illegible]瓣[illegible]1[illegible]3B[illegible]

[illegible]将软骨支架[illegible]耳[illegible]瓣[illegible]的[illegible]层[illegible]在耳[illegible]部[illegible]支[illegible]顿[illegible]在[illegible]支架后方垫[illegible]小软[illegible]块[illegible]上[illegible]架[illegible]，[illegible]头[illegible]侧[illegible]约[illegible]45[illegible](图[illegible]3C)。耳后皮[illegible]膜瓣[illegible]进[illegible]无[illegible]力[illegible]，勿[illegible]软[illegible]外露[illegible]垂[illegible]位[illegible]耳[illegible]创面全厚植皮(图 11-53D)。植皮区打包包扎固定。皮片成活后用模型支撑 2～3 个月。

一期全耳郭再造术还可同时行外耳道成形术，具有省时、简单的优点，但再造耳郭偏厚，后期耳前皮肤因耳后植皮区皮片收缩被牵拉向后，耳前部凸凹结构消失，形成“平板耳”，外形不及分期手术满意。

(三)应用皮肤扩张器全耳郭再造

其为近年来我国学者提出的一种新的全耳再造方法。将皮肤软组织扩张技术应用于全耳再造，有效地解决耳后乳突区皮肤不足的问题，耳郭后面不需用皮片移植，较好保持颅耳沟的深度。扩张后皮肤变薄，组织量较多，血运丰富，有利于耳郭前部轮廓形成，这优于一期全耳郭再造术。

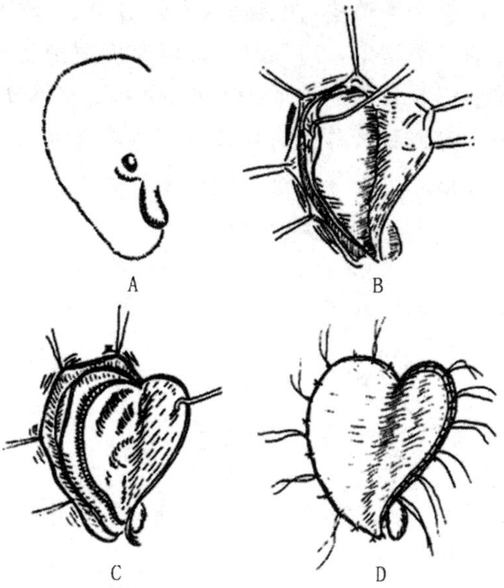

图 11-53　耳后皮瓣、耳后筋膜瓣法全耳再造一次手术

A.切口设计；B.掀起耳后皮瓣和耳后筋膜瓣；C.将软骨支架放入皮瓣与筋膜瓣夹层内，并固定；D.耳后颅侧创面用全厚或中厚皮片修复

1.第 1 期手术

第 1 期手术为埋入扩张器。于耳后发际 1.5 cm 处做平行发际线的纵切口，长3～4 cm，在残耳组织后侧乳突部或以残耳为中心于耳前、耳后区做皮下潜行剥离(图 11-54)，形成皮下囊腔。注意剥离厚度要一致，不宜过薄，剥离面积要大于扩张器底面直径，这有利于皮肤扩张和扩张器植入时容易展平，避免折叠形成锐角顶破皮肤致囊外露。皮下囊腔形成后，植入 100～140 mL 容量小肾形或圆形扩张器，注射壶埋入切口附近头皮皮下。术中注意彻底止血，术后放置负压引流管，48～72 小时拔除。缝合切口后，经注射壶向扩张囊内注入10～20 mL生理盐水，有利压迫止血。伤口拆线后开始注水扩张，每隔 3～5 天注入生理盐水 5～10 mL，扩张后期，每次注水量应酌情减少，并要密切观察局部皮肤血运反应。

2.第 2 期手术

第 2 期手术包括取出扩张器、软骨支架制作与埋植、设计皮瓣包裹支架形成耳郭和耳垂转位等步骤。手术时间宜在达到扩张容量后 3～6 个月进行，因皮肤扩张时间愈长，皮下组织愈薄，其下面的瘢痕组织少而软，皮肤收缩程度较小，有利再造耳的塑形。手术时，沿扩张皮肤外缘做弧形或放射状切口，取出扩张器，剥除囊腔皮肤内侧面的纤维囊壁，切断或剥除囊腔边缘增厚的纤维组织，并向囊腔四周潜行分离，使扩张部皮肤充分松解。以残耳及其上方为蒂，按耳郭形态大小形成皮瓣，将皮瓣推向前上方，折叠包裹已固定好的软骨支架，形成耳郭的前、后皮肤。由于扩张皮肤回缩较大，软骨支架制作非常重要，以牢固、性能好的整体软骨支架为宜，突出耳郭、对耳郭、耳甲不同高度 3 层支架结构。软骨支架不宜过薄，以防止日后皮肤收缩使支架倒塌，导致耳郭周径缩小变形。通过“Z”形切口将耳垂转位完成全耳郭再造(图 11-55)。术后放置负压引流管，耳郭、对耳郭处用褥式缝合 2～3 针，垫以小油纱卷结扎固定塑型，并按耳郭形态用小纱布充填，颅侧创面充分游离后拉拢缝合或皮片移植修复。该手术方法的优点，为耳部提供较多的皮肤,耳郭前后面均用扩张皮肤包裹不需植皮,尤其适合发际过低、乳突部皮肤不足的病例修复,扩张后皮肤较薄,使再造耳前部的轮廓清楚,外形较好,耳郭厚度适中。缺点是治疗过程时间较长,并发症多,后期扩张后皮肤收缩影响耳郭的外形。因此,除采用整体软骨支架及延长皮肤扩张时间外,术后还应采用铝制外用支具或石膏耳模对再造耳郭固定塑形 2～3 个月,以防止皮肤收缩使支架变形,这对维持耳郭良好形态也是非常重要的措施。

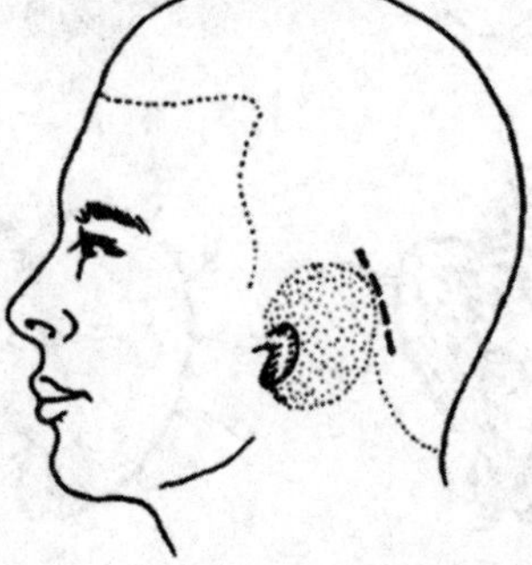

图 11-54　应用皮肤扩张器全耳郭再造术切口及扩张器埋植部位(第 1 期手术)

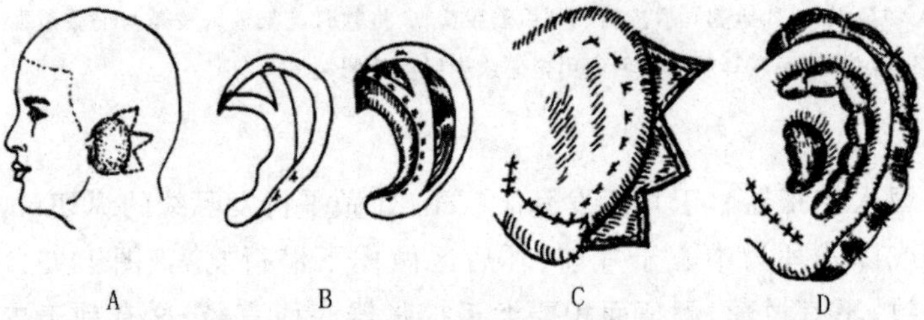

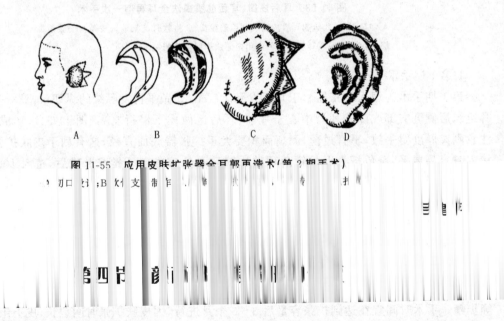

图 11-55　应用皮肤扩张器全耳郭再造术(第 2 期手术)

A 切口设计;B 软骨支[illegible]

第四节　颜面[illegible]

一、概述

颜面部为身体的暴露部位,容易被烧伤而导致外观受损与功能障碍。其损伤主要包括以下几个方面:①瘢痕遗留颜面部本身导致的不美观。②瘢痕增生挛缩导致的组织器官移位、变形和表情活动受影响。③眼、耳、口、鼻等组织器官的缺损与功能障碍。在颜面部手术中,应以整复功能障碍与外观畸形为目的,两者不可偏倚。颜面部手术有其特殊性,应注意以下几方面的问题。

(一)手术时机

选择在烧伤创面愈合 6 个月以后,瘢痕稳定,趋于软化时为宜。由于颜面部血液供应丰富,故在瘢痕增生期,充血明显,并且瘢痕与皮下组织分界不清,术中出血多,渗血明显,容易导致术后血肿，影响手术效果。但对严重的睑外翻应早期治疗，以免导致角膜炎或角膜溃疡的发生。在等待手术期间应加强对瘢痕增生、挛缩的预防，如压力面罩、药物、硅凝胶膜的应用等，小口畸形可佩戴矫治器预防及治疗。

(二)手术方案及术前准备

根据病情和患者要求，权衡不同手术方法的利弊，制订手术方案。颜面部畸形整形常常涉及多个部位与器官，需要多次手术才能完成，手术方案应做全盘考虑、细心安排、分步实施。如不同部位手术时间顺序的选择；不同部位组织移植供区的配备；先、后手术部位间的影响等；患者的承受能力与康复时间等。术前准备除一般的常规准备外，应在术前 24 小时进行耳、鼻、口腔的清洁与消毒，术晨再清洁、消毒 1 次，尤其应准备好各种抢救设备，如吸引器、开口器、通气管、气管切开包等。

(三)麻醉方式的选择

颜面部烧伤畸形患者常伴有头后仰受限、张口困难等，导致麻醉插管困难，拔管后出现呼吸道阻塞引起窒息。术前手术者应与麻醉师共同检查患者，制订麻醉方案和应急措施。小范围的瘢痕整形采用神经阻滞麻醉和局部浸润麻醉可获得很好的麻醉效果。

(四)术后处理

患者全身麻醉未完全清醒时，应注意保持呼吸道通畅，除使用抗生素外，尤其应防止鼻腔、口腔的分泌物、食物污染手术区。敷料应包扎确实、尽可能减少面颊部活动。植皮手术拆线后应采用压力套与硅凝胶膜联合应用的方法减少皮片的挛缩。鼻再造后的鼻孔支撑胶管、耳再造后颅耳角、耳颞角的维持支具至少应使用半年以上。

二、颜面部烧伤瘢痕的修复

(一)颜面部的分区与修复

颜面部是人们喜、怒、哀、乐的表情部位，也有许多重要器官。各部分相互联系又各具独立性。颜面部可分为前额区、鼻区、眼周区、上唇区、下唇区、颏区和颧颊区等 7 个区。各区之间有一定的界限，与皮纹或张力线一致。手术时按皮肤皱纹或分区设计切口，则术后缝合线瘢痕不明显，也较自然、美观。

(二)修复方法

根据颜面部烧伤瘢痕病情不同，修复方法也十分灵活。如是多部位畸形，应作全盘统筹考虑。尤其是皮源紧张时尤应精密计划。一般明显的睑外翻、小口畸形、唇外翻等直接影响功能，可优先修复，其他部位可依据病情灵活掌握。颜面部是人体仪表最重要的部分，在修复方法的选择上应在考虑恢复功能的同时，如有条件应尽可能选择美容效果好的方法。

(三)面颊部瘢痕切除全厚皮片移植术

1.适应证

适用于耳前、眼睑、颧弓以下，下颌缘以上、鼻唇沟外侧的瘢痕畸形。可两侧同时实施手术。

2.禁忌证

严重的颈部瘢痕挛缩与面颊瘢痕相连者。

3.手术步骤

(1)手术前再次用温盐水和过氧化氢清洗颜面部。麻醉平稳后常规消毒皮肤和铺消毒单。

(2)沿内眦下方鼻唇沟，经下颌缘、耳前、颞部发际、颧弓、鱼尾区至眶下缘为一侧面颊瘢痕切除区。其中内眦和外眦附近切口向上弯。切口深达瘢痕深面疏松组织。

(3)瘢痕切除从耳前开始，由后向前，自上而下剥离达瘢痕深面、腮腺筋膜浅面，逐步将瘢痕切除。至咬肌前缘与下颌缘交界附近时，注意保护面动脉，至颊部应尽量多保留脂肪。

(4)继则向下睑、唇颊沟、下颌缘和颞部创缘外，进行皮下剥离，使周围组织充分松解和复位。修整创面使之平坦，彻底止血。

(5)按创面印模放大15%切取胸腹全厚皮片，移植于面颊部。打包包扎和绷带加压，外加弹性绷带加压包扎(图11-56)。

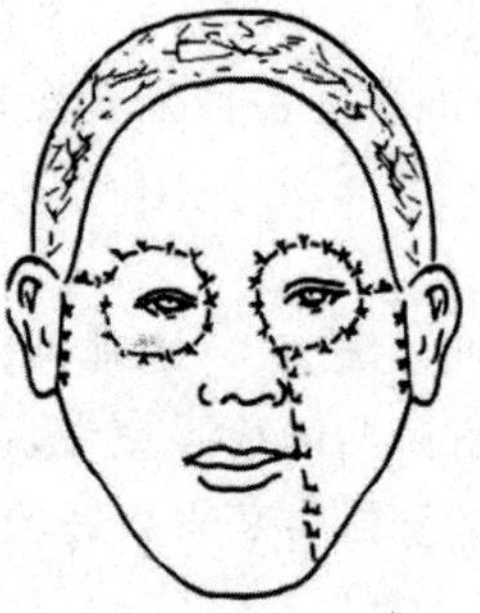

图11-56　面颊部瘢痕切除皮片移植修复术

4.术中注意要点

(1)沿腮腺筋膜浅面切除瘢痕，可避免损伤面神经。在下颌角后方、前下方剥离达颈阔肌深面时，应防止伤及面神经颈支与下颌缘支。

(2)因面颊部瘢痕牵拉致下睑外翻者，可在瘢痕切除松解植皮术后修复。因眼本身皮肤缺损而睑外翻者，须遵守下睑分区植皮的方法。若下睑面颊为整块皮片，则内眦、外眦处的切口应超过内、外眦水平线。

5.术后处理

[illegible]

[illegible]

[illegible]

[illegible]

[illegible]

[illegible]

2.术前准备

剃除两耳连线之间的颞、额顶区头发；或在术前3天每天洗头两次，并用1∶5 000苯扎溴铵浸洗头发10分钟，可不再剃发。

3.手术步骤

(1)术前清洗局部，常规消毒铺巾。

(2)沿鼻根“黄金点”做横切口，弯向上缘，斜向颞际前缘，向上至额侧区和前额发际，做整个额部分区切口。一侧额颞部植皮者，由前额发际至眉部做成多个锯齿状切口。

(3)自眉弓、两耳上方至枕部扎以橡皮管止血带。由眉弓向上逐步在瘢痕深面剥离，尽量保留额肌组织。额肌缺失者，沿骨膜浅面疏松组织剥离。剥离时由眶上切迹向上，勿损伤眶上神经和额动脉；眉内侧注意保护滑车上动脉；眉上外侧1.0～1.5 cm处勿过深，避免损伤脂肪层深面的面神经额肌支。瘢痕切除后，创面为整个额部分区或额颞侧面。

(4)用鼓式取皮机在下胸部、腹部或大腿，切取整张厚中厚皮片，创面宽度小于 8 cm 者，可切取胸、腹侧面全厚皮片移植，打包包扎和绷带加压，外加弹力绷带包扎。

(五)全颜面部整张皮片植皮

用于烧伤瘢痕畸形涉及整个颜面部。手术一次将全面部瘢痕切除，植以整张全厚皮片。手术要求瘢痕切除时剥离面要平整，除保留眉毛和 2 分钟的睑缘皮肤外，切除颜面部各区的瘢痕和残存的正常皮肤，使颜面部形成一个完整创面。对睑外翻者行上下睑缘粘连术，开大口角，矫治唇外翻，复位鼻孔缘的外方组织，彻底止血。根据颜面部创面印模布片的大小，以周边宽度加大 1～2 cm 的范围在季肋部或腹部取全厚皮片，将皮片先定位于额、颞和耳前等处，按眼裂、口裂、鼻孔开口处将剪开皮片，分别缝合，在鼻唇沟等处可做一些固定缝合以防止皮片移位，注意用碎纱布填塞颜面部凹陷部位，打包固定，加压包扎。供皮区用其他部位的中厚皮片覆盖。手术应特别注意止血要彻底，皮片缝合的张力松紧适度，如过紧将影响面部表情，过松则易引起皮片下积液或血肿，另外，包扎要压力均匀，确实可靠。术后应用抗生素、止血药和糖皮质激素，鼻饲与静脉营养，术后 8～10 天拆线。整张植皮手术一次完成，瘢痕少、外观较好，但手术创伤大、出血多，皮片下容易产生积液、血肿影响皮片成活(图 11-57)。

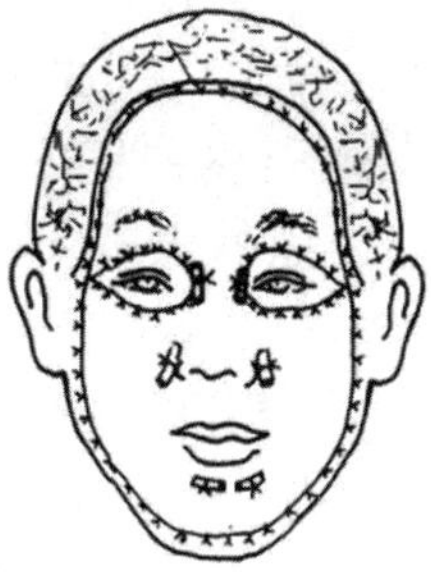

图 11-57　**全颜面整张皮片移植**

(六)面颊部烧伤瘢痕畸形皮瓣修复

1.扩张皮瓣修复法

(1)适应证：适用于占面颊部 1/2 或 2/3 以下的瘢痕畸形。可两侧同时实施。

(2)手术步骤(图 11-58)。

第 1 期为埋扩张器：埋植的位置按瘢痕分布在面颊的情况而定。自口角至耳屏做一连线，将面颊区分为上方的颧面部和外下方的下颌部。瘢痕主要在外下方者，扩张器埋于颧面部和颈部耳后部；瘢痕主要分布在内上方者，则扩张器多埋植于面颊外下方，包括下颌部、颈部和耳后下部。

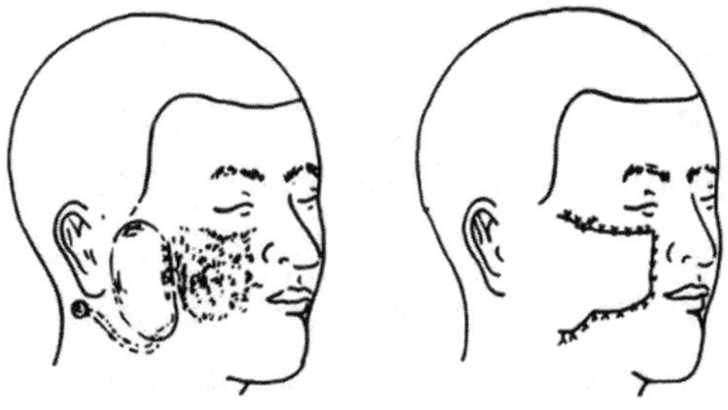

图 11-58　**面颊部瘢痕扩张皮瓣修复**

方法：在瘢痕外侧 0.2 cm 正常皮肤或萎缩瘢痕上做切口，深达皮下脂肪，向预定埋囊区剥离。面颊正常皮肤含 0.3～0.4 cm 厚的皮下脂肪，于其深面进行剥离。颈部和耳后部则在颈阔肌浅面剥离。压迫止血，结扎出血点。把灯光照射在剥离区皮肤上，术者在剥离囊区操作时，可见皮肤皮下脂肪透光，呈黄白色，与暗色的瘢痕剥离平面比较，清晰可辨；还可由黄白色的亮度与均匀度，判明剥离平面是否偏深偏浅。按解剖层次剥离，操作易、出血少。在颧面或下部埋植 140 mL 的扩张囊，颈部选用 240～300 mL 的扩张囊为好。在剥离区稍大的皮下放置扩张囊，将其舒平并埋植注射阀门，放负压引流管。分层缝合切口，加压包扎。术后 2～4 天拔引流管，检查手术区有无血肿；8～10 天分次拆线；10～12 天开始，每 5～7 天向扩张囊内注射灭菌生理盐水 20～30 mL，8～10 周内使囊充盈，达到预定容量。使扩张的皮肤面积达到瘢痕切除松解后缺损创面的 2.5～3.0 倍。

第 2 期为扩张后皮瓣转位修复术：从原切口进入，取出扩张囊。切除囊四周的瘢痕组织，使囊区皮肤充分松动，囊壁厚而影响皮瓣伸展者，应剥离纤维囊壁；囊壁薄者，可考虑部分保留。舒平扩张囊区皮肤。按皮瓣推进、旋转、转位的原理，设计皮瓣。试样后，确定面颊瘢痕切除范围。如果由于面颊瘢痕牵拉，致下眼睑轻度外翻，应尽量松解或切除瘢痕组织，消除睑外翻。然后将皮瓣旋转推进至颞部鱼尾纹、下睑区、内眦下方、鼻外侧与鼻颊沟。皮瓣深面应与眶下缘深部组织做横行固定缝合，加强皮瓣向上提拉力量，且使皮瓣有一定的松弛度，预防创面愈合后皮瓣的回缩与重力，造成轻微睑外翻。如系双侧面颊部烧伤瘢痕，可同时在两侧埋藏扩张囊进行修复。瘢痕主要位于下颌区者，则取出颧颊部和颈-耳下部扩张囊后，舒平皮瓣，对向推进、旋转至下颌颊部缝合。不顺皮纹的缝合口，酌情加 Z 成形术，改成顺皮纹。创区负压引流，加压包扎。8～10 天分次拆线。其余术后处理同一般颜面部整形手术。

(3)主要并发症：血肿、皮瓣远端血液循环障碍。轻度下睑外翻，由皮瓣重力作用或皮瓣不够松弛所致。

2 胸三角皮瓣转位修复术

[illegible]部广泛瘢痕，颈-耳后部[illegible]常[illegible]可利用者。[illegible]年幼儿童烧伤[illegible]痕[illegible]者，通常选用同侧的胸三角皮瓣，必要时采用对[illegible]

[illegible]清洁口鼻腔[illegible]皮肤[illegible]皮瓣设计在第 2、第 3 肋间[illegible]旁[illegible]支处，宽 6.0～7[illegible]cm，皮瓣[illegible]下缘斜[illegible]外[illegible]达[illegible]中线后方[illegible]0 cm，皮瓣[illegible]较宽，由肩峰至腋前壁[illegible]～12 cm，[illegible]以[illegible]皮瓣设计常规，先画出面颊[illegible]切除范围，然后进行逆行设计，剪裁[illegible]。最后画出切口设计线。依设计线切开皮肤、皮下组织，自肌膜表面锐性剥离，形成筋膜皮瓣。在锁骨下外侧胸肩交界的三角区，结扎胸肩峰动脉的皮穿支起始处。锐性剥离皮瓣止于胸骨旁 3.5 cm处，改为钝性解剖，延长皮瓣上缘切口 1.0～2.0 cm，下缘做角状切口，形成小三角皮瓣，宽 1.0 cm，长 2.0～2.5 cm，这两处切口，仅切开真皮，然后进一步钝性剥离。在较消瘦的患者或儿童患者，胸廓内动脉肋间穿支的上下交通支，即位于真皮深面脂肪浅层，应避免损伤。钝性分离止于胸骨旁 1.0～1.5 cm 处，有 2.0 cm，下缘做角状切口，形成小三角皮瓣，宽 1.0 cm，长 2.0～2.5 cm，这两处切口，仅切开真皮，然后进一步钝性剥离。在较消瘦的患者或儿童患者，胸廓内动脉肋间穿支的上下交通支，即位于真皮深面脂肪浅层，应避免损伤。钝性分离止于胸骨旁 1.0～1.5 cm 处，有时也可看到动脉穿支，若未见到也不必做过多剥离。皮瓣游离后，继续将供皮瓣区胸、腋部创缘进行皮下游离，将创缘适当拉拢固定缝合，以缩小创面。所遗创面，另取中厚皮

片覆盖。供皮瓣区近段宽度小于6 cm者，剥离创缘后可直接拉拢缝合。皮瓣近端则缝成单蒂皮管，长5～6 cm。蒂下缘的小三角瓣，可用以封闭皮管蒂部，并减轻胸壁供区拉拢缝合时张力，必要时，加辅助切口缝成"Z"形。小三角瓣插入皮管蒂时，皮管上的小切口只要切开真皮。这样2～3个小皮瓣的交错缝合，使皮管变松弛，延长了皮管，并把蒂上移1.0～1.5 cm。皮瓣转位至面颊部后，有利于减轻蒂部的张力，此时整个胸三角皮瓣即成为大型的单蒂皮管型皮瓣。垫起患者枕部，使头部呈俯视位，牵拉皮瓣至面颊部试样，画出瘢痕切除范围。在口角下方与咬肌前缘之间，斜向下设计一个三角形瘢痕瓣，以便与皮管型三角皮瓣缝结时形成铰链。按设计切除面颊瘢痕。将皮瓣转位至面颊部，皮瓣肉面与眼眶下缘做减张悬吊，定位缝合，再缝合创缘皮下组织与皮肤，最后缝合缝接处。放置负压引流管。

(李宗枝)

第五节 眼、眉部烧伤瘢痕畸形的修复

眼部皮肤是全身最薄的，烧伤后易产生瘢痕，发生挛缩。眼睛是人体最重要的感觉器官之一，对眼部烧伤瘢痕的治疗应积极而慎重。

一、眼部烧伤后畸形的修复

包括眼眦瘢痕畸形和眼睑畸形，眼睑畸形又包括眼睑外翻、眼睑内翻、眼睑缺损、球睑瘢痕粘连等。

(一)眼眦瘢痕畸形

主要为内、外眦蹼状瘢痕。若瘢痕在内眦平面以下，牵拉内眦角向下移位，可采用单个或连续Z成形术矫正；若是跨越上下睑的蹼状瘢痕，遮盖内眦角，可采用墨氏手术、五瓣成形术进行矫治。

(二)眼睑外翻

颜面部烧伤后易发生眼睑外翻，表现为睑缘和睑结膜向外翻转，易引起炎症、溢泪、干燥、溃疡等，严重睑外翻导致眼睑闭合不全时，角膜失去滋润和保护，有可能发生溃疡和溃疡穿孔而导致失明。睑外翻的治疗主要有皮片移植和局部皮瓣转移修复法。

1.皮片移植修复法

皮片移植修复法适用于瘢痕松解切除后出现皮肤缺损，而睑板等支持组织仍结构完好者。切口距睑缘2 mm左右，切口两端一定要超过内外眦，松解要彻底，使泪小点与眼球相贴，忌剥离过深，以免形成凹陷。植皮时将切口两侧创缘向上下拉开，植入大小合适皮片。眼睑皮肤张力小，皮片移植后收缩率可达30%～50%，皮片移植面积足够大，松解彻底是预防术后复发的关键。皮片选择中厚或全厚皮片，如全厚皮片最好选用耳后皮片或于臂内侧皮片(图11-59)。

2.局部皮瓣转移修复法

对直线瘢痕引起的轻度睑外翻可采用V-Y和Z成形术矫治；对伴有皮下组织和睑板缺损的睑外翻，可采用从额颞部、颧部易位皮瓣与前额颞浅动脉岛状皮瓣进行修复。在修复眼睑组织全层缺损时，内层衬里的解决是关键。如下眼睑缺损面积不大，可于距上缘2 mm左右处由内眦到外眦做一平行切口，将皮肤、眼轮匝肌自睑板浅层剥离，下睑者在结膜与瘢痕的分界处切开，剥离

残留的睑板结膜，用3-0丝线将下睑残留的结膜与上睑结膜边缘缝合，在上下睑之间形成一创面，在创面上植皮或覆盖皮瓣，10天拆线，术后2～3个月，自上睑缘缝合处剪开皮肤和结膜组织，将睑缘的结合膜与皮肤缝合。另外，也可采用皮瓣预制眼睑组织的方法进行修复。先将额颞部或颧部易位皮瓣游离、掀起，然后取口腔下唇黏膜组织移植于皮瓣内层，将黏膜与皮肤缝合，制成内衬黏膜的复合皮瓣，将皮瓣在原位延迟3周后，再行睑外翻松解，易位修复创面，将黏膜与缺损区睑结膜缝合，然后分层缝合皮下、皮肤（图11-60）。

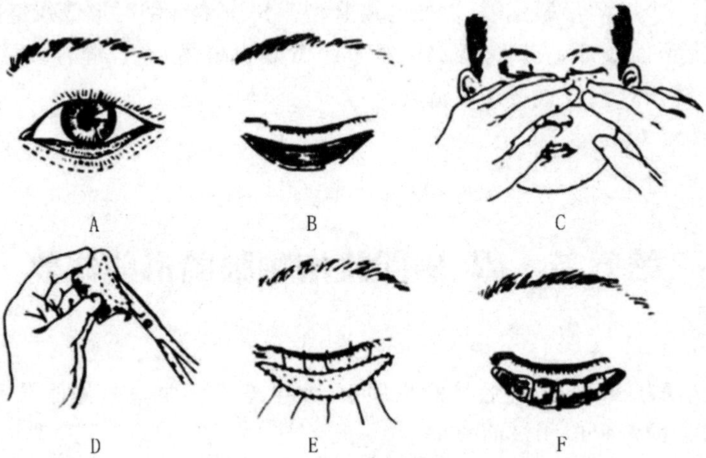

图11-59　睑外翻全厚皮片移植修复

A.切口设计；B.切开；C.设计皮片印模；D.修剪皮片；E.皮片移植；F.打包加压包扎固定

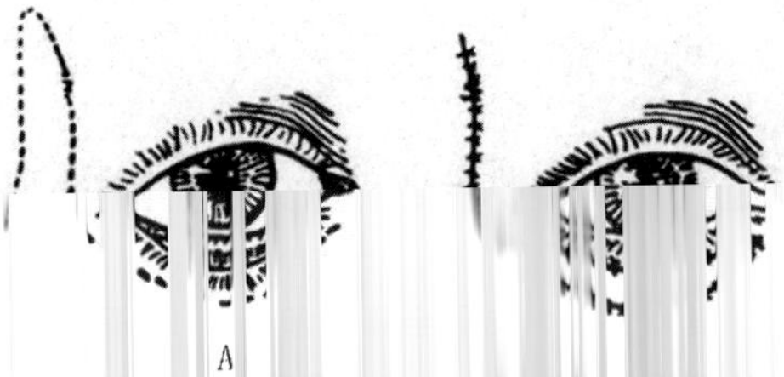

图11-60 [illegible]外[illegible]部[illegible]瓣植[illegible]

A [illegible]

（[illegible]）眼[illegible]

瘢痕性睑内翻的病理基础是睑板瘢痕收缩变形，手术治疗也围绕睑板进行，临床表现为倒睫，倒睫刺激摩擦角膜，可引起疼痛及角膜损伤。

1.Z成形术

在睑缘下方设计两条约3 mm宽的狭长皮瓣，其中一条皮瓣包含倒翻的睫毛及其毛囊在内，将两条皮瓣分离后按Z成形术原则互换位置，完成睑缘Z成形术，使内翻的睫毛离开眼球，矫正睑内翻倒睫。

2.霍茨手术

霍茨手术适用于上睑内翻。手术切口设计于重睑线上，楔形切除睑板和部分眼轮匝肌，对皮肤松弛者需要切除部分皮肤，缝针由皮肤切口下唇进针，穿经睑板切口下唇前面，再向上经睑板上缘，从皮肤切口上唇出针，缝合后即可见睑内翻得到矫正，同时完成重睑术（图11-61）。

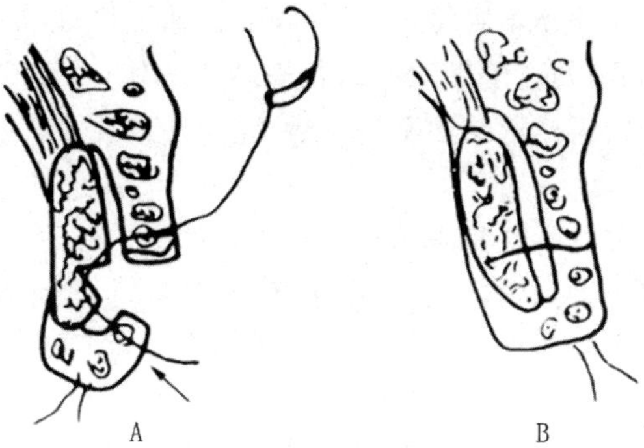

图 11-61　睑内翻霍茨法修复

A.术中；B.术后

3.潘作新手术

此手术属睑板切断术，适合于睑内翻较重的患者。手术时翻转眼睑，沿睑板沟切断睑板，褥式缝合时穿过切口上唇之结膜、睑板，于睫毛前 1～2 mm 处穿出皮肤进行结扎，如此缝合 3 针。

4.睑板切除术

睑板切除术适合睑板有增生性瘢痕明显变形者。手术时翻转眼睑，在睑结膜面距睑缘2 mm处做平行于睑缘的切口，游离并切除睑板，缝合结膜切口。

(四)睑球粘连

睑球粘连是指睑结膜与球结膜以致角膜间发生的粘连。多由化学烧伤引起，热烧伤、眼裂伤、结膜疾病等引起者，亦偶尔见到。睑球粘连临床表现为眼球活动受限，严重者因眼球活动不能同步出现复视，若粘连累及角膜，则视力受损。粘连可发生在下睑，亦可上下睑同时发生，常见为下睑不完全性粘连。根据粘连的范围和部位可将粘连分为 3 种：①睑球前粘连，粘连发生于睑缘附近的睑结膜与球结膜之间，穹隆部结构正常。②睑球后粘连，粘连发生于穹隆部，睑缘部结构是正常的。③睑球全粘连，睑结膜与球结膜全粘连，严重时，上下睑缘也粘连，患者穹隆部结膜囊完全消失。轻微睑球粘连，并无功能损害者，一般无须治疗。粘连限制眼球活动，影响视力者均需要手术治疗。

1.睑球粘连瘢痕为索状者

切开瘢痕，解除粘连后，行 Z 成形术缝合修复。

2.小片状粘连

在球结膜粘连部边缘做切口，沿眼球向穹隆部剥离粘连，形成瘢痕结膜瓣，用此组织瓣修复睑结膜创面，球结膜创面采用结膜下分离，结膜瓣推进，拉拢缝合。

3.黏膜移植术

黏膜移植术适合较大面积的粘连手术时分开粘连，直达穹隆底部并看眼球活动是否恢复正常，然后在眼穹隆部、下唇或口颊部切取黏膜一片，覆盖并间断缝合在眼球与睑板的创面上，下穹隆底部应用褥式缝合 3 针在下睑皮肤上穿出固定，结膜囊内置入事先制备好的丙烯酸酯薄壳状弧形模型，以保持上下穹隆的深度，术毕加压包扎，术后 4 天隔天清拭分泌物，更换干净敷料，至术后 10 天拆除缝线，取出模型，清洗后继续戴用此壳状模型 3～6 个月，以防止黏膜后期收缩。

4.结膜桥形瓣术

对粘连分离后角膜下方的球结膜缺损创面，可于角膜上方做双蒂结膜瓣即桥形结膜瓣移植修复球结膜缺损区。具体操作是于角膜缘上 1～2 mm 做弧形切口，切口两侧与角膜下方的缺损相连接，再根据球结膜缺损创面的宽度做双蒂结膜瓣的另一切口，游离后越过角膜，移植到下部的球结膜缺损区。在其上部供区广泛结膜下游离后，缝合切口。

（五）睑缺损

睑缺损即眼睑的全层缺失。眼睑是眼球特别是角膜的保护屏障，一旦发生缺损，需要及时进行手术修复。眼睑全层缺损小可如切迹状，大则包括全部眼睑。严重烧伤时，眼睑的全层缺损常限于睑缘部分。全眼睑缺损者极为少见。眼睑缘损伤常合并睫毛缺损。

1.直接缝合

直接缝合适用于下眼睑缺损不超过全睑长 1/4，老年人不超过 1/3 者。沿灰线将缺损两侧眼睑劈开为前后两片，分层拉拢缝合，应避免两片的缝线在同一平面上。

2.推进式睑板结膜瓣加皮瓣修复术

推进式睑板结膜瓣加皮瓣修复术适用于睑缺损超过全睑长度的 1/4 者。于缺损处沿肌层与睑板间分离至穹隆部，形成睑板结膜瓣，向缺损部推进修复睑板结膜。皮肤侧用推进皮瓣修复。

3.外眦及韧带切开松解缝合术

外眦及韧带切开松解缝合术适用于睑缺损水平宽度小于 1 cm 者。在距外眦角 0.5 cm 的灰线处做与灰线垂直的 1 cm 长切口，分离结膜与皮肤、肌肉，切断外眦韧带上脚或下脚，将外眦角部的垂直切口横行缝合。

4.旋转皮瓣法

旋转皮瓣法适用于睑缺损达睑长 40％者。在外眦角处形成直径约 2.0 cm 的半圆形皮瓣，其方向是背向缺损侧，内侧与外眦相接，切断睑缺损侧的外眦韧带脚和睑结膜，将皮瓣旋转，修复缺损，分层缝合。

5.颞部推进皮瓣

颞部推进皮瓣适用于下睑缺损小于全睑长度 1/2 者。自外眦角向颞部发际方向做切口，外

[illegible]

化学性烧伤或烧伤合并爆炸伤，以及眼部高温物直接接触烧伤均可引起眼球毁损，眼内感染、结膜缺损，眶内瘢痕性愈合，以致结膜囊缩窄，甚至闭锁。有时可伴有上、下眼睑缺如。

1.扩张法

扩张法适用于眼窝轻度狭窄，结膜正常者。利用正常结膜和皮肤的弹性与伸展性，先后置入由小到大的眼模，加压包扎，逐渐扩张成能容纳正常大小和形状的义眼球的结膜囊。

2.眶内瘢痕切除矫正术

眶内瘢痕切除矫正术适用于眶内瘢痕与结膜相粘连的轻度结膜囊狭窄。自眶上缘外侧做 3 cm长的弧形切口，分离眼轮匝肌，暴露眶上外缘骨膜，在距眶缘 3～4 mm 的骨膜上做一与眶缘平行的切口，用骨膜剥离子将眶骨膜向眶内剥离，在已剥离的骨膜上做一长约 2.5 cm 纵形切口。使上睑提肌位于切口的鼻侧，用眼科弯剪以锐钝性分离相结合的方式或用手指导引剪刀方法，进

入眶内分离粘连的结膜并彻底切除结膜下瘢痕组织，使眶内组织变平、结膜复位。注意勿损伤上睑提肌。纱布填塞结膜囊止血，用5-0丝线分层缝合骨膜、眼轮匝肌及皮肤切口。术后结膜囊用凡士林纱布填塞或放置眼模。术后7天拆线，佩戴合适的义眼。

3.全结膜囊成形术

全结膜囊成形术适用于全部或绝大部分结膜为瘢痕所替代的患者。全结膜囊成形术可采用中厚皮片游离移植法、双旋转皮瓣法或口腔黏膜移植法。

（七）泪点外翻

瘢痕涉及内眦部位时，常导致下泪点外翻，内眦角裂开变钝，可出现溢泪，周围皮肤可发生湿疹样改变。轻度泪点外翻可采用布拉斯考威克斯和克雷克法矫正，也可采用电烙法修复。重度泪点外翻常采用双V形切开缝合法治疗。

（八）睫毛缺失

睫毛可遮挡阳光直射，并因其灵敏的反射功能，有助于防止灰尘和飞虫落入眼内，故睫毛缺失，既影响外观，也有功能障碍。睫毛缺失最简易的修复方法为黏着人造睫毛，但烦琐不便，多数患者愿采用手术方法修复。以上睑睫毛为例。先在同侧眉偏内侧端的中央区、毛发方向指向外下方的部位，根据所需要修复的长度，切取包含2～3排毛发的移植片一条。于相当上睑游离缘外上方2～3 mm部位，做与睑缘平行、深及睑板的切口，稍将切口创缘两侧游离，将移植片嵌植其中，用细丝线缝合固定，最后包扎。10～12天后拆线，正常眼球角膜的存在，有助于使移植的睫毛从睑缘向外前方的方向生长。如发现睫毛方向不符合要求时，可及早在一定时间内用火棉胶黏着以引导生长方向，有可能使其按所要求的方向转变。

二、眉烧伤后畸形的修复

眉毛参与构成人的容貌特征，在面部表情起着重要作用，还可阻挡汗水直接流入眼内。烧伤后眉畸形主要包括眉缺损和眉移位。

（一）眉缺损

烧伤后眉缺损常与上睑烧伤同时发生，对于缺损眉毛可采用画眉、文眉或者手术再造。手术包括毛囊移植，复合头皮片游离移植，头皮带蒂或岛状皮瓣移植，根据缺损情况和性别加以选择。

1.毛囊移植法

毛囊移植法适用于眉部分缺损的患者。耳后发际内切取全层头皮一块，顺毛发方向切取有毛囊的头发，用特制的注射推进器穿刺眉再造部位，将毛囊逐一移植到皮下组织内，针刺时与皮面呈45°角，使植入的毛囊与正常眉毛方向一致。此法效果较好，但手术时间长。

2.复合头皮片游离移植法

复合头皮片游离移植法适用于一侧或者双侧眉毛缺损的患者（图11-62）。先在眉部受区切开眼轮匝肌或额肌、帽状腱膜层，形成良好的血液供应创面基底。在同侧耳后发际按再造眉的形状，顺毛发方向切取带脂肪层的全层头皮片，宽度以0.5～0.8 cm为宜。剔除毛囊间的脂肪颗粒，将皮片移植于眉部创面间断缝合创缘，敷料加压包扎。术后10～12天拆线，该法更适合于女性的眉再造。

3.头皮动脉岛状瓣修复法

一般采用颞浅动脉顶支作为眉再造的血管。术前眉形设计、定位同头皮移植法。剃头后，用超声血管探测仪标出颞浅动脉及其分支：顶支、额支的行走方向，在顶支的末端画出眉形，使动脉的走向包括在眉形的中央。手术根据动脉走向做一切口，将头皮瓣于帽状腱膜深层掀起后，由皮瓣向血管蒂根部游离，在帽状腱膜浅层，分离头皮，找出动脉，在动脉旁开 0.5～1.0 cm 的距离结扎动脉分支，于帽状腱膜深层将动脉蒂游离出来，观察血液循环良好后，做眉部切口，在颞部打一皮下隧道至颞浅动脉根部，将皮瓣牵引至眉区创面。将头皮、皮瓣缝合，颞部置一橡皮引流片，适当加压包扎，在眉头留一小洞观察皮瓣血液循环。术后9～10 天拆线。

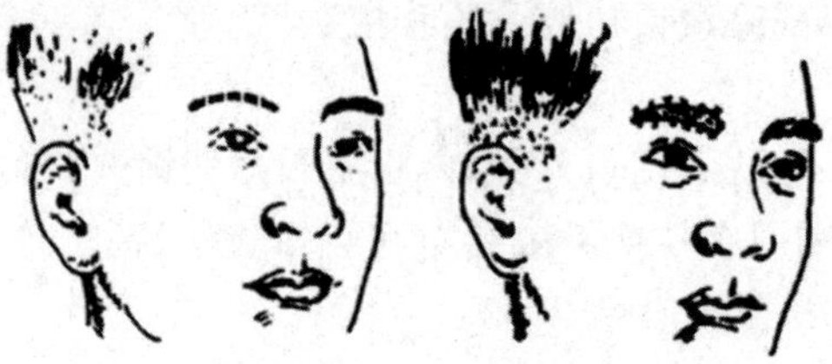

A　　　　　　B

图 11-62　全厚头皮片游离移植再造眉

A.术前切口设计；B.全厚头皮片游离移植

(二)眉移位

眉移位表现为眉倾斜、眉过高或过低、眉向心性或离心性移位。有时几种畸形可同时存在。

1.眉倾斜

周围瘢痕牵拉造成，多使用 Z 成形术(图 11-63)。

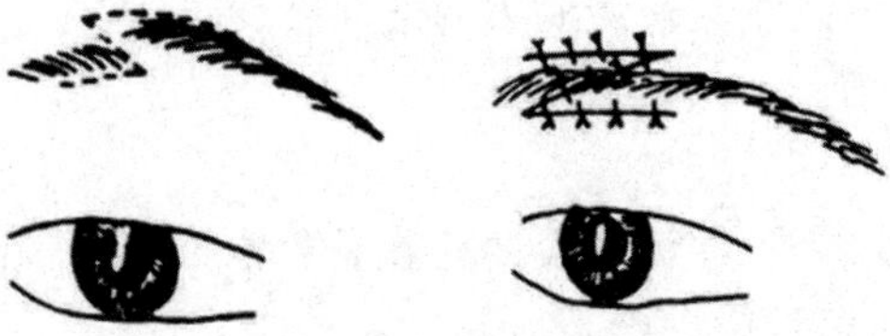

[illegible]

图 [illegible]63

[illegible]切[illegible]

[illegible]

[illegible]或睑部[illegible]痕[illegible]拉[illegible]松解[illegible]植皮术。

[illegible]移位

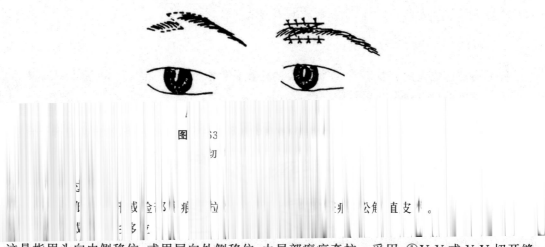

这是指眉头向内侧移位，或眉尾向外侧移位，由局部瘢痕牵拉。采用：①V-Y 或 Y-V 切开缝合术，适合于轻度移位者(图 11-64)；②松解移位，游离植皮术。

A　　　　　　B

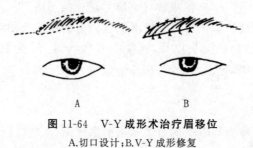

图 11-64　V-Y 成形术治疗眉移位

A.切口设计；B.V-Y 成形修复

(李宗枝)

第六节　鼻部烧伤瘢痕畸形的修复

鼻部位于颜面部中央，容易被烧伤。深度烧伤后，鼻部可出现瘢痕增生、挛缩，也可导致鼻孔缩窄、鼻翼缺损或鼻大部缺损，严重影响美观和功能，均需要后期整形修复，其手术时机一般等瘢痕成熟、软化后，以确保手术效果。

一、鼻部表浅瘢痕的修复

对仅有色素沉着和表面凹凸不平的表浅瘢痕以磨削为主，辅以其他治疗。磨削术理论上为磨除皮肤的表皮层或包括一部分表浅真皮层，达到消除凸或凹的瘢痕，使皮肤表面平滑的目的。磨除的厚薄或多少依皮肤的厚薄而定，磨除最深处犹如中厚植皮取皮的厚度，但通常情况下不宜太深，宁可多做几次，也不要一次磨得过深，以免造成新的瘢痕或色素沉着。瘢痕凸出或凹陷过重的部位，磨削的效果差，可在周围已经磨平后再沿皮肤皱纹线切除较大瘢痕，缝合，术后几乎无痕迹。其较浅的部分用磨削术去除，则效果较好。一般情况下，磨削一次后待 2～3 个月，皮肤完全恢复后再行第二次磨削，有的患者需要磨削 3～4 次，才能收到较好效果。

二、鼻背部瘢痕的修复

深度烧伤后鼻部出现瘢痕增生、挛缩，外形破坏，鼻翼内缘外翻，鼻孔朝天，严重者出现鼻前庭黏膜外露。如没有组织明显缺损，采用瘢痕切除松解后皮片移植修复，效果确实可靠。皮片采用全厚皮或厚中厚皮片，手术切除瘢痕时，须包括鼻根部、鼻翼部与鼻尖部连同部分正常皮肤一并切去，形成一个比较规整、左右对称的创面，在松解瘢痕时应充分纠正鼻翼内缘外翻，鼻尖部应切至鼻小柱部分成为 V 形，鼻两侧鼻颊沟、鼻根部横切口，如内眦或其他部位有挛缩时应充分松解且不应使切口线弯曲。瘢痕组织切除时，须仔细顺皮下组织层剥离，注意防止洞穿黏膜到鼻腔内，亦不得伤及鼻软骨。缝合时，先固定鼻根、鼻尖与鼻侧翼，使皮片能均匀对称，然后再继续细致地将皮片缝合固定于创缘，创缘留长线备打包包扎用。创面覆盖一层凡士林纱布，再用 5～6 层纱布打包包扎。两鼻孔内用橡皮指套填塞后，再用牙印模或金属夹板固定之。利用皮瓣、皮管修复广泛鼻部瘢痕时，目前主张.选择额部扩张后的皮瓣转移修复、皮片打包包扎，绷带固定。鼻孔前庭用油纱布填塞，以确保鼻翼创面与皮片贴合，至少填塞 5 天后才能取出。

三、鼻翼缺损的修复

鼻部深度烧伤后，常出现不同程度的鼻翼缺损，轻者鼻翼缩小，失去圆润外形并伴有鼻黏膜轻度外翻；中度者鼻翼游离缘缺损达 1/2，黏膜外翻，鼻孔朝向前方；严重者鼻下端大部缺失，包括鼻尖、鼻翼与鼻小柱的缺失。轻、中度的鼻翼缺损可采用全厚皮片移植、鼻唇沟皮瓣或游离耳郭复合组织移植修复。在残留的鼻翼瘢痕上距鼻翼缘瘢痕与黏膜交界 0.3～0.5 cm 处做一弧形切口，切开瘢痕，在皮下层将切口下缘的瘢痕向下分离方向鼻孔成为鼻前庭衬里和鼻孔缘，分离时必须掌握好层次，过深或太浅均可造成向下、向内翻的瘢痕血液循环不良。形成的创面根据血液循环状况的好坏和面积的大小，可采用全厚皮片、鼻唇沟皮瓣及耳郭复合组织移植。若创面面积小，血液供应又好可采用耳郭复合组织移植；若血液供应较差，皮片移植难以成活应考虑采用鼻唇沟皮瓣修复。如创面面积较大，血液供应较好，可采用全厚皮片移植修复。

（一）鼻翼缺损的复合组织移植

鼻翼全层缺损，原则上要求修复衬里、软骨支架和被覆组织 3 层结构。耳郭也是 3 层结构，其与鼻翼的组织结构相似，成活后，在颜色、质地、厚度及外形等方面均与鼻翼相匹配。手术能一期完成，治疗时间短，患者痛苦小。因此，游离耳郭复合组织移植是临床上修复鼻翼全层缺损的最佳手术方法。但受组织移植块成活的限制，复合组织块移植宽度不得超过 1 cm，否则，难以成活，影响手术效果。因此，游离耳复合组织移植只适用于轻、中度鼻翼缺损的治疗。耳轮和耳轮脚的厚度及弯曲度与鼻翼相似，适用于鼻翼缺损的修复。鼻翼外下方的缺损，以从对侧耳郭后上缘切取为宜；鼻翼前方缺损，从同侧耳郭后上缘切取为好；耳轮尾部较宽厚，软骨有一定硬度和韧性，皮肤颜色、组织厚度接近鼻小柱，适用于鼻翼鼻小柱缺损修复。瘢痕较少的鼻翼缺损，采用单纯耳郭复合组织块移植，而瘢痕较多的鼻翼缺损，采用带有真皮下血管网的耳复合组织块在修复鼻翼缺损的同时，也修复鼻翼的瘢痕，可取得更佳的效果（图 11-65）。

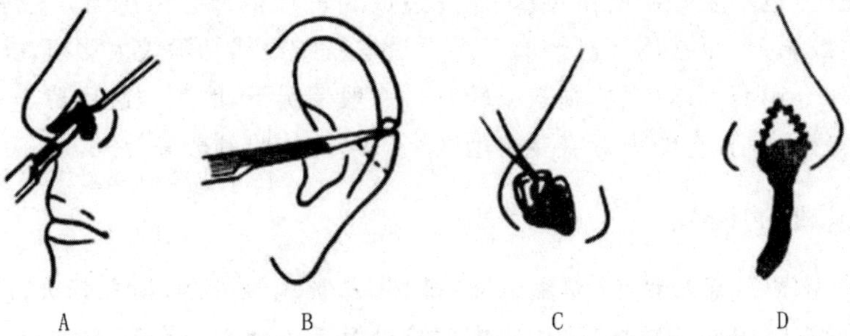

图 11-65　耳郭复合组织瓣游离移植整复鼻翼缺损

A.修剪鼻翼缺损；B.切取耳郭复合组织；C.移植修复鼻翼缺损；D.修复后

（二）[illegible]注意事项

[illegible]切除鼻翼[illegible]缘[illegible]组织[illegible]的[illegible]及[illegible]骨[illegible]根据鼻翼[illegible]损[illegible]确定[illegible]复合[illegible]大小[illegible]如[illegible]患者鼻[illegible]表[illegible]有[illegible]的[illegible]组[illegible]取的[illegible]包括[illegible]的大小[illegible]根[illegible]用[illegible]上[illegible]将切取的组织块放在[illegible]区[illegible]缝[illegible]翼[illegible]再[illegible]合[illegible]皮[illegible]下[illegible]合[illegible]手术后[illegible]鼻腔[illegible]要[illegible]度[illegible]鼻[illegible]形[illegible]支撑[illegible]宜[illegible]要塞过紧；否则，会影响鼻翼血液供应，也可能造成切口裂开。注意观察耳郭组织块的血液供应。一般手术后，耳郭组织块先水肿变紫，然后变红，逐渐过渡到正常颜色。

四、鼻尖、鼻下端缺损畸形的修复

鼻下端为鼻部形态的特征，包括鼻翼、鼻小柱和鼻尖。鼻下端缺损为严重的颜面部烧伤畸形，需要采用全鼻再造手术进行修复，常用的方法有前额皮瓣、上臂内侧皮管修复法。

目前，多采用扩张器前额皮瓣法。除正常皮肤外，额部Ⅱ度烧伤愈合的成熟瘢痕也可采用此方法进行鼻再造。手术应注意以下几个方面：①植入的扩张器要够大（200 mL），扩张的时间要够长（2 个月以上）。②扩张器植入的层次应在额肌以下，使皮瓣内包含有眶上动脉或滑车上动脉，以保证皮瓣的血液供应。③皮瓣的设计有多种形式，应根据患者鼻部的瘢痕和周围情况灵活选择。额侧皮瓣，靠一侧滑车上动脉和鼻背动脉供血，皮瓣旋转达180°，蒂部扭转较大；额侧皮瓣，以一侧滑车上动脉为蒂，适合于发际较低者。术前应用血管多普勒探查血管血流情况及走向，确定皮瓣蒂的位置。④皮瓣外形设计，远端为三叶状，中叶宽2 cm，用于鼻小柱及鼻尖塑形，两侧叶相距6.0～7.5 cm，用于两侧鼻翼的塑形。近端形态、宽窄根据术中鼻根部创面大小决定。采用扩张器皮瓣在术后皮瓣有20%～40%的缩小，因此，应考虑到鼻部今后的缩小量。⑤鼻衬里，可利用外翻的黏膜复位，将鼻根部的瘢痕性皮肤向下翻转与鼻再造皮瓣内翻作为衬里。⑥术后放置负压引流，引流管由额部达鼻背，鼻背覆盖塑形纱布，适当加压包扎，鼻孔放置支撑通气橡皮管，注意观察皮瓣血液循环情况。⑦鼻孔支撑管应放置6个月以上，防止鼻孔挛缩，术后1年半到2年，鼻部外形才基本稳定，如外形有不满意的部位叫进行修整。

五、鼻孔缩窄的整复

轻度狭窄表现为鼻孔缘瘢痕蹼遮住部分鼻孔，重度可出现鼻孔环状挛缩，仅存留一小气孔，严重影响呼吸。根据不同临床表现采用不同的修复方法。

(一)Z成形术

适用于轻度鼻孔缩窄。在鼻孔边缘蹼状瘢痕内上方鼻尖部、内下方鼻小柱基部内侧和外下方鼻翼外脚，以蹼状瘢痕边缘为长轴，设计Z形皮瓣，切开、交错、缝合即可扩大鼻孔。

(二)鼻唇沟皮瓣

适用于鼻孔底部与鼻孔外侧壁瘢痕导致的鼻孔狭窄。根据狭窄侧鼻孔与正常鼻孔大小的差距，确定鼻唇沟皮瓣的大小，以鼻翼沟为中心轴线，设计一不等Z形皮瓣，将鼻翼外脚三角瓣与鼻唇沟瓣交错，即可扩大鼻孔。

(三)皮片移植法

适用于鼻孔严重狭窄，鼻前庭有广泛瘢痕者。手术先松解、切除鼻孔内及周围的瘢痕直达梨状窝，达到呼吸通畅。取薄中厚皮片，将皮片与鼻孔外创缘缝合，后将皮片塞于鼻腔内，覆盖鼻浅创面，用油纱布将鼻腔填满，使皮片与创面紧贴，术后6天，用外裹油纱布的通气橡胶管替换填塞的油纱布，术后9天拆线。放置鼻孔扩张橡胶管半年以上，可预防鼻孔再次挛缩。

六、全鼻缺损再造

鼻位于颜面部中央的突出部位，其下端的鼻尖和鼻翼易遭受创伤或烧伤，造成鼻部分缺损或鼻部瘢痕挛缩畸形。鼻下端较大缺损或全鼻缺损严重影响美观，需要通过全鼻再造来修复。

(一)鼻部缺损的分类

1.轻度鼻缺损畸形

常见于以下几种情况：鼻部深Ⅱ度烧伤、创面愈合后，鼻翼和鼻尖部挛缩变形，鼻下端缺损小于0.5 cm，鼻翼软骨边缘仅少许缺损；外伤引起的鼻下端缺失，如鼻尖与鼻小柱大部分缺损或鼻翼缺失。

2.中度鼻缺损畸形

常见于鼻下部分分外伤或感染造成的鼻尖和鼻翼缺失。其特点是鼻的梨状孔上缘基本正常、鼻中隔外露。鼻翼一侧或两侧缺失，残留的鼻翼与鼻小柱因瘢痕挛缩明显上提。该类鼻缺损临床最常见，除需要再造鼻衬里外，还需要做鼻延长。

3.严重鼻缺损畸形

严重鼻缺损畸形是指鼻部毁损性损伤，如鼻部Ⅲ度烧伤，创面愈合后严重畸形。

(二)常用的修复方法

鼻部结构包括皮肤软组织覆盖、软骨和鼻骨支架与黏膜衬里3个部分。因此，全鼻再造就是重建上述3种结构，完整的全鼻再造可分解为衬里再造、鼻支架再造和外覆盖再造。根据外覆盖的制作方法不同，将伞鼻再造分为不同方法。根据鼻外覆盖的形成部位不同，分为额部皮瓣法、前臂皮瓣法和皮管法。其中额部皮瓣在皮肤的色泽、质地、血液供应，以及外形方面较其他皮瓣有明显优势，为首选。

额部皮瓣是所有前额皮瓣的总称，根据皮瓣轴型血管的不同，分为以滑车动脉为主的前额正中皮瓣、以眶上动脉为主的额部皮瓣和以颞浅动脉为主的额斜皮瓣。其中以滑车动脉为主的前额正中皮瓣，因血液供应可靠、容易旋转，只需要一次手术就可以完成鼻外覆盖的修复，是额部皮瓣全鼻再造的首选。其他皮瓣主要用于前额正中有瘢痕的患者，由于鼻再造时皮瓣的旋转幅度大，为保证手术成功，往往需要先行皮瓣延迟手术。根据鼻外覆盖的制作不同，额瓣法全鼻再造术分为额部正中皮瓣全鼻再造术和额部扩张皮瓣全鼻再造术。额部正中皮瓣全鼻再造术是将额部正中皮瓣易位反转，形成鼻外覆盖，皮瓣供区通过皮片移植来修复，优点是治疗时间短，再造鼻不回缩；缺点是额部供区不美观。额部扩张皮瓣全鼻再造术是通过埋置扩张器，待额部获得足够多余组织后，再形成鼻外覆盖。皮瓣供区直接拉拢缝合。该法除了具有传统额部皮瓣的优点外，额部供区可以直接缝合而不需要植皮，对额部外观影响不大。另外，额部皮瓣经过扩张，组织结构明显变薄，有利于鼻下端(鼻尖、鼻翼、鼻小柱)的塑形。但该法要求有良好的组织支撑，否则皮瓣易收缩，引起再造鼻的变形。

1.额部正中皮瓣全鼻再造术

额部正中皮瓣全鼻再造术主要适用于额部发际较高的患者。

(1)手术前设计。

[illegible]设计：由[illegible]鼻翼[illegible]侧[illegible]主[illegible]长[illegible]范[illegible]要[illegible]和鼻延[illegible]问题[illegible]根[illegible]鼻[illegible]线[illegible]做鼻衬里[illegible]设计：①[illegible]侧鼻翼缺[illegible]侧[illegible]角[illegible]两[illegible]，[illegible]两侧做[illegible]水平线，自[illegible]向[illegible]，[illegible]平[illegible]。[illegible]时应考[illegible]松解瘢痕[illegible]的鼻[illegible]的[illegible]。

手术后鼻外形是否美观，很大程度上取决于鼻翼外侧角的外形。因此，残存的鼻翼应尽量保存，缺损侧在鼻翼点处沿标准的鼻翼缘设计弧形线。标记梨状孔的正中点边缘为鼻延长的切口线。沿双侧鼻面沟向上画线，经过内眦的内侧向上，与通过鼻黄金点的水平线相交设计为以梨状孔边缘为蒂的鼻背部舌状皮瓣，然后自鼻黄金点沿正中画线向下至梨状的正中点，形成两个舌状瓣，翻转后交错缝合固定鼻尖形成两侧鼻翼的衬里，夹层埋植支架，有时还考虑用皮管做全鼻再造。

(2)手术操作：以中度鼻缺损的衬里制作为例。沿梨状孔边缘ABC线切开至鼻腔，将切口下鼻组织整个下移。使残存的鼻翼及鼻小柱复位。沿OB线切开皮肤至鼻背部肌肉，沿AOC线切开皮瓣至骨膜。在骨膜上游离皮瓣至梨状孔缘约2 mm，将皮瓣翻向下面。覆盖鼻下移形成的洞穿性损伤。将OB线两边的皮肤分别与鼻中隔黏膜缝合以封闭鼻中隔缺损，沿鼻翼缘切开皮肤至鼻软骨，在鼻翼软骨的表面游离皮瓣至鼻缺损的边缘，形成蒂在内侧的局部皮瓣，将残存的鼻小柱自鼻嵴处切开，向上游离，形成蒂在鼻小柱残端的皮瓣，然后反转，形成鼻小柱的衬里。将鼻背部形成的几个皮瓣缝合形成鼻衬里、外覆盖的再造。

额部三叶皮瓣的设计(图 11-66)：三叶瓣是目前临床上最常采用的额部皮瓣设计法，其中二叶分别形成患者的两个鼻翼，中间一叶形成鼻尖部及鼻小柱，三叶柄形成鼻背，三叶的长度是鼻黄金点至唇红缘的距离，二叶间的距离为 6.0～7.5 cm，每叶宽度为 2.5～3.0 cm，三叶的柄宽根据模拟的实际鼻高度用软尺测量。将设计的三叶瓣放置在额部正中，使瓣尽量靠近发际，柄放置在额部正中，距眉毛 0.5～1.0 cm 处，如果柄端距眉毛少于 0.5 cm，应将二叶瓣的瓣稍偏离正中，偏离方向同额瓣旋转的方向。用 2％利多卡因行局部浸润麻醉。麻醉后，按设计线切开皮肤和额肌，在额肌与骨膜之间游离皮瓣。在柄端与眉毛之间逐渐切断额肌在皮肤下游离，切断额肌时，不要损伤滑车上动脉，将皮瓣反转 180°，观看皮瓣是否与衬里缝合无张力。如皮瓣蒂部张力过大，应继续游离蒂部，以加长蒂部。

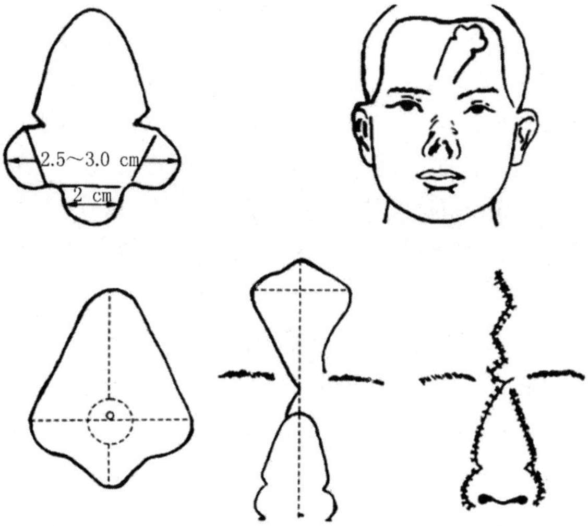

图 11-66 额部三叶皮瓣的设计

鼻支架的制作：根据鼻下部软骨缺损的情况，用 L 形硅胶雕刻合适的假体，以对鼻尖构成支撑。假体雕刻完成后，将其与鼻衬里缝合固定，特别注意与鼻骨骨膜的(梨状孔处)的固定，在此处固定牢固，可防止鼻成形后假体下移。

先将三叶瓣中叶的中点与鼻小柱的中点对位缝合，然后将另外两叶与鼻翼沟中点对位缝合，再缝合两侧鼻翼外侧角。缝合时，不是将外覆盖与鼻翼衬里简单的对位缝合，而是在缝合鼻翼沟中点时，应使外覆盖在缝合鼻翼外侧角时有一定的张力，这样才能形成鼻翼外侧角的形态。定点缝合完成后，依次缝合切口。在鼻翼沟的上缘横向贯穿缝合一针，内收鼻翼上端，向鼻孔内塞入碘仿纱条，对鼻孔塑形。取上臂内侧全厚皮片，将其缝合于额部供区，打包加压包扎。打包时，不要让蒂部受压，用油纱布覆盖蒂部创面外露术后注意观察鼻外覆盖血液供应，及时处理引起血液供应障碍的原因。术后 3 周开始蒂部训练，开始每天训练 2～3 次，每次阻断 15 分钟。以后逐渐增加训练次数和加长训练时间，待阻断蒂部，鼻外覆盖血液供应无障碍时，断开蒂部，修整鼻根部。

2.额部扩张皮瓣全鼻再造术

额部扩张皮瓣全鼻再造术主要适用于额部发际较低的患者。分为 2 期,第 1 期为额部扩张器的埋置与皮瓣扩张,第 2 期为全鼻再造。

(1)额部扩张器的埋置与皮瓣扩张。

手术设计:切口一般选择额部正中上方发际内,长度约 4 cm;扩张器一般选用容量 170 mL 长方形立体扩张囊,该种扩张器完成扩张后,获得纵行和横行的皮肤面积大;用紫药水标记皮瓣游离范围,向下至眉弓,两侧至通过左、右眉弓中点的垂线。

手术操作:获得纵行和横行的右眉弓中点的垂线。按手术前设计的切开皮肤及帽状腱膜,在帽状腱膜、额肌与骨膜之间游离皮瓣,同向下至眉上 0.5 cm,两侧至眉峰的上方;皮瓣游离完成后置入扩张器,将注射壶埋入切口七方的发际内;通过注射壶向扩张器内注入 20 mL 生理盐水,看注水是否通畅;在直视下缝合切口,以免损伤扩张器,切口处放置一橡皮引流条。扩张器取出,当扩张完成后就可以进行鼻再造手术,但由于扩张皮瓣存在收缩,故最好在注液扩张完成后 3 个月以上再行二期手术。

(2)全鼻再造。

手术设计:确定皮瓣主要血管的走行,在暗环境中通过电筒透光试验,观察并标记滑车上血管、眶上血管的走行及交通支,作为设计皮瓣方位及真皮下组织蒂的依据。因取出扩张囊后皮肤回缩 15%～20%,应将三叶瓣设计的较大。常用的三叶瓣参数如下:宽度为 7.0～7.6 cm,由鼻根黄金点至鼻尖长为5.0～5.5 cm,由鼻尖点至小柱基点长为 2.5～3.0 cm。以鼻尖点为圆心,直径 2.5 cm 范围内组织专供形成半球形鼻尖。一般情况下宽度为 7.5～7.6 cm 三叶瓣即能造出国人中等大新鼻(临床上最常选用)。

手术操作:根据设计,剪裁三叶瓣膜片,在扩张区皮肤按三叶瓣标记出切口线。鼻衬里再造和支架的雕刻同普通额部皮瓣法。衬里再造后,按设计线切开,取出扩张囊。将皮瓣旋转 180°,覆盖鼻背部创面,具体操作同额部皮瓣全鼻再造术。

第七节 口腔周围瘢痕畸形的修复

口腔、唇颊部组织松软,烧伤瘢痕形成后,特别容易造成挛缩畸形,而上、下唇皮肤毛囊与皮脂腺丰富,容易感染形成增生性瘢痕。烧伤后口周瘢痕畸形一般涉及多个部位,如上唇瘢痕常伴有上唇外翻,口角向上歪斜;口角瘢痕常伴有小口畸形和口角歪斜等。在治疗过程中,应尽可能通过一次手术同时解除几种畸形。常用的手术方法有皮片移植和局部皮瓣修复。

一、小口畸形的修复

小口畸形多由口角部瘢痕挛缩引起变形所致,多继发于口角皮肤烧伤,或口唇黏膜较重的感染,或化学性损伤。口角挛缩,可局限于一侧,但以双例为多见。表现为口裂缩小,重者状似鱼口,一般口腔黏膜多未受累,进食和语言功能都有严重障碍。

处理原则:主要根据口裂畸形发生的原因、程度、大小,以及口角周围瘢痕多寡等情况,选用不同方法加以修复。如为一侧口角唇红部发生粘连，可采用唇红组织瓣滑行或转位修复开大口角。如唇红组织丧失较多，可采用颊黏膜瓣修复，该法适用于双侧口角开大术。

（一）修复方法

1.滑行唇红瓣口角成形

本方法适用于一侧口角唇红部发生粘连，粘连性瘢痕切后唇红缺损创面不超过1.0～1.5 cm者。

方法：手术时先在患侧按健侧口角位置定点，沿口角定点部位至口裂做一水平切口，直到口腔黏膜。将此区内粘连的瘢痕组织切除，沿上、下唇正常唇红缘和口内黏膜各做一个水平切口，形成上下两个唇红组织瓣，其长度以能充分向口角滑行，缝合后无张力为度。再将上、下唇组织瓣各用一针褥式缝合固定于口角外侧正常皮肤上，最后将组织瓣分别与唇红缘和口内黏膜加以缝合，开大口角（图 11-67）。

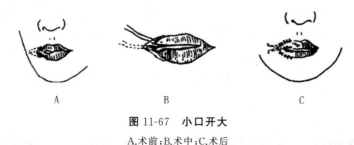

A　　B　　C

图 11-67　小口开大

A.术前；B.术中；C.术后

2.唇红旋转和滑行组织瓣转位口角成形

唇红旋转和滑行组织瓣转位口角成形适用于一侧口角瘢痕较小，而唇红组织丰满者。

方法：患侧口角位置定点与唇红滑行瓣法相同。手术时在下唇唇红向上唇延伸部分，设计一个上唇唇红旋转组织瓣，切除口角的瘢痕组织，在上唇唇红组织旋转瓣内侧，形成另一个上唇唇红组织滑行瓣，两瓣分别形成后，转位至口角处加以缝合，开大口角（图 11-68）。

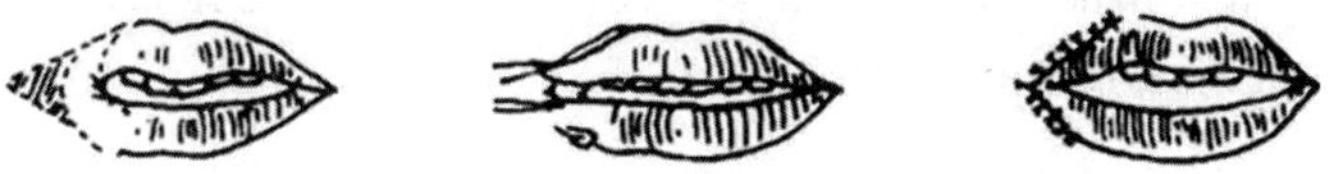

A　　B　　C

图 11-68　唇红旋转组织瓣口角修复

A.术前；B.术中；C.术后

3.颊黏膜旋转滑行瓣法口角成形

本法适用于一侧唇红组织丧失较多和双侧口角开大的患者。

方法：口角定点和口角至唇红部三角形瘢痕皮肤切除，均与唇红滑行瓣法相同。根据唇红组织缺失大小，在同侧近口角处的颊黏膜上设计一个双叶状黏膜组织瓣，蒂部在后方。组织瓣充分游离后，转移至上下唇唇红缺失的创面上，并加以缝合开大口角，颊黏膜供区拉拢直接缝合。如为双侧口角开大，手术分侧进行，先将口角三角区皮肤切除，并沿唇红与口裂平行线切开，使口角增大。根据口角区缺损面积，在同侧口内黏膜设计一 Y 形切口，Y 形三角黏膜瓣底部应位于颊侧。切开颊黏膜瓣，并行黏膜下分离，将 Y 形三角黏膜瓣尖端转向外侧口角与皮肤创缘缝合，形成新的口角。然后将上下两块黏膜瓣的创缘做适当修剪，与上、下唇皮肤创缘缝合（图 11-69）。

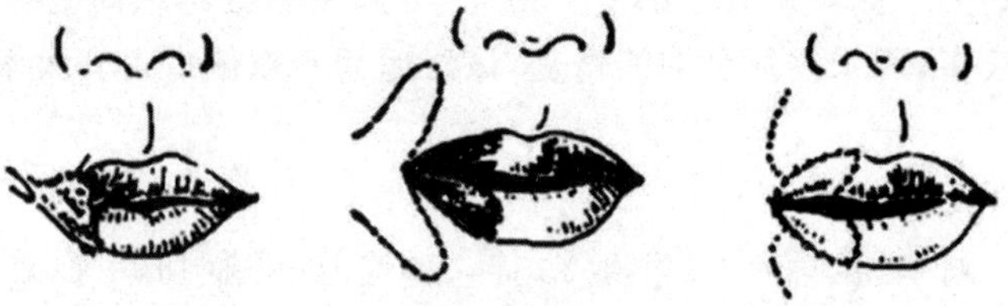

A　　B　　C

图 11-69　颊部黏膜瓣移转矫治小口畸形

A.术前;B.术中;C.术后

4.唇黏膜推进方法口角法

本法适用于烧伤后口角有环形瘢痕而张口困难者。

方法:按正常口角口裂成形。手术时先用亚甲蓝绘出拟定口唇外形的轮廓。为了使口角处皮瓣有足够宽度,皮瓣蒂部为 0.5～1.0 cm。沿绘出的上、下唇唇红缘切开,切除瘢痕组织,两侧口角处各保留一三角形皮瓣。沿口内黏膜创缘充分游离,将口角处黏膜做 1～2 cm 平行切开,最后将口腔黏膜拉出与上、下唇皮肤创缘缝合形成唇红,将口角处三角形皮瓣转向口内,与黏膜创缘缝合形成口角,本法术后口角略成方形。也可采用口角皮肤瘢痕切除,黏膜 Y 形切开法治疗(图 11-70)。

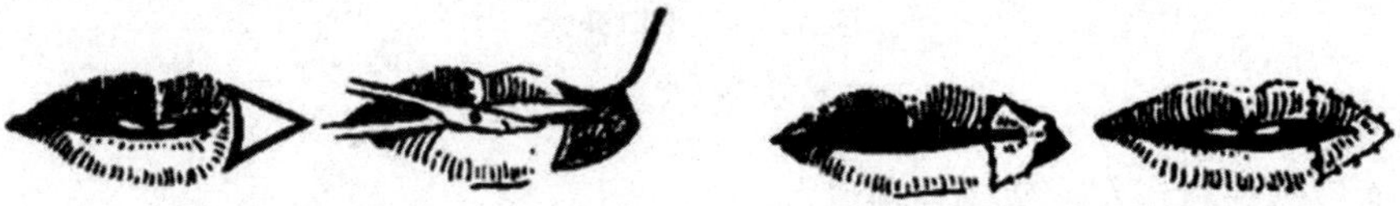

A　　B　　C　　D

图 11-70　口角皮肤瘢痕切除黏膜“Y”形切开法矫治小口畸形

A.口角皮肤瘢痕切除范围;B.显露口角黏膜做“Y”形切开;C.形成 3 个黏膜瓣,分别向外翻转,

[illegible]唇[illegible]口角创面[illegible]合[illegible]角[illegible]复[illegible]

[illegible]口角前方的[illegible]状瘢痕[illegible],[illegible]被[illegible]的[illegible]面[illegible]

[illegible]成形[illegible]修复(图 1[illegible]-7[illegible]

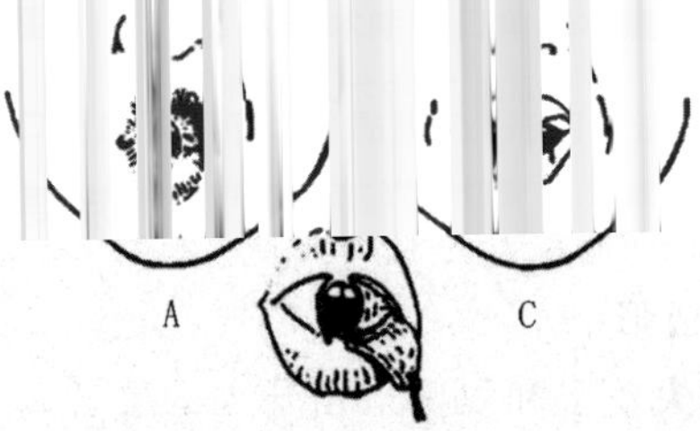

A　　B　　C

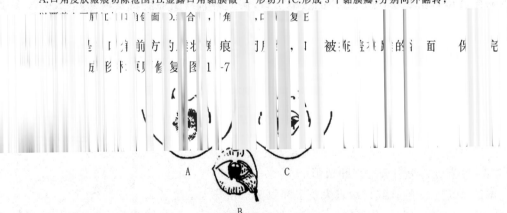

图 11-71　Z 成形术矫治口角蹼状瘢痕

A.术前;B.术中;C.术后

(二)小口畸形开大术注意要点

对小口畸形需要行开大口角者应首先确定口角的位置,即大约相当于两眼平视时两侧瞳孔向下的垂线的间距。在用上述方法测量时,应同时对患者面部各器官比例做全面观察,以使口裂大小与面部的比例关系达到最协调的程度。并注意不要矫枉过正,矫正后的口角大于健侧口角

3～5 mm，以防术后挛缩。

术后口角位置应与术前设计的口角位置一致。因该类手术很容易发生术后口角偏小，与健侧口角不对称。为此，口内黏膜切开时，或口内黏膜瓣翻向外做口角时，黏膜切口应与口外皮肤切口同在一个位置上。制备口内颊黏膜瓣时，应带部分黏膜下组织，其蒂部应较黏膜瓣尖端要厚些，以保证黏膜瓣血液供应。黏膜瓣尖端过薄，张力较大，易发生黏膜瓣坏死。

二、口角歪斜的修复

一侧口角因瘢痕牵拉向上或向下方歪斜或移位，常由于局部比较局限的损伤所致，多可采用Z成形术原则矫正或复位。口角歪斜移位还可由于受邻近部位，如面颊部或颈部烧伤后所形成的面积较广而深厚的挛缩瘢痕的牵引所致，须将瘢痕切除并设法修复创面，才能解除对口角的牵拉而恢复常态（图 11-72、图 11-73）。

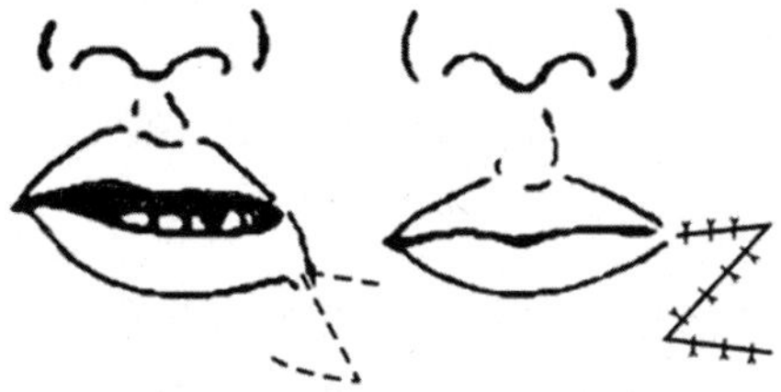

A B

图 11-72 口角歪斜 Z 成形术矫治

A.术前；B.术后

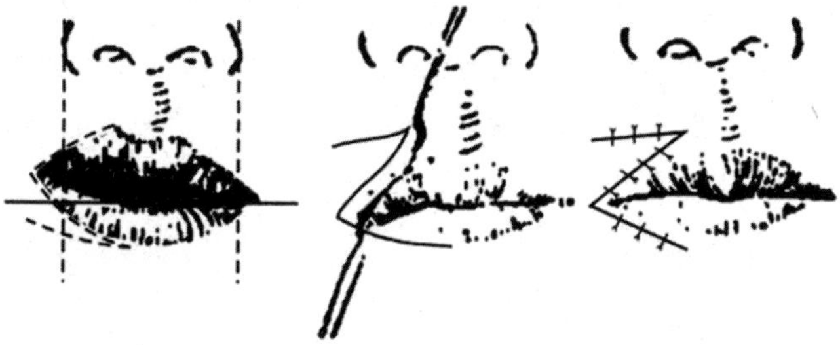

A B C

图 11-73 Z 成形术原则用于口角错位的复位

A.切口；B.互易位置；C.缝合

三、口角外翻的修复

局限性外伤愈合后所形成的局部口唇轻度外翻，比较少见，一般只表现为红唇缘的局部凹凸不齐，口裂不能紧闭，外翻部呈切迹状缺裂。这种外翻可酌情采用单一或连续Z成形术，或V-Y成形术矫正修复（图 11-74、图 11-75）。

单纯上唇外翻复位后创面的修复，宜用取自耳后或锁骨上的全厚皮片。注意应按面部形态解剖分区切除上唇瘢痕，并在中央部位保留薄层瘢痕组织，使上唇中央微显突出，以免外形平板单调。上唇外翻复位不需要过度矫正，否则，日后因重力组织松动下垂，将显现上唇过长的反常形态。

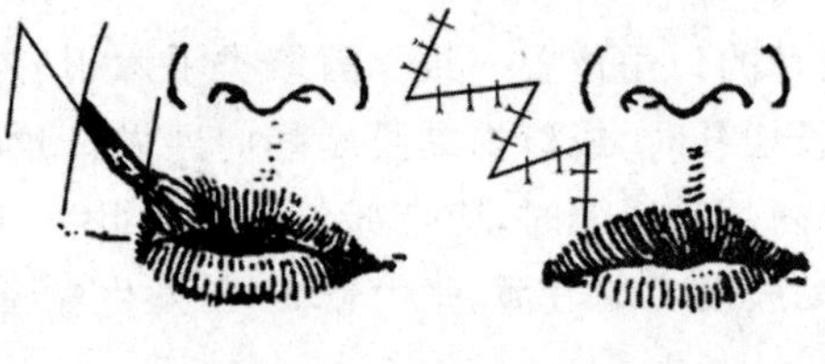

图 11-74　连续 Z 成形术矫治上唇右侧轻度外翻

A.术前；B.术后

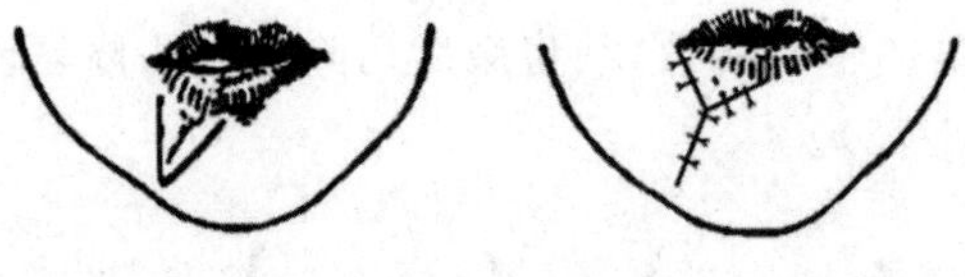

图 11-75　V-Y 成形术矫治下唇右侧轻度外翻

A.术前；B.术后

单纯下唇外翻复位后创面的修复，轻度者可采用鼻唇沟皮瓣移转修复。如所需皮瓣过长，可行延迟移转。中度或重度的下唇外翻，则需要采用皮片移植。按面部形态解剖分区，切除位于下唇并包括颏部的瘢痕。两侧切口应稍超越口角伸入上唇，则植皮愈合后，有将下唇向上悬吊以对抗日后重力下垂，防止外翻复发的效果。在颏尖部位可保留适当面积和厚度的瘢痕组织，以取得植皮后该部较为丰满的良好形态。下唇严重外翻持续时日过久者，于瘢痕切除、挛缩松解复位后，如发现因口轮匝肌过度松弛，下唇不能紧贴下牙槽，张力不足时，还必须做唇组织的全层楔形切除缝合，紧缩后再行植皮。严重外翻，因烧伤较深，瘢痕切除后需要用皮瓣修复者，如颈部皮肤完好时，可采用颏颈部双蒂皮瓣法，手术分两次完成，这种手术因需要行[illegible]位制动 2～3 周，故[illegible]患[illegible]应[illegible]用（图 11-76～图 11-78）

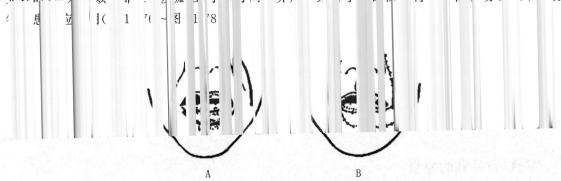

图 11-76　下唇轻度外翻用鼻唇沟瓣修复图

A.术前；B.术后

最严重的下唇外翻，伴有颈前的广泛瘢痕挛缩，除可用皮片修复全部创面外，有时还需要用两侧肩部皮瓣、胸肩峰皮管或游离皮瓣移植，以完成唇颏部和颈部创面的整体修复。下唇外翻与上唇外翻不同，为补偿日后的重力下垂，防止复发，须做过度矫正。上下唇都外翻时，可以同时施行手术，但为便于手术后经口摄入饮食和减少创面感染，也可分期分别进行。唇外翻修复手术应注意以下几点：①松解、切除瘢痕时，应注意恢复口周器官，如鼻翼、鼻小柱、口角的正常解剖位置。②在瘢痕切除时，应注意恢复唇弓弧线，使皮片于红唇缝合线即为重建的唇红缘。③瘢痕切除时注意形成一左右对称创面，缝合线最好位于鼻唇沟处。④松解口周瘢痕时也应彻底松解面颊部瘢痕，否则，张口困难的问题仍不能较好地解决。⑤术后应减少面颊活动，避免涎液、食物污染创面。

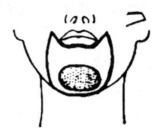

图 11-77　下唇瘢痕切除范围

A　　B　　C

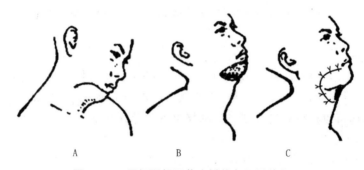

图 11-78　用颏颈部双蒂皮瓣修复下唇外翻

A.术前；B.术中；C.术后

（李宗枝）

第八节　颈部烧伤后瘢痕畸形的修复

一、颈部烧伤后瘢痕畸形的临床特征与分类

颈部瘢痕挛缩畸形多位于颈前区，瘢痕的增生、挛缩可能会累及皮肤，甚至颈阔肌使颈部的俯、仰、旋转等运动受限，甚至下唇、下颌部、面部、鼻翼、下睑等都可以被牵拉造成畸形或外翻。

临床上常以对功能的影响相对邻近器官的牵引程度分类，可分为Ⅰ、Ⅱ、Ⅲ、Ⅳ度，在选择治疗方法时，参考的价值最大。

（1）Ⅰ度：单纯的颈部瘢痕或颈胸瘢痕，其位置限于颏颈角以下。颈部活动不受限或后仰轻度受限，吞咽不受影响。

（2）Ⅱ度：颏、颈瘢痕粘连或颏、颈、胸瘢痕粘连。颏、颈甚至胸部均有瘢痕、挛缩后几个部位粘连在一起。下唇可有外翻，颏颈角消失。颈部后仰及旋转受限，饮食、吞咽有一些影响，但不流涎。下唇的前庭沟尚存在，能闭口。

（3）Ⅲ度：下唇、颏、颈粘连。自下唇至颈前区均为瘢痕，挛缩后下唇、颏部和颈前区粘连在一起，颈部处于强迫低头姿势。下唇严重外翻，口角、鼻翼甚至下睑均被牵拉向下移位，不能闭口，发音不清，流涎不止，饮食困难。

(4)Ⅳ度：下唇、颏、颈、胸粘连。瘢痕上起下唇下缘、下至胸部，挛缩后使4个部位都粘连在一起，颈部极度屈曲，颈椎、胸椎后突，出现驼背。不能仰卧、不能平视、不能闭口、流涎不止。饮食、呼吸都发生困难。在儿童还可以继发下颌骨发育受限导致小颌畸形，或颏部前突、下前牙外翻。

二、颈部烧伤后瘢痕畸形的修复方法

成人单纯瘢痕增生或Ⅰ、Ⅱ度挛缩的患者以创面愈合后6个月左右，瘢痕及挛缩基本稳定后进行手术为宜。儿童因可能影响发育，Ⅲ、Ⅳ度挛缩的患者因影响生活，所以可提前手术。

(一)术前准备

术前应详细了解和检查患者的全身情况，如有呼吸道感染者应治疗控制，防止术后咳嗽影响皮片的成活。胸前存在破溃、溃疡感染的要及时换药，促进愈合。瘢痕隐窝多有污垢积存，术前要清理，减少感染风险。

(二)修复方法

应根据患者的年龄、瘢痕的性质、挛缩和畸形的程度、组织缺损的范围与周围正常皮肤是否松弛等情况选择全厚皮片移植、皮瓣移植、皮肤软组织扩张术等方式。原则上是颈中央部采用皮瓣修复，颏底和胸前可以植皮修复。现将各种修复方法分述如下。

1.Z成形术或四瓣成形术

此种方法适用于纵行的条索状或蹼状、多蹼状瘢痕。应用Z成形术或四瓣成形术既可增加原瘢痕部位组织的长度，又可改变瘢痕的方向，消除纵向的张力。如皮肤缺损较多，蹼状瘢痕单纯用Z成形术或四瓣成形术不能完全修复时，应结合皮片移植(图11-79)。

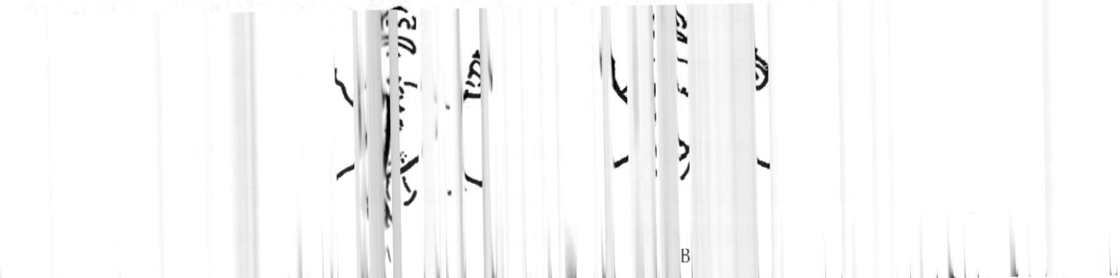

图11-79　颈部蹼状瘢痕挛缩，用"Z"成形术松解修复

A.切口设计；B."Z"成形修复

2.皮片移植

此方法适用于瘢痕范围较广，亦不过深的患者。皮片移植中创面应仔细止血后将皮片横行铺在创面上。两块皮片之间的接缝应呈横的方向，皮片四周与创面边缘用间断缝合法缝合固定。在颏颈角处可打皮钉固定，使皮片与创面紧贴。冲洗皮片下积血，打包包扎固定，压力要适当，切勿过紧影响呼吸。术后用颈部石膏托固定，皮片存活后需要加戴颈托至少6个月以上，睡眠时，肩下垫高使头后仰，这样才能保证手术效果。

3.局部与邻近皮瓣移植

颈前区部分瘢痕切除后常可用局部皮瓣修复。颈前区瘢痕广泛的患者，凡瘢痕深、挛缩重、与深部组织粘连，而胸前、肩部有完好的皮肤或为浅Ⅱ度烧伤后的平坦柔软的瘢痕者，可考虑采用邻近皮瓣修复。常用的几种皮瓣介绍如下。

(1)颈部双蒂皮瓣：如瘢痕局限于颈的上半部者，切除瘢痕后循颈阔肌平面向下潜行剥离，达锁骨和胸骨切迹，后在其下界是做横的弧形切口，切开皮肤、皮下组织和颈阔肌，形成一个横的颈下部双蒂皮瓣，向上提起覆盖颈上部创面，供瓣区可植中厚皮片(图 11-80)。

(2)颈侧皮瓣：此种皮瓣适用于颈前区创面较小而颈侧部有正常皮肤的患者。皮瓣的蒂部可以做到耳后，包含耳后动脉在内，然后循深筋膜平面沿斜方肌前缘向前下延伸，长宽比例可达 2.5∶1，但若皮瓣超越中线或延伸到胸骨切迹以下时，需要先将皮瓣延迟。根据需要可设计双侧的颈侧皮瓣，转移到颈前区，予以上下交错缝合，供区植皮，也可行扩张器皮瓣预制(图 11-81)。

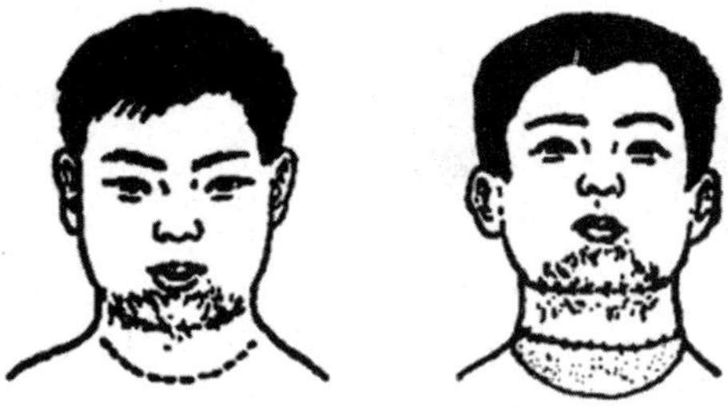

A　　B

图 11-80　颈部双蒂皮瓣

A.皮瓣设计；B.皮瓣转移修复

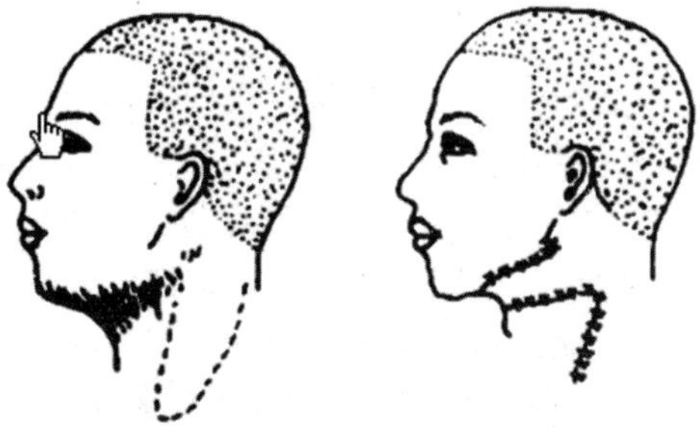

A　　B

图 11-81　颈侧皮瓣

A.颈侧皮瓣位置；B.颈侧皮瓣转移修复颈前区

(3)锁骨前胸皮瓣：该皮瓣是修复颈部严重瘢痕挛缩中最常用的邻近皮瓣，其蒂位于锁骨区，斜向前下方循深筋膜平面做锐性剥离，长宽比例可达 2∶1，一般不要超过中线。成人单侧的锁骨前胸皮瓣可取到(8～9)cm×(18～20)cm，如设计双侧锁骨前胸皮瓣则足以覆盖颈前区。但此皮瓣位置较低，不易转移到颏部以上，故颈部或下唇有创面时需要另行植皮修复(图 11-82)。

(4)颈肩皮瓣和颈肩胛皮瓣：锁骨前胸区缺乏完好皮肤的患者可设计颈肩皮瓣，此皮瓣的蒂部起自颈的一侧，向上可达耳下，向前达锁骨上缘，向后可到颈后部，远端可达肩峰部三角肌的止端。皮瓣内可含耳后动脉，如将蒂部稍做向前下方，还可包含颈横动脉浅支，故血液循环丰富，长宽比例可达 4∶1(图 11-83)。

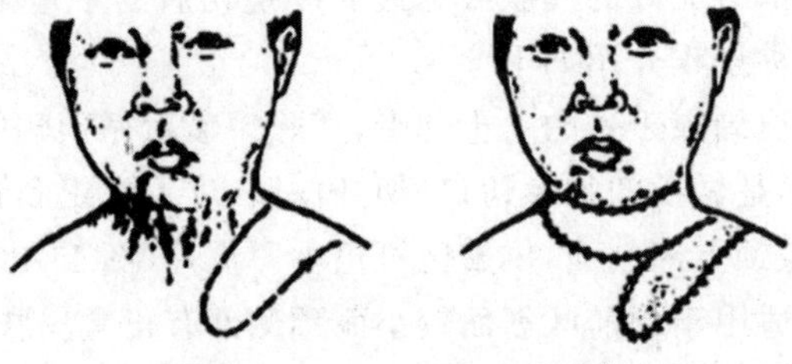

A　　B

图 11-82　锁骨前胸皮瓣

A.锁骨前胸皮瓣位置；B.锁骨前胸皮瓣转移修复颈前区

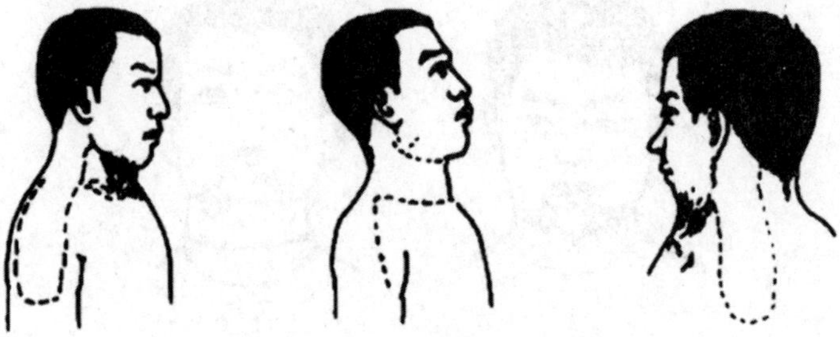

A　　B　　C

图 11-83　颈肩皮瓣和颈肩胛皮瓣

A.颈肩皮瓣位置；B.颈肩皮瓣转移修复颈前区；C.颈肩胛皮瓣

4.轴型皮瓣移植

最为常用的为胸三角皮瓣，其余还有颈浅动脉颈段皮支皮瓣。

胸三角皮瓣从胸大肌浅面向外伸展到肩部三角肌区，甚至可延伸到上臂肌肉的浅面，其蒂在胸骨外侧，内含胸廓内动脉的前穿支，它距头颈部较近，可直接转至颈部、下颌部、口内、颊部、其[illegible]

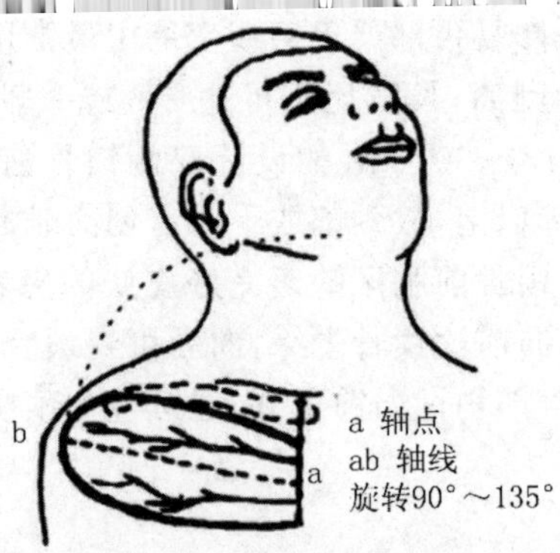

图 11-84　胸三角皮瓣的血液供应与皮瓣设计

(2)手术步骤:胸三角皮瓣切取前,先测量拟修复缺损,根据病变范围的大小、距离设计皮瓣,一般应较大缺损创面大 10%～15%,同时注意皮瓣旋转轴点到修复缺损的距离。先将皮瓣的上、外、下侧切开,掀起皮瓣时在深筋膜层,靠近胸大肌肌膜将胸肩峰动脉皮支、颈横动脉颈段皮支结扎,尤其皮瓣范围较大时,切勿损伤三者间的吻合支。分离到皮瓣蒂部即胸骨旁 2 cm 时,不要损伤穿支血管。皮瓣转移后,如觉得蒂部较紧,可将皮瓣下部逆切 1.0～1.5 cm。将蒂部制成管状,管心直径不可过窄,以能容纳小指通过即可。供区如不能拉拢缝合,可采用皮片移植修复。为了克服皮瓣臃肿及供区植皮问题,可采用胸三角皮瓣预扩张,扩张器的导水管及阀门可置于肩部外侧皮下,防止扩张囊下滑。胸三角皮瓣经过血液循环阻断试验达 1 小时以上无血液循环障碍出现即可断蒂。

(3)注意事项:①胸三角皮瓣是以胸廓内动脉胸前穿支为轴心血管的轴型皮瓣,因此,术中勿损伤轴心血管。制成管状前皮瓣的宽度一般不少于 7 cm,以免影响皮瓣血液循环。皮瓣转移到面部后,要采用良好的外固定,防止皮瓣撕脱。常采用的办法是应用头部胸部石膏固定,两者之间用木棍相连,固定后十分牢靠,且留有更换敷料的空间。②皮瓣血液循环训练与延迟,如皮瓣转移术后 7 天。无血液循环障碍。可行向液循环训练。③预扩张皮瓣的注意事项,预扩张的胸三角皮瓣在置入扩张器时,一般在深筋膜与肌膜之间,在剥离囊腔时,在胸骨旁一定注意不要损伤胸廓内动脉的胸前穿支,在胸骨旁 2～3 cm 时停止锐性剥离;否则,损伤皮瓣的轴心血管可导致转移后的皮瓣坏死。置入的扩张器要充分展平以免尖角“刺”伤正常皮肤。注水每次为扩张器容量的 15%左右,以皮肤有一定张力又不发生苍白为度。置入和注水过程一定严格无菌操作。

5.皮管移植

对严重的颈部瘢痕挛缩的患者,如前胸、肩背部均无可供形成邻近皮瓣的组织时,则可设计皮管修复。皮管应尽量做在近颈部的位置,如胸腹皮管、背部皮管等,均须经过中间站携带,手术次数较多。

(三)术后处理

术后患者取仰卧位,术后 48 小时应严密观察呼吸道通畅情况,床旁备吸引器、气管插管器械和气管切开包。遇有呼吸困难者,即拆开敷料,检查伤口,如有喉头水肿则应及时行气管插管,甚至气管切开。如因皮片或皮瓣下血肿压迫呼吸道,应立即打开敷料、清除血肿、妥善止血后包扎。

颈圈的制作和应用:颈部瘢痕挛缩畸形矫正后,应用颈圈十分重要,尤其是游离植皮之后的应用对巩固疗效、防止挛缩复发有重要作用。颈圈要超过整个植皮区,最少上缘抵下颌缘,下缘达锁骨上缘,以维持颈部的位置。颈圈要柔软,对皮片均匀加压,不可有某些特别突出的点与线,防止皮片受压坏死,颈圈也不可太紧,以免影响颈部的正常活动。颈圈每天应取下检查皮片有无磨损,并及时调整。①硬纸板颈圈:用较硬的纸板按颈部形态剪成一颈圈形,其前部在下颌处应较宽,以保持头部稍后仰,再用棉花与纱布将硬纸板包裹妥善,再用绷带固定于颈部。②石膏颈圈:在植皮愈合后,用石膏制备颈圈,石膏定型硬化后,在两侧切开并修整,同时在剪开石膏两侧穿洞用带子连接,患者可自行穿戴。③可塑性颈托:用可塑性夹板制成颈托,因其具有热塑性,故可随时调整,且其重量轻、美观,患者配戴更加舒适。

(李宗枝)

第九节　会阴部烧伤后瘢痕挛缩畸形的修复

一、会阴周围型瘢痕挛缩的修复

由于瘢痕挛缩程度、范围与引起器官移位的不同，故治疗方法也因人而异，原则上以切除瘢痕并彻底松解挛缩后，使器官复位为目的。创面采用皮片移植或局部皮瓣转位修复。会阴部手术的术后护理十分重要，其重点是防止大、小便污染创面，保持敷料干燥、清洁，保持双下肢外展位固定。由于局部包扎固定比较困难，容易松动，术后的制动十分必要（图 11-85、图 11-86）。

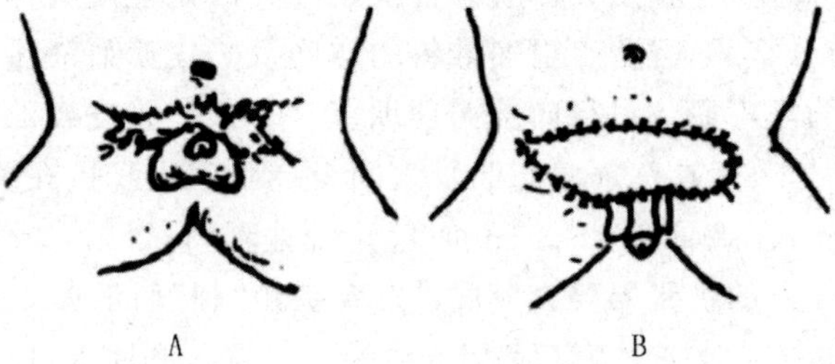

图 11-85　会阴前部横向挛缩瘢痕切除松懈植皮

A.术前；B.术后

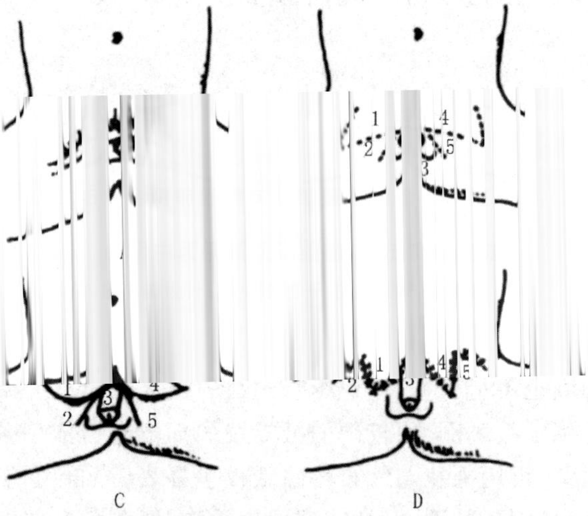

图 11-86　会阴中段横蹼状挛缩瘢痕“五瓣修复法”

A.术前；B.皮瓣设计；C.皮瓣切开；D.皮瓣转移修复

二、肛门瘢痕性狭窄的修复

排便困难为其主要症状。轻者可以借饮食调节，服轻泻剂等保持其排便功能；重症真性肛门狭窄，可发生慢性肠梗阻，食欲缺乏、消瘦、营养不良等症状。做 X 线造影，以协助诊断。在假性肛门狭窄，见狭窄口与肛门之间尚有一定距离，形成憩室，而真性肛门狭窄，则不见憩室存在。应彻底切除肛门四周瘢痕，使肛门复位。不论肛门外有无正常皮肤残留，均应将皮肤或黏膜做放射状切开，使狭窄区充分扩大。采用八字形皮瓣修复肛门狭窄，或八字形皮瓣加皮片移植，常能取得较好的疗效。八字形皮瓣的设计原则：在两侧臀皱襞附近设计两个对称的皮瓣，蒂在会阴与大腿内侧，长宽比例达 2∶1，向肛门区转移，缝合于肛门两侧，尖端相遇于拱门后尾骨处。借旋髂内侧动脉分支等供给血液循环。皮瓣越往会阴处转位就越松弛。用皮瓣的侧面与肛门创缘做 Z 形缝合，以保证良好的愈合，并防继发挛缩。

皮肤较多者，可考虑行局部皮瓣旋转推进转移，以改善纵行挛缩的瘢痕，供瓣区用中厚游离植皮覆盖创面。

（李宗枝）

参考文献

[1] 谢锐文.心胸外科疾病诊疗技术与微创应用[M].开封:河南大学出版社,2022.

[2] 黄朔,马瑞东,鞠东辉,等.常见外科疾病诊疗学[M].重庆:重庆大学出版社,2022.

[3] 洪流.消化外科临床会诊教学思维[M].西安:西安交通大学出版社,2022.

[4] 伍俊妍,曾英彤,魏理,等.外科药学[M].北京:中国医药科学技术出版社,2021.

[5] 董强,叶辉.华西外科临床技能手册[M].北京:人民卫生出版社,2022.

[6] 卫洪波.外科实习医师手册[M].北京:人民卫生出版社,2021.

[7] 刘卿.临床外科疾病诊断精要[M]. 天津:天津科学技术出版社,2020.0

[8] 周辉,肖光辉,杨幸明.现代普通外科精要[M].广州:广东世界图书出版有限公司,2021.

[9] 牛刚.普外科疾病诊治与治疗策略[M].开封:河南大学出版社,2021.

[10] 郝鹏.泌尿外科治疗精要[M].北京:中国纺织出版社,2022.

[11] 陈宁恒,周剑,牛文洋,等.临床普通外科疾病诊断与治疗[M].开封:河南大学出版社,2021.

[illegible]置[illegible][M].[illegible]京[illegible]纺织出[illegible]社,2022.

[illegible]疗[illegible]开[illegible]学出版[illegible],2021.

[illegible]疗[illegible][M].[illegible]沙[illegible]科学技[illegible]出[illegible]社,2021.

[illegible]实[illegible]外科[illegible]合诊[illegible][M].青岛:[illegible]出版[illegible]

[illegible]病[illegible][M][illegible]开[illegible]南大学[illegible]版[illegible],2021.

[17] 黄冀然.泌尿外科临床实践[M].上海:上海科学技术出版社,2021.

[18] 平晓春,李孝光,邢文通.临床外科与诊疗实践[M].汕头:汕头大学出版社,2021.

[19] 胡荣杭.临床胸外科疾病诊疗学[M].开封:河南大学出版社,2020.

[20] 董玮编.临床骨与脊柱常见病处置[M].北京:中国纺织出版社,2022.

[21] 林雁,邢文通,李孝光.常见外科疾病诊疗与手术学[M].汕头:汕头大学出版社,2021.

[22] 高贵云.实用临床外科诊疗新进展[M].济南:山东大学出版社,2021.

[23] 姚磊.临床常见外科疾病诊疗与手术技巧[M].北京:中国纺织出版社,2021.

[24] 柏青杨,刘婷.外科诊断病理学[M].北京:科学出版社,2021.

[25] 程遥.临床胸心外科诊疗学[M].北京:中国纺织出版社,2020.

[26] 仲崇柏.普通外科临床实践[M].北京:华龄出版社,2021.

[27] 杨东红.临床外科疾病诊治与微创技术应用[M].北京:中国纺织出版社,2021.
[28] 李辉正.整形外科诊疗技术与护理[M].北京:科学技术文献出版社,2021.
[29] 赵彦宁,党治军,马苏朋,等.外科疾病诊疗[M].北京:华龄出版社,2021.
[30] 张磊,刘晓丹,徐阳.胸外科手术与围术期管理[M].北京:中国纺织出版社,2021.
[31] 王利滨.普通外科疾病临床诊疗分析[M].北京:科学技术文献出版社,2021.
[32] 王杉.外科与普通外科诊疗常规[M].北京:中国医药科技出版社,2020.
[33] 倪强.外科疾病诊疗学[M].天津:天津科学技术出版社,2020.
[34] 李兴泽.临床外科疾病诊疗学[M].昆明:云南科技出版社,2020.
[35] 李文强.现代骨外科手术治疗学[M].开封:河南大学出版社,2020.
[36] 瞿胜.全腔镜甲状腺次全切除术治疗分化型甲状腺癌早期患者的临床效果[J].基层医学论坛,2022,26(28):138-140.
[37] 储昭新,严建明,陈洁,等.保乳手术治疗早期乳腺癌疗效分析[J].中外医疗,2021,40(30):33-36.
[38] 苗劲柏,李新杨,蔡永圣.支气管扩张症外科手术治疗及研究进展[J].中国现代医学杂志,2022,32(14):1-6.
[39] 王家贤.股骨干下段骨折顺行与逆行绞锁髓内钉治疗的疗效对比[J].中国医药指南,2022,20(29):97-99.
[40] 王占统,丁健科,余州,等.扩张术修复头面部瘢痕的临床应用进展[J].中华实验外科杂志,2020,37(7):1379-1383.